Ewald Rahn, Angela Mahnkopf

Lehrbuch Psychiatrie für Studium und Beruf

Ewald Rahn, Angela Mahnkopf

Lehrbuch Psychiatrie
für Studium und Beruf

Mit einem Beitrag von Jürgen Junglas
zur Kinder- und Jugendpsychiatrie

Psychiatrie-Verlag

Die Deutsche Bibliothek – CIP-Einheitsaufnahme

Rahn, Ewald :

Lehrbuch Psychiatrie für Studium und Beruf / Ewald Rahn und Angela Mahnkopf.

Mit einem Beitrag von Jürgen Junglas

– Bonn : Psychiatrie-Verl., 2000

ISBN 3-88414-229-1

Psychiatrie-Verlag im Internet: www.psychiatrie.de/verlag

© 2., durchgesehene Auflage Psychiatrie-Verlag gGmbH, Bonn 2000

Alle Rechte vorbehalten

Umschlaggestaltung: bild-werk, Dorothea Posdiena, Dortmund

Typografie und Illustrationen: Iga Bielejec, Nierstein

Druck und Bindung: KöselBuch (www.KoeselBuch.de)

Dieses Buch wurde mit einem sogenannten »freien Rücken« produziert.

Gesamtübersicht

BESONDERE ANWENDUNGSGEBIETE (genauerer Inhalt ab Seite 575)

REGISTER

Einleitung

Das vorliegende Buch soll das Angebot an Lehrbüchern zur Psychiatrie und Psychotherapie ergänzen und eine Lücke zwischen Kompendium und Handbuch schließen. Es ist aus der Perspektive und Praxis vielfältiger Lehrtätigkeit entstanden. Daraus erklärt sich das Besondere dieses Buches: Das Fachwissen bildet die Grundlage für einen biografisch-verstehenden Zugang zum psychisch kranken Menschen. In diesem Sinne soll unser Buch eine Anleitung zum professionellen, aber auch unterstützenden und fördernden Umgang mit den Betroffenen sein.

In der langjährigen Arbeit mit psychiatrischen Patientinnen und Patienten haben wir nachhaltig erfahren, wie wichtig neben dem soliden Grundwissen eine empathische Haltung, Respekt vor der subjektiven Geschichte des anderen, Neugierde und Geduld sind. Hilfreich im beruflichen Alltag waren die Betonung der Ressourcen, sachliche und klare Information über Krankheitsbild und Behandlung, die Einbeziehung der Angehörigen, die Förderung der Krankheitsbewältigung und der flexible Einsatz unterschiedlicher diagnostischer Modelle und therapeutischer Methoden, die diesen Zielen dienen.

Viele Jahre haben wir in der Klinik zusammengearbeitet. Dabei wurden Ähnlichkeiten und Unterschiede in unseren Sichtweisen konstruktiv zusammengefügt: eine psychologische und eine psychiatrische, eine weibliche und eine männliche, eine strukturierte und eine assoziative. Die Auseinandersetzung über diese Unterschiede hat uns angeregt, Konzepte, Haltungen und Vorgehensweisen für bestimmte Patientengruppen zu entwickeln. Im Unterricht, bei Seminaren und Weiterbildungen haben wir die Ergebnisse unserer Arbeit immer wieder vorgestellt und uns jedesmal neu die Frage gestellt: wie können Wissen, psychiatrische Erfahrung und eine gewisse Zugehensweise zu Patienten am besten vermittelt werden?

Das diesem Buch zu Grunde liegende Manuskript entstand über all die Jahre als Unterrichtsmaterial für verschiedene Berufsgruppen. Wir unterrichteten an der Weiterbildungstätte für psychiatrische Krankenpflege Fachkrankenschwestern und -pfleger, an der Universität Psychologiestudenten in der klinischen Ausbildung, in der Evangelischen Nervenklinik Stiftung Tannenhof in Remscheid und in der Westfälischen Klinik für Psychiatrie und Psychotherapie Warstein Ärztinnen und Ärzte in Facharztweiterbildung sowie Sozialarbeiter und Sozialarbeiterinnen, die in psychiatrischen Wohnheimen arbeiten.

Die Auseinandersetzung mit diesen Berufsgruppen hat uns veranlasst, die Wertigkeit der Inhalte für die verschiedenen Praxisfelder immer wieder zu überdenken und auf den neuesten Stand zu bringen. Das vorliegende Buch mit dem enthaltenen Fachwissen, mit den Fallgeschichten und den Anregungen spiegelt all dies wider.

Es ist in drei große Kapitel unterteilt: Das erste beschreibt von verschiedenen Perspektiven her seelische Krankheit und bettet sie ein in einen theoretischen, methodischen, gesetzlichen und landschaftlichen Kontext. Es enthält eine Einführung in den Stand der Entwicklung psychiatrischer Versorgungssysteme. Im zweiten Teil werden die verschiedenen Störungsgruppen, orientiert an der ICD-10, beschrieben. Am Ende dieses Teils werden zwei Themenbereiche, Suizidalität und Aggressivität, gesondert beschrieben, weil sie die praktisch Tätigen mit besonderen Fragen konfrontieren. Im dritten Teil werden abschließend besondere Anwendungsbereiche dargestellt; wir danken Jürgen Junglas, der den Beitrag zur Kinder- und Jugendpsychiatrie geschrieben hat.

Wir haben versucht ein lesbares Buch zu schreiben, um möglichst vielen Interessierten die teilweise komplexen und komplizierten Sachverhalte zu erschließen. Es geht uns um eine Integration verschiedener Perspektiven und um Offenheit gegenüber vielfältigen Ideen und Ansätzen beim Umgang mit dem Phänomen seelischen Krankseins. Wir danken allen Patienten, die uns bei der Arbeit unterstützt haben, den Studenten und Kollegen für die weiterführenden Diskussionen, dem Psychiatrie-Verlag für die angenehme Zusammenarbeit und unseren Familien und Freunden, die unser Vorhaben so freundlich begleitet haben.

Für diese zweite Auflage haben wir das Buch noch einmal durchgesehen und bedanken uns für alle Anregungen, die wir von Leserinnen und Lesern erhalten haben. Besonderer Dank gilt Karl-Ernst Brill, der das Kapitel »Gesetzliche Grundlagen« neu strukturiert und geschrieben hat.

Schließlich noch einige Hinweise für die Benutzung dieses Buches: Wer zu einem der gesperrt gesetzten Begriffe im Text mehr wissen möchte, kann über das Register gegebenenfalls weitere Stellen nachschlagen. Am Schluss jedes Kapitels, außer bei den »Gesetzlichen Grundlagen«, findet sich eine knappe Zusammenfassung. Und vor den drei Teilen des Buches stehen zusätzliche, differenzierte Inhaltsverzeichnisse.

Angela MAHNKOPF und Ewald RAHN
Januar 2000

Verzeichnis der Tabellen und Abbildungen

GRUNDLAGEN

STÖRUNGSGRUPPEN

BESONDERE ANWENDUNGSGEBIETE

GRUNDLAGEN

Theoretische Perspektiven in der Psychiatrie 102

Psychiatrische Diagnostik 119

Krise und seelische Krankheit

Plädoyer für die Verwendung des Krankheitsbegriffs
in der psychiatrischen Versorgung

»Ich weiß nicht, was mit mir los ist. Alles ist anders, ich bin nicht mehr ich. Ich strenge mich an, aber es geht nicht.« Kranksein hat verschiedene Dimensionen. Auf der subjektiven Ebene beschreiben sich die Betroffenen als verändert, sie fühlen weniger als sonst, erleben Angst und können durch ihre Beschwerden nicht mehr oder nur mit größter Mühe arbeiten.

Auf einer professionellen Ebene stellen die dafür zuständigen Fachleute anhand vorgegebener Kriterien und Klassifikationssysteme eine benennbare Krankheit, etwa eine Depression, fest (WESIACK 1995). Dieses Benennen kann Nachteile mit sich bringen: Stigmatisierungsprozesse mit Ausgrenzung, monokausale Krankheitskonzepte, Fixierung auf Krankheit statt auf Ressourcen (BLANKENBURG 1989).

Die Verwendung des Krankheitsbegriffs bietet aber auch viele Vorteile: Die Rollen von Patient und Helfer sind klar definiert, das Kranksein wird durch wissenschaftliche Erkenntnisse versteh- und erklärbarer, die Prozesse des Krankheitsverlaufs und der Gesundung werden transparenter.

Krankheit kann man verstehen als einen »Ungleichgewichtszustand, der aus eigenen Ressourcen (Anpassungs- und Bewältigungsmechanismen, Eingriffen in die gegebene Situation) nicht mehr korrigiert werden kann« (FRISCHENSCHLAGER 1995). O. Frischenschlager umfasst mit dieser Beschreibung psychische und physische, akute und chronische Krankheitsbilder und weist darauf hin, dass therapeutisches Vorgehen einen »Eingriff in die autoregulative Sphäre des Individuums« darstellt.

Die für die Krankheit zuständigen Fachleute verfügen einerseits über die Möglichkeit, eine Krankheit festzustellen, dem Patienten die Behandlungsvorschläge zu unterbreiten und mit seiner Hilfe durchzuführen; andererseits kann ihre Behandlung nur erfolgreich sein, wenn es ihnen mit einer gewissen *Bescheidenheit* gelingt, die »autoregulative Sphäre des Individuums« zu achten und wertzuschätzen sowie die aktive Mitarbeit zu gewinnen. Der Krankheitsbegriff trägt in diesem Prozess zur Versachlichung bei. Er sollte nicht im Sinne eines soziokulturell bedingten Werturteils benutzt werden, sondern im Sinne der Beschreibung einer Einbuße, eines bestimmten Unvermögens, eines Nicht-anders-Könnens (BLANKENBURG 1989).

Im Krankheitsverlauf, im Prozess des Gesünderwerdens tritt neben die Betrachtung der kranken Phänomene immer stärker die Betonung dessen, wozu der Patient allmählich wieder in der Lage ist, und was er dazu beitragen kann, die Fähigkeiten zu erweitern (Ressourcenorientierung).

Seelische Krankheiten

ııı Die Schwierigkeiten bei der Nosologie seelischer Erkrankung

Der Krankheitsbegriff im medizinischen Modell war zunächst eng an das nosologische Konzept gebunden. Nosologie meint, dass einer Krankheit eine Ursache (Ätiologie), spezifische und unspezifische Symptome sowie ein krankheitstypischer Verlauf zuzuordnen sind und ihre Gestalt bestimmen. Inzwischen ist in der psychiatrischen Praxis und Forschung deutlich geworden, dass seelischen Erkrankungen in der Regel multifaktorielle Ursachen zu Grunde liegen, ihr Verlauf sehr variabel ist und von sozialen Faktoren stark beeinflusst werden kann. In diesem Sinne kann von einer Krise des nosologischen Krankheitsmodells in der Psychiatrie gesprochen werden, was unter anderem zur Ablösung der sogenannten typologischen durch eine operationalisierte Diagnostik in der Psychiatrie geführt hat (siehe das Kapitel zur Diagnostik).

ııı Seelische Krankheiten als Störungen

Der gegenwärtige Krankheitsbegriff folgt diagnostischen Leitlinien zu Anzahl und Gewichtung der Symptome und ersetzt die Bezeichnung einer Krankheitseinheit (im Sinne der Nosologie) durch die Benennung von *Störungen* (disorder). Sie sind im diagnostischen Prozess auf der höchsten von drei Ebenen anzusiedeln. Voraussetzung für die diagnostische Entscheidung ist die Erhebung der Symptome als operationalisierte Beschreibungen psychopathologischer Erscheinungen. Manche Symptome lassen sich in psychopathologische Syndrome – als spezifische Kombinationen von Merkmalen – zusammenfassen.

ııı Das Drei-Phasen-Modell als Standardmodell seelischer Erkrankungen

Multifaktorielle Ätiologie, variabler Verlauf und Krankheitsrezidive zeichnen einen großen Teil seelischer Erkrankungen aus. Werden dabei noch psychosoziale Einflüsse auf die Auslösung und den Verlauf der Erkrankung berücksichtigt, dann ergibt sich ein allgemeines Krankheitsmodell für seelische Erkrankungen, das vom nosologischen Modell abweicht (Abbildung 1).

ııı Spezifische Krankheitsmodelle

Im Rahmen der Erforschung der Entstehungsbedingungen von körperlicher und seelischer Krankheit sind spezifischere und differenziertere Krankheitsmodelle entwickelt worden. Für den Bereich der psychischen Erkrankung hat das Stressmodell zu einer Erweiterung beigetragen, weil es die Bedeutung der affektiven und kognitiven Funktionen beim Menschen besonders würdigt. Systemische und konstruktivistische Krankheitsmodelle berücksichtigen ebenso diese Funktionen, ähneln aber eher dem Allergiemodell der somatischen Medizin. Allen Modellen ist eigen, dass die Krankheit im Zusammenhang mit der Beziehung zwischen Mensch und Umwelt gesehen wird. Im Folgenden sollen einige prototypische Krankheitsmodelle dargestellt werden (Abbildung 2).

Abbildung 1   Allgemeines Modell psychischer Erkrankungen

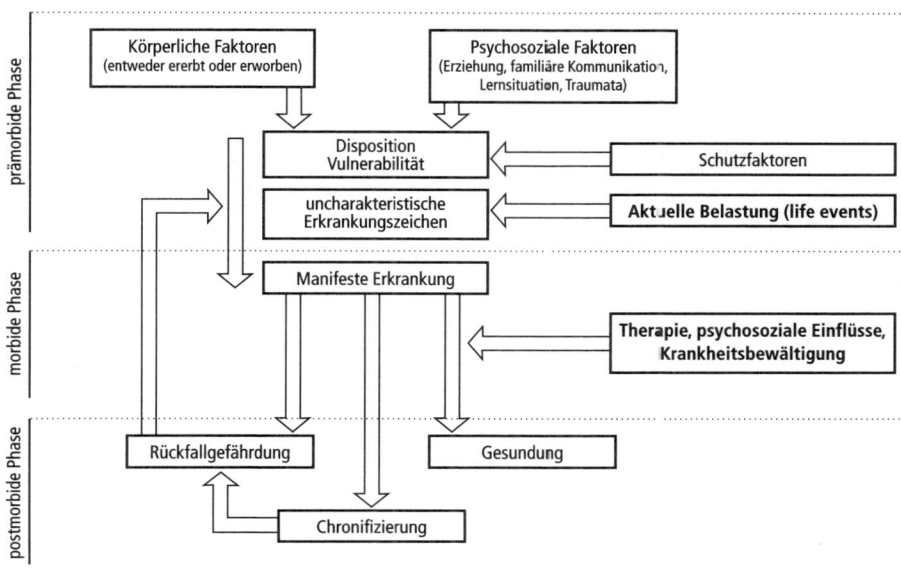

Kausalitätsmodell

Grundlage vieler Krankheitsdefinitionen ist das Kausalitätsmodell. In diesem Modell wird die Krankheit direkt auf den Einfluss eines definierten Faktors zurückgeführt, der damit zur unabdingbaren Voraussetzung für ihre Entstehung wird. Das Kausalitätsmodell ist ein instruktives (mechanisches) Modell. Im engeren Sinne können nur sehr wenige Erkrankungen auf eine einfache Kausalität zurückgeführt werden. Trotzdem ist dieses Modell Grundlage von verschiedenen gesetzlichen Bestimmungen (etwa bei der Anerkennung als Berufserkrankung). Seine Grenzen findet das Kausalitätsmodell da, wo bei vorhandenem Krankheitsgrund nicht alle Betroffenen an der zu erwartenden Krankheit erkranken. So ist die Tuberkulose nicht alleine vom Kontakt mit einem Tuberkelbakterium abhängig, sondern ebenso von dem Ernährungszustand des Infizierten. Bei seelischen Erkrankungen hat das Kausalitätsmodell eigentlich nur einen geringen Wert, obwohl es von vielen als heuristische Methode doch Anwendung findet (»Der Patient ist krank, weil …«).

Anpassungsmodell

Die Mängel des Kausalitätsmodells werden teilweise durch das Anpassungsmodell überwunden. Nach diesem Modell entgleist im Rahmen einer Erkrankung die Anpassungsfähigkeit des Menschen an seine Umwelt (wobei Umwelt auch der eigene Körper sein kann). Dies kann durch zu hohe Anforderungen der sozialen Umwelt bedingt sein oder durch eine unzureichende Anpassungsfähigkeit des Menschen. Der Begriff *Disposition* ist im Anpassungsmodell zentral. Eine Reihe von Krankheiten lässt sich nach diesem Modell ausreichend erklären. So erkranken nur solche Schichtarbeiter an einer Magen-Darm-Erkrankung, die eine entsprechende Disposition für diese Erkrankung haben. Ähnliches gilt für die Mehrheit der Infektionserkrankungen.

Das Kausalitätsmodell erweist sich bei genauerer Betrachtung als Sonderform des Anpassungsmodells (Extremvariante).

Abbildung 2   **Krankheitsmodelle**

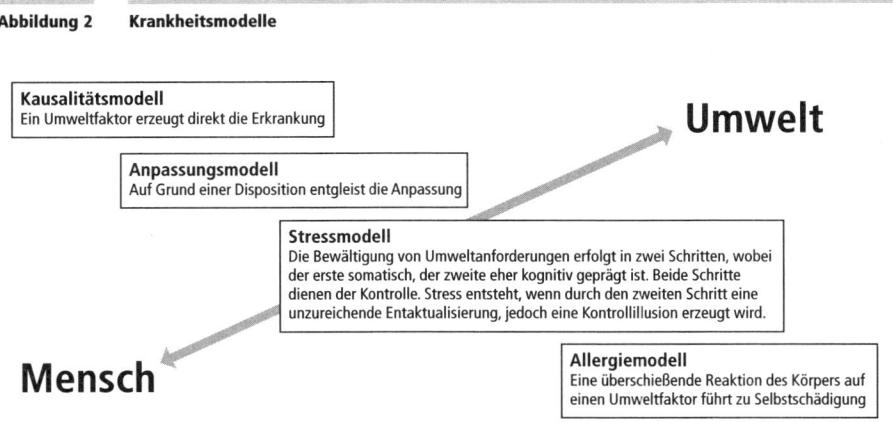

Stressmodell

Beim Stressmodell wird die Anforderungsbewältigung mit in die Überlegungen einbezogen. Bei seelischen Anpassungsvorgängen ist vor allem die affektive und kognitive Reaktion von Bedeutung. Die Anpassung ist nach diesem Modell nicht alleine von der Passung zwischen Bewältigung und Anforderungen bestimmt, sondern auch von der kognitiven Kontrolle (oder Nicht-Kontrolle) der Situation durch den Menschen. So folgt einer ersten eher emotionalen und körperbezogenen eine kognitive Reaktion, welche die körperliche Reaktion meist wieder abmildert. Damit ist die Anpassung auch an komplexere Situationen möglich. Stress entsteht dann, wenn die kognitive Reaktion nur zu einer Pseudokontrolle (Kontrollillusion) der Situation führt, die somatisch-emotionale Reaktion also nicht ausreichend deaktualisiert wird. Ein Beispiel für den Nutzen eines solchen Modells ist die Erklärung für die Häufung psychosomatischer Erkrankungen bei englischen Bergarbeitern nach dem zweiten Weltkrieg (ZEPF 1986). »Die Erkrankung traf vor allem Bergarbeiter, die nach dem Krieg umsiedelten und nicht über die kulturell vermittelten traditionellen Bewältigungsmechanismen der ortsansässigen Arbeiter verfügten.«

Stressmodelle sind immer sehr auf die Kontrolle und die Bewältigung (Coping) von Situationen bezogen.

Mit Hilfe dieses Modells lässt sich eine Vielzahl von Erkrankungen noch besser beschreiben als mit dem oben beschriebenen Anpassungsmodell. Beispielsweise ist die erhöhte Erkrankungsrate von Industriemeistern an Herzinfarkten durch das Stressmodell erklärbar, weil sich bei dieser Gruppe häufiger Loyalitätskonflikte finden lassen, welche die Gefahr der Kontrollillusion erhöhen. Auch viele Krankheitsmodelle für psychische Erkrankungen sind im Kern Stressmodelle, etwa das Vulnerabilitätsmodell der Schizophrenie (siehe das Kapitel dazu), das Modell der erlernten Hilflosigkeit der Depression sowie das Modell der Panikstörung.

Stress- und Anpassungsmodell lassen sich nicht vollständig in Übereinstimmung bringen, weil es sich um ein lineares und ein nichtlineares Modell handelt.

II Allergiemodell

Eine Sonderform bilden jene Erkrankungen, bei denen die Reaktion des Körpers und der Psyche den eigentlichen Krankheitsprozess bestimmen. Prototyp dieses Erkrankungstyps ist sicherlich die Allergie. Im Zentrum des Geschehens steht dabei eine Operation des Organismus, die im Hinblick auf das Gesamtsystem eine Entgleisung darstellt. Dieser Prozess wird durch einen Umgebungsfaktor lediglich angestoßen. Aber nicht nur die Allergien scheinen solchen Gesetzen zu folgen, sondern auch die bösartigen Erkrankungen und eine Reihe von psychischen Erkrankungen, beispielsweise die Suchterkrankungen.

Der Krisenbegriff

Die Begriffe Krise und Krankheit haben historisch unterschiedliche Wurzeln. Trotzdem ist in den theoretischen Modellen zu beiden Begriffen eine gewisse strukturelle Ähnlichkeit festzustellen (HÄFNER / RÖSSLER 1987), vor allem wenn man modernere Krankheitsmodelle psychischer Erkrankungen betrachtet. In Krisenmodellen spielen die Begriffe Stress und Bewältigung eine wichtige Rolle. Betrachtet werden in der Regel Anpassungsprozesse, die einen Regelungsvorgang voraussetzen. Anpassungsprozesse finden in sozialen, biologischen und physikalischen Systemen an vielen Orten statt, sodass Krisen auf den unterschiedlichsten Ebenen entstehen können.

Die Systemtheorie unterscheidet zwischen Anpassung erster und zweiter Ordnung (SIMON 1985): Die Anpassung erster Ordnung gelingt durch quantitative Veränderungen (Notfall), die Anpassung zweiter Ordnung erfordert strukturelle oder qualitative Veränderungen (Krise im eigentlichen Sinne). Beide Anpassungsprozesse sind mit einer Unterbrechung der Handlungskontinuität verbunden und unterscheiden sich dadurch von alltäglichen Anpassungsleistungen.

Psychologie der Krise

»Krise ist also ein belastender, temporärer, in seinem Verlauf und seinen Folgen offener Veränderungsprozeß der Person, der gekennzeichnet ist durch eine Unterbrechung der Kontinuität des Erlebens und Handelns, durch eine partielle Desintegration der Handlungsorganisation und eine Destabilisierung im emotionalen Bereich.« (ULICH 1987) Krisen und Notfälle sind aus verschiedenen Richtungen betrachtet worden. S. Freud zum Beispiel betonte die Anpassungsprozesse im Rahmen der Krise und das Missverhältnis zwischen Anforderungen an den Menschen und seinen Bewältigungsmöglichkeiten, Erikson thematisierte den Zusammenhang von Krisen und Lebenszyklen, an anderen Orten wurde die Bedeutung der subjektiven Verarbeitung und Einschätzung von Anforderungen beschrieben (RITTER-GEKELER 1992). Die Entwicklung und Lerngeschichte eines Menschen haben einen moderierenden Einfluss bei der Entstehung und der Bewältigung von Krisen. Die Krise kann auf verschiedenen systemischen Ebenen, die in der Regel miteinander verschränkt sind, beschrieben werden. Abbildung 3 zeigt den Einfluss der verschiedenen Faktoren in der Übersicht (CARTER / MC GOLDRICK 1980).

Abbildung 3   Krise und Lebenszyklus

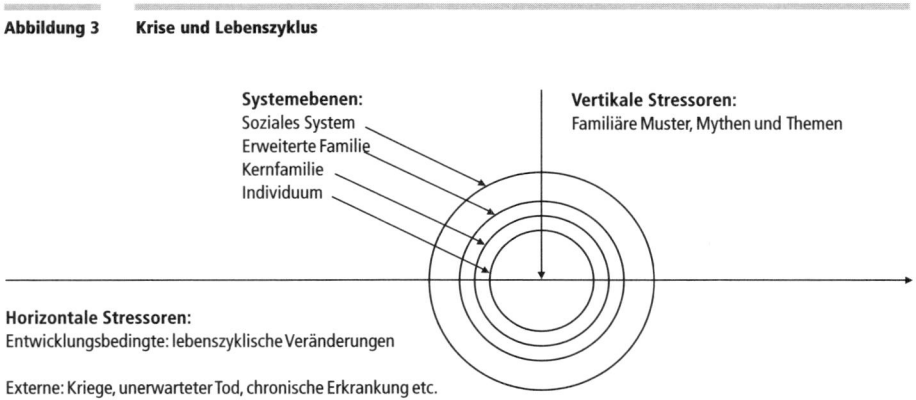

⁗ Der Krisenbegriff und seelische Krankheit

Krisen werden in unterschiedlicher Weise mit seelischen Krankheiten in Verbindung gebracht. So kann eine nicht gelungene Bewältigung von Lebenskrisen und Lebensereignissen (auch life events) zu psychischer Krankheit führen (KAPFHAMMER 1993), die Krankheit wird dabei als Entgleisung eines Anpassungsprozesses aufgefasst (etwa Depression im Kontext der Berentung). Psychosoziale und somatische Krisen können aber auch Ausdruck und Folge von seelischer Krankheit sein (etwa Arbeitslosigkeit nach langen Fehlzeiten durch Rezidive).

Die theoretischen Konzepte zum Zusammenhang von Krise und seelischer Erkrankung sind noch unzureichend gesichert. W. BLANKENBURG (1989) geht davon aus, dass erst der Verlauf entscheidet, ob ein Geschehen »als Krankheit oder als heilsame Krise anzusehen ist«. Er geht von vergleichbaren Prozessen bei psychischen und somatischen Störungen aus und postuliert eine Randzone zwischen Krankheits- und Krisenzustand, vorstellbar wie Krankheits- versus Immunisierungsprozesse auf der somatischen Ebene.

⁗ Krisenintervention

Ein Mensch, der sich in einer Krisensituation befindet, braucht ebenso wie der, der seelisch krank geworden ist, Hilfe. Für Kriseninterventionen wird vorgeschlagen (SIMMICH / REIMER 1998):

- der niedrigschwellige Zugang zur Behandlung,
- die zeitliche Begrenztheit des Eingreifens,
- der therapeutische Bezug zu einem konkreten krisenauslösenden Faktor,
- die Beschränkung der Behandlungsziele auf dessen Bewältigung unter Zentrierung auf vorhandene Ressourcen,
- die Realitätsorientiertheit,
- die hohe therapeutische Aktivität entsprechend klar definierter Phasen der Krisenbewältigung,
- die Notwendigkeit eines therapeutischen Entgegenwirkens gegen regressive Tendenzen und
- die Einbeziehung des sozialen Umfeldes.

Das Krisenmodell erklärt insgesamt nur einen Teil psychiatrischen und psychotherapeutischen Handelns, da hier Hilfen zur Entlastung und zum Schutz, zur Entwicklung, Klärung und Unterstützung über längere Zeit erforderlich sind.

�II   Bedeutung des Lebenszyklus für die Entstehung und Art der Krise

Die Krise hat nicht nur einen Bezug zum aktuellen Kontext, sondern steht auch immer in einem Zusammenhang zur Entwicklung und dem Lebenszyklus des betroffenen Menschen. In der therapeutischen Praxis hat dieser lebenszyklische Aspekt oft eine hohe Bedeutung. So ist beispielsweise das Erkrankungsalter maßgeblich dafür, wie die berufliche Integration gelingt oder ob die eigene Familiengründung möglich ist oder nicht. Krankheit kann in diesem Sinne lebenszyklisch notwendige Entwicklungen blockieren oder verformen. Entwicklung steht in einem Spannungsverhältnis von Soziotropie und Autonomie (BECK 1983). Unter Soziotropie (soziale Abhängigkeit) wird ein Merkmalscluster verstanden, welches passiv rezeptive Wünsche (Intimität, Akzeptiertwerden, Verstehen, Unterstützung und Führung) und narzisstische Wunschvorstellungen (Bewunderung, Prestige, Status) umfasst. Autonomie (Individualität) bezieht sich hingegen auf die Anstrengung einer Person, eigene Unabhängigkeit, Mobilität, Wahlfreiheit, Handlungsfähigkeit und Schutz der eigenen Einflusssphäre zu gewährleisten. Beide Bewegungen enthalten für das handelnde Subjekt Risiken und erfordern ständige Anpassungseinstellungen. Sie bestimmen die Entwicklung des einzelnen Menschen, sind aber auch für die Familienentwicklung strukturbestimmend. Da je nach Aufgabenstellung und Situationen die beiden Kräfte in unterschiedlicher Stärke gefordert sind, kann man sich den Verlauf der Entwicklung in Sprüngen oder Zyklen vorstellen (Tabelle 1). Die Phasenübergänge zwischen den einzelnen Stufen sind immer mit bestimmten Stressoren (Abbildung 3) verknüpft, stellen Krisen für den Einzelnen und für die Familie dar und können auch mitauslösend für Krankheiten sein.

Seelische Erkrankungen im Kontext von Phasenübergängen können auf eine Entgleisung der kognitiv-affektiven Struktur hinweisen. Diese Dekompensation kann durch die spezifischen Merkmale im sozialen Netz noch verstärkt werden, etwa weil die notwendige soziale Unterstützung nicht oder nur unzureichend mobilisiert werden kann.

Tabelle 1   Die Stufen des Lebenszyklus der Familie (CARTER / MC GOLDRICK 1980)

Stufen des Familienzyklus	Emotionale Prozesse des Übergangs:	Veränderungen zweiter Ordnung im Status der Familie, die für die Veränderung benötigt werden
1. Zwischen Familien Der unabhängige junge Erwachsene	Akzeptierung der Eltern-Kind-Ablösung	Entwicklung des Selbst in Beziehung zur Ursprungsfamilie Entwicklung von engeren sozialen Bindungen in der Peer-Gruppe Ausbildung einer beruflichen Identität
2. Das frisch verheiratete Paar Das Zusammentreffen von Familien durch die Heirat	Engagement für ein neues System	Aufbau eines Ehe-Systems Aushandeln der Beziehung zwischen erweiterter Familie und Freunden und dem neuen Lebenspartner
3. Die Familie mit kleinen Kindern	Akzeptanz für die neuen Familienmitglieder entwickeln	Anpassung des Ehesystems, um den Kindern einen Platz zu schaffen Annahme der Eltern-Rolle Aushandeln mit der erweiterten Familie, wie die Eltern-Rolle und die Großeltern-Rolle einbezogen werden
4. Die Familie mit Heranwachsenden	Weiterentwicklung und Flexibilisierung der Familiengrenzen unter Berücksichtigung der zunehmenden Unabhängigkeit der Kinder	Veränderung der Eltern-Kind-Beziehung, um den Heranwachsenden in die Lage zu versetzen, das System zu verlassen Neuformierung des Ehelebens und der beruflichen Karriere Beginnende Auseinandersetzung mit dem Alter
5. Auszug der Kinder und die Entwicklung danach	Akzeptanz von vielfältigen Trennungen in der Familie und Neueintritten in das Familiensystem	Wiederbelebung des Ehe-Systems als Dyade Entwicklung von Erwachsenen-Relationen zu den Kindern Aushandeln der Beziehungen zu Enkelkindern und angeheirateten Familienmitgliedern Bewältigung von Krankheit, Behinderung und Tod der Eltern und Großeltern
6. Die späte Phase der Familie	Akzeptanz der Veränderung der Generations-Rollen	Aufrechterhaltung der eigenen und gemeinsamen Funktionen und Interessen angesichts nachlassender körperlicher Kräfte Erkundung neuer familiärer und sozialer Optionen Unterstützung der zentralen Rolle der mittleren Generation Erschließen eines Platzes im System für die Weisheit und Erfahrung der Älteren, um die ältere Generation zu unterstützen, ohne sie zu überfordern Umgang mit Verlusten des Partners und anderen Vertrauten und Vorbereitung auf den eigenen Tod Lebensbilanz und Rückschau

BECK, A. (1983): Cognitive therapy of depression: New perspectives. In: CLAYTON, P.;
   BARRETT, J. (Hg.): Treatment of depression: Old controversies and new approaches.
   New York.
BLANKENBURG, W. (1989): Der Krankheitsbegriff in der Psychiatrie. In: KISKER, K. P.;
   LAUTER, H.; MEYER, J. E.; MÜLLER, C.; STRÖMGREN, E. (Hg.): Brennpunkte der
   Psychiatrie. Band 9. Heidelberg u. a.
CARTER, A.; MC GOLDRICK, M. (1980): The Family Life Cycle. New York.
FRISCHENSCHLAGER, O. (1995): Was ist Krankheit – was ist Gesundheit. In:
   FRISCHENSCHLAGER, O. u. a. (Hg.): Lehrbuch der Psychosozialen Medizin.
   Heidelberg.
HÄFNER, H.; RÖSSLER, W. (1987): Die Begriffe des psychiatrischen Notfalls und der
   Krise. In: KATSCHNIG, H.; KULENKAMPFF, C. (Hg.): Notfallpsychiatrie und
   Krisenintervention. Köln.
KAPFHAMMER, H. P. (1993): Zur psychosozialen Entwicklung und Problematik im
   jungen Erwachsenenalter. In: *Fortsch. Neurol. Psychiat.*, 61, S. 338–353.
RITTER-GEKELER, M. (1992): Lebens- und Sterbekrisen. Weinheim u. a.
SIMMICH, T.; REIMER, C. (1998): Psychotherapeutische Aspekte der Krisenintervention.
   In: *Der Psychotherapeut*, 43, S. 143–156.
SIMON, F. B. (1985): Die Grundlagen der systemischen Familientherapie. In:
   Der Nervenarzt, 56, S. 455–464.
ULICH, D. (1987): Krise und Entwicklung. Weinheim u. a.
WESIACK, W. (1995): Gesundheitsentstehung – Konzepte zur Salutogenese. In:
   FRISCHENSCHLAGER, O. u. a. (Hg.): Lehrbuch der psychosozialen Medizin.
   Heidelberg u. a.
ZEPF, S. (1986): Psychosomatische Medizin als Sozialwissenschaft. In: UEXKÜLL, T.v.
   (Hg.): Psychosomatische Medizin. München u. a.

|||| Zusammenfassung

Einer der zentralen Begriffe in der Psychiatrie ist der Krankheitsbegriff (S. 19). Damit
wird nicht nur die Zugehörigkeit der Psychiatrie zur Medizin dokumentiert, sondern
auch seelisches Kranksein als ein an das Individuum gebundener Ungleichgewichtszustand definiert, der oft nicht mehr aus eigenen Ressourcen korrigiert werden kann. Die
soziale Rolle des Patienten und die der Helfenden hängen eng mit dem Krankheitsbegriff zusammen.

In neueren Klassifikationen psychischer Erkrankungen werden anhand von Kriterien
Störungen definiert und nicht mehr wie ursprünglich nosologische Einheiten (S. 20).
Damit wird unter anderem auch dem Umstand Rechnung getragen, dass die psychischen Krankheiten meist multifaktoriell verursacht sind und einen variablen Verlauf
haben (S. 21).

Die Vielfalt psychischer Krankheiten lässt sich nicht durch ein einziges Krankheits-modell erklären, am wenigsten durch ein einfaches Kausalitätsmodell. Verschiedene Schutzfaktoren und die Art der Bewältigung entscheiden über den Ausbruch und den Verlauf der Erkrankung (S. 21f.).

Seelische Krankheit und Krise stehen in enger Wechselwirkung miteinander (S. 23). Lebenskrisen oder krisenhafte Ereignisse können mit auslösend für seelische Krankheit sein, andererseits bedingen psychische Erkrankungen immer auch eine psychosoziale Krise des betroffenen Menschen und seiner sozialen Umgebung. Die Ausgestaltung einer seelischen Erkrankung sollte deshalb immer bezogen auf das soziale Netz und die Stufe des Lebenszykluses (S. 25), in der sich der Mensch befindet, betrachtet werden. Aus dieser Perspektive ist psychiatrisches Handeln in jedem Fall auch eine Art Krisen-intervention (S. 24f.).

Epidemiologie und Inanspruchnahme psychiatrischer Hilfen

Epidemiologie

Vorbemerkung

Epidemiologie ist definiert als »die Untersuchung der Verteilung einer Krankheit in Zeit und Raum sowie der Faktoren, die diese Verteilung beeinflussen« (COOPER / MORGAN 1977). Die epidemiologische Forschung hat eine lange Tradition und ermöglichte insbesondere bei den Infektionskrankheiten bedeutsame Verbesserungen in der Gesundheitsversorgung der Bevölkerung.

Epidemiologische Studien im Rahmen seelischer Erkrankungen helfen bei:

1. der Planung der psychiatrischen Versorgung (In welchem Umfang sind psychiatrische Versorgungsbedürfnisse vorhanden und wieweit werden sie erfüllt?),

2. der Überprüfung klinischer Interventionen (Welche Interventionsvariablen sind bezüglich des Verlaufs und des Ausgangs seelischer Erkrankungen wirksam?),

3. der Suche nach Ursachen- und Risikofaktoren (In welcher Weise können diese mit Hilfe präventiver Maßnahmen gemindert werden?).

Die Entwicklung operationalisierter diagnostischer Systeme hat die Qualität von epidemiologischen Untersuchungen deutlich verbessert, weil damit die notwendige Reliabilität und Objektivität der Untersuchungsergebnisse gewährleistet werden kann. Trotzdem finden sich noch zahlreiche zusätzliche methodische Probleme in der psychiatrischen Epidemiologie, die vor allem die Repräsentativität der Untersuchungsstichproben betreffen. Bei transkulturellen Vergleichen ist eine Reihe von administrativen Voraussetzungen für epidemiologische Erhebungen notwendig.

Begriffe und Methoden der Epidemiologie

Im Folgenden sollen zunächst die wichtigsten Begriffe in der epidemiologischen Forschung erläutert werden.

Prävalenz: Darunter wird die absolute Häufigkeit einer Krankheit in einer bestimmten Population während eines bestimmten Zeitraumes (Periodenprävalenz) oder zu einem bestimmten Zeitpunkt (Punktprävalenz) verstanden.

Beispiel: Für die Schizophrenie beträgt die Punkt-Prävalenz 1,4–4,6 Promille. Für eine mittlere Stadt wie beispielsweise Wuppertal mit einer Einwohnerzahl von rund 370000 bedeutet dies, dass zu einem beliebigen Zeitpunkt ca. 520–1700 Menschen akut an einer Schizophrenie leiden.

Inzidenzrate: Hierunter wird die Anzahl der Neuerkrankungen pro Jahr bezogen auf eine Population von 1000 Personen mit Krankheitsrisiko verstanden.

Beispiel: Die Inzidenzrate für die Schizophrenie beträgt weltweit (15–59 Jahre) 0,16–0,42 Promille, in Deutschland 0,19 Promille. Für die Stadt Wuppertal berechnet sich daraus eine Zahl von 70 Menschen pro Jahr.

Morbidität: Unter der Morbidität wird die Wahrscheinlichkeit verstanden, mit der eine Erkrankung bei einer Person im Laufe ihres Lebens auftritt (life-time-risk).

Beispiel: Bei der Schizophrenie beträgt das Morbiditätsrisiko ca. 0,85–1 Prozent. Das heißt, jeder hunderste Einwohner erkrankt im Laufe seines Lebens an einer Schizophrenie.

Mortalität: Unter der Mortalität wird die Sterblichkeitsquote an einer bestimmten Erkrankung verstanden.

Die Mortalitätsstatistiken haben in der Medizin allgemein eine große Bedeutung, sind aber bei seelischen Erkrankungen eher von begrenztem Wert, sieht man von der hohen Sterblichkeit bei gerontopsychiatrischen Patienten und der insgesamt höheren Suizidrate bei psychisch Kranken einmal ab. Seelische Erkrankungen zeichnen sich vor allem durch ein hohes Chronifizierungsrisiko und weniger durch eine erhöhte Sterblichkeit aus. Bei einigen Erkrankungen, wie bei der Schizophrenie, ist abgesehen von der höheren Suizidrate die Lebenserwartung nicht verändert.

Relatives Risiko: In vielen Fällen ist es interessant, festzustellen, ob ein Merkmal in einer Risikogruppe häufiger vorkommt (etwa aggressives Verhalten bei Psychotikern). Die Abschätzung des Risikos erfolgt anhand von randomisierten (Auswahl nach Zufall) und kontrollierten (Vergleich Risikogruppe mit Nicht-Risikogruppe) Studien. So lässt sich ein relatives Risiko berechnen. Der Risikofaktor 1 bedeutet, dass ein Merkmal kein erhöhtes Risiko verursacht.

$$\text{Risiko } 1 = \frac{\text{Anzahl der Risikoprobanden, die das Merkmal haben}}{\text{Gesamtzahl der Risikopopulation}}$$

$$\text{Risiko } 2 = \frac{\text{Anzahl der Kontrollprobanden, die das Merkmal haben}}{\text{Gesamtzahl der Kontrollpopulation}}$$

$$\text{Relatives Risiko} = \frac{\text{Risiko } 1}{\text{Risiko } 2}$$

Odds Ratio (Fallkontroll-Studien): Da randomisierte und kontrollierte Studien sehr aufwendig sind, werden in vielen Fällen retrospektive Studien durchgeführt und zunächst nur die Personen untersucht, die ein bestimmtes Merkmal entwickelt haben. Dazu wird ein Kontrollkollektiv gebildet, das nicht über das Risikomerkmal verfügt. Die Untersuchung von Risikofaktoren erfolgt dann durch sogenannte Fallkontroll-Studien, bei denen das Risiko mit dem Odds Ratio bestimmt wird (RIEGELMANN / HIRSCH 1996).

Ⅲ Methoden

Epidemiologische Untersuchungen erfordern in der Regel einen sehr hohen Aufwand, insbesondere Erhebungen zur Inzidenz einer Erkrankung. Tabelle 2 (COOPER / MORGAN 1977) zeigt dazu unterschiedliche Untersuchungsdesigns, die abhängig von

Tabelle 2   Die Hauptarten epidemiologischer Forschungsstrategien (COOPER / MORGAN)

Art der Untersuchung	Gegenstand der Untersuchung	
	Gebietspopulation oder -stichprobe	Populationsbezogene Fall- und Kontrollgruppe
I. Beobachtungsstudien		
A. Querschnitt	Prävalenzerhebungen: Maßzahlen für Zeitpunkt (Zeitpunktprävalenz) oder für Zeitraum (Periodenprävalenz)	Vergleiche von »Fällen« und »Normalen« in Bezug auf bestimmte Merkmale
B. Längsschnitt:		
a. retrospektiv	Beginn, Verlauf und Ende einer Krankheit in der Population Beziehung von Krankheitsbeginn und vorhergehenden Ereignissen Vergleich von Krankheitsraten von Populationen, die in verschiedenen Zeitabschnitten risikoexponiert sind (Kohortenstudien)	Vergleiche von »Fällen« und »Normalen« in Bezug auf Risikofaktorexponiertheit
b. prospektiv	Inzidenz der Krankheit in der Population Beziehung von Umwelt und Inzidenzzahlveränderungen	Vergleiche der Inzidenz der Krankheit in Gruppen unterschiedlicher Merkmale oder Lebensbedingungen
II. Experimentelle und Evaluationsstudien	Vergleich von Inzidenz und Prävalenz der Krankheit vor und nach Einführung neuer Behandlungsmethoden, medizinischer Versorgungen oder Vorsorgemaßnahmen	Vergleich von behandelten und unbehandelten Gruppen oder von Gruppen mit unterschiedlicher Behandlung, medizinischer Versorgung oder Vorsorgemaßnahmen

Ausschlaggebend für die Güte von Untersuchungsergebnissen sind die Art der Stichprobenerhebung, die Fallidentifikation und die Untersuchungsmethoden (Fragebogen, klinische Untersuchung etc.). Wichtig ist außerdem, ob nur die behandelten Fälle erfasst werden oder auch die unbehandelten Fälle (Dunkelziffer) zuverlässig geschätzt werden können. Beispiele hierfür sind unter anderem die Untersuchungen zum sexuellen Missbrauch von Kindern und sexuellen Übergriffen in der Psychotherapie.

Ein spezielles epidemiologischen Problem stellt die Erfassung der Verläufe seelischer Erkrankungen dar, die häufig ein hohes Chronifizierungsrisiko haben. Im Rahmen der Diskussion über Hospitalisationsschäden bei langfristigen Klinikbehandlungen galt die Hospitalisierungsdauer als das wichtigste Kriterium bei der Feststellung von ungünstigen Verläufen. Nachdem deutlich geworden ist, dass Hospitalismus nicht alleine ein Effekt klinischer Behandlungen ist, sondern auch in anderen Betreuungsformen auftritt, erscheint die Hospitalisierungsdauer als alleiniges Kriterium nicht ausreichend. Zudem ist die Aufenthaltsdauer in den psychiatrischen Kliniken in den letzten Jahrzehnten immer mehr gesunken, die Wiederaufnahmeraten sind parallel dazu gewachsen (Drehtüreffekt). Als weiteres Chronifizierungskriterium wird die Summe der stationären Behandlungstage in einem definierten Zeitraum berechnet. Damit werden die dauerhospitalisierten und die Drehtürpatienten gleichermaßen erfasst. Als Trennungslinie werden oft 36 Monate stationärer Behandlung in einem Zeitraum von 5 Jahren festgelegt.

ıı   Beispiele für epidemiologische Untersuchungen

Die anfangs genannten Ziele epidemiologischer Forschung sollen nun anhand einiger Beispiele veranschaulicht werden.

Planung – Prävalenz und Inzidenz von Demenzkranken in der älteren Bevölkerung: Von erheblicher sozialpolitischer und gesellschaftlicher Relevanz ist die relative Zunahme älterer Menschen in den westlichen Industrienationen, da damit die Zahl der Mehrfachkranken und -behinderten ansteigt. Dies gilt auch für die Demenzerkrankungen, bei denen das Alter den wichtigsten Risikofaktor darstellt. Die erwarteten Fälle (Inzidenzraten) von Demenzerkrankten spielen dabei eine wichtige Rolle für die Planung gerontopsychiatrischer Einrichtungen. Zu diesem Zweck ist in den letzten Jahren eine Reihe von Feldstudien durchgeführt worden, die Aufschluss über die Entwicklung in der Bevölkerungsgruppe der über 65-Jährigen geben soll.

Bei einer Feldstudie wird eine Gesamt- oder repräsentative Stichprobe einer definierten Bevölkerungsgruppe untersucht, unabhängig von der Inanspruchnahme psychiatrischer Hilfen. Hierbei ergab sich eine durchschnittliche Prävalenz von rund 6 Prozent. Die Prävalenz steigt mit höherem Alter teils an und erreicht bei den 85 bis 90-Jährigen einen Wert von über 40 Prozent. Bei der durchschnittlichen Erkrankungsdauer ergab sich ein Zeitraum von 4 Jahren, womit eine höhere Mortalität bei den demenzkranken älteren Menschen angenommen werden muss (COPPER / BICKEL 1989).

Die Suche nach Ursachenfaktoren – Zwillings- und Adoptionsstudien: Die vergleichende Untersuchung von ein- und zweieiigen Zwillingen wird zur Bestimmung genetischer Risikofaktoren für psychische Krankheiten verwendet. Treten Unterschiede in den Erkrankungsraten beider Zwillinge (Konkordanzraten) zwischen ein- und zweieiigen Zwillingen auf, so spricht dies für ein erhöhtes genetisches Risiko. Eine weitere Methode zur Trennung von entwicklungsbedingten und genetischen Einflüssen sind Adoptionsstudien. Man vergleicht die Häufigkeit eines Merkmals zwischen den biologischen und den Adoptiv-Verwandten.

Adoptierte Zwillinge, bei denen ein leiblicher Elternteil an einer schizophrenen Psychose erkrankt war, wurden bereits untersucht. Auch hier fand sich eine höhere Konkordanz bei eineiigen Zwillingen, die aber lange nicht das Ausmaß zeigte wie bei den Zwillingen, die bei ihren Eltern lebten. Zudem fand sich bei der Untersuchung der Adoptionseltern ein Zusammenhang zwischen Störungen in der Adoptionsfamilie und der Wahrscheinlichkeit des Auftretens einer schizophrenen Psychose bei deren nicht leiblichen Kindern. Ob es sich hier um einen additiven Effekt handelt, blieb noch offen (TIENARI u. a. 1989).

Mittlerweile hat sich für eine Reihe von Krankheiten (Abhängigkeitserkrankungen, Angsterkrankungen, bipolare Psychosen) im Rahmen von Zwillingsstudien ein für deren Verursachung kausal wirksamer genetischer Faktor nachweisen lassen. Meist reicht aber dieser Faktor alleine nicht aus, das Auftreten der Erkrankung zu begründen. Es ist auch noch keine Aussage darüber möglich, ob die genetische Komponente einen generellen oder spezifischen Vulnerabilitätsfaktor darstellt (MAIER / PROPPING 1991).

III   Häufigkeiten und Häufigkeitszunahmen von psychiatrischen Erkrankungen

Der medizinische Sozialreformer Virchow hatte noch angenommen, dass Wohlstand und ein gutes Gesundheitswesen der Bevölkerung mehr Gesundheit und ein glücklicheres Leben gewähren würden. Obwohl Virchows Ziele zum größten Teil erreicht sind, wird von vielen eher eine Zunahme seelischer Erkrankungen vermutet und mit den Besonderheiten moderner Industriegesellschaften in Zusammenhang gebracht. Eine objektive Einschätzung der Entwicklung ist aber schwierig, weil den tatsächlichen Häufigkeitsveränderungen eine Reihe von *vermeintlichen* Veränderungen gegenüberstehen (HÄFNER 1985). In Tabelle 3 sind die Gründe für tatsächliche und vermeintliche Veränderungen gegeneinander aufgelistet.

Tabelle 3   Veränderungen der scheinbaren und wirklichen Häufigkeiten psychischer Erkrankungen

Art der Veränderung	Ursachen	Erklärungen
Scheinbare Häufigkeitsveränderungen	Arzt	veränderte diagnostische und therapeutische Gewohnheiten
	Gesellschaft	veränderte Grenzen der Zuschreibung von krank und behindert
	Patient	veränderte Problemdefinition und Hilfesuchverhalten
Wirkliche Häufigkeitsveränderungen		
altersabhängig	Alterszusammensetzung	veränderte Risikobevölkerung (Inzidenz)
	Lebenserwartung	veränderte Überlebensdauer (Prävalenz)
altersunabhängig	Verhaltens- und Umweltfaktoren	Veränderungen der Erkrankungsrisiken (Inzidenz)
	Therapiefaktoren	Veränderung der Krankheitsverläufe (Prävalenz)

Werden diese Einflüsse berücksichtigt, lässt sich nur für wenige psychische Erkrankungen eine Häufigkeitsveränderung nachweisen. Eine absolute Zunahme kann demnach nur für die Alterserkrankungen und die Abhängigkeitserkrankungen angenommen werden, wobei diese Zunahme mit den Veränderungen in der Lebenserwartung zusammenhängt. Der kulturelle Wandel ist hingegen offensichtlich für die Zunahme der Abhängigkeitserkrankungen verantwortlich (HÄFNER 1985).

Abbildung 4 **Notwendigkeit psychiatrischer Hilfen abhängig vom Schweregrad in Prozent**

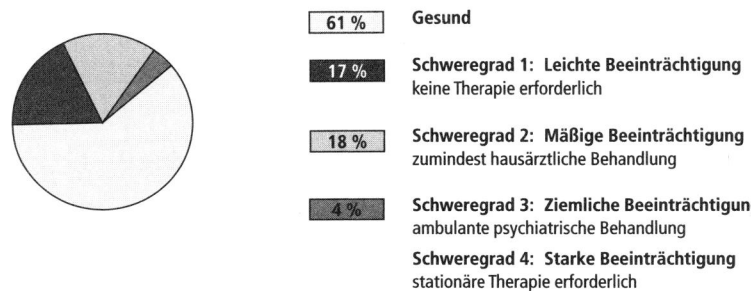

61 % Gesund

17 % Schweregrad 1: Leichte Beeinträchtigung
keine Therapie erforderlich

18 % Schweregrad 2: Mäßige Beeinträchtigung
zumindest hausärztliche Behandlung

4 % Schweregrad 3: Ziemliche Beeinträchtigung
ambulante psychiatrische Behandlung

Schweregrad 4: Starke Beeinträchtigung
stationäre Therapie erforderlich

Will man die Inzidenz und Prävalenz bestimmter psychiatrischer Erkrankungen erfassen, reicht es nicht aus, die Patienten zu untersuchen, die psychiatrische Hilfe in Anspruch nehmen. Mittlerweile sind eine Reihe von Feldstudien durchgeführt worden, aus denen Rückschlüsse auf die Verbreitung seelischer Erkrankungen gezogen werden können. Ein Beispiel dafür sind die Untersuchungsergebnisse einer repräsentativen Stichprobe mit 1400 Bewohnerinnen und Bewohnern dreier Landkreise Oberbayerns (MELLER u. a. 1989). Eingeschätzt wurde, ob bei den Befragten psychische Krankheiten nach der ICD-9 vorlagen und welcher Hilfebedarf bei den einzelnen identifizierten *Fällen* angenommen werden musste. Dabei fanden sich – nach dem Grad der Beeinträchtigung gekoppelt – bei immerhin 39 Prozent der Bevölkerung relevante Beeinträchtigungen, bei 4 Prozent sogar Beeinträchtigungen größeren Ausmaßes (Abbildung 4).

Nur ein Bruchteil des Klientels litt an klassischen psychiatrischen Erkrankungen. Sehr viel häufiger fanden sich erlebnisreaktive Störungen und psychosomatische Syndrome. Abhängigkeitserkrankungen, Persönlichkeitsstörungen und Belastungsreaktionen waren ebenfalls recht häufig. Abbildung 5 zeigt die Verteilung der einzelnen Erkrankungen in der Gesamtgruppe seelisch auffälliger Menschen.

Abbildung 5 **Notwendige psychiatrische Hilfe nach Art der Erkrankung in Prozent**

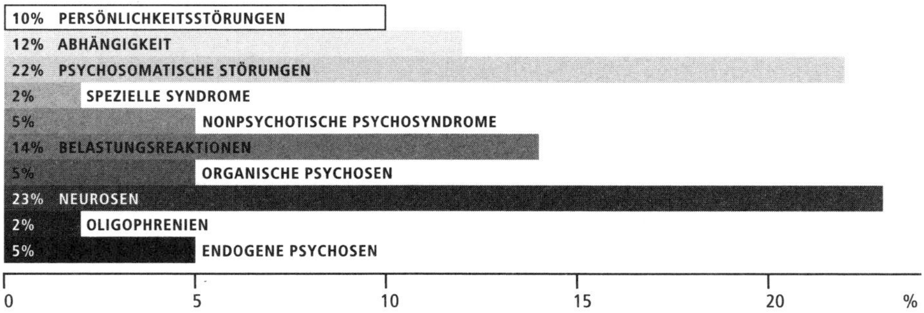

10% PERSÖNLICHKEITSSTÖRUNGEN
12% ABHÄNGIGKEIT
22% PSYCHOSOMATISCHE STÖRUNGEN
2% SPEZIELLE SYNDROME
5% NONPSYCHOTISCHE PSYCHOSYNDROME
14% BELASTUNGSREAKTIONEN
5% ORGANISCHE PSYCHOSEN
23% NEUROSEN
2% OLIGOPHRENIEN
5% ENDOGENE PSYCHOSEN

0   5   10   15   20   %

Bei psychiatrischen Erkrankungen ist die Inanspruchnahme von professioneller Hilfe nicht allein an den Schweregrad der Erkrankung und den damit verbundenen Einschränkungen gebunden, sondern wird auch von gesellschaftlichen, sozialen und kulturellen Faktoren bestimmt. Ein Teil dieser Faktoren ist direkt oder indirekt durch das Hilfesystem selbst zu beeinflussen, ein anderer Teil wird durch das gesellschaftliche Wertesystem tangiert. Diese zusätzlichen Faktoren beeinflussen die Aufgaben- und Problemstellungen, die an das psychiatrische Versorgungssystem herangetragen werden, und müssen berücksichtigt werden. So kann beispielsweise eine stationäre Aufnahme eines demenzkranken Patienten auch mit einer Überforderung der pflegenden Angehörigen zusammenhängen. Hier brauchen daher die Angehörigen Hilfe, um die Aufgaben der Versorgung und Pflege wieder leisten zu können.

Faktoren der Inanspruchnahme psychiatrischer Hilfen

Die Benutzung psychiatrischer Einrichtungen setzt die Annahme der Krankenrolle voraus. Der Prozess der Akzeptanz dieser Rolle wird beeinflusst von:
▸ der Art der Diagnose,
▸ der Dauer und Bedrohlichkeit der Symptome,
▸ dem Krankheitsgefühl und der Krankheitseinsicht,
▸ dem sekundären Krankheitsgewinn,
▸ soziodemographischen Daten,
▸ Persönlichkeitsfaktoren,
▸ Familieneinstellungen,
▸ dem sozialen Netz,
▸ medizinischem Wissen,
▸ der Verfügbarkeit medizinischer Institutionen,
▸ der Einstellung des Betroffenen zu medizinischen Maßnahmen.

Zahlen zur Behandlungsbedürftigkeit und Inanspruchnahme

Nur ein Bruchteil der seelisch Kranken nimmt überhaupt psychotherapeutische und psychiatrische Hilfe in Anspruch. Obwohl bei steigendem Störungsgrad die Inanspruchnahme steigt, ist der Anteil der identifizierten Fälle, die professionelle Hilfe suchen, mit 23 Prozent erschreckend gering.

Die meisten identifizierten Fälle suchten beim Hausarzt oder Nervenarzt Hilfe. Psychotherapeuten, Beratungsstellen oder Selbsthilfegruppen wurden im Gegensatz zum offenkundigen Bedarf nur in viel geringerem Ausmaß aufgesucht. Bei den stationären Hilfen stand das psychiatrische Krankenhaus an erster Stelle. Die Tabelle 4 zeigt die Inanspruchnahme von ambulanten und stationären Hilfen für die Gesamtgruppe.

Tabelle 4 **Psychiatrische Bechandlungsrate im 5-Jahresverlauf aufgeschlüsselt nach verschiedenen Behandlungseinrichtungen (MELLER u. a. 1989)**

		Prozent aus n=1495
Ambulant	Nervenarzt	8,3
	Ärztl. Psychotherapeut / Psychologe	0,8
	Psychosoziale Beratungsstelle	0,4
	Selbsthilfegruppe	0,3
Stationär	Psychiatrische Klinik	1,2
	Psychotherapeutische Klinik	0,3
	Andere Institutionen	0,7
	Keine der o. g. Einrichtungen	9,3

Abbildung 6 zeigt die Inanspruchnahme von professioneller Hilfe nach Krankheitsgruppen geordnet. Es wird deutlich, dass besonders die Patienten mit klassischen psychiatrischen Erkrankungen (z. B. endogene Psychosen nach der ICD 10) in einem hohen Maß die fachliche Hilfe annehmen. Offensichtlich wird diese Gruppe rasch mit der Möglichkeit von psychiatrischer Hilfe in Verbindung gebracht. Bei bestimmten Krankheitsgruppen, speziell bei den erlebnisreaktiven (Neurosen) und den psychosomatischen Erkrankungen, wird nur zu einem geringen Teil auf fachliche Hilfe zurückgegriffen. Dies gilt in besonderem Maße für die Abhängigkeitserkrankungen.

Abbildung 6 **Inanspruchnahme nach Störungsgruppen in Prozent**

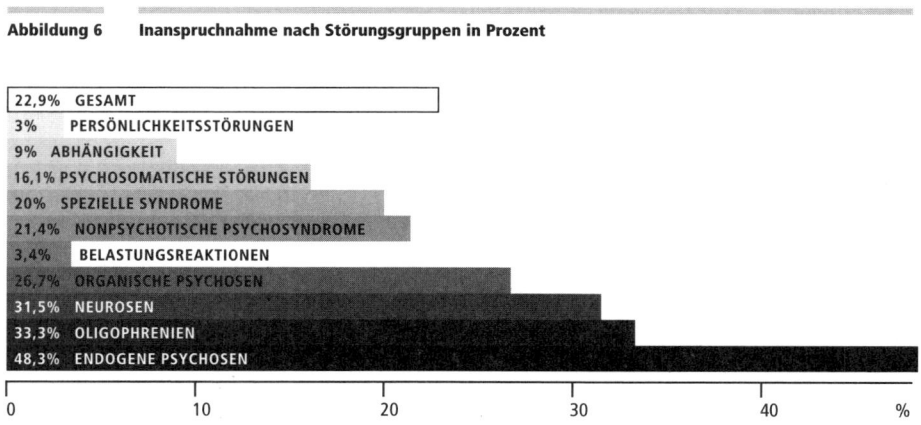

▥   Besonderheiten bei der Versorgung psychosomatisch Kranker

Die Werte zur Inanspruchnahme von psychiatrischer Hilfe zeigen, dass vor allem psychosomatisch Kranke offensichtlich keine adäquate Behandlung erfahren. Dies gilt insbesondere für die ambulante psychotherapeutische Behandlung. Für diesen Mangel können unterschiedliche Faktoren verantwortlich sein:

▸ Die Betroffenen sind über die Behandlungsangebote nicht ausreichend informiert, die Angebote stehen nicht zur Verfügung oder die Zugangswege zur Behandlung sind nicht geebnet.

▸ Den psychosomatisch erkrankten Menschen sind die Ursachen ihrer Beschwerden nicht klar und sie fragen daher keine entsprechende Hilfe nach. Auch werden im Rahmen der somatischen Behandlung die Patienten nicht über die Art ihrer Störung aufgeklärt. Manche psychosomatisch Kranke lehnen eine psychotherapeutisch-psychiatrische Behandlung mehr oder weniger offen ab.

Diese oder weitere Gründe reduzieren vor allem den Bedarf an psychotherapeutischen Hilfen. Da das Inanspruchnahmeverhalten starken soziokulturellen Einflüssen unterliegt, enthält diese Situation einigen versorgungspolitischen Sprengstoff. Abbildung 7 zeigt den geschätzten Bedarf an psychotherapeutischen Hilfen einer Großstadtbevölkerung (SCHEPANK 1990), der mit einer Vielzahl von Untersuchungen auch aus den angloamerikanischen Ländern übereinstimmt. Diesen Zahlen entgegen steht eine Behandlungsquote ambulanter Psychotherapie von gerade 0,5 Prozent (PETZOLD / HENDRISCHKE 1993) der Versicherten. Nach diesen Zahlen wäre das jetzt bestehende System der psychiatrisch-psychosomatischen Versorgung deutlich unzureichend.

Abbildung 7   Nichtinanspruchnahme psychiatrischer Hilfen

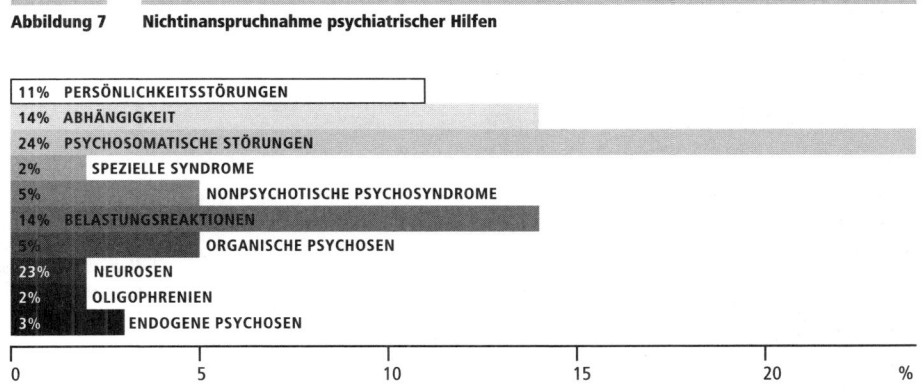

ⅠⅠⅠ   Anzahl von psychischen Störungen bei körperlich kranken Patienten

Psychisch Kranke suchen nicht alleine im Rahmen der psychiatrischen Versorgung Hilfe, sondern in einem sehr viel größeren Maß bei anderen Einrichtungen des medizinischen Versorgungssystems. Bei den ambulanten internistischen und den stationären internistischen und chirurgischen Patienten findet sich eine große Zahl psychiatrischer Begleiterkrankungen. Zahlreiche Untersuchungen fanden dazu jeweils Anteile von ca. 30 Prozent (AROLT u. a. 1995). Bei den stationär behandelten Patienten finden sich in erster Linie organische Störungen, gefolgt von Abhängigkeitserkrankungen und Anpassungsstörungen.

Oft sind die Gründe für die internistische oder chirurgische Behandlung Folgeerkrankungen der psychiatrischen Grundkrankheit, beispielsweise Herz-Kreislauf-Erkrankungen bei Alkoholabhängigen. Auch bei den ambulanten Behandlungen sind es oft die

Allgemeinärzte, die eine erste Anlaufstelle für psychisch kranke Menschen darstellen. Dabei werden die psychischen Symptome oft nur indirekt angesprochen und daher nicht immer erkannt.

ⅠⅠⅠⅠ Literatur

ANGERMEYER, M. C.; SIARA, C. S. (1994): Auswirkungen der Attentate auf Lafontaine und Schäuble auf die Einstellung der Bevölkerung zu psychisch Kranken. Teil 1 und Teil 2. In: *Nervenarzt*, 65, S. 41–56.

AROLT, V. u. a. (1995): Psychische Störungen bei internistischen und chirurgischen Krankenhauspatienten. In: *Nervenarzt*, 66, S. 670–677.

COPPER, B.; BICKEL, H. (1989): Prävalenz und Inzidenz von Demenzerkrankungen in der Altenbevölkerung. In: *Nervenarzt*, 60, S. 472–482.

COOPER, B.; MORGAN, H. G. (1977): Epidemiologische Psychiatrie. München u. a.

HÄFNER, H. (1985): Sind psychische Krankheiten häufiger geworden? In: *Nervenarzt*, 56, S. 120–133.

MAIER, W.; PROPPING, P. (1991): Die familiäre Häufung psychischer Störungen und die Konsequenzen für die psychiatrische Diagnostik. In: *Nervenarzt*, 62, S. 398–407.

MELLER, I.; FICHTER, M.; WITZKE, W. (1989): Die Inanspruchnahme psychiatrischer Dienste in der Gesamtbevölkerung. In: *Nervenarzt*, 60, S. 462–471.

PETZOLD, E.; HENDRISCHKE, A. (1993): Was heißt psychosomatische Grundversorgung? In: *Psycho*, 19, S. 551–557.

SCHEPANK, H. (1990): Verläufe – Seelische Gesundheit und psychogene Erkrankungen heute. Heidelberg u. a.

TIENARI, P. u. a. (1989): Die finnische Adoptionsfamilienstudie über Schizophrenie: Mögliche Wechselwirkungen von genetischer Vulnerabilität und Familien-Milieu. In: BÖKER, W.; BRENNER, H. D. (Hg.): Schizophrenie als systemische Störungen. Bern u. a.

Die Entwicklung ausreichend objektiver diagnostischer Kriterien ermöglicht auch genauere Angaben über die Verbreitung seelischer Erkrankungen und der Faktoren, die das Risiko, psychisch zu erkranken, erhöhen (S. 30).

Psychische Erkrankungen sind häufig, führen aber nur zu einem Teil zur Inanspruchnahme psychiatrischer Hilfen (S. 35). Viele Betroffene erschließen sich andere Hilfequellen oder verzichten gänzlich auf Hilfe (S. 36).

Nur bei wenigen Erkrankungen kann mit Sicherheit eine Zunahme in den letzten Jahrzehnten nachgewiesen werden (S. 33). Grund für eine Häufigkeitszunahme sind unter anderem Veränderungen in der Alterszusammensetzung der Bevölkerung.

Bei der Inanspruchnahme psychiatrischer Hilfe ist abgesehen von soziologischen Faktoren auch bedeutsam, inwieweit Informationen über Formen psychiatrischer Erkrankungen in der Bevölkerung verbreitet sind (S. 35).

Eine große Zahl von psychisch Kranken erhält auch heute keine oder unzureichende Hilfe (S. 30 ff.). Dies gilt ebenso für jene seelisch Kranken, die in anderen Bereichen des Gesundheitswesens Hilfe suchen.

Die psychiatrische Versorgungslandschaft

IIII   Prinzipien und Grundsätze

Eine differenzierte und gemeindenahe psychiatrische Versorgung gilt heute als Standard. Sie erlaubt eine Trennung zwischen klinischen und asylspendenden Funktionen, ohne die Integration von psychisch Kranken und Behinderten in ihre sozialen Bezüge übermäßig zu gefährden. Dabei hat die ambulante Versorgung Priorität gegenüber stationären Behandlungsformen. Kernelement der gemeindenahen Psychiatrie ist der *Versorgungssektor*. Damit ist ein definierter geographischer Einzugsbereich gemeint, für den eine Versorgungseinheit zuständig ist. Die Angaben über seine geeignete Größe variieren um eine Einheit von 100000 Einwohnern (BMJFFG 1988). Die Versorgungseinheiten sind für alle im Sektor lebenden seelisch kranken und behinderten Menschen zuständig (Prinzip der Zuständigkeit). Sie sind idealerweise in einem sogenannten Dispensaire organisiert (KABANOV / WEISE 1981), erstmalig in Paris realisiert als Verbund von klinischen, ambulanten und komplementären Hilfen. Die Aufgabenstellungen innerhalb des Dispensaires sind sehr vielfältig. Sie reichen von der Behandlung akuter Psychosen im Rahmen der Krisenintervention über Maßnahmen zur beruflichen Integration chronisch psychisch Kranker bis hin zur häuslichen Krankenpflege gerontopsychiatrisch kranker Menschen.

Dies erfordert eine Vielzahl von zum Teil recht differenzierten Angeboten, die untereinander vernetzt sind und zudem an das Problem des jeweiligen Nutzers angepasst werden müssen. Die damit verbundene Komplexität und Funktionsvielfalt tangiert die Verantwortlichkeit der Helfer, sodass oft eine Art Case-Management (BERGOLD / FILSINGER 1993) gefordert wird. Diese Funktion obliegt in der Regel dem ambulant behandelnden Therapeuten, bei dem alle therapeutischen und rehabilitativen Interventionen gebündelt und geplant werden sollten. Dem Prinzip der gemeindenahen Versorgung entspricht es, dass Hilfe für den Kranken möglichst nahe an seiner natürlichen Lebensumgebung geleistet wird. Dies führt dazu, dass der Kranke mehr in seiner Familie verbleiben kann, wenngleich dieser damit auch größere Belastungen aufgebürdet werden.

IIII   Verwirklichung einer gemeindenahen Psychiatrie

Vor allem in den angloamerikanischen Ländern ist die Entwicklung einer gemeindenahen Psychiatrie schon früh begonnen worden und heute weit fortgeschritten. Dies hat etwa in England zur Auflösung einer Reihe von Großkliniken (BECKER 1995) und hier wie an vielen anderen Orten zu einer grundlegenden Veränderung der psychiatrischen

Versorgung geführt. Diese Veränderungen hatten vor allem eine deutliche Reduktion der stationären psychiatrischen Behandlungsplätze zur Folge (die Bettenquote sank um mehr als die Hälfte). Die Senkung der Bettenziffern ist vor allem auf die Senkung der Behandlungsdauern in psychiatrischen Kliniken zurückzuführen, wobei die Aufnahmezahlen gleichzeitig stetig zunehmen und es so zu dem sogenannten »Drehtüreffekt« (mehrmalige Aufnahmen in einem oder mehreren psychiatrischen Versorgungseinrichtungen innerhalb kürzerer Zeit) kommt. Die Entwicklung des ambulanten und komplementären Angebots hat mit der Bettenreduktion nicht überall mithalten können. Beeindruckend ist hier die Entwicklung in Italien, die durch Initiative der Gesetzgeber den Aufbau einer vorbildlichen ambulanten Versorgung ermöglichte (ERNST / ERNST 1992). In Deutschland hat es etwas verspätet eine ähnliche Entwicklung gegeben, die aber lange nicht so einheitlich verlaufen ist wie in anderen Ländern. Dies hat hauptsächlich zwei Gründe:

1. die tiefgreifende Erschütterung der deutschen Psychiatrie durch die Zeit des Nationalsozialismus und die damit verbundene Abwanderung von bedeutenden Psychiatern ins Exil;

2. das spezifisch gegliederte soziale Versicherungssystem, das die Gleichstellung von seelisch mit körperlich Kranken und Behinderten erschwert, unter anderem weil viele dieser Patienten auf Leistungen des örtlichen und überörtlichen Sozialhilfeträgers angewiesen sind.

Diese zum Teil subtile Benachteiligung seelisch Kranker ist nach wie vor aktuell, wenn man etwa den aktuellen Stand der Pflegeversicherung betrachtet.

Ein Meilenstein der sozialpsychiatrischen Entwicklung in Deutschland war die Psychiatrie-Enquete (Bericht über die Lage der Psychiatrie ... 1975), in der ausgehend von einer Bestandsaufnahme eine umfassende Reform der psychiatrischen Versorgung entworfen und geplant wurde. Seither ist es zu einem bedeutsamen Ausbau vor allem des komplementären Angebots gekommen. Dies hat aber nicht in allen Regionen zum Abbau der Krankenhausbetten geführt, letztlich auch nur vereinzelt zur Auflösung der Großkliniken (WERNER 1998). Diese versuchen durch innere Umstrukturierungen den veränderten Ansprüchen gerecht zu werden. Meist geschieht das in Form einer sogenannten Subsektorisierung, bei der die Klinik in mehr oder weniger autonome Einheiten unterteilt wird, die für Sektoren im oben beschriebenen Sinne zuständig sind. In anderen Kliniken ist durch eine weitere Spezialisierung des Angebots auf die Entwicklung der psychiatrischen Versorgung reagiert worden. Die Bettenmessziffer lag laut Jahresbericht des Statistischen Bundesamtes in der BRD 1996 bei 0,72 Promille (Plan-Betten pro 1000 Einwohner im KHG-Bereich). Immerhin ist es in der stationären Versorgung zur kontinuierlichen Zunahme von psychiatrischen Abteilungen an Allgemeinkrankenhäusern und auch von Tagesklinikplätzen gekommen. Durch das Sozialversicherungssystem in Deutschland sind zudem Pflegesatzeinrichtungen leichter zu etablieren als ein differenziertes ambulantes Angebot. Dies ist unter anderem der Grund dafür, dass Teile des ambulanten Angebotes sich erst in der letzten Zeit zu entwickeln beginnen (BMJFFG 1988), wobei die Finanzierung oft noch nicht gesichert ist.

IIII Voraussetzungen und Merkmale einer gemeindenahen Psychiatrie

Mittlerweile hat die Entwicklung der kommunalen (gemeindenahen) Psychiatrie einen Stand erreicht, der es erlaubt, auch die Auswirkungen dieser Organisationsform auf die Wirklichkeit der psychisch kranken und behinderten Menschen zu verdeutlichen. Um diese Versorgung durch ambulante und komplementäre Einrichtungen zu ermöglichen, müssen drei Voraussetzungen erfüllt sein:

1. Die Patienten müssen aus der Klinik entlassen werden (Enthospitalisierung).
2. Die Wiederaufnahme der Patienten in die Klinik muss unterbunden werden.
3. Die Versorgung außerhalb der Klinik muss sichergestellt werden.

Werden diese Schritte vollzogen, sind Veränderungen im Erscheinungsbild seelischer Krankheit und Behinderung die Folge:

▶ Die Fragestellungen im Rahmen der Patientenpopulation werden komplexer, weil die egalisierenden Hospitalisationseffekte entfallen.

▶ Die Versorgung wird komplexer und es wird schwerer, eine Betreuungskontinuität zu gewährleisten.

▶ Die Grenzen der psychiatrischen Institution weichen auf, es wird schwieriger, eine umfassende Versorgung sicherzustellen.

▶ Durch die komplexere Organisationsstruktur wird die Kommunikation komplizierter, der Informationsfluss umfangreicher.

▶ Das Versorgungsklima ändert sich, es entstehen voneinander unterscheidbare Versorgungselemente, die durch eigene Wertvorstellungen und Zielsetzungen gekennzeichnet sind.

Soll die Gemeindepsychiatrie eine qualitativ hochstehende Versorgung seelisch kranker und behinderter Menschen gewährleisten, muss sie eine Reihe von Merkmalen aufweisen:

▶ **Die Versorgung muss vollständig sein:** Jedes gegliederte und differenzierte System birgt die Gefahr in sich, dass unangenehme und schwer zu lösende Aufgaben ausgegrenzt werden. Wenn materielle Ressourcen knapper werden, wird oft nicht für die Einrichtung von geeigneten kommunalen Institutionen als Alternative zum Krankenhaus gesorgt. Dadurch kann es schnell zu einer Verelendung von großen Gruppen psychisch Behinderter kommen, für deren Betreuung sich niemand mehr verantwortlich zeichnet. Auch besteht die Gefahr, dass gerade schwerer gestörte Patienten in den Kliniken verbleiben, die dadurch eine Chance zur Existenzsicherung sehen.

▶ **Die Versorgung muß den vielfältigen Bedürfnissen der Klientele Rechnung tragen:** Ein Hauptziel der kommunalen Psychiatrie ist es, psychisch kranke und behinderte Menschen wie Gesunde am öffentlichen und privaten Leben teilhaben zu lassen. Dadurch werden die Probleme des Betroffenen zwar oft vielfältiger, allerdings auch der Zugang zu seinen Ressourcen. Gleichzeitig steigen die Ansprüche an den Differenzierungsgrad der Betreuung, was eine große Flexibilität in den einzelnen Betreuungssegmenten notwendig macht.

▶ **Die einzelnen Versorgungssegmente müssen verbunden sein und für die Klienten eine hohe Durchlässigkeit haben:** In der Anfangszeit der Gemeindepsychiatrie versuchten die neu entstandenen Einrichtungen sich bewusst von den Fachkrankenhäusern abzuheben, bedingt durch Konkurrenz bis hin zur offenen Ablehnung. Inzwischen ist eine mehr auf Kooperation aufbauende Verständigung an die Stelle getreten. Nur so lässt sich für den einzelnen Patienten und Klienten in den verschiedenen Phasen der Erkrankung eine angemessene Versorgung sicherstellen.

▶ **Übersichtlichkeit und Transparenz:** Komplexe Organisationsformen wie die Gemeindepsychiatrie sind nicht unbedingt patientenorientiert, weil sie oft unübersichtlich sind und der Betroffene nur mit Unterstützung entscheiden kann, welche der angebotenen Hilfen die für ihn angemessene ist. Eine ausreichende Transparenz des Angebotes und der jeweiligen Zielsetzung ist für die motivierte Mitarbeit von psychisch Kranken jedoch unabdingbar.

▶ **Betreuungsqualität:** Die spezifische Organisationsform der Gemeindepsychiatrie erschwert die wissenschaftliche Überprüfung und Evaluation. Auch die Kontrolle bei der Einhaltung von bestimmten Qualitätsstandards ist beschränkt. Die ausreichende Qualifikation der Helfenden ist schwer zu ermessen, zumal sich in der Gemeindepsychiatrie neuartige Arbeitsfelder herausbilden, für die eine Professionalisierung erst entwickelt werden muss.

Begründungen für eine gemeindenahe Psychiatrie

Sozialpsychiatrie und kommunale Psychiatrie müssen sich immer wieder an den Zielen messen lassen, mit der diese Entwicklungen begründet und politisch durchgesetzt worden sind. Insbesondere ist der Nachweis zu führen, dass eine kommunale Psychiatrie dem Menschen die Wahrnehmung seiner Rechte besser ermöglicht, ohne die gesundheitlichen Risiken des Betroffenen zu vergrößern. Weiterhin sind die gesellschaftlichen Gruppen zu benennen, die von einer kommunalen Psychiatrie profitieren sollen.

TEST und STEIN (1973) erwähnen sechs historische Faktoren, die zur Entwicklung und zum Wachsen der kommunalen Psychiatrie beigetragen haben.

▶ **Die Verfügbarkeit von Psychopharmaka:** Die Einführung heute weit verbreiteter Psychopharmaka, insbesondere der Neuroleptika, fällt mit der Verkürzung der Verweildauern in den Kliniken und mit der Entwicklung der kommunalen Psychiatrie zusammen. Psychopharmaka modifizieren meist die produktiven Symptome seelischer Erkrankungen und ermöglichen dadurch kürzere stationäre Behandlungsdauern. Die Behandlung der nicht produktiven Symptomatik ist im komplementären und ambulanten Bereich möglich. Die betroffenen Menschen können längere Zeit in ihrer vertrauten Umgebung leben und haben dadurch eine höhere Lebensqualität. Den kürzeren Verweildauern stehen höhere Wiederaufnahmeraten entgegen. Zudem modifizieren Psychopharmaka den langjährigen sozialen Verlauf seelischer Erkrankung allein noch nicht.

▶ **Die Personalexplosion im Gesundheitswesen seit dem Zweiten Weltkrieg:** Die Situation psychisch kranker und behinderter Menschen hat nach dem Zweiten Weltkrieg und der Nazi-Zeit eine zunehmende Beachtung gefunden. Eine Folge war die Verbesserung der Personalsituation in der psychiatrischen Versorgung, auch engagierte Mitarbeiterinnen und Mitarbeiter interessierten sich zunehmend für dieses Arbeitsfeld. Dies war eine der notwendigen Voraussetzungen für die forcierte Entlassung von Patienten aus Kliniken.

▸ **Die sich ausbreitende Ideologie der extramuralen Psychiatrie seit dem Zweiten Weltkrieg:** Auch kulturelle Faktoren wie die ideologische Auseinandersetzung, die die sogenannte Antipsychiatrie einleitete, haben zur Veränderung beigetragen. Hier wird der psychisch leidende Mensch als Opfer gesehen und die klinische Psychiatrie als Vollstreckerin gesellschaftlicher Macht. Aber nicht nur die Ideologisierung der Psychiatrie, sondern auch die Integration von nicht medizinischem Denken, vor allem Beiträge der Pädagogik, Soziologie und Psychologie haben die kulturellen Rahmenbedingungen der Psychiatrie stark verändert (DÖRNER / PLOG 1978/1996) und alternative Behandlungs- und Betreuungsideen angestoßen.

▸ **Ansprüche der Kranken auf bürgerliche Rechte:** Im Frankreich des 18. Jahrhunderts forderte Pinel die »Befreiung der Irren von den Ketten«. Auch in England hat die Diskussion über die bürglichen Rechte von Geisteskranken eine lange Geschichte, wobei religiöse Motive eine große Rolle spielten (PETERS 1994). Die Ereignisse um die Euthanasie im nationalsozialistischen Deutschland haben die Forderungen nach den Menschenrechten psychisch Kranker verstärkt und ihre Notwendigkeit bekräftigt.

▸ **Ökonomische Vorteile der ambulanten Behandlung:** Bereits in der Pionierphase der kommunalen Psychiatrie ist mit den geringeren Kosten für diese Behandlungsform argumentiert worden. Dabei wurde die Reduktion der klinischen Krankenhausbetten als Faktor der Kostenersparnis angeführt. Wenn dabei der Ausbau des komplementären Angebotes unterbleibt, geht die Kostenersparnis zu Lasten der betroffenen Menschen. Mittlerweile wurde deutlich, dass eine gemeindenahe Psychiatrie keine wesentlichen Kostenvorteile gegenüber einer klinikzentrierten Versorgung hat, dass aber eine deutliche Verbesserung der Lebensqualität erreicht werden kann.

▸ **Forschungsresultate, die die resozialisierende Wirkung der Krankenhausbehandlung einschränken:** Durch Untersuchungen der Hospitalismuseffekte wurde deutlich, dass mit einer psychiatrischen Behandlung nicht zwangsläufig eine Verbesserung des Krankheitsbildes, sondern auch eine wesentliche Verschlechterung bewirkt werden kann. Voraussetzung für diesen Nachweis waren die Einführung empirischer sozialwissenschaftlicher Methoden und die Relativierung des medizinischen Paradigmas in der Psychiatrie. Seither werden ganzheitliche Behandlungsätze gefordert, die die Berücksichtigung der subjektiven Position des betroffenen Menschen, die Würdigung seiner Ressourcen und die Wahrnehmung seiner Grundbedürfnisse miteinschließen.

ⅠⅠⅠⅠ Zielgruppen einer gemeindenahen Psychiatrie

Sieht man von den ambulanten nervenärztlichen und psychotherapeutischen Angeboten ab, ist die Versorgung chronisch kranker und behinderter Menschen im Sinne einer sekundären und tertiären Prävention die Hauptaufgabe der ambulanten und komplementären Versorgung. Die Definition dessen, wer und was unter diesen Kriterien subsummiert werden kann, ist jedoch schwierig und wird unterschiedlich gehandhabt. Dies erschwert die Beurteilung der Effizienz einer gemeindenahen Psychiatrie erheblich. Zudem ist in einer gegliederten und oft durch unabhängige Träger geprägten Versorgung die Gefahr gegeben, dass bestimmte Problemgruppen aus der Versorgung ausgegrenzt werden. Bei der Beurteilung eines Versorgungsangebotes muss darauf besonders geachtet werden. Ein Beispiel ist die zunehmende Zahl von schizophrenen Klienten, die gleichzeitig einen Substanzabusus betreiben (SCHWOON / KRAUSZ 1992). Für diese Patientengruppe fehlt in der Regel ein angemessenes Betreuungsangebot. Die Beschreibung der Zielgruppen für eine längerfristige ambulante und komplementäre Versorgung hat sich meistens an den beiden Faktoren sozialer Rückzug und Anpassungsstörung orientiert. A. J. MARX u. a. (1973) beschreiben folgende Merkmale chronischer Patienten:

- hohe Stressintoleranz,
- Mangel an Fertigkeiten für Alltagsverrichtungen,
- extreme Abhängigkeit und Hilfebedürftigkeit,
- mangelnde Wettbewerbsfähigkeit,
- Beziehungsarmut.

J. L. SHEETS u. a. (1982) unterscheiden bei den sogenannten neuen chronischen Patienten unterschiedliche Gruppen anhand der Kriterien Energie und Anspruch. S. P. SEGAL (1979) sieht das Versagen von vorherigen Hilfeversuchen als Voraussetzung für eine Betreuung des Klienten in einer komplementären Einrichtung an und bringt das Scheitern in Zusammenhang mit bestimmten Merkmalen der Klienten:

- junge Patienten mit einem hohen Grad an psychischen Störungen, die persönliche Kontakte meiden und sozialer Ressourcen entbehren;
- junge Patienten, die zwar eine eigene Familie und gute soziale Ressourcen haben, aber keine eigenen persönlichen Beziehungen eingegangen sind. Sie verfügen über eine gute Verbalisierungsfähigkeit und haben eine gute Prognose;
- Patienten im mittleren Alter, die erstmals hospitalisiert sind und über begrenzte Ressourcen verfügen;
- älter als 50 Jahre alte Patienten mit wenig persönlichen und sozialen Ressourcen, die oft hospitalisiert und von der Krankheit stigmatisiert sind, aber stabile Verhältnisse suchen.

Eine zuverlässige Eingrenzung der Patientengruppen, die jenseits einer klinischen oder ambulanten psychiatrischen und psychotherapeutischen Behandlung eine Betreuung brauchen und auch davon profitieren, steht noch aus. Diagnostische Krankheitskriterien helfen hier nur bedingt weiter – es müssen funktionale Merkmale angelegt und operationalisiert werden, um die Prozessqualität einer gemeindenahen Psychiatrie insgesamt erfassen zu können. Dabei stößt die Evaluation wegen der Vielschichtigkeit und wegen der Schwierigkeit, Vergleichsgruppen zu finden, auf erhebliche methodische Probleme (HASELBECK 1987).

Wirkfaktoren und Erfolgskriterien bei der sozialen und beruflichen Integration

Die Zielsetzungen bei der Entwicklung einer gemeindenahen Psychiatrie im Gegensatz zur Betreuung in großen Fachkrankenhäusern waren im Hinblick auf die Patienten:

- die Gewährleistung einer höheren Lebensqualität,
- eine verbesserte sekundäre und tertiäre Prävention und eine positive Beeinflussung des Verlaufes von schweren seelischen Erkrankungen,

- ▸ die Förderung der Selbstverantwortung und der Selbstständigkeit,
- ▸ die Vermeidung von Diskriminierung und Ausgrenzung sowie
- ▸ die optimale und wirtschaftliche Nutzung von Ressourcen.

Der Nutzen der einzelnen Elemente einer psychiatrischen Versorgung sollte an diesen Zielen gemessen werden. Die Kriterien für die Güte der Versorgung beziehen sich dabei auf verschiedene Ebenen. In jüngster Zeit werden im Rahmen der Diskussion zur Qualitätssicherung der psychiatrischen Versorgung folgende Ebenen unterschieden (GAEBEL 1995a):

1. **Strukturqualität:** Angemessenheit finanzieller, organisatorischer, technischer und personeller Behandlungsvoraussetzungen (Ressourcen),

2. **Prozessqualität:** Angemessenheit diagnostischer und therapeutischer Interventionen im eigentlichen Sinne (Prozess),

3. **Ergebnisqualität:** Erreichen der therapeutischen und rehabilitativen Zielsetzungen (Outcome).

Vor allem die Ergebnisqualität ist in den letzten Jahren immer wieder unter den verschiedensten Gesichtspunkten betrachtet worden, wobei unterschiedliche Outcome-Kriterien herangezogen worden sind (GMÜR 1986):

- ▸ die außerhalb der Klinik verbrachte Zeit,
- ▸ die Rehospitalisierungsrate,
- ▸ die Zufriedenheit der Patienten,
- ▸ die Behandlungskosten und
- ▸ die Belastungen für Familie und Gesellschaft.

Mittlerweile liegen vor allem zur Ergebnisqualität der psychiatrischen Versorgung und insbesondere zum Vergleich ambulanter und stationärer Angebote eine Vielzahl von Veröffentlichungen vor (Übersicht in GMÜR 1986 und HASELBECK 1987). Die Ergebnisse lassen sich so zusammenfassen:

- ▸ Die Unterschiede im Ergebnis zwischen Behandlung im Krankenhaus und in ambulanten und komplementären Einrichtungen sind weniger gravierend als erhofft.
- ▸ Am deutlichsten lässt sich die Rehospitalisierungsrate von Patienten durch ein gutes gemeindenahes Angebot senken.
- ▸ Entscheidend für den Erfolg ist die Kooperationsfähigkeit der Familie und des Betroffenen selbst.
- ▸ In der Symptomatik, dem Ausmaß der Behinderung und der Beeinträchtigung unterscheiden sich die Untersuchungsgruppen nicht deutlich.
- ▸ Die Lebensqualität und die Zufriedenheit der Klienten, die in nichtklinischen Einrichtungen behandelt werden, ist insgesamt höher.
- ▸ Bedeutsam für den Erfolg einer Betreuung ist weniger die Art als die Kontinuität der Betreuung.
- ▸ Da die meisten Kosten im Rahmen psychischer Erkrankungen durch die Einschränkung in der Produktivität bedingt sind, unterscheiden sich die Kosten bei den unterschiedlichen Betreuungsformen nicht wesentlich voneinander: Nur etwa ein Fünftel der Kosten wird durch die Behandlung im engeren Sinne verursacht.
- ▸ Es gibt deutliche Unterschiede bei den Ergebnisvariablen in Abhängigkeit von der Katamnesedauer. Meist gleichen sich die Ergebnisse im Laufe der Zeit aneinander an. Zunächst bestimmen die Motivation des Klienten und die gute Kooperation über den

Verlauf, später erhalten funktionale Kriterien zunehmende Bedeutung (RAHN 1986). L. CIOMPI (1979) hat als Ergebnis-Kriterium für den Erfolg die Bewegung eines Klienten auf einer von ihm konstruierten Stufung auf den Achsen Wohnen und Arbeit definiert und evaluiert (Tabelle 5).

Tabelle 5   Variablen für den Rehabilitationserfolg auf Arbeits- und Wohnachse (nach Bedeutung geordnet)

Arbeitsachse	Wohnachse
1. Arbeitsverhalten: gute soziale Kontakte	1. positive Wohnerwartung des Teams
2. berufliche Ausgliederung < als 5 Jahre	2. positive Wohnerwartung der Familie
3. positive Arbeitserwartungen des Patienten	3. Arbeitsverhalten global gut
4. positive Arbeitserwartungen des Teams	4. PSE: depressives Syndrom
5. Zivilstand: verheiratet	5. Ich-Stärke: gute allgemeine Kompetenz
6. positive Arbeitserwartung der Familie	6. Ich-Stärke: gute adaptive Regressionsfähigkeit
7. Medikation mit Tranquilizern	7. Motivation für normale Arbeit
8. Medikation mit Thymoleptika	8. berufliche Ausgliederung < 5 Jahre
9. IQ >100	9. Arbeit in der Rehabilitation > 6 Monate
10. Ich-Stärke: schlechte adaptive Regression	10. Ich-Stärke: gute synthetische Funktionen
11. Ich- Stärke: schlechtes Realitätsgefühl	11. Ich-Stärke: gutes Realitätsgefühl
	12. subjektive Unzufriedenheit
	13. geringe prämorbide Behinderung
	14. normale Arbeit
	15. soziale Ausgliederung > 5 Jahre

Hierbei zeigte sich, dass die Voraussetzungen für den Erfolg der Rehabilitation im Katamnesezeitraum für die Arbeits- und Wohnachse unterschiedlich sind. Auf der Wohnachse haben Einstellung und Motivation verbunden mit einer gewissen Anpassungsbereitschaft eine bedeutende Rolle, auf der Arbeitsachse soziale Kompetenz, Intentionalität und der Wille zur Veränderung. In beiden Fällen ist eine positive Erwartung im Hinblick auf die Prognose und den Verlauf offensichtlich eine Voraussetzung für den Erfolg. Psychopathologische Dimensionen im engeren Sinne scheinen dagegen nur von untergeordneter Bedeutung zu sein.

ⅢⅢ Probleme der gemeindenahen Psychiatrie und die Kritik an einer kommunalen Psychiatrie

Die anfängliche Begeisterung für die gemeindenahe Psychiatrie ist mittlerweile einer weitgehenden Ernüchterung gewichen. Obwohl inzwischen eine Vielzahl von Einrichtungen, Abteilungen, Wohnheimen, Übergangsheimen und Betreutem Wohnen entstanden ist, ist die Auflösung der großen Anstalten nicht umfassend gelungen. Stattdessen bestehen an vielen Orten die neuen und die alten Einrichtungen nebeneinander, sodass es nicht zu einer Reduzierung, sondern zu einer Zunahme der Institutionalisierung gekommen ist. Es ist immer wieder warnend darauf hingewiesen worden, dass mit der kommunalen Psychiatrie die Probleme nicht gelöst, sondern lediglich verschoben würden (GMÜR 1986). Die gemeindenahe Psychiatrie trägt einige Systemrisiken, die darin begründet sind, dass die Versorgung auf verschiedene organisatorische Einheiten verteilt wird und sich damit der Komplexitätsgrad der Organisation erhöht. Dies birgt Gefahren bei:

▸ der Sicherstellung der Kooperation zwischen den Leistungsträgern,

▸ der Gewährleistung der Kontinuität der Versorgung,

▸ der Sicherstellung der Betreuung aller Zielgruppen,

▸ der Konzentration von schwerstbehinderten Patienten (der sogenannte harte Kern) in den Langzeitbereichen der Kliniken und der damit verbundenen Ghettobildung,

▸ der Schaffung von desintegrierenden Subkulturen im komplementären Versorgungsbereich,

▸ der Erweiterung der Definition von Hilfe bis hin zu einer »Psychiatrisierung« der Gesellschaft,

▸ der Bewältigung der beim Ablauf der Organisation entstehenden Informationsmenge,

▸ der Durchführung einer wissenschaftlichen Evaluation der Versorgung und der administrativen Begleitung.

Trotz dieser Gefahren sind die Fortschritte durch diese Entwicklung zur Gemeindenähe unübersehrbar und haben mittlerweile eine umfassende Akzeptanz gefunden. Die Entwicklung ist aber keinesfalls abgeschlossen.

‖‖‖ Ziele der Organisationsentwicklung in der psychosozialen Versorgung

Die Expertenkommission der Bundesregierung (BMJFFG 1988) hat der Weiterentwicklung einer gemeindepsychiatrischen Versorgung nach wie vor eine Priorität eingeräumt mit dem Ziel einer Gleichstellung der seelisch mit den körperlich Kranken. Als weitere Entwicklungselemente werden genannt:

1. bedarfsgerechte und umfassende Versorgung aller psychisch Kranken und Behinderten,

2. Koordination aller Versorgungsdienste.

Damit weist die Expertenkommission auf zwei Risiken einer gemeindenahen Versorgung hin: auf die Gefahr der Ausgrenzung bestimmter Problemgruppen und auf die nicht selbstverständliche Kontinuität der Versorgung in einem gegliederten System. Diese beiden Punkte markieren die Hauptziele der weiteren Organisationsentwicklung im Rahmen einer gemeindenahen Psychiatrie:

1. die Entwicklung leistungsfähiger und zuverlässiger Koordinations- und Planungsinstrumente sowie

2. die Klärung der Versorgungsaufträge und -grenzen der einzelnen Leistungserbringer.

Innerhalb der Sozialpsychiatrie wird in der letzten Zeit eine stärkere Orientierung am Patienten (BOCK u. a. 1995) und die Vernetzung der psychosozialen Dienste (BERGOLD / FILSINGER 1993) gefordert. Diese Vernetzung zwischen den Subsystemen bezieht sich dabei auf die Ausrichtung auf ein gemeinsames Ziel (Koordination) und die

Gewährleistung einer Zusammenarbeit am gleichen Gegenstand (Kooperation). Dabei ist das Prinzip der Unabhängigkeit der einzelnen Subsysteme und Organisationen (primäre Interdependenz) durch die Verbindungen von Systemen in Versorgungsprogrammen (sekundäre Interdependenz) zu ersetzen. Hierbei gewinnen die Überweisungskontexte innerhalb der Versorgung zunehmende Bedeutung (BERGOLD / FILSINGER 1993).

Hinter den Merkmalen einer gemeindenahen Psychiatrie verbirgt sich ein fortlaufender Differenzierungsprozess, der in seiner Art den Entwicklungen von Systemen in modernen Gesellschaften entspricht. Auch hier geht die Entwicklung mit einer erhöhten Professionalität bei gleichzeitiger Vergrößerung der Eigenkomplexität einher. Die Differenzierungsprozesse und die zunehmende Eigenkomplexität ziehen ihrerseits Probleme nach sich, welche die Effizienz der Organisation nachhaltig beeinträchtigen können (WIMMER 1991). Vor allem besteht die Gefahr, dass die Eigeninteressen der Anbieter in einer durch einen zu großen Verdrängungswettbewerb geprägten Landschaft eine zunehmende Rolle spielen und dabei die entwicklungsorientierten Patienteninteressen zu wenig Berücksichtigung finden. Die Patienten haben in einem differenzierten System verbesserte Wahlmöglichkeiten, müssen aber dabei eine höhere Kompetenz bei der Suche nach der richtigen Hilfe zeigen, was gerade bei schwerst gestörten psychisch Kranken und Behinderten nicht unbedingt vorausgesetzt werden kann. Bei einer geplanten Organisationsentwicklung muss die Dialektik zwischen der Befriedigung spezifischer Versorgungswünsche und der Zugänglichkeit der Hilfe beachtet werden.

In der durch die Psychiatriereform angestoßenen Expansion der psychosozialen Hilfen mehren sich die Zeichen, dass sich die Entwicklung der Psychiatrie allmählich konsolidiert. Gleichzeitig verstärkt sich durch die gesamtgesellschaftliche Entwicklung der materielle Druck auf das Gesundheitssystem. Zu erwarten sind höhere Anforderungen an die Effizienz und ein erhöhter Rationalisierungsdruck auf die Leistungserbringer.

Basisdokumentation Nachdem bei den Vorbereitungen zur großen Psychiatrie-Enquete des Deutschen Bundestages (1975) ein bestürzender Mangel an für die Planung und Weiterentwicklung der psychiatrischen Versorgung grundlegenden Daten festgestellt worden war, wurde von der Psychiatrischen Fachgesellschaft DGPN (jetzt DGPPN) und den Trägern psychiatrischer Krankenhäuser eine psychiatrische *Basisdokumentation* (BADO) entwickelt und seither mehrfach überarbeitet (zuletzt: CORDING u. a. 1995). Es handelt sich um einen bundeseinheitlich empfohlenen Minimaldatensatz zur klinikinternen und computerisierten Routinedokumentation aller (teil)stationären Patientenaufenthalte. Durch diese Daten wird den Kliniken die Möglichkeit gegeben, ihre Patientenstruktur, die Behandlungsabläufe und die Behandlungsergebnisse regelmäßig zu analysieren, mit den entsprechenden Daten anderer Kliniken zu vergleichen, ihre Versorgungsangebote den sich wandelnden Bedürfnissen anzupassen und kontinuierlich zu verbessern (siehe Abschnitt Qualitätssicherung).

Mit geeigneter Computersoftware können und sollen die Daten der DGPPN-BADO aber auch zur Erleichterung zahlreicher klinischer Routineaufgaben genutzt werden (CORDING 1997).

Wichtig erscheint, dass die Kliniken selbst besser und früher über ihre Leistungen und eventuelle Problembereiche informiert sind als externe Stellen wie etwa Kostenträger, die heute (u. a. auf Grund § 301 des V. Sozialgesetzbuches) schon sehr detaillierte Patientendaten bekommen und unter ökonomischen Aspekten auswerten. Nur so können die fachlich-inhaltlichen Aspekte hinreichend fundiert in die Kostendiskussion eingebracht werden.

Qualitätssicherung Angesichts des verschärften Kostendrucks im Gesundheitswesen wurde 1989 im Rahmen des Gesundheitsstrukturgesetzes (GSG) mit § 137 SGB V die Verpflichtung zu systematischer Qualitätssicherung eingeführt. In einem stärker marktwirtschaftlich orientierten Gesundheitswesen sollte nicht nur der Preis, sondern auch die Qualität der Leistungen zu einem wesentlichen Wettbewerbsfaktor werden.

Systematische Qualitätssicherung bezieht sich auf die Ebenen Struktur-, Prozess- und Ergebnisqualität und arbeitet mit Rückmeldung relevanter Qualitätsindikatoren der eigenen Einrichtung im Vergleich zu Leitlinien bzw. den entsprechenden Durchschnittswerten vergleichbarer Einrichtungen (siehe Abbildung 8). Damit können eventuelle Schwachpunkte identifiziert und Problemlösungsstrategien in Gang gesetzt werden (Qualitätszirkelarbeit und Qualitätsmanagement). Qualitätsentwicklung ist ein fortwährender Prozess im Sinne einer »lernenden Organisation«.

Wichtige Instrumente der internen und externen Qualitätssicherung sind die Behandlungsleitlinien der DGPPN (Prozessorientierung) und Krankenhausvergleiche geeigneter Qualitätsindikatoren zum Beispiel aus der bundeseinheitlichen DGPPN-Basisdokumentation (Prozess- und Ergebnisorientierung) sowie regelmäßige Evaluationen der subjektiven Zufriedenheit von Patienten, Angehörigen, zuweisenden Ärzten etc. (GAEBEL 1995a; BERGER / GAEBEL 1997), ferner der Leitfaden der Aktion Psychisch Kranke (APK 1996). Eine wesentliche Voraussetzung zur Sicherung der Strukturqualität der (teil)stationären Psychiatrie war die Einführung der Personalverordnung Psychiatrie (PsychPV) im Jahre 1992 (KUNZE / KALTENBACH 1994).

Abbildung 8   **Rückkoppelungskreis der Qualitätssicherung (»Qualitätsspirale«)**

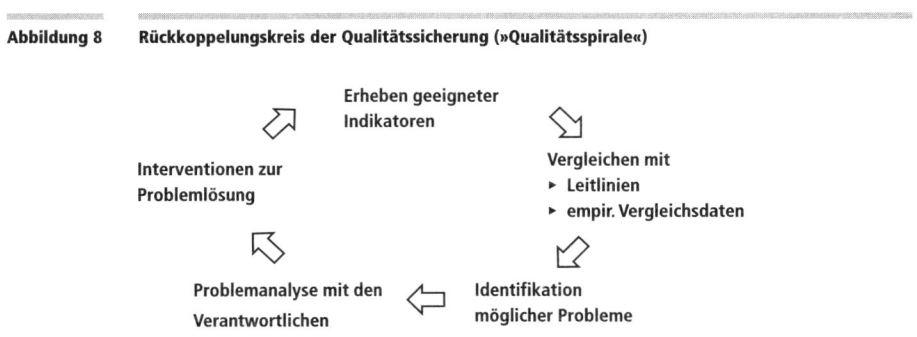

ııı   Auswirkungen auf die Arbeit in einem psychiatrischen Krankenhaus

Das psychiatrische Krankenhaus hat im Laufe der Entwicklung zur gemeindenahen Psychiatrie eine grundlegende Wandlung erfahren und dabei an vielen Orten seine zentrale Position bei der Versorgung psychisch Kranker und Behinderter verloren.

ıı   Notwendigkeit der Subdifferenzierung und der Konzeptionalisierung der Arbeit

Die Veränderungen in der Aufgabenstruktur der psychiatrischen Klinik führen zu einer zunehmenden Subdifferenzierung der Angebote und der Behandlungsprogramme. Behandlungskonzepte beziehen sich auf eine bestimmte Zielgruppe und beinhalten Behandlungsziele. In einer Behandlungskonzeption sollten das Krankheitsmodell, die Haltung gegenüber den Patienten, die Behandlungsangebote inklusive Wochenplan und die Zielsetzungen der verschiedenen Behandlungselemente dargestellt werden.

Elemente einer gemeindenahen Psychiatrie

Gängig ist es, die psychiatrischen Hilfen in stationäre, teilstationäre, ambulante und komplementäre Angebote zu unterteilen (Abbildung 9). L. CIOMPI u. a. (1977) haben im Rahmen eines Forschungsprogramms zur Evaluierung von Rehabilitationsverläufen eine Unterteilung in eine Arbeits- und eine Wohnachse vorgeschlagen, und diese in weitere Stufen differenziert. Obwohl die Stufung nicht unproblematisch ist, weil sie eine unzulässige Kopplung von Einrichtungen mit funktioneller Ressourcen von Kranken und Behinderten suggeriert, kann die grundsätzliche Gliederung der Achsen doch dazu dienen, die psychiatrische Versorgung darzustellen.

Wohnachse

Auf der Wohnachse sind die Ressourcen und Behinderungen des Patienten, Besonderheiten der Erkrankung, motivationale Fragen, die Struktur seines sozialen Netzwerkes und der Ausbau- und Organisationsgrad der lokalen psychosozialen Versorgung bedeutsam. Entscheidungen zur Wohnachse können nicht allein im Hinblick auf die Bedürfnisse und Probleme des Betroffenen gefällt werden, sondern hängen auch von der Organisationstruktur und von den Kooperationsformen der Hilfesysteme in der Region ab. Die Beteiligung mehrerer Personen über unterschiedliche Institutionen hinweg hebt die Bedeutung gemeinsamer Rehabilitationsplanung hervor. Die Beteiligung der Helfer (im Rahmen von Helfer-Konferenzen), des Betroffenen und der Angehörigen des sozialen Netzwerkes erfordert von allen Seiten eine hohe Kooperationsbereitschaft. Im Idealfall kann die Koordination der einzelnen Entscheidungs- und Handlungsschritte durch ein Case-Management erfolgen. So kann vermieden werden, dass auf unterschiedlichen Ebenen relativ unabhängige und sich widersprechende Entscheidungen getroffen werden.

Bei einer Reihe von seelischen Erkrankungen und noch mehr bei seelischen Behinderungen hat die Sicherstellung der Betreuungs- und Behandlungskontinuität einen wesentlichen Einfluss auf den Verlauf der Erkrankung und das Entstehen von Behinderungen. Planungen auf der Wohnachse haben zunächst die Sicherung dieser Kontinuität zum Ziel. Darüber hinaus ergeben sich für die Wohnachse einer Reihe von spezifischen Aufgabenstellungen:

▶ Sicherstellung der Behandlungs- und Betreuungskontinuität durch Vermittlung an geeignete Nachbehandlungs- und Betreuungsformen (Unterbrechung eines Drehtüreffektes),

▶ Maßnahmen zur Sicherstellung der Integration und Reintegration in soziale Netzwerke,

▸ Förderung der Initiative und Tagesstruktur sozial isolierter Patienten,

▸ Förderung notwendiger Ablösungs- und Entwicklungsschritte,

▸ Enthospitalisierung sowie

▸ Kompensation von funktionellen Defiziten und Sicherung der Lebensqualität.

Jeder Schritt auf der Wohnachse ist dabei eine potentielle Krisensituation. Die Krise entsteht durch die Unterbrechung der personellen Kontinuität, den Wechsel des Wohnortes und den Differenzen in den Betreuungskonzeptionen. Diese Krise ist insbesondere bei Enthospitalisierung zu erwarten und kann nur durch eine weitgehende Absprache und Koordination gelöst werden, bei denen der Patient und die Angehörigen einbezogen werden. Gerade auf der Wohnachse ist ein gemeinsames, realistisches und nach vorne weisendes Handeln von zentraler Bedeutung.

Abbildung 9   **Säulen einer gemeindepsychiatrischen Grundversorgung**

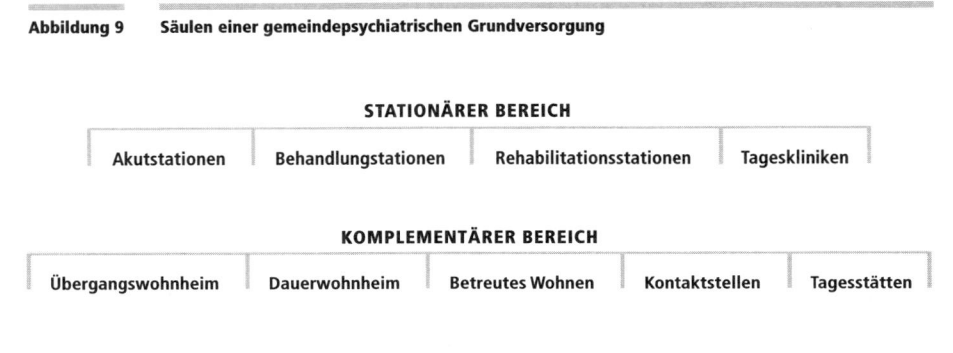

STATIONÄRER BEREICH			
Akutstationen	Behandlungstationen	Rehabilitationsstationen	Tageskliniken

KOMPLEMENTÄRER BEREICH				
Übergangswohnheim	Dauerwohnheim	Betreutes Wohnen	Kontaktstellen	Tagesstätten

AMBULANTER BEREICH						
Instituts-ambulanzen	Niedergelassene (Fach-)Ärzte	Beratungs-stellen	Psychologische Psychotherapeuten	Psychosozialer Dienst	Sozialpsychiatrische Dienste	Ambulante Pflegedienste

II   Stationäre Einrichtungen

I   Geschlossene (Langzeit-)Station

Ein Teil der Akutbehandlung findet auch heute noch auf geschlossenen Stationen statt, bei denen die zugesperrte Tür das gemeinsame Merkmal darstellt. Dahinter verbergen sich in der Regel eine Reihe von besonderen Sicherheitsmaßnahmen. Die Eigen- und Fremdgefährdung ist das Hauptargument für die Einrichtung geschlossener Behandlungseinheiten. Die im Rahmen des PsychKG veranlassten Behandlungen finden fast ausschließlich auf geschlossenen Stationen statt. Gleichwohl ist eine geschlossene Unterbringung nur für einen sehr kleinen Teil der stationär zu behandelnden Patienten notwendig und meist nur für eine kurze Zeit. Prinzipiell sind die den geschlossenen Stationen vorbehaltenen Sicherheitsvorkehrungen auch mit anderen Mitteln erreichbar, sodass die Notwendigkeit solcher Einheiten bezweifelt wird (KRISOR 1993; WERNER 1998). Demgegenüber steht der Einwand, dass eine kontrollarme Psychiatrie nicht unbedingt gewaltfreier sein muss (ZEILER 1993).

In noch viel wenigeren Fällen ist eine langfristige Unterbringung auf geschlossenen Stationen in der Allgemeinpsychiatrie notwendig. Selbst im sogenannten Maßregelvollzug

(Forensik), der Unterbringungsform für seelisch kranke Straftäter, ist nur für einen Teil der Klienten eine geschlossene Unterbringung indiziert, da auch hier Kontrolle nicht unbedingt die Sicherheit erhöht.

Eine Reihe von Projekten versuchte Alternativen zur Akutbehandlung auf geschlossenen Stationen zu entwickeln (z. B. Einrichtung mobiler Kriseninterventionsdienste, Unterbringung der Patienten in wohngemeinschaftsähnlichen Kleingruppen). In der Regel zielen diese Projekte darauf, Eskalationen bereits im Vorfeld zu erkennen und einzudämmen (SPENGLER 1987) oder mit einem höheren Personalaufwand dem Kranken in einer anderen Form die Überwindung seiner Krise zu ermöglichen (AEBI u. a. 1992). Diese Versuche haben verdeutlicht, dass eine geschlossene Station allein keine Abwendung von Gefahren ermöglicht, sondern dass das therapeutische Milieu und eine Konzeption wirksame Behandlungsvariablen darstellen (FLOETH 1991). Damit können auf einer geschlossenen Station weitere Eskalationen vermieden und eine Reihe von negativen Auswirkungen von psychischen Erkrankungen gemindert werden. Durch das Zusammentreffen von oftmals schwer kranken Patienten ist das Milieu auf geschlossenen Akutstationen oft durch Unruhe, Lärm und aggressive Auseinandersetzungen geprägt. Diese Atmosphäre steht im Gegensatz zu dem Bedürfnis vieler akut seelisch Kranker, die eher Abschirmung und Reizarmut bedürfen.

Eine viel beachtete Alternative zur Behandlung von akuten psychotischen Erkrankungen stellt das Soteria-Modell dar, das eine Betreuung von akut psychotisch Kranken in einer kleinen Wohneinheit oder Wohngemeinschaft auch unter Beteiligung von Laienhelfern vorsieht. Die (Laien-)Helfer haben den Auftrag die akut Kranken zu begleiten und Kontakt anzubieten (»being with and going with«). Die Betreuung soll in einer ruhigen und überschaubaren Atmosphäre erfolgen und auf Psychopharmaka soll möglichst verzichtet werden. Dieses Modell wurde aus den USA nach Europa übernommen (Soteria Bern) und auch evaluiert (CIOMPI u. a. 1993). Die Ergebnisse zeigten keine günstigeren Outcome-Variablen und eine deutlich erhöhte Aufenthaltsdauer, die aber nicht auf die Milieufaktoren, sondern auf den anderen Umgang mit Psychopharmaka zurückzuführen ist. Die subjektive Bewertung der Behandlung war jedoch deutlich günstiger als die einer Vergleichsgruppe von Patienten, die in einer geschlossenen Aufnahmestation behandelt worden war.

Langfristige Unterbringungen auf geschlossenen Stationen sind, sieht man vom Maßregelvollzug ab, heute sicher nur in seltenen Ausnahmen notwendig, insbesondere bei nicht organischen psychischen Erkrankungen. Trotzdem ergibt sich für eine kleine Gruppe von Patienten auch die Notwendigkeit einer längerfristigen Unterbringung in einer geschlossenen Einrichtung. Grund für diese Notwendigkeit können Formen der Desorientierung sein, aber auch Verhaltensstörungen, die zu einer fortwährenden Eigen- und Fremdgefährdung führen.

Selbstverständlich sind solche Unterbringungsformen grundsätzlich, wenn sie nicht freiwillig erfolgen, nur unter speziellen rechtlichen Bedingungen möglich und müssen eine richterliche Entscheidung zur Grundlage haben.

Offene (Langzeit-)Station

Die offene Behandlungsstation bildet das Zentrum der klinischen Versorgung. Ideal ist eine Größe von rund 20 Betten (ERNST 1981). In Deutschland befinden sich die weitaus meisten Behandlungsstationen in Fachkrankenhäusern. Nach der Psychiatrie-Enquete kam eine Reihe von Stationen hinzu, die als psychiatrische Abteilung in ein Allgemeinkrankenhaus integriert sind. Mit diesen Abteilungen sollte einerseits eine bessere Gemeindenähe, andererseits aber auch eine Annäherung und Gleichstellung mit der somatischen Medizin erreicht werden. In diesem Sinne ähneln die Abteilungen an Allgemeinkrankenhäusern den psychiatrischen Kliniken der Universitäten.

Diese Abteilungen haben die Diskussion über die notwendige Subdifferenzierung innerhalb der Psychiatrie neu aufleben lassen, weil dort aus Kapazitätsgründen bestimmte Differenzierungsformen nicht angeboten werden können. Dies wird als eine Begründung dafür angeführt, dass das psychiatrische Fachkrankenhaus weiterhin seine Berechtigung behalten hat (ROSE 1998). Dort haben sich eine Reihe von Differenzierungen mittlerweile fest etabliert, etwa Entgiftungsstationen zur primären Behandlung von Suchterkrankungen, ebenso Stationen zur Entwöhnungsbehandlung. An vielen Orten gibt es Einheiten zur Behandlung von gerontopsychiatrischen Krankheiten, insbesondere von Demenzkranken. In einigen Kliniken existieren sowohl Stationen zur Behandlung von Depressionen (WOLFERSDORF u. a. 1988; WOLFERSDORF 1997), Borderline-Erkrankungen (JANSSEN 1987), Ess-Störungen als auch psychotherapeutische Stationen. Eine Sonderstellung nehmen psychosomatische Kliniken ein: Sie unterliegen einer anderen Finanzierung (meist durch den Rentenversicherungsträger), liegen relativ weit entfernt vom Wohnort des Patienten und sind auf spezielle Indikationen bei der Behandlung beschränkt.

Eine Besonderheit von Großkliniken ist, dass sie traditionell auch Unterbringungen nach Ablauf der Krankenhausbehandlungsbedürftigkeit ermöglicht haben. Meist wurde in den letzten Jahrzehnten in den Fachkrankenhäusern zwischen dem Krankenhausbereich im engeren Sinne und dem Heimbereich der Klinik eine organisatorische Trennung vollzogen. So entstanden Bereiche, die oft als Rehabilitationsbereich, Langzeitbereich, Pflege- und Förderzentrum oder Heilanstaltsbereich bezeichnet werden. Kennzeichen dieser Klinikbereiche ist, dass die dort untergebrachten Patienten nicht mehr als krankenhausbehandlungsbedürftig gelten und der Aufenthalt in der Klinik daher meist vom Sozialhilfeträger finanziert wird (in diesem Fall ist es in der Regel der überörtliche Sozialhilfeträger, weil es sich um sogenannte Pflegesatzeinrichtungen handelt). Die Langzeitbereiche sind in einigen Kliniken bis vor wenigen Jahren noch recht groß gewesen, an manchen Orten waren über 50 Prozent der in der Klinik betreuten Patienten dort untergebracht.

Auch wenn die Langzeitstationen im engeren Sinne heute nicht mehr zur Klinik gehören, haben sie doch in vielen Fällen ihren klinischen Charakter nicht verloren. Die Reformbewegung innerhalb der Psychiatrie hat die Verkleinerung oder auch die Auflösung dieser Klinikteile zum Ziel gehabt, sodass es in den letzten Jahrzehnten umfangreiche Enthospitalisierungsmaßnahmen gab, was zu einer drastischen Bettenreduktion in den Langzeitbereichen der Kliniken führte. Ziel ist ein vollständiger Verzicht auf Langzeitbereiche in den Kliniken und eine damit einhergehende Verlagerung der Betreuung chronisch psychisch Kranker in gemeindenahe, kleine Wohneinrichtungen. Noch finden sich aber in fast allen großen Fachkliniken sogenannte Langzeitstationen, auf denen sich in der Regel folgende Problemgruppen finden:

▸ jüngere chronisch psychisch Kranke mit erheblichen Anpassungs- und Verhaltensstörungen oder motivationalen Problemen, die die Möglichkeiten der komplementären Versorgungsträger übersteigen (HOFFMANN 1993),

▸ ältere chronisch psychisch Kranke, die gegen Veränderungen auf der Wohnachse Widerstände haben und für die noch keine angemessenen Wohnmöglichkeiten in ausreichender Zahl vorhanden sind,

▸ mehrfachbehinderte Patienten, die zusätzlich zu den psychischen Auffälligkeiten noch einer aufwendigen somatisch-pflegerischen Betreuung bedürfen.

Inwieweit für diese Gruppen außerklinische Versorgungsangebote möglich sind, wird kontrovers diskutiert (BAUER 1995). In epidemiologischen Untersuchungen ergaben sich jedoch Hinweise, dass nach wie vor die Gruppe chronisch psychisch Kranker nicht außerhalb von Kliniken betreut werden kann und dass deren Zahl wegen einiger sozialer und kultureller Veränderungen möglicherweise ansteigen wird (HÄFNER 1987). Hauptproblem der Langzeitbereiche in den großen Fachkliniken ist die komplexe Aufgabenstellung: einerseits einem Behandlungs- und Rehabilitationsanspruch gerecht zu werden, andererseits eine angemessene Wohn- und Lebensqualität bereitzustellen. Darüber hinaus muss ein entsprechendes Freizeit- und Arbeitsangebot vorgehalten werden, um der Gefahr zu begegnen, dass sich eine Subkultur ausbildet und Hospitalismus entsteht. Als Folge dieser Schwierigkeiten sind die soziale Situation und die Lebensqualität langzeithospitalisierter Patienten oft geringer als bei vergleichbaren Gruppen (LAUER 1993), auch erhalten diese Patienten oftmals mehr Psychopharmaka als andere.

▪ Tagesklinik

Tageskliniken sind in Deutschland mittlerweile eine etablierte Versorgungsform, die als Teil einer Fachklinik oder psychiatrischen Abteilung (integrierte Tagesklinik) oder als eigenständige Kliniken eingerichtet sind. Die tagesklinischen Behandlungen haben bis heute noch nicht den Umfang erreicht, den die Initiatoren dieser Behandlungsform zugedacht hatten. In Deutschland wurde die erste Tagesklinik 1962 eröffnet. Zunächst war der Schwerpunkt die Betreuung chronisch psychisch kranker Patienten, insbesondere Patienten mit Psychosen aus der Gruppe der Schizophrenien. Mittlerweile haben sich die Tageskliniken auf verschiedene Zielgruppen eingestellt, sodass vereinfacht von etwa vier Aufgabenschwerpunkten gesprochen werden kann (EIKELMANN / REKER 1993):

1. **Krisenintervention akuter Krankheitsbilder zur Vermeidung vollstationärer Behandlungen** Prinzipiell sind auch Behandlungen akuter Erkrankungen in einer Tagesklinik möglich (DZIEWAS 1983), insbesondere bei erlebnisreaktiven Erkrankungen und Persönlichkeitsstörungen (ca. 50 Prozent der Patienten). Natürlich sind der Tagesklinik bei der Behandlung suizidaler Patienten Grenzen gesetzt, ebenso bei der Behandlung akuter Psychosen. Nur jene Tageskliniken können eine echte Krisenintervention leisten, bei denen eine schnelle Aufnahme möglich ist, was nicht immer realisiert werden kann. Schwierig ist bisweilen auch die Integration von Krisenintervention und langfristigen Behandlungsansätzen in einer Tagesklinik (HEINRICH 1983).

2. **Behandlung spezifischer Krankheitsbilder** Nicht selten werden Patienten tagesklinisch behandelt, deren Störung einen vollstationären Aufenthalt nicht rechtfertigt, vor allem im Rahmen erlebnisreaktiver und Persönlichkeitsstörungen. Der therapeutische Schwerpunkt liegt hier bei der Gruppenpsychotherapie. Mit dieser Aufgabenstellung haben

sich die Tageskliniken weit von ihrer ursprünglichen Zweckbestimmung entfernt und decken damit eher einen Versorgungsengpass bei der psychotherapeutischen Behandlung ab.

3. Gerontopsychiatrischen Tageskliniken Seit einiger Zeit kommt es an vielen Orten zu Einrichtung von gerontopsychiatrischen Tageskliniken, in denen mit Erfolg depressive Syndrome und leichtere Formen dementieller Erkrankungen behandelt werden. Möglich erscheinen auch tagesklinische Settings für Suchtkranke oder den Maßregelvollzug. Diese Zielgruppen finden in den zur Zeit vorhandenen Tageskliniken keinen Platz.

4. Chronisch psychisch Kranke Die Behandlung chronisch psychisch Kranker mit dem Schwerpunkt medizinische Rehabilitation erfolgt nach einem vollstationären Aufenthalt.

Die Tagesklinik hat bei diesen Fragestellungen Vorteile:

▶ Die Patienten verbleiben wenigstens zum Teil in ihrem sozialen Umfeld. Damit ist eine realistischere Einschätzung der Belastungsfähigkeit möglich und Hospitalismusfolgen können reduziert werden.

▶ Eine tagesklinische Behandlung ermöglicht die Aufrechterhaltung sozialer Bezüge. Auftretende oder latent vorhandene Schwierigkeiten können bearbeitet und in die therapeutische Zielsetzung aufgenommen werden.

▶ Tagesklinische Behandlungen ermöglichen eine an rehabilitativen Gesichtspunkten orientierte Tagesstrukturierung.

Andererseits werden auch erhöhte Anforderungen an die Kompetenz des Kranken gestellt, er muss etwa regelmäßig öffentliche oder private Verkehrsmittel benutzen und sich auf unterschiedliche soziale Situationen einstellen. Gerade chronisch psychisch Kranke sind damit manchmal überfordert. Diese Schwierigkeiten haben dazu geführt, dass der Anteil dieser Zielgruppe in den Tageskliniken kleiner ist als anfänglich intendiert.

Obwohl die Tageskliniken mittlerweile als etabliert gelten, sind die empirischen Nachweise über die Effizienz tagesklinischer Behandlungen noch nicht überzeugend. Insgesamt kommt es dabei zur Reduktion psychischer Symptome und zur Verbesserung sozialer Kompetenz. Es fehlen aber noch weitgehend Kontrollgruppenuntersuchungen, die eine Vergleichbarkeit zu anderen Behandlungsformen ermöglichen würden. Schwierigkeiten ergeben sich zudem bei der Integration der Tageskliniken in die Gesamtversorgung (BOSCH / STEINHART 1983).

II Komplementäre Einrichtungen

I Heime

Die Einrichtung von Wohnheimen war einer der ersten Schritte im Reformprozess der psychosozialen Versorgungslandschaft. Hiermit wurde die Trennung zwischen klinischer Behandlung und sozialer Wiedereingliederung konsequent vollzogen und ein bedeutsamer Teil der Versorgung aus der Klinik herausgenommen. Historisch waren es zunächst die Übergangswohnheime, in denen chronisch psychisch Kranke auf ein Leben in der Gemeinde vorbereitet werden sollten, die die klinische Behandlung ergänzten. Der Aufenthalt ist in der Regel auf zwei Jahre begrenzt.

Schon bald wurde deutlich, dass durch den »rehabilitativen Druck« viele Patientinnen und Patienten überfordert waren. Es entstanden ergänzend Dauerwohnheime, in denen

es keine zeitliche Begrenzung des Aufenthaltes mehr gab. Durch ein stärker sozialthera-
peutisch geprägtes Programm im Rahmen einer Heimunterbringung lassen sich die soziale Kompetenz des Betroffenen steigern und die Krankheitsentwicklung günstig modifizieren (EIKELMANN 1989; HUBSCHMID u. a. 1988); zudem ist die Lebensqualität im
Wohnheim deutlich besser als in den Langzeitbereichen der Fachkrankenhäuser (LAUER
1993). Auf der anderen Seite schützt das psychiatrische Wohnheim den chronisch Kranken nicht vor sozialer Ausgrenzung und Hospitalismus (BRÜCHER 1988). In der Regel
entstehen bei der Weitervermittlung von Heimbewohnern in andere Wohnformen meist
ähnliche Schwierigkeiten wie bei der Enthospitalisierung von Langzeitpatienten aus den
Fachkrankenhäusern. Zu Beginn des Reformprozesses wurde auf die Versorgungsqua-
lität in den Heimen nicht immer geachtet, außerdem wurden die Patienten statt in gemeindenahen Krankenhäusern jetzt in entfernt liegenden Heime untergebracht. Diese
Entwicklung konnte umgekehrt werden, sodass nun analog zu den psychiatrischen Kliniken eine gemeindebezogene Unterbringung die Regel ist. Zusätzlich ist es durch Reduktion der Gruppengröße oder kleine dezentrale Wohneinrichtungen zu einer Verkleinerung der Wohneinrichtungen gekommen. Diese Entwicklung folgt den grundsätzlichen
Empfehlungen der Expertenkommission (BMJFF 1988). Da Wohnheime die gleichen
strukturbedingten Schwierigkeiten zu bewältigen haben wie die psychiatrischen Großkliniken, sind vergleichbare Entwicklungslinien und Zielkonflikte erkennbar:

▶ Überschaubarkeit und Gemeindenähe versus Funktionalität und Angebotsvielfalt,

▶ Zuständigkeit für definierte Regionen versus Spezialisierung auf bestimmte Aufgabenstellungen,

▶ Umfang und Abgeschlossenheit des Angebotes versus Vernetzung in das Gesamtan-
gebot der Region.

Die Wohnheime versuchen diesen Aufgabenstellungen durch Verkleinerung der
Wohneinheiten und durch eine horizontale und vertikale Differenzierung zu entsprechen. Unter *horizontaler Differenzierung* ist die Ausrichtung auf verschiedene Zielgruppen gemeint, die sich durch Störungsform und -schwere sowie durch das Alter unterscheiden. Im Hinblick auf die Störungsform hat sich eine Differenzierung zwischen der
Betreuung

▶ geistig Behinderter,

▶ psychisch Behinderter und

▶ hirnorganisch geschädigter Behinderter einschließlich Behinderter mit Folgeschäden von Suchterkrankungen

ergeben, wobei die Versorgung der letztgenannten Gruppe sicherlich noch unzureichend
ist. Die Heimversorgung für die große Gruppe geistig Behinderter ist in Deutschland
inzwischen weitgehend ausgebaut, sodass die Betreuung dieser Behindertengruppe in
psychiatrischen Kliniken inzwischen zur Ausnahme geworden ist, außer der kleinen
Gruppe der geistig Behinderten mit schweren Verhaltensstörungen. Beim Ausbau der
Wohnheime für psychisch Behinderte im engeren Sinne sind zunächst eher die jüngeren
Patienten berücksichtigt worden. Inzwischen sind die Bewohner älter geworden und
die in den psychiatrischen Kliniken Verbliebenen werden in die Enthospitalisierung
einbezogen. Zudem öffnen sich die Alten- und Pflegeheime zunehmend dieser Gruppe.
Durch Unterbringung von älteren psychisch Kranken und Behinderten kann eine Ver-
besserung der Lebensqualität erreicht werden. Voraussetzung ist aber in jedem Fall,

dass sich die jeweiligen Einrichtungen auf die Bedürfnisse und Probleme dieser Zielgruppe einstellen können. Inwieweit die älteren psychisch Behinderten in psychiatrische Wohnheime integriert werden können und wie den höheren pflegerischen Anforderungen dort entsprochen werden kann oder es zur Entwicklung spezieller psychiatrischer Altenheime kommt, das ist zur Zeit noch offen.

Die *vertikale Differenzierung* der Wohneinrichtungen scheint inzwischen zunächst begrenzt zu sein auf eine Unterscheidung in:

▸ **Psychiatrische Übergangs- und Rehabilitationseinrichtungen**: Prototyp ist hier das psychiatrische Übergangswohnheim mit einer zeitlich begrenzten Aufenthaltsdauer (in der Regel zwei Jahre) und einer explizit rehabilitativen Aufgabenstellung unter ärztlicher Verantwortung – in der Regel assoziiert mit einem arbeitsrehabilitativen Angebot.

▸ **Psychiatrisches (Alten-)Wohnheim**: Einrichtung mit grundsätzlich unbefristeter Aufenthaltsdauer und ergänzendem rehabilitativem Angebot, etwa in Form von Beschäftigungs- und Arbeitstherapie.

▸ **Psychiatrisches (Alten-)Pflegeheim**: Meist zur Betreuung von Demenzkranken, aber auch von älter gewordenen psychisch Behinderten, die zusätzliche chronische körperliche Erkrankungen entwickelt haben. Vereinzelt finden sich auch Pflegeheime für Behinderte mit hirnorganisch begründbaren Erkrankungen (z. B. als Folge von Suchterkrankungen).

Die vertikale Differenzierung resultiert eher aus der Finanzierungsstruktur des sozialen Systems und wird daher den oft vielfältigen Anforderungen durch die Zielgruppen nicht gerecht. Folge ist zum Beispiel, dass viele psychisch Behinderte zwischen den einzelnen Versorgungseinrichtungen hin- und herwandern und dass in diesem Sinne regelrechte Heimkarrieren zu beobachten sind. Im Sinne einer vertikalen Differenzierung sind einzelne Wohnheimträger dazu übergegangen, innerhalb der Wohneinrichtungen das Anforderungsniveau zu staffeln. Damit soll den Schwierigkeiten begegnet werden, die in den Übergangsphasen entstehen, weil auch die Wohnheime meist in sich geschlossene Einheiten bilden. So verfügen viele inzwischen über sogenannte A u ß e n w o h n g r u p p e n, die in ihrem Aufbau an das weiter unten beschriebene Betreute Wohnen erinnern. In diesem Sinne finden sich auch in manchen Wohnheimen sogenannte Trainingswohnungen, und eine Reihe von Wohnheimen ist dazu übergegangen, den ehemaligen Bewohnern auch nach dem Auszug eine gewisse Anbindung und Nachbetreuung zu sichern.

Sehr schwierig gestaltet sich in der Regel die berufliche Integration von psychisch Behinderten, die in Wohnheimen leben. Dies ist nicht nur durch den Schweregrad der Behinderung begründet, sondern hat auch strukturelle Gründe. Zunächst gibt es hier Überschneidungen, die durch das tagesstrukturierende Angebot des Wohnheims entstehen. Beispielsweise liegt die Dienstzeit der Betreuer in der Regel in den potentiellen Arbeitszeiten der Bewohner. Oft sind die arbeitenden Bewohner daher in der Wohneinrichtung sozial an den Rand gedrängt. Durch das Subsidiaritätsprinzip profitieren die Wohnheimbewohner nicht von der geleisteten Arbeit, sodass materielle Vorteile als Motivation für die Arbeit entfallen. Viele Wohneinrichtungen sind daher dazu übergegangen, innerhalb der Einrichtung Beschäftigungsmöglichkeiten anzubieten. Dies aber verstärkt die Tendenz einer Einrichtung zu einer nach außen abgegrenzten Organisationsstruktur im Sinne einer »totalen Institution«.

Der zügige Ausbau des Wohnheimangebotes hat zu einer Verbesserung der psychosozialen Versorgung insgesamt beigetragen. In der Zukunft wird sich der größte Teil der chronisch psychisch Kranken, die nicht selbstständig leben können, nicht in psychiatrischen Kliniken, sondern in Wohnheimen aufhalten. Zur Zeit ist im Hinblick auf die Struktur- und Prozessqualität dieser Betreuungsform noch eine Vielzahl von Fragen offen, vor allem danach, nach welchen Zielen, Methoden und Konzepten diese Versorgungsform organisiert werden soll und welche Anforderungen an die Betreuung und die Ausbildung der Betreuer daraus resultieren.

■ Betreutes Wohnen

Um die oben beschriebenen Nachteile von stationären Einrichtungen zu umgehen, sind bereits früh Modelle entwickelt worden, die betroffenen Menschen in nicht-stationären Wohnformen zu betreuen. Wie in anderen Ländern hat sich dazu auch in Deutschland weitgehend das Betreute Wohnen etabliert. Darunter wird eine Wohnform verstanden, bei der der Betreute seine Wohnung entweder behält oder eine Wohnung anmietet und ihm in diesem Zusammenhang eine ergänzende Betreuung vertraglich zugesichert wird. Am Anfang lag der Schwerpunkt des Betreuten Wohnens auf der Gründung von Wohngemeinschaften. Im Laufe der Entwicklung ist aber eine Tendenz zum *Betreuten Einzelwohnen* zu beobachten, weil gerade für ältere, chronisch psychisch Kranke das Leben in einer Wohngemeinschaft oft unangemessen ist. Ähnlich wie bei Wohnheimen führt das Betreute Wohnen zu einer positiven Veränderung der Inanspruchnahme stationärer Hilfen (VETTER 1985) und zu einer deutlich höheren Lebensqualität. Zusätzlich wird beim Betreuten Wohnen eine erhebliche Zunahme an Autonomie beobachtet (RIEDL / WITKOWSKI 1995). Den Patienten, die zuvor jahrzehntelang hospitalisiert waren, wird der Schritt zur Entlassung aus der Klinik oft mit Hilfe des Betreuten Wohnens leichter gemacht.

Die berufliche Eingliederung ist im Betreuten Wohnen grundsätzlich besser zu organisieren als in Wohnheimen, weil die oben beschriebenen strukturellen Schwierigkeiten der Wohnheime hier nicht bestehen. Auf der anderen Seite sind umfangreichere Hilfen (der Personalschlüssel liegt im Betreuten Wohnen meist um 1:12) in dieser Betreuungsform nicht zu realisieren und wegen der fehlenden Betreuung außerhalb der Regelarbeitszeiten sind Kriseninterventionen schwieriger als in Wohnheimen. Die Erfahrungen mit dem Betreuten Wohnen zeigen, dass es keinesfalls allein von der Schwere der Behinderung abhängig ist, ob ein Betroffener eher in einer stationären Einrichtung leben kann oder im Betreuten Wohnen, sondern dass vor allem die Art des Störungsprofils die geeignete Betreuungsform bestimmt. So können beispielsweise jüngere psychisch Behinderte trotz hoher sozialer Kompetenz im Betreuten Wohnen scheitern, weil eine fehlende Compliance zu wiederholten Krisen führt, ein älterer, sozial zurückgezogener Mensch mit einer längeren Hospitalisierung jedoch kann sich unter Bedingungen der sozialen Zurückgezogenheit im Betreuten Wohnen stabilisieren. Im Großen und Ganzen hat sich das Betreute Wohnen etabliert, und es ist zu erwarten, dass diese Betreuungsform in den nächsten Jahren noch an Umfang zunehmen wird, obwohl Wohnungsnot und leere Kassen die Ausweitung eingrenzen.

■ **Tagesstätten, Kontaktstellen, Ambulatorien**

Ein Kennzeichen der »totalen Institution« psychiatrisches Großkrankenhaus war, dass der Tagesablauf der Patienten gestaltet und oft reglementiert wurde. Beschäftigungslos gemachte Menschen mussten beschäftigt werden, unzureichende Möglichkeiten zur Freizeitgestaltung mussten kompensiert werden (BENNETT 1970). Auch in einer gemeindenahen Psychiatrie ist dieses Problem nicht selbstverständlich gelöst, zumal ein großer Teil der chronisch kranken Patienten arbeitslos ist und im Rahmen der Erkrankung und Behinderung oft soziale Defizite entwickelt oder sozial isoliert wird. So können auch bei einem Leben in der Gemeinde Effekte entstehen, die von Hospitalisierungsschäden kaum zu unterscheiden sind. Zur Lösung dieses Problems dient die Einrichtung von psychiatrischen Tagesstätten, die sich vor allem in der gerontopsychiatrischen Versorgung vielerorts etabliert haben.

Für die Betreuung jüngerer Patienten entstehen in Deutschland in den letzten Jahren bundesweit Tagesstätten, die damit ein Element des *gemeindpsychiatrischen Verbunds* bilden (BMJFF 1988). In der allgemeinpsychiatrischen Versorgung bilden die Tagesstätten ein Zwischenglied zwischen den Hilfen zur Eingliederung auf der Wohn- und auf der Arbeitsachse. Welchen Einfluss die Einrichtung von Tagesstätten im Rahmen der sekundären und tertiären Rehabilitation hat, ist noch unzureichend evaluiert. Außerdem sind Tagesstätten in einem breiten Umfang erst in den letzten zehn Jahren eingeführt worden, sodass die konzeptionelle Entwicklung als nicht abgeschlossen gelten kann.

Für die Anforderungen an den psychisch Behinderten gilt im Übrigen Ähnliches wie für die Tageskliniken, da auch hier etwa die notwendige Anfahrt eine gewisse soziale Kompetenz beim Betroffenen voraussetzt und vor allem im Rahmen der gerontopsychiatrischen Versorgung gewährleistet sein muss, dass er die tagesstättenfreie Zeit ohne Gefährdung übersteht. In NRW sind flächendeckend zusätzlich zu den Tagesstätten Kontaktstellen für psychisch Kranke und Behinderte eingerichtet worden, die als Anlaufstelle gedacht sind und deren Angebot in der Regel niederschwelliger ist, wenn auch zeitlich nicht so ausgedehnt. Meist befindet sich in der Kontaktstelle eine Cafeteria oder eine Teestube und es gibt unterschiedliche Gruppenangebote. Vor allem in der Schweiz sind in diesem Rahmen an einer Reihe von Orten sogenannte Ambulatorien entstanden, in denen ein Kontaktstellenangebot mit der Möglichkeit einer ambulanten ärztlichen Behandlung kombiniert wird (HOFFMANN 1991). Auch in Deutschland ist eine Tendenz zu beobachten die tagesstrukturierenden Angebote mit anderen Beratungsdiensten und ambulanten Therapieangeboten zu koppeln. Im Rheinland sind im Rahmen dieser Entwicklungen an vielen Orten Sozialpsychiatrische Zentren (SPZ) entstanden, die in etwa dem gemeindpsychiatrischen Verbund entsprechen.

All diese Angebote betonen die Bedeutung von sozialen Beziehungen bei längerfristigen Betreuungen chronisch psychisch Kranker und versuchen die langfristig regelmäßig eintretenden Einschnitte im sozialen Netz von psychisch Behinderten wenigstens teilweise zu kompensieren. Dies verstärkt auf der anderen Seite die ohnehin bestehende Tendenz, dass das soziale Netz von chronisch psychisch Kranken nach einer gewissen Zeit hauptsächlich von Kranken und Helfern getragen wird (ANGERMEYER/KLUSMANN 1989).

■ **Familienpflege und andere Formen der Laienhilfe**

Schon immer hat die Laienhilfe in der Versorgung chronisch psychisch kranker und behinderter Menschen eine Rolle gespielt. Besonders die Unterbringung von psychisch Behinderten in aufnahmewillige Familien im Rahmen der sogenannten Familienpflege ist geschichtlich weit zurückzuverfolgen (KONRAD / SCHMIDT-MICHEL 1993; SCHMIDT-MICHEL 1992). In Deutschland ist es vor allem durch den Nationalsozialismus zu einem Knick in der Entwicklung der Familienpflege gekommen. Diese Form der Hilfe spielt heute in angloamerikanischen Ländern eine viel größere Rolle.

Im weitesten Sinne als Laienhilfe lässt sich auch die Beteiligung der Angehörigen an der Betreuung des Betroffenen betrachten, wenn diese Hilfe sich auf die Mitarbeit in einer mehr oder weniger institutionalisierten Wohnform bezieht. Die Zusammenarbeit von professionellen Helfern und Angehörigen kann sich dabei als besonders günstig erweisen. M. AMERING (1994) berichtet von einem erfolgreichen Versuch bei der Trägerschaft eines psychiatrischen Wohnheimes durch Angehörige.

II **Ambulante Dienste**

Eines der Hauptanliegen im Reformprozess der psychiatrischen Versorgung war die Stärkung des ambulanten Angebots bei der Betreuung. Die Verlagerung der Versorgungsschwerpunkte in den ambulanten Bereich wird dabei unterschiedlich begründet (GMÜR 1986):

▶ mit der Vermeidung oder der Reduktion von Hospitalismuseffekten,
▶ mit der besseren Lebensqualität der Betroffenen,
▶ mit den Ansprüchen von psychisch Kranken auf bürgerliche Rechte,
▶ mit ökonomischen Vorteilen der ambulanten Behandlung gegenüber stationären Versorgungsformen.

Obwohl sich diese Ziele nur zum Teil durch eine ambulante Versorgung erreichen lassen, ist die Forderung nach dem Primat der ambulanten Versorgung nach wie vor wichtig.

Im Gegensatz zum kontinuierlichen Ausbau des komplementären Angebots bleibt die Ausweitung der ambulanten Versorgung jedoch sicherlich noch bis heute weit hinter den ursprünglichen Erwartungen zurück. Dies liegt in Deutschland unter anderem an den fehlenden Finanzierungskonzepten – daneben besteht aber auch über günstige Organisationsformen einer umfassenderen und effizienten ambulanten Versorgung noch weitgehende Unklarheit. Es gibt so gut wie keine Forschungen zu diesem Bereich. Andere Länder (z. B. England) sind hier weiter. Vereinfacht können die bisherigen Erfahrungen so zusammengefasst werden, dass eine ambulante Behandlungsform dann günstiger ist, wenn sie den Betroffenen erreicht und von ihm auch selbstständig genutzt wird. Dies gilt nur für einen Teil der Zielgruppen, sodass bei der Verlagerung des Angebots in die ambulante Versorgung der Anteil der unterversorgten Gruppen steigt und die Belastung nicht selten auf die Familien, Gefängnisse und auf karitative Einrichtungen verlagert werden kann.

■ **Aufsuchende Betreuung**

Eine gewisse konzeptionelle Nähe zum Betreuten Wohnen haben die aufsuchenden Dienste in der ambulanten Betreuung. Aufsuchende Dienste und mobile Krisenintervention sind vor allem bei Krisen und in der Nachsorge von Patienten sinnvoll, die für eine regelmäßige Behandlung nicht zu motivieren sind. In Deutschland übernehmen vor allem die *Sozialpsychiatrischen Dienste*, die in der Regel den Gesundheitsämtern zugeordnet sind, diese Aufgabe. Die Krisenintervention und dabei vor allem die Abwicklung von Zwangseinweisungen steht hier leider nach wie vor im Vordergrund, die nachsorgende Betreuung tritt demgegenüber zurück. Die Intensivierung der ambulanten Krisenintervention trägt insgesamt zu einem angemesseneren Umgang mit psychiatrischen Notfällen bei, führt aber nicht unbedingt zur einer Reduktion der Zwangseinweisungen, sondern kann sogar deren Steigerung zur Folge haben (SPENGLER 1987).

In der nachsorgenden Betreuung weitet sich vor allem in der letzten Zeit in Anlehnung an die Erfahrungen mit dem Betreuten Wohnen die *ambulante psychiatrische Krankenpflege* aus. In NRW gibt es entsprechende Modellprojekte. Häufig wird diese ambulante Krankenpflege im Rahmen sogenannter Sozialstationen in freier oder kommunaler Trägerschaft geleistet oder sie ist an die oben beschriebenen Sozialpsychiatrischen Zentren gebunden. Vor allem in der gerontopsychiatrischen Versorgung und auf Grund der Einführung der Pflegeversicherung ist eine deutliche Ausweitung dieser Dienste zu erwarten. Offen ist noch, wie die Aufgabenstellung der ambulanten psychiatrischen Krankenpflege von dem Angebot des Betreuten Wohnens operational getrennt werden kann, da zur Zeit vor allem die Finanzierungsform (Krankenkasse versus Sozialhilfeträger) und die Ausbildung der Betreuer (Pflege versus Sozialarbeit) die Hauptunterscheidungspunkte bilden.

Aus anderen Ländern wird im Hinblick auf die aufsuchende Betreuung von weitergehenden Modellen berichtet, die stationäre Behandlungsangebote weitgehend ersetzen können (SEIKKULA 1995, ein Beispiel aus Finnland). Dabei wird meist von einem mobilen Ambulatorium ausgegangen, in dem die verschiedenen Hilfeformen gebündelt und koordiniert sind.

■ Nichtaufsuchende Betreuung

Die ambulanten Hilfen für psychisch Kranke werden in der Regel durch sogenannte nichtaufsuchende Betreuungsformen getragen. An diesem Versorgungsteil ist eine Reihe von Institutionen und Berufsgruppen beteiligt. Bei der Betrachtung der einzelnen Elemente ist zu berücksichtigen, dass die Zielgruppen der bisher besprochenen Versorgungselemente insgesamt relativ klar umrissen sind: Meist handelt es sich um chronisch psychisch Kranke und Behinderte sowie psychotisch Erkrankte. Im Bereich der ambulanten nichtaufsuchenden Betreuung muss die gesamte Gruppe der behandlungsbedürftigen psychisch kranken Menschen berücksichtigt werden. Dabei ergeben sich deutliche Unterschiede in der Inanspruchnahmeklientel der unterschiedlichen ambulanten Betreuungsformen (WITKOWSKI u. a. 1989). Im Folgenden sollen die einzelnen Formen der ambulanten Betreuung beschrieben werden:

Niedergelassene Ärzte Bis heute wird sicher der größte Teil der ambulanten Versorgung durch niedergelassene Ärzte – und hier vor allem die Nervenärzte – getragen. Deren Zahl hat sich in den letzten Dekaden vervielfacht, ohne dass von einer Bedarfsdeckung gesprochen werden kann, denn vor allem das sozialtherapeutische und psychotherapeutische Angebot ist an vielen Orten noch unzureichend. Dazu kommt, dass die niedergelassenen Ärzte nur ausnahmsweise mit den anderen Hilfen vernetzt sind. Wegen unzureichender Fortbildung von Ärzten kann es außerdem nicht selten zu entsprechend unzureichenden Behandlungsangeboten kommen. Vor allem die große Zahl von Abhängigkeitskranken, psychosomatisch Kranken und Depressiven erhält daher wegen falscher diagnostischer Einordung oder einseitiger Orientierung an somatischen Diagnose- und Behandlungsverfahren ein unzulängliches Hilfeangebot. Dabei ist der Anteil der im weitesten Sinne psychisch Kranken in den Praxen der niedergelassenen Ärzte recht hoch (Schätzungen sprechen von bis zu 30 Prozent). Auffällig in diesen Praxen ist die hohe Zahl von Psychopharmakaverschreibungen (in erster Linie Tranquilizer), die an der dritten Stelle der Verordnungen rangieren.

Zur Verbesserung der ambulanten Versorgung ist in den letzten Jahren eine Reihe von Maßnahmen ergriffen worden, die vor allem eine verbesserte Ausbildung der Mediziner zum Ziel hatte, insbesondere die Einführung der medizinischen Psychologie, der psychosomatischen Medizin und anderer Inhalte in die Medizinerausbildung. Zuletzt erfolgte auch im Hinblick auf die Berücksichtigung psychischer Faktoren die bessere Honorierung der sogenannten *sprechenden Medizin* und die Neufassung der Facharztausbildung durch die Ergänzung eines psychotherapeutischen Teils.

Institutsambulanzen Die strukturellen Schwächen des Systems der niedergelassenen Nervenärzte vor allem bei der Betreuung chronisch kranker Schizophrener hat zur Einführung der an die Fachkrankenhäuser angegliederten Institutsambulanzen geführt. Tatsächlich werden in Institutsambulanzen vor allem diejenigen Patienten behandelt, die einen komplizierteren Krankheitsverlauf zeigen und die häufiger der stationären Krisenintervention bedürfen (KAISER u. a. 1991). Institutsambulanzen zeichnen sich in der Regel durch die Mitarbeit von anderen Berufsgruppen und ein damit verbundenes umfangreicheres sozialtherapeutisches Angebot aus. Gerade bei den häufig hospitalisierten Patientinnen und Patienten ist den Institutsambulanzen eine engere Koordination der Behandlung mit der zuständigen Klinik möglich.

Psychologische Psychotherapeuten Das psychotherapeutische Angebot wird zu einem großen Anteil von ambulant tätigen Psychologen getragen, die nach dem neuen P s y c h o t h e r a p e u t e n g e s e t z auch eine gesicherte rechtliche Position haben. Insbesondere bei der Gruppe der Angsterkrankungen und anderer erlebnisreaktiver Erkrankungen, bei der Behandlung von Depressionen und einer ergänzenden Behandlung bei schizophrenen Psychosen haben sich inzwischen psychologische Therapieverfahren als wirksam erwiesen. Ähnlich wie bei den niedergelassenen Ärzten sind die Voraussetzungen, die eine ausreichende Behandlungsqualität sichern, noch nicht in allen Punkten geklärt, auch wenn das Psychotherapeutengesetz die Zugangsvoraussetzung eng definiert. Die Prämissen für eine differenzierte Indikationsstellung der verschiedenen Behandlungsformen sind noch unzureichend evaluiert, sodass Entscheidungen in diesen Fragen eher berufspolitischen Auseinandersetzungen folgen als patientenbezogenen Kriterien.

Andere nichtärztliche Psychotherapeuten Fast unübersehbar geworden ist das ambulante Angebot, das sich außerhalb der Standardversorgung etabliert hat und gelegentlich als Psycho-Boom disqualifiziert wird. Hier finden sich Heilpraktiker, Protagonisten von Meditationstechniken oder anderer mehr oder weniger wissenschaftlich begründeter Verfahren. Da sich dieser Bereich weitgehend einer Qualitätskontrolle entzieht, fällt die Beurteilung des Nutzens, aber auch des Schadens, der durch diese Angebote entsteht, schwer. Der Beitrag dieser Angebote zur Verbesserung der psychosozialen Versorgung und zur Psychohygiene muss sicherlich angezweifelt werden.

Beratungsstellen In vielen Bereichen haben sich Beratungsstellen als eine wichtige ambulante Betreuungsform bewährt. Zu nennen ist hier vor allem die Suchtkrankenhilfe, bei der die Beratungsstelle ein zentrales Element der ambulanten Versorgung geworden ist. Aber auch die anderen Beratungsstellen sind mehr oder weniger mit der Betreuung von psychisch beeinträchtigten Menschen beschäftigt, wobei der Anteil der im engeren Sinne psychisch Kranken eher klein ist. Beratungsstellen sind in ihren Aufgabenstellungen meist auf bestimmte Fragestellungen eingegrenzt (Familienberatungsstellen, Erziehungsberatungsstellen etc.). Auch für die Beratung psychisch kranker Menschen sind inzwischen spezielle Beratungsstellen im gemeindepsychiatrischen Verbund entstanden. In der Regel dominieren Kurzberatungen oder Kurzbehandlungen.

Selbsthilfegruppen und Angehörigengruppen Vor allem in den achtziger Jahren ist es zu einer erstaunlichen Ausbreitung des Selbsthilfegedankens gekommen. Ausgangspunkt waren die Selbsthilfegruppen der Anonymen Alkoholiker, die sich von den USA aus über die gesamte Welt verbreiteten. Aber auch die Angehörigenverbände und Selbsthilfegruppen der Angehörigen (z. B. die Lebenshilfe) sind bei den Anstrengungen zur Verbesserung der Chancen ihrer kranken und behinderten Familienangehörigen sehr erfolgreich gewesen. Inzwischen hat sich der Selbsthilfegedanke auch in andere Bereiche ausgebreitet, so zum Beispiel bei Menschen mit chronischen körperlichen Erkrankungen und deren Angehörigen. Im psychiatrischen Bereich entstanden in der letzten Zeit Angehörigenverbände von Rauschmittelabhängigen und Alzheimerkranken.

Verschiedentlich ist die Befürchtung geäußert worden, dass sich mit der Förderung der Selbsthilfe das soziale Versorgungssystem aus seinen Verpflichtungen durch Verlagerung der Aufgaben auf Betroffene und deren Angehörige entpflichten wolle. Diese Tendenz hat sich sicherlich nicht bestätigt, vielmehr haben sich die Selbsthilfeorganisationen in vielen Punkten als wichtige Garanten für die Interessen der Betroffenen bewährt und werden inzwischen auch von den etablierten Trägern der psychosozialen Versorgung akzeptiert. Es wird sogar der gleichberechtigte Dialog zwischen Betroffenen, Angehörigen und professionellen Helfern gefordert (Trialog), wie es beispielsweise in den sogenannten Psychose-Seminaren verwirklicht wird (BOCK u. a. 1995; BOCK u. a. 1996).

III Arbeitsachse

II Einführung

Die Integration und somit die positive soziale Prognose ist bei psychisch Kranken und Behinderten auf der Arbeitsachse insgesamt deutlich problematischer als auf der Wohnachse, besonders in einer Zeit hoher Arbeitslosigkeit und gesteigerter Anforderungen an die Flexibilität und psychische Belastungsfähigkeit des Menschen in der Arbeitswelt. Dies betrifft im Grunde fast alle Formen seelischer Erkrankung, wobei aber die an einer Psychose erkrankten Menschen besonders betroffen sind. Eine zuverlässige Gesamtübersicht der beruflichen Situation psychisch Kranker und Behinderter ist kaum zu erhalten, auch weil die Erfassung und die Evaluationskriterien schwer zu definieren sind. Tabelle 6 zeigt als Beispiel die Ergebnisse einer Katamnese von schizophrenen Patienten

Integration die ohnehin niedrigen Ausgangswerte im weiteren Verlauf noch stark absinken – mit den entspechenden materiellen Folgen für die betroffenen Patienten.

Tabelle 6   Berufliche und soziale Situation von Schizophrenen bei Erkrankungsbeginn und 10 Jahre danach

		Zu Erkrankungsbeginn	Nach 10 Jahren
Beruflich	integriert	35%	30%
	fraglich oder teilweise	30%	17%
	nicht integriert	35%	53%
Sozialkontakte	ausreichend gut	26%	33%
	spärlich	62%	32%
	sozial isoliert	12%	35%
Lebensunterhalt	durch Tätigkeit	38%	25%
	Hausfrauentätigkeit	15%	18%
	Krankengeld, Arbeitslosengeld, Sozialhilfe	25%	15%
	Familie	18%	10%
	Rente	3%	32%

Relativ unübersichtlich sind die Auswirkungen psychischer Erkrankungen auf die Frühberentungen als ein Kennzeichen der beruflichen Desintegration, weil eine systematische Erfassung anhand von operationalisierten Kriterien fehlt. Es ist damit zu rechnen, dass in der Gruppe der wegen psychischer Probleme frühberenteten Beschäftigten ein anderes diagnostisches Spektrum gefunden werden kann als bei den Problemgruppen im Rahmen der beruflichen Integration. Außerdem ist wahrscheinlich, dass sich unter den aus anderen Gründen berenteten Menschen eine Reihe von primär psychisch gestörten Menschen verbirgt. Andererseits ist zur Zeit durch die dramatischen Veränderungen am Arbeitsmarkt eine Ausgliederung von Beschäftigten zu beobachten, die eine geringe Anpassungsfähigkeit zeigen. Hierbei wird das Etikett *psychische Krankheit* dazu benutzt, diesen an sich sozialen Prozess zu kaschieren (NOVAK 1986).

II   Problem- und Zielgruppen

Die Probleme bei der beruflichen Integration psychisch Kranker und Behinderter sind vielfältig:
1. Verzögerter und unangemessener Einstieg in das Berufsleben
2. Beruflicher Abstieg oder hohe Arbeitsplatzunsicherheit
3. Desintegration aus der jeweiligen Arbeitsgruppe durch Diskriminierungen oder lange Fehlzeiten
4. Schwierigkeiten hervorgerufen durch Wechsel des Arbeitsplatzes
5. Vorzeitliche berufliche Ausgliederung

Die Art der Probleme bei der beruflichen Integration ist nicht nur von der Krankheit, sondern vor allem auch von dem Erkrankungsalter abhängig, sodass sich eine Reihe von Zielgruppen für die Maßnahmen zur beruflichen Rehabilitation herleiten lässt, und zwar psychisch Kranke und Behinderte,

▸ die sich beruflich umorientieren müssen,

▸ die in ihren Beruf und an ihren Arbeitsplatz reintegriert werden wollen,

▸ die sich beruflich orientieren müssen, weil sie noch nicht über eine abgeschlossene berufliche Ausbildung verfügen,

▸ bei denen zunächst die Voraussetzungen für eine Beschäftigung geschaffen werden müssen.

Bei der Überprüfung der Erfolgsparameter bei Maßnahmen der beruflichen Rehabilitation erweisen sich die ersten zehn Jahre der beruflichen Entwicklung als besonders wichtiges Zeitintervall (WATTS / BENNETT 1973), in dem offensichtlich entscheidende Schritte in der Entwicklung einer stabilen beruflichen Identität gemacht werden, die alle nachfolgenden Entscheidungen prägen. Aus diesem Grund ist es nicht verwunderlich, dass psychisch Kranke und Behinderte, die in diesem Intervall bereits Störungen aufweisen, später zu den wichtigen *Problemgruppen* der beruflichen Rehabilitation zählen:

1. junge, meist schizophrene Klienten mit unzureichenden oder unvollständigen beruflichen Erfahrungen und nicht abgeschlossener oder gestörter schulischer und beruflicher Ausbildung sowie einer geringen Motivation;

2. junge, meist schizophrene Klienten mit einer unzureichenden oder unvollständigen schulischen und beruflichen Ausbildung und einer hohen Motivation;

3. ältere Klienten mit unterschiedlichen seelischen Erkrankungen, die eine meist abgeschlossene berufliche Ausbildung haben, über genügend berufliche Erfahrungen verfügen, aber eine reduzierte Belastbarkeit aufweisen bei einer meist labilen Motivation zur beruflichen Reintegration.

II   Problemstellungen

Gerade bei der beruflichen Integration von psychisch Kranken und Behinderten wird deutlich, wie sehr der Ausgang und der Verlauf einer psychischen Erkrankung von der Wechselwirkung der Krankheit mit Entwicklungs-, Persönlichkeits- und sozialen Faktoren abhängt. Die diagnostische Ebene der Schäden und der Behinderungen muss daher anderen Kategorien folgen, als sie in den Kriterien der jeweiligen Grundkrankheit operationalisiert sind. Zudem wirken in diesem Feld funktionelle Einschränkungen und motivationale Faktoren zusammen und stehen in einer dialektischen Spannung zueinander. Kumulationspunkt dieses komplexen Prozesses scheint das Selbstbild des Patienten zu sein (BRENNER 1989).

Die funktionalen Störungen und Defizite in der Folge von seelischen Erkrankungen beziehen sich meist auf kognitive Leistungen, haben aber auch überdauernde Störungen in der affektiven Bewertung von Anforderungen zur Grundlage und sind meist gekoppelt mit einer verzögerten Fähigkeit zur Erfahrungsbildung (z. B. im Rahmen eines Automatismenverlustes). Kennzeichen für motivationale Störungen ist sicher die Ambivalenz (Ambitendenz), die bei fast allen psychischen Erkrankungen zu beobachten ist. Im Rahmen seelischer Störungen entstehen oft Sichtweisen, die sich an Problemen orientieren und von Problemen determiniert sind. Hierbei spielen Helfersysteme eine nicht unbedeutende Rolle. Problembestimmte Sichtweisen finden sich oft bei Chronifizierungen und erschweren insbesondere die berufliche Integration, die nach wie vor in den westlichen Ländern eine relative Problemfreiheit und Unabhängigkeit von sozialer Hilfe voraussetzt. In Tabelle 7 sind die Problemstellungen zusammengefasst.

Tabelle 7   Problemstellungen bei der beruflichen Rehabilitation

Bereich	Defizit	Problem
	Einschränkung der Fähigkeit:	
Funktionale Störungen kognitive / affektive Störungen verzögerte Erfahrungsbildung	► sich an unterschiedliche Anforderungs- bedingungen anzupassen ► ein Bild von der eigenen Rolle, von den Möglichkeiten und Grenzen zu haben	Das Problem, einen angemessenen Umgang mit Anforderungen, Stress und Konflikten zu entwickeln.
Motivationale Störungen Problemdeterminierung Ambivalenz, Selbstbildstörungen	► eine motivgeleitete Handlung zu entwerfen und aufrecht zu erhalten ► einen Ordnungsrahmen zu erkennen und zu akzeptieren	Das Problem, eine tragfähige und realistische berufliche Identität zu entwickeln und zu festigen.

Diesen vielschichtigen Schwierigkeiten kann nur durch vielseitige Hilfestellung entgegengewirkt werden, die von der beruflichen Aus- und Weiterbildung, dem beruflichen Training, der Beratung bis hin zur Schaffung spezieller Arbeitsplätze reicht. Hierbei müssen die Maßnahmen unter Berücksichtigung der Problemstellung des Behinderten koordiniert und zwischen den einzelnen tragenden Institutionen abgestimmt werden. Diese Organisation im Hinblick auf die Planung und den Prozess der Rehabilitation entspricht dem Prinzip der *Integrierten Rehabilitation* (Bundesarbeitsgemeinschaft für Rehabilitation 1994) (siehe auch Abbildung 10).

Die Organisation der Hilfen zur beruflichen Integration von seelisch Behinderten hat die Abstimmung der Maßnahmen der medizinischen, sozialen und beruflichen Rehabilitation zur Voraussetzung. Der Erfolg einer beruflichen Rehabilitation ist von der Entwicklung eines koordinierten *Rehabilitationsgesamtplans* abhängig.

Auch wenn die einzelnen Hilfen sicherlich effizient sind, lässt sich nur für einen Teil der seelisch kranken und behinderten Menschen eine berufliche Integration gewährleisten. Dies ist auch durch Mängel im Hilfesystem begründet, die unter anderem historische Wurzeln haben. Arbeit als Therapie ist von H. SIMON (1929) in den zwanziger Jahren in die Psychiatrie eingeführt worden als Reaktion auf die negativen Folgen der großen psychiatrischen Kliniken. D. BENNETT (1970) stellt den therapeutischen Wert der durch Simon initiierten Arbeitstherapie in Frage. Nach seiner Auffassung wurden zuvor arbeitslos gemachte und damit einer Grundaktivität menschlichen Lebens beraubte Patienten schließlich in der Psychiatrie beschäftigt.

In der Tat stabilisierte die Arbeitstherapie in den großen Kliniken diese als *totale Institutionen*. Empirische Befunde zeigen, dass Arbeitstherapie die Aufenthaltsdauern von Patienten in Kliniken verlängerte, ohne zu einer besseren beruflichen Integration beizutragen (BARBEE / BERRY 1972; BEARD u. a. 1963). Durch die binnenzentrierte Organisationsform der Arbeitstherapie wurde die Ankopplung an andere Entwicklungen bei der beruflichen Rehabilitation und vor allem die Anpassung an Veränderungen in der Arbeitswelt innerhalb der Psychiatrie versäumt.

Abbildung 10   **Elemente und Ablauf der Integrierten Rehabilitation**

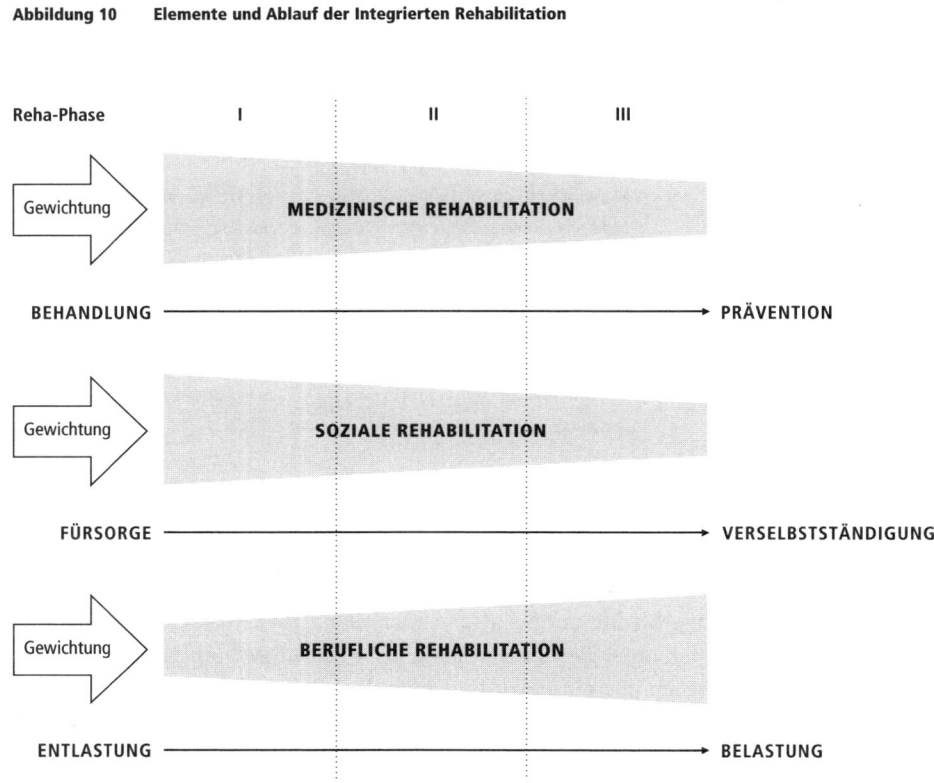

Als die Psychiatrie-Enquete eine Gleichstellung von seelisch und körperlich Behinderten forderte, stellte die unterschiedliche Entwicklung der beruflichen Rehabilitation der beiden Gruppen eines der Haupthindernisse dar. Einrichtungen der beruflichen Rehabilitation – insbesondere die Berufsbildungs- und Berufsförderungswerke – öffneten sich zunächst nicht für seelisch kranke und behinderte Menschen und stimmten ihre Ausbildungsgänge nicht ausreichend auf die Bedürfnisse dieser Klientel ab. Auch das gegliederte Sozialversicherungssystem weist für die berufliche Rehabilitation eine Reihe von Nachteilen auf. Die Trägerschaft der beruflichen Rehabilitation durch unterschiedliche Versicherungssysteme erschwert zudem die für psychisch Kranke besonders wichtige Integration der Hilfen. Wegen des oft frühen Beginns der Erkrankung erreicht ein großer Teil der seelisch Kranken die Anwartschaft auf Versicherungsleistungen gar nicht erst. Seelisch Behinderte bringen in der beruflichen Rehabilitation damit ähnliche Voraussetzungen mit wie geistig behinderte Menschen. Dies hatte zur Folge, dass für seelisch Behinderte in den letzten Jahren zunehmend Arbeitsplätze in Werkstätten für Behinderte geschaffen worden sind, obwohl sich die Problemstellungen der Gruppe der geistig Behinderten und der der seelisch Behinderten in vielerlei Hinsicht unterscheiden (siehe unten).

Bei der beruflichen Rehabilitation handelt es sich über die reine Integration hinaus um einen Prozess, in dessen Verlauf eine Reihe unterschiedlicher Hilfen in einer ausgewogenen Mischung notwendig ist. Erforderlich sind pädagogische und psychotherapeutische Hilfen, aufeinander bezogenes Training und Beratung. In diesem Prozess wird eine Kette von Erlernen, Üben, Bewältigen und Transfers wiederholt durchlaufen. Bei diesem komplexen Vorgang werden von dem Betroffenen jeweils höhere integrierende Fähigkeiten verlangt. Auf Grund dieser Komplexität lässt sich die Intervention zur beruflichen Integration zunächst nur in recht allgemeinen Kategorien beschreiben.

1. **Motivierung:** Die Art der Erkrankung beeinträchtigt oft die Fähigkeit zum zielgerichteten Handeln. Aber auch ein reduziertes Stressbewältigungspotential und die geringere sozioemotionale Belastungsfähigkeit führen bei seelisch Behinderten zu Beeinträchtigungen der Motivation. Oft müssen psychisch Behinderte im Hinblick auf die berufliche Integration starke Abstriche von ihren Erwartungen machen, die bis zum Verzicht auf eine angemessene Entlohnung reichen. Damit fällt die materielle Gratifikation als eines der Hauptmotive für Arbeit weg. Da die psychisch Schwerstbehinderten meist von der Sozialhilfe leben und so dem Subsidiaritätsprinzip unterliegen, führt eine Beschäftigung nicht zu einer entsprechenden materiellen Verbesserung, was zusätzlich die Motivation zur Arbeit beeinträchtigt.

2. **Screening und Diagnostik:** Zielgerichtete Vorbereitung und Beratung haben eine berufsbezogene Diagnostik zur Voraussetzung. Die beruflichen Beanspruchungen erfordern eine Bereitstellung komplexer integrativer Potentiale mit affektiven und kognitiven Aspekten, für die die Diagnostik von psychischen und intellektuellen Grundfunktionen nicht ausreicht – zumal sich psychische Behinderung oft in unzureichenden Transferleistungen zeigt. Ein Versuch zur Lösung dieses Dilemmas sind folgende, bei der beruflichen Integration zu berücksichtigende unabhängige Variablen (RAHN 1986):

▶ Realitätsprüfung
▶ Belastungsfähigkeit und Stresstoleranz
▶ Sozialverhalten
▶ Kompetenz und Souveränität
▶ Einstellung zur Arbeit

Testuntersuchungen, die Teilleistungen messen, helfen in der Diagnostik oft nicht weiter. Hilfreicher ist es, die Belastungsfähigkeit des betroffenen psychisch Behinderten unter möglichst realistischen Bedingungen zu erproben und zu testen.

3. **Vorbereitung und Training:** Die Bedeutung und der Wert von Trainings bei der beruflichen Rehabilitation psychisch Behinderter werden nicht einheitlich beurteilt. Dies ist auf die Einschränkungen bei den Transferleistungen zurückzuführen. Wegen der spezifischen Einschränkungen in der kognitiv-affektiven Verarbeitung müssen die Trainingsprogramme besonders klar und übersichtlich strukturiert sein, und wegen der Einschränkungen in der Ausbildung von Automatismen ist grundsätzlich von längeren Trainingszeiten bei seelisch Behinderten auszugehen. D. BENNETT (1970) unterscheidet eine Reihe von Konvergenzen zwischen psychiatrischen Erkrankungen und der Arbeitswelt, die in der Vorbereitung und im Training Berücksichtigung finden sollten:

▶ die Ebene der Aktualisierung von Erfahrungen und die Fähigkeit zu Ermessensent-
scheidungen;

▶ die Ebene der sozioemotionalen Kompetenz, der Bewältigung von Konflikten und
die Einordnung in einen sozialen Rahmen;

▶ die Ebene, sich den Anforderungen anzupassen und einen Ordnungsrahmen zu
akzeptieren;

▶ die Ebene der Fähigkeiten zur Problemlösung und zur Aktualisierung von Fähigkeiten;

▶ die Ebene, die zur Verfügung stehende Zeit zu nutzen und einzuteilen.

4. **Vermittlung und Beratung:** In Deutschland sind die Möglichkeiten der Beratung und
der Hilfen bei der Vermittlung noch wenig erschlossen – trotz der damit verbundenen
Chancen zur sekundären und tertiären Prävention. Immerhin ist durch die Einrichtung
von *Psychosozialen Diensten* in den letzten Jahren eine Verbesserung auf diesem Feld gelungen (BMJFF 1988). Die Bedeutung dieser Hilfen ergibt sich aus den Schwierigkeiten
vieler psychisch Kranker und Behinderter beim Transfer von Fähigkeiten und Erfahrungen auf neue Situationen und der damit verbundenen Krisenanfälligkeit. Weit verbreitete Vorurteile gegenüber seelisch Kranken, Unsicherheiten im Umgang und oft
negative Vorerfahrungen erschweren zusätzlich die Vermittlung. Außerdem fehlt es
den Beratern (etwa in den Arbeitsämtern) oft an Erfahrungen bei der Lösung der speziellen Probleme dieser Gruppe: Information, Klärung der Rahmenbedingungen und
Förderungsmöglichkeiten, Erarbeitung günstiger Problemlösungsstrategien, Planung
von Einarbeitungsschritten und -zeiten müssen Gegenstand der Beratungs- und Ver-
mittlungstätigkeit sein. Zur Erleichterung von Beratung und Vermittlung seelisch
Kranker und Behinderter sind in den letzten Jahren eine Reihe sozialer Hilfen aufgebaut worden, die eine finanzielle Absicherung der Integration im Rahmen von Eingliederungshilfen ermöglichen und so eine stufenweise Eingliederung erleichtern können.
Leider sind diese Hilfen oft nur jenen zugänglich, die über eine entsprechende Leis-
tungsberechtigung verfügen, zum Beispiel durch die Arbeitsverwaltung gefördert werden.

5. **Sicherung und Krisenmanagement:** Die Krisenanfälligkeit im Rahmen psychischer
Erkrankungen tangiert ganz besonders die berufliche Integration, sodass trotz einer
zunächst erfolgreichen Vermittlung im Rahmen einer akuten Krise ein erneuter Verlust
des Arbeitsplatzes drohen kann. Deshalb sollte die weitere Begleitung der Integration
bei vielen Patienten über die Vermittlung hinausgehen. Inzwischen gibt es Möglichkeiten, die Zeit der beruflichen Ausgliederung durch sogenannte berufliche B e l a s t u n g s -
e r p r o b u n g e n, die eine Beschäftigung auch beim Vorliegen einer Arbeitsunfähigkeit
erlauben, zu verkürzen. Damit kann insbesondere das Problemlösungspotential des Betroffenen therapeutisch gestützt werden.

ıı   Stufen der beruflichen (Wieder-)Eingliederung

Entlang der oben beschriebenen Interventionen können Stufen der beruflichen (Re-)
Integration dargestellt werden, auf denen die verschiedenen Interventionen mit jeweils
unterschiedlicher Gewichtung kombiniert angewendet werden.

1. **Enthospitalisierung:** Der erste Schritt in Richtung einer beruflichen (Re-)Integration
ist das Hinterfragen der Rolle als Patient und Behinderter. Das Interesse für Arbeit und
für damit verbundene Veränderungen im sozialen Rollenverhalten müssen bei dem Be-

troffenen, seinen Angehörigen und auch bei den Helfern geweckt werden. Die Behandlung muss entsprechend in ihrer Zielsetzung ausgerichtet und eventuell verändert werden. Bei einer klinischen Behandlung bedeutet dies den Beginn der Entlassungsphase.

2. **Motivierung zur Tätigkeit:** Meist ist der Weg von der Enthospitalisierung zur beruflichen Integration recht weit. Die ersten Schritte entsprechen dabei oft nicht den Erwartungen des Klienten, denn es ist noch nicht abzusehen, ob und wie das Ziel der beruflichen Integration erreicht werden kann. Dies erfordert starke Motivierung für den Beginn einer Tätigkeit. Andere therapeutische Aktivitäten, die eventuell mit einer Entlastung verbunden sind, müssen ggf. dafür zurücktreten.

3. **Klärung und Diagnostik:** Sobald das Interesse und die Bereitschaft geweckt werden konnten, in einen Prozess der beruflichen Integration einzutreten, kann eine Phase der Klärung und Diagnostik Rehabilitationsabklärung beginnen, die als Ziel die Erstellung eines gemeinsamen Rehabilitationsgesamtplanes hat. Die Methoden zur Diagnostik sind vielfältig und von unterschiedlicher Güte. Je näher die Diagnostik der beruflichen Realität angeglichen ist, desto höher ist die diagnostische Qualität. Eine derartige Diagnostik kann in Übungs- und Scheinfirmen erfolgen, wobei verschiedenste psychologische Techniken zur Anwendung kommen.

4. **Vorberufliches Training:** Insbesondere bei den klassischen psychiatrischen Krankheiten sind verlängerte Trainingsphasen notwendig. Das sogenannte vorberufliche Training zeichnet sich durch geringere Spezifität aus, vor allem die zeitliche Belastung ist reduziert. Das Training von Grundarbeitsfähigkeiten (Tabelle 8) hat einen hohen Stellenwert.

5. **Berufliches Training:** Um einen weitgehenden Anschluss an das berufliche Training in anderen Bereichen der beruflichen Rehabilitation zu bekommen, müssen die Grundarbeitsfähigkeiten ausreichend vorhanden und auch die zeitliche Belastungsfähigkeit mindestens halbschichtig möglich sein. Unter diesen Voraussetzungen können im beruflichen Training berufsspezifische Anforderungen einen höheren Stellenwert bekommen.

6. **Erprobung und Anwendung:** Am Ende des Trainings müssen die Trainingsergebnisse in die berufliche Realität transformiert werden. Hier können bei seelisch Kranken und Behinderten immer wieder Krisen beobachtet werden, sodass sich ein Abschluss von Trainingsmaßnahmen mit einer sogenannten Erprobung anbietet. Damit sind Praktika gemeint, die an Arbeitsplätzen des allgemeinen oder gesonderten Arbeitsmarktes absolviert werden. Bei einer halbwegs realistischen Anforderung ist damit eine Begleitung und Beratung möglich.

7. **Belastung an beschützten Arbeitsplätzen:** Auch bei optimaler Vorbereitung und Vermittlung bleiben viele psychisch Kranke und Behinderte nur beschränkt belastbar, sodass mehr oder weniger dauerhaft gesonderte Arbeitsplatzbedingungen und Hilfen gewährt werden müssen. Im einfachsten Falle reicht eine reduzierte Arbeitszeit aus, in anderen Fällen müssen Arbeitsplätze vorgehalten werden, die nur im Rahmen des besonderen Arbeitsmarktes bereitgestellt werden können.

8. **Begleitete Belastung am Arbeitsplatz:** An der Schnittstelle zwischen beruflicher Rehabilitation und Wiedereingliederung sind Hilfen angesiedelt, die eine zeitlich begrenzte Begleitung des Betroffenen zum Ziel haben. Insbesondere in den USA wird diese Form der Hilfe zunehmend und mit großem Erfolg eingesetzt. In den »support work«-Programmen etwa wird das gängige Prinzip, erst unter geschützten Bedingungen zu trai-

nieren und dann einen geeigneten Arbeitsplatz zu finden, umgekehrt und zunächst ein Arbeitsplatz gefunden, um dann dort die dazu notwendigen Fähigkeiten zu trainieren (STASTNY u. a. 1994). Die tragende Hypothese dieser Modelle ist, dass der Erfolg der Wiedereingliederung zunimmt, wenn der Verantwortlichkeit des Betroffenen für die Maßnahmen zunehmende Bedeutung beigemessen und gleichzeitig die Nähe zum späteren Arbeitsplatz gesucht wird. Da die Vor-Ort-Betreuung sich als sehr bedeutsam und effektiv herausgestellt hat, lässt sich für die Zukunft eine Verlagerung der Aktivitäten in der beruflichen Wiedereingliederung zu den ambulanten, nachgehenden Diensten vorhersagen, zumindest als Ergänzung zu den klassischen, am Training orientierten Verfahren.

Tabelle 8   **Liste der Arbeitsfähigkeiten (SCHUBERT u. a. 1988)**

Selbstbild	Selbstvertrauen
	Selbstständigkeit
	Rollenverhalten
	Verantwortung
Soziale Fähigkeiten	Kontakt (Gruppe / Einzel)
	Beziehungen zu Kollegen, Vorgesetzten und Untergebenen
	Integration in der Arbeitsgruppe
Spezielle Fähigkeiten	Sprachliches Verständnis
	Umgang mit Zahlenmaterial
	Nummerisches Verständnis
	Handwerkliches Verständnis
	Formallogisches Verständnis
	Schreiben
Elementare Arbeitsfähigkeiten	Ausdauer
	Zeiteinteilung
	Sorgfalt
	Erfahrungsbildung
	Gedächtnis
	Körperhaltung
	Konzentration
	Aufmerksamkeit
Emotionale Fähigkeiten	Initiative
	Interesse
	Motivation
	Antrieb

Anhand der so skizzierten Stufung der Rehabilitation lassen sich drei Phasen abgrenzen: Motivationsphase, Vorbereitungsphase, Wiedereingliederungsphase.
Die Zuordnung der Stufen ist in Abbildung 11 dargestellt.

Abbildung 11   Stufen der beruflichen Eingliederung

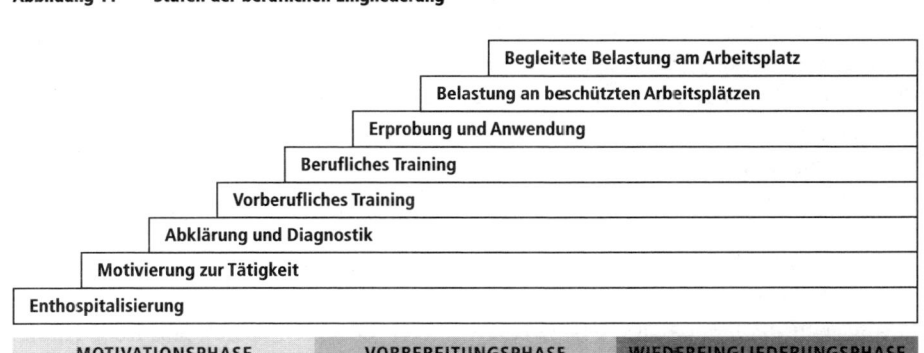

		Begleitete Belastung am Arbeitsplatz
		Belastung an beschützten Arbeitsplätzen
	Erprobung und Anwendung	
	Berufliches Training	
Vorberufliches Training		
Abklärung und Diagnostik		
Motivierung zur Tätigkeit		
Enthospitalisierung		
MOTIVATIONSPHASE	VORBEREITUNGSPHASE	WIEDEREINGLIEDERUNGSPHASE

Einrichtungen und Ebenen der beruflichen Integration

Aus historischen Gründen verteilen sich die Aktivitäten der beruflichen Rehabilitation auf unterschiedliche Einrichtungen und Hilfeformen, die eine je verschiedene Tradition haben. Am Beispiel der Arbeits- und Beschäftigungstherapie zeigt sich, dass sich einige etablierte Formen durch die Reformbewegungen in der Psychiatrie grundsätzlich gewandelt haben. Dies alles spiegelt einen recht dynamischen Prozess wider, nachdem dieses Arbeitsfeld aufgrund der Entwicklungen auf dem Arbeitsmarkt immer wieder beeinflusst wird. Im Folgenden sollen die verbreitetsten Einrichtungstypen dargestellt werden mit ihrer Zuordnung zur:

▸ Motivierung,
▸ Vorbereitung,
▸ Vermittlung, Wiedereingliederung und
▸ Sicherung einer dauerhaften Beschäftigung.

Von der Seite der Finanzierung der Maßnahmen wird der Prozess der Rehabilitation heute in drei Phasen unterteilt. In der 1. Phase stehen vor allem die medizinischen Leistungen im Vordergrund. Sie wird folgerichtig von den Krankenkassen finanziert. In der Phase 2 werden die medizinischen Leistungen durch Maßnahmen der beruflichen und sozialen Rehabilitation ergänzt. Die Finanzierung erfolgt entweder durch die Krankenkasse, wenn es sich um die Stabilisierung der Gesundheit handelt, oder durch den Rentenversicherungsträger, wenn eine frühzeitige Berentung damit vermieden werden soll (Grundsatz: Rehabilitation vor Rente). In der Reha-Phase 3 steht die berufliche Rehabilitation vollkommen im Vordergrund. Die Finanzierung erfolgt durch die Arbeitsverwaltung, um langfristige Arbeitslosigkeit zu vermeiden, oder durch den Rentenversicherungsträger aus oben genannten Gründen.

Arbeits- und Beschäftigungstherapie

H. SIMON (1929) gilt als Vater der Arbeitstherapie in der Psychiatrie. Simons Beitrag war vor allem die Betonung des therapeutischen Wertes von Arbeit, da er bei den Patienten seiner Klinik nach der Einführung der Arbeit eine deutliche Besserung vor allem der destruktiven Verhaltensweisen zu beobachten glaubte. D. BENNETT (1970) warf diesem Ansatz vor, er trage zur materiellen Stabilisierung der Institution durch schlecht bezahlte Patientenarbeit bei. Durch die Einführung der industriellen Arbeitstherapie versuchte man dieser Tendenz zu begegnen. Dabei handelte es sich in der Regel um einfache Montagearbeiten, die im Rahmen von Auftragsarbeiten von den Patienten übernommen wurden und für die sie meist eine bescheidene Entlohnung erhielten. Die industrielle Arbeitstherapie lehnte sich dabei an die Produktionsmethoden der industriellen Fertigung an, was vielen psychisch Behinderten entgegenkam, da der erforderliche Ermessensspielraum für diese Arbeiten in der Regel klein war und dadurch eine wirtschaftlich relevante Leistung erbracht werden konnte. Bennett hat zu Recht darauf hingewiesen, dass die industrielle Arbeitstherapie nicht per se als rehabilitativ oder gar therapeutisch bezeichnet werden könne, da sie dafür zu global angelegt sei. Darüber hinaus stellt die industrielle Arbeitstherapie heute sicherlich keine realistische Abbildung der Arbeitswelt mehr dar.

Durch die Verkleinerung der großen Anstalten und die Verlagerung eines Teils der psychiatrischen Versorgung auf Abteilungen sowie durch die Enthospitalisierung leistungsfähiger Patienten in komplementäre Einrichtungen muss die Arbeitstherapie im psychiatrischen Krankenhaus stärker rehabilitative Elemente betonen. Die Arbeitstherapie im klassischen Sinne spielt in Wohnheimen (die häufig das Erbe des Langzeitbereiches der großen Kliniken übernehmen) und in Formen der ambulanten oder teilstationären Versorgung enthospitalisierter Patienten in der Regel als Zuverdienstmöglichkeit noch eine Rolle. Aus der Arbeitstherapie ist später die Beschäftigungstherapie entstanden, zunächst als Vorstufe der industriellen Arbeitstherapie (ROST 1970). Im Laufe der Entwicklung fanden immer mehr kreative Techniken Eingang in die Beschäftigungstherapie bis hin zu einer Annäherung an die Kunsttherapie (AISSEN-CREWETT 1986). Funktionelle Beschäftigungstherapie betont den Einsatz verschiedener Techniken im Hinblick auf spezielle körperliche oder seelische Funktionen. Mit dieser Entwicklung hat sich die Beschäftigungstherapie zunehmend von der Arbeitsrehabilitation entfernt und zu einer im weitesten Sinne therapeutischen Methode gewandelt. In der Anfangszeit der Arbeits- und Beschäftigungstherapie, die heute auch unter dem Oberbegriff Ergotherapie subsumiert wird, wurde diese Betreuungsform in der Regel von Krankenpflegern und Krankenschwestern getragen. Nach der Einführung der industriellen Arbeitstherapie kamen Handwerker mit einer mehr oder weniger differenzierten Zusatzausbildung dazu. Inzwischen ist für dieses Arbeitsfeld mit dem »Ergotherapeuten« ein Berufsbild etabliert worden, das die therapeutischen und technischen Implikationen zusammenführt.

▪ Berufsbildungswerke und Berufsförderungswerke

Berufsbildungswerke sind überbetriebliche Einrichtungen der beruflichen Erstausbildung von behinderten Jugendlichen, die nach dem Verlassen der allgemeinbildenden Schulen oder Sonderschulen neben der Berufsausbildung eine begleitende ärztliche, psychologische, pädagogische und soziale Betreuung benötigen oder auf dem allgemeinen Ausbildungsmarkt keinen geeigneten Ausbildungsplatz finden. Berufsförderungswerke sind überbetriebliche Einrichtungen vorwiegend der beruflichen Umschulung erwachsener Behinderter, die ihren bisherigen Beruf nicht mehr ausüben können und die ausbildungsbegleitend medizinische, psychologische und soziale Fachdienste benötigen oder die aus sonstigen Gründen zur Sicherung des Rehabilitationserfolges auf ein Berufsausbildungswerk angewiesen sind.

Obwohl die Aufgabenstellung der Berufsausbildungs- und Berufsförderungswerke sicherlich auf die Gruppe der psychisch Kranken und Behinderten auszudehnen ist, wird diese Gruppe nur in Ausnahmefällen in derartige Einrichtungen der beruflichen Rehabilitation integriert. Dies ist außer aus den historischen Gründen auch durch die verkürzte, mit höheren Anforderungen verbundene Ausbildung und durch die nicht gemeindenahe Internatsunterbringung begründet. Mit diesen Schwierigkeiten hatten auch die wenigen Modelleinrichtungen zu kämpfen, die sich dieser Gruppe von Klienten öffnen wollten. Einen bedeutsamen Anteil an der beruflichen Rehabilitation haben diese Einrichtungen bislang nicht erreicht.

■ Übergangseinrichtungen

Die Übergangseinrichtungen sind eigentlich zunächst als Wohneinrichtungen konzipiert worden und weniger als Orte der beruflichen Rehabilitation. Da aber in diesen Einrichtungen meist jüngere Klienten betreut wurden, wurde in den letzten Jahren das Angebot zum vorberuflichen Training verbessert. Diese Entwicklung wird gestützt durch die Absicht, die Kostenträgerschaft für die Übergangseinrichtungen von dem überörtlichen Sozialhilfeträger auf die Rentenversicherung zu übertragen. Inwieweit dies dazu beiträgt, dass die Einrichtungen einen wesentlichen qualitativen und quantitativen Beitrag im Rahmen der beruflichen Rehabilitation leisten können, bleibt noch offen.

■ Berufliche Trainingszentren

Um die Möglichkeiten des vorberuflichen Trainings zu verbessern, sind an einigen Orten sogenannte Berufstrainigszentren (BTZ) entstanden, die meist berufsvorbereitende Schritte für psychisch Kranke und Behinderte vorhalten. Zusätzlich ist ein umfangreicheres Angebot an medizinischen, sozialen und psychologischen Hilfen in diesen Einrichtungen vorhanden. Da es in Deutschland nur wenige dieser Einrichtungen gibt, sind deren Angebote in der Regel nicht gemeindenah organisiert, was ein wesentliches Handicap darstellt und vor allem die Hilfen bei der Wiedereingliederung erschwert.

■ Rehabilitatives psychiatrisches Krankenhaus

Zur Verbesserung der psychiatrischen Versorgung und Eingliederung psychisch Kranker und Behinderter in Arbeit, Beruf und Gesellschaft sind seit 1987 zunächst als Modellversuch sogenannte Rehabilitationseinrichtungen für psychisch Kranke und Behinderte (RPK) eingerichtet worden. Mittlerweile liegen erste, positive Ergebnisse dieses Einrichtungstyps vor, sodass sie in die Regelversorgung übernommen worden sind. RPKs entsprechen im Prinzip den Rehabilitationseinrichtungen der oben genannten Reha-Phase 2. Hiermit soll die Lücke zwischen der psychiatrischen Klinik und den Einrichtungen der beruflichen Rehabilitation auch für psychisch Kranke und Behinderte geschlossen werden. Zusätzlich zu den medizinischen Leistungen sind in der RPK andere stabilisierende, trainierende und damit berufsvorbereitende Hilfen integriert. Diese umfassen Maßnahmen der beruflichen Bildung, eine psychosoziale Betreuung, Unterstützung bei der Berufsfindung und Schritte zur Arbeitserprobung.

Auch die RPKs sind bislang nur in einigen Modellregionen eingerichtet und nicht flächendeckend vorhanden. Auch sie tragen sich deshalb mit dem Problem der fehlenden Gemeindenähe.

▪ Werkstatt für Behinderte

Die Werkstätten für Behinderte (WfB) sind Einrichtungen, die sozialversicherungspflichtige Arbeitsplätze vorhalten, aber aus tariflichen Vereinbarungen herausgenommen sind. Daher werden die WfBs auch dem besonderen Arbeitsmarkt zugerechnet. Durch das sogenannte Werkstattgesetz haben die WfBs einen rechtlichen Rahmen bekommen und damit eine abgesicherte Finanzierung. Die Träger wurden aber gleichzeitig verpflichtet Arbeitsplätze für alle Behinderten zur Verfügung zu stellen, also für psychisch Kranke und geistig Behinderte. Dadurch mitbedingt haben sich die WfBs in den letzten Jahrzehnten zunehmend für die Gruppe der seelisch Behinderten geöffnet. Dabei sind spezifische Schwierigkeiten zu überwinden:
▶ Die WfB kann in der Regel keine tarifliche Entlohnung gewährleisten.
▶ Die Verbindung der WfB mit vor allem geistig Behinderten wird von vielen seelisch Kranken als Stigmatisierung empfunden.
▶ Für die Beschäftigung in der WfB wird in der Regel eine vollschichtige Belastungsfähigkeit vorausgesetzt, die Möglichkeiten der Teilzeitbeschäftigung sind begrenzt.
▶ Traditionell werden in der WfB einfache geistige Funktionen und wenig fordernde Arbeiten bevorzugt, zu denen psychisch Kranke und Behinderte nicht immer zu motivieren sind und die ihrem Leistungsspektrum auch nicht unbedingt entsprechen.
▶ Die ohnehin knappen Verdienstmöglichkeiten sind vor allem bei jenen psychisch Behinderten begrenzt, die abhängig von der Sozialhilfe sind, weil diese entsprechend dem Subsidiaritätsprinzip bei Verdiensten entsprechend gekürzt wird. Dadurch geht ein wesentlicher Anreiz der Arbeitstätigkeit verloren.
Diesen Schwierigkeiten der WfB ist an vielen Orten damit begegnet worden, dass spezielle Werkstätten für seelisch Kranke und Behinderte eingerichtet wurden.
In der Regel wird in der WfB ein Trainingsbereich und ein Produktionsbereich unterschieden, wobei der Trainingsbereich der Ort für das vorberufliche und zum Teil für das berufliche Training ist. Im Produktionsbereich werden Dauerarbeitsplätze angeboten, die meist gering entlohnt, aber sozialversicherungspflichtig sind und daher den Klienten einen Zugang zu den Leistungen der Sozialversicherungen ermöglichen.

▪ Arbeitsprojekte

Aus der Tradition der Arbeitstherapie sind im komplementären Bereich sogenannte Arbeitsprojekte entstanden, die sich oft an eine komplementäre Wohneinrichtung anlagern. Es handelt sich um Einrichtungen der vorberuflichen Rehabilitation, die im Gegensatz zur WfB nicht eine vollschichtige Belastungsfähigkeit voraussetzen. Da diese Einrichtungen sich nicht in einem gesetzlichen Rahmen bewegen, ist ihre Organisation und vor allem ihre Finanzierung oft unzureichend und ihre Organisationsform instabil.

▪ Zubrotfirmen

Unter Zubrotfirmen versteht man Projekte, bei denen psychisch Behinderte die Möglichkeit bekommen, zu der ihnen gewährten Unterstützung zusätzlich Geld zu verdienen. Die Verdienstmöglichkeiten sind dabei durch die Regelungen der Sozialhilfe oder der Rentenversicherung begrenzt. Zubrotfirmen weisen im Hinblick auf eine flexible Arbeitszeit- und Arbeitsplatzgestaltung einige Besonderheiten auf, die den Schwierigkeiten psychisch Behinderter entgegenkommen. In diesem Rahmen kann auch eine relativ leistungsgerechte Entlohnung erfolgen.

Schwierigkeiten entstehen den Zubrotfirmen dadurch, dass die ökonomische Stabilisierung nicht einfach ist und die meist kleinen Initiativen stark von geeigneten Arbeitsaufträgen abhängig sind. So kann in der Regel nur ein sehr begrenztes Arbeitsangebot vorgehalten werden.

■ Selbsthilfefirmen

Im Jahr 1979 entstand die erste Firma, deren Ziel darin bestand, vorwiegend psychisch Kranke zu beschäftigen. Absicht dieser Initiative war es, für psychisch Kranke Arbeitsplätze zu schaffen, bei denen eine tarifliche Entlohnung gezahlt werden konnte. In Deutschland bestehen mittlerweile etwa 100 solcher Non-Profit-Unternehmen. Die Selbsthilfefirmen sind Teil des allgemeinen Arbeitsmarktes und daher den gleichen wirtschaftlichen Rahmenbedingungen ausgesetzt wie andere Unternehmen. Durch die Konzentration auf besondere Produkte oder Produktionsnischen soll trotz reduzierter Leistungsfähigkeit der Mitarbeiter ein wirtschaftliches Überleben ermöglicht werden. Die Förderungsmöglichkeiten sind im Gegensatz zur WfB, die hoch subventionierte Arbeitsplätze vorhält, gering. Es gibt Förderungsmöglichkeiten über den Sozialfond der EG, gelegentlich durch die Arbeitsverwaltung oder im Rahmen von kommunalen Initiativen.

Dies macht verständlich, warum die Selbsthilfefirmen meist kleine, wirtschaftlich schwache Unternehmungen mit einer relativ kleinen Belegschaft sind. Einige Firmen stehen immer wieder wirtschaftlich unter starkem Druck, sodass von der öffentlichen Hand ein Ausgleich für die behinderungsbedingten Minderleistungen eingefordert wird. Initiatoren derartiger Selbsthilfefirmen sind häufig Mitarbeiter psychiatrischer Einrichtungen, die mit den jeweiligen Initiativen ein Gegengewicht zur etablierten Psychiatrie aufbauen wollen und die über diesen Weg die Integration von seelisch Behinderten in die Gesellschaft voran treiben möchten. Nach einer durch hohes Engagement getragenen Pionierphase hat sich die Professionalität bei der Etablierung und der Erhaltung von Selbsthilfefirmen deutlich erhöht. Dazu hat auch die Gründung von Dachorganisationen beigetragen (FAF 1989; WEBER / STEIER 1998).

■ Freier Arbeitsmarkt

Der größte Teil der psychisch kranken und behinderten Menschen arbeitet auf dem allgemeinen Arbeitsmarkt – außer der Gruppe der schizophrenen Patienten und der Alterskranken. Man muss davon ausgehen, dass psychisch Kranke eher von Arbeitslosigkeit bedroht sind, längere Fehlzeiten aufweisen und gegenüber gesundheitlichen Schäden am Arbeitsplatz empfänglicher sind. Am Beispiel der suchtkranken Mitarbeiter lassen sich die speziellen Probleme psychisch kranker Menschen am allgemeinen Arbeitsmarkt gut darstellen.

Alkohol am Arbeitsplatz stellt ein gesamtwirtschaftliches und ein gesellschaftliches Problem dar. Nach Schätzungen der Deutschen Hauptstelle für Suchtgefahren und nach

Auskunft der Bundeszentrale für gesundheitliche Aufklärung trinken von 100 Beschäftigten rund 52 mindestens gelegentlich Alkohol am Arbeitsplatz, davon 11 täglich und 4 davon sogar mehrmals täglich. Nach Schätzungen sind etwa 5 Prozent der Arbeitnehmer alkoholabhängig. Alkoholabhängige sind 2,5-mal häufiger krank, 16-mal häufiger kurzfristig fehlend und 3,5-mal häufiger in Betriebsunfälle verwickelt. Die wirtschaftlichen Folgen sind sicherlich gravierend (RUSSLAND / PLOGSTEDT 1986).

Wie bei vielen anderen seelischen Erkrankungen werden Suchterkrankungen am Arbeitsplatz zunächst nicht bemerkt oder sogar regelrecht verleugnet. Erst bei ernsthaften Einschränkungen kommt es zu Sanktionen bis hin zur Kündigung. Große Firmen versuchen diesem Problem mit zunehmendem Erfolg durch sogenannte Betriebsvereinbarungen zu begegnen. In diesen Vereinbarungen versuchen Unternehmer und Gewerkschaften ein einheitliches Programm vertraglich zu regeln, in dem der Umgang mit Alkohol und die Maßnahmen festgelegt sind, die auf die Alkoholabhängigkeit des Mitarbeiters erfolgen sollen. Dabei ist meist ein gestuftes Vorgehen über mehrmalige Ermahnungen, Einleitung von therapeutischen Maßnahmen, Entlassung mit Wiedereinstellungszusage bei Abstinenz bis zur endgültigen Entlassung vorgesehen. Manche größere Unternehmen gehen so weit, im Rahmen ihres Betriebes Selbsthilfegruppen für Abhängige anzubieten.

Betriebsvereinbarungen sind eine Möglichkeit im Rahmen des allgemeinen Arbeitsmarktes die Integration von psychisch Kranken und Behinderten zu erleichtern. Zu erwähnen ist, dass viele Unternehmen heute über Betriebssozialarbeiter verfügen oder durch den Behindertenberater des Betriebsrates Hilfe angeboten werden kann. Oft ist nicht fehlende Bereitschaft der Grund, dass seelisch Kranke und Behinderte in Unternehmen besser integriert werden, sondern das Fehlen notwendiger Informationen und fachlicher Hilfestellungen, um die damit verbundenen Schwierigkeiten zu bewältigen.

▪ Psychosoziale Dienste

Durch die Einrichtung von Psychosozialen Diensten (PSD) gelang in Deutschland der Einstieg in die Beratung von psychisch Kranken und Behinderten, die in der Arbeitswelt noch integriert sind. Ansatzpunkt ist das Schwerbehindertengesetz, das Betriebe ab einer bestimmte Größe zur Beschäftigung von Behinderten verpflichtet oder eine Ergänzungsabgabe an die Hauptfürsorgestelle verlangt. Die Finanzierung des Psychosozialen Dienstes erfolgt aus den Mitteln dieser Ergänzungsabgabe. Die Leistungen des Psychosozialen Dienstes umfassen zunächst die Beratung des Betroffenen, aber auch des Arbeitgebers und die Information von Arbeitgebern über die speziellen Probleme von psychisch kranken Mitarbeitern. Obwohl eine breite Evaluation der Psychosozialen Dienste aussteht, sind die ersten Ergebnisse über diesen Dienst ermutigend.

▪ Arbeitsverwaltung

Die Arbeitsverwaltung in Gestalt der örtlichen Arbeitsämter hat in Deutschland eine zentrale Rolle in der Arbeitsvermittlung. Für die Beratung psychisch Kranker und Behinderter ist das Arbeitsförderungsgesetz und vor allem das Rehabilitationsrecht entscheidend. Die Rehabilitationsberater übernehmen die Aufgaben der Vermittlung und Förderung. Meist handelt es sich um Qualifizierungsmaßnahmen und Eingliederungshilfen, bei denen dem Arbeitgeber Zuschüsse bezahlt werden können, wenn er sich zur Anstellung eines Behinderten entschließt. Obwohl die seelisch Behinderten in der Arbeitsverwaltung als eine Problemgruppe gelten, haben die meisten Arbeitsämter keinen speziellen Fachdienst.

Durch das Monopol der Arbeitsverwaltung ist in Deutschland im Gegensatz zu anderen Staaten kein alternativer Vermittlungsdienst für psychisch Kranke vorhanden, allerdings gibt es erste Ansätze (WEIG 1991).

■ **Hauptfürsorgestellen**

Hauptfürsorgestellen übernehmen Arbeiten, die sich aus dem Schwerbehindertengesetz herleiten. Insbesondere achten sie auf die Einhaltung des Arbeits- und Kündigungsschutzes für psychisch Behinderte (sobald sie als Schwerbehinderte nach den Maßgaben des Gesetzes anerkannt sind). Im Rahmen dieses Auftrages finanzieren die Hauptfürsorgestellen auch Maßnahmen, die eine berufliche Desintegration von psychisch Behinderten verhindern sollen.

■ **Tagesstätten**

Durch die hohe Zahl von enthospitalisierten Langzeitpatienten entsteht ein zunehmender Bedarf an Beschäftigungsmöglichkeiten, die unterhalb der Anforderungen einer Werkstatt für Behinderte angesiedelt sind. Um diesen Bedarf zu decken, ist in den letzten Jahren vor allem im Rheinland mit der Einrichtung von sogenannten Tagesstätten begonnen worden, die eine stundenweise Beschäftigung von psychisch Kranken und Behinderten ermöglichen, aber auch andere tagesstrukturierende Maßnahmen vorsehen, die im engeren Sinne nicht mehr als berufliche Rehabilitation angesehen werden können.

ⅢⅢ Spezielle Problemstellungen bei psychosomatisch Kranken

Zwischen der psychiatrischen Versorgung und der somatischen Medizin gibt es einige Berührungspunkte: psychosomatische Erkrankungen im engeren Sinne, bei denen eine somatisch-psychotherapeutische Behandlung indiziert ist und die eine Zusammenarbeit von Psychiatern und Somatologen erfordern, sowie eine Reihe von somatischen Erkrankungen, die in direktem oder indirektem kausalen Zusammenhang mit psychiatrisch relevanten Störungen stehen. Beispiele sind somatische Erkrankungen von Suchtkranken oder die psychischen Folgen von chronischen Erkrankungen (meistens in Form von depressiven Verstimmungen).

Der Anteil der psychischen Symptome und Erkrankungen im Zusammenhang mit somatischen Erkrankungen ist relativ hoch. Bei einer Untersuchung zur Punktprävalenz in einem somatischen Allgemeinkrankenhaus fanden sich bei 46,5 Prozent der Patienten der internistischen und chirurgischen Abteilungen psychische Auffälligkeiten (AROLT u. a. 1995), wobei organische Störungen, Alkohol- und Drogenabhängigkeit und neurotische Störungen im Vordergrund standen. Auch bei der ambulanten ärztlichen Behandlung spielen bei einem Drittel der Patienten psychische Beeinträchtigungen eine Rolle. Für diese Patientengruppen fehlt ein für die Heilung notwendiges Behandlungselement. Diese Klientel wird für die Psychiatrie zunehmend bedeutsam.

ııı Konsultations-Liaison-Psychosomatik

Durch psychiatrische Abteilungen an Allgemeinkrankenhäusern (die meisten psychiatrischen Universitätskliniken sind entsprechend organisiert) wurden – eigentlich unbeabsichtigt – die Grundlagen dafür geschaffen, dass auch die Gruppe der psychosomatisch Kranken und die der psychisch Kranken, die zusätzlich somatisch krank sind, durch psychiatrisch-psychotherapeutische Hilfen erreicht werden können. Dies erfolgte zunächst durch den Ausbau der Konsiliarpsychiatrie, die in manchen psychiatrischen Abteilungen mittlerweile einen großen Anteil der Arbeit ausmacht. Schon in den siebziger Jahren wurde versucht durch spezielle Ausbildungsangebote die psychotherapeutische Basiskompetenz in den nichtpsychiatrischen Abteilungen zu erhöhen. Für diesen Ansatz hat sich mittlerweile der Begriff *Liaison-Dienst* eingebürgert (JORASCHKY / KÖHLE 1986).

Diese Organisationsform der Betreuung psychosomatisch Kranker ist in Ländern wie den USA, Kanada und Holland weit verbreitet, in Deutschland aber noch im Wesentlichen auf die Universitätskliniken beschränkt. Die Konsultations-Psychiatrie betreut konsiliarisch akute psychiatrische Notfälle, der Liaison-Dienst hat weitere Aufgaben und beinhaltet einen intensiven Kontakt zu den Mitarbeitern der somatischen Abteilung, gemeinsame Visiten und gemeinsame Behandlungen. Es lassen sich hierbei drei Ansätze unterscheiden:

1. Patientenzentrierter Ansatz: Hierbei kommt es zu einer gemeinsamen Beratung über den Patienten und eventuell zu einer gemeinsamen, kombinierten Behandlung.

2. Arztzentrierter Ansatz: Im Mittelpunkt der Beratung steht in diesem Fall der behandelnde Arzt, bei dem nicht nur die somatologische Diagnostik und Behandlung abgefragt werden, sondern dessen emotionale Reaktion auf den Patienten zum Gegenstand der Beratung gemacht wird (etwa Balint-Gruppen).

3. Teamzentrierter Ansatz: Im Mittelpunkt der Beratung steht das Behandlungsteam der somatischen Abteilung. Dabei stehen die Spannungen innerhalb des Teams zur Debatte und der Umgang einzelner Teammitglieder mit den Patienten.

ııı Psychosomatische Fachkliniken

Psychosomatische Fachstationen (die an manchen Orten auch Krisenstationen genannt werden) gehören in Deutschland zur Ausnahme. Statt dessen haben sich eine Reihe von psychosomatischen Fachkliniken etabliert, die oft im Rahmen einer sogenannten Anschlussheilbehandlung (AHB) tätig werden. Die Fachkliniken haben in der Regel eine psychoanalytische oder verhaltenstherapeutische Ausrichtung. Im Bericht über die Lage der Psychiatrie (1975) wird die hohe Zahl dieser Einrichtungen in Deutschland angemerkt und die derzeitig vorgehaltenen Kapazitäten werden als sogar überzogen bezeichnet, Effizienzkontrollen fehlen weitgehend.

Die hohe Zahl psychosomatischer Fachkliniken ist sicher auch die Folge von Fehlentwicklungen in der Psychiatrie, da hier lange die angemessene Betreuung von psychosomatisch Kranken vernachlässigt worden ist und psychotherapeutische Techniken nicht ausreichend Verbreitung gefunden haben. Gleiches gilt für die somatischen Disziplinen. Durch diese Fehlentwicklung ist an manchen Orten die psychosoziale Versorgung gespalten worden mit dem Risiko, dass durch diese Aufsplitterung der Versorgung Ressourcen nicht ausreichend genutzt werden und für große Gruppen von behandlungsbedürftigen Patientinnen und Patienten nur weitgehend ortsferne Behandlungseinrichtungen vorgehalten werden.

Transkulturelle Psychiatrie

Nach dem Zweiten Weltkrieg ist das Interesse an einer vergleichenden transkulturellen Psychiatrie gewachsen. Unterschiede in der psychiatrischen Versorgung finden sich bereits im westlichen Kulturkreis. Zwischen den deutschsprachigen und angloamerikanischen Ländern sind diese Unterschiede im sozialen Versorgungssystem und in verschiedenen philosophischen Traditionen begründet. Die italienische Psychiatrie weist einige Besonderheiten auf, weil dort eigene Wege bei den Reform beschritten wurden. Ethische, religiöse und gesellschaftliche Werte beeinflussen Art und Häufigkeit psychischer Erkrankungen: beispielsweise kommen Suchterkrankungen in Italien und Griechenland seltener vor als etwa in Deutschland. Noch größer sind transkulturelle Unterschiede zwischen westlichen Ländern und den Ländern Afrikas, Asiens und Lateinamerikas.

Zum transkulturellen Vergleich der Psychiatrie sind eine Reihe von Verfahren entwickelt worden, die sowohl qualitative wie quantitative Aspekte beinhalten (DEVEREUX 1978). Zunächst standen qualitative Ansätze im Vordergrund der Forschungsanstrengungen, da objektive empirische Verfahren noch nicht entwickelt waren. Mittlerweile liegt aber auch eine Vielzahl von empirischen Ergebnissen zu diesem Thema vor (Übersicht bei BOCK u. a. 1995; PFEIFFER / SCHOENE 1980).

In Deutschland haben die transkulturellen Aspekte der Psychiatrie auch deswegen eine direkte praktische Bedeutung, weil hier durch die große Zahl von Migranten der Anteil ausländischer Patienten verhältnismäßig hoch ist (HAASEN 1998).

Für die Erforschung der Grundlagen psychischer Erkrankung im Rahmen transkultureller Vergleiche sind verschiedene Fragen zu stellen (PFEIFFER 1971):

1. Sind in allen Kulturen die gleichen psychischen Erkrankungen anzutreffen?
2. Unterscheiden sich die Erscheinungsbilder und der Verlauf verschiedener Erkrankungen zwischen den Kulturen?
3. Finden sich Unterschiede in der Reaktion des Kranken und seiner Umwelt auf die psychische Erkrankung?

Da es im Prinzip keine kulturfreie Diagnostik gibt und daher jeder transkulturelle Vergleich eine reduzierte Objektivität hat, weisen die Befunde methodologische Einschränkungen auf. Dennoch können die Ergebnisse der Forschungen zusammengefasst werden:

▶ Insbesondere die klassischen Gruppen psychischer Erkrankungen treten in allen Kulturen auf und die Häufigkeit variiert nur in engen Grenzen.

▶ Die Ausdrucksformen der psychischen Erkrankungen (etwa die Wahninhalte) sind stark kulturabhängig und vollziehen gesellschaftliche Veränderungen nach.

▶ Die Bewältigung der Erkrankung und Reaktionen der Umwelt darauf sind großen kulturellen und gesellschaftlichen Einflüssen ausgesetzt. Daher variiert der Krankheitsverlauf zwischen den einzelnen Kulturen und Gesellschaften zum Teil erheblich.

Durch die Anwerbung von Arbeitern aus dem Ausland in Zeiten des Arbeitskräftemangels, durch Zuzug von Spätaussiedlern aus den GUS-Staaten und durch die Aufnahme von Flüchtlingen ist der Anteil von Menschen in der Bevölkerung, deren Muttersprache nicht Deutsch ist, auf rund 10 Prozent angewachsen. Die größte Gruppe bilden dabei die türkischen Bürger, insgesamt kommen die meisten Migranten aus dem europäischen Ausland. Abgesehen von der Herkunft unterscheiden sich die verschiedenen Gruppen der Migranten durch die Dauer ihres Aufenthaltes in Deutschland. Gerade die sogenannten Arbeitsmigranten befinden sich mittlerweile in der dritten Generation in Deutschland und sind mehr oder weniger dauerhaft hier. Spätaussiedler leben meist erst in der ersten Generation hier und werden ebenfalls dauerhaft in Deutschland bleiben. Bei vielen Flüchtlingen handelt es sich dagegen nur um einen zeitweiligen Aufenthalt.

Die Versorgung psychisch kranker Migranten stellt an die psychiatrische Versorgung außerordentliche Anforderungen:

▸ Bei vielen Patienten müssen Sprachbarrieren überwunden werden. Das gilt auch für einen Teil jener Migranten, die sich schon seit vielen Jahren in Deutschland befinden.

▸ Seelische Erkrankungen stellen sich in einer anderen Form dar (etwa Depressionen und Somatisierungsstörungen) oder in einer anderen Häufigkeitsverteilung (posttraumatische Belastungsstörungen).

▸ Erhebliche Unterschiede bestehen zwischen den Kulturen in der Inanspruchnahme psychiatrischer Hilfen und die Erwartungen an die psychiatrische Versorgung unterscheiden sich sehr.

▸ Gerade bei Migranten mit langen Aufenthaltsdauern sind spezifische familiäre Konstellationen zu finden, die Belastungsfaktoren für seelische Erkrankungen darstellen können.

▸ Die Problemdefinitionen und Themen in der Therapie werden auch von kulturellen Einflüssen und Mythen beeinflusst.

▸ Ein Teil der Migranten ist einem außerordentlichen sozialen Druck ausgesetzt, der zur Entstehung einer seelischen Erkrankung beitragen kann.

Die Inanspruchnahme von psychiatrischen Hilfen ist bei Migranten insgesamt geringer als bei der deutschen Bevölkerung (HOLZMANN u. a. 1994). Dabei spiegelt die Inanspruchnahme in etwa die Verteilung der einzelnen Nationalitäten wider, obwohl die Diagnosehäufigkeit zwischen den einzelnen Gruppen variiert (z. B. höhere Alkoholismusraten bei GUS-Spätaussiedlern und Jugoslawen, niedrigere bei türkischen und griechischen Bürgern; höherer Anteil von nichtpsychotischen Störungen bei türkischen Personen (LAZARIDIS 1987).

Die Behandlungsergebnisse bei Migranten sind durchschnittlich unbefriedigender als bei deutschen Patienten. Das hat verschiedene Ursachen:

1. In der psychiatrischen Behandlung wird unzureichend auf die Probleme psychisch kranker Migranten eingegangen.

2. Es besteht ein nur geringer Informationsstand über die kulturellen Hintergründe und Besonderheiten psychischer Leiden bei Ausländern und zusätzliche Vorurteile erschweren einen verstehenden Zugang.

3. Eine abergläubische, magisch-animistische Denkweise und Erlebnisweise prägen das Krankheitsverständnis vieler Kranker im Gegensatz zu den sich rationalistisch verstehenden Ansätzen in der westlichen Medizin.

Eine angemessene und erfolgreiche Behandlung von Migrantinnen und Migranten kann nur durchgeführt werden, wenn die oben genannten Probleme und Fragestellungen Berücksichtigung finden. Insbesondere die sprachlichen Barrieren müssen überwunden werden, entweder durch Beschäftigung sprachkundiger Therapeuten oder durch zusätzliche Hilfen beim Spracherwerb. Letzteres kann die Integration unterstützen und helfen die soziale Situation der betroffenen Patienten zu verbessern. Aber auch das Verständnis für die spezifischen Konflikte von Migranten ist eine Voraussetzung für eine erfolgreichen Behandlung, eine rein pharmakologische Behandlung jedenfalls ist völlig unzureichend. In der Regel taucht im Hinblick auf die Konfliktkonstellation im Zusammenhang mit der Krankheitsentstehung die Frage auf, welchen Lebensmittelpunkt der Patient wählen möchte: Rückkehroption ins Ursprungsland oder endgültige Bindung an Deutschland (weil etwa die in Deutschland geborenen Kinder nicht mehr zurückkehren wollen). In jedem Fall kommt der psychiatrischen Versorgung in diesem Spannungsfeld eine Integrationsfunktion zu.

Rollen einzelner Berufsgruppen in der psychiatrischen Versorgung und Bedeutung der Teamarbeit

In der für Deutschland gültigen »Psychiatrie-Personal-Verordnung« ist die Beschäftigung von Sozialarbeitern, Bewegungstherapeuten, Ergotherapeuten und Psychologen in einer entsprechenden Relation zu Ärzten und Pflegepersonal vorgesehen. Diese Tatsache spiegelt die Integration pädagogischer, soziologischer und psychologischer Theorien in die psychiatrische Praxis wider. Die traditionellen Berufe in der psychiatrischen Versorgung differenzierten und spezialisierten sich. Die Beschäftigung mit sozialen und interaktionellen Aspekten seelischen Krankseins hat auch das Interesse am therapeutischen Milieu und an therapeutischer Teamarbeit wachsen lassen.

Teamarbeit

Der Begriff der therapeutischen Gemeinschaft – das Team als therapeutisch aktive Gruppe – war mit gesellschaftskritischen Ideen aufgeladen und in die Tradition der antiautoritären Bewegung eingebunden gewesen. Heute wird die Bedeutung des Teams im reflektierten Umgang mit Kommunikationswünschen und Beziehungsängsten des Patienten in einem durch das Team geschaffenen Beziehungsraum gesehen, der damit zum korrigierenden Ort der sozialen Erfahrung wird (ROSE 1981). Das Team spannt also den kommunikativen Raum auf, in dem sich der Patient im Rahmen der Therapie bewegt. Hierbei gelten die allgemeinen Merkmale der Kommunikation mit strukturellen und inhaltlichen Aspekten. Das Team ermöglicht ein realitätsbezogenes Gegenseitigkeitsverständnis (WULFF 1972).

Die Einführung des Teamgedankens in die Psychiatrie hat eine Reihe von Verbesserungen ermöglicht:

1. die Einführung demokratischer Strukturen in die Psychiatrie und die damit verbundene Rollenänderung der in der Psychiatrie arbeitenden Berufsgruppen;

2. die Abstimmung der unterschiedlichen professionellen Ansätze und damit eine Vervollständigung der Wahrnehmung;

3. die Normalisierung der Beziehungen innerhalb des therapeutischen Feldes inklusive der besseren Berücksichtigung der R e s s o u r c e n des Patienten;

4. die Intensivierung des Wissens- und Erfahrungsaustausches;

5. die Tatsache, dass, wenn im Rahmen des Teams ein hoher Grad an Offenheit, Beziehungsvielfalt und Austausch realisiert wird, das Team für die Patienten als Modell für die eigenen sozialen Aktivitäten werden kann.

Aber auch auf die Gefahren der Teamarbeit wird in der Literatur hingewiesen. K. P. KISKER (1988) schreibt dazu: »Im Team kann sich die Person finden, steigern, konturieren; sie kann sich in ihm auch verwischen, auflösen, untergehen. Das Team kann abheben als Quasiperson.« So setzte eine Reflexion und Kritik der Teamarbeit ein. Dabei wurde deutlich, dass der Teamgedanke an sich noch keinen Fortschritt in der Behandlung bedeutet; er wird es erst dann, wenn es dem Team gelingt, den interaktionellen Raum zu nutzen und eine konstruktive Kommunikation zu ermöglichen. K. P. Kisker sieht den dazu notwendigen Prozess als Balance zwischen den Gegensatzpaaren: Kumpanei versus Distanziertheit, Rollenversteifung versus Rollendiffusion, Engagement versus Gleichgültigkeit, Autoritätsorientierung versus Laisser-faire.

Abbildung 12   Team und Patient

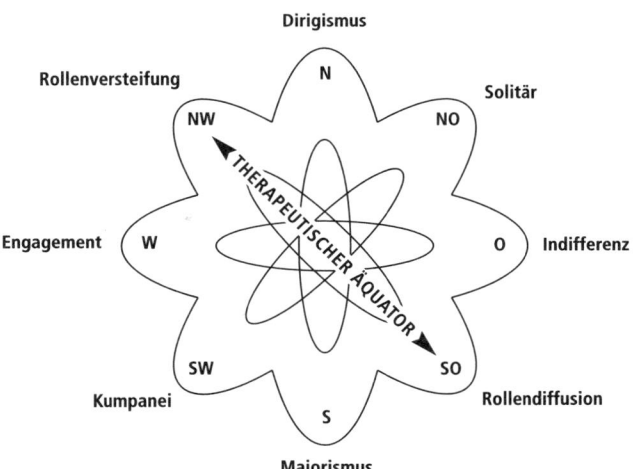

II   Aufgabenstellung des Teams

Teamarbeit in der Psychiatrie ermöglicht eine besondere Bearbeitung der Probleme des Patienten. Durch das Netz der Interaktionen der Teammitglieder mit den Patienten inszenieren sich die Probleme in unterschiedlichen Mustern und werden dadurch auf eine andere Weise als im Einzelkontakt deutlich. Die unterschiedlichen Rollen, welche die Teammitglieder jeweils einnehmen, lassen die Auswirkungen der Störung im sozialen Kontext in der Regel deutlich hervortreten. Die Probleme des Patienten, aber auch seine Ressourcen werden damit erfahrbar. Dieser große Vorteil der Teamarbeit kann aber nur dann genutzt werden, wenn die Teammitglieder über ihre Erfahrung und die damit verbundenen Emotionen mit dem Patienten reflektieren können und wenn die verschiedenen Haltungen und Rollen der einzelnen Teammitglieder grundsätzlich akzeptiert werden.

◼ Teamsupervision

Bei der Reflexion der Arbeitsabläufe, den Erfahrungen mit einzelnen Patienten und den Interaktionen im Team und mit Patienten kann eine Supervision die Teamentwicklung fördern und dabei helfen, die Arbeitsabläufe und den Umgang mit den Patienten zu verbessern. Die Supervision als externe Beratung ist vor allem da hilfreich, wo die internen Hierarchien und das Festhalten an einer Innenperspektive notwendige und sinnvolle Entscheidungen und Handlungen blockieren (Tabelle 9).

Tabelle 9   Ziele der Stationsteam-Supervision (WERNDER 1998)

▸ Verbesserung der Kommunikationsstrukturen und des Arbeitsklimas
▸ Stärkung der Fähigkeiten zur Bewältigung von psychischen Belastungen am Arbeitsplatz
▸ Weiterentwicklung der Qualität der persönlichen Betreuung der Patienten (psychosoziale Kompetenz)
▸ Erweiterung der Problemlösungskompetenz für diagnostische und therapeutische Prozesse
▸ Erhöhung der Attraktivität des Arbeitsplatzes durch Förderung der Stationsidentität

ⅲ   Mitarbeiter und Berufsgruppen in der psychiatrischen Versorgung
ⅱ   Mitarbeitercharakteristika

Als sich die Psychiatrie weitgehend am Rande der medizinischen Versorgung bewegte und wenig gesellschaftliche Akzeptanz hatte, herrschte ein ausgeprägter Mangel an Personal. Dementsprechend waren Selektionskriterien für die Eignung der Mitarbeiter die Ausnahme. Oft rekrutierten sie sich bei den großen, isoliert gelegenen Fachkliniken aus den meist strukturschwachen Regionen, in denen die Kliniken eingerichtet wurden. Hierbei bildeten sich regelrechte Pflegedynastien heraus. Heute werden manche Ausbildungsgänge und Karrieremöglichkeiten an hohe Zugangsvoraussetzungen gekoppelt, bei denen nicht nur die fachliche, sondern auch die persönliche Eignung sehr umfassend geprüft wird. Trotz aller damit verbundenen Schwierigkeiten werden immer wieder Eignungskriterien genannt. L. R. MOSHER und L. BURTI (1989) nennen wünschenswerte Persönlichkeitscharakteristika, bedeutsame Erfahrungen sowie Ausschlusskriterien. Solche Kriterien sind bisher nirgends empirisch überprüft worden.
Unbestritten ist, dass die Arbeit in der psychosozialen Versorgung an den Helfer hohe, vor allem sozioemotionale Anforderungen stellt und dass nicht selten gerade Mitarbei-

ter angezogen werden, die selbst mehr oder weniger schwerwiegende psychische Probleme haben (etwa suchtkranke Mitarbeiter). W. SCHMIDBAUER (1977) hat mit dem Begriff des Burn-out auf besondere Gefährdungsmomente hingewiesen.

Bei den Überlegungen zu Mitarbeitern in der psychiatrischen und psychosozialen Versorgung wird die Bedeutung der Haltung gegenüber der Psychiatrie und gegenüber den psychiatrischen Patienten betont. Vor allem die Aufrechterhaltung des Optimismus hat dabei eine herausragende Position. Optimismus entsteht aber im Rahmen eines zirkulären Prozesses und ist keinesfalls allein eine Persönlichkeitseigenschaft.

Berufsgruppen

Therapeutische Teams setzen sich in der Regel aus Vertretern verschiedener Berufsgruppen zusammen, sodass der interdisziplinären Zusammenarbeit in der Psychiatrie eine wesentliche Rolle zukommt. Da eine Vielzahl von therapeutischen und rehabilitativen Interventionen jedoch ärztlich geleitete Maßnahmen sind und damit eine Hierarchie der Verantwortung und auch der Entscheidungskompetenz vorgegeben ist, ist Anlass für Konflikte gegeben.

Ärzte

Hauptarbeitsbereiche für Ärztinnen und Ärzte in der psychosozialen Versorgung sind nach wie vor das psychiatrische Krankenhaus, die psychiatrische Abteilung in Allgemeinkrankenhäusern oder die freiberufliche Tätigkeit in einer Arztpraxis. In geringerem Umfang sind Ärzte auch in den Gesundheitsbehörden, im Maßregelvollzug oder in der Forschung und Industrie tätig. Die Zahl der Psychiater, die in Krankenhäusern und Praxen arbeiten, ist vor allem in den letzten Jahren deutlich gestiegen. Von 1977 bis 1987 verdreifachte sich beispielsweise die Zahl der niedergelassenen Nervenärzte (BOCHNIK / KOCH 1990).

Bedarfszahlen für psychiatrische und psychotherapeutische Hilfen sind schwer zu ermitteln (CLADE 1990). Früher war die psychiatrische Ausbildung von Ärzten im Rahmen der nervenärztlichen Tätigkeit in die Nähe der Neurologie angesiedelt und nicht zwangsläufig mit einer psychotherapeutischen Ausbildung gekoppelt, die lange Zeit als eine Zusatzschulung angeboten wurde. Mittlerweile enthält die psychiatrische Ausbildung einen fest integrierten Psychotherapieteil und ist insgesamt von der Fortbildung in Neurologie abgekoppelt worden (Ärztekammer Nordrhein 1994). Insbesondere im Zusammenhang mit der Neugliederung der psychotherapeutischen Grundversorgung stehen einige grundlegende Veränderungen in der Ausbildung an, vor allem bezüglich der Zulassung der anzuwendenden Verfahren innerhalb der ärztlichen Psychotherapie – neben psychoanalytischen und tiefenpsychologischen sind nun auch verhaltenstherapeutische Techniken anerkannt worden. Mit der Zulassung weiterer Verfahren ist zu rechnen.

Die in der Psychiatrie tätigen Ärztinnen und Ärzte haben den Wandel in der Medizin und die Abkehr vom nosologischen Paradigma in ihre alltägliche Arbeit integrieren müssen. Diesen Veränderungen wurde im Rahmen der Ausbildung nur zum Teil Rechnung getragen, obwohl durch die Integration der Fächer medizinische Psychologie und Soziologie das Medizinstudium in diese Richtung erweitert worden ist. Psychiater haben es vor allem im Rahmen der ersten beruflichen Erfahrungen schwer, das stark an der somatischen Medizin orientierte Wissen mit der psychiatrischen Praxis zu verbinden. Techniken der Gesprächsführung und psychologische Diagnose- und Therapieverfahren müssen dann oft erst mühsam dazugelernt werden.

▪ Pflegemitarbeiter

Vor der Psychiatriereform hatte das Verhältnis der Pflegemitarbeiterinnen und -mitarbeiter zu den Patienten noch einen »feudalen« Charakter (KISKER 1968). Durch die Psychiatriereform hat sich das Aufgabenfeld der Pflege sehr gewandelt, wobei heute weniger dem bewahrenden und schützenden Charakter der Pflege, sondern eher der auf Verselbstständigung und Rehabilitation gerichteten Unterstützung Bedeutung zugemessen wird. Stichworte dazu sind:

- ▸ aktivierende Pflege,
- ▸ ganzheitliche Pflege,
- ▸ Pflegeplanung, Pflege als Prozess.

Dieser Wandel beinhaltete auch die Integration soziologischen, psychologischen und psychotherapeutischen Wissens in das Arbeitsfeld Pflege, inklusive der Gefahr der damit verbundenen Rollendiffusion. Die Erweiterung des Arbeitsbereichs macht die Differenzierung des Berufsbildes erforderlich. Dies geschieht entweder dadurch, dass die psychiatrische Pflege von der somatischen Pflege abgekoppelt wird, wie etwa in der Schweiz, oder die psychiatrische Pflege als Zusatzausbildung auf die Grundausbildung aufbaut wie in Deutschland. Möglicherweise ist in der Zukunft noch eine weitere Differenzierung der psychiatrischen Pflege möglich, beispielsweise in Form einer besonderen geronto- oder jugendpsychiatrischen Ausrichtung.

Anders als in anderen Ländern hat die psychiatrische Pflege in Deutschland in der ambulanten und komplementären psychiatrischen Versorgung nur eine geringe Rolle gespielt. Durch die Einführung ambulanter psychiatrischer Pflege im Rahmen von Sozialstationen ist aber zuletzt auch in diesem Bereich die Bedeutung der Pflege gestärkt worden. In England und in den skandinavischen Ländern zeigt dies schon große Erfolge. Da die Bedeutung der Pflegeberufe in der medizinischen Versorgung erkannt wird, erhöhen sich die Anforderungen an die Pflegemitarbeiter erheblich. Folge dieser Entwicklung ist die Etablierung der Pflegewissenschaft als Studiengang. Damit soll der Tendenz zu immer komplexeren Organisationsformen im Gesundheitswesen Rechnung getragen werden.

▪ Psychologen

Die Beschäftigung von klinischen Psychologinnen und Psychologen in der psychiatrischen Versorgung ist in großem Umfang erst im Rahmen der Psychiatriereform erfolgt. Dabei ist die Abgrenzung zwischen den Arbeitsfeldern der Ärzte und der Psychologen nicht einfach und hat auch immer wieder zu Konkurrenz Anlass gegeben, wie etwa die Auseinandersetzung um das Psychotherapeutengesetz zeigte. Zunächst war der Beitrag der Psychologen meist auf die Anwendung systematischer psychologischer Diagnostik begrenzt. Inzwischen haben sich psychologische Verfahren in Therapie und Rehabilitation weitgehend etabliert. Psychologen haben eine große Bedeutung bei der Schaffung eines psychotherapeutischen Milieus und der Herstellung von Behandlungskontinuität – die psychologischen Mitarbeiterinnen und Mitarbeiter müssen in den Kliniken nämlich meistens sehr viel seltener ihre Arbeitsplätze wechseln als die Ärzte im Rahmen ihrer Facharztausbildung.

Vor allem die empirischen Methoden der Psychologie haben das psychiatrische Denken entscheidend beeinflusst und tragen einen erheblichen Anteil am Wandel in Diagnostik und Therapie. In der ambulanten Behandlung leisten Psychologen einen gewichtigen Teil der psychotherapeutischen Versorgung. Mehr als Ärzte sind Psychologen durch ihre Ausbildung darauf vorbereitet, sozialpsychologische Überlegungen und motivationale Fragen zu berücksichtigen. Diese Perspektive vervollständigt das Bild des Patienten und erweitert die Handlungsoptionen. So kann die Zusammenarbeit zwischen Psychologen und Ärzten Verbesserung der therapeutischen Methodik induzieren.

Ergotherapeuten

Das Berufsfeld der Ergotherapeutinnen und -therapeuten hat zwei verschiedene Wurzeln. Die eine ist die Arbeitstherapie, die als aktivierende therapeutische Maßnahme zunächst von Pflegekräften getragen wurde, die zweite ist die mehr aus der Orthopädie entwickelte funktionale Ergotherapie, bei der durch bestimmte Arbeitsgänge und Handgriffe gezielt Bewegungsabläufe und Bewegungsprogramme trainiert werden sollen. Beide Ursprünge sind bis heute wirksam. Eine Erweiterung fand das Berufsbild in den letzten Jahren durch kunsttherapeutische Ansätze. Der Einsatzbereich von Ergotherapeuten ist recht umfangreich, er erstreckt sich von der kunsttherapeutisch begründeten Beschäftigungstherapie bis zu der rehabilitativ ausgerichteten Begleitung des vorberuflichen Trainings.

Die Ausbildung zum Ergotherapeuten ist inzwischen als dreijährige Schulausbildung staatlich organisiert. Viele Ergotherapeuten ergreifen diese Professionalisierung als Zweitberuf, zumal es früher möglich war, diesen Beruf im Rahmen einer Zusatzausbildung zu erwerben. Das Arbeitsfeld der Ergotherapeuten war vor allem an die psychiatrische und psychosomatische Klinik gekoppelt. Mittlerweile sind auch ambulante Behandlungen möglich.

Sozialarbeiter

Die Sozialarbeit erfuhr in der Psychiatrie mehr Aufmerksamkeit, als man die Bedeutung der Familie und des sozialen Netzes für den Verlauf seelischer Erkrankungen erkannt hatte. Die Folge ist, dass die Einbeziehung des sozialen Umfeldes in die Behandlung eine wichtige therapeutische Dimension erhält. Im Rahmen von Angehörigengruppen und der Förderung von Selbsthilfe- und Kontaktgruppen haben heute die Sozialarbeiterinnen und Sozialarbeiter eine wichtige und unverzichtbare Bedeutung erlangt. Der Bedarf wird als Folge der immer komplizierter werdenden sozialen Gesetzgebung noch größer. In der komplementären Versorgung nimmt die Berufsgruppe eine wichtige Rolle ein. Die meisten psychiatrischen Heime werden von Sozialarbeitern geführt, auch die Gruppenleiter sind meist Sozialarbeiter. In diesen Bereichen wird von ihnen eine hohe therapeutische Kompetenz verlangt.

IIII Soziale Situation von psychisch kranken und behinderten Menschen heute

Die Entwicklung zu einer gemeindenahen Psychiatrie ist vor allem den chronisch kranken und behinderten Menschen zugute gekommen. Trotzdem sind chronisch psychisch Kranke auch heute noch eine Randgruppe, insbesondere bei der Beteiligung an und dem Zugang zur Arbeitswelt (90 Prozent gehen keinerlei Erwerbstätigkeit nach). Überproportional viele leben auch heute von der Sozialhilfe, können keine eigene Familie gründen und bleiben abhängig von der Unterstützung durch die Herkunftsfamilie. Die Expertenkommission der Bundesregierung kommt zu dem Schluss, dass man von der Verwirklichung der gesetzlich verbürgten Gleichstellung der psychisch Kranken mit den somatisch Kranken noch weit entfernt sei.

III Zuständige Leistungsträger der psychiatrischen Versorgung

Die Organisation der psychiatrischen Versorgung ist eng an die Art des sozialen Sicherungssystems gebunden – in Deutschland, ähnlich wie in der Schweiz und Österreich, ein gegliedertes Sozialversicherungssystem. Ein Kennzeichen dieses Sicherungssystems ist der Versicherungscharakter auf der einen Seite (Krankenversicherung, Rentenversicherung. Arbeitslosenversicherung etc.) und das Subsidiaritätsprinzip der Grundsicherung auf der anderen Seite. Wegen des frühen Erkrankungsalters und der Chronifizierungstendenz sind überproportional viele seelisch Behinderte von Leistungen der Sozialhilfe abhängig, ihnen bleibt daher nicht selten der Zugang zu einer Reihe von sozialen Leistungen (z. B. für die Rehabilitation) verschlossen. Dies erklärt die besondere Verantwortung der örtlichen und überörtlichen Sozialhilfeträger für die psychosoziale Versorgung und dass zum Beispiel in den von Rentenversicherungen getragenen Rehabilitationseinrichtungen seelisch Behinderte unterrepräsentiert sind. Gerade beim Ausbau des ambulanten und komplementären Behandlungs- und Betreuungsangebotes erweist sich das gegliederte soziale Sicherungssystem oftmals als hinderlich. Die Leistungsschwerpunkte der einzelnen Kostenträger lassen sich wie folgt zusammenfassen.

II Krankenkassen

Im Wesentlichen werden die stationären und teilstationären Behandlungsangebote durch Leistungen der Krankenversicherungen (GKV) getragen, die meist über einen Pflegesatz ausreichend finanziert sind. Durch die Psychiatrie-Personal-Verordnung (PsychPV) (BMAS 1991) war eine relativ ausgeglichene personelle Ausstattung der psychiatrischen Krankenhäuser gewährleistet, obwohl diese zwischenzeitlich teilweise wieder zurückgenommen worden ist. Auch die medizinischen Rehabilitation wird zu einem Teil durch die Krankenkassen getragen. In der ambulanten Versorgung sind die gesetzlichen Krankenversicherungen lediglich für den medizinischen Teil der Behandlung zuständig. Da in der Regel die medizinischen und sozialen Hilfen ineinandergreifen und die Grenzen dazwischen oftmals unscharf sind, gibt es hier immer wieder Schwierigkeiten.

Bis heute ist die ambulante Versorgung sehr durch ein Kassenarztmodell geprägt. Eine Ausnahme bilden die Institutsambulanzen von psychiatrischen Krankenhäusern, die vor allem für die Versorgung chronisch Kranker vorgesehen sind und in der Regel auch über ein erweitertes Leistungsspektrum verfügen. Mit einer anteiligen Finanzierung der Krankenversicherungen etabliert sich zur Zeit zusätzlich eine ambulante psychiatrische Krankenpflege; auch werden an einigen Orten ambulante ergotherapeutische Angebote finanziert. Die psychotherapeutische Versorgung wird zu einem nicht unwesentlichen Teil von niedergelassenen Psychologen geleistet. Seit Einführung des Psychotherapeutengesetzes sind nach einer entsprechenden Anerkennung Psychologen an der von den Krankenkassen finanzierten psychotherapeutischen Versorgung beteiligt. Diese Integration der Psychologen in die kassenärztliche Versorgung löst das zuvor bestehende Delegationsverfahren ab.

Im Rahmen der Strukturveränderungen im Gesundheitswesen hat der Einfluss der Krankenkassen auf die Struktur (in qualitativer und quantitativer Hinsicht) der psychiatrischen Versorgung insgesamt zugenommen, zumal durch die Gesundheitsstrukturreform, aber auch durch die PsychPV den Krankenkassen ein weitgehendes Kontrollrecht eingeräumt wurde. Geplant ist, die Krankenkassen auch an der Versorgungsplanung, die bislang vor allem Aufgabe der Länder war, zu beteiligen. Zudem können die Krankenkassen über die Budgetregelungen die Art und den Umfang der Leistungen steuern.

Zur Überprüfung der Berechtigung bestimmter Leistungen dienen die *Medizinischen Dienste der Krankenkassen* (MDK), die formal unabhängig von den Krankenkassen und hauptsächlich durch Ärzte getragen sind. MDKs sind dabei häufig in die Beurteilung der Krankenhausbehandlungsbedürftigkeit im Krankenhaus, aber auch bei Kostenzusagen bei einer Reihe von ambulanten Leistungen beteiligt.

◾ Pflegeversicherung

Relativ neu ist in Deutschland die Einrichtung der Pflegeversicherung, die vor allem die Entlastung der Sozialhilfeträger beabsichtigt. Hiermit sollen zunächst ambulante, aber auch stationäre Hilfen zur Pflege (die mit der Hebung der Lebensqualität begründet werden) finanziert werden. Die Berechtigung zu Leistungen hängt von der Einstufung in eine Pflegestufe (I–III) ab, die sich aus der zeitlichen Ausdehnung des Pflegebedarfs herleitet und durch die medizinischen Dienste der Krankenkassen erfolgt. Die Auswirkungen auf die psychiatrische Versorgung ist nicht abzusehen; vor allem für die Gerontopsychiatrie wird diese Finanzierungsform von Leistungen aber sicherlich eine wesentliche Bedeutung bekommen.

Bereits heute wird im Rahmen der Sozialgesetzgebung zwischen Eingliederungshilfe und Hilfe zur Pflege unterschieden, wobei nur für die Eingliederungshilfe eine rehabilitative Zielsetzung vorausgesetzt wird. Dies widerspricht der alltäglichen Praxis, bei der die kompensatorischen und die fördernden Hilfen oft ineinander greifen.

◾ Rentenversicherung

Die Anzahl der Frühberentungen wegen seelischer Erkrankung steigt insgesamt an (KENTNER 1983). Unklar ist, ob diese Zunahme hauptsächlich durch veränderte Diagnosegewohnheiten der Ärzte erklärbar ist oder durch die Zunahme von seelischen Erkrankungen. Davon abgesehen sind nach wie vor viele seelisch Kranke frühberentet. P. MÜLLER u. a. (1986) finden etwa nach einem zehnjährigen Verlauf bei Schizophrenen eine Steigerung der Berentung von 3 auf 32 Prozent.

Die Rentenversicherungsträger sind ein wichtiger Kostenträger bei den Maßnahmen zur Rehabilitation (Begründung ist die Verhinderung von Berentungen nach dem Prinzip »Rehabilitation vor Rente«). Dies gilt vor allem für die berufliche Rehabilitation. Aus historischen Gründen sind aber die Leistungserbringer nicht in der Lage ihr Angebot auf seelisch kranke und behinderte Menschen abzustimmen, sodass durch Rentenversicherungsträger finanzierte Maßnahmen in diesem Bereich eher die Ausnahme sind. In den letzten Jahren wird versucht die Übergangseinrichtungen als Anbieter von rehabilitativen Leistungen auszubauen und die Rentenversicherungsträger an der Finanzierung zu beteiligen. Es hat aber nur ein Teil der hier versorgten jüngeren seelisch Kranken ein Anrecht auf Leistungen.

▌ Arbeitsverwaltung

Die Arbeitsverwaltung ist vor allem bei der beruflichen Rehabilitation von psychisch Kranken tangiert und finanziert eine Reihe von Eingliederungsmaßnahmen. Im Rahmen des Rehabilitationsausgleichgesetzes hat die Arbeitsverwaltung eine koordinative Funktion. Für die Arbeitsverwaltung stellt die Gruppe der psychisch Kranken und Behinderten jedoch nach wie vor eine Problemgruppe dar, weil geeignete Einrichtungen fehlen, die berufliche Ausbildung unvollständig ist und starke Leistungsschwankungen eine dauerhafte Integration erschweren. Außerdem haben viele seelisch Kranke bereits zu Beginn ihrer beruflichen Laufbahn Schwierigkeiten entwickelt und konnten damit noch keine ausreichenden Leistungsansprüche erwerben. Ohnehin wird es durch die Veränderungen des Arbeitsmarktes zunehmend schwerer, seelisch Kranke in geeignete Arbeitsstellen zu vermitteln.

▌ Sozialhilfeträger und Kommunen

Sozialhilfe ist zunächst eine kommunale Aufgabe und so ist ein Teil der Versorgung psychisch Kranker in den Händen der Kommunen. Deren Verantwortung ist durch die Entwicklung einer gemeindenahen Psychiatrie sogar gewachsen. Dieser Aufgabenzuwachs steht jedoch in krassem Gegensatz zu den Finanznöten vieler Gemeinden, die sich daher auf die gesetzlichen Mindestleistungen der Sozialhilfe beschränken. Immerhin finanziert eine Reihe von Kommunen zusätzlich Begegnungs- und Beratungsstellen und unterhält Psychosoziale Arbeitsgemeinschaften (PSAGs) als Koordinations- und Planungsorgane.

Auf Grund der traditionellen Versorgung von psychisch Kranken durch gemeindeferne Großkliniken liegt ein wesentlicher Teil der Verantwortung bei den überörtlichen Sozialhilfeträgern (Landschaftverbände, Bezirksverbände etc.), welche die Kostenträgerschaft vor allem für die Pflegesatzeinrichtungen haben. So sind diese Verbände beim Ausbau der komplementären Versorgung, insbesondere der Wohnheime, in der Regel maßgeblich beteiligt. Über die Eingliederungshilfe trägt der überörtliche Sozialhilfeträger auch eine Reihe von rehabilitativen Maßnahmen, die in vielen Punkten denen der anderen Sozialversicherungsträger entsprechen. Durch die Einführung der Pflegeversicherung ist zu erwarten, dass sich in den nächsten Jahren das Aufgabenspektrum der

Sozialhilfe verändern und neu definieren wird. Möglicherweise kommt es zu einer weitgehenden Trennung von Pflege- und Eingliederungshilfe.

Eine weitere Aufgabe der Kommunen ist die Trägerschaft der Sozialpsychiatrischen Dienste, deren Aufgabenstellung sich aus dem Psychisch Kranken-Gesetz (PsychKG) der Länder herleitet. Die Sozialpsychiatrischen Dienste sind in der Regel ein Bestandteil der Gesundheitsämter und sichern zu einem wesentlichen Teil die aufsuchende psychiatrische Versorgung.

⁞⁞⁞⁞ Literatur

AEBI, E.; CIOMPI, L.; HANSEN, H. (1992): Soteria im Gespräch. Bonn.

AISSEN-CREWETT, M. (1986): Kunsttherapie. Hannover.

Aktion Psychisch Kranke e.V.(1996): Leitfaden zur Qualitätsbeurteilung in Psychiatrischen Kliniken. Bonn.

AMERING, M. (1994): Wohnen und Lebensqualität schizophrener Patienten. In: KATSCHNIG, H.; KÖNIG, P.(Hg.): Schizophrenie und Lebensqualität. Wien/New York.

ANGERMEYER, M.C.; KLUSMANN, D. (Hg.) (1989) Soziales Netzwerk. Ein neues Konzept für die Psychiatrie. Heidelberg u.a.

AROLT, V. u.a. (1995): Psychische Störungen bei internistischen und chirurgischen Krankenhauspatienten. In: *Der Nervenarzt*, 66, S.670−677.

Ärztekammer Nordrhein (1994): Weiterbildungsordnung. In: *Rheinisches Ärzteblatt*, 48.

BARBEE, M.; BERRY, K. (1972): Relationship of Worktherapy to psychiatric Length of Stay and Readmission. In: *Journal of consulting and clinical Psychology*, 33, S.735−738.

BAUER, M. (1995): Zur Frage der Schließung von psychiatrischen Großkrankenhäusern. In: *Psychiatrische Praxis*, 22, S.48−49.

BEARD, J.; RAYMOND, B.; PITT, M.A.; FISHER, S.; GOERTZEL, V. (1963): Evaluating the Effectiveness of psychiatric Rehabilitation. In: *American Journal of Orthopsychiatry*, 33, S.701−712.

BECKER, T. (1995): Die Schließung psychiatrischer Großkrankenhäuser in England: Evaluation durch das TAPS-Projekt. In: *Psychiatrische Praxis,* 22, S.50−54.

BENNETT, D. (1970): The value of work in psychiatric rehabilitation. In: *Social psychiatry*, 5, S.224−230.

BERGER, M.; GAEBEL, W. (Hg.) (1997): Qualitätssicherung in der Psychiatrie. Bayer-Tropon-Symposium XI. Heidelberg u.a.

BERGOLD, J; FILSINGER, D.(1993): Psychosoziale Versorgung als System. In: BERGOLD, J.; FILSINGER, D. (Hg.): Vernetzung psychosozialer Dienste. Weinheim u.a.

Bericht über die Lage der Psychiatrie in der Bundesrepublik Deutschland − Zur psychiatrischen und psychosomatischen Versorgung der Bevölkerung − (Psychiatrie-Enquete). BT-Drucksache 7/4200 (1975).

BOCHNIK, J.; KOCH, H. (1990): Die Nervenarzt-Studie. Köln.

BOCK, T.; BUCK, D.; ESTERER, I. (1995): Das Hamburger Psychoseseminar − Versuche der Verständigung zwischen Psychose-Erfahrenen, Angehörigen und professionellen Mitarbeitern. In: BOCK, T.; u.a.(Hg.): Abschied von Babylon. Bonn.

BOCK, T. u.a.(1995): Abschied von Babylon. Bonn.

BOCK, Th.; DERANDERS, J. E.; ESTERER, I. (1996): Stimmenreich. Mitteilungen über den Wahnsinn. Bonn.

BOSCH, G.; STEINHART, I. (1983): Entwicklung und gegenwärtiger Stand der tagesklinischen Behandlung in der Bundesrepublik Deutschland. In: BOSCH, G.; VELTIN, A. (Hg.): Die Tagesklinik als Teil der psychiatrischen Versorgung. Bonn.

BRENNER, H. D. (1989): Die Therapie basaler Dysfunktionen aus systemischer Sicht. In: BÖKER W.; BRENNER, H. D. (Hg.): Schizophrenie als systemische Störung. Bern.

BRÜCHER, K. (1988): Wohnheimstrukturen als Mittel der Therapie. In: *Psychiatrische Praxis*, 15, S. 71–77.

Bundesarbeitsgemeinschaft für Rehabilitation (1994): Rehabilitation Behinderter. Köln.

Bundesminister für Arbeit und Sozialforschung (1991): Grundlagen der Personalbemessung in der stationären Psychiatrie. Bonn.

Bundesminister für Jugend, Familie, Frauen und Gesundheit (1988): Empfehlung der Expertenkommission der Bundesregierung zur Reform der Versorgung im psychiatrischen und psychotherapeutischen/psychosomatischen Bereich. Bonn.

CIOMPI, L. (1979): Ein Forschungsprogramm zur Rehabilitation psychisch Kranker. 3. Längsschnittuntersuchung zum Rehabilitationserfolg und zur Diagnostik. In: *Der Nervenarzt*, 50, S. 366–378.

CIOMPI, L.; AGUE, C.; DAUWALDER, H. P. (1977): Ein Forschungsprogramm zur Rehabilitation psychisch Kranker. I. Konzepte und methodologische Probleme. In: *Der Nervenarzt*, 48, S. 12–18.

CIOMPI, L; KUPPER, Z.; AEBI, E.; DAUWALDER, H. P.; HUBSCHMID, T.; TÜRSCH, K.; RUITSHAUSER, C. (1993): Das Pilotprojekt »Soteria Bern« zur Behandlung akut Schizophrener. In: *Der Nervenarzt*, 64, S. 440–450.

CLADE, H. (1990): Niedergelassene Nervenärzte – Kompetenzspektrum erheblich erweitert. In: *Deutsches Ärzteblatt*, 87, S. 261–263, S. 920–921.

CORDING, C. (1997): Basisdokumentation als Grundlage qualitätssichernder Maßnahmen. In: BERGER, M.; GAEBEL, W. (Hg.): Qualitätssicherung in der Psychiatrie. Bayer-Tropon-Symposium Bd. XI. Heidelberg u. a., S. 33–51.

CORDING, C. u. a. (1995): Die neue psychiatrische Basisdokumentation. Eine Empfehlung der DGPPN zur Qualitätssicherung im (teil)stationären Bereich. In: *Spektrum der Psychiatrie und Nervenheilkunde*, 24, S. 3–41.

DEVEREUX, G. (1978): Ethnopsychoanalyse. Frankfurt a. M.

DÖRNER, K.; PLOG, U. (1984): Irren ist menschlich. Bonn.

DZIEWAS, H.; BOCK, Th.; JOHN, U. (1983): Die Tagesklinik als Instrument der Krisenintervention. In: BOSCH, G.; VELTIN, A. (Hg.): Die Tagesklinik als Teil der psychiatrischen Versorgung. Bonn.

EIKELMANN, B. (1989): Die Klinik sinnvoll ergänzen und ersetzen – zur Versorgung, Effektivität und Indikation des komplementären psychiatrischen Wohnbereiches. In: *Psychiatrische Praxis*, 16, S. 19–27.

EIKELMANN, B.; REKER, T. (1993): Die psychiatrische Tagesklinik – Übersicht über die Erfahrungen und eigene Ergebnisse. In: *Fortschr. Neuol. Psychiat.*, 61, S. 71–76.

ERNST, K. (1981): Praktische Klinikpsychiatrie. Heidelberg u. a.

ERNST, K.; ERNST, C. (1992): Der Stand der italienischen Psychiatriereform. Das Beispiel Lombardei im Vergleich zur Schweiz. In: *Der Nervenarzt*, 63, S. 668–674.

FAF (Hg.) (1989): Firmen für psychisch Kranke. Bonn.

FLOETH, T. (1991): Ein bißchen Chaos muß sein. Bonn.

GAEBEL, W. (Hg.) (1995): Qualitätssicherung im psychiatrischen Krankenhaus. Heidelberg u. a.

GAEBEL, W. (1995a): Qualitätssicherung in der Psychiatrie. In: *Der Nervenarzt,* 66, S. 481–493.

GMÜR, M. (1986): Schizophrenieverlauf und Entinstitutionalisierung. Stuttgart.

HAASEN, Ch. (1998): Leben in der Fremde. Zur Situation von psychisch kranken Migranten. In: BOCK, Th.; WEIGAND, H. (Hg.): Hand-werks-buch Psychiatrie. Bonn.

HÄFNER, H. (1987): Do we still need beds for psychiatric patients? In: *Acta Psychiatrica Scandinavia,* 75, S. 113–126.

HASELBECK, H. (1987): Ambulanter Dienst als Alternative zum psychiatrischen Krankenhaus. Stuttgart.

HEINRICH, R. (1983): Kann eine Tagesklinik Krisenintervention und Rehabilitation gleichzeitig leisten. In: BOSCH, G.; VELTIN, A. (Hg.): Die Tagesklinik als Teil der psychiatrischen Versorgung. Bonn.

HEMPRICH, R. D. KISKER, K. P. (1968): Die Herren der Klinik. In: *Der Nervenarzt,* 39, S. 433–441.

HOFFMANN, H. (1991): Die Funktion des runden Tisches in einem sozialpsychiatrischen Ambulatorium. In: *Psychiatrische Praxis,* 18, S. 209–215.

HOFFMANN, H. (1993): Junge chronisch psychisch Kranke. Ein Schwerpunkt in Forschung und Praxis. In: *Psychiatrische Praxis,* 20, S. 56–62.

HOLZMANN, T.; VOLK, S.; GEORGI, K.; PFLUG, B. (1994): Ausländische Patienten in stationärer Behandlung in einer psychiatrischen Universitätsklinik mit Versorgungsauftrag. In: *Psychiatrische Praxis,* 21, S. 106–108.

HUBSCHMID, T.; PFISTER, F.; SPALINGER, J. (1988): Wiedereingliederung auf der Wohnachse. Eine katamnestische Untersuchung. In: *Psychiatrische Praxis,* 15, S. 78–93.

JANSSEN, P. L. (1987): Psychoanalytische Therapie in der Klinik. Stuttgart.

JORASCHKY, P.; KÖHLE, K. (1986): Psychosomatische Konsultations- und Liaisondienste. In: UEXKÜLL, T. (Hg.): Psychosomatische Medizin. München u. a., S. 423–438.

KABANOV, M.; WEISE K. (1981): Klinische und soziale Aspekte der Rehabilitation psychisch Kranker. Leipzig.

KAISER, W.; ISERMANN, M.; LINDEN, M.; WILMS, H. U. (1991): Schizophrene Patienten in ambulanter Behandlung eines psychiatrischen Krankenhauses und in Praxen niedergelassener Nervenärzte. In: *Der Nervenarzt,* 62, S. 158–164.

KENTNER, M. (1983): Frühinvalidität. Entwicklung und Ursachen. In: *Deutsches Ärzteblatt,* 80, S. 37–43.

KISKER, K. P. (1988): »Team«-Erfahrungen mit einer problematischen therapeutischen Interaktionsfigur in der Psychiatrie. In: *Psychiatrische Praxis,* 15, S. 149-154.

KONRAD, M.; SCHMIDT-MICHEL, P.-O. (Hg.) (1993): Die 2. Familie. Psychiatrische Familienpflege: Geschichte, Praxis, Forschung. Bonn.

KRISOR, M. (1993): Auf dem Weg zur gewaltfreien Psychiatrie. Das Herner Modell im Gespräch. Bonn.

KUNZE, H.; KALTENBACH, L. (Hg.) (1994): Psychiatrie-Personalverordnung – Textausgabe mit Materialien und Erläuterungen für die Praxis. Stuttgart.

LAUER, G. (1993): Ergebnisse der Lebensqualitätsforschung bei chronisch psychisch Kranken. In: *Psychiatrische Praxis,* 20, S. 88–90.

LAZARIDIS, K. (1987): Psychiatrische Erkrankungen bei Ausländern – Hospitalisations- und nationalitätsspezifische Inzidenz. In: *Der Nervenarzt,* 58, S. 250–255.

MARX, A. J.; TEST, M. A.; STEIN, L. I. (1973): Extrohospital management of servere mental illness. In: *Arch. Gen. Psychiatry* 29, S. 505–511.

MOSHER, L.; BURTI, L. (1989): Mehr Macht den Menschen-Mitarbeiter. In: MOSHER, L.; BURTI, L. (Hg.): Psychiatrie in der Gemeinde. Bonn.

MÜLLER, P.; GÜNTHER, U.; LOHMEYER, J. (1986): Behandlung und Verlauf schizophrener Psychosen über ein Jahrzehnt. In: *Der Nervenarzt,* 57, S. 332–341.

NOVAK, P. (1986): Arbeit und Krankheit. Ein psychosomatisches Problem. In: UEXKÜLL, T. (Hg.): Psychosomatische Medizin. München u. a.

PETERS, U. H. (1994): Diagnostische Bilder, Phänomene und Kriterien in der Psychiatrie – eine Gegenüberstellung. In: *Fortschr. Neurol. Psychiatrie,* 62, S. 137–146.

PFEIFFER, W. (1971): Transkulturelle Psychiatrie. Stuttgart.

PFEIFFER, W.; SCHOENE, W. (Hg.) (1980): Psychopathologie im Kulturvergleich. Stuttgart.

RAHN, E. (1986): Die soziale Prognose von psychisch Behinderten. Dissertation Köln.

RIEDL, U.; WITKOWSKI, R. (1995): Therapeutische Wohngemeinschaften als Instrument sozialpsychiatrischer Rehabilitation. In: *Zeitschrift für Nervenheilkunde,* 14, S. 6–7.

ROSE, H. K. (1981): Grundfragen therapeutischer Teamarbeit in der Psychiatrie. In: *Psychiatrische Praxis,* 8, S. 87–94.

ROSE, H. K. (Hg.) (1998): Psychiatrie heute – Einführung. München.

ROST, S. (1970): Erfahrungen mit neuen Modellen der psychiatrischen Rehabilitation. In: *Die Rehabilitation,* 10, S. 207–217.

RUSSLAND, R.; PLOGSTEDT, S. (1986): Sucht – Alkohol und Medikamente in der Arbeitswelt. Frankfurt a. M.

SCHMIDBAUER, W. (1977): Die hilflosen Helfer. Reinbek.

SCHMIDT-MICHEL, P.-O. (1992): Die psychiatrische Familienpflege der Anstalt Tapiau. In: *Psychiatrische Praxis,* 19, S. 46–51.

SCHUBERT, A. u. a. (1988): Chancen im Arbeitsleben für psychisch Kranke.

SCHWOON, D.; KRAUSZ, M. (1992): Psychose und Sucht. Freiburg.

SEGAL, S. P. (1979): Sheltered care needes of the mentally ill. In: *Health Soc. Work,* 4, S. 41–57.

SEIKKULA, J. (1995): Psychose - eine Stimme im Dialog. Bericht über ein Versorgungsmodell psychosekranker Menschen in Finnland. Unveröffentlichtes Vortragsmanuskriptes des 3. Langenfelder Symposiums für systemische Therapie.

SHEETS, J. L.; PREVOST, J. A.; REIHMAN, J. (1982): Young adult chronic patients: Three hypothesized subgroups. In: *Hosp. Community Psychiatry,* 33, S. 197–203.

SIMON, H. (1929): Aktivere Krankenbehandlung in der Irrenanstalt. Berlin.

SPENGLER, A. (1987): Der mobile psychiatrische Notfalldienst in Hamburg. In: KATSCHNIG, H.; KULENKAMPFF, C.: Notfallpsychiatrie und Krisenintervention. Köln.

STASTNY, P. u. a. (1994): Neue Rollen von Betroffenen in der psychiatrischen Rehabilitation. In: EIKELMANN, B.; REKER, T. (Hg.): Sozialpsychiatrie in der Praxis. Hamburg.

Die psychiatrische Versorgungslandschaft

VETTER, P. (1985): Die Rehabilitation psychisch Behinderter in Wohngemeinschaften und ihr Einfluss auf die Hospitalisierungsdauer. In: *Der Nervenarzt*, 56, S. 359–364.

WATTS, F.; BENNETT, D. (1973): Previous occupational Stability as a Predictor of Employment of psychiatric Rehabilitation. In: *Psychological Medicine*, 2, S. 709–712.

WEBER, P.; STEIER, F. (Hg.) (1998): Arbeit schaffen. Bonn.

WEIG, W. (1991): Gemeinnützige Arbeitnehmerüberlassung. In: *Psychiatrische Praxis*, 18, S. 99–104.

Weltkongress für soziale Psychiatrie Hamburg (1994): Hamburger Erklärung zu den Perspektiven einer *trialogischen* Psychiatrie. In: BOCK, Th.; BUCK, D. u. a. (1995): Abschied von Babylon. Bonn.

WERNDER, A. (1998): Evaluation von Stationsteam-Supervisionen. In: *Deutsches Ärzteblatt*, 95, S. 601–602.

WIMMER, R. (1991): Zwischen Differenzierung und Integration. Zur charakteristischen Dynamik von Organisationen mit steigender Eigenkomplexität. In: *Gruppendynamik*, 22, S. 359–389.

WITKOWSKI, R. J.; BRATENSTEIN, H. P.; INGENLEUF, H. J.; LUNGERHAUSEN, E. (1989): Niedergelassene Nervenärzte und Psychologen im psychosozialen Versorgungsnetz. In: *Psycho*, 15, S. 716–726.

WOLFERSDORF, M. (Hg.) (1997): Depressionsstationen – Stationäre Depressionsbehandlung. Konzepte, Erfahrungen, Möglichkeiten heutiger Depressionsbehandlungen. Heidelberg u. a.

WOLFERSDORF, M.; BAHNMÜLLER, S.; BRETSCHNEIDER, S. (1988): Depressionsstationen. In: *Psychiatrische Praxis*, 15, S. 134–141.

WULFF, E. (1972): Über den Aufbau einer therapeutischen Gemeinschaft, In: *Psychiatrie und Klassengesellschaft*. Frankfurt a. M., S. 214–237.

ZEILER, J. (1993): Der aggressive Patient. Anmerkungen zur Sozialpsychologie der Gewalt. In: *Psychiatrische Praxis*, 20, S. 130–135.

''''' Zusammenfassung

Standard psychiatrischer Versorgung ist heute eine wohnortnahe (gemeindenahe) und sektorisierte Psychiatrie (S. 42 ff.). Damit ist ein Verbund aus stationären, komplementären und ambulanten Hilfen gemeint, der für ein definiertes Versorgungsgebiet die Therapie und Betreuung seelisch kranker und behinderter Menschen sicherstellt. Hauptgewicht liegt auf der ambulanten Versorgung.

Dieser Verbund von Hilfen ist notwendig, damit über die Behandlung der Erkrankung hinaus eine möglichst optimale soziale und berufliche Integration des betroffenen Menschen möglich wird (S. 45 f.). Zudem wird nur so für chronisch seelisch Kranke ein Höchstmaß an Lebensqualität gesichert.

Durch die Verteilung der Aufgaben auf verschiedene Helfer und Institutionen erhöht sich die Komplexität des psychiatrischen Versorgungssystems (S. 83 ff.). Daraus erwachsen hohe Anforderungen an die Professionalität und Koordination der Hilfen, die nur durch eine umfassende Qualitätssicherung zu gewährleisten sind (S. 48 ff.).

Das psychiatrische Versorgungssystem insgesamt lässt sich in eine Wohn- und Arbeits-achse unterteilen.

Auf der Wohnachse (S. 51 ff.) wurde mittlerweile eine Reihe von Versorgungs- und Be-treuungsformen entwickelt, mit jeweils spezifischen Aufgabenstellungen. Der stationä-re Bereich unterteilt sich in geschlossene und offene Stationen und in ein teil- und voll-stationäres Angebot. Zudem lassen sich verschiedene psychiatrische Wohnheime und Übergangseinrichtungen unterscheiden sowie das Betreute Wohnen. Der Wohnachse zugehörig sind auch Kontakt- und Beratungsstellen. Die ambulante Versorgung wird von niedergelassenen Ärzten und Psychotherapeuten, aber auch durch die Sozialpsy-chiatrischen Dienste und psychiatrischen Pflegedienste geleistet.

Eine berufliche Integration (S. 64 ff.) von psychisch Kranken ist nur bei einem Teil der betroffenen Menschen möglich. Zudem sind die Hilfemöglichkeiten auf der Arbeits-achse weniger gut ausgebaut. Die berufliche (Re-)Integration erfordert eine Reihe von unterschiedlichen Hilfestellungen, die sich aus Motivation, Training und Beratung zu-sammensetzen.

Die Kosten für das psychiatrische Versorgungssystem werden von unterschiedlichen Kostenträgern aufgebracht (S. 89 ff.). Ihre Zuständigkeit verursacht gelegentlich erheb-liche Unsicherheiten bei der Finanzierung von Hilfen.

Chronisch psychisch Kranke sind auch heute noch eine Randgruppe, die kaum Zugang zur Arbeitswelt hat und häufig von Sozialhilfe lebt. Die gesetzlich verbürgte Gleichstel-lung psychisch Kranker mit körperlich Kranken ist noch nicht verwirklicht (S. 91).

Das psychiatrische Versorgungssystem ist von einer Reihe von rechtlichen Rahmenbe-dingungen tangiert, die straf- und zivilrechtlichen Charakter haben. Einen der wich-tigsten rechtlichen Rahmen bildet das PsychKG und das Betreuungsrecht, weil damit die Behandlung und Betreuung psychisch Kranker auch gegen ihren Willen möglich ist. Weil die Bewältigung einer seelischen Erkrankung deren Verlauf mitbestimmt, haben die subjektiven Positionen des betroffenen Menschen und seiner Angehörigen eine zentrale Bedeutung (S. 89). Dies ist unter anderem der Grund dafür, dass Selbsthilfe-gruppen und Initiativen von Betroffenen und Angehörigen in die Arbeit einbezogen werden müssen.

Gesetzliche Grundlagen

Für die psychiatrische Versorgung ist eine Vielzahl von zum Teil weit verstreuten gesetzlichen Regelungen von Bedeutung, von denen hier nur die wichtigsten kurz vorgestellt werden können. Für psychisch erkrankte Menschen sind vor allem das Betreuungsrecht und die landesrechtlichen Regelungen zur Unterbringung psychisch Kranker von Bedeutung, daneben auch Regelungen aus dem Strafrecht.

ⅠⅠⅠⅠ Betreuungsrecht

Mit dem Betreuungsrecht wurde das alte Vormundschafts- und Pflegschaftsrecht für Volljährige abgelöst. Die für das Betreuungsrecht wichtigen gesetzlichen Vorschriften sind nicht in einem, sondern in mehreren Einzelgesetzen enthalten.

Allein das Bestehen einer psychischen Krankheit oder das Fehlen von Fähigkeiten, bestimmte Angelegenheiten selbst zu besorgen, sind für sich genommen kein ausreichender Grund, eine Betreuung einzurichten.

Mit dem Inkrafttreten des Betreuungsrechts wurde die Rechtsposition der Betroffenen gestärkt. Dies findet seinen Ausdruck etwa darin, dass bei der Anordnung einer Betreuung die *Geschäftsfähigkeit* des Betreuten grundsätzlich erhalten bleibt. Eine Einschränkung dieses Rechts erfolgt dann nur für jene Aufgabenkreise, für die vom Gericht ein Einwilligungsvorbehalt angeordnet worden ist.

Nach dem Betreuungsrecht ist die Erteilung der Zustimmung zu einer Heilbehandlung durch einen Betreuer nur zulässig, sofern der Betreute nicht selbst wirksam handeln kann, weil er einwilligungsunfähig ist. Hieraus ergibt sich, dass selbst dann, wenn ein Betreuer mit dem Aufgabenkreis »Zustimmung zur Heilbehandlung« bestellt worden ist, der Betreuer nur anstelle des Betroffenen die Zustimmung erteilen darf, wenn der Betroffene in der Situation nicht fähig ist die Bedeutung einer Entscheidung abzuwägen. Bei weit reichenden Eingriffen in die Persönlichkeitsrechte des Betreuten müssen Betreuer und Bevollmächtigter die Zustimmung des Gerichts einholen.

ⅠⅠⅠⅠ Ländergesetze zur Unterbringung (UBG) und PsychKG

Diese Landesgesetze enthalten u. a. Regelungen zum Unterbringungsverfahren und zur Behandlung während einer Unterbringung in einem psychiatrischen Krankenhaus.

Für das Unterbringungsverfahren gilt für die öffentlich-rechtliche Unterbringung (auf der Grundlage dieser Landesgesetze) und die zivilrechtliche Unterbringung (nach dem Betreuungsrecht) ein einheitliches Verfahrensrecht (§§ 70 ff. FGG), in dem das Regelverfahren sowie die Unterbringung im Rahmen einer einstweiligen gerichtlichen Anordnung bzw. Genehmigung geregelt ist. Daneben enthalten die landesrechtlichen Regelungen zur Unterbringung psychisch Kranker auch Bestimmungen zur sofortigen Unterbringung bei akuter Selbst- oder Fremdgefährdung.

Während der Unterbringung wird den Untergebrachten ein Recht auf Behandlung eingeräumt, wobei etwa in Bayern Regelungen zur Zwangsbehandlung enthalten sind.

ııı Strafrechtliche Regelungen

Aus dem Strafgesetzbuch sind vor allem die Regelungen zur Schuldunfähigkeit (§ 20 StGB) und zur erheblich geminderten Schuldfähigkeit (§ 21 StGB) von Bedeutung: So kann auf der Grundlage der Strafprozessordnung (StPO) eine einstweilige Unterbringung in einem psychiatrischen Krankenhaus angeordnet werden, wenn bei einem Beschuldigten dringende Gründe für die Annahme vorliegen, dass er eine rechtswidrige Tat in einem Zustand der Schuldunfähigkeit oder der verminderten Schuldfähigkeit begangen hat (§ 126a StPO) oder wenn über einen Beschuldigten ein Gutachten seines psychischen Zustandes erstellt werden soll (§ 81 StPO).

Wenn Schuldunfähigkeit oder verminderte Schuldfähigkeit vorliegt, kann vom Gericht die Unterbringung in einem Psychiatrischen Krankenhaus (psychisch kranke Straftäter § 63 StGB) oder in einer Entziehungsanstalt (suchtkranke Straftäter; § 64 StGB) angeordnet werden (siehe das Kapitel zur forensischen Psychiatrie). Weitere Regelungen enthalten die Maßregelvollzugsgesetze bzw. Unterbringungsgesetze der Länder.

ııı Sozialrecht

Das gegliederte System der sozialen Sicherheit wird von den drei wesentlichen Prinzipien Versicherung, Versorgung sowie Fürsorge beherrscht (siehe vorheriges Kapitel).

Einen wichtigen Bezugs- und Orientierungsrahmen für die Weiterentwicklung und Ausgestaltung leistungsrechtlicher Bestimmungen enthält das Sozialgesetzbuch Erstes Buch (SGB I). Es enthält »nur« die Handlungsnormen, die der Gesetzgeber bei der Ausgestaltung der einzelnen Sozialleistungsgesetze zu beachten hat.

Leistungsträger, Zuständigkeiten und Koordination von Leistungen: Im Bereich der Behandlung, Rehabilitation und Eingliederung von psychisch kranken und behinderten Menschen sind vor allem Leistungen zur Krankenbehandlung sowie zur medizinischen, beruflichen und sozialen Rehabilitation von zentraler Bedeutung, für die die Krankenkasse, Rentenversicherung, Arbeitsämter und Sozialhilfeträger in Betracht kommen.

Angesichts des komplexen Gefüges von Zuständigkeiten erhält die Zusammenarbeit und Abstimmung der verschiedenen Leistungsträger große Relevanz. Regelungen hierzu enthält das SGB X (Verwaltungsverfahren), das daneben etwa auch Regelungen zum Schutz der Sozialdaten enthält. Konkretere Vorgaben enthält das »Gesetz über die Angleichung der Leistungen zur Rehabilitation«, das vor allem die Zusammenarbeit und Koordination der verschiedenen Rehabilitationsträger regelt.

Zum Kreis der Rehabilitationsträger, für den diese Regelungen gelten, gehören nur die Träger der gesetzlichen Sozialversicherung.

Gesetzliche Krankenversicherung (SGB V): Im Leistungsrecht der Krankenversicherung finden sich die Grundsätze des Vorrangs von ambulanter vor stationärer Hilfe sowie des Vorrangs der Rehabilitation vor Pflege. Weiterhin folgt es dem Prinzip »Vorbeugen vor Heilen«, was sich auch in der Reihenfolge der Leistungsarten widerspiegelt.

Für die psychiatrische Versorgung sind vor allem die Leistungen zur Krankenbehandlung von Bedeutung. (§ 27 SGB V, siehe besonders Abs. 1 Satz 3).

Daneben haben die Krankenkassen gemeinsam mit den Spitzenverbänden der Leistungserbringer für bestimmte Leistungen Rahmenempfehlungen erarbeitet, etwa zur Rehabilitation (§ 111a SGB V) oder zur häuslichen Krankenpflege (§ 132a SGB V), in denen etwa zu geregelt ist: Leistungsinhalte, Eignung der Leistungserbringer, Maßnahmen zur Qualitätssicherung.

Zu weiteren Leistungen der Krankenversicherung gehören die Zahlung von Krankengeld und die stufenweise Wiedereingliederung (§ 74 SGB V) in den Arbeitsprozess.

Gesetzliche Rentenversicherung (SGB VI): Neben der Gewährung von Altersrente ist die gesetzliche Rentenversicherung unter anderem zuständig für die Gewährung von

▶ medizinischen, berufsfördernden und ergänzenden Leistungen zur Rehabilitation;

▶ Renten wegen verminderter Erwerbsfähigkeit (Berufs- und Erwerbsunfähigkeitsrenten).

Leistungen zur Rehabilitation haben dabei Vorrang vor der Gewährung einer Rente (§ 9 Abs. 1 SGB VI). Zu weiteren Leistungen gehören das Übergangsgeld (§§ 20–27 SGB VI), Ergänzende Leistungen (§§ 28–30 SGB VI) und Sonstige Leistungen (§ 31 SGB VI)

Arbeitsförderung (SGB III): Entsprechend den Regelungen des Gesetzes zur Reform der Arbeitsförderung (AFRG) ist zum 1. Januar 1998 das Recht der Arbeitsförderung als Drittes Buch in das Sozialgesetzbuch eingeordnet worden.

Träger der Arbeitsförderung ist die Bundesanstalt für Arbeit mit ihren Unterbehörden (Landesarbeitsämtern und örtlichen Arbeitsämtern). Insgesamt umfassen die Maßnahmen der Arbeitsförderung ein breites Spektrum von Leistungen an Arbeitnehmer, darunter Arbeitslosengeld und Arbeitslosenhilfe (§§ 117 ff SGB III), an Arbeitgeber und an Träger von Arbeitsförderungsmaßnahmen.

Bei Leistungen zur beruflichen Rehabilitation kommt der Bundesanstalt für Arbeit eine im Gesetz über die Angleichung der Leistungen zur Rehabilitation (RehaAnglG) enthaltene Regelung eine Sonderstellung zu (§ 5 Abs. 4 RehaAnglG).

Besondere Einrichtungen für Behinderte sind Berufsbildungs- und Berufsförderungswerke sowie Einrichtungen der medizinisch-beruflichen Rehabilitation.

Gesetzliche Pflegeversicherung (SGB XI): Mit dem Inkrafttreten des Pflege-Versicherungsgesetzes wurde die Pflegeversicherung als neuer eigenständiger Zweig der Sozialversicherung mit der Aufgabe geschaffen, Pflegebedürftigen Hilfe zu leisten, die wegen der Schwere der Pflegebedürftigkeit auf solidarische Unterstützung angewiesen sind. Die Leistungen sollen den Pflegebedürftigen helfen, trotz ihres Hilfebedarfs ein möglichst selbstständiges und selbstbestimmtes Leben zu führen, das der Würde des Menschen entspricht.

Beim Pflegebedarf wird Besonderheiten bei psychischen Erkrankungen und Behinderungen insofern Rechnung getragen, als die »Beaufsichtigung oder Anleitung mit dem Ziel der eigenständigen Übernahme dieser Verrichtungen« berücksichtigt wird.

Kinder und Jugendhilfe (SGB VIII): Das SGB VIII regelt nicht nur Hilfen für Kinder und

Jugendliche, sondern auch für Eltern und bezieht darüber hinaus junge Erwachsene (bis zum Alter von 21 Jahren und ggf. älter) mit ein. Die Leistungen nach diesem Gesetz gehen jenen nach dem Bundessozialhilfegesetz vor, unterliegen aber ansonsten in gleicher Weise dem Prinzip des Nachrangs. Dementsprechend haben etwa Leistungen der Krankenversicherung zur Behandlung und Rehabilitation Vorrang.

Zu den hier bedeutsamen Regelungen gehört die Eingliederungshilfe für seelisch behinderte Kinder und Jugendliche (§ 35a SGB VIII).

Sozialhilfe (Bundessozialhilfegesetz – BSHG)

Die Leistungsarten der Sozialhilfe gliedern sich in die *Hilfe zum Lebensunterhalt* und die *Hilfe in besonderen Lebenslagen*. Die Hilfe in besonderen Lebenslagen umfasst unter anderem Krankenhilfe, Eingliederungshilfe, Hilfe zur Pflege. Der Sozialhilfe kommt im System der sozialen Sicherung die Funktion eines Ausfallbürgen zu, was sich im Prinzip des Nachrangs der Sozialhilfe (§ 2 BSHG) widerspiegelt. Gemäß dieses Prinzips wird bei der Beantragung von Sozialhilfeleistungen etwa geprüft, inwieweit die Antragsteller über einzusetzendes Einkommen bzw. Vermögen verfügen. Leistungen sind: Hilfe zum Lebensunterhalt (§§ 11–26 BSHG), Krankenhilfe (§ 37), Eingliederungshilfe (§§ 39–43 BSHG), Hilfe zur Pflege (§§ 68, 69 BSHG).

Schwerbehindertengesetz (SchwbG)

Das Schwerbehindertengesetz regelt – unabhängig von Rehabilitationsmaßnahmen – Hilfen und Nachteilsausgleiche für Behinderte, die sich auf das Arbeitsleben beziehen. Diese Maßnahmen können aus Mitteln der Ausgleichsabgabe finanziert werden (§ 31 SchwbG und § 26 Ausgleichsabgabe-Verordnung). Voraussetzung für die Inanspruchnahme von Leistungen nach dem Schwerbehindertengesetz ist das Vorliegen der Schwerbehinderteneigenschaft. Der Nachweis dieser Eigenschaft wiederum erfolgt in der Regel durch den vom Versorgungsamt ausgestellten *Schwerbehindertenausweis*.

Literatur

BRILL, K.-E. (1999): Psychisch Kranke im Recht. Bonn

Bundesarbeitsgemeinschaft für Rehabilitation (Hg.) (1992): Arbeitshilfe für die Rehabilitation psychisch Kranker und Behinderter. Frankfurt a. M.

Bundesministerium für Arbeit und Sozialordnung (Hg.): Ratgeber für Behinderte (wird fortlaufend aktualisiert). Berlin.

FUNKE, W. (1996): Patientenrechte. Ansprüche und Leistungen im Arzt-Patienten-Verhältnis. Reinbek.

MROZYNSKI, P. (1992): Rehabilitationsrecht. München.

RAACK, W.; THAR, J. (1999): Betreuungsrecht. Ein Leitfaden. Köln.

SAAGE; GÖPPINGER (2000): Freiheitsentziehung und Unterbringung. München.

Theoretische Perspektiven in der Psychiatrie

Mehr als in anderen medizinischen Disziplinen haben in der Psychiatrie neben einem naturwissenschaftlichen Verständnis auch hermeneutische und in der letzten Zeit zunehmend systemtheoretische Konstrukte zur Klärung von Zusammenhängen beigetragen. Folge dieser Vielfalt, die auch eine Reaktion auf die Komplexität des Seelischen darstellt, ist eine gewisse Unübersichtlichkeit und Beliebigkeit in den Erklärungen der Phänomene, die im Rahmen der Psychiatrie zum Gegenstand gemacht werden. Von einer allgemeinen Theorie seelischer Erkrankungen ist man noch weit entfernt. Dies gilt für die Klärung der Ursachen ebenso wie für die therapeutischen Methoden, die zur Behandlung der Symptome entwickelt wurden.

Nach den heutigen Erkenntnissen werden die meisten psychischen Erkrankungen multifaktoriell verursacht. In der Regel sind dabei psychische und körperliche Faktoren eng miteinander verzahnt, sodass die alte Konstruktion eines Dualismus zwischen Leib und Seele anachronistisch erscheint. Sinnvoller ist es hingegen, einen Dualismus zwischen Struktur und Funktion anzunehmen. In Analogie zu Erkenntnissen der neurologischen Forschung scheint es auch bei psychischen Vorgängen ein Zusammenwirken verschiedener neuronaler Zentren zu geben, die in ein neuronales Netzwerk eingebunden sind. Der Aufbau und die Struktur der Zentren sowie deren Vernetzung ist zwar auch genetisch determiniert, gleichwohl herrschen eine große Plastizität und Variabilität vor allem der Funktionen. Strukturen und Funktionen können so durch Entwicklungsfaktoren maßgeblich beeinflusst werden und sowohl für die Gesundheit des Menschen als auch für die Entstehung von Krankheiten eine Rolle spielen.

Zusätzlich zu den eigentlichen Funktionen und Strukturen scheinen Schutzmechanismen zu existieren. Eine Reihe von Erkrankungen sind weniger auf die Störungen von Strukturen und Funktionen direkt zurückzuführen als auf das Versagen der Schutzmechanismen. Obwohl auch bei seelischen Phänomenen eine Hierarchie zu beobachten ist und seelische Erkrankungen in manchen Aspekten einer Art Schichtenregel folgen (Garcia 1987), ist der Informationsaustausch zwischen den einzelnen Zentren meist bidirektional, sodass sich keine einfachen Kausalitätsketten angeben lassen. Die Struktur und die Art der Vernetzung zwischen den Zentren bilden die Grenzen für die Funktionen, die innerhalb der neuronalen Netzwerke realisiert werden. Grundsätzlich sind die Funktionen als »Programme« angelegt, etwa um komplexe Verhaltensweisen wie Flucht zu steuern. Die Programme integrieren dabei die verschiedenen Ressourcen im Hinblick auf ein Ziel. Insgesamt ist den psychischen Strukturen und Funktionen eine Intentionalität eigen, die auch im Rahmen einer Autopoiese (Selbststeuerung) der Psyche aufgefasst werden kann (Maturana 1985).

Diese Intentionalität begründet zu einem wesentlichen Teil die Eigenarten und die Subjektivität seelischer Vorgänge. Sie kennzeichnet die Psyche als Teil eines lebenden Systems, weil sie aus einer ununterbrochenen Reihe von Operationen zusammengesetzt ist: Man kann nicht Nicht-Denken. Die Operationen bauen aufeinander auf und beziehen sich auf ein Objekt. Subjektivität und Objektivität bilden dabei den Spannungsbogen zwischen einem eigenen und einem gemeinsamen Standpunkt, der die Intentionalität energetisiert. Offen ist, inwieweit es sich bei einzelnen Strukturen um geschlossene Systeme handelt, wie es etwa N. LUHMANN (1988) für das Bewusstsein postuliert. Sicherlich ist eine strukturelle Kopplung zwischen den einzelnen Subsystemen vorhanden, wobei die einzelnen Systeme darüber hinaus in der Regel über eine gewisse Eigenproduktivität verfügen. Anders wären die psychopathologischen Phänomene der Halluzination und mit Einschränkungen des Wahns nicht zu erklären. Ebenso spricht die Induzierbarkeit von Krankheiten durch Einschränkungen der Sinnesfähigkeiten (z. B. beim Hörgeschädigten) für eine solche Eigenproduktivität.

Durch die Sinne ist die strukturelle Kopplung der psychischen Strukturen und Funktionen mit der Umwelt realisiert und begrenzt zugleich. Wir nehmen Informationen mit den Sinnen auf. Die Informationsauswertung ist wiederum abhängig von den präformierten Strukturen und der oben erwähnten Eigenproduktivität. Insofern werden Informationen verarbeitet, indem sie konzeptionalisiert werden. Entsprechend den Vorstellungen J. Piagets zur kognitiven Entwicklung findet hierzu eine fortdauernde Aneignung von neuen Informationen (Assimilation) sowie Fokussierung (Akkomodation) statt. Die genetisch fixierten oder erworbenen Konzepte erlauben eine prototypische Einordnung der aufgenommenen Reize, die Selektion von Störungen, das Erkennen von Eigenarten sowie eine kulturelle Abgleichung.

Die Rolle der Perspektive oder: die Seele als Landschaft

Intentionalität und die Organisation in multizentrischen Netzwerken haben einen direkten Einfluss auf die Beobachtung seelischer Phänomene und verweisen auf die Bedeutung der Perspektive. Daher möchten wir die Metapher der Seele als Landschaft einführen. Tatsächlich finden sich eine Reihe von Analogien zwischen seelischen Phänomenen und Landschaften, beispielsweise lassen sich die Begriffe Raum und Zeit in einer ähnlichen Weise für beide Konstrukte verwenden.

Es ist daher nicht verwunderlich, dass seelische Erkrankungen immer wieder gerade mit diesen beiden Grundaspekten in Verbindung gebracht worden sind. So wurde für die Schizophrenie ein Standesverlust als Grundphänomen vermutet, was einem drohenden Verlust des seelischen Raumes gleichkommt, und die Depression wurde als Zeitigungsstörung beschrieben, also als Verlust der subjektiv erlebten Zeit.

Der Therapeut seelisch Kranker ist immer auch Beobachter dieser Landschaft. Abgesehen von der Tatsache, dass er selbst psychischen Strukturen und Funktionen unterworfen ist, gilt für den Beobachter, dass sein Bild von der Landschaft in jedem Fall von der Perspektive abhängig ist, aus der er diese Landschaft beobachtet. In diesem Sinne ist die Begegnung mit seelisch Erkrankten immer auch subjektiv und einzigartig. Die Bedeutung einer Beobachtung und deren Gültigkeit ist weniger unter den Aspekten »wahr«

oder »falsch« zu beurteilen als vielmehr unter Berücksichtigung der Perspektive, unter der diese Beobachtung gemacht worden ist.

Auch wenn bestimmte Gebiete seelischer Landschaft beschrieben worden sind, ist ihr größerer Teil bis heute verborgen geblieben. Daher ist es nicht verwunderlich, dass eine Reihe von Versuchen mit unterschiedlichen Methoden unternommen worden ist, um die Struktur der Landschaft und deren verborgene Teile zu erfassen. Zeitweilig wurde einer solchen Deutung eine größere Wichtigkeit beigemessen als der Beobachtung und Beschreibung selbst.

Da solche Deutungs- und Erklärungsversuche die Komplexität seelischer Phänomene oft ignorierten, blieben viele Erklärungsversuche unbefriedigend und wurden revidiert. Dies gilt für somatische Erklärungsmodelle ebenso (etwa bei der Kopplung von Funktionsstörungen bestimmter Neurotransmittersysteme mit spezifischen seelischen Erkrankungen) wie für entsprechend mechanistische Vorstellungen im Rahmen der psychotherapeutischen Theoriebildung (etwa die Kopplung seelischer Erkrankungen mit bestimmten Entwicklungsphasen). Die Metapher der seelischen Landschaft hat aber auch einen weiteren Vorteil: Sie relativiert nämlich den lange währenden Methodenstreit innerhalb der Psychiatrie und Psychotherapie. Obwohl sicherlich der Wert verschiedener Perspektiven unterschiedlich beurteilt werden muss, so ist doch jede einzelne Perspektive eine Möglichkeit das Bild der Seele zu komplettieren.

‖‖ Das Modell der Strukturdynamik als allgemeines Modell psychischer Vorgänge

Entlang des Dualismus von Strukturen und Funktionen hat insbesondere W. JANZARIK (1988) mit dem Modell der Strukturdynamik versucht einige wichtige Relationen psychischer Phänomene aufzuzeigen (Abbildung 13). Er geht in seinem Modell von der potentiellen Verfügbarkeit von Strukturen aus, die durch die Entwicklung, aber auch durch somatische Matrizes ausgebildet und begrenzt sind. Zu den Strukturen gehört etwa das Gedächtnis, die Fähigkeit der Erfahrungsbildung etc. Aus diesen Strukturen werden die Konzepte bereitgestellt, die aus den Sinnesreizen eine Wahrnehmung machen, die bewusst oder vorbewusst ihrerseits Verhaltensprogramme anstößt oder Gedächtnisspuren hinterlässt. Dieser Vorgang, die Abgleichung von Sinnesreizen mit Erklärungsmustern, erfordert einen aktiven Prozess der Aktualisierung und Deaktualisierung. Dabei ist immer eine Entscheidung erforderlich, für die eine Zensorkomponente vorhanden sein muss (EMRICH 1988). Der Vorgang ist grundlegend an die Intentionalität der seelischen Vorgänge gekoppelt und daher dynamisch. Die Abgleichung von Sinnesreizen und inneren Konzepten ist auch ein Gegenstand der Kognitionspsychologie (DÜRSSEN 1985), die einiges zur Klärung dieser Vorgänge beigetragen hat. Natürlich spielen Affekte bei diesem dynamischen Prozess eine große Rolle. Insbesondere die Kopplung von Affekten mit bestimmten Kognitionen als affektlogisches System determiniert die Wahrnehmung (CIOMPI 1982). Das System von Dynamik und Struktur kann in mehrfacher Hinsicht entgleisen: Eine Bereitschaft kann nicht ausgebildet, zum falschen Zeitpunkt aktualisiert oder nicht deaktualisiert werden, auch kann die Zensorkomponente fehlen oder zu rigide sein.

Eine Erweiterung erfährt diese Sicht seelischer Vorgänge durch die oben beschriebene Raum-Zeit-Dimension seelischer Vorgänge. Auseinandersetzungen verschiedener Schulen in der Psychiatrie lassen sich mit der Frage danach aufklären, welchen dieser verschiedenen Aspekte die größere Bedeutung beigemessen wird.

Abbildung 13   Strukturdynamik

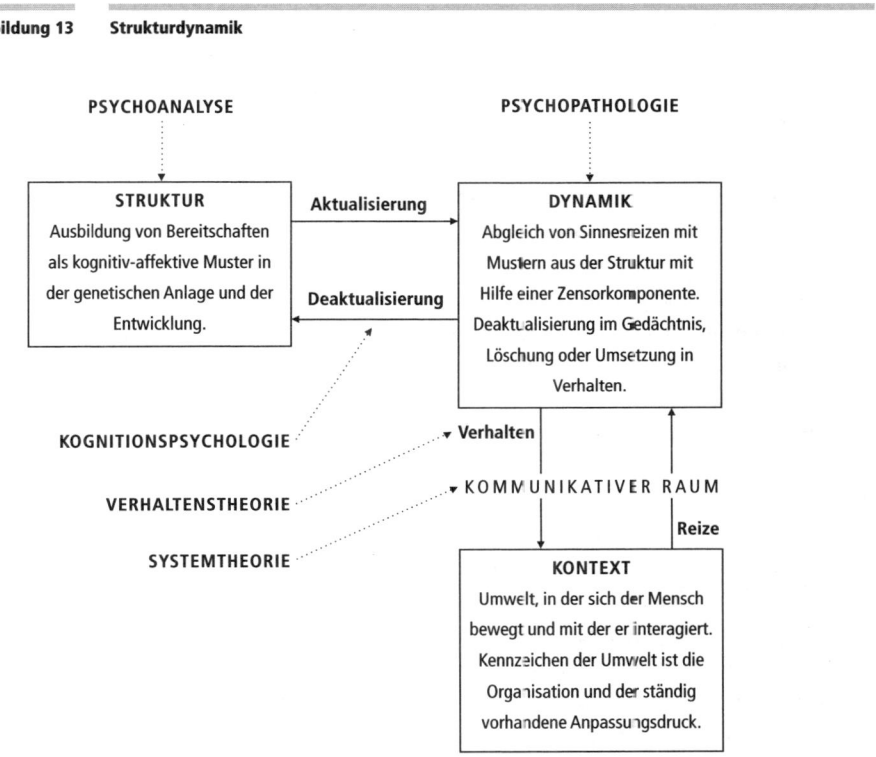

Beiträge ausgesuchter theoretischer Schulen

Ein Kennzeichen der verschiedenen theoretischen Schulen, die in der Psychiatrie Bedeutung gewonnen haben, ist die konsequente Konzentration auf eine bestimmte Beobachtungsperspektive. Nur so lässt sich eine schlüssige Interventionsstrategie entwickeln. Die eingenommene Perspektive bedingt aber auch die Grenzen und Mängel, die den einzelnen theoretischen Schulen anhaftet.

Die Psychoanalyse

Die psychoanalytische Modellbildung konzentriert sich mit ihren wichtigsten Konstrukten auf die Strukurelemente der Psyche. Im genetischen Modell werden dazu die entwicklungspsychologische Geschichte der Struktur umrissen, Entwicklungsphasen formuliert (orale, anale, ödipale Phase) sowie im Strukturmodell die Orte angegeben, an denen sich die Strukturen abbilden (Ich, Es, Über-Ich). Den Bereitschaften in der Struktur wird dabei ein großer Aktualisierungsdruck (Eigendynamik) zugeschrieben oder es wird sogar von einem Wiederholungszwang gesprochen.

Die Konzentration auf die Struktur findet sich auch in der Theorie des Unbewussten wieder, die in der Psychoanalyse insbesondere in Bezug auf die Psychotherapie einen zentralen Platz einnimmt. Auch bei der Beziehung der Menschen untereinander ist psychoanalytisch die Struktur entscheidend, wie es das ebenfalls zentrale Konstrukt der Übertragung verdeutlicht. Bei der Übertragung wird vermutet, dass ein Erfahrungsinhalt aus der Vergangenheit auf die aktuelle Situation angewendet wird und die Beurteilung der gegenwärtigen Situation bestimmt. Je nach dem Generalisierungsgrad der Strukturabweichung wird im Krankheitsmodell der Psychoanalyse zwischen einer Symptomneurose und Charakterneurose unterschieden. Obwohl gerade beim Ausbruch der Erkrankung eine reaktive Auslösung insbesondere bei den Symptomneurosen angenommen wird, ist es auch hier die Eigendynamik in der Struktur, der im psychoanalytischen Modell die hauptsächliche Aufmerksamkeit gilt.

Die Fokussierung der Struktur ist also das Kennzeichen der psychoanalytischen Modellbildung. Der Schwerpunkt der entwicklungspsychologischen Aspekte bei gleichzeitiger Vernachlässigung der somatischen (inklusive genetischen) Aspekte hatte eher historische Wurzeln, nämlich in der Debatte über das Leib-Seele-Problem, und diente wohl hauptsächlich zur Abgrenzung von der biologischen Psychiatrie.

Schwierigkeiten mit dem psychoanalytischen Modell liegen darin begründet, dass sich die Struktur einer direkten Beobachtung entzieht. Erst durch dynamische Vorgänge, durch Aktualisierung und Deaktualisierung, werden Strukturen sichtbar. Die Anteile der Struktur und der Dynamik an den zu beobachtenden Phänomenen sind aber kaum voneinander zu differenzieren.

Auf dieser prinzipiellen Schwierigkeit beruht im psychoanalytischen Modell die Theorie des Widerstandes. Weil die Struktur der Psyche sich der direkten Beobachtung entzieht, ist der Beobachter darauf angewiesen, auf die Verweisungszusammenhänge zu achten, die sich aus der aktuellen Reaktion des jeweiligen Menschen ergeben. Die zentrale Technik dabei ist die Deutung, die im Prinzip eine Abstraktion des strukturellen Aspekts einer Beobachtung sein soll. Die Deutung folgt einem heuristischen Prinzip, ist oft genug Intuition und immer auch abhängig vom Standpunkt des Beobachters, der seinerseits den Grenzen seiner eigenen seelischen Landschaft unterworfen ist (Gegenübertragung).

Unabhängig von der Schlüssigkeit dieses Modells ergeben sich aus der Perspektive der Psychoanalyse eine Reihe von methodischen Fehlerquellen. Beispielsweise ist die Ausschaltung der Abhängigkeit des Beobachters von seiner eigenen Struktur (»Neutralität«) letztendlich nicht überprüfbar, weil auch hier keine direkte Beobachtungsmöglichkeit besteht.

Wegen der beschriebenen Fokussierung auf die Struktur der Psyche und den daraus entstehenden Problemen ergibt sich, dass in der Psychoanalyse dynamische Vorgänge eher als Störungen empfunden werden. Bedeutsam ist hier die Theorie der Abwehrmechanismen (BLANCK/BLANCK 1981). Hiermit sind Deaktualisierungsmanöver gemeint, die sich gegen den Aktualisierungsdruck aus der Struktur richten. Die Abwehrmechanismen unterliegen dabei einer gewissen Reifung und werden in »primitive« und »reife« Abwehrmechanismen unterschieden.

Die Verbreitung und Popularität der Psychoanalyse liegt sicher darin begründet, dass mit diesem Modell eine relativ praktikable und zunächst einmal auch erfolgreiche Therapiemethode entwickelt worden ist. Der entwicklungspsychologische Ansatz erschließt aber darüber hinaus Möglichkeiten zum Verständnis der Geschichte eines psychischen Phänomens und erlaubt die Probleme in einen individuellen Kontext zu stellen. Damit wird gleichzeitig eine Möglichkeit zum Anschlusshandeln eröffnet. Wer ein Phänomen in die Gesamtlandschaft positioniert (kontextualisiert), kann sich diesem Phänomen annähern oder sich von ihm entfernen sowie Veränderungen einführen. Die Subjektivität eines Menschen erfährt durch die Verankerung in seiner Geschichte eine Aufwertung. In dieser Hinsicht hat die Psychoanalyse sicherlich einen Beitrag zur Emanzipation psychisch kranker Menschen geleistet. Auf der anderen Seite verleitet der psychoanalytische Ansatz leicht zu Bewertungen der Person sowie dazu, ihre Handlungen als Widerstand oder Abwehr zu interpretieren. Der Schluss liegt dabei nahe, dass es eine störungsfreie Persönlichkeit gäbe, die gegenüber seelischen Belastungen und Erkrankungen weitgehend immun sei.

ıı Anwendung des psychoanalytischen Modells am Beispiel der projektiven Identifizierung

Zur Veranschaulichung der Anwendung des psychoanalytischen Modells soll hier das Konzept der projektiven Identifizierung erläutert und auf ein klinisches Beispiel angewendet werden.

Das Konzept der projektiven Identifizierung ist 1946 von M. KLEIN erstmals formuliert worden. Obwohl der Begriff gewisse Modifikationen erfahren hat (ODGEN 1988), bezieht er sich nach wie vor auf »Phantasien und begleitende Objektbeziehungen, die beinhalten, dass sich das Selbst unerwünschter Aspekte entledigt, dass es diese unerwünschten Anteile in einer anderen Person unterbringt, und schließlich, dass es das Ausgestoßene in veränderter Form wiedererlangt«. Nach dem Modell der Strukturdynamik benennt die projektive Identifikation jenen Teil der Struktur, der nicht nur auf das Gegenüber projiziert, sondern auch in dessen Erleben wirksam wird und dessen Verarbeitung wiederum auf die innerseelischen Vorgänge des ursprünglichen Senders der Information rückgekoppelt wird. Dieser Vorgang hat einen direkten Einfluss auf die Interaktion in der Therapie, weil der Sender der Information versucht den Empfänger der Projektion zu drängen, so zu denken und zu handeln, wie es der Projektion entspricht.

> Ein schwarzafrikanischer Patient wird mit einer paranoiden Psychose in die Klinik eingewiesen. Gegenstand der paranoiden Symptomatik ist die Idee, von Geheimdiensten verfolgt zu sein. Die Entstehung der Erkrankung reicht zu einem Ereignis zurück, als der Patient noch in einem Studentenwohnheim lebte. Ohne sein Zutun kam es unter Landsleuten in dem Wohnheim zu einer Auseinandersetzung, in dessen Verlauf ein Mitstudent tödlich verletzt wurde. Der Patient entwickelte nach diesem Ereignis die Vorstellung, für den Tod des Mitstudenten verantwortlich zu sein, und erwartete aus diesem Grund seine baldige Verhaftung. Zuletzt glaubte er sich dieser Verhaftung nur durch einen Suizid entziehen zu können. Nach einem schweren Suizidversuch kam er schließlich in die Psychiatrie. Auch nach der Behandlung klingt die Psychose bei dem Patienten nicht ab, es entwickelt sich ein chronifiziertes Wahnsystem. Eine weitere Aufnahme erfolgt wiederum wegen akuter Suizidalität.

Die Biographie des Patienten erlaubt einen tieferen Zugang zum Verständnis seiner psychischen Belastungen. Er ist zweitgeborener Sohn. Der Vater, ein Bürgermeister, ermöglichte dem erstgeborenen Sohn ein Studium in Deutschland, der zweite Sohn sollte dafür die Rolle des Familienoberhauptes übernehmen. Dieser entzog sich aber der Erwartung durch eine überstürzte Abreise nach Deutschland. Nach schwierigen sozialen Irrungen gelang es dem Patienten, in Deutschland zu bleiben und zu studieren. Seine Aufenthaltserlaubnis ist auf die Ausbildung beschränkt. Dem Patienten droht jetzt, nach Abschluss der Ausbildung, die Abschiebung in sein Heimatland. Zu dieser Zeit wird aber von den Behörden die Abschiebung noch wegen der Erkrankung ausgesetzt. Die beruflichen Chancen als Ingenieur sind in seinem Heimatland recht gut.

Trotz neuroleptischer Behandlung bleibt der Patient während der stationären Behandlung durchgehend wahnhaft und suizidal. Nur eine enge Überwachung und Kontrolle schützt ihn zunächst vor einer Katastrophe. Obwohl er sich nach anfänglichen Schwierigkeiten in der Behandlung zurechtfindet, sind nur minimale Änderungen in seinen Auffassungen über die Probleme möglich. Immerhin wird erreicht, dass er sich auf der Behandlungsstation sicher fühlt und sich auf dieser einigermaßen ohne Risiko bewegen kann. Ein Verlassen der Station ist für den Patienten mit starken Ängsten und einer erheblichen Zunahme der Suizidalität verbunden. Die Therapie stagniert.

Unerwartet beantragt der Patient einen Urlaub, und zwar mit der Begründung, in seinem ehemaligen Wohnheim an einer Feier teilnehmen zu wollen. Er wolle dabei alte Freunde wiedersehen. Wegen der Erfahrungen in der Behandlung und der Gefährdung wird von den Therapeuten mit großer Skepsis auf den Wunsch des Patienten reagiert, der diesen aber mit ebenso großem Nachdruck vertritt. Als der Patient zu einem weiteren Gespräch nicht erscheint und danach unauffindbar ist, löst sein Verschwinden im Team große Sorgen aus. Er wird den ganzen Tag mit Hilfe der Polizei gesucht – erfolglos. Aus den Befürchtungen heraus entsteht im Team auf der Station eine lebhafte Diskussion über den bisherigen Verlauf der Therapie. Verständnis für den Patienten, Vorwürfe an den Therapeuten und an den Patienten werden geäußert. Zuletzt schwindet die Hoffnung, dass der Patient lebend aufgefunden wird.

Am späten Abend taucht er plötzlich wieder auf der Station auf und berichtet von einem erfolgreichen Treffen im Studentenwohnheim, bei dem er sich sehr wohl gefühlt habe, weil er einer Reihe von Landsleuten begegnet sei.

Nach diesem Ereignis klingt überraschend die Suizidalität weitgehend ab. Obwohl er sich nach wie vor nicht von seinen paranoiden Ideen distanziert, ist wenige Wochen später der Gesundheitszustand so gut, dass eine ambulante Behandlung möglich wird.

Das Konzept der projektiven Identifikation postuliert, dass sich die strukturellen Muster des Patienten in seiner Umgebung und in der Reaktion des Umfeldes abbilden. Dies gilt insbesondere für die Reaktionen eines therapeutischen Teams. Die Mitglieder des Teams trugen in ihren Reaktionen anlässlich des Verschwindens des Patienten mit ihren Gedanken und Gefühlen einige der Konflikte miteinander aus, die auch bei dem Patienten wirksam waren: Es wurde ihm vorgeworfen, dass er sich einfach ohne Ab-

sprache entfernt habe, andere zeigten Verständnis für seine Schuld- und Verfolgungs-
gefühle und plädierten für Geduld, wieder andere sahen sein Weggehen als autonomen
Schritt, mit dem er seine Probleme zu lösen hoffte. Angst, Ärger und Scham deuteten
sich an. Diese Gefühle lösten sich bei der Wiederkehr des Patienten in Erleichterung
auf. Von diesen Bewältigungsschritten des Teams profitierte der Patient offensichtlich
via Identifikation. Seine erstaunliche Veränderung könnte jedenfalls in diesem Sinne
verstanden werden.

In der klinischen Praxis sind eine Reihe von Phänomenen zu beobachten, die mit Hilfe
des Modells der projektiven Identifizierung verständlicher werden. Beispielsweise übertragen Patienten mit einer Borderline-Persönlichkeitsstörung typischerweise ihre innere
Zerrissenheit auf das Team, das sich dann nicht selten in enge Verbündete und Gegner
des Patienten spaltet. Oder: Behandler von depressiven Patienten fühlen sich oft gelähmt,
entwickeln unangemessene Aggressionen und eine resignierte Haltung gegenüber der
Behandlung.

Das Konzept der projektiven Identifikation und dessen therapeutischer Nutzen bezieht
die Emotionen und Gedanken des therapeutischen Teams ein und erkennt zumindest
deren diagnostischen Wert. Aber auch ein Zugang zu der Beziehung zwischen Patient
und Behandler jenseits der therapeutischen Abstinenz wird mit diesem Modell möglich.

III Psychopathologische Modelle

Als Ergänzung, aber auch als Gegensatz zur psychoanalytischen Modellbildung hat sich
die klassische Psychopathologie weniger mit seelischen Strukturen in der Funktion
von Bereitschaften befasst, sondern vor allem mit den dynamischen Vorgängen bei den
seelischen Prozessen. Im Fokus steht bei dieser Perspektive das *Bewusstsein* und dessen
qualitative und quantitative Störungen. Entsprechend benennen die psychopathologischen Konstrukte die Vigilanz des Patienten, seine Fähigkeit zur Wahrnehmung sowie
die Orientierung und die Fähigkeit zu denken.

Erst spät wurden von der Psychopathologie entwicklungspsychologische Faktoren akzeptiert. K. Jaspers Unterscheidungen von Krankheiten anhand der *Einfühlbarkeit* der
Symptomatik muss so verstanden werden. Selbstverständlich hat sich gerade die biologische Psychiatrie mit Strukturen auseinandergesetzt. Die Beschäftigung beschränkt
sich allerdings meist auf die Bereitstellung von Funktionen der Dynamik und des Bewusstseins. Strukturelle Überlegungen beziehen sich damit eigentlich auf die Suche
nach Gründen für dynamische Entgleisungen psychischer Erkrankungen. Da die persönliche Geschichte – als eine in der Struktur abgelegte Matrix von Bereitschaften –
nicht in den Mittelpunkt gerückt wird, findet in der Psychopathologie zunächst das
Subjekt nur eine sekundäre Beachtung. Erst relativ spät ist diese perspektivische Ver-
engung aufgegeben worden, etwa durch die Beschreibung des *sensitiven Beziehungs-
wahns*.

Das Bewusstsein und seine Störungen sind der Beobachtung leichter zugänglich als die
Strukturen in dem oben beschriebenen Sinne. Dies gilt auch für die psychometrische Erfassung der Phänomene. Schwieriger ist die kausale Verknüpfung mit den biologischen
Prozessen, weil wesentliche Zwischenglieder zwischen dem digitalen biologischen Informationsaustausch und den weitaus komplexeren Vorgängen im Bewusstsein noch

nicht aufgedeckt sind. Möglicherweise kann zukünftig die allgemeine Systemtheorie und die Chaostheorie hier einige Vorgänge klären.

Ohne die Berücksichtigung des strukturellen Aspekts bleibt der klassische Ansatz der Psychopathologie unzureichend. So können etwa paradoxe Reaktionen nicht hinreichend erklärt werden. Zwar kann mit diesem Ansatz möglicherweise die Entstehung von Wahnsymptomen veranschaulicht, nicht aber die Wahninhalte selbst verstanden werden, die für das subjektive Erleben des Kranken aber von großer Bedeutung sind (KLOSTERKÖTTER 1992).

II   Anwendung der psychopathologischen Modelle auf die Deaktualisierungsschwäche bei Wahnsymptomen

Sowohl im kognitiven Modell als auch im dynamischen Modell der Schizophrenie wird als Grundstörung die Unfähigkeit genannt unplausible Erklärungen aus der Struktur zu verwerfen. Dieses Phänomen wird in dem einen Modell als *Filterstörung*, im andern als *Deaktualisierungsstörung* bezeichnet. In beiden Fällen wird dabei ein dynamisches Defizit beschrieben, weil es dem Bewusstsein nicht gelingt, eine Orientierungsreaktion in Raum und Zeit zu vollziehen. Dadurch versagt die Realitätskontrolle und es entsteht in einem weiteren Prozess die Wahnsymptomatik. Die Wahnidee ist vor allem dadurch gekennzeichnet, dass die Korrektur dieser Idee, der Abgleich mit anderen Informationen, eben nicht gelingt.

Um auf das oben beschriebene Beispiel zurückzukommen: Die Vorstellung, für den Tod des Mitstudenten verantwortlich zu sein, ist an sich eine mögliche, wenn auch eine recht unwahrscheinliche Idee. Es ist zu vermuten, dass der Patient von den Vorgängen emotional außergewöhnlich stark betroffen war und sich als Schwarzafrikaner in einer Art Kollektivschuld sah. Daher ist der Gedanke, Mitverantwortung zu tragen, als Idee möglich. Alleine die Tatsache, dass der Gedanke im Bewusstsein des Patienten eine immer größere Bedeutung bekommt und letztendlich handlungsbestimmend wird, macht die Idee in diesem Beispiel zur Wahnidee. Gerade psychotische Menschen bestätigen diesen Mechanismus, der oft als »Dünnhäutigkeit« beschrieben wird, als Unfähigkeit, bestimmte Gedanken und Beurteilungen beiseite zu schieben und zu verwerfen.

III   Kognitionspsychologisches Modell

Die Kognitionspsychologie hat für eine Reihe von Phänomenen psychischer Erkrankungen Hilfreiches beitragen können, etwa zur Erklärung depressiver Syndrome. Kognitive Muster können nach dem Modell der Strukturdynamik als Teil der Struktur aufgefasst werden. Kognitionen sind in diesem Sinne Bereitschaften für die Konzeptionalisierung von Wahrnehmungsinhalten. Die Kognitionspsychologie tangiert aber auch dynamische Vorgänge, wenn nämlich die Art der Kopplung zwischen Wahrnehmungsinhalt und kognitivem Erklärungsmuster fokussiert wird. Dabei wird in der Regel nicht unterschieden, ob die Kopplung einer kognitiven Erklärung mit einem Wahrnehmungsinhalt auf Grund struktureller Defizite erfolgt oder im Rahmen dynamischer Entgleisungen. Der Versuch hingegen, anhand dieses Kriteriums bei der Depression Unterformen der Erkrankung zu bilden, ist unbefriedigend geblieben.

Die Bedeutung der Kognitionspsychologie liegt sicherlich darin begründet, dass mit ihr paradoxe Reaktionen von psychisch kranken Menschen erklärt werden können, weil die subjektive Erkenntnis und in deren Folge das Verhalten nicht nur von den Wahrnehmungsinhalten abhängt, sondern von den zuvor angelegten kognitiven Erklärungsmustern und der kognitiv-affektiven Kopplung mit den Wahrnehmungsinhalten. Daher ist folgerichtig, dass die Kognitionspsychologie oft in Zusammenhang mit der Verhaltenstheorie gebracht wird, nicht wegen der Ähnlichkeit beider Konstrukte, sondern wegen der Vervollständigung der Perspektive, die dadurch möglich wird.

∎ Anwendung des kognitionspsychologischen Modells am Beispiel kognitiver Umstrukturierung

Die Kognitionspsychologie hat die Entwicklung einer Reihe von therapeutischen Interventionen ermöglicht, die in der Regel die Veränderungen von Bewertungen intendieren und darüber eine Verhaltensänderung und Symptommodifikation zu erreichen versuchen. Zentrale Technik ist dabei die *kognitive Umstrukturierung*. Ziel dieser therapeutischen Intervention ist die Veränderung der Kopplung eines Wahrnehmungsinhalts mit einer meist negativen Bewertung. Die kognitive Umstrukturierung zielt dabei entweder auf die Bewertung spezifischer Ereignisse (z. B. in der Behandlung von Angst) oder genereller Lebenshaltungen (z. B. bei der Therapie der Depression).

In der Regel ist das Ziel, dass der Patient mit der durch die Umstrukturierung veränderten Bewertung einen günstigeren Umgang mit seinen Problemen erreicht. Da sich die Kognitionspsychologie auf Aspekte der Struktur und der Dynamik bezieht, findet bei der kognitiven Umstrukturierung die Geschichte der Bewertung ebenso Berücksichtigung wie die momentanen Gründe für die Aktualisierung der ungünstigen Kognition. Somit lässt sich die kognitive Umstrukturierung in Schritte unterteilen:

1. Den Anlass für die negative Kognition herausfinden.
2. Die Gefühle definieren, die mit der Kognition verbunden sind, und diese eingrenzen (Angst, Wut, Traurigkeit etc.).
3. Den Gedanken formulieren, der dabei entsteht (automatischer Gedanke).
4. Analyse der kognitiven Verarbeitung im Hinblick auf:
   ▸ den Realitätsgehalt der Wahrnehmung und der Interpretation,
   ▸ die Zielgerichtetheit und Funktionalität der Kognition,
   ▸ die Bedeutung für die sozialen Beziehungen.
5. Die eigentliche kognitive Umstrukturierung umfasst:
   ▸ aktivierende Umstrukturierungen wie
     ▷ das Problem als Herausforderung sehen,
     ▷ Verantwortung übernehmen,
     ▷ sich durch das Problem aufwerten,
     ▷ sich in die Perspektive des anderen versetzen,
     ▷ für den anderen zum Helfer werden sowie
   ▸ passivierende Umstrukturierungen wie
     ▷ sich von den Problemen ablenken lassen,
     ▷ sich von den Problemen distanzieren,
     ▷ eine höhere Toleranz gegenüber den Problemen entwickeln,
     ▷ das Problem auf jemand anderen übertragen,
     ▷ die Bedeutung des Problems positiv umdeuten.

Eine depressive Patientin in stationärer Behandlung berichtete, dass sie im Kontakt zu den Mitpatienten so inaktiv sei, sie sitze in der Sitzgruppe stumm dabei, sei völlig uninteressant und langweilig für die anderen. Sie war enttäuscht über sich und fühlte sich unattraktiv. Tatsächlich war sie in der psychotherapeutischen Gruppe schweigsam, hörte aber aufmerksam zu und konnte auf Nachfragen empathisch die Gefühle der anderen beschreiben. Es konnte mit ihr erarbeitet werden, dass ihre Selbstwahrnehmung, still zu sein, realistisch war, dass aber ihre Interpretation, langweilig für andere zu sein, nicht zutraf, da diese sie als anteilnehmende Zuhörerin schätzten. Sie fand einige umstrukturierende Gedanken: »Weil ich noch so krank bin, fällt mir die Unterhaltung schwer, das wird sich wieder ändern.« Und: »Ich bin eine gute Zuhörerin und dadurch wichtig für die anderen.« Schließlich auch: »Ich will, wenn mir etwas einfällt, versuchen etwas zur Unterhaltung beizutragen.«

Bei der Sammlung der beschriebenen Sätze änderte sich der Affekt der Patientin leicht, sie war aber zunächst noch nicht von ihnen überzeugt.

III Verhaltenstheoretisches Modell

Die Verhaltenstheorie hat sich in erster Linie mit den Bedingungen für Verhalten auseinandergesetzt und damit die Frage zu beantworten versucht, wie Entscheidungen für ein bestimmtes Verhalten zustande kommen. Die Art des Verhaltens korrespondiert mit einer Zensorkomponente (EMRICH 1988), die für den Abgleich von Sinnesdaten und kognitiven Erklärungsmustern verantwortlich ist. Verhaltenstheorien beziehen sich daher zunächst auf die dynamischen Aspekte psychischer Vorgänge. Ein elementares Konstrukt bildet dabei der *Verstärker*. Die Entscheidung ist nach dem Verstärkermodell abhängig davon, ob eine Information als günstig oder ungünstig wahrgenommen wird, vor allem dann, wenn die Information als Reaktion auf ein eigenes Verhalten (Feedback) gegeben wird.

Das Verstärkermodell erfährt eine Erweiterung und Ergänzung durch die Lerntheorien, die im Zusammenhang mit der Verhaltenstheorie entwickelt worden sind, weil *Lernen* hier verstanden wird als Kette von Reiz, Reaktion und Konsequenzen, die die Automatisierung von Entscheidungsabläufen ermöglicht (*Konditionierung*). Die Operationalisierungen im Rahmen der Verhaltenstheorie waren zunächst sehr einfach und entsprachen den Vorstellungen einer trivialen Maschine. Mittlerweile sind aber deutlich komplexere Vorgänge betrachtet worden und durch den Bezug auf die Kognitionspsychologie wird auch die affektiv-kognitive Komponente einbezogen.

Durch den Fokus auf die Bedingungen von Entscheidungen und die damit verbundenen Lernvorgänge tangiert die Verhaltenstheorie in besonderer Weise persönliche Entwicklung und Veränderung. Diese thematische Nähe erklärt den Erfolg der therapeutischen Anwendung der Verhaltenstheorie. Zudem ist gerade das Verhalten als Ausdruck dynamischer Vorgänge gut der Beobachtung zugänglich, sodass die Operationalisierung der theoretischen Konstrukte einer empirischen Überprüfung zugänglich gemacht werden können. Dies trägt dazu bei, dass die Wirkung von verhaltenstherapeutischen Interventionen insgesamt gut dokumentiert ist (GRAWE u. a. 1994).

II Anwendung des verhaltenstheoretischen Modells am Beispiel der Konditionierung

Die verschiedenen Formen der Konditionierung von Verhalten sind bereits früh Gegenstand der Verhaltensforschung gewesen. Die klassische Konditionierung (eng verbunden mit den Pawlowschen Hundeversuchen) ist ein Modell für die Entwicklung von Symbolen durch Erfahrung und dem Nachweis der Kopplung von Signal und Reaktion. Bei der *operanten Konditionierung* wird gezeigt, wie sehr diese Kopplung von der Bewertung der Erfahrung abhängig ist und dass diese Bewertungen Verhaltensmuster anstoßen können und so intentionales Lernen ermöglichen. Beide aufeinander bezogenen Konstrukte haben Einzug in die Therapie gehalten. So wird in der Behandlung der Phobie im Rahmen der *systematischen Desensibilisierung* die Entkopplung von bestimmten Symbolen mit einer ängstlichen Reaktion angestrebt oder durch Aktivierungsprogramme bei depressiven Patienten die Bereitstellung positiver Verstärker ermöglicht.

Herr Köhler, Anfang zwanzig, wird auf die geschlossene Langzeitstation verlegt, nachdem er zuvor fast zwei Jahre lang auf einer geschlossenen Akutstation gelebt hat. Mehrere Entlassungsversuche in ein Wohnheim waren nach kurzer Zeit abgebrochen worden. Herr Köhler ist geistig behindert und hat ein Anfallsleiden. Eine antikonvulsive Therapie hat nicht zu einer völligen Anfallsfreiheit geführt. Für die Stagnation in der Behandlung wird von den Überweisern unter anderem ein schwieriges Verhältnis zwischen Herrn Köhler und seiner Mutter verantwortlich gemacht. Die Mutter *verwöhne* Herrn Köhler und *hintertreibe* auch die Rehabilitationsversuche, weil sie sich offensichtlich nicht von dem Sohn trennen könne. Im Rahmen seiner Behinderung zeigt sich Herr Köhler nach der Verlegung vor allem in seinem Verhalten auffällig. Die Unterbringung auf einer geschlossenen Station erscheint unter anderem deswegen unumgänglich, weil Herr Köhler immer wieder auf die Straße läuft und sich dabei erheblich selbst gefährdet. Auffällig ist, dass er im Kontakt immer wieder betont, wie sehr er sich bemühe ein braver Junge zu sein, sich aber im Alltag eher gegensätzlich verhält und damit bei den Helfern Unmut auslöst. Zu einer Zunahme der Verhaltensauffälligkeiten kommt es regelmäßig nach Kurzurlauben bei den Eltern.

Der Kontakt zu der Mutter ist zunächst durch das große Misstrauen der Mutter gegenüber den Helfern geprägt. Als mit der Zeit dieses Misstrauen abgebaut werden kann, zeigt sie sich sehr von Schuldgefühlen geprägt und einem ständigen Bemühen dem Sohn eine *gute* Entwicklung zu ermöglichen. Sie leidet unter den Verhaltensauffälligkeiten des Sohnes, interpretiert sie aber als eigenes Versagen und verstärkt jedes Mal ihre Bemühungen, es dem Sohn gut gehen zu lassen. Sie berichtet, dass in der Vergangenheit wiederholt ihre Versuche, sich gegenüber dem Sohn abzugrenzen, bei diesem zu einer erheblichen Verschlimmerung der Verhaltensauffälligkeiten geführt habe. Mittlerweile habe sie daher den Mut verloren, das auffällige Verhalten des Sohnes zu reglementieren.

Parallel zur Verlegung des Patienten geht der Vater in Rente. Dieser vertritt einen etwas anderen Umgangsstil mit dem Sohn und sucht immer wieder die Auseinandersetzung. So kommt es regelmäßig zu Streitigkeiten zwischen dem Vater und der Mutter.

Bei der Behandlung wird von den Helfern die Hypothese entwickelt, dass die Entwicklung Herrn Köhlers sich in Richtung Verselbstständigung bewegen und dass darüber eine Haltungsänderung in der Beziehung zu den Eltern ermöglicht werden sollte. Die Mitglieder des Behandlungsteams diskutieren darüber, welche Verhaltensweisen des Patienten in diesem Zusammenhang verstärkt werden können und wie es vermieden werden kann, dass auf der Station ähnliche Verhaltensmuster in den Beziehungen zu den Teammitgliedern entstehen. Bei der Umsetzung fällt auf, dass sich Herr Köhler mit dieser Haltung ihm gegenüber recht schwer tut. Vor der Verlegung wurde er vom Team der überweisenden Station eher wie ein Kind behandelt, an das man weiter keine Anforderung stellte. Verstärkend für diese Konstellation hatte offensichtlich gewirkt, dass einige »tolpatschigen« Verhaltensweisen von Herrn Köhler von dem Team amüsiert beobachtet wurden und er damit die Rolle eines Stationsclowns erhielt.

Als Konditionierungen lassen sich bei diesem Beispiel eine Reihe von Phänomenen erklären. Beispielsweise kann die fehlende Entwicklung von Herrn Köhler in der Vorbehandlung auch dadurch erklärt werden, dass zwar das Verhalten der Mutter kritisiert wurde, die Haltung gegenüber Herrn Köhler in der Behandlung aber einem ähnlichen Muster folgte und er folglich entsprechende Verhaltensweisen zeigte und beibehielt. Zudem verstärkte die Kritik der Mutter auch deren Schuldgefühle und induzierte damit gerade jenes Verhalten, das eigentlich Ausgangspunkt der Kritik gewesen war.

ⅢⅠ Systemtheoretisches Modell

Ähnlich wie die Verhaltenstheorie hat der systemische Ansatz zunächst vor allem den dynamischen Aspekt betont, diesen aber um eine interaktionelle zwischenmenschliche Komponente erweitert. Gegenstand des systemischen Ansatzes ist demnach die interindividuelle Regulation und die Kommunikation. Theoretische Grundlagen bilden dabei die Kybernetik, die Spieltheorie, die Chaostheorie und die Kommunikationstheorie, die zusammen in eine allgemeine Systemtheorie münden (LUHMANN 1988; SIMON 1985).

Der Betrachtungsgegenstand der Systemtheorie umfasst:

- ▸ Organisationsprozesse
- ▸ Interaktionssysteme (Kommunikation)
- ▸ Transaktionssysteme (Informationsverarbeitung)

Weniger die dinglichen Eigenschaften einzelner Erkenntnisobjekte werden betrachtet, sondern mehr die *Beziehungen* der Einzelelemente untereinander und die sich daraus ergebende Dynamik.

Beschäftigt sich die Systemtheorie im physikalischen Raum hauptsächlich mit der Regulation in komplexen Situationen, so reicht dieser Ansatz bei *lebenden Systemen* nicht aus. Lebende Systeme zeichnen sich im systemischen Verständnis durch ihre *Selbstreferenz* aus. Selbstreferenz meint die Selbstkonstruktion der Wirklichkeit durch psychische Operationen, die im Sinne des *(radikalen) Konstruktivismus* die Psyche als *geschlossenes* System ausweist (Übersicht bei FISCHER 1995; MATURANA 1985). Ein Merkmal lebender Systeme ist die Zirkularität. Hiermit ist die Wechselwirkung von Elementen gemeint, die zu einer Gegenseitigkeit von Verursachung und Wirkung führt. Im einfachsten Fall kann diese Wechselwirkung als positive oder negative Feedback-Schleife auftreten. Das Kind fühlt sich durch das Verhalten der Mutter als Kind, die Mutter wird durch das Verhalten des Kindes als Mutter bestätigt usw.

Die Überlegungen zur Regulation weisen auf die Bedeutung der *Ordnungsprinzipien* hin, nach denen sich die Elemente eines Systems orientieren. Diese Ordnungsprinzipien tangieren direkt die Art der Relationen, die sich zwischen den Elementen eines Systems herausbilden:

▶ In einer *unorganisierte Komplexität* (wie sie etwa bei Gasen angetroffen wird) sind die Relationen relativ unspezifisch. Zufällige Ereignisse haben eine große Bedeutung für den Zustand des Systems.

▶ In *instruktiven Systemen* finden sich einfache kausale Verknüpfungen. So können Maschinen als instruktive Systeme aufgefasst werden. Zufällige Ereignisse haben in instruktiven Systemen nur einen geringen Einfluss auf den Gesamtablauf.

▶ In einer *organisierten Komplexität* sind die Relationen der Elemente durch ihre Struktur bestimmt, die hier den Ordnungsrahmen für die Interaktionen bilden. Kausalität ist dabei eine mögliche Relation, die Reaktion der Elemente ist aber vor allem durch ihre Struktur bestimmt. Lebende Systeme gehören ebenso in diese Gruppe wie soziale Systeme.

Insbesondere lebende Systeme sind einem fortwährenden *Anpassungsdruck* ihrer Umwelt ausgesetzt. Um diese Anpassung zu ermöglichen, müssen Systeme:

▶ zur Selbstorganisation, Selbstaufrechterhaltung und Selbstreparation fähig sein (Autopoiese),

▶ Grenzen bilden können,

▶ Gleichgewicht herstellen können, aber auch zu Systemveränderungen (Schismogenese) fähig sein.

Vor allem die Fähigkeit lebender Systeme zur S c h i s m o g e n e s e, also zu abrupten Wechseln des inneren Zustandes, hat eine starke Beachtung gefunden, weil sowohl die Entwicklung einer Krankheit wie auch die Gesundung mit dieser Eigenschaft in Verbindung gebracht wurde (GEROK 1989).

In diesem Sinne lassen sich die Operationen insbesondere in lebenden Systemen als

▶ strukturerhaltende (erster Ordnung) sowie

▶ strukturverändernde (zweiter Ordnung)

Operationen beschreiben. Aus beiden Operationen lassen sich auch die Krisen eines Systems herleiten. Von einem *Notstand* kann gesprochen werden, wenn ein System ohne strukturverändernde Operationen versucht Lösungen zu erzeugen (z. B. wenn aufgrund von schlechten Schulleistungen ein Nachhilfeunterricht anberaumt wird). Eine *Krise* entsteht dann, wenn zur Bewältigung der Situation eine Strukturveränderung innerhalb des Systems notwendig wird (etwa auf Grund des Auszugs eines erwachsen gewordenen Kindes).

II Anwendung des systemtheoretischen Modells am Beispiel der Familientherapie

Eine therapeutische Anwendung hat der systemische Ansatz vor allem in der Familientherapie gefunden, weil sich gerade die Familie als soziales System mit organisierter Komplexität verstehen lässt. Bezogen auf den psychiatrisch-psychotherapeutischen Erfahrungsbereich ergibt sich als zentrales Erkenntnisinteresse die Frage, wie Individuen in der Interaktion miteinander ihre Grenzen definieren und aufrechterhalten.

Das Lernfeld der Individuation, als Herausbilden von Grenzen, ist in der Regel die Familie. In ihr werden Selbst- und Fremdbilder in einem Prozess wechselseitiger Bestätigungen und Kritik zirkulär konstruiert. Die *Beziehungsrealität* der Familie wird zwischen den Mitgliedern ausgehandelt, d. h., im Handeln zeigt sich die Realität. Die gelungene Anpassung an die Familie wird dann zur praktisch vollzogenen Realität. In den Familien wird dabei ein *kognitives System* ausgebildet, das den Interaktionsbereich innerhalb der Familie definiert. Durch die Fähigkeit, *Repräsentanzen* zu bilden und subjektive Erfahrungen zu symbolisieren, verfügt der Mensch über eine ökonomische Methode, Versuch und Irrtum in symbolischen Operationen durchzuspielen. Es entsteht auf der individuellen Ebene so etwas wie ein handlungsleitendes Modell der Welt (eine innere Landkarte, ein affektlogisches Bezugssystem), dabei bildet sich ein Muster von Ursache-Wirkungs-Ketten heraus, die allerdings zur Beschreibung des gesamten sozialen Systems nur eine subjektive Perspektive der einzelnen Individuen darstellen.

Die individuellen Begründungen und Zuschreibungen erhalten in der systemischen Familientherapie insofern Beachtung, als sie die Funktion des Gesamtsystems stützen und zu den Spielregeln beitragen, nach denen sich das System richtet. So wird ein Symptom daraufhin untersucht, ob es den Zusammenhalt der Familie insgesamt gefährdet oder stützt. Außerdem wird danach gefragt, was das Symptom stabilisiert und welche Funktionen es für das Gesamtsystem hat.

Eine Anwendung systemischer Familientherapie ist die Beschreibung sogenannter *problemdeterminierter Systeme* (ANDERSON/GOOLISHIAN 1992; MAHNKOPF/RAHN 1994). Das System, das sich auch über die Familiengrenzen hinaus erstrecken kann, ist durch das Problem bestimmt und organisiert. Es verdankt damit dem Problem seine Existenz. In diesem Sinne kann das Zusammenwirken von Patient, Eltern und Helfer im obigen Beispiel von Herrn Köhler als ein derartiges problemdeterminiertes System verstanden werden. Alle Beteiligten haben ihre persönliche Auffassung von der Ursache des Problems und richten ihre Interaktionen und Operationen nach diesen Ursachen aus. Würde das Problem plötzlich wegfallen, wäre das System in seiner inneren Kohärenz gefährdet. So entsteht eine eigentlich komplizierte und paradoxe Situation, dass nämlich ein auf Problemlösung orientiertes Handeln gleichzeitig von der Existenz des Problems lebt und sich begründet.

In einem solchen System ist der Helfer nicht alleine Beobachter, sondern Bestandteil des Systems. Insbesondere der Helfer repräsentiert die Problemdefinition; seine Anwesenheit ist weitgehend durch das Problem begründet. Daher ist die Frage bedeutsam, welche Position und Relation er in einem solchen System einnimmt. An dem obigen Beispiel wird deutlich, dass sich durch die Einführung einer Kausalität durch den Helfer (die Mutter darf den Sohn nicht verwöhnen) die Situation eher verfestigen kann.

ANDERSON, H.; GOOLISHIAN, H. (1992): Der Klient ist der Experte. In: *Zeitschrift für systemische Therapie*, 10, S. 176–189.

BLANCK, G.; BLANCK, R. (1981): Angewandte Ich-Psychologie. Stuttgart.

CIOMPI, L. (1982): Affektlogik. Stuttgart.

DÜRSSEN, A. (1985): Die kognitive Wende in der Verhaltenstherapie. Eine Brücke zur Psychoanalyse? In: *Der Nervenarzt*, 56, S. 479–484.

EMRICH, H. M. (1988): Systemtheorie produktiver Psychosen. In: *Der Nervenarzt*, 59, S. 456–464.

FISCHER, H. R. (1995): Die Wirklichkeit des Konstruktivismus. Zur Auseinandersetzung um ein neues Paradigma. Heidelberg.

GARCIA, C. (1987): Die Schichtenregel als Grundsatz der Psychopathologie. In: *Der Nervenarzt*, 58, S. 589–594.

GEROK, W. (1989): Ordnung und Chaos als Elemente von Gesundheit und Krankheit. In: Gerok, W. (Hg.): Ordnung und Chaos in der unbelebten und belebten Natur. Stuttgart.

GRAWE, K.; DONATI, R.; BERNAUER, F. (1994): Psychologie im Wandel. Göttingen.

JANZARIK, W. (1988): Strukturdynamische Grundlagen der Psychiatrie. Stuttgart.

KLEIN, M. (1946 / 1962): Bemerkungen über einige schizoide Mechanismen. In: KLEIN, M. (Hg.): Das Seelenleben des Kleinkindes. Stuttgart.

KLOSTERKÖTTER, J. (1992): Wie entsteht das schizophrene Kernsyndrom? In: *Der Nervenarzt*, 63, S. 675–682.

LUHMANN, N. (1988): Selbstreferentielle Systeme. In: SIMON, F. B. (Hg.): Lebende Systeme. Heidelberg u.a.

LUHMANN, N. (1988): Soziale Systeme. Frankfurt a. M.

MAHNKOPF, A.; RAHN, A. (1994): Reflektierende Haltung in der psychiatrischen Klinik. In: *Zeitschrift für systemische Therapie*, 12, S. 167–173.

MATTEJAT, F. (1993): Subjektive Familienstrukturen. Göttingen.

MATURANA, U. (1985): Erkennen: Die Organisation und Verkörperung von Wirklichkeit. Braunschweig.

ODGEN, T. (1988): Die projektive Identifikation. In: *Forum der Psychoanalyse*, 4, S. 1–21.

SIMON, F. B. (1985): Die Grundlagen der systemischen Familientherapie. In: *Der Nervenarzt*, 56, S. 455–464.

ZEPF, S. (1986): Psychosomatische Medizin als Sozialwissenschaft. In: UEXKÜLL, T. v. (Hg.): Psychosomatische Medizin. München u. a.

IIII Zusammenfassung

Innerhalb der Psychiatrie haben neben der medizinischen auch psychologische, philosophische und soziologische Perspektiven eine Bedeutung (S. 103 f.).

Die meisten seelischen Erkrankungen sind multifaktoriell verursacht. Dabei erscheint es sinnvoll, weniger von einem Dualismus von Körper und Seele als von einem Dualismus von Struktur und Funktion auszugehen (S. 104 f.). Dieser Dualismus liegt auch dem Modell der Strukturdynamik zugrunde (S. 105). In diesem Modell entsteht (bewusstes) Handeln durch einen dynamischen Abgleich von Umweltreizen mit Erklärungs- und Verhaltensbereitschaften aus der Struktur.

In diesem Sinne kann die Psyche auch als Landschaft verstanden werden und die unterschiedlichen Schulen (Psychoanalyse, Verhaltenstheorie, Kognitionspsychologie, Systemtheorie) in der Psychiatrie (S. 105 ff.) als Perspektiven auf diese Landschaft.

Psychiatrische Diagnostik

⁞⁞ Vorbemerkung

Mit der Einführung des Kapitels F der ICD-10 (DILLING u. a. 1993) ist im Grunde eine neue Ära der psychiatrischen Diagnostik eingeleitet worden, denn diese Überarbeitung stellt eine inhaltlich vollkommen neu konzipierte Form dar. Die ICD-10 ist eine operationalisierte Klassifikation und lehnt sich damit an das amerikanische DSM an, das jetzt in der vierten Fassung vorliegt. Obwohl diese Form der diagnostischen Kategorisierung umstritten ist, weil sie rein deskriptiv arbeitet und auf theoretische Implikationen verzichtet, ist zu erwarten, dass sie sich in den nächsten Jahren weitgehend durchsetzen wird. In wissenschaftlichen Arbeiten ist sie bereits heute Standard.

⁞⁞ Entwicklung der psychiatrischen Diagnostik

Die Ansätze der operationalisierten psychiatrischen Diagnostik stammen im Wesentlichen aus dem englischsprachigen Raum. Vor allem die geringe Objektivität der herkömmlichen Diagnose-Traditionen war der Grund zuverlässige Diagnosemanuale zu entwickeln. Nur dadurch sind reliable Daten über die Verbreitung und Ausdrucksformen psychischer Erkrankungen zu erhalten, beispielsweise bei transkulturellen Untersuchungen oder bei der Milieuabhängigkeit von Erkrankungen.

Die neuen diagnostischen Klassifikationen genügen daher vor allem den allgemeinen Testkriterien und ermöglichen eine statistische Auswertung. So ist der sogenannten PSE (present state examination) zur Diagnostik der Schizophrenie entstanden (WING u. a. 1972). Dieser Weg wurde zunächst in Nordamerika konsequent verfolgt und hat zur Entwicklung des DSM geführt (Diagnostisches Statistisches Manual der American Psychiatric Association), das bald Standards in der psychiatrischen Diagnostik setzte. Sicher haben auch die unterschiedlichen philosophischen und erkenntnistheoretischen Hintergründe eine Rolle dabei gespielt, dass es in den englischsprachigen Ländern diese von der deutschen Tradition abweichende Entwicklung gab (PETERS 1994).

⁞⁞ Krise der nosologischen Diagnostik
am Beispiel des Endogenitätsbegriffes

Ein wichtiger Grund für die Entwicklung der neueren diagnostischen Modelle war die Krise der nosologischen Krankheitslehre, die wesentlich von der philosophischen Tradition des Idealismus geprägt war. Die Nachteile des nosologischen Modells, bei dem Ursache, Erscheinungsbild und Verlauf einer Krankheit zusammengefasst sind, sollen im Folgenden am Beispiel des Endogenitätsbegriffs im Rahmen der Depression verdeutlicht werden.

Der Begriff der Endogenität wurde am Ende des 19. Jahrhunderts von Möbius erstmals in der Tradition der *Degenerationslehre* verwandt. Kretschmer bezeichnete dann das »manisch depressive Irresein« als erbkonstitutionell bedingte endogene Psychose. Endogenität galt demnach als Bezeichnung für die Verursachung der Erkrankung, die hypothetisch zwischen erlebnisreaktiven und organischen Erkrankungen angesiedelt wurde. K. Schneider verwandte den Begriff erstmalig für eine spezifische Symptomkonstellation (Syndromatik).

Der praktische und theoretische Nutzen kann also in zweierlei Hinsicht betrachtet werden:
1. als Ursachenhypothese der Depression und
2. als Symptomkonstellation im Sinne einer Subklassifikation der Depression.

Beide Perspektiven wären im Hinblick auf daraus zu entwickelnde differentielle therapeutische Vorgehensweisen sinnvoll.

1. Ergebnisse der genetischen Forschung: In den Anfängen der Klassifizierung der Depression wurde angenommen, dass die endogene Depression sich vor allem durch eine hohe Erblichkeit auszeichne. In einer Übersichtsarbeit zu diesem Thema (MAIER / PROPPING 1991) wird allerdings ausgeführt, dass es lediglich bei bipolaren affektiven Störungen gelungen sei, eine familiäre Häufung nachzuweisen, bei der monopolaren Depression hingegen nicht. Ähnliche Befunde ergab die Zwillingsforschung. Für den Nachweis einer Endogenität bei einer Untergruppe von Depressionen wäre es zudem notwendig gewesen, diese Gruppe anhand der Zwillingsstudien eindeutig von anderen Depressionsformen abzugrenzen – aber auch das war nicht möglich. Auch die Kombination von endogenen Depressionen und Persönlichkeitsstörungen ergab keine familiäre Häufung. Bestätigt hat sich alleine ein Trend zur unspezifischen Häufung seelischer Erkrankungen innerhalb einer Familie, zum Beispiel von Suchterkrankungen und Depressionen. Dies aber kann gerade nicht als ein Nachweis für die Vererblichkeit gelten, sondern spricht für den starken Einfluss von Umweltfaktoren in Verbindung mit genetisch determinierten Dispositionsfaktoren.

2. Ergebnisse der Neurotransmitter-Forschung: Vor allem die Hirnphysiologie hat sich mit dem Endogenitätskonzept beschäftigt. Hierbei ergab sich eine Reihe von methodischen Schwierigkeiten. Zum einen ist es nicht immer leicht, sogenannte *state marker* (Variablen, die den augenblicklichen Zustand bestimmen) von *trait markern* (Variablen, die überdauernde Eigenschaften kennzeichnen) zu trennen. Zum anderen muss der Nachweis einer kausalen Verknüpfung im Rahmen eines experimentellen Designs erfolgen. J. FRITZE u. a. (1992) haben mit dem Hinweis auf die biochemische Wirkung von Antidepressiva auf verschiedenste Neurotransmitter nahegelegt, dass die Depression nicht nur mit *einen* Transmitter in Verbindung gebracht werden könne, sondern eher durch eine Disbalance multipler neuronaler Systeme verursacht sei. Störungen eines einzelnen Neurotransmitter-Systems seien dagegen unspezifisch und eher mit diagnoseübergreifenden Persönlichkeitsdimensionen, wie mangelnde Impulskontrolle und Neigung zur Aggressivität, in Verbindung zu sehen. Somit sind Störungen im Neurotransmitterhaushalt als eher allgemeine Dispositionsfaktoren zu betrachten.

3. **Endogenität und Persönlichkeit**: Tellenbach hat mit dem Postulat des Typus Melancholicus versucht über die Beschreibung einer Persönlichkeitseigenschaft (trait
marker) einen Beitrag zum Endogenitätskonzept zu leisten. R. TÖLLE u. a. (1987)
schreiben dazu in einer Übersichtsarbeit: »Persönlichkeitsuntersuchungen, die nicht
mit einem hypothesengesteuerten Verfahren, sondern mit breit angelegten Inventaren
durchgeführt wurden, ergaben keine einheitliche Persönlichkeitsstruktur bei den an
einer endogenen Depression Erkrankten, sondern eine Vielzahl von unterschiedlichen
Strukturen. Ordentlichkeit, die Tellenbach noch als Hauptmerkmal des Typus Melancholicus ansah, ist ein weitverbreitetes Phänomen und nicht spezifisch.«

4. **Chronobiologische Befunde**: Die chronobiologische Forschung hat einige interessante
Befunde herausgearbeitet. Chronobiologische Marker wurden dabei als ein mögliches
Merkmal für die endogene Depression angesehen. Die Befunde blieben aber bis heute
unspezifisch. Chronobiologische Auffälligkeiten scheinen ebenfalls auf biologische Vul-
nerabilitätsfaktoren hinzuweisen, die für alle Formen der Depression gelten. Tagesschwankungen als ein Hinweis auf ein chronobiologisches Geschehen wurden ebenfalls
als Kennzeichen der Endogenität bewertet. R. TÖLLE (1991) hat zu dieser Forschung
eine Übersicht gegeben und schreibt: »Die sogenannte typische Tagesschwankung ist
nach jüngeren Untersuchungen bei weitem nicht so häufig wie früher angenommen
wurde und auch bei einzelnen Patienten recht instabil …« Melancholiekranke zeigen im
gesunden Intervall eine gewisse Schwankung in der Gestimmtheit. Dies aber gilt auch
für Gesunde. Die Tagesschwankungen sind demnach ein allgemeines Phänomen, das
offensichtlich bei dem depressiv Erkrankten auf eine höhere Aufmerksamkeit stößt.

5. **Pragmatische Befunde**: Im Sinne einer Diagnose ex juvantibus wurde das Endogenitätskonzept anhand der Wirksamkeit von Psychopharmaka zu verifizieren versucht.
Eigentümlich ist dabei, dass etwa die eindeutige Wirksamkeit von Tranquilizern nicht
als Nachweis der Endogenität von Angsterkrankungen angesehen wurde. Antidepressiva wirken aber, so weiß man heute, bei allen Depressionsformen und haben auch bei
verschiedenen anderen Erkrankungen einen positiven Effekt. Dabei ist diese Wirkung
gerade bei schweren Depressionen besonders pointiert. Eine Unterscheidung zwischen
endogenen und nichtendogenen Depressionen ist damit also nicht zu erbringen.

6. **Symptomdifferenzierung**: Ohne Nachweis eines Ursachenkomplexes ist das Postulat
einer endogenen Depression eigentlich ohne Sinn. Trotzdem ist versucht worden die
Depression in Subtypen zu differenzieren. Dabei stellte sich immer wieder die hohe Variabilität der Symptomatik heraus. Alleine die Faktoren:

▸ Schwere der Depression,
▸ Wahnsymptomatik,
▸ uni- oder bipolarer Verlauf und
▸ Dauer der depressiven Verstimmung

ergaben einen Beitrag zur Varianz. Bei der Unterscheidung in reaktive, neurotische und
endogene Depression ließ sich in der Regel keine ausreichende Objektivität erzielen.
Außerdem war dadurch nur ein kleiner Teil der Varianz erklärt.

I. Kant hat geschrieben, dass wir nur das in den Dingen erkennen können, was wir selbst in sie hineinlegen. Diese Vorstellung findet sich heute im sogenannten Konstruktivismus wieder. Auch die neueren Entwicklungen in der psychiatrischen Diagnostik sind nicht theoriefrei, sondern beziehen sich auf die von D. Hume und J. Locke gründende Philosophie des common sense. Orientierung dieses Vorgehens ist in erster Linie das *Kriterium* als eine Art von Konvention. Kriterien ermöglichen die Unterscheidung in »wahr« und »falsch« und erlauben daher eine weitgehende Operationalisierung der Diagnostik. Diese Operationalisierung ist das Hauptkennzeichen der neuen diagnostischen Manuale. Dabei löst die operationalisierte Diagnostik die vorher herrschende typologische Diagnostik ab.

Die relative Anschaulichkeit der typologischen Diagnostik hat sicher zu deren langem Erfolg beigetragen, ihre Fehlerquellen sind jedoch evident. Mit der operationalisierten Diagnostik hingegen lässt sich kein prototypischer Patient konstruieren, es findet sogar eine gewisse Abstraktion statt.

Fasst man die Kennzeichen der operationalisierten Diagnostik zusammen, dann lassen sich folgende Prinzipien definieren:

1. Alle diagnostisch relevanten Kriterien werden aufgeführt.
2. Ein diagnostisches Regelwerk (Algorithmus) wird entwickelt, wobei meist gefordert wird, dass ein obligates und mehrere fakultative Kriterien existieren.
3. Ausschlussbedingungen werden spezifiziert.

Wenn ein obligates Kriterium definiert werden kann, handelt es sich um eine *monothetische*, ansonsten muss von einer *polythetischen* Diagnose gesprochen werden.

Als weiteres Charakteristikum tragen moderne Klassifikationen der Komplexität psychiatrischer Erkrankungen Rechnung und verdeutlichen das multidimensionale Bedingungsgefüge seelischer Erkrankungen und Behinderungen. Insbesondere die variablen Zusammenhänge zwischen konstitutionellen Faktoren und Ausdrucksformen seelischer Störungen finden sich in der Tendenz von psychiatrischen Klassifikationen wieder, die Art der Störung auf mehreren Achsen zu definieren. Dabei werden die folgenden Achsen differenziert:

- ▶ Symptomatik
- ▶ Ätiologie
- ▶ Verlauf
- ▶ Persönlichkeit
- ▶ Schwere der Erkrankung

In der Abgrenzung der diagnostischen Achsen voneinander sind die einzelnen diagnostischen Klassifikationen unterschiedlich konsequent konzipiert. Beispielsweise wird im DSM IV die Persönlichkeit einer gesonderten Achse zugeordnet (Achse 2), in der ICD-10 hingegen nicht. Zum Teil fehlen auch noch genauere Manuale für die quantitative und qualitative Einordnung auf den nicht symptombezogenen Achsen.

Die Reform der psychiatrischen Diagnostik hat in den letzten Jahren vor allem in der Erforschung psychiatrischer Erkrankungen eine Vielzahl von Anstößen gegeben, etwa in der vergleichenden Therapieforschung, der epidemiologischen Forschung und in der Subdifferenzierung von Krankheiten. Da die neuere psychiatrische Diagnostik sich an Syndromen orientiert, haben sich die Freiheitsgrade im Hinblick auf die Ursachenforschung und die Anwendung von Therapieverfahren wesentlich erhöht. Auf der anderen Seite sind tradierte Sichtweisen in die Diskussion geraten, beispielsweise der entwicklungspsychologisch begründete Neurosenbegriff (GLATZEL 1990).

Diese Brüche in den diagnostischen Traditionen tragen zu einigen Ungereimtheiten bei, die sich in den neueren diagnostischen Klassifikationen finden. Zum Beispiel wird in der ICD-10 der Begriff der Neurose mit der Begründung verwendet, dass es sich dabei um einen Traditionsbegriff handele. Gleichzeitig wird aber gerade dieser Begriff in der ICD-10 in seiner inhaltlichen und theoretischen Verankerung entwertet.

Nicht zuletzt wegen der Mängel der nosologischen Diagnostik war in der Geschichte der Psychiatrie eine gewisse Ablehnung gegenüber psychiatrischen Klassifikationen zu spüren. Dabei wurde auch die Gefahr der gesellschaftlichen Stigmatisierung immer wieder als Grund genannt, vom Etikettieren durch eine psychiatrische Diagnose Abstand zu nehmen. Tatsächlich werden psychiatrische Begriffe immer wieder in den allgemeinen Sprachgebrauch übernommen und bekommen dann nicht selten einen stigmatisierenden Charakter. So wird etwa ein demonstratives, simulierendes und manipulierendes Verhalten schnell »hysterisch«, ein unverständlich-widersprüchliches Verhalten »schizophren« genannt (FINZEN 1996).

Mittlerweile ist deutlich geworden, dass die sozialen Folgen und der Verlauf von psychischen Erkrankungen nur zum Teil von deren Symptomatik abhängen. Aus dieser Perspektive ist es sicherlich erforderlich, bei der Behandlung psychischer Erkrankungen über die psychische Symptomatik hinaus individuelle Faktoren, etwa die Krankheitsbewältigung, in verstärktem Maße zu berücksichtigen. Die modernen Klassifikationen aber zeichnen sich gerade durch ihre Abstraktion von der individuellen Situation aus. Deswegen ist gegenüber diesen Klassifikationen oft der Vorwurf geäußert worden, es handele sich dabei um »seelenlose« Konstrukte. Aber gerade der Verzicht auf eine allumfassende Erklärung menschlichen Seins durch eine psychiatrische Klassifikation eröffnet Räume die jeweilige Problematik aus unterschiedlichen Perspektiven zu betrachten. Dies gilt insbesondere für Anstrengungen der primären, sekundären und tertiären Prävention sowie für Fragestellungen im Rahmen der Rehabilitation.

Im Spannungsfeld zwischen einem naturwissenschaftlichen und einem geisteswissenschaftlichen Zugang zu psychischen Phänomenen hat sich eine Reihe von theoretischen Konstrukten entwickelt, die zur Erklärung psychischer Störungen beitragen. Dies war auch immer wieder Grund dafür, eine auf das jeweils zu Grunde gelegte Modell bezogene Diagnostik zu formulieren. Teilweise hat zur Verwirrung geführt, dass dabei ähnliche Begriffe in einem jeweils anderen theoretischen Bezugsrahmen benutzt werden. So wird einmal der Begriff Depression in einem klinischen Sinn verstanden, ein anderes Mal als Persönlichkeitsbegriff und dann wieder im Zusammenhang mit der Beschreibung einer primären Objektbeziehung. Es ist sicherlich sinnvoll, in der Zukunft neben der operationalisierten Diagnose die Krankheitsursachen und die Krankheitsverläufe gesondert zu betrachten.

Vor dem Hintergrund dieser Überlegungen wird die Skepsis verständlich, die der psychiatrischen Diagnostik insgesamt entgegengebracht wird. Es ist also zu fragen, wozu eine psychiatrische Klassifikation überhaupt dienen soll.

Insbesondere die modernen Klassifikationssysteme haben wegen ihrer deutlich höheren Objektivität und Reliabilität vor allem die Möglichkeiten der vergleichenden und empirischen Forschung wesentlich verbessert. In diesem Sinne dienen psychiatrische Diagnosen als Grundlage der Erforschung von psychischen Störungen und der Abgrenzung zu anderen sozialen Phänomenen in einer Gesellschaft. So kann anhand der operationalisierten psychiatrischen Klassifikationen die Prognose verschiedener Störungsbilder zuverlässiger überprüft werden. Die Herstellung der Vergleichbarkeit erleichtert die Planung therapeutischer Maßnahmen und die Feststellung des Hilfebedarfs. Mit einer diagnostischen Klassifizierung kann beispielsweise das Inanspruchnahmeverhalten von Patientinnen und Patienten überprüft und charakterisiert werden. Nicht zuletzt dient eine Klassifikation auch als Ordnungsprinzip in der Ausbildung der Behandler. Zusammenfassend kann der Nutzen psychiatrischer Diagnostik als Möglichkeit (MAIER / PHILLIP 1988)

▶ zur Fallidentifikation,
▶ zur Gewinnung einer Prognosestellung,
▶ zur vergleichenden Forschung,
▶ zur Dokumentation und Planung und
▶ zur Entwicklung eines Ordnungsprinzips für die Ausbildung

beschrieben werden.

Hier wird deutlich, dass die psychiatrische Diagnose in einem engen Verhältnis zur therapeutischen Intervention steht und sie als eine Art Handlungsanweisung für den Therapeuten verstanden werden kann. Da sich die Diagnose aber nur auf einen Teil der Phänomene bezieht, die im Rahmen einer Erkrankung zu beobachten sind, ist die erklärende Kraft einer Diagnose immer begrenzt.

׀׀׀׀ Nutzen der Diagnose für den betroffenen Patienten

In der Regel wird auch vom Patienten eine Diagnose jener Phänomene erwartet, die zur Inanspruchnahme der Hilfe geführt haben. In der Regel wirkt sich die Diagnose auf verschiedene Weise aus:

▶ Sie erklärt die Phänomene.
▶ Sie reduziert oder verstärkt Angst, weil dadurch potentielle Hilfe erschlossen werden kann, oder negative Zukunftserwartungen geweckt werden.
▶ Sie relativiert die mit den Krankheitssymptomen verbundenen Probleme.
▶ Sie entschuldigt das Nachlassen von Leistung, sozialer Kompetenz usw.

Diese positiven oder negativen Effekte einer Diagnose sind abhängig von der subjektiven Erwartung des Patienten an die Hilfemöglichkeiten. Dabei nimmt das jeweilige Krankheitskonzept eine bedeutsame Rolle ein. Subjektive Krankheitskonzepte sind aber nicht nur von Informationen über die jeweiligen Erkrankungen bestimmt, sondern korrespondieren stark mit dem *Selbstkonzept* des betroffenen Menschen. Zudem kann eine kulturelle und gesellschaftliche Ächtung der Erkrankung die positiven Auswirkungen einer Diagnose aufheben und sogar ins Gegenteil verkehren. Dies wird etwa bei der Erkrankung AIDS deutlich.

Insbesondere psychische Erkrankungen sind solchen Etikettierungs- und Stigmatisierungseffekten ausgesetzt. Dazu tragen Mythen von der Gefährlichkeit psychisch Kranker und der Unheilbarkeit seelischer Erkrankungen bei (ANGERMEYER / SIARA 1990). Mit einer gewissen Verzögerung beeinflussen die Trends in der Diagnostik und Therapie seelischer Störungen auch die subjektiven Krankheitstheorien der betroffenen Menschen. So findet sich bei vielen Patienten die Vorstellung, dass ihre Erkrankung mit Entwicklungsstörungen zusammenhinge und daher nach Ursachen in der Vergangenheit gesucht werden müsse. Bei depressiv kranken Menschen etwa ist deutlich eine Tendenz zu solchen psychosozialen Erklärungen zu verzeichnen, wohingegen körperliche Begründungen der Erkrankung (Hormonstörung) eher abnehmen (KRÖBER 1993). Meist erhöhen subjektive Krankheitskonzepte, die sich an medizinischen Krankheitsmodellen orientieren, das Gefühl der Hilflosigkeit beim betroffenen Menschen. Auf der anderen Seite wirken gerade diese in besondere Weise als »Entschuldung«. Dies wird beispielsweise in der Entgiftungs- und Informationsbehandlung von Alkoholabhängigen genutzt, um die Behandlungsmotivation zu verbessern (MANN u. a. 1995).

Bei schweren seelischen Erkrankungen sind kognitive Grundfunktionen des Erkennens (etwa die Realitätsprüfung) beeinträchtigt, was eine differenzierte Beurteilung der erlebten Symptome erschwert. Diese grundsätzliche Veränderung in der Orientierung des Menschen in Raum und Zeit, in der Erfahrung des Selbst und des anderen lässt sich durch Information (etwa Wissen der Diagnose) nur zum Teil erklären. Die Diagnose informiert aus dieser Sicht den Patienten nicht vollständig, da sie die existenzielle Erfahrung des betroffenen Menschen nicht erfasst und der Nutzen der Diagnose von Funktionen abhängt, die gerade durch die psychische Erkrankung beeinträchtigt werden.

Diese grundsätzliche Schwierigkeit bei der Übermittlung psychiatrischer Diagnosen an die Patientinnen und Patienten rechtfertigt auf der anderen Seite nicht, dass sie oft nur wenig über die medizinischen Aspekte ihrer Erkrankung und Behandlung erfahren. So sind etwa schizophrene Patienten in der Regel nicht ausreichend über die Wirkungen von Neuroleptika informiert. Insbesondere im Rahmen *psychoedukativer Ansätze* und Dialogforen wie *Psychose-Seminare* wird in der Psychiatrie mit einem gewissen Erfolg versucht dieses Informationsdefizit bei seelisch Kranken auszugleichen. Ziele sind zum einen eine verbesserte Compliance des Patienten und seiner Angehörigen, vor allem aber die Stärkung des Selbsthilfepotentials. Die Information des Patienten intendiert dabei immer die Kopplung der subjektiven Erfahrung mit den objektiven Kriterien der jeweiligen Erkrankung und dem Expertenwissen, um so auch für den betroffenen Menschen die Objektivierbarkeit seiner Erfahrung mit Hilfe eines Krankheitsmodells zu ermöglichen. Damit ist die Hoffnung verbunden, dass dieser Schritt den Menschen subjektiv entlastet und ihm eine bessere Handlungskompetenz erschließen hilft.

Die hier beschriebenen Schwierigkeiten beim Umgang mit der Diagnose haben unter anderem dazu geführt, dass alleine Psychiater auch weiterhin das Recht haben dem Patienten die Einsicht in Krankenunterlagen zu verweigern. Allerdings ist das sicher nicht der einzige Grund: Gerade die Expertensprache in der Psychiatrie ist nicht frei von moralischen Wertungen. In der psychiatrischen Terminologie stehen manchmal beschreibende, bewertende und verurteilende Elemente nebeneinander. Die damit verbundene Haltung erschwert die Kommunikation zwischen Behandler und Betroffenem oft (Rosumek 1992) und schränkt den Nutzen der Diagnose für den Patienten ein.

Unterscheidung zwischen Krankheit, Schaden, Behinderung und Beeinträchtigung

Insbesondere bei psychischen Erkankungen ist der Anteil der chronischen Störungen hoch. In der Regel trägt aber nicht nur die Erkrankung selbst zur Chronifizierung bei, sondern auch Faktoren im Rahmen der prämorbiden Entwicklung, der Krankheitsverarbeitung und der Reaktionen des sozialen Umfeldes. Die Prognose der Erkrankung hängt damit nur zum Teil von der Symptomatik selbst ab. Diese Prozesse werden nicht umfassend durch die Unterscheidung zwischen positiven Symptomen (etwa in Form von abweichendem Verhalten) und negativen Symptomen (meist als Reduktion von Fähigkeiten verstanden) erklärt. Zudem ist die Prognose stark vom Bezugsrahmen bestimmt. Zum Beispiel ist sie bei der Schizophrenie auf der Wohnachse wesentlich positiver als auf der Arbeitsachse.

All diese Phänomene legen nahe, psychische Erkrankungen auf verschiedene Ebenen der Existenz des betroffenen Menschen zu projizieren und dabei zunehmend die sozialen Folgen der Erkrankung zu berücksichtigen. Maßstab sind dabei die Möglichkeiten eines Menschen an sozialen Vollzügen teilzuhaben. Auf diesen Überlegungen basiert die Unterscheidung der WHO zwischen Schaden, Behinderung und Beeinträchtigung. Hier ist der Schaden (Impairment) zunächst als eine direkte Folge der Erkrankung zu verstehen. Die Entzündung der Bahnen des Rückenmarkes kann zu einer Zerstörung dieser Bahnen führen. Der Schaden wird zu Behinderung (Disability), wenn damit eine Funktion beeinträchtigt oder zerstört wird. Bei der Schädigung des Rückenmarks würde die Unfähigkeit zu gehen die Behinderung ausmachen. Diese Funktionseinschränkung kann wiederum zu einer Störung in den sozialen Vollzügen führen, die dann die Beeinträchtigung (Handicap) ausmacht. Diese ist aber somit abhängig von den sozialen Rahmenbedingungen des Betroffenen. Ein Geiger ist in diesem Sinn durch eine Verkrüppelung der Hand möglicherweise stärker beeinträchtigt als ein Politiker.

Der Vorteil der von der WHO vorgeschlagenen Systematik liegt sicherlich darin, dass die Phänomene der Krankheit und deren soziale Folgen voneinander differenziert werden können. Das Ausmaß der Behinderung und Beeinträchtigung ist damit nicht linear mit der Schwere und Art der Erkrankung gekoppelt. Unter »Behinderung« wird mehr als nur die Chronifizierung von Krankheit verstanden. Diese Unterscheidung hat auch bei psychischen Erkrankungen eine Berechtigung, zumal es bei einem großen Teil der Kranken zu Chronifizierungen kommt und in deren Folge zu einer gelegentlich ausgeprägten sozialen Beeinträchtigung.

Da die Systematik der WHO relativ neu ist, finden sich in einer Reihe von gängigen diagnostischen Krankheitskriterien keine ausreichenden Differenzierungen zwischen

Krankheitssymptomen, Behinderungen und Beeinträchtigungen. So enthält die Beschreibung der sogenannten Negativ-Symptome der Schizophrenie Kriterien, die weniger den Charakter von Symptomen einer Krankheit als den Stellenwert einer Behinderung haben. In vielen Bereichen der psychiatrischen Diagnostik ist man daher noch weit von einer zufriedenstellenden Operationalisierung entfernt.

Abbildung 14   Behinderungsmodell der WHO

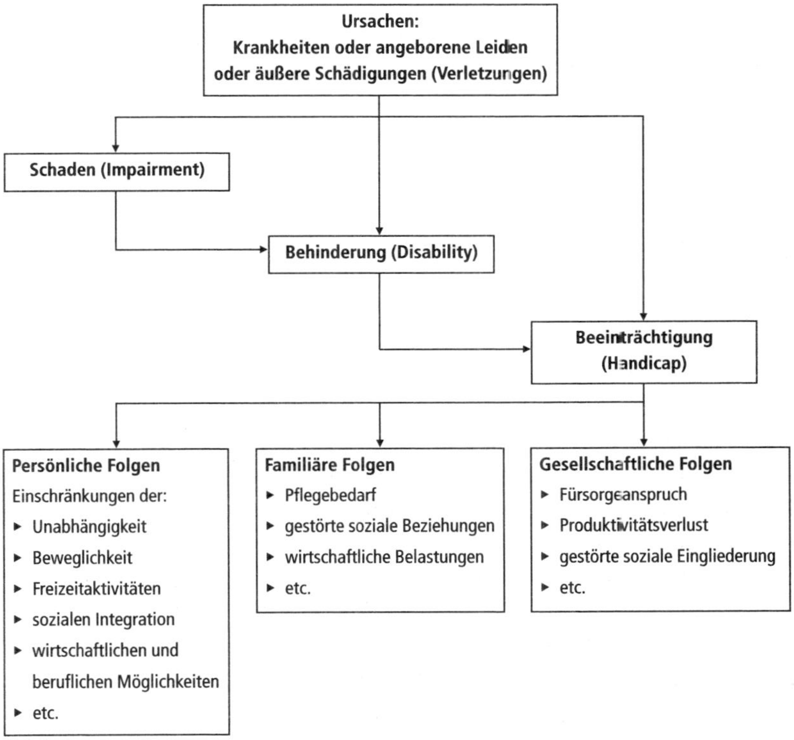

III   Skalen der Behinderung und Beeinträchtigung

Die Nutzanwendung des Behinderungskonzeptes der WHO hängt entscheidend von der Entwicklung valider Skalen ab, welche die durch das Konstrukt postulierten Sachverhalte messbar machen. Dabei müssen diese Skalen die Art und die Schwere der Behinderung erfassen. Da vor allem die Beeinträchtigung eng an den sozialen Kontext gebunden ist, müssen sich die hier angewendeten Skalen auch an den Anforderungen des sozialen Umfelds orientieren. In diesem Sinne sind im Grundsatz zwei Wege gegangen worden, um zu aussagefähigen Skalen zu kommen, zum einen sind das die sogenannten Funktionsskalen, zum anderen die Guttmann-Skalen (Stufenskalen).

II   Funktionsskalen

In den Funktionsskalen werden die einzelnen Funktionen faktoriell voneinander getrennt und dann mit einer Skala des Schweregrades versehen. Auf der Ebene der Beeinträchtigung hat sich etwa die Unterscheidung zwischen Wohn-, Arbeits- und Freizeitachse etabliert. Der Schweregrad wird unter anderem über das Ausmaß der Hilfe gemessen, die für die einzelnen Funktionen notwendig ist. Gelegentlich wird dabei auch noch die Art der Hilfe unterschieden, je nachdem, ob es sich um Unterstützung und Anleitung oder um kompensatorische Hilfe handelt. Das Maß für die einzelnen Behinderungen ist damit die *Abhängigkeit*, die für den Betroffenen aus der Behinderung resultiert. Der Grad der Abhängigkeit ist jedoch nicht nur von der Behinderung selbst, sondern auch von den Möglichkeiten der Hilfe bestimmt und unterliegt erheblichen kulturellen Einflüssen (siehe Versorgungslandschaft). Diese Einschränkung begrenzt den Nutzen der Funktionsskalen daher erheblich.

II   Guttmann-Skalen

Ein völlig anderer Weg wird mit Hilfe der Guttmann-Skalen beschritten. Fähigkeiten und Funktionen werden nach dieser Operationalisierung in Stufen gelernt sowie programmatisch ausgebildet und abhängig vom Grad der Schädigung in etwa der gleichen Stufung wieder aufgegeben. Der Schweregrad der Behinderung ergibt sich dabei aus der Stufe der Selbstständigkeit, die der Betroffene unabhängig von der Hilfe anderer zeigen kann. Als mathematischer Algorithmus dient dabei eben die Guttmann-Skala. Tatsächlich scheint es unter dem Blickwinkel dieser Operationalisierung erhebliche strukturelle Ähnlichkeiten zwischen den Behinderungen im Rahmen unterschiedlicher Erkrankungen zu geben. So unterschieden sich die Funktionen von Frauen nach Gebärmutteroperationen nicht wesentlich von denen Demenzkranker. Beide Gruppen unterschieden sich stärker durch die zeitliche Ausdehnung der Behinderung (WILLIAMS u.a. 1977). A. C. BEBBINGTON (1977) begründet die Überlegenheit der Guttmann-Skalen daher vor allem durch ihre universelle Gültigkeit. In seinen Untersuchungen fand er die Funktionen in folgender Weise durch eine Guttmann-Skala repräsentiert:

- ▶ Verlassen des Bettes
- ▶ Benutzen der Toilette
- ▶ sich waschen
- ▶ sich kleiden
  - ▷ Schuhe und Strümpfe
  - ▷ knöpfen und schließen von Reißverschlüssen
  - ▷ andere Kleidungsstücke
- ▶ selbst essen
- ▶ Kochen (bei Frauen), die Wohnung verlassen (bei Männern)
- ▶ Besuche machen, einkaufen
- ▶ Arbeiten

Guttmann-Skalen sind sehr universell, haben jedoch auf der anderen Seite einen relativ geringen Differenzierungsgrad. Sie eignen sich daher vor allem zur Beschreibung der Einschränkungen, bei denen erhebliche somatische und psychische Störungen vorhanden sind. Bei geringergradigen Behinderungen verlieren sie erheblich an Wert, weil sie dann nicht mehr ausreichend diskriminieren. Trotzdem lassen sich eine Reihe von rehabilitativen Trainigsprogrammen beispielsweise für Demenzkranke sehr gut mit Hilfe einer Guttmann-Skala operationalisieren, ebenso wie die Planung notwendiger Hilfestellungen im somatisch-pflegerischen Bereich.

ⅠⅠⅠ Das Konzept der psychischen Behinderung

Obwohl vieles für die Anwendung des Behinderungsbegriffs auch auf die Folgen von psychischen Erkrankungen spricht, ergeben sich eine Reihe von Schwierigkeiten bei der Operationalisierung des Konstruktes *Seelische Behinderungen* (SCHWARZ/ MICHAEL 1977). Zunächst ist zu bedenken, dass vor allem bei den seelischen Erkrankungen die Einschränkungen nur zu einem Teil durch die Erkrankung selbst verursacht sind. Bedeutsam sind zudem der Einfluss der prämorbiden Persönlichkeitsentwicklung, weil dadurch das Bewältigungspotential beeinflusst wird, und die Reaktion des sozialen Umfelds auf die Erkrankungen. So hängt eine Reihe von Behinderungen und Beeinträchtigungen mit dem Erkrankungsalter zusammen, weil durch die Erkrankung lebenszyklisch gebundene Prozesse gestört werden können.

Ein typisches Beispiel ist die gestörte Entwicklung einer beruflichen Identität bei schizophren Erkrankten, weil der Erkrankungsbeginn zwischen dem zwanzigsten und dreißigsten Lebensjahr liegt. Ebenso lassen sich einige schwerwiegende Störungen in der sozialen Kompetenz bei depressiven Patienten dadurch erklären, dass wesentliche Umwandlungen in der Familie (z. B. Auszug der Kinder, Scheidung, Berentung) in die Zeit fallen, in der es auch gehäuft zu depressiven Erkrankungen kommt. Es ist dabei fragwürdig, ob eine Unterscheidung in primäre und sekundäre Behinderungen weiter hilft.

Bei vielen Operationalisierungen der psychischen Behinderung wird mit dem R o l l e n - b e g r i f f gearbeitet, wobei die Rollen in der Familie, in der Arbeitswelt und in der Freizeit fokussiert werden (SCHUBART u. a. 1986). Hiervon abgeleitet sind Ansätze, die Funktionen zum Maßstab der Behinderung machen, die zum Ausfüllen der sozialen Rollen benötigt werden und die mehr oder weniger beeinträchtigt sind. Dieser Ansatz führt direkt zu einer funktionalen Diagnostik.

ⅠⅠ Funktionale Diagnostik

Mittlerweile ist auf der Ebene der Schäden deutlich, dass seelische Funktionseinschränkungen vor allem die Affekte und die Kognitionen des Menschen beeinträchtigen. Affekte können dabei als elementare Instrumente der Bewertung einer Situation verstanden werden, die möglicherweise einem autopoietischen Ablauf folgen (MACHLEIDT 1995). Kognitive Prozesse hingegen ermöglichen konzeptgeleitetes Bewerten. Kognition und Affekt stehen dabei in einem logischen Verhältnis zueinander (CIOMPI 1982). Wie aber machen sich seelische Erkrankungen bei der Ausfüllung sozialer Rollen als Funktionseinschränkungen bemerkbar? Im Folgenden soll versucht werden dazu einige Funktionsbereiche voneinander abzugrenzen.

Motivation, Antrieb und Intentionalität Das Ausfüllen sozialer Rollen ist wesentlich davon abhängig, inwieweit es dem Menschen gelingt, einen zielgerichteten Handlungsentwurf zu entwickeln und umzusetzen. Wesentlich sind dabei Motiv und Antrieb des

Betroffenen, die Krankenrolle zu überwinden. Die Begriffe Antrieb und Motivation benennen dabei in etwa das gleiche Konstrukt. Mit dem Begriff der Intentionalität (MUNDT u.a. 1985) wird vor allem die Fähigkeit betont, das Handeln auf ein Ziel hin auszurichten. Dabei sind sowohl affektive als auch kognitive Prozesse tangiert. Hinter einer gestörten Intentionalität kann sich im Sinne einer Restriktion ein Selbstheilungsversuch verbergen (KICK 1991) oder sie kann eine direkte Folge der Strukturverformungen durch die psychische Erkrankung sein.

Selbstbild Affektlogische Bewertungsvorgänge dienen auch der Orientierung des Menschen in seinem sozialen Kontext. Dem Selbstbild kommt hier eine bedeutsame Vermittlungsfunktion zwischen innerer und äußerer Realität zu (BRENNER 1989). Psychische Erkrankungen und Schäden können das Selbstbild dauerhaft tangieren. Eine Tendenz zur Überschätzung der eigenen Fähigkeiten kann ebenso beobachtet werden wie die freilich sehr viel häufigere Unterschätzung der eigenen Ressourcen. Selbstbildstörungen führen meist zu mehr oder weniger großen Anpassungsproblemen. Möglich ist die Folge, dass eine ausschließliche Orientierung an der äußeren Welt als eine Reaktion im Sinne sozialer Erwünschtheit zur Ignoranz der eigenen Bedürfnisse und Grenzen führt. Aber auch die Flucht in eine Innerweltlichkeit kann die Bewältigung von Aufgaben und die Verwirklichung von Zielen erheblich beeinträchtigen. Besonders eklatant ist die Fixierung von psychisch kranken Menschen in Patientenrollen, was die Entwicklung von *chronischem Krankheitsverhalten* anstoßen kann (BRODA 1995).

Verhaltensstörungen (Anpassungsstörungen, soziale Zurückgezogenheit) Psychische Erkrankungen beeinflussen in der Regel das Verhalten eines Menschen. Dies gilt noch mehr bei dem Vorliegen einer chronischen seelischen Erkrankung. In der Öffentlichkeit wird meist die Tendenz von seelisch Kranken zu unangepasstem, möglicherweise gewalttätigem Verhalten beachtet. Solche Verhaltensstörungen sind bei seelisch Kranken nicht unbedingt häufiger anzutreffen als in der Normalbevölkerung (STEINERT 1998; BÖKER / HÄFNER 1973).

Häufiger sind befremdliche, gelegentlich skurrile Verhaltensweisen, wegen derer seelisch Kranke auffallen. Ein Teil der jüngeren psychisch Kranken, die auch als Highenergy-Low-demand-Gruppe bezeichnet wird, fällt vor allem durch die Ablehnung der sozialen Anpassung auf. Der weitaus größere Teil seelisch kranker Menschen entwickelt jedoch Verhaltensweisen im Sinne sozialer Zurückgezogenheit. Dabei schließt das Vorhandensein von unangepasstem Verhalten das gleichzeitige Vorliegen einer Tendenz zur sozialen Zurückgezogenheit natürlich nicht aus.

Störungen der instrumentellen Fähigkeiten Die Auswirkungen von einigen psychischen Erkrankungen auf die instrumentellen Fähigkeiten des betroffenen Menschen werden häufig überschätzt. Bei der Beschreibung dieser Störungen wird in der Regel auf Grundfunktionen des täglichen Lebens Bezug genommen: Sich-Waschen, Kommunizieren, Beziehungsaufnahme. Die Möglichkeiten der Störungen bei den instrumentellen Fähigkeiten sind sehr vielfältig. Bei dem sogenannten Automatismenverlust fällt der Wegfall von Gewohnheitshierarchien auf. In anderen Fällen ist die Fähigkeit, sich an neue Situationen anzupassen, gestört, sodass nur noch auf tradierte Verhaltensweisen und Problemlösungsstrategien zurückgegriffen werden kann.

Störungen in der Zeitstruktur Als wichtige Funktion, die bei einer seelischen Erkrankung gestört sein kann, ist zuletzt der Verlust des selbstverständlichen subjektiven Zeitverständnisses zu nennen, sodass gerade psychisch Kranke von anderen sozialen Zeitgebern abhängig werden. Insbesondere bei hospitalisierten chronisch psychisch Kranken und Behinderten können sich diese Störungen in ausgeprägter Form zeigen. In der Praxis ist dabei oft eindrücklich zu beobachten, wie sehr der Aktivitätsgrad von psychisch Behinderten zunehmen kann, wenn es gelingt, geeignete soziale Taktgeber einzuführen.

◗ Erhebungsinstrumente

Die Entwicklung von validen Messinstrumenten für die funktionellen Einschränkungen wird dadurch erschwert, dass dabei verschiedene Betrachtungsebenen berührt werden und eine Operationalisierung des Behinderungsbegriffes letztendlich noch aussteht. Ebenso ist es in vielen Fällen nicht einfach, Normen für die Erhebungsinstrumente anzugeben, zumal meist lediglich Durchschnittswerte gemessen werden. Oft fehlt die Berücksichtigung der integrativen Funktionen, das heißt der Fähigkeit, die jeweiligen Ressourcen in der Situation angemessen zu aktivieren und zu dosieren.

Bei den inzwischen entwickelten Instrumenten muss zunächst zwischen einer globalen Einschätzung des Funktionsniveaus und differenzierten Messinstrumenten (meist mit einer mehrfaktoriellen Struktur) unterschieden werden. Die letztgenannten Instrumente sind in der Regel für rehabilitative Prozesse aussagefähiger, aber vom Umfang her wesentlich aufwendiger gestaltet. Die Tabelle 10 gibt eine Übersicht über einige für diese Fragestellung entwickelten Messinstrumente (PHELAN u. a. 1994).

Tabelle 10   Sammlung der Instrumente zur Erfassung der globalen Funktionen

Instrument	Beschreibung	Stärken und Schwächen	Nutzen
Global Assessment Scale (GAS)	Einfache Einschätzung auf einer 0-100-Punkte-Skala. Eine modifizierte Fassung ist Bestandteil des DSM IV.	Schnell und einfach zu gebrauchen. Symptome und Funktionen werden in einer einzelnen Skala zusammengefasst. Eingeschränkte Reliabilität.	In der Klinik und in der Forschung
Disabilities Assessment Schedule (DAS)	11-Items-Skala, bezogen auf soziale Rollen und Behinderungen. Vorgesehen für die Achse V der ICD-10.	Erscheint valide und reliabel, es sind aber nur wenige Studien veröffentlicht. Die Einschätzung ist für untrainierte Rater schwierig.	Klinik und Forschung, Training ist jedoch erforderlich
Katz Adjustment Scale	Zwei Versionen für Angehörige (205 Items) und Patienten (138 Items)	Speziell entwickelt für Patienten mit schweren psychischen Erkrankungen. Ergibt ein umfassendes Bild über die Psychopathologie und das Verhalten. Unbrauchbar für weniger behinderte Personen.	Zu lang für den klinischen Gebrauch. Daher vor allem für die Forschung entwickelt.

Instrument	Beschreibung	Stärken und Schwächen	Nutzen
Denver Community Mental Health Questionnaire	61-Items-Einschätzung, mit einer Betonung von Substanzmissbrauch und Zufriedenheit des Patienten.	Brauchbar für eine große Auswahl von Patienten. Beschränkte Aussage über die sozialen Rollen des Patienten.	Ausschließlich brauchbar für spezifische Fragestellungen (soziale Rollen).
Psychiatric Status Schedule (PSS)	Teil eines umfassenden Instrumentes (321 Items)	Brauchbar für eine große Auswahl von Patienten.	Zu lang für den klinischen Gebrauch, daher vor allem für die Forschung geeignet.
Psychiatric Evaluation Form (PEF) Current & Past Pathology Scale (CAPPS)	Form für den Patienten (28 Items) Form für den Behandler (130 Items)	Eingeschränkte Aussage über die sozialen Rollen	
Morningside Rehabilitation Status Scale (MRSS)	Vier individuelle Bereiche; eingeschätzt nach einer 8-Punkte-Skala.	Leichte Anwendung durch Betreuer des Patienten. Reliabilität zufriedenstellend, aber unklare Validität.	Eher für den klinischen Gebrauch, weniger für die Forschung geeignet.
Social Behaviour Schedule (SBS)	Instrument mit 21 Items. Betonung von beobachtbarem Verhalten.	Anwendung ohne Training möglich, gute Reliabilität und Validität. Geeignet für schwerer gestörte Patienten.	Klinik und Forschung
REHAB	Instrument mit 23 Items, erfasst generelles und deviantes Verhalten.	Anwendung ohne Training möglich. Beeindruckende psychometrische Güte. Nur anwendbar für Patienten in geschützten Wohnein- richtungen und Kliniken.	Klinik und Forschung
Life Skills Profile (LSP)	Instrument mit 39 Items. Bildet Behinderungen und Funktionen ab.	Einfach in der Anwendung; frei von Jargon. Aber nur wenige Studien veröffentlicht.	Klinik und Forschung
Social Functioning Schedule (SFS) Social Maladjustment Schedule (SMS)	12 (SFS) und 48 (SMS) Items, Instrumente für nicht psychotisch psychisch Kranke.	Wenige Veröffentlichungen, nur die psychometrischen Daten für beide Skalen.	SMS für die Forschung, SFS zusätzlich für die Klinik.

||||| Beziehung der Diagnostik zu den Interventionsebenen

Diagnostische Instrumente stehen in einem engen Zusammenhang mit den Interventionen, die sich aus den diagnostischen Einschätzungen herleiten lassen. Der Wert von diagnostischen Instrumenten ergibt sich also nicht nur durch den Erkenntnis- und Ordnungszuwachs, sondern auch aus dem praktischen Nutzen für die therapeutischen Interventionen. Diagnosen sind in diesem Sinne eine Art Handlungsanweisung und Konzeptionalisierung therapeutischen Handelns. Diagnosen bilden in keinem Fall die subjektive Wirklichkeit des betroffenen Menschen und noch weniger den betroffenen Menschen in seiner Gesamtheit ab.

Die Erweiterung des klinischen Modells und die Abkehr von einem ausschließlich klinisch definierten Krankheitsparadigma hat hier zu einer Erweiterung der Interventionsmöglichkeiten geführt. Folgerichtig ist nur ein Teil der Interventionen abgeleitet aus der klinischen Diagnostik im engeren Sinne, ein weiterer Teil hat auf die Symptomatik eher eine indirekte Wirkung. Aus dieser Perspektive ist es hilfreich, die diagnostische Einschätzung jeweils auf die Ebene zu beziehen, mit der die damit intendierte Intervention verbunden wird. Wird der Betrachtungsraum zusätzlich zur klinischen Psychiatrie um den komplementären Bereich erweitert, so ergeben sich verschiedene Beobachtungsebenen:

1. Krankheitssymptome
2. Behinderungen
3. Beeinträchtigungen
4. Krankheitsbewältigung
5. Compliance
6. Soziales Netz und soziale Unterstützung
7. Subjektive Zufriedenheit, Grad der Lebensqualität
8. Pflegebedürftigkeit (Ausmaß der notwendigen Hilfe und des Hospitalismus)

Von den ersten drei Ebenen war bereits ausführlich die Rede. Krankheitsbewältigung wird zusammen mit sozialer Unterstützung oft als Moderatorvariable postuliert, die eine Mittlerfunktion zwischen belastenden Ereignissen und der seelischen Erkrankung einnimmt. Bewältigungsstrategien bestehen aus kognitiven und verhaltensmäßigen Bemühungen, mit externen und/oder internen Anforderungen fertig zu werden, die (subjektiv) die eigenen Ressourcen beanspruchen oder überschreiten (KLAUER / FILIPP 1993). Das Konzept der Krankheitsbewältigung findet trotz methodischer Schwierigkeiten (etwa ist die Differenzierung zwischen Bewältigungsverhalten und Symptom manchmal schwierig) vermehrt Anwendung bei Verlaufsuntersuchungen seelischer Erkrankungen (SCHÜSSLER u. a. 1982; BÖKER / BRENNER 1983). Der Verlauf und die Rezidivquote seelischer Erkrankungen hängen auch von der Fähigkeit des betroffenen Menschen ab sein eigenes Verhalten auf die Erkrankung abzustimmen und bei notwendigen therapeutischen Maßnahmen zu kooperieren (Compliance).

Für die Schizophrenie und für affektive Erkrankungen (HAHLWEG 1991) ist die Bedeutung der sozialen Unterstützung für den Verlauf deutlich geworden. Die Symptomatik wird bei dieser Sichtweise als ein Aspekt des Spiels familiärer Kräfte und Interessen innerhalb eines Krankheits*systems* interpretiert. Lebensqualität und subjektive Zufriedenheit sind wegen der hohen Zahl von chronisch psychisch Kranken und Behinderten eine notwendige und ergänzende Betrachtungsebene, und zwar insbesondere im Langzeitbereich der Kliniken und im komplementären Bereich. Bei dieser Betrachtungsebene ist auch der Grad der gesellschaftlichen Integration dieser Patientengruppe zu berücksichtigen.

Die Operationalisierung der subjektiven Zufriedenheit ist schwierig: Umfragen ergeben häufig eine hohe Basiszufriedenheit der meisten psychisch Kranken und Behinderten.

Die Ergebnisse müssen jedoch wegen der vermuteten Antworttendenz der sozialen Erwünschtheit sehr vorsichtig interpretiert werden. Da die Pflegebedürftigkeit zu einem wesentlichen Teil die Kosten eines psychosozialen Versorgungssystems bestimmt, wurden zur Kostensenkung eine Reihe von Innovationen mit dem Ziel der Reduktion der Pflegebedürftigkeit und geringerer Inanspruchnahme stationärer Hilfen eingeführt.

ⅢⅢ Psychiatrische Diagnostik in einer kommunalen Psychiatrie

Durch die Reform der psychiatrischen Versorgung ist deren klinischer Charakter zurückgetreten. Die rein medizinische Reduktion von Krankheitssymptomen reicht insbesondere bei einem großen Teil der chronisch kranken und behinderten Menschen nicht aus, um den Erfordernissen von Betreuung und Hilfe angemessen nachzukommen. Behandlung im klinischen Sinne kann daher nicht alleiniges Ziel der Hilfe für psychisch Kranke und Behinderte sein. Dies gilt vor allem in der ambulanten, komplementären und auch rehabilitativen Betreuung. Die dabei notwendige Erweiterung der Betreuungsperspektiven erhöht aber die Komplexität der Anforderungen an das Hilfesystem. Es ist zu erwarten, dass die neuen Betreuungspläne einem biopsychosozialen Konzept folgen werden (HINTERHUBER 1994). Die hierbei angesprochenen Wechselwirkungen zwischen körperlichen, psychischen und sozialen Aspekten sind aber weit davon entfernt, schon in eine überprüfbare Theorie eingebunden zu sein.

All diese Schwierigkeiten erklären, warum auch heute noch in vielen Segmenten der psychosozialen Versorgung klinisches Denken eine außerordentliche Popularität genießt – auch da, wo auf Grund der Krankheitssymptome klinische Verfahren gar nicht vorrangig indiziert sind.

Traditionell haben sich zwei alternative, nichtklinische Ansätze in der Betreuung von psychisch kranken und behinderten Menschen im komplementären Bereich verbreitet. Der erste Ansatz hat vor allem die Autonomie der betroffenen Person zum Ziel. Der Begriff »Verselbstständigung« ist dabei eng an den sozialen Rollenbegriff gebunden. Der betroffene Mensch soll nach diesem Ansatz Krankenrollen aufgeben und die unterschiedlichen sozialen Rollen des gesunden Menschen möglichst umfassend wieder ausfüllen können. Die so verstandene Forderung nach Verselbstständigung ist auch eine Reaktion auf die Einschränkungen von psychisch behinderten Menschen im Hinblick auf die Teilhabe am sozialen Leben. Verselbstständigung war ein Leitbegriff der Psychiatriereform und der Enthospitalisierung von chronisch psychisch Kranken. Mittlerweile zeigen sich aber auch die Grenzen dieser Konzeption. Selbstständigkeit ist kein Wert an sich, sondern steht immer in Bezug zu den subjektiven und objektiven Situationen, denen ein Mensch ausgesetzt ist. So sind Situationen denkbar, in denen die Fokussierung alleine der Selbstständigkeit an den Bedürfnissen des betroffenen Menschen vorbeigeht, ihm sogar schaden kann. Selbstständigkeit ist damit lediglich ein Aspekt der sozialen Wirklichkeit. Die so skizzierten Grenzen dieses Modells haben sicherlich dazu geführt, dass in jüngster Zeit die Förderung der Selbstständigkeit weitgehend in einer Diskussion aufgegangen ist, die sich um den Begriff der Lebensqualität zentriert.

Ein zweiter Ansatz ist eng an das Vorbild der Familie gebunden und kann auch als die Reaktion auf den Verlust von familiären und sozialen Bindungen durch chronische psychische Krankheiten und Behinderungen angesehen werden. Dem entwurzelten Behinderten soll aus diesem Denken heraus eine Art familiäre Ersatzwelt geschaffen werden oder die verbliebenen sozialen und familiären Bindungen sollen erhalten und ausgebaut werden. Auch dieses Modell hat seine Wurzel in der Rollentheorie. Psychosoziale Einrichtungen und die dort arbeitenden Betreuer geraten mithin in Elternrollen, übernehmen entsprechend Verantwortung und Leitfunktionen. Ziel ist dabei immer die Förderung der sozialen Kompetenz des Betroffenen, aber auch die Herstellung stabiler sozialen Bindungen.

Es ist leicht zu erkennen, dass ein solcher Ansatz vielerlei Gefahren in sich birgt, weil damit Analogien konstruiert werden, die oft den tatsächlich erfahrenen Bindungsmustern nicht entsprechen. Vor allem gewinnen hierdurch Herrschaftsverhältnisse an Rechtfertigung, die in der Familie selbstverständlich sind, in der psychosozialen Versorgung aber die oben erwähnte Verselbstständigung konterkarieren. Zudem ist fraglich, ob der betroffene Mensch tatsächlich bei der Betreuung in einer komplementären Einrichtung familienähnliche Muster nachfragt. So zeigen sich auch hier Grenzen, die durch eine Erweiterung der Perspektive überwunden werden müssen. Dabei erscheint das Konzept des sozialen Netzes und der sozialen Unterstützung ein weiterführendes Modell zu sein, das wichtige Aspekte der Betreuung im komplementären Bereich abzubilden in der Lage ist.

Für die Variablen Lebensqualität und soziales Netzwerk ergeben sich für die Operationalisierung und die Messung erhebliche methodische Probleme. Gleichwohl sind mit beiden Ansätzen spezifische Probleme psychisch Behinderter abbildbar. Dies ebnet den Weg für zielgerichtete und in ihrer Effektivität überprüfbare Interventionen.

ⅠⅠⅠ   Lebensqualität – Beispiel für eine nicht medizinische Operationalisierung

Der Begriff »Lebensqualität« wurde zunächst in den USA in der politischen Diskussion verbreitet und diente L. B. Johnson als Argument für den Ausbau sozialer und kultureller Angebote. Inzwischen wird dieses Konzept mehr und mehr als Qualitätskriterium für die psychosoziale Versorgung verwendet (CORTEN u. a. 1994). Die Lebensqualität enthält drei Komponenten:

▶ die Verfügbarkeit von materiellen Ressourcen,
▶ das objektive Funktionieren in sozialen Rollen und
▶ die subjektive Zufriedenheit.

Bei allen drei Komponenten führen psychische Erkrankungen zumindest vorübergehend zu Einschränkungen. Die Komponenten der Lebensqualität stehen in einem engen Zusammenhang mit den Bedürfnissen der Menschen, wie sie beispielsweise von Maslow in eine hierarchische Ordnung gebracht worden sind:

1. biologische Grundbedürfnisse,
2. Bedürfnisse nach Sicherheit und Stabilität,
3. soziale Bedürfnisse (das Bedürfnis nach Arbeit),
4. psychologische Bedürfnisse (Wunsch nach Religion und Transzendenz).

Es ist deutlich geworden, dass die Lebensqualität sich aus einem dynamischen Wechselspiel zwischen den Angeboten der Umwelt und den subjektiven Werten des einzelnen Menschen definiert (ZAPOTOCZKY 1994). Der Grad der Lebensqualität ist nur zum Teil von dem Ausmaß der Behinderungen abhängig, allerdings sehr von den subjektiven Bewertungen des betroffenen Menschen. Die große Bedeutung der Subjektivität erschwert die Messung der Lebensqualität außerordentlich (KILIAN 1995).

Wichtige Impulse für das Konzept der Lebensqualität ergeben sich aus den sogenannten salutogenetischen Konzepten, bei denen die Krankheit weniger auf spezifische Vorgänge, sondern mehr auf das Versagen von Schutzmechanismen zurückgeführt wird. In diesem Sinn führt A. ANTONOVSKY (1987) den Begriff der Widerstandsressourcen ein, mit denen der Mensch in der Lage ist Überforderungen abzupuffern. Dazu gehören etwa materielle Güter, Wissen, soziale Bindungen etc. Diese Widerstandsquellen sind aber nur dann zu erschließen, wenn ein Kohärenzgefühl vorhanden ist, das dreierlei beinhaltet (BÖKER / BRENNER 1983):

- ▸ das Verständnis der inneren und äußeren Welt,
- ▸ die Fähigkeit zu handeln und zu bewältigen,
- ▸ die Fähigkeit, die voraussehbaren Entwicklungen des eigenen Tuns als sinnvoll zu empfinden.

Die Entwicklung von Messinstrumenten zur Lebensqualität war vor allem dadurch erschwert, dass die subjektive Einschätzung der persönlichen Situation bei psychisch Kranken einen hohen Grad von Basiszufriedenheit aufweist. Inwieweit diese hohe Basiszufriedenheit die tatsächliche Situation abbildet oder nur aus einer resignativen Grundhaltung heraus entsteht, ist schwer zu differenzieren. Inzwischen wurde jedoch eine Reihe von Messinstrumenten entwickelt, die zumindest den allgemeinen Testkriterien entsprechen (LAUER 1993). Mit Hilfe dieser Instrumente lässt sich Folgendes darstellen:

- ▸ Die Lebensqualität von psychisch Kranken und Behinderten ist besonders bei der Dauerunterbringung in psychiatrischen Krankenhäusern beeinträchtigt. Die Enthospitalisierung der Patienten erhöht in der Regel die Lebensqualität.
- ▸ Die subjektive Lebensqualität von psychisch Kranken ist insgesamt reduziert. Dabei spielen Depressivität (Anhedonie), Angst (Befürchtung von Leistungseinbußen) und soziale Ängste (Eindruck der Unerfüllbarkeit von Normerwartungen) die wichtigsten Rollen. In unterschiedlichem Ausmaß und auch in unterschiedlichen Bereichen wird die Lebensqualität vom Grad der Behinderung, der Erkrankungsdauer und den Nebenwirkungen der Therapie beeinflusst (LAUER 1994).

ⅠⅠⅠ   Soziales Netzwerk von psychisch Kranken

Die Begriffe soziales Netz und soziale Unterstützung werden oft synonym verwandt. Dabei wird unter *sozialem Netz* das Muster sozialer Beziehungen (Strukturmerkmale wie Größe, Dichte, Homogenität, Art und Dauer der Beziehungen) und unter *sozialer Unterstützung* die subjektiv wahrgenommene soziale Hilfe durch das soziale Netz verstanden.

In der Regel werden beim sozialen Netz und der sozialen Unterstützung ein quantitativer Aspekte (Umfang der Unterstützung, Zahl der Beziehungspersonen) und ein qualitativer Aspekt (instrumentelle, emotionale Unterstützung, Gegenseitigkeit der Unterstützung, Vielfältigkeit der Unterstützung) unterschieden.

Bei vielen psychischen Erkrankungen und vor allem bei psychischen Behinderungen finden sich zum Teil erhebliche Auffälligkeiten im sozialen Netz. Dies betrifft die quantitativen und die qualitativen Aspekte der sozialen Unterstützung. In diesem Feld unterscheiden sich psychisch kranke und behinderte Menschen auch erheblich von chronisch körperlich Kranken und Behinderten. So zeigt etwa das soziale Netz schizophren Kranker spezifische Merkmale (ANGERMEYER / KLUSMANN 1989):

▸ Gemessen an gesunden Personen, aber auch an anderen psychiatrischen Patienten wie Alkoholkranken oder Patienten mit depressiven Syndromen ist das Netzwerk schizophren Kranker kleiner.

▸ Der Anteil der Familienangehörigen ist vergleichsweise groß, die Zahl externer Beziehungen entsprechend gering.

▸ Bei Patienten mit längerer Krankheitsgeschichte rekrutieren sich die Personen des Netzwerks zu einem nicht geringen Teil aus Mitpatienten oder Angehörigen anderer gesellschaftlicher Randgruppen.

▸ Schizophren Kranke verfügen selten über multiplexe Beziehungen, d.h. Beziehungen, die gleichzeitig mehrere Funktionen erfüllen, wie etwa die Bereitstellung von emotionaler und instrumenteller Unterstützung.

▸ Die Beziehungen schizophren Erkrankter sind häufig asymmetrisch, es mangelt ihnen an Reziprozität. Die Wechselseitigkeit zwischen den Beziehungspartnern ist oft gestört. Die Patienten leben in einseitiger Abhängigkeit von den Eltern oder anderen zentralen Personen, auf deren Unterstützung sie in hohem Maße angewiesen sind.

▸ Defizite bestehen nicht nur in quantitativer, sondern auch in qualitativer Hinsicht. Schizophren Kranke finden bei ihren Beziehungspartnern weniger soziale Unterstützung als gesunde Personen, aber auch als andere psychiatrische Patienten.

Die Ergebnisse zeigen, dass mit Hilfe des Konzeptes der sozialen Unterstützung eine Reihe von Sachverhalten abgebildet werden kann, aus denen sich hilfreiche Interventionen ableiten lassen. Zur Formulierung eines umfassenden theoretischen Konstruktes für die Betreuung von psychisch Behinderten im komplementären Bereich reicht dies aber nicht aus, dafür sind die Befunde noch zu unspezifisch.

ⅲ   Raum- und Zeitdimensionen der Diagnostik

Vor allem J. BOWLBY (1986) hat im Hinblick auf die Bindungstheorie Aspekte herausgearbeitet, die den anthropologischen Hintergrund bezüglich der Lebensqualität und der sozialen Unterstützung erhellen können. Er spricht von Fürsorge- und Bindungsverhalten als von dialektisch bezogenen Grundbewegungen des Menschen innerhalb seiner primären sozialen Gruppe, aber auch in einem erweiterten sozialen Raum. Bindungen entstehen in dieser Balance, sie geben Schutz, ermöglichen aber auch Erfahrungen und Entwicklungen. Psychosoziale Versorgung gewährt idealerweise Rahmenbedingungen für diese Balance, wobei Raum und Zeit als Dimensionen für die Betreuung zur Verfügung stehen. Bei einer einseitigen Betonung der Sicherheit entstehen Entwicklungsrückstände, die ebenso Krisen zur Folge haben können, wie wenn die Entwicklung (etwa als unbedingte Verselbstständigung) zu rasch und vehement vorangetrieben wird.

American Psychiatric Association (1994): Diagnostic and statistical manual of mental disorders. DSM IV. Washington DC.

ANTONOVSKY, A. (1987): Unravelling the mystery of health. How people manage to stay well. San Francisco.

ANGERMEYER, M. C.; KLUSMANN, D. (Hg.) (1989): Soziales Netzwerk – ein neues Konzept für die Psychiatrie. Heidelberg u. a.

ANGERMEYER, M. C.; SIARA, C. S. (1990): Auswirkungen der Attentate auf Lafontaine und Schäuble auf die Einstellung der Bevölkerung zu psychisch Kranken. In: Der Nervenarzt, 65, S. 41–56.

BEBBINGTON, A. C. (1977): Scaling indices of disablement. In: British Journal of Preventive und Social Medicine, 31, S. 122–126.

BÖKER W.; BRENNER, H. D. (1983): Selbstheilungsversuche Schizophrener. In: Der Nervenarzt, 54, S. 578–589.

BÖKER, W.; HÄFNER, H. (1973): Gewalttaten Geistesgestörter. Heidelberg u. a.

BOWLBY, J. (1986): Bindungen. Frankfurt a. M.

BRENNER, H. D. (1989): Die Therapie basaler psychischer Dysfunktionen aus systemischer Sicht. In: BÖKER, W.; BRENNER, H. D. (Hg.): Schizophrenie als systemische Störung. Bern u. a.

BRODA, M. (1995): Chronisches Krankheitsverhalten – ein hilfreiches Paradigma für psychosoziale Rehabilitation. In: Praxis der klinischen Verhaltensmedizin und Rehabilitation, 31, S. 180–186.

CIOMPI, L. (1982): Affektlogik. Stuttgart.

CORTEN, P.; MERCIER, C.; PELC, I. (1994): »Subjective quality of life«: clinical model for assessment of rehabilitation treatment in psychiatry. In: Soc. Psychiatry Psychiatr. Epidemiol., 29, S. 178–183.

DILLING, H.; MOMBOUR, W.; SCHMIDT, M. H. (Hg.) (1999): Internationale Klassifikation psychischer Störungen, ICD-10. Bern u. a.

FINZEN, A. (1996): Der Verwaltungsrat ist schizophren. Bonn.

FRITZE, J. J.; DECKERT, M.; LANCZIK, W.; STIK, M.; STRUCK; WODARZ, N. (1992): Zum Stand der Aminhypothese depressiver Erkrankungen. In: Der Nervenarzt, 63, S. 3–13.

GLATZEL, J. (1990): Die Abschaffung der Psychopathologie im Namen des Empirismus. In: Der Nervenarzt, 61, S. 276–280.

HAHLWEG, K. (1991): Interpersonelle Faktoren bei depressiven Erkrankungen. In: MUNDT, C.; FIEDLER, P.; LANG, H.; KRAUS, A. (Hg.): Depressionskonzepte heute. Heidelberg u. a.

HINTERHUBER, H. (1994): Soziokulturelle Aspekte und biopsychosoziale Grundlagen der Lebensqualität schizophrener Patienten. In: KATSCHNIG, H.; KÖNIG, P. (Hg.): Schizophrenie und Lebensqualität. Heidelberg u. a.

KICK, H. (1991): Das schizophrene Residualsyndrom. In: Der Nervenarzt, 62, S. 32–40.

KILIAN, R. (1995): Ist Lebensqualität meßbar? Probleme der quantitativen und

Möglichkeiten der qualitativen Erfassung von Lebensqualität in der Psychiatrie. In: *Psychiatrische Praxis*, 22, S. 97–101.

KLAUER, F.; FILIPP, S. M. (1993): Trierer Skalen zur Krankheitsbewältigung. Göttingen.

KRÖBER, H. L. (1993): Krankheitserleben und Krankheitsverarbeitung bipolar manisch-depressiver Patienten. In: *Fortschr. Neurol. Psychiat.*, 61, S. 267–273.

LAUER, G. (1994): Bereichsspezifische subjektive Lebensqualität und krankheitsbedingte Einschränkungen chronisch schizophrener Patienten. In: *Psychiatrische Praxis*, 21, S. 70–73.

LAUER, G. (1993): Ergebnisse der Lebensqualitätsforschung bei chronisch psychisch Kranken. In: *Psychiatrische Praxis*, 20, S. 88–90.

MACHLEIDT, W. (1995): Affektlandschaften psychotischer Erlebniswelten. In: BOCK, Th. u. a. (Hg.): Abschied von Babylon. Bonn.

MAIER, W.; PHILLIP, M. (1988): Die empirische Erforschung der Klassifikation psychischer Störungen. In: *Der Nervenarzt*, 59, S. 449–456.

MAIER, W.; PROPPING P. (1991): Die familiäre Häufung psychischer Störungen und die Konsequenzen für die psychiatrische Diagnostik. In: *Der Nervenarzt*, 62, S. 398–407.

MANN, K.; STETTER, F.; GÜNTHER, A.; BUCHKREMER, G. (1995): Qualitätsverbesserung in der Entzugsbehandlung von Alkoholabhängigen. In: *Deutsches Ärzteblatt*, 92, S. 2217–2221.

MUNDT, Ch.; FIEDLER, P.; PRACHT, B.; RETTING, R. (1985): InSka (Intentionalitäts-Skala) – ein neues psychopathometrisches Instrument zur quantitativen Erfassung der schizophrenen Resisdualsymptomatik. In: *Der Nervenarzt*, 56, S. 146–149.

PETERS, U. H. (1994): Diagnostische Bilder, Phänomene und Kriterien in der Psychiatrie – eine Gegenüberstellung. In: *Fortschr. Neurol. Psychiatr.*, 62, S. 137–146.

PHELAN, M.; WYKES, T.; GOLDMANN, H. (1994): Global function scales. In: *Soc. Psychiatry Psychiatr. Epidemiol.*, 29, S. 205–211.

ROSEMEIER, H. P. (1975): Medizinische Psychologie. Stuttgart.

ROSUMEK, S. (1992): Gespräche mit PatientInnen – mit oder über sie? Frankfurt a. M.

SCHUBART, C.; KRUMM, B.; BIEHL, H.; SCHWARZ, R. (1986): Measurement of social disability in schizophrenic patient groups. In: *Social Psychiatry*, 21, S. 1–9.

SCHÜSSLER, G.; GRISCHKE, M.; RÜGER, U. (1982): Krankheitsbewältigung bei depressiven Erkrankungen. In: *Der Nervenarzt*, 63, S. 416–421.

SCHWARZ, R.; MICHAEL, J. (1977): Zum Konzept von (psychischer) Behinderung. In: *Der Nervenarzt*, 48, S. 656–662.

STEINERT, T. (1998): Schizophrenie und Gewalttätigkeit. Epidemiologische, forensische und klinische Aspekte. In: *Fortschr. Neurol. Psychat.*, 66, S. 391–401.

TÖLLE, R.; PEIKERT, A.; RIEKE, A. (1987): Persönlichkeitsstörungen bei Melancholiekranken. In: *Der Nervenarzt*, 58, S. 227–236.

TÖLLE, R. (1991): Zur Tagesschwankung der Depressionssymptomatik. In: *Fort. Neurol. Psychiatr.*, 59, S. 103–106.

WILLIAMS, R.; JOHNSTON, M.; WILLIS, M.; BENNETT, A. (1977): A Modell and Measurement Technique. In: *British Journal of preventive and social medicine*, 30, S. 71–78.

WING, J. K.; COOPER, J. E.; SARTONIUS, N. (1974):Measurement and classifiction of psychiatric symptoms: an instruction manual for the PSE and CATEGO program. Cambridge.

ZAPOTOCZKY, H. G., (1994): Psychosoziale Voraussetzungen der Lebensqualität. In: KATSCHNIG, H.; KÖNIG, P. (Hg.): Schizophrenie und Lebensqualität. Heidelberg u.a.

ⅠⅠⅠⅠ Zusammenfassung

Die gegenwärtigen psychiatrischen Klassifikationssysteme benennen psychische Störungen (Syndrome), ohne im Detail auf die ätiologischen und Verlaufsaspekte einzugehen. Damit wird auf die Definition von nosologischen Einheiten weitgehend verzichtet (S. 119f.). Der hohen Variabilität von seelischen Erkrankungen wird außerdem damit Rechnung getragen, dass verschiedene Beschreibungsebenen zugelassen werden (mehraxiale Diagnostik).

Diagnosen strukturieren in einem gewissen Sinne die Hilfe und legen gleichzeitig auch die sozialen Rollen fest (S. 123); sie haben damit für den betroffenen Menschen eine Bedeutung (S. 124f.). Dies kann sich im negativen Sinne als Etikettierung, aber auch in einem positiven Sinne als Klärung und Entlastung auswirken.

Eine Reihe von psychischen Erkrankungen führt zu fortlaufenden Störungen und Schwierigkeiten. Daher müssen auch die Folgen von seelischen Erkrankungen (Behinderungen, Beeinträchtigungen, Einschränkungen im sozialen Netz, reduzierte Lebensqualität etc.) betrachtet werden (S. 134ff.).

Diagnostische Verfahren

ΙΙΙΙ Erstgespräch

Das wichtigste diagnostische Instrument in der Psychiatrie ist nach wie vor das Gespräch mit dem Patienten. Die Suche nach einer diagnostischen Einordnung ist aber nur ein Aspekt des Erstgespräches. Erstgespräch heißt gleichzeitig: Erstkontakt, Beziehungsaufnahme, Vertrauensbildung und nicht zuletzt dient es dem Patienten selbst, sich ein Bild von dem Helfer zu machen. Der Therapeut ist in diesem Gespräch nicht neutral. Seine Fragen und Beobachtungen sind vom eigenen Standpunkt und auch von der eigenen Perspektive abhängig. Die Diagnose als Ergebnis des ersten Gesprächs ist somit immer auch eine Beziehungsdiagnose.

Ein Teil der Diagnose wird die Übersetzung von Beobachtungen in ein Fachvokabular sein, ein weiterer Teil beinhaltet die Problemdefinition des Therapeuten und das Anliegen des Patienten. Die Informationen werden im Rahmen des Erstgespräches auf verschiedenen Ebenen ausgetauscht. Dabei ist das gesprochene Wort, die Vorinformationen des Therapeuten, die Psychomotorik und möglicherweise die Atmosphäre des Gespräches für die Beurteilung bedeutsam. Der Interviewer muss gleichsam auf verschiedenen Ohren hören (REIMER 1994). Prinzipiell geht es im Erstgespräch um Standpunkte und Definitionen sowie um die Relationen dieser Standpunkte zueinander: Was ist geschehen? Wie haben Sie darauf reagiert? Wie haben Sie das Erlebte beurteilt?

Der Interviewer sollte darauf achten, dass beim ersten Kontakt der narrative (erzählende) Teil des Gesprächs hoch ausfällt. Dazu ist es günstig, eine Atmosphäre zu schaffen, die einen möglichst offenen Dialog erlaubt. Diese Offenheit hängt davon ab, wie weit es dem Interviewer gelingt, auf den Patienten einzugehen, ihm Verständnis zu vermitteln und zuzuhören (empathische Grundhaltung). Herstellung eines Arbeitsbündnisses (Akzeptieren von Misstrauen, Betonung der gemeinsamen Bemühungen, Angebot einer Behandlungspartnerschaft), Unterstützung (Würdigung der Leistung des Patienten, Bestätigung), Zuhören (abwarten und ausreden lassen, offene Fragen stellen) und Ernstnehmen des Patienten sind daher unverzichtbare atmosphärische Bestandteile des Gesprächs. Zudem sollte darauf geachtet werden, dass die Gespräche in einer entsprechenden Umgebung stattfinden (Zeitbudget, Störungen etc.). Wird das Interview von mehrere Personen durchgeführt, ist die Gefahr groß, dass der Patient sich eingeengt und ausgeliefert fühlt. Auf der anderen Seite ist es von Bedeutung, dass bereits das Erstinterview von den Mitgliedern des Teams durchgeführt wird, die sich auch danach für den Patienten verantwortlich fühlen.

Bei der Planung des Interviews ist die Frage zu klären, inwieweit Partner oder andere Angehörige des Patienten daran beteiligt werden, denn Form und Inhalt des Gesprächs sowie die szenischen Informationen werden mit oder ohne Angehörige unterschiedliche

Akzente bekommen. Wenn der Interviewer oder der Patient entscheiden, zunächst alleine miteinander zu sprechen, sollten später gemeinsame Gespräche mit den Angehörigen folgen. Diese dienen, wie das Gespräch mit den Betroffenen selbst, nicht ausschließlich der Informationsgewinnung, sondern stellen gleichzeitig ein Kooperationsangebot an die Angehörigen dar. Dazu gehört, dass die Einstellungen und Einschätzungen der Angehörigen »gehört« werden und ihr Beitrag für die Gesundung des Betroffenen eine Würdigung erfährt. Angehörige sind immer auch Mitbetroffene, also keine neutralen Personen.

Spricht der Interviewer alleine mit dem Patienten, so stellt er selbst den zentralen Bezugspunkt dar. Die Begriffe Übertragung und Gegenübertragung sind aus einem solchen Kontext heraus entstanden. Nimmt eine dritte Person an dem Gespräch teil, springt der Fokus des Dialogs und der Kontext der Informationen dauernd. Die Aufmerksamkeit des Patienten wird zwischen dem Interviewer und den Angehörigen wechseln. Der Interviewer bekommt dadurch Informationen über die Gestalt des Problems des Patienten in seiner sozialen Umgebung. Die Situation wird dadurch komplexer und weniger kontrollierbar und stellt damit an den Interviewer höhere Anforderungen.

Gelegentlich kann das Ausmaß der Störung es dem Patienten unmöglich machen, sich auf ein längeres Gespräch zu konzentrieren. Bei der Planung insbesondere in akuten Krisensituationen kann es daher günstig sein, das Erstgespräch auf mehrere kurze Kontakte zu verteilen. Der Erstkontakt hat in einem solchen Falle die Funktion, den Behandlern einen ersten Eindruck von den Problemen zu verschaffen, um im Sinne der Krisenintervention handeln zu können. Oft geht es hierbei um Beruhigung.

Die Herstellung einer offenen Atmosphäre bedeutet nicht, dass der Interviewer das Gespräch unstrukturiert lässt. Die Strukturierung des Interviews ist eine wesentliche Voraussetzung dafür, dass für den Patienten und dessen Angehörige Orientierung möglich ist und Sicherheit entstehen kann. Das Interview kann zeitlich und inhaltlich strukturiert werden. In der Regel verläuft ein Interview in Phasen ab. Die Anfangsphase dient der Kontaktaufnahme, der Herstellung einer freundlichen und offenen Atmosphäre sowie der Bereitschaft zum Dialog. Darauf folgt die Gesprächsphase mit Fragen nach der Problematik, dem Kontext der Problematik und der Geschichte des Problems. Jetzt können die Bewältigungsversuche und die Ressourcen des Betroffenen und seiner Angehörigen betrachtet werden. In der Endphase ist es die Aufgabe des Interviewers, das Gespräch zusammenzufassen und die daraus folgenden Schritte zu erläutern. Auch während des Gespräches sollte der Interviewer Pausen nutzen, die bisherigen Gesprächsinhalte zusammenzufassen. Günstig ist, diese Zusammenfassung in eine Frageform zu bringen (»Verstehe ich Sie richtig, wenn …?« »Haben Sie das so gemeint, dass …?«). Dies signalisiert die Bereitschaft des Therapeuten, den Patienten verstehen zu wollen, und die Offenheit, eigene Beurteilungen dem Patienten mitzuteilen und Korrekturen zu erlauben.

Ein Interview kann unter psychiatrisch-diagnostischen, tiefenpsychologischen, verhaltenstherapeutischen oder systemischen Gesichtspunkten geführt werden. Diese Attribute bezeichnen in der Regel die Perspektive (siehe Kapitel »Theoretische Perspektiven«), aber auch die Technik des Interviewers. Für die Beschreibung der psychiatrischen Diagnose ist die Erfassung von Phänomenen erforderlich, die die Kriterien der psychischen Erkrankung erfüllen; mittlerweile liegt eine Reihe von Untersuchungsinstrumenten in Form von strukturierten oder standardisierten Interviews für den Gesamtbereich psychischer Störungen nach ICD-10 und DSM IV vor (z. B. DIPS: MARGRAF u. a. 1991).

Beim tiefenpsychologischen Aspekt des Gesprächs geht es um das Erkennen von Mustern, Verhaltensbereitschaften, latenten Motiven und Konflikten des Patienten. Im verhaltenstherapeutischen Interview geht es um die Operationalisierung des Problemverhaltens und die Analyse der auslösenden und aufrechterhaltenden Bedingungen. In einem systemischen Interview stehen die Relationen der handelnden Personen und der geschilderten Sachverhalte untereinander im Mittelpunkt des Interesses.

Die Technik des Interviews wird von den therapeutischen Schwerpunkten des Interviewers mitbestimmt. Insbesondere der Umfang der eigenen Gesprächsanteile (aktiv oder zurückhaltend) wird sich je nach angewandter Technik unterscheiden. Die Reaktion des Patienten auf das Verhalten des Interviewers ist nicht immer vorauszusehen: Ein relativ zurückhaltender Interviewer kann von dem Patienten als angenehm und freundlich erlebt werden, aber auch als ängstigend und undurchschaubar. Die Gesprächssituation kann dadurch erleichtert werden, dass der Interviewer sein Verhalten im Rahmen des Gesprächs erläutert (»Ich will zunächst nicht viel sagen, um Ihnen die Gelegenheit zu geben, alles, was Ihnen in den Sinn kommt, offen anzusprechen.«).

Ⅲ Fragestile

In erster Linie ist das (Erst-)Interview eine Befragung. Der Wechsel von Frage und Antwort kennzeichnet das Gespräch. Der Erzähler, meistens der Patient oder sein Angehöriger, versucht mit seinen Ausführungen auf die Frage des Interviewers einzugehen, um ihn zu informieren. Gleichzeitig informiert er sich durch die Art und Weise seiner Antwort selbst. Die Art der Fragen fordert den Patienten damit auf, über sich und seine Situation in einer spezifischen, möglicherweise sogar neuen Form nachzudenken. Die Frageart hat somit auch eine therapeutische Dimension. Dieser Aspekt hat insbesondere im Rahmen der systemischen Theorie dazu angeregt, die verschiedenen Fragetypen zu analysieren und ihre therapeutischen Aspekte zu verdeutlichen. Durch die Entwicklung des *Zirkulären Fragens* hat die systemische Therapie einen Beitrag zur Entwicklung von Frageformen geleistet. Abbildung 15 zeigt einen Überblick über die therapeutische Dimension unterschiedlicher Fragetypen (SCHIEPEK u. a. 1997).

Abbildung 15   **Vier Frageformen nach Tomm, nach ihrer möglichen therapeutischen Bedeutung**

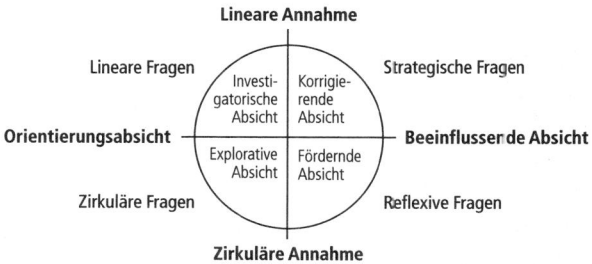

BEISPIELE FÜR ZIRKULÄRES FRAGEN IN DER SYSTEMISCHEN THERAPIE

▸ **Erklärungsfragen: Fragen danach, was die Klienten über einen Sachverhalt denken, wie sie ihn bewerten und erklären:**

»Wie erklären Sie sich, dass Ihre Frau gerade im vorigen Jahr begonnen hat zu trinken?« Oder:

»Wie werden es sich Ihre Kinder erklären, wenn Sie ein halbes Jahr lang überhaupt keine Herzangst mehr zeigen?«

▸ **Fragen, die Eigenschaften zu Verhalten verflüssigen:**

»Was tut Ihr Vater, wenn Sie ihn für depressiv halten?«

▸ **Fragen, die ein Verhalten in einen spezifischen räumlichen, zeitlichen oder sozialen Kontext stellen:**

»Zeigt sich Ihr Vater eher bedrückt, wenn Familienmitglieder anwesend sind oder wenn er allein ist? Ist er eher während der Arbeitszeit oder zu Hause bedrückt?«

▸ **Fragen, die gegenseitiges Sich-Bedingen nahelegen:**

»Was tut die Mutter, wenn der Vater sich bedrückt zeigt? Und wie reagiert er dann seinerseits darauf?«

▸ **Fragen, die eine Außenperspektive ermöglichen:**

»Was, vermuten Sie, denkt Ihr Mann, wenn ...?«

▸ **Hypothetische Fragen:**

Hypothetische Fragen beginnen meist mit »Angenommen, dass ...« oder »Was wäre, wenn ...«. Mit ihrer Hilfe regt man Probedenken und Probehandeln an und antizipiert mögliche Entwicklungen oder Auswirkungen bestimmter Handlungen. Sie regen neue Optionen an, ohne dass die Patienten direkt aufgefordert werden, etwas Bestimmtes zu tun.

‖‖‖‖ Psychischer Befund

Im psychischen Befund werden alle Beobachtungen und Einschätzungen zusammengefasst, die zur psychiatrischen Diagnose im engeren Sinne führen und sie auch begründen. Dazu gehört die Beschreibung der Bewusstseinslage des Patienten sowie seine Fähigkeit zur zeitlichen und räumlichen Orientierung. Die Beschreibung des Verhaltens, vor allem des Kontaktverhalten, gehört ebenso zum psychiatrischen Befund wie die Einschätzung zum Antrieb. Bei der Darstellung der Denkfunktionen wird in der Regel zwischen formalen und inhaltlichen Denkstörungen unterschieden. Als formale Denkstörungen gelten Phänomene, bei denen der Denkzusammenhang mehr oder weniger verloren geht (unkonzentriert, inkohärent, zerfahren). Unter inhaltlichen Denkstörungen werden Wahnphänomene zusammengefasst (Wahngedanken, Wahnsysteme). Bei der Beschreibung der Wahrnehmung sollte beispielsweise das Vorhandensein von Sinnestäuschungen (etwa Illusion, Halluzination) Erwähnung finden. Die Beschreibung des Affektes ergänzt die Bemerkung zur Antriebslage des Patienten. Auch sollten die Motive, Absichten und Intentionen Berücksichtigung finden (etwa eine vorhandene Suizidalität).

Selbstverständlich sollten alle Symptome, die im Zusammenhang mit der Krankheit stehen und die der Patient selbst damit in Verbindung setzt, im psychischen Befund erwähnt werden: Angst, Zwang, Ticks, abnorme Essgewohnheiten usw. (SCHARFETTER 1991).

Bei der Erhebung des psychiatrischen Befundes setzt sich ein strukturiertes Vorgehen zunehmend durch, wie es etwa im AMDP-System vorgeschlagen wird. Dazu liegt mittlerweile ein Leitfaden vor (CIPS 1990; FÄHNDRICH / STIEGLITZ 1998).

Die Erfassung der Geschichte eines Patienten (biografische Anamnese) beinhaltet ausgehend vom aktuellen Geschehen die Entwicklung der Krankheit, aber auch die Werdensgeschichte des betroffenen Menschen bis hin zu seiner aktuellen Situation. Zu Beginn einer Behandlung werden zunächst die Fragen wie: Warum? Warum gerade jetzt? Wer war daran beteiligt? etc. im Mittelpunkt des Interesses stehen. Die aktuelle soziale Situation und die persönlichen Rahmenbedingungen mit beruflichen, familiären und partnerschaftlichen Aspekten sind zudem von Bedeutung.

Die Geschichte (Anamnese) dient der Kontextualisierung der Symptome und führt die Subjektivität als Aspekt ein. Der Interviewer wird abhängig von seiner theoretischen Orientierung den Fokus stärker auf die frühe Entwicklungsgeschichte oder auf die aktuelle Situation des Patienten legen. In jedem Falle jedoch ist die auslösende Situation bedeutsam und die Frage, welche Faktoren möglicherweise im Vorfeld der Erkrankung eine Rolle spielten. In der Regel sind die Informationen, die sich aus dem Lebensweg des Patienten ergeben, umfangreich, so dass eine Gliederung der Geschichte im Interview notwendig ist. Erst die Zusammenfügung einzelner Fragmente der Biografie ergibt dann ein Gesamtbild der Person.

III Das Genogramm

Eine besondere Form, die gegenwärtige Situation und die Geschichte eines Menschen zu erfassen, ist das sogenannte Genogramm. Die Dokumentation von Genogrammen ähnelt Stammbäumen. Die einzelnen Mitglieder des familiären Umfeldes eines Patienten werden mit Namen, Alter und Geschlecht gekennzeichnet. Die Ebenen des Genogramms bezeichnen die Generationsgrenzen. In der Regel beschränkt sich das Genogramm auf drei Generationen.

In der Erhebung der Daten ergeben sich Hinweise auf zeitliche Zusammenhänge und Beziehungsmuster. Hier lassen sich Fragen entwickeln, wie Einstellungen, Erwartungen und Delegationen in Familien entstanden sind. Mit Hilfe grafischer Merkmale kann die Qualität von Beziehungen dargestellt werden. Genogramme sind daher ein recht übersichtliches Mittel komplexe soziale und biographische Vorgänge zu verdeutlichen. Die gemeinsame Erstellung des Genogramms mit dem Patienten verhilft zur Strukturierung seiner Geschichte. Dabei werden dem Patienten manchmal erstmals selbst biografische Zusammenhänge deutlich (MC GOLDRICK / GERSON 1985).

IIII Zusatzuntersuchungen

Bei psychiatrischen Erkrankungen sind körperliche Faktoren nicht zu vernachlässigen. Körpergewicht, Körpergröße, Blutdruck und andere Merkmale sollten Beachtung finden. Bei spezieller Indikation sind Zusatzuntersuchungen wie ein EKG zu ergänzen, zumal wenn durch die Gabe von Psychopharmaka und deren Nebenwirkungsspektrum körperliche Funktionen beeinträchtigt werden. Zu bedenken ist, dass nicht jede Normabweichung einen Zusammenhang mit der seelischen Erkrankung hat!

ⅠⅠⅠ   Laboruntersuchungen

Laboruntersuchungen sind ein selbstverständlicher Bestandteil psychiatrischer Behandlung. Dies gilt vor allem für die Therapie mit Psychopharmaka.

Zunächst einmal können körperliche Erkrankungen seelische Symptome erzeugen. Beispielsweise kann eine Schilddrüsenüber- oder auch -unterfunktion affektive Störungen verursachen. Ebenso äußern sich Kollagenosen gelegentlich zunächst durch die Entwicklung psychischer Störungen. Eine Luesinfektion im Spätstadium kann eine hirnorganische Störung verursachen (Progressive Paralyse). Bei Verdacht auf derartige Erkrankungen sind klärende diagnostische Laboruntersuchungen wegweisend. Die Verursachung seelischer Symptome durch körperliche Erkrankungen ist jedoch die Ausnahme, so dass Routinelaboruntersuchungen meist normale Befunde ergeben; einen Sonderfall bilden abweichende Laborbefunde, die durch vorher schon bestehende körperliche Erkrankungen verursacht werden.

Eine größere Bedeutung haben Laboruntersuchungen im Rahmen der Verlaufskontrolle bei Behandlungen mit Psychopharmaka. Vor Beginn der Therapie und je nach eingesetztem Mittel in regelmäßigen Abständen sollte eine Laborkontrolle zur Routine gehören. Dabei ist das spezifische Nebenwirkungsspektrum des eingesetzten Medikaments zu berücksichtigen. Beispielsweise erfordert die Behandlung mit Clozapin (Leponex) regelmäßige Blutbildkontrollen, weil im Rahmen dieser Behandlungen häufig Agranulozytosen auftreten. Derartige Störungen kommen auch unter anderen Neuroleptika und Antidepressiva vor. Lithium erfordert die Kontrolle von Elektrolyten und Nierenwerten. Carbamazepin kann Leberveränderungen nach sich ziehen und erfordert entsprechende Aufmerksamkeit und Kontrollen.

Bei einer Reihe von Psychopharmaka lassen sich Serumspiegel bestimmen. Dazu gehören Antiepileptika, Lithium und auch Antidepressiva. Bei der Behandlung mit Antiepileptika und Lithium sind Serumspiegelkontrollen obligatorisch und medizinisch begründet. Umstritten ist die Bedeutung der Serumspiegelkontrollen bei Antidepressiva, weil keine eindeutige Korrelation zwischen Wirksamkeit und Serumspiegel nachgewiesen werden kann. Bei Verdacht auf Intoxikation oder zur Überprüfung der Einnahmezuverlässigkeit ist die Kontrolle des Serumspiegels möglicherweise sinnvoll.

Eine besondere Stellung in der Psychiatrie nehmen Verfahren ein, welche die Einnahme von Substanzen überprüfen hilft. Beispielsweise lässt sich der Alkoholspiegel im Blut messen und einer Reihe von Drogen und Medikamenten im Drogenscreening erfassen. Bei einer Reihe von seelisch Kranken sind sekundäre körperliche Erkrankung zu erwarten. Bei Drogenabhängigen etwa ist eine Infektion mit HIV oder Hepatitisviren (B und C) zu einem hohen Prozentsatz (bis 60 Prozent) zu erwarten. Eine Überprüfung der diagnostischen Laborwerte ist hier in gewissen Zeitabständen und bei Verdacht auf eine Infektion indiziert.

ⅠⅠⅠ   EEG und andere neurophysiologische Verfahren

Beim EEG werden elektrische Potentiale auf der Kopfhaut abgeleitet, die als Projektion der elektrischen Aktivität der Nervenzellen gelten können. Das EEG hat nach wie vor bei der Epilepsie Bedeutung. In der Psychiatrie wird das EEG im Rahmen neurologischer Ausschlussdiagnostik und der Überprüfung von Pharmakoeffekten eingesetzt. Auch in der Schlafdiagnostik und der Diagnostik der Aufmerksamkeit hat es eine Bedeutung. Zur Diagnostik hirnorganischer Veränderungen – etwa dementieller Erkrankungen – hat das EEG eine Screeningfunktion. Durch das sogenannte EEG-Mapping ist die Informationsausbeute vergrößert worden (HERRMANN / WINTERER 1996).

Hauptsächlich zur neurologischen Ausschlussdiagnostik werden andere neurophysiologische Verfahren in der psychiatrischen Arbeit eingesetzt, wie das Verfahren der evozierten Potentiale (optische, akustische, viszerale). Derartige Verfahren sind auch für Grundlagenforschungen in der Psychiatrie bedeutsam.

III Bildgebende Verfahren

Erst durch die Einführung moderner bildgebender Verfahren ist seit den siebziger Jahren eine direkte Darstellung zerebraler Strukturen möglich. Zuvor musste mit Hilfe von Schädelübersichtsaufnahmen, dem Pneuencephalogramm und der Angiografie, auf den Zustand des Gehirns indirekt geschlossen werden. Die Computertomografie (CT) war das erste Verfahren, mit dem eine direkte Darstellung *nicht invasiv* möglich wurde. Später kam die Kernspintomografie (auch Magnetresonanztomografie, MRT) dazu und in neuerer Zeit die Positronen-Emissions-Tomografie (PET) sowie die Single-Photonen-Emissions-Tomografie (SPECT).

Computertomografie und Kernspintomografie erlauben Aussagen über die morphologische Struktur des Gehirns. In neuer Zeit können mit Hilfe der funktionellen Kernspintomografie auch Funktionen des Gehirns dargestellt werden. PET und SPECT erlauben Analysen von Stoffwechselfunktionen des Gehirns und ermöglichen damit Aussagen über funktionelle Abläufe innerhalb der Hirn-Strukturen (SCHNEIDER u. a. 1996). CT und MRT haben heute eine große Bedeutung in der psychiatrischen Praxis, während PET und SPECT hauptsächlich in der psychiatrischen Forschung Anwendung finden.

II Computertomografie

I Technik der CT

Die Computertomografie ist ein Schichtaufnahmeverfahren. Bei der Computertomografie nutzt man das unterschiedliche Absorptionsvermögen des menschlichen Gewebes für Röntgenstrahlen aus. Durch die räumliche Veränderung des Strahlungswinkels (ein meist fächerförmiges Röntgenstrahlenbündel rotiert innerhalb der abzubildenden Schicht um den Kopf) kann mit Hilfe eines mathematischen Verfahrens die Dichte des Gewebes in Schichten dargestellt werden (meist horizontale Querschnittsbilder). Dadurch entsteht eine Abbildung des Gehirns auf mehreren Aufnahmeebenen.

I Abbildungsmöglichkeiten

Die Computertomografie erlaubt die Beurteilung der morphologischen Struktur des Hirngewebes. Zu unterscheiden sind dabei graue und weiße Substanz des Gehirns sowie die Flüssigkeitsräume (Ventrikel). Die Genauigkeit der Abbildung ist vom Auflösungsvermögen abhängig. Die Abbildung 16 zeigt ein Beispiel für ein computertomografisch erzeugtes Bild.

Bei der Beurteilung computertomografischer Bilder ist zu bedenken, dass einige akute

Veränderungen im Hirngewebe zum Teil erst mit einer zeitlichen Latenz im Computertomogramm sichtbar werden können.

Abbildung 16   Computertomografie

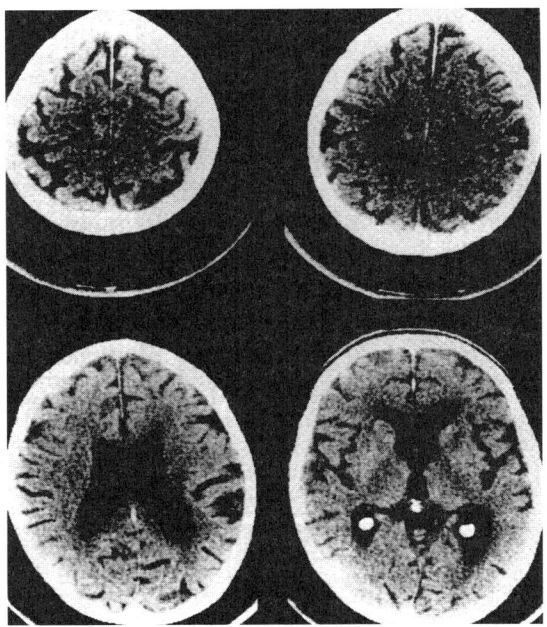

Kernspintomografie

Technik der Kernspintomografie

Bei der Kernspintomografie werden die elektromagnetischen Eigenschaften von Wasserstoffkernen genutzt. Diese besitzen ein magnetisches Moment, das unter dem Einfluss eines starken äußeren Magnetfeldes in der Resonanzfrequenz eine Änderung der Ausrichtung und Achsenrotation erfährt. Wird der elektromagnetische Impuls durch das äußere Magnetfeld beendet, fallen die Protonen in ihren Gleichgewichtszustand zurück und geben dabei spezifische elektromagnetische Signale ab, die gemessen und deren zeitlicher Verlauf ausgewertet werden können (Relaxationszeiten). Es wird zwischen einer T1-Relaxation (Wechselwirkung der Kerne mit den umgebenden Molekülen) und einer T2-Relaxation (Wechselwirkung der Kerne untereinander) unterschieden.

Auch bei der Kernspintomografie entsteht ein Querschnittsbild des Gehirns (Abbildung 18), wobei auch Wiedergaben nichthorizontaler Achsen möglich sind. Die Weiterentwicklung der Kernspintomografie erlaubt daher eine dreidimensionale Darstellung des Gehirns. Im Gegensatz zur Computertomografie gibt es bei der Kernspintomografie keine Strahlenbelastung. Patienten mit Herzschrittmachern, Gefäßklips und frisch implantierten magnetisierbaren Prothesen dürfen dem Magnetfeld nicht ausgesetzt werden!

Abbildung 17   Kernspintomografie

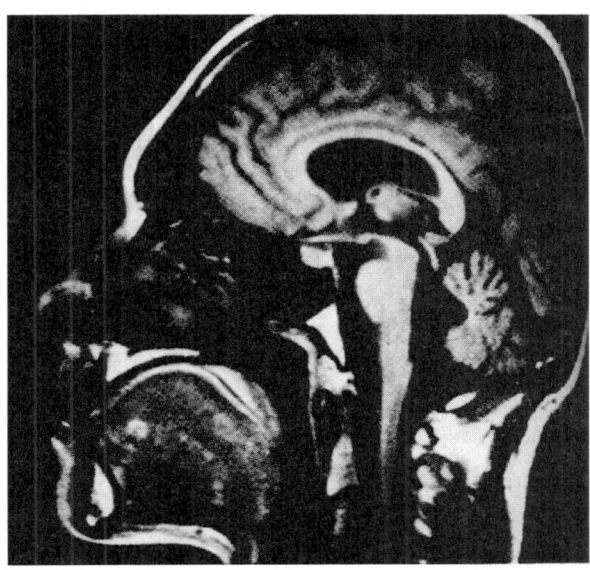

ı   Abbildungsmöglichkeiten

In der T1-Darstellung ergibt sich ein guter Kontrast zwischen grauer und weißer Substanz und damit eine Darstellung morphologischer Veränderungen. In der T2-Gewichtung können insbesondere Veränderungen des Gewebemilieus beurteilt werden, wie sie etwa bei ischämischen Veränderungen und Ödemen auftreten. Artefakte sind im Kernspin jedoch häufiger als in der Computertomografie. Die Beurteilung von Verkalkungen ist nicht möglich. Insgesamt ergibt die Kernspintomografie im Gegensatz zur Computertomografie eine bessere Weichteilauflösung. Damit lassen sich vor allem die Strukturen im Hirnstamm und im Mittelhirn gut beurteilen.

**ıı   Anwendungsmöglichkeiten der bildgebenden Verfahren
in der klinischen psychiatrischen Praxis**

Die CT- und MRT-Untersuchungen dienen in der klinischen Praxis (SCHLEGEL / KRETZSCHMAR 1997) hauptsächlich dem Ausschluss hirnorganisch bedingter psychischer Störungen und akuter hirnorganischer Erkrankungen (Tumore, Blutungen etc.), siehe Tabelle 11. Dies gilt für akute hirnorganische Erkrankungen im Rahmen eines Notfalls wie auch für differentialdiagnostische Überlegungen bei dementiellen und anderen psychiatrischen Erkrankungen. Abgesehen von den dementiellen Erkrankungen führen seelische Störungen meist zu keiner Veränderung der Hirnstrukturen. Auf der anderen Seite können hirnorganische Erkrankungen Symptome erzeugen, die denen seelischer Erkrankungen ähneln.

Zusatzuntersuchungen

Tabelle 11   Indikationen für eine CT- oder MRT-Untersuchung (SCHLEGEL / KRETZSCHMAR 1997)

NOTFALL (Ausschluss einer akuten hirnorganischen Erkrankung wie Blutung, Tumor, Hirndruck etc.)

▶ Plötzlicher Beginn der Erkrankung

▶ Gleichzeitiges Auftreten von Orientierungsstörungen, Verwirrtheit oder anderer deliranter Symptome,
   die durch die Vorgeschichte nicht eindeutig einzuordnen sind

▶ Begleitende neurologische Syndrome (etwa motorische Ausfälle, auffälliger Reflexstatus, Anisocorie der Pupillen,
   Meningismus, Sprachstörungen etc.)

▶ Bewusstseinseintrübung (Somnolenz, komatöse Zustände etc.)

INDIKATIONEN ZUR DIFFERENTIALDIAGNOSE

Ausschluß einer sekundären Demenz

▶ Gleichzeit auftretende neurologische Ausfälle (Gangstörungen und Inkontinenz beim Normaldruck-Hydrozephalus)

Sicherung und Subdifferenzierung einer vaskulären Demenz

▶ Verlauf in Schüben, neurologische Begleitsymptome, wechselnde Schwere der Symptomatik

Begleitdiagnostik zur Sicherung besonderer Demenzformen

▶ Morbus Pick, Chorea Huntington, Parkinson-Plus-Syndrom, Demenz bei HIV, Creutzfeld-Jakob-Erkrankung etc.

Ausschluss einer hirnorganischen Ursache aller anderen psychischen Syndrome in begründeten Verdachtsfällen

▶ Beispielsweise zum Ausschluss einer Wernick-Enzephalopathie bei Alkoholkrankheit

Der Aufwand für die bildgebenden Verfahren ist trotz deutlicher Verbesserungen der Effizienz noch so hoch, dass Computertomografie oder Kernspintomografie als diagnostische Standards nicht verwendet werden können (Tabelle 12). Daher muss die Indikation für die Verfahren im Einzelfall abgewogen werden. Es ist darauf zu achten, dass die Sicherung der Diagnose oft erst in Kombination mit anderen (etwa testpsychologischen) Untersuchungen und dem klinischen Erscheinungsbild möglich ist.

**Tabelle 12   Fragestellungen, die keine Indikation für eine CT- / MRT-Untersuchung darstellen (SCHLEGEL /
                KRETZSCHMAR 1997)**

▶ Diagnostische Sicherung einer Alzheimer-Demenz

▶ Subdifferenzierung schizophrener Psychosen

▶ Bei einem Teil von seelisch kranken Patienten (2 – 7%) finden sich Auffälligkeiten in der CT- / MRT-Untersuchung,
   die aber *keine* Relevanz für die psychiatrische Erkrankung haben

ɪɪ   PET, SPECT

PET und SPECT sind beides Verfahren, bei denen mit Hilfe von radioaktiven Substanzen (Tracer), die dem Patienten zuvor injiziert oder von ihm inhaliert wurden, mit Hilfe von räumlich angeordneten Detektoren ein Bild über die Verteilung dieser Substanzen erzeugt werden kann. Das Ergebnis ist von der Art der verwendeten Substanz und von der Stoffwechselaktivität der jeweiligen Hirnregion abhängig. So lässt sich mit diesen Verfahren beispielsweise der Sauerstoffverbrauch, die lokale Durchblutung und der lokale Glukoseumsatz bildlich darstellen. Damit ist es möglich, den Funktionszustand einzelner Hirnregionen abzubilden und ihn mit Ereignissen (Krankheiten, Reizen etc.) zu korrelieren. PET und SPECT sind dabei sehr aufwendige Verfahren, die sich für eine breite klinische Anwendung zur Zeit noch nicht eignen. Für die Forschung haben sie aber mittlerweile eine große Bedeutung (SCHNEIDER u. a. 1996; SCHNEIDER 1998).

ııı Andere Verfahren

Gelegentlich werden in der Psychiatrie zusätzliche Verfahren eingesetzt, die vornehmlich in der Neurologie Anwendung finden. Dazu gehören zum Beispiel die Darstellung von Blutgefäßen im Rahmen der Angiografie sowie sonografische Verfahren (insbesondere die transkranielle Dopplersonografie). Die Anwendung bleibt in der Regel aber auf den Einzelfall beschränkt und erfordert eine je spezielle Indikation.

ııı Psychologische Diagnostik

Die Psychologie hat eine Vielzahl diagnostischer Instrumente entwickelt, von denen eine Reihe heute selbstverständlicher Bestandteil in Diagnostik und Forschung ist. Der besondere Beitrag der Psychologie ist das Konzept mehrdimensionaler Konstrukte – etwa bei der Persönlichkeit und der Intelligenz – und die »Operationalisierung« von Merkmalsbeschreibungen (damit sind Vorgehensweisen definiert, wie ein Merkmal gemessen und erfasst werden soll). Die vor diesem Hintergrund entwickelten Instrumente müssen den drei Testgütekriterien – Objektivität, Reliabilität und Validität – genügen. Unter der Objektivität wird der Grad der Unabhängigkeit von Durchführung, Auswertung und Interpretation durch den Beurteiler verstanden. Reliabilität benennt die Zuverlässigkeit der Einschätzung (Situationsunabhängigkeit). Validität bezeichnet die Gültigkeit der Aussage im Hinblick auf das Merkmal, das erfasst werden soll (misst ein Intelligenztest Intelligenz?).

Psychologische Testverfahren können nach formalen und inhaltlichen Kriterien klassifiziert werden. Inhaltlich sind für die psychiatrische Praxis vor allem Intelligenz- und Leistungstests sowie Persönlichkeitstests – insbesondere die Persönlichkeits-Struktur-Tests und klinische Tests – bedeutsam.

Intelligenz- und Leistungstests messen Intelligenz, Konzentration, Aufmerksamkeit, Merkfähigkeit und Gedächtnis. Die Ergebnisse lassen Quantifizierungen der genannten Variablen bei einem bestimmten Patienten bezogen auf eine Vergleichsstichprobe zu (etwa Konzentrationsmessung mit dem d2-Test). Persönlichkeits-Struktur-Tests (FPI, MMPI) zur Beschreibung der Persönlichkeit werden im Rahmen psychiatrischer Behandlungen seltener eingesetzt.

Klinische Verfahren erfassen spezifische Aspekte psychischer Störungen (etwa kognitive Störungen bei älteren Personen mit Demenzverdacht mit dem Mini-Mental-Status-Test) und erlauben auch Aussagen über den Verlauf einer Symptomatik (etwa Depressivität mit dem BDI als Selbst- oder mit dem HAMD als Fremdeinschätzungsskala). Bei der Interpretation der Ergebnisse muss berücksichtigt werden, dass bei psychisch kranken Personen Einschränkungen vorkommen (etwa motorische Störungen), welche die Zuverlässigkeit der Ergebnisse einschränken. Beispiele: Die Intelligenzmessung bei schizophrenen Patienten ist abhängig vom Zeitbudget, das man ihnen zur Verfügung stellt. Die kognitive Leistungsfähigkeit kann bei depressiven Patienten vorübergehend so eingeschränkt sein, dass an dementielle Prozesse gedacht werden könnte. Die Anwendung psychologischer Diagnostik in der psychiatrischen Praxis konzentriert sich deshalb auf anwendungsbezogene Fragestellungen.

ⅠⅠⅠⅠ Literatur

CIERPKA M. (Hg.) (1996): Handbuch der Familiendiagnostik. Heidelberg u. a.

Collegium Internationale Psychiatric Scalarium (CIPS) (Hg.) (1996): Internationale Skalen für Psychiatrie. Göttingen.

FÄHNDRICH, E.; STIEGLITZ, R.D. (1998): Leitfaden zur Erfassung des psychopathologischen Befundes. Göttingen.

HERRMANN, W. M.; WINTERER G. (1996): Über die Elektroenzephalographie in der Psychiatrie – gegenwärtiger Stand und Ausblick. In: *Der Nervenarzt*, 67, S. 348–359.

MARGRAF, J.; SCHNEIDER, S.; EHLERS, A. (1991): Diagnostisches Interview bei psychischen Störungen. Heidelberg u. a.

McGOLDRICK, M.; GERSON, R. (1985): Genogramme in der Familienberatung. Bern u.a.

REIMER, C. (1994): Ärztliche Gesprächsführung. Heidelberg u. a.

ROSEMEIER, H. P. (1975): Medizinische Psychologie. Stuttgart.

ROSUMEK, S. (1992): Gespräche mit PatientInnen – mit oder über sie? Frankfurt a. M.

SCHARFETTER, C. (1991): Allgemeine Psychopathologie. Stuttgart u. a.

SCHIEPEK, G.; GENZ, W.; SCHRÖDER, I. (1997): Die differentielle Wirkung linealer, strategischer, zirkulärer und reflexiver Fragen in der systemischen Therapie. In: *Der Psychotherapeut*, 42, S. 237–243.

SCHLEGEL, S.; KRETZSCHMAR, K. (1997): Stellenwert von Computertomografie und Magnetresonanztomografie in der psychiatrischen Diagnostik. In: *Der Nervenarzt*, 68, S. 1–10.

SCHNEIDER, F.; GROOD, W.; MACHULLA, H. J. (1996): Untersuchung psychischer Funktionen durch funktionelle Bildgebung mit Positronen-Emissions-Tomografie und Kernspintomografie. In: *Der Nervenarzt*, 67, S. 721–729.

SCHNEIDER, F. (1998): Neurobiologische Grundlagen von Emotionen. In: *Der Nervenarzt*, 69, Suppl. 1, S. 11.

SCHWEITZER, J.; WEBER G. (1997): »Störe meine Kreise!« Zur Theorie, Praxis und kritischen Einschätzung der Systemischen Therapie. In: *Der Psychotherapeut*, 42, S. 197–210.

Kernelement der psychiatrischen Diagnostik ist nach wie vor das Gespräch mit dem Patienten. Im Erstgespräch (S. 141) werden Krankheitssymptome erfragt, die Erkrankung auf die Biografie des Betroffenen bezogen und die Ressourcen und Bewältigungsmöglichkeiten ausgelotet (S. 145).

Das Erstgespräch dient aber nicht nur zur Diagnostik, sondern stellt eine Gelegenheit zu Kontaktaufnahme und Vertrauensbildung dar (S. 141 f.). Zudem ergibt sich die Möglichkeit, den Patienten umfassend über seine Erkrankung und die geplante Behandlung zu informieren.

Zusätzlich zum diagnostischen Interview stehen ergänzend diagnostische Verfahren zur Verfügung. Symptome und Fähigkeiten können in psychologischen Testuntersuchungen oder in standardisierten Interviews differenziert werden. Mit Labortests und EEG lässt sich eine Reihe von Differentialdiagnosen abklären (S. 146 f.). Auch mit unterschiedlichen bildgebenden Verfahren (Computertomografie, Magnetresonanztomografie) lassen sich Diagnosen erhärten und Differentialdiagnosen ausschließen (S. 147 f.). Andere bildgebende Verfahren sind eher in der Forschung von Bedeutung (PET, SPECT) (S. 150 f.).

Behandlungsverfahren und psychiatrische Methoden

ⅠⅠⅠⅠ Vorbemerkung

Die Möglichkeiten der Behandlung psychischer Erkrankungen haben eine fortlaufende Erweiterung und Modifikation erfahren und sind inzwischen derart vielfältig, dass ein umfassender Überblick den Rahmen dieser Darstellung sprengen würde. In den Kapiteln zu den einzelnen Krankheitsbildern kann der Überblick durch die Darstellung spezifischer Methoden komplettiert werden.

Durch die Erweiterung und Ergänzung, aber auch durch die Integration verschiedener Ansätze sind tradierte Unterscheidungen wie etwa zwischen Psychiatrie und Psychotherapie nicht mehr zeitgemäß. Auch die Trennung von biologischen (damit sind hauptsächlich die pharmakologischen Therapieansätze gemeint) und psychotherapeutischen Verfahren kann zumindest in ihrer absoluten Form nicht mehr aufrecht erhalten werden, seit nachgewiesen ist, dass bei vielen Erkrankungen eine Kombination der beiden Behandlungsansätze wirksamer ist als das einzelne Verfahren für sich.

Trotz der zunehmenden Elaboriertheit der Behandlungsmethoden sind die Forschungen zu den spezifischen Therapieergebnissen noch unzureichend. Dies gilt auch für eine Reihe von biologischen Verfahren, deren eigentliche Wirkmechanismen noch in vielen Aspekten ungeklärt sind.

ⅠⅠⅠⅠ Allgemeine Aspekte der Behandlung

Stärker als in anderen medizinischen Disziplinen ist die Beziehung zwischen Therapeut und Patient in der psychiatrischen und psychotherapeutischen Behandlung das zentrale Element. Eine gute und empathische (einfühlende und strukturierte) Beziehung gilt als Voraussetzung dafür, dass eine bestimmte Methode überhaupt angewendet werden kann. In der vergleichenden Psychotherapieforschung werden allgemeine und spezifische Wirkfaktoren unterschieden (GRAWE 1995). Die allgemeinen Wirkfaktoren der psychiatrisch-psychotherapeutischen Behandlung beziehen sich vor allem auf die Art der Beziehung, die zwischen Therapeut und Patient im Laufe der Therapie entsteht (TSCHUSCHKE u. a. 1994):

▶ Güte der Beziehung (empathisch, auch die emotionalen Dimensionen des Kontaktes berücksichtigend)
▶ Offenheit und engagierte Zusammenarbeit zwischen Therapeut und Patient
▶ Mobilisierung von Hoffnung bei dem Patienten

- ▸ Überzeugung des Therapeuten, helfen zu können
- ▸ Konfrontation mit den Problemen
- ▸ Interesse für die Probleme und das Erleben des Patienten
- ▸ Angebot und Erarbeitung einer schlüssigen Erklärung für die Probleme
- ▸ gemeinsame Suche nach den Problemlösungen

Spezifische Aspekte eines Behandlungsverfahrens

Die Güte eines Behandlungsverfahrens lässt sich zunächst aus den zuvor benannten allgemeinen Aspekten herleiten; das Verfahren muss die Herstellung einer positiven Beziehung zum Patienten ermöglichen. Darüber hinaus hängt die Qualität einer Behandlungsmethode davon ab, ob sie auf einem schlüssigen theoretischen Konzept beruht, das im günstigen Fall ihre Operationalisierung ermöglicht. Diese Operationalisierung erlaubt die empirische Überprüfung der Wirksamkeit eines Verfahrens, die ein weiteres Gütekriterium darstellt. Die Untersuchungen zur vergleichenden Therapieforschung zeigen, dass die Therapieverfahren, für die ein Manual vorliegt, eine höhere Wirksamkeit besitzen als diejenigen, bei denen der Therapeut frei in der Gestaltung der Therapie ist. Dieser Gütefaktor bedarf allerdings noch der weiteren Evaluierung, vor allem mit der Frage, ob diese Beobachtung für alle Patientengruppen unabhängig vom Schweregrad der Erkrankung gilt (GRAWE u. a. 1994).

Behandlungsplanung

Die Beziehung zum Patienten und die Art des Therapieverfahrens sollten bereits am Anfang der Behandlung in einen Plan eingebettet sein, in dem nicht nur die Ziele der Therapie, sondern auch der zeitliche Ablauf, die Prioritäten und der Umfang der Hilfe festgelegt werden. Um dem Patienten eine Kooperation zu erleichtern, sollte diese Planung gemeinsam mit ihm erfolgen. Leider werden gerade psychiatrische Patientinnen und Patienten oft nur sehr unzureichend über die Behandlung informiert. Eine Veränderung zeigt die Diskussion zum Thema »Einwilligung nach Aufklärung« in verschiedenen psychiatrischen Kontexten an: Es wird sogar von einem Paradigmenwechsel in den ethischen Grundlagen der Arzt-Patient-Beziehung gesprochen mit dem Ziel größerer Partnerschaftlichkeit (v. CRANACH 1998).

Diagnose und Problemdefinition

Am Anfang der Behandlung steht immer die Diagnose, die sich meistens zunächst auf der beschreibenden Ebene der Symptome bewegt. Für die Zusammenarbeit mit den Patienten ist es wichtig, dass sich aus der Diagnose bereits eine Handlungsanweisung herleiten lässt, die sich an der Veränderung der Beschwerden orientiert und auch darüber hinausreicht. Der Dialog über die Problemdefinition zwischen Therapeut und Patient ist bereits ein Teil der Therapie, weil Übereinstimmungen ebenso wie Auffassungsunterschiede die therapeutische Beziehung prägen und beleben. In der Regel ist es sinnvoll, den Patienten über die Diagnose zu informieren und die therapeutischen Konsequenz aufzuzeigen, weil dadurch Sicherheit und Hoffnung vermittelt werden können.

‖‖ Klärung des Überweisungskontextes

In der Regel bilden die Beschwerden und Probleme des betroffenen Patienten nur einen Teil des Behandlungsauftrages, darüber hinaus spielen Anliegen, die aus dem Kontext des Patienten erwachsen, eine Rolle. So kann die Überforderung eines Angehörigen mit einem dementen Patienten entscheidender zum Beginn einer Behandlung beigetragen haben als die Zunahme der Symptomatik. Manchmal tragen Krisen in der Vorbehandlung zu einer Klinikeinweisung bei. Dabei suchen neben dem Patienten häufig auch die Angehörigen und die Helfenden selbst Unterstützung. All diese Begleitfaktoren unterstreichen die Wichtigkeit der Klärung des Überweisungskontextes, um die teilweise noch nicht expliziten Aufträge zu erarbeiten und in den Behandlungsplan zu integrieren.

‖‖ Klärung, Definition und Information

Gerade bei zeitlich begrenzten Behandlungen dient die Klärung des Behandlungsauftrages der Fokussierung der Therapie. Dazu dient auch die *gemeinsame* Definition von möglichst konkreten Zielen. Nicht alle Patienten können am Anfang der Therapie explizit einen Behandlungsauftrag benennen, etwa ein zwangseingewiesener Patient auf einer psychiatrischen Akutstation. Aber auch in diesem Fall kann der Therapeut vorläufig aus den szenischen Informationen einen impliziten Behandlungsauftrag herleiten (etwa die Bereitstellung von Schutz vor sozialen Katastrophen).

Auch wenn der Behandlungsauftrag nicht in Übereinstimmung formuliert wird, tragen die Benennung des Auftrags durch den Therapeuten und die damit verbundenen Ziele zur Klärung der Beziehung bei. Viele Patientinnen und Patienten sind vor Beginn der Behandlung ängstlich und verunsichert. Diese Verunsicherung resultiert aus der Erkrankung und der Ungewissheit, was von der Therapie zu erwarten ist, sowie aus der Anforderung, dass der Patient sich zunächst im therapeutischen Kontext sozial orientieren muss, besonders bei stationären Behandlungen. Die Informationen zur Therapie können diese Verunsicherungen und Ängste reduzieren helfen.

Die Formulierung von Behandlungszielen ist für den gesamten Zeitraum der Therapie von Bedeutung, weil damit für die Beteiligten eine Kontrolle des Behandlungsverlaufes möglich wird. Zudem erleichtert es die Bilanzierung am Ende der Behandlung.

‖‖ Behandlungsvertrag

Nicht alle psychiatrischen Patienten sind in der Lage mit dem Therapeuten die Ziele und den Verlauf der Behandlung abzustimmen. Zu Beginn der Therapie sollten jedoch einige Punkte geklärt sein:

▸ der Hinweis, dass das Ergebnis der Behandlung auch von der Mitarbeit des Patienten und seiner Motivation, eine Lösung der Probleme zu erreichen, bestimmt wird;

▶ die Erklärung, wie der Therapeut arbeitet und wie er sich die Kontakte vorstellt;

▶ der Hinweis, dass zur Behandlung eine gewisse Offenheit von Therapeut und Patient gehört;

▶ eine Vereinbarung, was geschehen kann, wenn der Patient in eine Krise gerät, welche die Kontinuität der Behandlung bedroht;

▶ eine Vereinbarung, wie das Behandlungssetting aussehen und wer an der Behandlung beteiligt werden soll.

Selten ist bei einer psychiatrischen Behandlung ein schriftlicher Behandlungsvertrag notwendig (DIETZ u. a. 1998).

▥ Hypothesenbildung

Die Vereinbarung eines Behandlungsvertrages schließt mit ersten Hypothesen des Behandlers über Auslösefaktoren der Erkrankung und Ziele und Maßnahmen der Behandlung ab. Die Hypothesen, ihre Operationalisierung und fortlaufende Überprüfung bilden den Mittelpunkt der therapeutischen Arbeit. Dabei stehen die Annahmen des Behandlers manchmal in einer dialektischen Spannung zu den Vorstellungen des Patienten und stellen so einen entscheidenden Unterschied zu dessen Auffassungen dar, der ihn zu einer Veränderung seiner Haltung ermuntern kann: etwa bei der Kausalattribution eines depressiv Kranken, der sein Versagen in Leistungssituationen auf seine mangelnde Anstrengung und nicht auf die Antriebsstörung zurückführt. Behandlung bedeutet immer auch Begegnung und Entwicklung – im günstigsten Fall von Patient und Therapeut.

▥ Abschluss der Behandlung

Ein wichtiges Element der Behandlung ist ihr Abschluss. In dieser Phase müssen neben der Trauer über die Beendigung der therapeutischen Beziehung die Voraussetzungen für ein selbstständiges Umsetzen der Therapieerfahrungen Beachtung finden. Bei länger andauernden Erkrankungen oder nach stationären Aufenthalten muss die Nachbehandlung geklärt werden und in vielen Fällen für einen nahtlosen Übergang in eine ambulante Behandlung gesorgt werden. Beispielsweise kann die Compliance schizophrener Patienten schon dadurch signifikant verbessert werden, dass der Behandler sich danach erkundigt, ob eine geplante Nachsorge stattfindet und der Patient die angebotene Hilfe angenommen hat.

▥ Supervision

Weil im Rahmen einer Therapie vielfältige Störungen möglich sind, ist eine ständige Überprüfung und Kontrolle des therapeutischen Prozesses notwendig. Dies erfolgt in der Regel in der Supervision. Sie trägt dazu bei, Blockaden innerhalb der Therapie zu lösen, und ermöglicht dem Helfer oder Team, den therapeutischen Prozess mit einem gewissen Abstand zu reflektieren und ggf. zu korrigieren. Wenn die neutrale Haltung des Therapeuten im therapeutischen Prozess gefährdet ist, wird Supervision besonders wichtig. Eine Form der Supervision von therapeutischen Prozessen ist beispielsweise die Balint-Gruppe, die ursprünglich vor allem für Hausärzte entwickelt wurde.

ⅠⅠⅠ   Helferkonferenz

Beim Übergang von stationärer in ambulante Therapie und bei der Behandlung durch mehrere Helferinnen und Helfer sind Aufgabenteilungen notwendig. Dies erfordert ein hohes Maß an Koordination und Kooperation. Der Wechsel zwischen therapeutischen Bezugspersonen kann für den Patienten problematisch sein: Er muss seine Aufmerksamkeit teilen, wird zwischen den Helfern Vergleiche anstellen und sich auf verschiedene Stile einlassen müssen. Er wird einige Aussagen wiederholen müssen, fühlt sich vielleicht zwischen sich widersprechenden Ratschlägen hin und her gerissen. Auch das Verhältnis der Helfenden untereinander kann durch Unkenntnis der Ziele der anderen oder sogar Konkurrenz geprägt sein. Um dieses potentielle Risiko zu verringern, sind die Helfer verpflichtet, sich in ihren therapeutischen Aktivitäten abzustimmen. Dies geschieht in der Regel durch Helferkonferenzen. Ihr Ziel ist die Absprache untereinander in einem Klima des Respektes und der Suche nach gemeinsamen Wegen bei der Hilfe.

ⅠⅠⅠⅠ   Überlegungen zur allgemeinen Psychotherapie

Insbesondere psychotherapeutische Techniken beeinflussen in unterschiedlicher Weise verschiedenste Faktoren der menschlichen Existenz. Mittels vergleichender Studien zur Psychotherapie konnten hauptsächlich folgende Zielgrößen herausgearbeitet werden (GRAWE 1995):
- ▸ Aktivierung von Ressourcen
- ▸ Aktualisierung von Problemen
- ▸ Aktive Hilfe bei der Problembewältigung
- ▸ Klärung der Ursachen für die Probleme und die Förderung der Einsicht in die persönliche Situation

Die einzelnen Einflussgrößen, beispielsweise die Aktualisierung von Problemen und die Ressourcenaktivierung, stehen dabei in einer dialektischen Beziehung zueinander. In seinem Grundriss zur allgemeinen Psychotherapie geht K. GRAWE von drei Perspektivenpaaren der Psychotherapie aus (Abbildung 18).

Abbildung 18   Perspektivenpaare der Psychotherapie (GRAWE 1995)

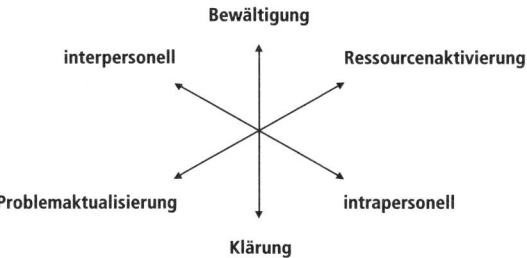

Die Gewichtung der einzelnen Komponenten unterscheidet sich in Abhängigkeit von der jeweiligen Fragestellung und therapeutischen Schule. So hat die Klärung in der Psychoanalyse einen ungleich höheren Stellenwert als in der Verhaltenstherapie, die eher die Bewältigung betont. Aus der Wirkung der Psychotherapie auf die unterschiedlichen Faktoren lässt sich also deren spezifische und auch die differentielle Wirksamkeit erklären. Möglicherweise erlaubt ein solches oder ähnliches Modell darüber hinaus eine Differentialindikation der Verfahren für spezielle Problemstellungen.

Merkmale von Behandlungsqualität

Nicht nur in der vergleichenden Forschung, sondern auch im Rahmen der allgemeinen Organisationsentwicklung erfährt die Qualitätssicherung der Versorgung zunehmend Beachtung (Übersicht in GAEBEL 1995). Qualitätssicherung wird einerseits als Merkmal einer Organisation, andererseits als Prozess der Güteverbesserung und Problembewältigung verstanden. Dabei unterscheidet man verschiedene Aspekte:

1. **Strukturqualität:** Hierunter werden die Ausstattung und Organisation der Einrichtung sowie die Ausbildung und Qualifikation der Fachkräfte verstanden.
2. **Prozeßqualität:** Damit ist vor allem die Qualität der therapeutischen Maßnahmen an sich gemeint.
3. **Ergebnisqualität:** Die Ergebnisqualität meint den Vergleich der Ziele einer Maßnahme mit deren tatsächlichem Ergebnis.

Die Ergebnisqualität als wichtigstes Kriterium ist sehr schwer zu operationalisieren und zu überprüfen, denn sie unterliegt während der oft langen Behandlungszyklen dem Einfluss zahlreicher intervenierender Variablen, unter anderem auch der Güte der Struktur- und Prozessqualität. Sie ist zudem insofern schwer zu erfassen, als die therapeutischen Ziele meist auf unterschiedlichen Ebenen definiert sind (siehe unten). So überrascht es nicht, wenn die Bemühungen zur Qualitätssicherung häufig ihren Schwerpunkt bei den ersten beiden Aspekten suchen.

Die Ausstattung der Einrichtungen der psychiatrischen Versorgung hat sich nach der Veröffentlichung der Psychiatrie-Enquete deutlich verbessert. Auch die Ausbildung der Mitarbeiter wurde sehr gefördert. In Deutschland ist mittlerweile eine Zusatzausbildung für Pflegekräfte etabliert. Die Ausbildung zum Facharzt für Psychiatrie wurde weitgehend von der Neurologie abgekoppelt und die Psychotherapie als fester Bestandteil integriert. Für die Schulung in der Psychotherapie und Psychoanalyse werden recht umfangreiche Curricula angeboten. Das Behandlungsangebot ist aber insgesamt sehr unübersichtlich, so dass es dem Patienten nicht leicht gemacht wird, den richtigen Therapeuten zu finden (HISS 1998).

Auch bezüglich der Prozessqualität sind Verbesserungen zu beobachten. Die Methoden zur Sicherung und Wirksamkeitskontrolle von Psychopharmaka konnten dank der operationalisierten Diagnostik und geeigneter Untersuchungsdesigns optimiert werden. Eine entsprechende Entwicklung ist auch bei der Überprüfung psychotherapeutischer Verfahren zu erkennen.

Instrumente der Qualitätssicherung von therapeutischen Verfahren sind deren empirische Überprüfung (am besten im Rahmen von kontrollierten Studien), die Bildung von

Qualitätszirkeln und die Formulierungen von Behandlungsstandards (GAEBEL / FAL-
KAI 1998).

‖‖‖ Erfolgskriterien und Wirkfaktoren

Insbesondere zur Bewertung der Ergebnisqualität einer therapeutischen Maßnahme ist
die Definition von Erfolgskriterien notwendig. Diese beziehen sich auf:

- die Modifikation der Symptome,
- die Rückfallhäufigkeit,
- die Rehospitalisierungsrate,
- die (kumulierte) Aufenthaltsdauer,
- das Ausmaß der sekundären Einschränkungen (Behinderungen, Beeinträchtigungen),
- den Grad der Unabhängigkeit von Hilfe,
- den Grad der Selbstständigkeit,
- das Ausmaß der Reife und der Einsicht,
- die Kosten der Behandlung,
- die erreichte Lebensqualität (einschließlich der subjektiven Zufriedenheit),
- die Herstellung oder Wiederherstellung der Erwerbsfähigkeit,
- den Grad der sozialen Integration.

Sicherlich könnte diese Liste durch eine Vielzahl weiterer Kriterien ergänzt werden, was
einerseits die Komplexität des therapeutischen Prozesses zeigt, andererseits aber die
Vergleichbarkeit der Untersuchungsergebnisse stark einschränkt. Die genannten Erfolgskriterien bilden nur Teilaspekte des therapeutischen Prozesses ab. Ihre eingeengte
Perspektive oder unzureichende Operationalisierbarkeit vermindern ihre Verwertbar-
keit – beispielsweise sagt die Aufenthaltsdauer, die oft als Gütekriterium einer Behandlung angeführt wird, nur wenig über den tatsächlichen Therapieerfolg aus, wenn sie
nicht durch die Rehospitalisierungsrate ergänzt wird. Diese beiden Behandlungspara-
meter verhalten sich oft umgekehrt proportional. So läßt sich die Symptomreduktion bei
der Depression nach einer Behandlungsperiode von acht Wochen nicht mehr wesentlich
steigern, wohl aber die Rückfallhäufigkeit und damit die Langzeitprognose beeinflussen.
Schwierig ist die Überprüfung der Auswirkung einer Therapie auf die innere Entwicklung des Menschen, wie sie beispielsweise durch psychoanalytische Techniken angestrebt wird. Dies ist ein Grund dafür, dass die Dokumentation des Therapieerfolgs hier
oft mittels Einzelfalldarstellungen erfolgt, für die mehr oder weniger berechtigt eine
Generalisierbarkeit angenommen wird.

Unter dem Druck wirtschaftlicher Faktoren erhalten die Behandlungskosten als Er-
folgskriterium eine zunehmende Bedeutung. Sogenannte *Kurztherapien* werden unter
anderem wegen ihrer günstigeren Kosten gerechtfertigt. Gerade diese Argumentation
erfordert aber eine kritische Reflexion, weil sowohl die Auswahl der Patienten als auch
die verdeckten Kosten berücksichtigt werden müssen. So kann etwa durch die ambulante Behandlung und Versorgung chronisch psychisch Kranker in einer kommunalen
Psychiatrie die Lebensqualität der Betroffenen gegenüber der Behandlung in großen
Fachkliniken deutlich gesteigert werden, diese Behandlungsform ist aber keineswegs
preiswerter.

ııı Verlaufskriterien

Zur Dokumentation und Untersuchung des Gesamtverlaufes psychischer Erkrankungen können prinzipiell ähnliche Beurteilungsmaßstäbe angelegt werden wie bei der Evaluation von Einzelmaßnahmen. Allerdings sind bei der Verlaufsdokumentation rezidivierender Erkrankungen einige Besonderheiten zu berücksichtigen. So ist zu unterscheiden, ob es sich bei einem Wiederauftreten der Symptomatik um ein Rezidiv handelt oder die Veränderung im Rahmen einer noch nicht abgeklungenen Erkrankungsphase erneut aufgetreten ist. Daher muss die Länge des symptomfreien Intervalls mit in die Betrachtung aufgenommen werden. Die hierbei zu berücksichtigenden Intervalle liegen in der Regel zwischen 3 und 12 Monaten. Tritt innerhalb dieses Zeitraums eine Verschlechterung ein, kann nicht von einem Rezidiv im eigentlichen Sinne gesprochen werden.

Gerade zur Verlaufsbeschreibung reicht die alleinige Berücksichtigung der Krankheitssymptomatik nicht aus, weil durch die Erkrankungen lebenszyklische Prozesse tangiert und gestört sein können, die zunächst mit der Krankheit selbst nichts zu tun haben. Ein Beispiel ist die gestörte berufliche Entwicklung vieler schizophrener Patienten, die oft gerade in der Lebensphase erkranken, in der auch die berufliche Identität ausgebildet wird.

Betrachtungen zum Verlauf einer Erkrankung und dessen Modifikation durch therapeutische Interventionen erfolgen oft in der Hoffnung, die Krankheitsentwicklung voraussagen zu können. Diese ist aber bei fast allen psychischen Erkrankungen von vielen intervenierenden Variablen abhängig und daher so unterschiedlich, dass eine zuverlässige Prognose im Einzelfall nicht möglich ist. Bei den erlebnisreaktiven Erkrankungen, der Gruppe der Schizophrenien und den affektiven Störungen erweist sich zudem die Symptomatik als unzuverlässiger Prädiktor für den Krankheitsverlauf. Hier spielen offensichtlich Persönlichkeitsfaktoren, der Grad der sozialen Unterstützung und die Reaktion der Umgebung auf die Erkrankung eine ungleich größere Rolle.

ıııı Einzelne Verfahren

ııı Biologische Verfahren

Die Möglichkeiten zur Beeinflussung psychischer Erkrankungen durch biologische Methoden wurden in den letzten Jahrzehnten erheblich ausgeweitet und verbessert. Mittlerweile existieren für eine Reihe psychischer Krankheitssymptome spezifische Behandlungsverfahren. Noch Anfang dieses Jahrhunderts waren dagegen die Therapiemöglichkeiten in der Regel auf Beruhigung und Schlafanbahnung begrenzt. Eingesetzt wurden Opium, Barbitursäure- und Brompräparate. In den zwanziger Jahren wurden als Neuerungen Fieberkuren und später die Elektrokrampfbehandlung eingeführt. Im Jahr 1938 wurde Diphenylhydantoins als Antiepileptikum (Antikonvulsivum) entdeckt; 1949 wurde von Cade die Wirkung des Lithiums auf die Manie beschrieben. Diese Entdeckung war auf einen Zufall zurückzuführen, denn Cade nutzte Lithiumurat lediglich als Lösungsmittel für Harnsäure.

Ludwig synthetisierte 1950 mit dem Meprobamat den ersten Tranquilizer. 1952 beschrieben Delay und Deniker die positive Wirkung von Chlorpromazin auf akute Psychosen und begründeten damit die *Neuroleptikatherapie*. Auch diese Entdeckung war zufällig, weil Chlorpromazin als Zusatzstoff für die zu dieser Zeit üblichen Schlafkuren eingesetzt wurde. 1957 führte Roland Kuhn Imipramin als Mittel gegen schwere Depressionen ein.

Die Geschichte der modernen, spezifischen Psychopharmaka ist somit nicht alt. Nach manchmal zufälligen Entdeckungen bestimmter Wirkungsweisen wurde die Palette der pharmakologischen Möglichkeiten ständig erweitert. Gleichzeitig wurde das Wissen über die Wirkungsmechanismen der einzelnen Substanzklassen differenzierter, sodass die neuen Psychopharmaka heute teilweise systematisch entwickelt werden können.

Psychopharmaka

Eine Behandlung mit Psychopharmaka (BENKERT / HIPPIUS 1995; LANGER / HEI-MANN 1983) ist heute die tragende Säule der biologischen Therapieverfahren. Die Substanzen können generell nach ihrem Indikationsschwerpunkt in die Gruppe der Neuroleptika und der Antidepressiva, die phasenprophylaktischen und antimanischen Medikamente und als Tranquilizer, Antikonvulsiva, Nootropika und Hypnotika eingestuft werden. Meist lässt sich die Wirkung der Medikamente auf bestimmte Syndrome beziehen, wie beispielsweise aggressives Verhalten. Eine krankheitsspezifische Wirkung besteht dagegen in der Regel nicht.

Neuroleptika

Neuroleptika beeinflussen – im Sinne der eigentlich neuroleptischen Wirkung – die Wahrnehmung und Reizverarbeitung (insbesondere bei Wahn und Halluzinationen), sie verändern die Psychomotorik und können sedierend wirken, außerdem zeigen sie einen antimanischen Effekt. Die Stärke der neuroleptischen Wirkung gilt als die Potenz des Neuroleptikums. Schwach potente Neuroleptika werden oft wegen ihrer vornehmlich sedierenden Wirkung, etwa zur Verbesserung des Schlafes, eingesetzt. Haupteinsatzgebiet für Neuroleptika sind jedoch Erkrankungen, die mit Wahn und Halluzinationen verbunden sind, manische Syndrome und Aggressivität. Bei den schizophrenen Erkrankungen zeigen Neuroleptika zusätzlich eine prophylaktische Wirkung.

Neuroleptika haben eine Vielzahl von Nebenwirkungen, insbesondere auf die Motorik. Einzelne Präparate können schwere Blutbildveränderungen hervorrufen. Wirkungen auf den Kreislauf sind fast obligatorisch. Eine Abhängigkeitsentwicklung ist nicht zu erwarten (weitere Informationen im Kapitel zur Schizophrenie).

Antidepressiva

Antidepressiva beeinflussen mit einer gewissen Latenz die vitalen Störungen depressiver Patienten. Serotonerge Antidepressiva können darüber hinaus bei der Behandlung von Angst- und Zwangserkrankungen eingesetzt werden. Außerdem haben Antidepressiva eine positive Wirkung auf chronische Schmerzsyndrome.

Antidepressiva werden Untergruppen zugeordnet. Die meisten gehören zu den trizyklischen Antidepressiva, zusätzlich gibt es die Monoaminooxidasehemmer, die selektiven Serotonin-Reuptake-Hemmer und die atypischen Antidepressiva.

Die Nebenwirkungen der Antidepressiva resultieren zum größten Teil aus deren Wirkung auf das vegetative Nervensystem und damit auf die Herz-Kreislauf-Funktionen,

keitsentwicklung nicht beschrieben (weitere Informationen im Kapitel »Affektive Störungen«).

Medikamente zur Phasenprophylaxe

Zur Phasenprophylaxe affektiver Erkrankungen, aber auch als antimanisch wirksame
Substanzen haben sich Lithium, Carbamazepin und Valproat bewährt. Zur Phasenprophylaxe müssen sie dauerhaft eingenommen werden. Lithium und Carbamazepin zeigen
zusätzlich eine günstige Wirkung auf Aggressivität und können schizoaffektive Erkrankungen positiv beeinflussen. Zur Behandlung bestimmter Formen der Depression sind
diese beiden Substanzen in der Kombination mit einem Antidepressivum geeignet.

Die Nebenwirkungen von Lithium ergeben sich aus seinen chemischen Eigenschaften
als Salz, zusätzlich tritt unter Lithium oft ein Tremor auf und die Funktion der Schilddrüse wird beeinflusst. Carbamazepin hat zahlreiche Nebenwirkungen, die vor allem
aus seinen zentralen Effekten resultieren. Für keines der Medikamente ist eine Abhängigkeitsentwicklung beschrieben.

Tranquilizer

Die meisten Tranquilizer sind Benzodiazepine. Tranquilizer wirken anxiolytisch (ent-
ängstigend) und schlafanstoßend. Daraus ergibt sich ihr Hauptanwendungsgebiet als
Schlafmittel und als Mittel gegen Panik und Angsterkrankungen. Benzodiazepine sind
im Grunde nebenwirkungsarme Medikamente. Sie zeigen aber im Allgemeinen einen
starken *Rebound-Effekt*, das heißt, es kommt zu Absetzphänomenen und sie verlieren
nach regelmäßiger Einnahme über etwa drei Monate ihre Wirkung.

Benzodiazepine sollten aus diesem Grund immer nur für einen bestimmten, möglichst
kurzen Zeitraum eingenommen werden. Bei der sogenannten *Low-Dose-Abhängigkeit*
wird, zur Verhinderung der Rebound-Phänomene, eine bestimmte Menge des Benzo-
diazepins über einen langen Zeitraum eingenommen. Da es dabei weder zu einer Dosissteigerung noch zu einem Kontrollverlust kommt, handelt es sich hier nicht um eine
Abhängigkeit im eigentlichen Sinne. Tranquilizer werden oft als Drogenersatzstoffe
missbraucht.

Hypnotika

Die klassischen Hypnotika sind Barbitursäurepräparate, die wegen ihres hohen Abhän-
gigkeitsrisikos weitgehend vom Markt verschwunden sind. Stattdessen werden in der
Regel Tranquilizer und niederpotente Neuroleptika als Hypnotika verwendet. Bei den
Tranquilizern muss dabei das Risiko der Abhängigkeitsentwicklung beachtet werden.
Auch Chloraldurat und bei älteren Patienten Clomethiazol werden als Hypnotika erfolgreich eingesetzt. Bei depressiven Patienten kann auch die sedierende Wirkung von Antidepressiva zur Regulation des Schlafes ausgenutzt werden.

Nootropika

Nootropika sind Medikamente, die die kognitiven Fähigkeiten hirnleistungsgestörter
Menschen steigern sollen. Es werden zahlreiche Substanzen mit völlig verschiedenen
Wirkprinzipien eingesetzt. Für einige dieser Mittel ist im Einzelfall eine Wirksamkeit

beschrieben worden, doch ist der Wirksamkeitsnachweis insgesamt nicht befriedigend. Eine grundlegende Veränderung des Verlaufes hirnorganischer Erkrankungen scheint durch Nootropika nicht möglich (weitere Informationen im Kapitel »Organische Störungen«).

‖ Andere biologische Verfahren

▪ Elektrokrampfbehandlung

Bei der Elektrokrampftherapie (EKT) wird durch einen elektrischen Reiz ein epileptischer Krampfanfall ausgelöst. Die EKT, eigentlich ein altes Verfahren, ist in Verruf geraten, weil sie zunächst ohne Narkose und Muskelrelaxation durchgeführt wurde. Sie wirkte daher auf den Patienten sehr einschneidend, subjektiv bedrohlich und war auch nicht ungefährlich. Diese negativen Begleiterscheinungen sind heute überwunden, weil die Behandlung ausschließlich unter Narkose und in Muskelrelaxation durchgeführt wird.

Die EKT wird heute vor allem bei katatonen Psychosen (hier können wegen der Ähnlichkeit zum *malignen neuroleptischen Syndrom* Neuroleptika nicht immer ohne erhebliche Gefahren verwendet werden) und bei therapieresistenten Depressionen eingesetzt.

Die EKT beeinträchtigt den Patienten in der Hauptsache durch vorübergehende Gedächtnisstörungen. Gefahren bestehen bei herzkranken Patienten. Ansonsten führt die moderne Anwendungstechnik zu einer wesentlich besseren Verträglichkeit des Verfahrens.

▪ Lichttherapie

Die Lichttherapie wird neuerdings insbesondere bei sogenannten saisonal abhängigen Depressionen angewendet. Für diese Indikation existiert auch ein Wirksamkeitsnachweis. Sie ist aber noch eine wenig verbreitete Methode.

▪ Schlafentzug

Bei depressiven Syndromen wird die Schlafentzugsbehandlung in verschiedenen Variationen eingesetzt. Sie bietet hier vor allem eine Möglichkeit, die depressive Symptomatik kurzfristig zu verbessern. Eine anhaltende Wirkung ist hingegen durch den Schlafentzug nicht zu erreichen.

‖‖‖ Psychotherapeutische Verfahren

Zur Differenzierung der Vielzahl psychotherapeutischer Verfahren können verschiedene Unterscheidungskriterien wie deren theoretisches Modell, das vorgeschlagene Setting, die jeweilige Indikation und der Wirksamkeitsnachweis angelegt werden. Für die meisten Therapieverfahren existieren einzel-, gruppen- oder familientherapeutische Modifikationen.

In dieser Darstellung können die Methoden nur kurz skizziert werden, weiterführende Literaturhinweise sind angegeben. Zur Beurteilung der Wirksamkeit und der Indikation der Verfahren wird auf die umfassende Darstellung von K. GRAWE (1995) verwiesen.

Verhaltenstherapie

Die Verhaltenstherapie (LINDEN / HAUTZINGER 1993; ZIELKE / STURM 1994) bezieht sich auf die Lerntheorie mit den Prinzipien der klassischen und operanten Konditionierung. Ziel ist die Veränderung des Verhaltens des Patienten im Sinne einer besseren Problemlösung. Verhaltenstherapie kann als Einzel- oder Gruppentherapie, im ambulanten oder stationären Setting angewendet werden. Es liegen eine Vielzahl verhaltenstherapeutischer Behandlungsmethoden vor (etwa Trainingsprogramme zum Aufbau sozialer Kompetenz, Selbstkontroll- und Reizkonfrontationsverfahren) sowie für bestimmte Störungen ausgearbeitete Programme (etwa für Phobien, Zwangsstörungen, somatoforme Störungen, sexuelle Störungen). Verhaltenstherapeutische Methoden sind in ihrer Wirksamkeit gut belegt.

Kognitive Therapie

Kognitive Therapieverfahren (BECK / EMERY 1981; BECK 1980; HAUTZINGER 1988; RODER 1988; HERRLE / KÜHNER 1994) werden oft in Verbindung mit verhaltenstherapeutischen Methoden eingesetzt. Ansatzpunkte der kognitiven Verfahren sind die Modifikation der Wahrnehmung, der Aufmerksamkeit, des Gedächtnisses und der Beurteilung. Kognitive Therapiemethoden kommen daher vor allem bei jenen Krankheiten in Frage, durch die kognitive Funktionen beeinträchtigt werden. Der Schwerpunkt der Intervention hängt von der Art der Störung ab: Bei dementen Patienten sind Gedächtnis und Konzentration, bei Schizophrenen die Wahrnehmung (kognitive Differenzierung) und in der Behandlung der Depression die Bewertung die zu verändernden Zielvariablen. Kognitive Therapieverfahren – etwa die Programme zur Panikbehandlung und die kognitive Therapie bei Depressionen – sind in ihrer Wirksamkeit gut gesichert.

Interpersonelle Psychotherapie

Als interpersonelle Therapien werden die Verfahren bezeichnet, die ausdrücklich auf eine Veränderung der zwischenmenschlichen Beziehungen abzielen. Ihre bekannteste Form ist die von G. KLERMAN und B. WEISSMAN (1985) entwickelte interpersonelle Psychotherapie für depressive Störungen. Es handelt sich hierbei um eine problemorientierte Technik, die sich auf die Bearbeitung typischer interpersoneller Fragestellungen, wie sie im Rahmen depressiver Erkrankungen beobachtet werden können, beschränkt. Das Verfahren ist als Kurztherapie konzipiert und zeitlich limitiert. Mittlerweile wurden Variationen für spezifische Fragestellungen (etwa zur Behandlung von Paaren und von älteren Patienten) entworfen. Die Wirksamkeit ist belegt. Theoretisch nimmt die interpersonelle Psychotherapie eine Sonderstellung ein, da sie auf beobachtbaren, krankheitsspezifischen Phänomenen und nicht auf einem definierten Menschenbild basiert.

Psychoanalytische Verfahren

Alle psychoanalytischen und tiefenpsychologisch fundierten Therapieformen (HEIGL-EVERS u. a. 1997; ERMANN 1997; BENEDETTI u. a. 1983) beziehen sich auf das psychoanalytische Verständnis der Psyche. Dies umfasst einen entwicklungspsychologischen Aspekt und ein Instanzenmodell. Die hieraus entwickelte Krankheitsvorstellung ist die der Neurose; zentrales therapeutisches Konstrukt ist die *Übertragung*, womit die Wiederholung lebensgeschichtlicher Inhalte in der therapeutischen Beziehung gemeint ist.

Psychoanalytische (oder auch psychodynamische) Verfahren wurden ursprünglich zur Therapie erlebnisreaktiver Erkrankungen entwickelt. Durch die Ergänzungen der sogenannten Ich-Psychologie, die sich auf das Instanzenmodell der Psychoanalyse bezieht, wurde auch die Behandlung von Persönlichkeitsstörungen und psychosomatischen Erkrankungen für diese Therapieformen erschlossen. Eine Anwendung bei psychotischen Erkrankungen und schweren Depressionen ist versucht worden, konnte sich aber nicht durchsetzen.

Mittlerweile wurde das Setting der psychoanalytischen Therapiemethode in zahlreichen Variationen modifiziert. Die ursprüngliche Einzeltherapie ist durch gruppentherapeutische Verfahren ergänzt worden; Kurztherapien, die meist die Bearbeitung eines spezifischen Konfliktes (meist zentraler Beziehungskonflikt genannt) beinhalten, wurden entwickelt. Hier ergibt sich eine Parallele zur interpersonellen Therapie. Der psychoanalytische Ansatz beeinflusste viele andere Bereiche, etwa die Techniken der Supervision und die Selbsterfahrung.

▪ Klassische Psychoanalyse

Die klassische Psychoanalyse ist ein hochfrequentes Langzeittherapieverfahren (mehrere hundert Sitzungen). Der Patient liegt bei dieser Behandlung auf einer Couch und hat keinen Blickkontakt zum Therapeuten. Er wird zur Entwicklung von freien Phantasien aufgefordert. Der Therapeut deutet den strukturellen Anteil der Mitteilungen und versucht dem Patienten dadurch unbewusste Motive zu verdeutlichen. Die klassische Psychoanalyse ist lediglich bei erlebnisreaktiven Erkrankungen indiziert und stellt sehr hohe Anforderungen an die Reflexionsfähigkeit des Patienten.

Eine schlecht belegte Wirksamkeit, verbunden mit hohem Aufwand und hohen Anforderungen an den Patienten schränken den Anwendungsbereich der klassischen Psychoanalyse stark ein.

▪ Tiefenpsychologisch fundierte Therapie

Tiefenpsychologisch fundierte Therapien sind Modifikationen des psychoanalytischen Verfahrens. Sie beschränken sich entweder auf die gezielte Bearbeitung einzelner Probleme oder sollen den Patienten zum klassischen Verfahren hinführen. Auf Grund ihrer Vielzahl können hier nicht alle Methoden, sondern lediglich einige Beispiele Erwähnung finden.

Psychodrama Das Psychodrama (PLOEGER 1983; MORENO 1988) bedient sich des Rollenspiels und anderer dramatischer Übungen, es ist eines der klassischen gruppenpsychotherapeutischen Programme. Die tiefenpsychologische Ausrichtung des Psychodramas ist eigentlich schon eine Weiterentwicklung der Technik. Ziel ist in jedem Fall die Förderung der Spontaneität und Kreativität der Patienten.

Psychodramatechniken sind zunächst bei Patienten mit erlebnisreaktiven Erkrankungen angewendet worden, beschrieben ist ihr Einsatz auch bei posttraumatischen Belastungsstörungen und Suchterkrankungen.

Katathymes Bilderleben Das katathyme Bilderleben (LEUNER 1985) versucht durch die

Induktion von Tagträumen, für die jeweils ein Thema vorgegeben wird, unbewusste Vorgänge zu verdeutlichen und bearbeitbar zu machen. Es handelt sich um ein Kurztherapieverfahren mit einer Dauer von etwa 30 Sitzungen. Indikationen sind in erster Linie erlebnisreaktive Erkrankungen, Psychosomatosen und ähnliche Störungen.

Expressive Psychotherapie für Borderline-Patienten Die expressive Psychotherapie für Borderline-Patienten (KERNBERG 1993) bezieht sich auf die Ich-psychologischen Ansätze der psychoanalytischen Theorie. Im Gegensatz zur klassischen Analyse stehen hier aktuelle Beziehungskonstellationen und weniger biografische Bezüge im Zentrum der Aufmerksamkeit; die Therapie wird stärker vom Therapeuten strukturiert, der eine aktive Rolle einnimmt. Die Indikation für dieses Verfahren ist auf Patienten mit Borderline-Persönlichkeiten beschränkt (siehe Kapitel »Persönlichkeitsstörungen«).

Humanistische Verfahren

Die Darstellung der humanistischen Therapiemethoden kann hier nur kursorisch erfolgen. Im Allgemeinen wird unter diesem Begriff eine Reihe heterogener Therapieformen zusammengefasst, die je eine eigene theoretische Fundierung aufweisen und zwar mit teilweise fließenden Übergängen zu psychodynamischen Ansätzen. Gemeinsam ist den Verfahren das Ziel des persönlichen Wachstums, das durch ein besonderes Beziehungsklima gefördert werden kann.

Gesprächspsychotherapie

Die Gesprächspsychotherapie (TAUSCH 1973) wurde von K. Rogers als eine *klientenzentrierte* und *nicht direktive* Therapie entwickelt. Ihr zentrales Element ist die Empathie, das heißt ein einfühlendes Verstehen und Spiegeln der inneren emotionalen Situation des Klienten. Sie ist, empirisch nachgewiesen, ein sehr wirksames Verfahren für ein weites Spektrum an Störungen. Diese Technik beeinflusste die Gesprächsführung innerhalb der gesamten Psychotherapie, vor allem in der Beratung.

Gestalttherapie

Wachstum, Selbstverwirklichung, Ausdruck von Gefühlen, Spontaneität sind Ziele der Gestalttherapie (HARTMANN-KOTTEK-SCHROEDER 1983). Sie will dem Klienten Möglichkeiten erschließen seine Bedürfnisse und Affekte unmittelbar zu äußern und umzusetzen. Gestalttherapie bezieht hierzu das Körpererleben explizit ein.
Eine spezielle Indikation für die Gestalttherapie lässt sich aus dem theoretischen Ansatz – ähnlich wie bei der Gesprächspsychotherapie – nicht herleiten. Das Wirkungsspektrum dieser Therapieform ist sehr breit, einige Befunde sprechen für eine gute Wirksamkeit, die aber insgesamt noch zu wenig gesichert ist.

Entspannungsverfahren

Entspannungsverfahren werden in der klinischen Praxis meist im Rahmen eines umfassenden Behandlungsplans eingesetzt. Es handelt sich um symptomunspezifisch wirksame Handlungsanweisungen zur Erzeugung eines als angenehm erlebten psychophysiologischen Zustandes, der durch einen verringerten organismischen Energieumsatz gekennzeichnet ist. Manche Verfahren, wie die Meditation, sind sehr alt; das autogene Training und die progressive Muskelentspannung fanden in den siebziger Jahren stärkere

Verbreitung. Die Verfahren werden bei seelischen, aber auch bei körperlichen Erkrankungen (etwa chronischen Schmerzen) hilfreich eingesetzt.

Autogenes Training

Das autogene Training (KRAPF 1980) ist ein Verfahren der konzentrierten Selbstentspannung, das anhand von speziellen Selbstinstruktionen im Rahmen eines hypnoiden Zustandes arbeitet. Es kann in verschiedenen Stufen erlernt und dann von den Patientinnen und Patienten selbst angewendet werden.

Jacobson-Training

Die progressive Muskelrelaxation basiert auf der Annahme, dass sich durch die Entspannung der Muskulatur auch eine damit zusammenhängende seelische Anspannung reduzieren ließe. Durch systematische Übungen wird durch Anspannung und Entspannung einzelner Muskelgruppen schließlich eine tiefe Entspannung erreicht. Die Wirksamkeit des Jacobson-Trainings (HAMM 1993) ist gut.

Hypnotherapie

Die Hypnotherapie, die auf M. Erickson (ERICKSON u. a. 1978) zurückgeht, beinhaltet Techniken der Fremdsuggestion. Im Gegensatz zur klassischen Hypnose erfolgt die Suggestion aber indirekt, sodass die Einleitung der Trance unterbleibt. Der Therapeut kann flexibel arbeiten, wobei seiner Körpersprache und seinem Sprechrhythmus eine große Bedeutung beigemessen wird. Die Suggestion erfolgt über bestimmte Schlüsselwörter oder Schlüsselerzählungen.

Familientherapie

Die Betrachtung psychischer Erkrankungen vor dem Hintergrund des Kontextes, in dem sie entstehen und aufrechterhalten werden, hat die Möglichkeiten der therapeutischen Intervention bereichert. Der Begriff »Familientherapie« (HOFFMANN 1984) ist gleichwohl irreführend, da hierunter alle therapeutische Maßnahmen subsumiert werden, die sich auf die Kommunikationstheorie, die Spieltheorie, die Bindungstheorie und die Systemtheorie beziehen. Prinzipiell sind Interaktionen der verschiedensten sozialen Systeme Zielobjekte der therapeutischen Techniken, die sich aus den genannten Theorien entwickelt haben. Auch Einzeltherapien können in diesem Sinne gestaltet werden. Die Darstellung familientherapeutischer Ansätze muss hier auf wenige Beispiele beschränkt werden.

Strukturelle Familientherapie

Unter dem Begriff der strukturellen Familientherapien (MENUCHIN u. a. 1986; BOSZORMENY-NAGY / SPARK 1973) seien hier zwei Spezifikationen erwähnt, die sich auf die Art der Bindungen innerhalb einer Familie und ihre Geschichte beziehen. S. Menuchin hat in der Familie vor allem die strukturellen Ebenen (Elternebene, Geschwisterebene etc.) betrachtet und die Störung der Familie auf Irritationen dieser Ebenenstruktur zurückzuführen versucht. Besonders in Familien mit essgestörten Mitgliedern fand er seine Hypothese bestätigt. Daher wird die strukturelle Familientherapie vor allem in der psychosomatischen Medizin angewendet.

Mit der Geschichte der familiären Bindungen befasste sich I. Boszormenyi-Nagy. Er postuliert innerhalb der Familie sogenannte Konten für Soll und Haben und sieht die Ursache für Entgleisungen in einer Asymmetrie dieser Konten. Das Ungleichgewicht kann sich über mehrere Generationen entwickeln.

■ **Systemische Familientherapie**

Systemische Familientherapien (SELVINI-PALAZZOLI u. a. 1985; WEBER / STIERLIN 1989) setzen sich weniger mit der Struktur als dem Funktionszustand der Familie auseinander. Wesentlicher gedanklicher Entwurf ist dabei die – durch Kommunikation und Familienepisteme verbundene – Dialektik zwischen Individuum und sozialer Gruppe. Zentrale und hierauf bezogene Techniken der systemischen Familientherapie sind das zirkuläre Fragen und die positive Konnotation.

Diese Therapieform ist bei psychosomatisch Kranken, Abhängigkeitskranken und bei schizophrenen Patienten angewendet worden. In der Weiterentwicklung gewannen vor allem die Bedeutungsmuster der einzelnen Familienmitglieder und deren Reflexion zunehmendes Interesse.

■ **Strategische Familientherapie**

Auch die strategische Familientherapie bezieht sich auf den Funktionszustand der Familie. Sie zielt vor allem auf eine Modifikation der innerfamiliären Regulationsprozesse. Das therapeutische Vorgehen ist direktiv, zum Teil werden *paradoxe Interventionen* vorgeschlagen. Die strategische Familientherapie hat insbesondere in der Beratung bei Familienkonflikten und Paarproblemen Anwendung gefunden.

Die Therapiezeiten sind in der Regel sehr kurz. Für eine Reihe von Fragestellungen ist die Effizienz erwiesen.

■ **Andere Formen von Familientherapie**

Hier sollen die Techniken erwähnt werden, die sich auf das EE-Modell (expressed emotion) beziehen. Dieses beschreibt die negative Auswirkung einer ablehnenden Bewertung und übertriebener emotionaler Reaktionen der Angehörigen auf den Krankheitsverlauf. Eine aus dieser Erkenntnis heraus entwickelte Therapieform ist die psychoedukative Angehörigenarbeit, bei der durch Information indirekt eine Modifikation des Familienklimas erreicht werden soll (ausführliche Darstellung bei den Therapieverfahren der Schizophrenie).

⁗ Behandlungssetting

Abhängig von der Art der Problemstellung, der Form der Behandlung und den therapeutischen Ressourcen findet die therapeutische Aktivität in unterschiedlichen Kontexten (Settings) statt.

Die einzelnen Behandlungssettings unterscheiden sich:

- ▶ in der Häufigkeit und zeitlichen Ausdehnung des therapeutischen Kontakts,
- ▶ in der Aktivität des Therapeuten und des Patienten,
- ▶ in der Anzahl und der Zusammensetzung der an der Therapie beteiligten Personen,

▸ in den Aufnahme- und Ausschlusskriterien sowie

▸ bei den Indikationen für die Behandlung.

Zunächst kann zwischen ambulanten, teilstationären und vollstationären Settings eine Differenzierung erfolgen. Vor allem bei teil- und vollstationären Settings ist durch die Arbeit im Team eine Kombination von verschiedenen therapeutischen Ansätzen die Regel (MATTKE u. a. 1998).

III Einzeltherapie

Einzeltherapeutische Sitzungen dauern in der Regel zwischen 15 und 90 Minuten. In nervenärztlichen Praxen kommen auch noch kürzere Kontakte vor. Die Dauer des Kontaktes richtet sich aber nicht nur nach dem Zeitbudget der Therapeutinnen und Therapeuten, sondern ist von der Belastungsfähigkeit der Patienten abhängig. So kann es beispielsweise bei schwer beeinträchtigten Patienten von Vorteil sein, wenn ihnen kurze, aber häufige Kontakte angeboten werden. Das zur Verfügung stehende Zeitbudget für den Einzelkontakt sollte auf jeden Fall vorher vereinbart und geklärt werden, denn nur so können sich Patient und Therapeut innerhalb des Gespräches orientieren und die Kommunikation strukturieren.

Die inhaltliche Struktur des Einzelkontakts hängt von der Persönlichkeit und der Erfahrung des Therapeuten ab, aber auch von der zugrundeliegenden therapeutischen Technik. Gerade für Anfänger ist es recht hilfreich, sich bei der Gestaltung von Einzelkontakten an Vorbildern oder technischen Vorschlägen anzulehnen, auch wenn anfangs eine gewisse Improvisation zur Ausbildung eines persönlichen Stils sicherlich nicht schadet. Von Vorteil ist es, wenn der Therapeut die Einzeltherapie vor- und nachbereitet. Die Nachbereitung beinhaltet die Reflexion der Beobachtungen während der Sitzung und die Formulierung des zentralen Themas, das sich im Einzelkontakt herausgebildet hat.

Die Rahmenbedingungen des Settings sollten vor der Behandlung festgelegt werden (etwa der Umgang mit Störungen durch Telefonate). Es kann aber auch gerechtfertigt sein, mit dem Setting zu experimentieren (etwa ein Gespräch mit einem depressiven Patienten während eines Spaziergangs durchzuführen).

Zentrales Element des Einzelkontakts ist die Abfolge von Dialog und innerer Reflexion. Beim psychoanalytischen Setting nimmt die innere Reflexion in Gegenwart eines anderen den größten Raum ein, bei anderen Verfahren ist der dialogische Anteil mit dem Therapeuten höher. Abgestimmt auf die Bedürfnisse des Patienten muss ein optimales Verhältnis zwischen diesen beiden Elementen gefunden werden. Manche Patienten erleben lange Pausen im Dialog mit dem Therapeuten nicht als Ermunterung, sondern entwickeln Unbehagen und Anspannung. Andere fühlen sich durch aktive Therapeuten kontrolliert und finden zu wenig Gelegenheit über ihre inneren Motive und Gedanken zu berichten.

Auf jeden Fall ist es die Aufgabe der Therapeutinnen und Therapeuten, durch eine Abfolge von Fragen, Informationen, Konfrontationen und Deutungen den Dialog aufrechtzuerhalten und damit das Gespräch zu strukturieren.

ⅠⅠⅠ　Gruppentherapie

Zu fast allen therapeutischen Ansätzen finden sich Vorschläge für gruppentherapeutische Settings. Gruppentherapie begründet sich nicht nur aus ökonomischen Gründen, sondern sie erschließt auch Aspekte, die in einer Einzeltherapie nicht zur Wirkung kommen können (CHRIST / HOFFMANN-RICHTER 1997).

Gruppentherapien finden in der Regel in Gruppen von 4 bis 12 Personen statt. Die Dauer variiert zwischen 30 und 90 Minuten. Es kann zwischen offenen Gruppen (wechselnde Teilnehmer) und geschlossenen Gruppen unterschieden werden. Thematisch kann die Gruppe offen oder auf ein Thema zentriert sein.

Wie bei der Einzeltherapie sollte das Setting vorher mit den einzelnen Gruppenmitgliedern besprochen werden, insbesondere ist der Umgang mit Störungen zu klären. Ein wichtiges Merkmal der Gruppe sind die Regeln, die im Umgang miteinander vereinbart werden. Hierbei spielt vor allem die Vereinbarung und das Einhalten von Vertraulichkeit ein wichtige Rolle, aber auch Regelungen über den Umgang mit Stille und die Erwartungen an den Umfang der Redebeiträge der einzelnen Gruppenmitglieder. Oft gerät ein Gruppenmitglied während einer Sitzung ins Zentrum des Interesses. Dieses Interesse kann als Aufmerksamkeit, aber auch als großer Druck auf den Einzelnen empfunden werden.

In Gruppen sind im Gegensatz zum Einzelgespräch für die Patientinnen und Patienten verschiedene Rollen möglich, sie erschließen alleine dadurch weitere Perspektiven (Tabelle 13).

ⅠⅠⅠ　Familientherapeutische Settings

In der Familientherapie sind noch eine Reihe von weiteren Settings entwickelt worden. Eine Besonderheit des familientherapeutischen Settings ist der hohe Grad der Intimität, der zwischen den einzelnen Familienmitgliedern herrscht und der den Therapeuten potentiell zunächst aus der familiären Kommunikation ausgrenzt.

In der Familientherapie ist daher im Setting zunächst die Frage der Beobachtung thematisiert worden und hat unter anderem zur Entwicklung eines *Mehrkammersystems* geführt (v. SCHLIPPE / SCHWEITZER 1996). Mit Hilfe eines Einwegspiegels oder von Videotechnik wird dabei versucht die Beobachtungsmöglichkeiten zu erweitern und Systemgrenzen einzuhalten. Diese Trennung von Dialog und Beobachtung wird bei der Weiterentwicklung des Settings beispielsweise in Form des Reflektierenden Teams teilweise wieder aufgehoben und durch die Trennung von Erzählung und Kommentar (Reflexion) ersetzt (ANDERSEN 1990). Hierbei soll es ermöglicht werden, Beiträge des einzelnen Familienmitglieds in ihrer Bedeutung für die familiäre Kohärenz und die subjektive Wirklichkeit zu verdeutlichen. Dazu verlässt der Beobachter seinen Standort und mischt sich kommentierend und reflektierend in den Dialog ein.

Tabelle 13   Gruppentherapeutische Faktoren (HOFFMANN 1991)

1. Einsicht (cognitive self understanding; intellectualisation)

Der Patient lernt etwas Wichtiges über sich selbst, über sein Verhalten, seine (unbewussten) Motive, die Natur seiner Probleme.

2. Interpersonales Lernen (learning from interpersonal action; interaction, interpersonal learning output)

Der Patient versucht sich in der Gruppe konstruktiv und adaptiv zu integrieren, indem er neue Verhaltensweisen entwickelt.

3. Akzeptanz (acceptance, cohesiveness, support)

Der Patient hat das Gefühl einer wirklichen Gruppenzugehörigkeit, das Gefühl in der Gruppe akzeptiert, gestützt und geschätzt zu werden.

4. Die Selbstoffenbarung (self disclosure, revealing personal material)

Der Patient teilt der Gruppe persönliche und intime Informationen mit.

5. Katharsis (emotional release, ventilation of feelings)

Freisetzen von Gefühlen, emotionale Abreaktion mit befreiender Wirkung.

6. Führung (guidance, information, advice, giving)

Der Patient erhält vom Therapeuten oder von Gruppemmitgliedern nützliche Informationen oder direkte Ratschläge.

7. Universalität (perception of similarity of problems and feelings)

Der Patient realisiert, dass andere Gruppenmitglieder ähnliche Probleme und Beschwerden haben wie er selbst.

8. Altruismus (extension of help to follow group members)

Der Patient hilft den anderen Gruppenmitgliedern, was zu einer Steigerung seines Selbstwertgefühls führt.

9. Modell-Lernen (vicarious learning, imitation, identification, spectator learning)

Der Patient macht positive Lernerfahrungen durch Beobachten anderer Gruppenmitglieder, inkl. Therapeut.

10. Vermittlung von Hoffnung (instillation of hope)

Der Patient wird auf Grund seiner Gruppenerfahrung optimistisch bezüglich des eigenen therapeutischen Fortschritts.

III   Konzepte in der stationären Behandlung

II   Organisationsmerkmale und Konzeptionalisierung

Die Rolle der stationären Psychiatrie hat durch die Umstrukturierung der Organisation psychiatrischer Versorgung grundlegende Veränderungen erfahren. Die damit verbundene Differenzierung (WIMMER 1991) erhöht die Eigenkomplexität psychiatrischer Versorgung und wirft Fragen der Organisationsentwicklung auf. Probleme bei der Kooperation und Abgrenzung der einzelnen Versorgungselemente müssen gelöst werden.

In der Organisationseinheit »stationäre Versorgung« befindet sich die Differenzierung in den Anfängen und erfolgt mitunter erst auf Druck der Kostenträger. Es wird ein beträchtlicher Reformbedarf sichtbar (PELIKAN u. a. 1993). Konzepte sind in diesem Zusammenhang als Instrumente der Organisationsentwicklung zu sehen, weil mit ihrer

Hilfe die Strukturierung der Behandlung gefördert und die Nutzung der vorhandenen Ressourcen verbessert werden kann. Sie dienen der Orientierung der Mitarbeiterinnen und Mitarbeiter, gliedern den Behandlungsprozess und bilden einen Rahmen für die Qualitätssicherung der Abläufe. Konzepte helfen bei der Begründung der therapeutischen Aktivität, klären Ziele und erleichtern eine Einordnung des Angebotes in die Gesamtversorgung. Nicht zuletzt ist mit einem konzeptionsgetragenen Vorgehen die Arbeitszufriedenheit zu verbessern.

Da im klinischen Bereich Überlegungen zur Organisationsentwicklung erst beginnen und es eine Reihe methodischer Probleme zu lösen gilt, fehlen für die Entwicklung praxisorientierter Konzepte verlässliche Standards und Vorbilder.

ıı Allgemeine Besonderheiten des stationären Settings

Der stationäre psychiatrische Kontext weist einige besondere Merkmale auf, die einen wesentlichen Einfluss auf die Inanspruchnahme und den Verlauf der Behandlung haben:

▶ Der stationäre psychiatrische Kontext zeichnet sich als Organisationeinheit durch einen hohen Komplexitätsgrad aus. Insgesamt bildet er ein strukturdeterminiertes System (PELIKAN u. a. 1993).

▶ An der Versorgung sind immer verschiedene Personen beteiligt, die sich auf mehrere Organisationsebenen verteilen. Die beteiligten Personen unterscheiden sich unter anderem durch ihren Ausbildungsgrad, ihre persönliche Motivation und ihre Erwartungen (ihre Macht, ihre Kompetenz).

▶ Der Patient vollzieht mit der stationären Aufnahme einen Wechsel des sozialen Kontextes, er muss sich prinzipiell anderen Regeln und Gewohnheiten unterwerfen.

▶ Im stationären Kontext treffen die unterschiedlichsten Erwartungen, Episteme, Ziele, Sprachgewohnheiten, Geschichten und sozialen Rollen aufeinander.

▶ Innerhalb des psychiatrischen Kontextes herrscht eine relativ dichte, verschiedene Ebenen tangierende Interaktion vor, wobei die Arzt-Patient-Beziehung nur ein Element darstellt. So ist die stationäre Behandlung immer auch mit einer besonderen sozialen Erfahrung verbunden.

Behandlungsverfahren psychischer Erkrankungen wurden nicht im Hinblick auf diese Besonderheiten entwickelt, sondern gehen meist von einer Patient-Therapeut-Dyade aus. Bei der Übertragung der Verfahren in den klinischen Kontext werden die beschriebenen Besonderheiten oft ignoriert, wodurch Widersprüche und Konflikte entstehen. Eine klinische Konzeptentwicklung, die sich um die Integration der verschiedenen Ansatzpunkte bemüht, wird dem heterogenen Bedingungsgefüge seelischer Krankheiten am ehesten gerecht. Therapeutische Verfahren kann man unter dieser Perspektive als eine Sichtweise unter anderen ansehen, die ihre Bedeutung erst in der Interaktion mit anderen Sichtweisen (Pflegeziele, Budgetierung) entwickeln.

Die auf solchen Vorüberlegungen basierenden integrierten Konzeptionen können nicht beliebig gestaltet werden, sondern müssen einige Merkmale aufweisen:

▶ Durch das Behandlungskonzept sollten allgemeine Haltungs- und Handlungsmuster erschlossen werden können. Diese Muster müssen auch über die Grenzen der Institution hinweg konsensfähig sein, sodass, etwa in der Nachbehandlung, daran angeknüpft werden kann.

▶ Aus dem Konzept entwickelte Verhaltensleitlinien und Grundhaltungen müssen auf verschiedenen Niveaus für die Helfer erlernbar sein.

▶ Das Konzept sollte die Anwendung einer oder mehrerer therapeutischer Techniken ermöglichen.

▶ Es sollte eine berufsgruppen- und institutionsbezogene Differenzierung erlauben.

▶ Das Behandlungskonzept muss mit der Gesamtorganisation der spezifischen Versorgungseinheit vereinbar sein.

▶ Es muss auch dem Betroffenen und seinen Angehörigen vermittelbar sein.

▶ Es muss sich auf die Praxis beziehen und dort eine gewisse Verbindlichkeit haben.

▪ Behandlung zwischen Fokussierung und Erweiterung

Bei der Konstruktion eines stationären Behandlungskonzepts ist in der Regel das Herausarbeiten einer zentralen Fragestellung, die sowohl die Krankheit selbst als auch ihr Bedingungsgefüge berücksichtigt, Motor für eine positive Entwicklung. Die meisten psychotherapeutischen Verfahren haben genau dieses zum Ziel. Derartige Behandlungsstrategien (SCHRAMM / BERGER 1994) stellen daher Fokussierungen dar, die häufig problemorientiert sind, etwa bei chronifizierten Depressionen. Der Diskurs des fokussierenden Vorgehens entfaltet sich um die Frage, ob es sich bei den identifizierten Problemen um lösbare oder unlösbare handelt. Der Dialog zwischen Patient und Therapeut schöpft hieraus seine Dynamik, kann aber auch erstarren und seine entwicklungsfördernde Kraft verlieren. In diesem Fall ist die Fokussierung letztlich hinderlich. Ein anderer therapeutischer Zugang zielt gerade nicht auf Fokussierung, sondern Erweiterung, Öffnung und Aufweichung der Vorstellungen (ANDERSON / GOOLISHIAN 1992). Ein solches Vorgehen bildet einen Gegensatz etwa zum Denken und Fühlen in der Depression und betont geradezu die Unterschiede mit dem Ziel der Flexibilisierung des Denkens und der Affekte.

Fokussierung und Erweiterung stehen als therapeutische Haltungen in einer dialektischen Beziehung zueinander. Wenn das Denken und Fühlen in der Depression als ein Verlust eben dieser Dialektik verstanden wird, ist ein Behandlungskonzept, das diese Dialektik ermöglicht, Quelle für korrigierende Erfahrungen. So gesehen muss ein Behandlungskonzept die Anwendung verschiedenster therapeutischer Techniken erlauben.

▪ Elemente der Konzeption

Die Konzeption gliedert sich in der Regel in einen allgemeinen und speziellen Teil. Im allgemeinen Teil finden sich Hinweise auf das Milieu und die Gestaltung des Zusammenlebens im Sinne von Regeln. Der spezielle Teil zielt mehr auf die Veränderungserwartung durch die therapeutischen Aktivitäten. Grundsätzlich sollte eine Konzeption folgende Elemente enthalten:

▶ Zielgruppe und Aufgabendefinition,

▶ Krankheitsmodell,

▶ Behandlungsziele und Behandlungselemente,

▶ Behandlungsphasen und Behandlungsstruktur (Wochenplan),

▶ Indikationen für die einzelnen Behandlungselemente,

▶ Verknüpfung der Behandlung mit anderen Angeboten und Integration des Angebotes in die Institution.

Potentiell kann jede Form der Therapie auch Schaden zufügen. Daher ist bei der Durchführung der Therapie die notwendige Sorgfalt unerlässlich und auch eine begleitende selbstkritische Reflexion (beispielsweise in der Form von Selbsterfahrung).

Innerhalb einer psychiatrisch-psychotherapeutischen Therapie entsteht häufig eine Nähe, mit der Helfer umgehen lernen müssen, weil damit die Gefahr der Rollendiffusion gegeben ist. Im psychiatrischen Alltag werden diese Gefahren oft übersehen. Daraus resultiert die Gefahr von Übergriffen. In der einfachsten Form gestalten sich diese Verletzungen von Grenzen als Verlust der therapeutischen Neutralität oder in der Ausnutzung der therapeutischen Machtposition. Das Verhalten der Patientin oder des Patienten oder auch der Angehörigen gerät dabei in eine Art moralische Kritik des Helfers, der sich dabei oft mit Rettungsphantasien beschäftigt. Helfer äußern dann gegenüber den Patienten oder den Angehörigen mehr oder weniger offene Kritik und Vorwürfe.

Ein weiterer kritischer Punkt ist die Entwicklung von Liebesgefühlen und sexueller Anziehung zwischen Patienten und Therapeuten. Gerade die Häufigkeit sexueller Übergriffe in der Therapie sind bisher unterschätzt worden. Die Kombination von Nähe, eigener Macht und Hilflosigkeit der Patienten kann dazu führen, dass beim Therapeuten moralische Regeln ausgesetzt und übertreten werden. Besonders gefährdet sind erfahrene (männliche) Therapeuten, die selbst in emotional frustrierenden Bindungen leben (BACHMANN / ZIEMER 1995). Wie bei anderen Formen des sexuellen Missbrauchs können solche Übergriffe bei den Patienten tiefe psychische Traumata verursachen. Die Berufsverbände sind mittlerweile bemüht Regeln im Umgang mit diesem Problem aufzustellen (MÄULEN 1997), siehe Tabelle 14.

Tabelle 14   Formen beruflicher sexueller Ausbeutung (MÄULEN 1997)

1. diagnostische oder therapeutische Berührung, die vom Patienten als sexuell erlebt wirkt
2. romantische Verquickung mit Patienten
3. Einsetzen der eigenen Positionen oder Macht, um sexuelle Belange einzubringen
4. »verhängnisvolle Affäre«, oft aus einer Rettungsphantasie heraus
5. Frotteurismus, Voyeurismus oder Exhibitionismus innerhalb der Berufsrolle
6. unnötige oder unnötig intensive genitale Untersuchungen
7. rohe, anzügliche, unangemessene Sprache oder Ausdrucksweise gegenüber Patienten
8. berufliches Angebot, lustfördernde Techniken persönlich auszuprobieren
9. Übergriffe auf Patienten, die körperlich, geistig oder emotional keinen Widerstand leisten können, und auf Grund von Rausch oder Anästhesie benommen sind
10. Angebot einer persönlichen Sextherapie bei Patienten mit Beziehungs- oder Sexualitätsproblemen
11. Angebot persönlicher Hilfe bei Konflikten um die sexuelle Orientierung von Patienten durch eigenes sexuelles Einlassen auf die Patienten
12. szenisches Ausagieren der inzestuösen Phantasien oder vergangener sexueller Erlebnisse im Kontakt mit Patienten

Behandlungsverfahren und psychiatrische Methoden

ANDERSEN, T. (1990): Das reflektierende Team. Dortmund.

ANDERSON, H.; GOOLISHIAN, H. (1992): Der Klient ist der Experte. In: *Zeitschrift für systemische Therapie*, 10, S. 176–189.

BACHMANN, K. M.; ZIEMER, B. (1995): Sexueller Missbrauch in der Psychotherapie. In: *Der Nervenarzt*, 66, S. 550–553.

BECK, A. (1980): Kognitive Therapie der Depression. München.

BECK, A.; EMERY, G. (1981): Kognitive Verhaltenstherapie bei Angst und Phobien. Tübingen.

BENEDETTI, G.; u.a. (1983): Psychosentherapie. Stuttgart.

BENKERT, O.; HIPPIUS, H. (1995): Psychiatrische Pharmakotherapie. Heidelberg u.a.

BIEDERER; LAUX; PÖLDINGER (Hg.) (1992–99): Neuro-Psychopharmaka. 6 Bde. Wien.

BOSZORMENYI-NAGY, I.; SPARK, M. (1973): Unsichtbare Bindungen. Stuttgart.

CRANACH, M. v. (1998): Ethische Implikationen der Einwilligung nach Aufklärung in der Sozialpsychiatrie. In: *Der Nervenarzt*, 69, Suppl. 1, S. 2.

CHRIST, J.; HOFFMANN-RICHTER, U. (1997): Therapie in der Gemeinschaft. Gruppen-arbeit, Gruppentherapie und Gruppenpsychotherapie im psychiatrischen Alltag. Bonn.

DIETZ, A.; PÖRKSEN, N.; VOELZKE, W. (Hg.) (1998): Behandlungsvereinbarungen. Vertrauensbildende Maßnahmen in der Akutpsychiatrie. Bonn.

ERICKSON, M.; ROSSI, E.; ROSSI, S. (1978): Hypnose. München.

ERMANN, M. (1997): Psychotherapeutische und psychosomatische Therapie. Stuttgart u.a.

GAEBEL, W. (1995): Qualitätssicherung im Krankenhaus. Wien u.a.

GAEBEL, W.; FALKAI, P. (1998): Praxisleitlinien in Psychiatrie und Psychotherapie. Band 1: Schizophrenie. Darmstadt.

GRAWE, K.; DONATI, R.; BERNAUER, F. (1994): Psychotherapie im Wandel. Bern u. a.

GRAWE, K. (1995): Grundriss der Allgemeinen Psychotherapie. In: *Der Psychotherapeut*, 40, S. 130–145.

HAMM, A. (1993): Progressive Muskelentspannung. In: VAITL, D.; PETERMANN, Z. (Hg): Handbuch der Entspannungsverfahren, Bd. 1. Weinheim u. a.

HARTMANN-KOTTEK-SCHROEDER, K. (1983): Gestalttherapie. In: CORSINI, R. (Hg.): Handbuch der Psychotherapie. Weinheim.

HAUTZINGER, M. (1988): Kognitive Verhaltenstherapie bei Depressionen. Weinheim.

HEIGL-EVERS, A.; HEIGL, F.; OTT, J. (1997): Lehrbuch der Psychotherapie. Stuttgart.

HERRLE, H.; KÜHNER, C. (1994): Depressionen bewältigen. Ein kognitiv- verhaltens-therapeutisches Gruppenprogramm. Weinheim.

HOFFMANN, H. (1991): Die Funktion des runden Tisches in einem sozialpsychiatrischen Ambulatorium. In: *Psychiatrische Praxis*, 18; S. 209–215.

HOFFMANN, L. (1984): Grundlagen der Familientherapie. Hamburg.

KERNBERG, O. (1993): Psychodynamische Therapie von Borderline-Patienten. Bern u. a.

KLERMANN, G.; WEISSMANN, B. (1985): Interpersonal psychotherapy of depression. New York.

KRAPF, G. (1980): Autogenes Training. Heidelberg u. a.

LEUNER, H. K. (1985): Lehrbuch des katathymen Bilderlebens. Bern u. a.

LINDEN, M.; HAUTZINGER, M. (1993): Verhaltenstherapie. Wien u. a.

MATTKE, D.; JANSSEN, P. L.; STRAUSS, B. (1998): Behandlung und Teamprozesse in der stationären Psychotherapie. In: *Der Psychotherapeut*, 43, S. 316–327.

MÄULEN, B. (1997): American Medical Association. Strenges Vorgehen gegen sexuelle Übergriffe. In: *Deutsches Ärzteblatt*, 94, S. 2279–2280.

MENUCHIN, S.; ROSMAN, B.; BAKER, L. (1986): Psychosomatische Krankheiten in der Familie. Stuttgart.

MORENO, J. (1988): Gruppenpsychotherapie und Psychodrama. Stuttgart.

PELIKAN, J.; DEMMER, H.; HURRELMANN, K. (1993): Gesundheitsförderung durch Organisationsentwicklung. Weinheim u. a.

PLOEGER, A. (1983): Tiefenpsychologisch fundierte Psychodramatherapie. Stuttgart.

RODER, V. (1988): Integriertes psychologisches Therapieprogramm für schizophrene Patienten. Weinheim.

SCHLIPPE, A. v.; SCHWEITZER, J. (1996): Lehrbuch der systemischen Therapie und Beratung. Göttingen u. a.

SCHRAMM, E.; BERGER, M. (1994): Zum gegenwärtigen Stand der interpersonellen Psychotherapie. In: *Der Nervenarzt*, 65, S. 2–10.

SELVINI-PALAZZOLI, M.; BOSCOLO, L.; CECCHIN, G.; PRATA, G. (1985): Paradoxon und Gegenparadoxon. Stuttgart.

TAUSCH, R. (1973): Gesprächspsychotherapie. Göttingen.

TSCHUSCHKE, V.; KÄCHELE, H.; HÖLZER, M. (1994): Gibt es unterschiedliche effektive Formen von Psychotherapie. In: *Der Psychotherapeut*, 39, S. 281–297.

WEBER, G.; STIERLIN, H. (1989): In Liebe entzweit. Reinbek.

WIMMER, R. (1991) Zwischen Differenzierung und Integration. In: *Gruppendynamik*, 22, S. 359–389.

ZIELKE, M.; STURM J. (Hg.) (1994): Handbuch der stationären Verhaltenstherapie. Weinheim.

ⅠⅠⅠⅠ Zusammenfassung

Zur Behandlung von psychischen Erkrankungen steht inzwischen eine Vielzahl von Verfahren zur Verfügung. In den meisten Fällen ist bei psychischen Erkrankungen jeweils eine günstige Kombination verschiedener Verfahren notwendig.

Bei den Effekten psychiatrischer Behandlung sind allgemeine von spezifischen Wirkfaktoren zu unterscheiden (S. 155). Der Erfolg einer Behandlung ist zunächst immer von einer angemessenen, guten Beziehung zwischen Patient und Behandler abhängig. Auch muss durch die Behandlung Hoffnung vermittelt werden. Die verschiedenen Behandlungsverfahren unterscheiden sich jeweils in ihrem Störungsmodell und darin, inwieweit innerhalb der Behandlung die Probleme aktualisiert, die Ressourcen aktiviert, Problembewältigungen vermittelt werden und das Verstehen gefördert wird.

Der Effekt einer Behandlung lässt sich nicht alleine an der Veränderung der Krankheitssymptome ablesen (S. 159). Ebenso sind Faktoren wie Rückfallrisiko, Vermeidung von Sekundärschäden und die erreichte Lebensqualität von Bedeutung (S. 160).

Behandlungsverfahren lassen sich nach biologischen und psychotherapeutischen Verfahren unterscheiden.

Bei den biologischen Behandlungsverfahren (S. 161 ff.) sind die wichtigsten die pharmakologischen Verfahren (S. 162 ff.).

Psychopharmaka wirken in der Regel syndromspezifisch und werden daher bei unterschiedlichen Problemstellungen mit Erfolg eingesetzt.

Als Hauptgruppen werden Neuroleptika, Antidepressiva, Tranquilizer (und andere Hypnotika) und Nootropika genannt. Zusätzlich können einige Antiepileptika, Lithium und andere Substanzen bei psychischen Krankheiten helfen. Auch kommen andere biologische Methoden bei psychiatrischen Fragestellungen zur Anwendung, etwa die Elektrokrampftherapie und die Schlafentzugsbehandlung (S. 164).

Bei den psychotherapeutischen Verfahren (S. 164 ff.) im engeren Sinne lassen sich verschiedene Ansätze und unzählige Varianten unterscheiden. Viele davon stützen sich auf die allgemeinen Wirkfaktoren der Psychotherapie. Nur ein Teil der Verfahren liegt in manualisierter Form vor. Als Hauptgruppen werden psychoanalytische, humanistische, kognitiv verhaltenstherapeutische sowie systemische Ansätze beschrieben. Diese Verfahren unterscheiden sich unter anderem in ihrem Setting (Einzel-, Gruppen-, Paar- oder Familiensetting.)

Im weiteren Sinne gehören sozio- und milieutherapeutische Maßnahmen sowie psychoedukative Interventionen zu den psychotherapeutischen Verfahren (S. 169 ff.).

Der Nachweis der Effektivität (über die allgemeine Wirksamkeit hinaus) der unterschiedlichen Ansätze steht zum Teil noch aus. In jedem Fall ist bei allen Ansätzen eine umfassende Qualitätssicherung notwendig.

Im Rahmen von psychiatrischen und psychotherapeutischen Therapien kann es zu Übergriffen bis hin zum sexuellen Missbrauch kommen (S. 175).

STÖRUNGSGRUPPEN

Schizophrenien 232

Affektive Störungen 311

Abhängigkeitserkrankungen 382

Persönlichkeitsstörungen 441

Ess-Störungen 472

Erlebnisreaktive Störungen

Suizidales Syndrom 536

Aggressives Syndrom

Organisch bedingte psychische Störungen

Unter den organisch bedingten psychischen Störungen sind eine Reihe von psychischen Krankheiten zusammengefasst, deren gemeinsames Merkmal eine vorübergehende oder andauernde Störung der Hirnfunktionen ist. Die Funktionsstörung kann primär sein, und zwar bei Krankheiten, Verletzungen oder Störungen, die das Gehirn direkt oder in besonderem Maße betreffen, oder sekundär beispielsweise bei Systemerkrankungen oder Störungen, die das Gehirn nur als eines von vielen anderen Organen oder Körpersystemen beeinträchtigen.

Die wesentlichen Merkmale dieser Störungen lassen sich in zwei Hauptgruppen gliedern. Es gibt Syndrome, bei denen die auffallendsten, immer vorhandenen Merkmale Störungen der kognitiven Funktionen wie Störungen des Gedächtnisses, des Lernens und des Intellekts sind oder Störungen des Sensoriums wie Bewusstseins- und Aufmerksamkeitsstörungen. Bei der zweiten Gruppe liegen die auffälligsten Störungen im Bereich der Wahrnehmung (Halluzinationen), der Denkinhalte (Wahn), der Stimmung und der Gefühle oder im gesamten Persönlichkeits- und Verhaltensmuster, während kognitive Störungen gleichzeitig nur minimal auftreten.

Die ICD-10 führt diese letztgenannte Gruppe (F 06, F 07, F 09) aus klinisch-orientierenden Gründen im Kapitel organische physische Störungen auf, betont aber die Ähnlichkeit ihrer Zustandsbilder mit anderen Krankheitsbildern ohne zerebrale Veränderungen. Das Attribut »organisch« weist auf gemeinsame ätiologische Faktoren dieser Erkrankungen hin, sollte aber nicht so verstanden werden, dass nicht auch soziale und andere psychische Faktoren bei ihrer Entstehung und ihrem Verlauf eine Bedeutung haben.

Auch wenn das Ausmaß der Symptome und die Art der Symptomatik abhängig von dem Ort und der Stärke der hirnorganischen Veränderungen ist, führen verschiedenste Krankheiten zu ähnlichen Symptomkonstellationen, sodass mit einer gewissen Berechtigung von (exogenen) Reaktionstypen gesprochen werden kann. Von der Störungsform kann daher nicht direkt auf die Ätiologie und die Art der Hirnstörung geschlossen werden. Insbesondere bei geringem Ausprägungsgrad können die Symptome einer organisch bedingten psychischen Störung denen anderer seelischer Erkrankungen ähneln und zu differentialdiagnostischen Schwierigkeiten führen: etwa kann eine depressive Symptomatik der eigentlichen hirnorganischen Erkrankung vorausgehen oder zeitgleich mit ihr auftreten.

Vorbemerkung

Durch die Zunahme des Anteils alter Menschen an der Gesamtbevölkerung nimmt die relative und absolute Zahl dementieller Erkrankungen zu. Die therapeutische Begleitung der Demenzkranken stellt die psychiatrische Versorgung vor eine wichtige Aufgabe und ist ein wesentlicher Grund für die Entwicklung einer umfassenden gerontopsychiatrischen Versorgung.

Gerade im Rahmen dementieller Erkrankungen werden spezifische Themen in intensiver Form thematisiert:

- ▸ Umgang mit Chronizität,
- ▸ Umgang mit Verlusten,
- ▸ Bewältigung von Hoffnungslosigkeit und
- ▸ Bewältigung lebenszyklischer Veränderungen.

Dies begründet, warum gerade bei der Versorgung demenzkranker Menschen ethische Grundlagen des Handelns und die Art der therapeutischen Haltung besondere Beachtung verdienen.

Herr Dr. Bernhardt, ein Allgemeinarzt, erscheint mit seiner Frau mit der Begründung in der Klinik, dass diese offensichtlich zunehmend depressiv verstimmt sei. In den letzten Monaten habe sie sich vermehrt zurückgezogen und vermeide sozialen Kontakt, jeweils mit der Begründung, sie könne Lärm nicht gut vertragen. Deswegen sei sie kaum dazu zu bewegen, die Wohnung zu verlassen. Auch Besuche von Familienangehörigen und Freunden lehne sie mittlerweile ab, weil sie vom Lärm der Besucher irritiert werde. Herr Bernhardt berichtet davon, dass die Ehefrau gelegentlich Paniksymptome entwickele, etwa wenn Straßenlärm durch das offene Fenster in die Wohnung dringe. Deswegen achte sie sehr darauf, dass alle Fenster der Wohnung fest verschlossen blieben. Herr Bernhardt bedauert diese Entwicklung sehr, hatte er doch mit seiner Frau das gemeinsame Haus aufgegeben und war in eine kleine Wohnung gezogen, nachdem die Kinder erwachsen waren. Zusammen wollte er mit ihr den letzten Lebensabschnitt durch Reisen und gemeinsame Unternehmungen gestalten. Daran sei aber zur Zeit nicht zu denken.

Frau Bernhardt gibt an, dass sie sehr viele Ängste vor dem Arzttermin gehabt habe und nur auf Drängen des Mannes gekommen sei. Die Begründungen des Ehemannes habe sie auch nicht ganz verstanden, zumal er selbst Arzt sei und ihr auch helfen könne. Sie fühle sich ansonsten nicht krank. Sie habe halt diese Lärmempfindlichkeit. Depressiv sei sie auf keinen Fall. Die Eheleute berichten übereinstimmend, wie harmonisch ihre Beziehung sei. Herr Bernhardt sei wohl der Bestimmendere, er neige auch dazu, alles kontrollieren zu wollen. Sie selbst habe sich eher zurückgehalten und sich immer am Ehemann orientiert. Dadurch sei es nur selten zu Auseinandersetzungen gekommen. Die gemeinsamen Kinder hätten alle eine gute Entwicklung genommen, arbeiteten jetzt in den erlernten Berufen und hätten eigene Familien.

Schon beim ersten Kontakt fällt auf, dass Frau Bernhardt immer wieder Schwierigkeiten hat einzelne Begriffe zu finden. Sie entschuldigt sich dafür und begründet die Sprachstörung durch ihre Aufregung. Erst bei einem der nächsten Gespräche kommt ihr Mann in einem Nebensatz auf die zunehmende Vergesslichkeit der Ehefrau zu sprechen. Schon seit einiger Zeit habe sie begonnen wichtige Termine auf Zettel zu schreiben, habe aber diese Zettel immer wieder verlegt. Auch sei ihm aufgefallen, dass seine Frau nicht mehr gerne telefoniere und auch nicht mehr am Einkauf interessiert sei. Zudem habe er kürzlich bemerkt, dass seine Frau eine Nachbarin nicht wieder erkannt habe.

In den folgenden Gesprächen verdichtet sich immer mehr der Eindruck, dass Frau Bernhardt eine Demenz entwickelt. Als in diesem Zusammenhang der Ehemann eher durch Zufall auf den Begriff »Alzheimer« kommt, bricht er unvermittelt in Tränen aus. Auf Nachfrage berichtet er, dass er seit einiger Zeit den Verdacht habe seine Ehefrau entwickele eine Alzheimer-Demenz. Die ersten Anzeichen bei seiner Frau habe er zunächst ignoriert oder durch Überlastung und Stress zu begründen versucht. Weil die Ehefrau sich zurückgezogen habe, seien die Störungen auch den Bekannten und den Familienangehörigen eigentlich nicht aufgefallen. Lediglich der Umstand, dass Frau Bernhardt zum Weihnachtsfest nicht wie üblich einen besonderen Kuchen gebacken habe, habe eines der Kinder bemerkt. Er habe auch mit den Kindern nicht über seine Sorgen sprechen können, weil er sie nicht habe unnötig belasten wollen.

ⅲ Epidemiologie

Im Durchschnitt beträgt die Prävalenz von Demenzerkrankungen in der über 65-jährigen Bevölkerung 6 Prozent. Es liegt dabei eine starke Altersabhängigkeit vor, die von einer Prävalenzrate von 0,7 Prozent bei den 60- bis 64-Jährigen über 5,6 Prozent bei den 75- bis 79-Jährigen bis zu 38,6 Prozent bei den 90- bis 95-Jährigen ansteigt (BICKEL 1992).

Ungefähr 15 Prozent der deutschen Bevölkerung ist über 65 Jahre alt, mit steigender Tendenz. Schätzungsweise 1,4 Millionen Menschen leiden in Deutschland an einer Demenz. Rund 33 Prozent der Patienten der Allgemeinpraxen zeigen mindestens leichte kognitive Beeinträchtigungen, 8 Prozent davon schwere (COOPER u. a. 1992). Auch die Patienten in chirurgischen und internistischen Kliniken haben zu einem Anteil von ca. 15 Prozent organische Störungen im Sinne einer mindestens leichten kognitiven Beeinträchtigung. Patienten mit dementiellen Erkrankungen weisen darüber hinaus eine höhere Mortalität im Rahmen medizinischer Maßnahmen auf.

Die Wahrscheinlichkeit der Unterbringung in einem Pflegeheim wächst erheblich, wenn sich eine Demenz entwickelt (REICHIES u. a. 1997) und damit die Fähigkeit der Selbstversorgung verloren geht. Inzwischen stellen die Demenzkranken mit 50-80 Prozent einen hohen Anteil der Bewohner von Alten- und Pflegeheimen.

ⅲ Diagnose

Die Diagnose einer dementiellen Erkrankung kann im Frühstadium schwierig sein und erfordert in jedem Fall eine sorgfältige Anamnese- und Befunderhebung. Nur so können die verschiedenen Formen der Demenz voneinander differenziert und *pseudodementielle* Syndrome, beispielsweise im Rahmen einer schweren Depression oder einer dissoziativen Störung (Ganser-Syndrom), ausgeschlossen werden. Da in fortgeschrittenen Stadien die Betroffenen nicht mehr ausreichend Auskunft geben können, hat in der

Organisch bedingte psychische Störungen

Diagnostik der Demenz die Befragung von Angehörigen einen besonderen Stellenwert. Wichtig sind die Beobachtungen zu dem Beginn der Erkrankung und zu den Begleitsymptomen. Dazu gehören auch internistische und neurologische Erkrankungen des Betroffenen und seiner nächsten Angehörigen. Die Frage nach vorausgegangenen Traumata (eventuell mit Beteiligung des Kopfes), die Exposition mit Noxen und Hinweise auf Stoffwechselerkrankungen, wie etwa Hypothyreosen, können wichtige diagnostische Hinweise auf die Ursache der Erkrankung geben. Zusätzlich zur Vorgeschichte können sich wertvolle Hinweise aus der psychiatrischen und neurologischen Untersuchung des Patienten ergeben. Differentialdiagnostisch bedeutsam sind das gleichzeitige Vorhandensein neurologischer Symptome oder Hinweise auf eine Bewusstseinsstörung. Gelegentlich täuschen Einschränkungen in den Sinnesleistungen ein demenzielles Syndrom vor. Im Rahmen der internistischen Untersuchung sollte auf Risikofaktoren geachtet werden wie Bluthochdruck und Diabetes mellitus (BAUER 1994).

Verstärkt versuchen die Betroffenen am Anfang der demenziellen Entwicklung ihre kognitiven Ausfälle durch verschiedene Strategien zu kompensieren und Erklärungen für die Ausfälle zu liefern. Viele versuchen sich das Bild einer intakten Welt zu erhalten und greifen dabei auf gewohnte, meist aus dem Langzeitgedächtnis aktualisierte Erklärungsmuster zurück. Die Störung wird in solchen Fällen erst dann deutlich, wenn nach gegenwärtigen Problemlösungen oder nach der zeitlichen und räumlichen Orientierung gefragt wird. Dabei wird die große Diskrepanz zwischen Selbstbild und zur Verfügung stehender Handlungskompetenz deutlich. Der Untersucher muss eine hohe Sensibilität aufbringen, um den Patienten dabei nicht zu kränken oder bloßzustellen.

Die diagnostische Leitlinie umfasst kognitive Beeinträchtigungen und beträchtliche Einschränkungen der Aktivitäten des täglichen Lebens über mindestens sechs Monate.

III Symptome

II Kognitive Störungen

Zentrales Merkmal der Demenz sind kognitive Beeinträchtigungen, die sich je nach dem Stadium der Erkrankung auf verschiedene kognitive Funktionen (Gedächtnis, Denken, Orientierung, Auffassung, Rechnen, Lernfähigkeit, Sprache und Urteilsvermögen) auswirken. Einige Störungen sollen verdeutlicht werden.

Gedächtnisstörungen Gedächtnisstörungen sind bei den meisten demenziellen Erkrankungen bereits im Frühstadium vorhanden. Bei der Struktur des Gedächtnisses wird heute von einem Modell multipler Gedächtnissysteme ausgegangen (DAUM / ACKERMANN 1997). Es wird zwischen Kurz- und Langzeitgedächtnis unterschieden, wobei bei der Demenz zunächst vor allem das Kurzzeitgedächtnis betroffen ist, der Gegenwartsbezug des betroffenen Menschen dadurch erschwert und seine Handlungskontinuität mehr oder weniger eingeschränkt wird. Das Langzeitgedächtnis kann noch zwischen einem deklarativen und einem nondeklarativen Teil unterschieden werden. Der deklarative (auch bewusste) Teil des Gedächtnisses setzt sich aus dem semantischen und einem episodischen Teil zusammen. Der nondeklarative Teil steuert vor allem automatisierte Handlungsabläufe (Fertigkeitengedächtnis, Priming, Konditionierung, nonassoziatives Gedächtnis) und ist zum großen Teil unbewusst. Die unterschiedlichen Ge dächtnissysteme sind in verschiedenen Hirnregionen lokalisiert. So ist das deklarative Gedächtnis hauptsächlich an die Funktion des medialen Temporallappens und der mittelliniennahen Strukturen des Zwischenhirns gebunden. Bei der Demenz ist vor allem das deklarative Gedächtnis beeinträchtigt, wohingegen der nondeklarative Teil noch lange ungestört bleibt.

Orientierungsstörungen Während das Gedächtnis vor allem die zeitliche Kontinuität des Erlebens und Handelns sicherstellt, gewährleistet die Orientierung die Erfassung der räumlichen Dimensionen von Erleben und Handeln. Die Orientierung kann in diesem Sinne auf die zeitliche (Was ist heute für ein Tag?), die räumliche (Wo befinde ich mich jetzt?) und zur Personen (Wer ist mein Begleiter?) Dimension bezogen werden. Auch die Orientierungsstörungen zeigen sich schon in der Frühphase und sind im weiteren Verlauf regelmäßig anzutreffen. Die räumliche Störung zeigt sich zunächst dann, wenn sich der Kranke in einem ihm eher unbekannten Bereich befindet (Raststätte auf der Autobahn).

Vigilanz Bereits im Frühstadium einer Demenz finden sich Störungen der Aufmerksamkeit (MÜLLER u. a. 1992). Gemeinsam mit einer Reduktion des allgemeinen energetischen Niveaus kann dieses Aufmerksamkeitsdefizit die anderen kognitiven Leistungen global reduzieren. Die meist nur vorübergehende Besserung der kognitiven Leistungen durch einige Nootropika ist auch auf deren vigilanzsteigernde Effekte zurückzuführen (etwa Pirazetam, Hyergin etc.).

Denkstörungen Zu Denkstörungen gehören die Verlangsamung, Umständlichkeit und die Zähflüssigkeit des Gedankenablaufes, Störungen des Urteilsvermögens, des abstrakten Denkens, des Vorstellungsvermögens und der freien Reproduktion.

Sprachstörungen (Aphasien) Sprachstörungen lassen sich bei nahezu allen Demenzkranken im Verlauf der Erkrankung nachweisen. Meistens haben die Sprachstörungen den Charakter von sensorischen Aphasien: Worte und Bezeichnungen werden nicht gefunden, Gegenstände nicht benannt, sondern umschrieben. Inbesondere bei vaskulären Demenzen können aber auch motorische Aphasien beobachtet werden (LANG u. a. 1991). Je nach Störung kann auch eine Dysarthrie im Rahmen dementieller Prozesse entstehen.

Apraktische Störungen Unter Apraxie werden Störungen der zweckmäßigen Bewegung der Körperteile bei erhaltener Beweglichkeit und Wahrnehmung verstanden. Ausgeprägte apraktische Störungen sind vor allem in späten Phasen einer Demenz zu beobachten und treten dann meist gemeinsam mit agnostischen Störungen auf (s. u.). Betroffen sind dabei auch automatisierte Handlungsabläufe wie das Umkleiden, die Benutzung von Haushaltsgeräten.

Agnostische Störungen Vor allem in späteren Stadien haben Demenzkranke zunehmend Schwierigkeiten, Aufforderungen und Anweisungen trotz intakter Wahrnehmung zu verstehen. Diese agnostischen Störungen können sich auch auf Alltagsanforderungen beziehen (»Können Sie bitte die Türe schließen!«).

Auch ohne einen dementiellen Prozess verändert sich im Alter die kognitive Leistungsfähigkeit. Insbesondere die Schnelligkeit, mit der verschiedene kognitive Leistungen erfolgen, sinkt mit dem Alter. Diesen Veränderungen wird im Rahmen der Leistungsmessung durch alterskorrigierte Normen Rechnung getragen. Der Zusammenhang zwischen normalem und pathologischem kognitiven Altern ist noch nicht endgültig geklärt (HELMCHEN/REISCHIES 1998). Mit der Kontinuitätshypothese wird ein fließender Übergang postuliert, wobei möglicherweise die Geschwindigkeit des kognitiven Alterns die Entstehung einer Demenz determiniert. Eine andere Hypothese unterscheidet dementielle Prozesse qualitativ vom normalen kognitiven Altern.

◗ Nichtkognitive Störungen

Nichtkognitive psychopathologische Syndrome sind eine häufige Begleiterscheinung dementieller Erkrankungen. Oft gehen sie den eigentlichen dementiellen Kernsymptomen voraus oder komplizieren den Verlauf der Erkrankung. Auf der anderen Seite sind gerade die nichtkognitiven Störungen im Rahmen der Demenz am ehesten einer Behandlung zugänglich. Zu diesen Störungen gehören Antriebsveränderungen (Unruhe oder Antriebsarmut), aggressive Verhaltensweisen, Wahn und Halluzination, Schlafstörungen sowie affektive Störungen, hier besonders depressive Verstimmungszustände (HAUPT u. a. 1998).

Die Beziehung zur dementiellen Erkrankung begründet einige Besonderheiten dieser nicht kognitiven Störungen. So treten Schlafstörungen bei dementen Patienten im Rahmen von Änderungen des Biorhythmus auf (Tag-Nacht-Umkehr). Unruhezustände spiegeln gelegentlich die verzweifelte Suche des Patienten nach Orientierung wider. Wahnsymptome sind oft Projektionen eines existenziellen Verlusterlebens elementarer Fähigkeiten (Vorstellung, bestohlen zu werden). Gerade am Anfang der dementiellen Entwicklung können Depressionen auch als Ausdruck ahnungsvoller Verzweiflung gewertet werden. Ebenso stehen aggressive Verhaltensweisen meist im Zusammenhang mit der subjektiv als notwendig erachteten Abwehr von Gefahren, die eine Welt bereit hält, die der Betroffene nicht mehr zu ordnen und einzuschätzen weiß.

Die nichtkognitiven Symptome können die Angehörigen und Helfer unter Umständen vor erhebliche Probleme stellen. So kann eine Tag-Nacht-Umkehr eine regelrechte Versorgung des Patienten zu Hause unmöglich machen oder können Wahnsymptome (Verdächtigungen, von den Angehörigen bestohlen zu werden) das emotionale Gleichgewicht zwischen Betroffenen und Angehörigen zerstören.

Tabelle 15 **Stadieneinteilung der Demenz nach Störungen der kognitiven Funktionen und des Verhaltens sowie nach dem Grad der Pflegebedürftigkeit (ZIMMER u. a. 1987)**

STADIUM I (LEICHTE DEMENZ) PUNKTWERT IM MINI MENTAL STATE: ≥ 20

Störung der kognitiven Funktionen

Leichte Störungen des Gedächtnisses, der zeitlichen und örtlichen Orientierung, des Denkens, Urteilens und der Sprache.

Störungen des Verhaltens

Leichte Verhaltensauffälligkeiten, wie z. B. Apathie, Interessenlosigkeit, Neigung zur Isolierung, Verlegen von Gegenständen, unzuverlässige Angaben, Nichteinhalten von Terminen, Verlaufen in fremder Umgebung, soziale Integration leicht erschwert.

Pflegebedürftigkeit

Leichte psychische Pflegebedürftigkeit (Grad I): selbstständige Lebensführung nicht möglich. Hilfe notwendig bei finanziellen Angelegenheiten, Essenzubereitung, Einkaufen, z.T. auch bei Körperpflege und Arztbesuch. Allgemeine psychosoziale Maßnahmen eines Pflegeheims zur sozialen Integration noch ausreichend.

STADIUM II (MITTELGRADIGE DEMENZ) PUNKTWERT IM MINI MENTAL STATE: 10–20

Störung der kognitiven Funktionen

Mittelgradige bis schwere Störungen des Gedächtnisses, der Orientierung (zeitlich, örtlich und situativ), der Sprache (begrenzte Möglichkeiten der Gesprächsführung), des Denkens und Urteilens (verminderte Erfassung der Realität) und der praktischen Tätigkeiten (z. B. Schwierigkeiten beim Anziehen).

Störungen des Verhaltens

Mittelgradige Verhaltensauffälligkeiten wie z. B. in der Unterscheidung zwischen fremdem und persönlichem Eigentum, fehlende Orientierung auf Station, ungezieltes Hin- und Herwandern, Weglauftendenz mit leichter bis mittlerer Selbstgefährdung. Harninkontinenz. Soziale Integration mittelgradig erschwert.

Pflegebedürftigkeit

Mittlere psychische und leichte körperliche Pflegebedürftigkeit (Grad II), z. B. unterstützende Hilfe bei Körperpflege, Hygiene, Essen und Zubettgehen notwendig. Alle finanziellen und geschäftlichen Angelegenheiten müssen für den Patienten erledigt werden. Einsatz von speziellen psychosozialen Maßnahmen zur sozialen Integration erforderlich.

STADIUM III (SCHWERE DEMENZ) PUNKTWERT IM MINI MENTAL STATE: 1–10

Störung der kognitiven Funktionen

Schwerste Gedächtnis- und Orientierungsstörungen (zeitlich, örtlich, situativ und zur eigenen Person nicht mehr orientiert). Denken und Urteilen nicht mehr möglich. Sprachliche Verständigung sehr begrenzt bzw. aufgehoben. Schwere Störung der praktischen Handlungsschemata.

Störungen des Verhaltens

Schwere Verhaltensauffälligkeiten. Keine Einsicht in die notwendigen Pflegemaßnahmen, meist verbunden mit starker Abwehr dagegen. Verbale oder auch körperliche Aggression möglich. Harn- und Stuhlinkontinenz. Sachgerechter Umgang mit Gegenständen nicht mehr möglich. Soziale Integration sehr erschwert.

Pflegebedürftigkeit

Schwere psychische und mittelgradige körperliche Pflegebedürftigkeit (Grad II). Fast völlige Abhängigkeit in der Körperpflege und anderen alltäglichen Verrichtungen vom Pflegepersonal. Ein Teil der Patienten ist in diesem Stadium bereits rollstuhlpflichtig, ein Teil jedoch körperlich noch voll mobil. Letztere können durch Weglauftendenz schwer selbstgefährdet sein. Die Pflege ist durch fehlendes Verständnis für die Pflegemaßnahmen und ungerichtete motorische Unruhe, depressive Äußerungen und Neigung zu Aggressivität sehr erschwert. Intensive spezifische Betreuungsmaßnahmen sind zur sozialen Integration erforderlich.

STADIUM IV (SCHWERSTE DEMENZ) PUNKTWERT IM MINI MENTAL STATE: 0

Störung der kognitiven Funktionen

Kognitive Funktionen sind kaum noch nachweisbar bzw. prüfbar. Sprachvermögen auf unverständliche Worte, Laute oder Silben begrenzt.

Störungen des Verhaltens

In einigen Fällen häufiges Vor-sich-hin-Jammern, in seltenen Fällen schwer beherrschbares Schreien. Ein Teil der Patienten ist aber auch ruhig. Die Kontaktaufnahme mit dem Patienten ist in diesem Stadium stark eingeschränkt.

Pflegebedürftigkeit

Schwerste körperliche und psychische Pflegebedürftigkeit. Maßnahmen zur sozialen Integration sind meist nicht mehr möglich.

Organisch bedingte psychische Störungen

ıı Stadieneinteilung der Demenz

Bei verschiedenen Formen der Demenz kommt es zu einem mehr oder weniger schnell
fortschreitenden Verlust an Fähigkeiten bis hin zu schwersten Einschränkungen und
zum Tod der Betroffenen. Zu Beschreibung des Verlaufes und des Schweregrades ist
daher die Einteilung in Stadien sinnvoll (Tabelle 15).

ııı Zusatzdiagnostik

ıı Psychodiagnostische Verfahren

Im Zusammenhang mit der Demenz sind eine Reihe psychodiagnostischer Verfahren
entwickelt worden, die zum Untermauern der Diagnose und vor allem zur Verlaufskontrolle dienen. Da die Testleistung stark von der Bildung, den persönlichen Voraussetzungen des Betroffenen und dem gleichzeitigen Vorliegen sonstiger psychischer
Symptome (Pseudodemenz) abhängig ist, können die Ergebnisse psychodiagnostischer Verfahren nur im Zusammenhang mit dem sonstigen Eindruck genutzt werden.
Die Patienten können zudem zwar selbst verlässliche Auskünfte über ihre emotionale
Befindlichkeit geben, sind aber meist nicht zu zuverlässigen Aussagen über ihre kognitiven Defizite in der Lage (FÖRSTL u. a. 1996). Insgesamt sind die Verfahren zur
Früherkennung dementieller Prozesse nur mit Einschränkungen zu nutzen (PAUSCH /
WOLFRAM 1997), was auch an der reduzierten Belastbarkeit des Patienten liegt. Viele
werden durch die schlechten Testergebnisse auf ihre Leistungsdefizite hingewiesen und
möglicherweise gedemütigt.

Auf Grund dieser Besonderheiten haben sich in der Demenzdiagnostik sogenannte
Kurztests durchgesetzt und bewährt, bei denen bei einer zeitlichen Belastung von 15-30
Minuten mit in der Regel einfachen Aufgaben Orientierung, Aufmerksamkeit, Sprach-
verständnis und visuelle Wahrnehmung geprüft werden. Meist wird aus den Einzeler-
gebnissen ein Summenwert ermittelt. Ein bekannter Vertreter diese Gruppe ist der
Mini Mental Status Test (MMST) (KESSLER u. a. 1990). Ein ähnlicher Test stellt der
Syndrom-Kurz-Test (SKT) dar (ERZIGKEIT 1986). Diese Kurz-Tests erlauben keine
Subdifferenzierung verschiedener Leistungsbereiche. Dafür stehen dann umfangreichere, aber auch wesentlich aufwendigere Testbatterien zur Verfügung, etwa das *Nürnberger Alters-Inventar* (OSWALD / FLEISCHMANN 1986). Das SIDAM (Strukturiertes Interview für die Diagnose der Demenz nach DSM IV und ICD-10) erlaubt in Form eines
Interview- und Diagnoseleitfadens die Erfassung von Demenzen, deren Schweregrad-
bestimmung und die Erfassung verschiedener Demenzformen (vor allem von Multi-In-
farkt- und Alzheimer-Demenzen) (ZAUDIG u. a. 1990). Weil Intelligenztests kognitive
Leistungen messen, können sie ebenfalls den Verlauf kognitiver Einbußen abbilden,
etwa der Mehrfachwahl-Wortschatz-Test (MWT-B) (KESSLER u. a. 1995).

ıı Labor- und Liquordiagnostik

Die Labordiagnostik liefert Hinweise auf die Ursache reversibler dementieller Syndrome.
Im günstigsten Fall können sich durch Aufdeckung solcher Krankheiten erhebliche Bes-
serungen bis hin zur völligen Gesundung ergeben. Hierzu gehört die Diagnostik der
Schilddrüse, der Ausschluss eines Vitamin-B12- oder Folsäuremangels, eines Hypo- oder

Hyperparathyreodismus, einer Leber- oder Niereninsuffizienz, eines Morbus Wilson (Kupferspeichererkrankung) oder einer autoimmunologischen Gefäßerkrankung (etwa Morbus Sneddon). Manchmal ist auch eine Luesdiagnostik sinnvoll. Finden sich Hinweise auf ein infektiöses Geschehen, sollte eine spezifische Liquordiagnostik erfolgen.

III Apparative Diagnostik

II Internistische Zusatzuntersuchungen

Das EKG gehört zu den Routineuntersuchungen beim Verdacht auf eine dementielle Erkrankung. Sie dient zur Diagnostik von Herzrhythmusstörungen. Zudem ergeben sich eventuell Hinweise auf eine koronare Herzerkrankung, die ihrerseits wieder Hinweis auf arteriosklerotische Veränderungen sein kann. Obligatorisch ist die Messung des Blutdrucks, um die Hypertonie als einen wesentlichen Risikofaktor für eine Reihe von Erkrankungen auszuschließen.

II Sonografie

Die Sonografie der hirnversorgenden Arterien erlaubt es, Stenosen sichtbar zu machen und den Grad der Einengung zu bestimmen. Hinweise auf kardiologische Risikofaktoren (Embolie-Risiko) können aus einer Echokardiographie geschlossen werden.

II Angiografie

Beim Vorliegen von zusätzlich neurologischen Symptomen kann die Angiografie wichtige Informationen liefern. Einsatz wird sie vor allem aber bei dem Verdacht auf Hirndurchblutungsstörungen finden. Eventuell können die invasiven angiografischen Verfahren durch das Funktionelle MRT ersetzt werden.

II EEG

Im EEG zeigt sich bei dementiellen Syndromen, oft parallel zum klinischen Bild, eine allgemeine Verlangsamung im Sinne einer leichten bis schweren Allgemeinveränderung. Bei vaskulären Demenzen finden sich häufiger auch Herdsymptome. Das EEG hat dabei eher den Charakter eines Screening-Instrumentes. Insbesondere der Alpha-Wellen-Anteil kann zudem als Verlaufsmerkmal verwendet werden, weil die kognitive Leistungsfähigkeit mit dem Anteil der Alpha-Tätigkeit korreliert (FÖRSTL u. a. 1996). Zusätzliche diagnostische Möglichkeiten stellen die Computertomografie, die Kernspintomografie, SPECT und PET dar (siehe »Bildgebende Verfahren« im Kapitel »Diagnostische Verfahren«).

III Subjektives Erleben

Auch wenn das Ausmaß der kognitiven Störungen nicht in allen Dimensionen von den betroffenen Menschen erfasst werden kann, erleben die meisten gerade am Anfang die Einschränkungen durch die Erkrankung als Bedrohung der eigenen Identität. Die erlebten Verluste in der Leistungsfähigkeit versuchen viele durch Rückgriff auf andere Ressourcen zu kompensieren oder auch zu verleugnen. Der emotionalen Verarbeitung kommt dabei eine zentrale Rolle zu, weil sie zunächst weitgehend unbeeinträchtigt bleibt.

Organisch bedingte psychische Störungen

Vor allem ist die Aufrechterhaltung eines intakten Selbstbildes den meisten Betroffenen wichtig und so reagieren viele gekränkt, wenn sie auf Einschränkungen und Defizite hingewiesen werden. Andere versuchen durch Vermeidung von Überforderungen die entstehende Bedrohung im Alltag abzuwenden. Mit fortlaufender Erkrankung fällt es den Betroffenen jedoch zunehmend schwerer, die eigene Identität aufrechtzuerhalten.

III Auswirkungen auf das soziale Netz

Die Entwicklung einer Demenz hat erhebliche Auswirkungen auf das soziale Netz und die soziale Unterstützung des betroffenen Menschen. In der Regel erhöht sich durch die Erkrankung die Abhängigkeit von familiärer Unterstützung. Meist ruht die Verantwortung auf einer zentralen Bezugsperson: Lebenspartner, Tochter oder Schwiegertochter. Die Demenz führt in der Regel zur Veränderung der sozialen Rolle und damit zu einer Veränderung des gesamten strukturellen Rahmens und Machtgefüges in der Familie. Durch die veränderten Hierarchien können Konkurrenz und die Diskussion über die Verantwortung einzelner Familienmitglieder an Bedeutung gewinnen. Da die seelischen, körperlichen und zeitlichen Belastungen der Angehörigen erheblich sein können, führen ambivalente Beziehungsmuster häufig zu emotionalen Konflikten.

Die Abhängigkeit des erkrankten Menschen und die Autonomiewünsche der Bezugspersonen können ein unter Umständen unheilvolles Spannungsfeld ergeben. Die Erkrankung hat zudem Auswirkungen auf die soziale Integration der einzelnen Familienmitglieder. Meist ist ein mehr oder weniger ausgeprägter sozialer Rückzug zu beobachten. Trotz all dieser Belastungen werden die meisten dementen Menschen innerhalb der Familien versorgt und gepflegt. Diese Entwicklung wird durch die Pflegeversicherung und die damit verbundene Sicherung der häuslichen Pflege noch gestärkt.

Aus dem spezifischen Verlauf der dementiellen Erkrankungen ergeben sich für den Betroffenen und seine Angehörigen besondere Aufgabenstellungen. Der demenzkranke Mensch ist verstärkt mit der Endlichkeit seiner Existenz konfrontiert. Er muss die noch vorhandenen Ressourcen nutzen, um sein Leben abzuschließen und die persönlichen Dinge zu ordnen. Die Demenz ist für den Betroffenen so etwas wie ein langsames Abschiednehmen. Dies trifft auch auf die Angehörigen zu. Für sie stellt sich die emotionale Aufgabe sich ebenfalls mit diesem langsamen Abschied zu beschäftigen, ihn zu akzeptieren und trotzdem die emotionale Beziehung zum erkrankten Familienmitglied aufrechtzuerhalten.

Dieser komplexe interaktionelle Vorgang ist störanfällig. So kann etwa ein Lebenspartner Schwierigkeiten haben sich mit den Konsequenzen der Erkrankung abzufinden. Daraus wiederum kann sich eine ausgesprochen kritische Haltung gegenüber dem kranken Lebenspartner entwickeln und den Grund für erhebliche partnerschaftliche Spannungen darstellen. Auch fällt es einigen Angehörigen schwer, die Persönlichkeitsveränderungen durch die Demenz zu akzeptieren und die Beziehung trotzdem konstant zu halten. Dabei spielen die nachlassenden kommunikativen Fähigkeiten eine modulierende Rolle, weil gerade beziehungsklärende Gespräche nur schwer oder überhaupt nicht mehr möglich sind.

Bei der Demenz handelt es sich um eine fortschreitende, letztendlich zum Tode führende Erkrankung, auch wenn die betroffenen Menschen meist an ihren sekundären Folgen versterben. Die durchschnittliche Länge des Verlaufes beträgt ca. 8 Jahre bei der Demenz vom Alzheimer-Typ, wobei erhebliche interindividuelle Schwankungen möglich sind. Im Allgemeinen wird von einer präsenilen Demenz gesprochen, wenn die Erkrankung vor dem 65. Lebensjahr auftritt. Zur größeren Bedeutung genetischer Faktoren für die präsenilen Demenzen liegen unterschiedliche Ergebnisse vor (HAUPT u. a. 1992). Für die sozialen Konsequenzen und die Belastung der Angehörigen hat das Erkrankungsalter eine große Bedeutung, zumal bei einem frühen Beginn die berufliche Laufbahn noch nicht abgeschlossen ist.

Die Auswirkungen der kognitiven und nichtkognitiven Symptome der Demenz auf die Alltagsfunktionen werden von sozialen Faktoren und der sozialen Unterstützung moderiert. Auch sekundäre körperliche Folgen haben einen Einfluss auf die Einschränkungen der Lebensqualität und das Schicksal des Betroffenen. Hierbei scheint der Entwicklung einer Harninkontinenz eine Schlüsselrolle zuzukommen, weil gerade eine derartige körperliche Beeinträchtigung den ambulanten Betreuungsrahmen sprengt. So gehört der Ausschluss einer Inkontinenz häufig zu den Aufnahmebedingungen einer gerontopsychiatrischen Tagesklinik.

III   **Spezielle Demenzformen**

Die zwei häufigsten Ursachen für eine Demenz sind degenerative Veränderungen des Hirngewebes im Sinne einer Alzheimer-Demenz (F 00: Demenz vom Alzheimer-Typ, DAT, ca. 70 Prozent) und Embolien bzw. degenerative Veränderungen der Blutgefäße mit sekundären Folgen für das Hirngewebe (F 01: vaskuläre Demenz, Multiinfarktdemenz, MID, ca. 20 Prozent). Beide Demenzformen können auch gemeinsam bei einem Patienten vorkommen, dann handelt es sich um eine Demenz vom gemischten Typ. Weitere Demenzformen mit anderen Ursachen (F 02) sind Demenz bei Pick-Krankheit, bei Creutzfeldt-Jacob-Krankheit, bei Huntington-Krankheit, bei Parkinson-Krankheit und bei Krankheit durch das Humane Immundefizienz-Virus (HIV).

Demenz vom Alzheimer-Typ

Erscheinungsbild und Besonderheiten

Diese Demenzform wurde von A. Alzheimer erstmals 1906 beschrieben und blieb zunächst auf die sogenannten präsenilen Demenzen begrenzt, bei denen die typischen Merkmale dieser Demenzform gefunden wurden. Mittlerweile wird die Bezeichnung für alle Formen, bei denen sich die charakteristischen Merkmale finden lassen, verwendet. Leitsymptome der Demenz vom Alzheimer-Typ sind die anfangs beschriebenen kognitiven und nichtkognitiven Beeinträchtigungen. Die Symptome der Alzheimer-Demenz beginnen in der Regel schleichend, wobei gerade in der Anfangsphase nicht selten nichtkognitive Störungen dominieren. Meist ändert sich das Verhalten diskret. In der Frühphase treten auch Passivität, emotionaler Rückzug oder emotionale Instabilität auf sowie ein Rückgang von Sorgfalt und Verlässlichkeit.

ııı Histologische Merkmale der Alzheimer-Demenz

Bei der Alzheimer-Demenz kommt es zu einer direkten Schädigung des Nervengewebes. Betroffen ist vor allem der Neokortex, insbesondere seine parietotemporalen Anteile, der Hippokampus und die Amygdala. Auch subkortikale Teile des Gehirns und das Kleinhirn können betroffen sein. Histologische Kennzeichen dieser Schädigung sind:

Kortikale Plaques Es lassen sich verschiedene Stufen in der Bildung von Plaques unterscheiden. Zunächst kommt es zu einer Verdichtung des Grundgewebes durch Einlagerung von Proteinen (etwa des Amyloid-Perkursorproteins) und Glykosaminglykanen in Form von *diffusen Plaques*. In einem weiteren Schritt entstehen feine fibrilläre Fasern, die sogenannten Amyloidfibrillen (*primitive Plaques*). In diesem Stadium wird erstmals das Nervengewebe geschädigt. In diesen primitiven Plaques kommt es dann zu einer fortlaufenden Verdichtung des Materials, sodass später *klassische* und *kompakte* Plaques entstehen, die ausschließlich aus Amyloid bestehen.

Neurofibrilläre Degeneration von Ganglienzellen Die neurofibrilläre Degeneration erfolgt später als die Bildung der Plaques. Es kommt hierbei zu eine Verklumpung intraneuraler Faserstrukturen und in der Folge zu Behinderungen der Transportvorgänge in der Nervenzelle. Beteiligt an diesen Vorgängen sind Veränderungen am sogenannten T a u - P r o t e i n. Insgesamt kommt es bei der Alzheimer-Demenz zu einer Konzentrationserhöhung des Tau-Proteins, was möglicherweise noch zur Früherkennung der Alzheimer-Demenz genutzt werden kann (BUCH u. a. 1998).

Weitere Kennzeichen sind: die **Verminderung der kortikalen Synapsendichte** und die **Verringerung der Zahl dendritischer Verzweigungen pyramidaler Neurone**.

All diese histologischen Veränderungen finden sich auch in mehr oder minder ausgeprägter Form bei gesunden Menschen, sind also allein noch nicht Grundlage der Erkrankung. Es ist im Einzelfall noch unklar, inwieweit es sich bei den histologischen Veränderungen um Reaktionen innerhalb des ZNS handelt. Es ist zudem noch ungeklärt, ob der Alzheimer-Demenz ein spezifischer neuropathologischer Prozess zu Grunde liegt oder ob es sich im Sinne der sogenannten Kontinuitätshypothese um eine Sonderform des Alterns von Hirngewebe handelt.

ııı Ätiologische Modelle

Bei der Alzheimer-Demenz werden verschiedene ätiologische Modelle diskutiert:

Oxidative Stress-Hypothese In den Plaques wird vermehrt das Amyloid-β-Protein gefunden. Dieses Protein ist in seiner aggregierten fibrillären Form für die Nervenzelle toxisch, weil es nach Interaktion mit der neuronalen Zellmembran intrazellulär oxidative Prozesse induziert, in deren Folge freie Radikale freigesetzt werden. Den freien Radikalen wird eine Beteiligung an der Nervenzellschädigung zugeschrieben. Dabei erhöhen altersbedingte pathophysiologische Veränderungen die neuronale Empfindlichkeit, was die Altershäufung erklären könnte. Entzündliche Prozesse können außerdem für das Entstehen eines oxidativen Milieus mit verantwortlich sein (BEHL / HOLSBOER 1998).

Störungen des Hirnenergiestoffwechsels Der Glukoseumsatz als Parameter für den Energieumsatz im Gehirn ist bei Alzheimer-Patienten, abhängig vom Ausmaß der Erkrankung, eingeschränkt. Möglicherweise besteht ein Zusammenhang mit dem Ausmaß der Schädigung des Gehirns. Inwieweit der veränderte Energieumsatz Ursache oder Folge des Hirnabbaus ist, ist erst noch zu klären.

Amyloidhypothese Eine zentrale Rolle bei der Entwicklung der neuronalen Degeneration scheint dem Amyloid (einem Glukoprotein) zuzukommen. Bei der Vermittlung der Zelladhäsion, dem Zell-Zellkontakt und der strukturellen Vermittlung des Zellabstandes spielt das Amyloid-Percursor-Protein (APP) eine Rolle. Ein Bestandteil dieses Proteins ist das Amyloid-β-Protein, das unter physiologischen Bedingungen nur in sehr kleinen Konzentrationen vorkommt. Garant dafür sind APP spaltende Proteasen. Kommt es zur Hemmung dieser spezifischen Enzyme, steigt die Konzentration des Amyloid-β-Proteins, dem ein spezifischer neurotoxischer Effekt zugeschrieben wird (siehe unten). Die Sekretion des APP wird vom cholinergen System beeinflusst, sodass sich hier eventuell die Schnittstelle für verschiedene ätiologische Hypothesen für die Alzheimer-Erkrankung ergeben. Mit dem Amyloidstoffwechsel korrespondieren Lipoproteine, insbesondere das Apolipoprotein E, dessen ε4-Allel eine bedeutsame Rolle bei der Entstehung der Alzheimer-Demenz zugeschrieben wird (KURZ u.a. 1994).

Immunologische Faktoren und infektiöse Prozesse Wie bei der Creutzfeldt-Jacob-Erkrankung (CJK) wurde die Beteiligung von infektiösen Prozessen an der Entstehung der Alzheimer-Demenz diskutiert. Ein Beweis für die Übertragbarkeit der Erkrankung konnte aber nicht erbracht werden. Die immunkompetenten Zellen des ZNS, Mikroglia und Astrozyten, spielen hingegen eine wichtige Rolle bei den neurodegenerativen Prozessen. In den Plaques ist jeweils eine zentrale aktivierte Mikrogliazelle enthalten. Um die Plaques herum finden sich Astrozyten, die eventuell bei der Bildung der Mikrogliazelle eine Rolle spielen. Möglicherweise handelt es sich aber hierbei um einen reaktiven Vorgang. Hinweise auf ein Immungeschehen ergeben sich aus dem Nachweis sogenannter Akutphaseproteine, die üblicherweise bei entzündlichen Prozessen zu finden sind. Eventuell ergibt sich aus der Hemmung der Proteaseaktivität durch diese Akutphaseproteine eine Verbindung zur Amyloidhypothese (siehe oben). Eine Mediatorenrolle in diesem Geschehen hat das Interleukin 6, das auch bei anderen chronisch entzündlichen Erkrankungen eine gesteigerte Aktivität zeigt.

Acetylmangelhypothese und Störungen anderer Neurotransmittersysteme Im Rahmen der Alzheimer-Demenz kommt es zu erheblichen Störungen der Neurotransmittersysteme. Betroffen sind sowohl zum Kortex projizierte Bahnen als auch Verschaltungen innerhalb des Kortexes. Gut dokumentiert sind die Defizite im cholinergen System, wobei zunächst kompensatorische Gegenregulationen im Gehirn das Defizit noch im Rahmen halten. Das Defizit ist Folge der neurogenen Degeneration im Rahmen der Erkrankung und scheint von den veränderten Konzentrationen der Nervenwachstumsfaktoren beeinflusst. Veränderungen mit einer initialen Vermehrung und einer folgenden Verminderung finden sich auch beim Neurotransmitter Glutamat, der auch neurotoxische Effekte vermitteln kann. Aber auch andere Neurotransmittersysteme sind betroffen, möglicherweise als Ausdruck einer allgemeinen Degeneration neuronalen Gewebes.

Exogene Faktoren Als ein exogener Faktor bei der Entstehung der Alzheimer-Demenz wurde unter anderem die Bedeutung von Aluminium diskutiert, weil im Tierversuch

Organisch bedingte psychische Störungen

nach Applikation von Aluminiumsalzen die Bildung von neurofibrillären Bündeln nachgewiesen werden konnte. Auch beim Menschen scheint sich Aluminium in Nervenzellen anzusammeln. Der Zusammenhang zwischen der Aluminiumablagerung und Gewebsveränderungen bei der Alzheimer-Demenz erwies sich jedoch als nicht signifikant.

Genetische Merkmale Mittlerweile ist gesichert, dass für einen Teil der Demenzen vom Alzheimer-Typ eine familiäre Belastung nachweisbar ist. Gendefekte auf den Chromosomen 1, 14 und 21 führen zum »early-onset« (25–65 Jahre Erkrankungsbeginn); jeder Genträger erkrankt. Ein Gendefekt auf Chromosom 19 mit verändertem Gen-Apolipoprotein ε-4 führt zum »late-onset«; das Erkrankungsrisiko ist 3 bis 4-fach erhöht.

ⅢⅠ Risikofaktoren

Abgesehen vom Alter lässt sich noch eine Reihe von Risikofaktoren beschreiben, die in unterschiedlichem Ausmaß die Wahrscheinlichkeit des Entstehens einer Alzheimer-Demenz erhöhen. Offensichtlich können geistige und körperliche Aktivität sowie emotionale Ausgeglichenheit die Entwicklung günstigerer Bewältigungsstrategien fördern und den Ausbruch der Erkrankung verzögern (AKSARI/STOPPE 1996). Dagegen erhöhen niedrige Schulbildung, Depressivität, Trisomie 21 und Kopftraumata das Risiko. Vor allem aber gehört eine positive Familienanamnese zu den Risikofaktoren der Alzheimer-Demenz, ebenso wie Parkinson-Erkrankungen. Andere Faktoren stehen im Verdacht die Entwicklung von Alzheimer-Demenzen zu fördern, wie Nikotin- und Alkoholabusus, Aluminium-Exposition, Östrogenmangel, Hypothyreose etc., ohne dass sich diese Annahmen zuverlässig bestätigen ließen.

ⅢⅡ Vaskuläre Demenz

Die vaskuläre Demenz unterscheidet sich von der Demenz des Alzheimer-Typs durch den Beginn, die klinischen Merkmale und den Verlauf. In der Vorgeschichte bestehen öfter transistorisch-ischämische Attacken mit kurzen Bewusstseinsstörungen, flüchtigen Paresen oder Visus-Verlust. Die Demenz kann auch einer Reihe von akuten zerebrovaskulären Ereignissen folgen oder seltener einem einzelnen Schlaganfall. Sie kann nach einer einzelnen ischämischen Episode abrupt auftreten oder sich allmählich entwickeln. Die diagnostische Leitlinie setzt eine Demenz voraus. Die kognitive Beeinträchtigung ist gewöhnlich ungleichmäßig, sodass Gedächtnisverlust, intellektuelle Beeinträchtigungen und auch neurologische Herdzeichen auftreten können. Einsicht und Urteilsfähigkeit können relativ gut erhalten sein.

In der Regel wird abhängig vom Schädigungsort eine kortikale von einer subkortikalen vaskulären Demenz unterschieden. Wenn größere Hirninfarkte (Makroangiopathie) vorliegen, kommt es zu einem plötzlichen Beginn. Charakteristisch für die vaskulären Demenzen im Rahmen der Mikroangiopathie ist der schubförmige Verlauf.

ⅢⅠ Risikofaktoren

Der Bluthochdruck scheint (außer bei der zerebralen Amyloidangiopathie) der wichtigste Risikofaktor für die Entstehung einer vaskulären Demenz zu sein – der neben dem Alter einzig gesicherte Risikofaktor. Möglicherweise spielen in der Entwicklung einer vaskulären Demenz die Arteriosklerose, der Diabetes mellitus, Hyperlipidämie, Rauchen und kardiale Emboliequellen eine Rolle.

ⅠⅠⅠ Neuropathologische Merkmale und Untergruppen

Unterschiedliche ischämische und Sauerstoffmangelschäden können zu einer Demenz führen:

1. Multiple, beidseitige überwiegend große Infarkte von Großhirnrinde und subkortikalen Strukturen (oft in Kombination mit kleineren Infarkten). In erster Linie ist dabei das Stromgebiet der Arteria Cerebri Media betroffen.

2. Einzelne oder beidseitige Hirninfarkte oder ischämische Narben in funktionell wichtigen Arealen. Diese strategischen Infarkte betreffen häufig den Gyrus angularis, das basale Vorderhirn, den Thalamus oder den Hippokampus.

3. Mikroangiopathische Demenz. Zu Grunde liegt hier eine Arteriosklerose kleiner Gefäße. Drei Unterformen werden beschrieben:

▶ **Subkortikale Leukoenzephalopathie**

Kennzeichen ist ein fleckförmiger oder diffuser Markscheidenverlust (im CT sichtbar) und eine perivaskulär betonte Spongiose im Großhirnmarklager).

▶ **Status Lacunaris**

Multiple kleine, im chronischen Stadium zystische Infarkte von weniger als 1,5 cm Durchmesser in Basalganglien, Thalamus, Brückfuß und Großhirnmarklager.

▶ **Granuläre Rindenatrophie**

Multiple Mikroinfarkte der Großhirnrinde, besonders in den Grenzstromgebieten der großen Hirnarterien.

ⅠⅠⅠ Unterschiedliche Erscheinungsformen

Meist wird klinisch zwischen drei Unterformen unterschieden:

Multiinfarktdemenz Bei dieser Form wird die dementielle Entwicklung auf multiple, asymmetrisch gelegene, kortikale und subkortikale kleinere Infarkte im Versorgungsgebiet der kleinen perforierenden Hirnarterien zurückgeführt. Vor allem in Marklager, Stammganglien, Balken- und Frontalhirn entstehen Lakunen, d. h. subkortikale Hohlräume, mit einem Durchmesser von wenigen Millimetern bis 2 cm. Manchmal ist makroskopisch nur die Entmarkung der weißen Substanz erkennbar. Im Vordergrund stehen neben der dementiellen Entwicklung ein kleinschrittiger Gang, Miktionsstörungen, latente oder manifeste Paresen, Pyramidenbahnzeichen, Dysarthrie und affektive Instabilität. Ein charakteristisches klinisches Bild kann der Multiinfarktdemenz nicht zugeordnet werden, weil die klinische Symptomatik auch vom Schädigungsort abhängig zu sein scheint.

Binswanger-Enzephalopathie Eine Sonderform der Mikroangiopathie ist die subakute arteriosklerotische Enzephalopathie oder »Binswanger-Enzephalopathie«. Diese Form beginnt im Durchschnitt zwischen dem 50. und 70. Lebensjahr. Die typischen klinischen Zeichen basieren in der Regel auf einer jahrelang vorher bestehenden Hypertonie. Mit der Entwicklung der Demenz stellen sich bei einem großen Teil der Betroffenen noch Gangstörungen und Harninkontinenz ein. Die Gedächtnisstörungen sind meist nicht so ausgeprägt wie bei der Alzheimer-Demenz. Bei vielen Betroffenen kommt es zusätzlich zu nichtkognitiven Störungen, meist zu Passivität, aber auch zu aggressiven Verhaltensweisen und psychoseähnlichen Zuständen.

Zerebrale Amyloidangiopathie Hierbei scheint es sich um eine auf das Gehirn beschränkte primäre Amyloidose zu handeln. Diese Erkrankung ist wahrscheinlich, wenn es vor dem 60. Lebensjahr ohne Vorliegen eines Hypertonus zu intellektueller Einschränkung und mehreren intrazerebralen Blutungen kommt.

Weitere Demenzformen mit anderen Ursachen

Morbus Pick

Unter dem Begriff Morbus Pick sind fokale Hirnatrophien subsumiert, bei denen es typische histologische Befunde gibt (argyrophile Einschlusskörperchen). Dies trifft auf 2,5–5 Prozent der Demenzen zu. Nur sehr selten wurde eine familiäre Häufung beschrieben. Der Verlauf der Erkrankung kann in drei Phasen unterteilt werden:

1. Im Gegensatz zur Alzheimer-Erkrankung treten beim Morbus Pick zunächst Persönlichkeitsveränderungen auf, meist Kritiklosigkeit oder eine mehr oder weniger ausgeprägte Gleichgültigkeit gegenüber der Umgebung. Gelegentlich, bei Beteiligung des Temporallappens, können amnestische Aphasien bereits in der Anfangsphase der Erkrankung beobachtet werden.

2. In dieser Phase kommt es zu einem Verlust höherer geistiger Fähigkeiten. Dabei geht die Urteilsfähigkeit mehr oder weniger verloren. In diesem Stadium nehmen die neurologischen Herdsymptome zu und es kommt zur Ausprägung von Stereotypien, vor allem im sprachlichen Ausdruck (sogenannte stehende Redensarten).

3. Im letzten Stadium entwickelt sich eine ausgeprägte Demenz, die in der Regel alle Leistungsbereiche erfasst.

Als typisch für den Morbus Pick gilt eine Hyperoralität und eine extreme Ablenkbarkeit durch äußere Reize (Klüver-Bucy-Symptomatik).

Es ist noch nicht abschließend geklärt, inwieweit es sich bei der Pick'schen Erkrankung um ein eigenständiges Krankheitsbild handelt. Die morphologischen und klinischen Phänomene sind sehr heterogen und der Überschneidungsbereich zur Alzheimer-Demenz groß.

Kennzeichen der Pick-Erkrankung ist eine scharf markierte frontale, gelegentlich auch temporale Hirnatrophie. In der Histologie finden sich im betroffenen Gewebe Nervenzellverluste, Spongiose sowie eine kortikale und subkortikale Gliose (als Reaktion). Histologisches Kennzeichen sind Pick-Kugeln (rundliche neuronale Einschlüsse) und Pick-Zellen (bollonierte Neuronen).

Prion-Erkrankungen (Creutzfeldt-Jacob-Erkrankung)

Vorbemerkung

Zusammen mit den spongioformen Enzephalopathien bilden die Creutzfeldt-Jakob-Erkrankung (CJD), eine neue Variante dieser Erkrankung (nvCJD), das Gerstmann-Sträußler-Scheinker-Syndrom (GSS), die fatale familiäre Insomnie (FFI), die Kuru-Erkrankung und möglicherweise die familiäre progressive subkortikale Gliose die den Menschen betreffenden Prion-Erkrankungen. Obwohl diese Erkrankungen sehr selten sind, haben sie eine große Beachtung gefunden, weil außer einer genetischen (durch Vererbung und Mutation) Entstehung auch eine infektiöse Übertragung möglich ist. Auch bei Tieren sind Prion-Erkrankungen beschrieben, von denen die Traberkrankheit oder Scrapie bei Schafen die wichtigste darstellt. Die Verfütterung von Tiermehl (Reste von an der Traberkrankheit erkrankten Schafen) wird auch als Ursache für die Bovine spongioforme Enzephalopathie (BSE) des Rindes angenommen. Damit wird ein Infektionsmodus über die Nahrung wahrscheinlich. Beim Menschen ist dieser Infektionsweg bei der Kuru-Krankheit beschrieben, die in Neuguinea als Folge eines rituellen Kannibalismus auftrat. Auch wenn es keine klaren Indizien für die Übertragung vom Tier auf den Menschen gibt, kann das gehäufte Vorkommen der nvCJD im Rahmen des gehäuften Vorkommens von BSE als ein Hinweis in diese Richtung gewertet werden.

Die Prion-Erkrankungen haben aber nicht nur wegen ihrer Übertragbarkeit, sondern auch wegen ihrer spezifischen Pathogenese eine besondere Bedeutung. Ausgelöst wird die Erkrankung wahrscheinlich durch ein Protein, das sogenannte Prion, und nicht durch herkömmliche Erreger wie Bakterien und Viren. Damit hat sich die ursprüngliche Annahme, dass es sich um eine Slow-Virus-Infektion handelt, nicht bestätigt.

Die CJD kommt weltweit vor in einer Häufigkeit von 0,5−1 Fällen / Mio. Einwohner. Die Erkrankung führt in der Regel innerhalb von sechs Monaten zum Tod. Eine Häufung der Fälle konnte bislang noch nicht beobachtet werden. Das GSS ist mit $1/10$ Fällen / Mio. Einwohner noch seltener. Die Überlebenszeiten des GSS sind variabler. Bei den bisher beschriebenen Fällen der nvCJD findet sich ein im Mittel 40 Jahre niedrigeres Durchschnittsalter und eine etwas längere Überlebenszeit als bei der CJD.

Nur bei 15 Prozent der sporadischen Fälle der CJD findet sich eine Punktmutation des PrP-Gens. Als Risikofaktoren für die Erkrankung sind mittlerweile identifiziert:

▶ Familiäre Belastung mit CJD, mit dementiellen und psychotischen Erkrankungen
▶ Erkrankung an Poliomyelitis
▶ Tätigkeit im Gesundheitswesen
▶ Kontakt mit Kühen und Schafen
▶ Stereotaktische Operationen, Duratransplantation, Korneatransplantation
▶ Behandlung mit menschlichem Wachstumshormon

Ein Zusammenhang mit häufigem Fleischverzehr ließ sich hingegen nicht ermitteln. Bei den iatrogenen Fällen (beispielsweise nach Transplantationen) fand sich eine Inkubationszeit von $1^1/_2$ −3 Jahren. Bei der Behandlung mit Wachstumshormonen erstreckte sich die Inkubationszeit auf bis zu 34 Jahre.

ɪɪ Erscheinungsbild und Diagnose

Die Prion-Erkrankungen gehen immer mit einer unterschiedlich ausgeprägten Atrophie des Gehirns einher, die durch Untergang von Nervenzellen und einer reaktiven Gliose gekennzeichnet ist.

Bei der CJD kommt es zu einer rasch fortschreitenden Demenz, meist in Kombination mit Myoklonien, extrapyramidalen und pyramidalen Zeichen und charakteristi-

Organisch bedingte psychische Störungen

schen EEG Veränderungen (periodische Poly-Spike-Wave-Komplexe). Zu Beginn der Erkrankung können vielfältige, oftmals nur diskrete psychische Störungen bestehen. Im Verlauf der Erkrankung kommen außer der Demenz noch weitere neurologische Symptome hinzu. Am Ende verharren viele Patientinnen und Patienten in einem akinetischen Mutismus und sterben dann an sekundären Folgen der Erkrankung, etwa an Infektionen.

Der Verlauf der nvCJD ist atypisch. Die Patienten zeigen zunächst vor allem psychiatrische Auffälligkeiten. Im Verlauf der Erkrankung zeigen sich Sensibilitätsstörungen, Schmerzen an den Füßen, Geschmacksstörungen und frühzeitige Ataxien. Erst später kommt es zu einem Myoklonus. Die charakteristischen EEG-Veränderungen fehlen in der Regel.

Das GSS ist eine autosomal dominante Erkrankung. Am Anfang stehen zerebellare Ausfälle und Funktionsstörungen. Zu einer dementiellen Entwicklung kommt es später, bei einigen betroffenen Menschen fehlt sie ganz.

Auch die FFI ist eine autosomal dominante Erkrankung. Hier kommt es zu einer unbehandelbaren zunehmenden Schlaflosigkeit. Die Insomnie wird begleitet durch Störungen des autonomen Nervensystems mit Bluthochdruckkrisen, Hypertermie, Hyperhidrosis etc. Dazu kommen noch zahlreiche motorisch neurologische Symptome. Auch wenn die Patienten Einschränkungen der Aufmerksamkeit und des Gedächtnisses entwickeln, kommt es bei der FFI nur selten zu einer Demenz (WEBER u. a. 1997).

Die Diagnose einer CJD lässt sich endgültig durch den neuropathologischen Nachweis des Prionproteins PrP^{CJD} sichern. Zuvor ist aber bei einer sich rasch entwickelnden Demenz mit Myoklonien und typischen EEG-Befunden eine CJD wahrscheinlich. Im Liquor lassen sich spezifische Proteine nachweisen, welche die Diagnose erhärten (Nachweis von P130/131 in der 2D-Elektrophorese, Nachweis von neuronenspezifischen Enolasen). Diese Untersuchungen sind jedoch sehr aufwendig und zur Zeit noch nicht als Standardverfahren der Diagnostik geeignet.

▪ Entstehungsbedingungen

Es gilt als sehr sicher, dass die Prion-Erkrankungen durch ein Protein ohne nachweisbare Beteiligung von Nukleinsäuren übertragen werden kann. Das Gen für dieses Protein liegt auf dem Chromosom 20 und kodiert das Protein PrP^{C}. Dieses Protein stellt einen Bestandteil der Zellmembran dar und hat offensichtlich eine wichtige Funktion in den Purkinje-Zellen des Gehirns. Verantwortlich für die Erkrankung ist eine Isoform des PrP^{C}: das PrP^{SC}. Die Aminosäuresequenz beider Proteine ist identisch, sie unterscheiden sich lediglich in ihrer räumlichen Anordnung. Wenn die pathologische Isoform PrP^{SC} auf einem bisher noch unbekannten Weg in das Gehirn gelangt, bindet es sich an das physiologisch vorhandene PrP^{C} und stößt in einer Art Dominoeffekt die Umwandlung des PrP^{C} in das pathologische PrP^{SC} an. Offensichtlich ist die Übertragung zwischen den verschiedenen Spezies durch biologische Schranken erschwert, auch wenn der Zusammenhang zwischen Scrapie und BSE als gesichert gelten kann.

▪ Therapie

Eine Therapie der Prion-Erkrankungen ist heute noch nicht möglich, sodass sich die Hilfe auf symptomatische Maßnahmen beschränken muss.

❚❚ Schutzmaßnahmen

Die Übertragung von Mensch zu Mensch ist nur nach Transplantation von menschlichen Geweben oder der Behandlung mit menschlichen Wachstumshormonen belegt. Eine Übertragung durch Blut oder Blutprodukte ist nicht gesichert. Trotzdem sollten alle Körperflüssigkeiten von CJD-Kranken wie infektiöses Material behandelt werden. Übliche Desinfektionsmaßnahmen sind in der Regel wirkungslos. Geeignete Mittel zur Desinfektion sind Hitze und Laugen.

❚❚❚ Chorea Huntington

Die Chorea Huntington ist eine autosomal dominant vererbte Erkrankung mit Beginn meist im Erwachsenenalter, in der Regel zwischen 30 und 40 Jahren bei großer Streubreite. Der Erbgang zeigt eine fast vollständige Penetrans, aber eine variable Expressivität, was die unterschiedlichen Erscheinungsformen und den zeitlich variablen Verlauf erklärt. Das Gen für die Erkrankung befindet sich auf dem kurzen Arm des Chromosoms 4p und stellt eine sehr stabile, möglicherweise bis ins Mittelalter zurückgehende Mutation dar. Die Mutation kodiert ein großes Protein, dessen Funktion noch nicht ganz geklärt ist. Die Rate spontaner Mutationen ist außerordentlich gering. In Europa ist die Erkrankung bis auf Finnland mit etwa 5–10 Fällen (pro 1 Million) etwa gleich häufig verteilt. Auf anderen Kontinenten ist die Erkrankung wesentlich seltener. Die Nachkommen von Chorea-Patienten erkranken entsprechend der Mendel'schen Regel mit einer Wahrscheinlichkeit von 50 Prozent.

❚❚ Symptome und Erscheinungsbild

Die charakteristischen Symptome sind choreatische Bewegungsstörungen und die Entwicklung einer Demenz. Diesen Symptomen können aber auch jahrelang Prodromi vorausgehen. Dazu gehören subtile kognitive Störungen, schwere Depressionen und Psychosen. Auch können Störungen der Augenbewegungen die Erkrankung ankündigen.
Die motorischen Störungen beginnen in der Regel in den Händen mit zunächst kaum merklichen unwillkürlichen Bewegungen, die von den Betroffenen oft in Zweckbewegungen versteckt werden. Die unkontrollierten, hyperkinetischen, schraubenförmigen (choreatischen) Massenbewegungen erfassen dann aber zunehmend den ganzen Körper, sodass die Betroffenen zuletzt nicht mehr gehen und sitzen können. Am Ende gehen die hyperkinetischen Bewegungsstörungen in ein akinetisch rigides Syndrom über. Der durch die ständigen Bewegungen verursachte hohe Energiebedarf der Patienten führt zu einem hohen Kalorienbedarf und in der Regel zu ihrer weitgehenden Abmagerung.
Parallel zu den motorischen Störungen entwickelt sich bei allen Patienten ein zunehmendes dementielles Syndrom. Die Krankheit führt letztendlich zum Tod, obwohl der Verlauf der Erkrankung sich über viele Jahre hinziehen kann. Die durchschnittliche Lebenserwartung nach Ausbruch der Erkrankung beträgt 10–20 Jahre (MEIKORD u. a. 1994).
Die Chorea Huntington hat für den Betroffenen erhebliche emotionale, soziale, körperliche und familiäre Folgen. Zunächst hat er die Veränderungen und den quälenden Verfall durch die Erkrankung bei einem Elternteil oft selbst miterlebt. Es folgte eine oft

Organisch bedingte psychische Störungen

jahrelange Ungewissheit über die eigene Betroffenheit. In der Phase vor Ausbruch der Erkrankung stellen sich eine Reihe ethischer Fragen: Die Durchführung eines genetischen Testes mit dem damit verbundenen Wissen um die eigene Erkrankung, die Überlegung, eigene Kinder zu bekommen und die Verantwortung gegenüber den eigenen Kindern, die Erkrankung eventuell weiterzutragen. Diese Fragen können für den Einzelnen zu erheblichen seelischen Konflikten führen. Zudem hat der sehr lange Verlauf der Erkrankung erhebliche Belastungen der Familien, vor allem der Partner zur Folge. Die großen seelischen Belastungen, denen Chorea-Patienten ausgesetzt sind, erklären den hohen Anteil von depressiven Symptomen und Suiziden in dieser Gruppe.

Die Chorea Huntington ist eine neurodegenerative Erkrankung, wobei vor allem die Mittelhirnstrukturen (Nucleus caudatus und Putamen) betroffen sind. Es können aber auch Veränderungen im zerebralen Kortex, im Thalamus und im Kleinhirn vorkommen. Der molekulare Mechanismus der Erkrankung ist auch heute noch ungeklärt. Ebenso ist die Frage nach dem Grund des späten Beginns noch nicht beantwortet.

Diagnose

Auf Grund der recht charakteristischen Symptomatik lässt sich die Diagnose bei einer positiven Familienanamnese und bei fortgeschrittenem Krankheitsbild in der Regel klinisch stellen. Mittlerweile ist sogar vor Ausbruch der Erkrankung die Diagnose mit Hilfe einer genetischen Untersuchung (Nachweis der CAG-Expansion im Blut) und damit auch eine pränatale Diagnostik möglich. Zusätzliche apparative Untersuchungsverfahren ergeben keine weiteren diagnostischen Hinweise und dienen daher allein der Verlaufskontrolle.

Therapie

Medikamentöse Therapie

Eine kausale medikamentöse Therapie ist noch nicht gefunden, sodass sich die medikamentöse Behandlung auf Modifikationen der Symptome beschränkt. Die Bewegungsstörungen können mit Tiaprid, Tetrabenazin und gegebenenfalls hochpotenten Neuroleptika eingedämmt werden. Die begleitenden psychischen Probleme können syndromspezifisch behandelt werden, beispielsweise durch Antidepressiva. Gelegentlich führen anticholinerge Substanzen zu einer Symptomverbesserung.

Nichtmedikamentöse Behandlungsstrategien

Patienten mit Chorea Huntington benötigen eine umfassende psychotherapeutische, psychiatrische, psychosoziale und pflegerische Hilfe. Die Schwerpunkte der Hilfen richten sich nach dem Stadium der Erkrankung.

Vor ihrem Ausbruch ist Hilfe zum Umgang mit der Risikosituation erforderlich. Anlässe zur Auseinandersetzung mit dem Risiko entstehen bei (JARKA u. a. 1996):

▶ Erkrankung eines Elternteils oder eines Geschwisters,
▶ der Nähe zum Erkrankungsalter des betroffenen Elternteils,
▶ einer neuen Partnerbeziehung,
▶ bestehendem Kinderwunsch,
▶ Schwangerschaft,
▶ dem Erwachsenwerden eigener Kinder und deren Familiengründungen.

Vor allem die Möglichkeiten der pränatalen Diagnostik werfen die Frage nach einer eugenischen Beratung auf. Dabei muss aber die Freiwilligkeit des Betroffenen gewährleistet bleiben, um sich vor Gewissenskonflikten zu schützen.

Nachdem die Erkrankung aufgetreten ist, sind vor allem psychotherapeutische Hilfen angebracht, die dem Patienten und seinen Angehörigen ermöglichen sich auf sein Schicksal einzustellen und seine Lebensqualität so weit wie möglich zu erhalten. Die pflegerischen und krankengymnastischen Hilfen zielen auf die Erhaltung der Selbstständigkeit des Patienten, die vor allem durch die Bewegungsstörungen beeinträchtigt werden kann. Dabei ist oft der Abgleich zwischen Schutz vor Verletzungen und Bewegungsfreiheit immer wieder neu zu bestimmen.

Im Endstadium benötigt der Patient eine umfassende und aufwendige pflegerische, krankengymnastische und ärztliche Betreuung. Wegen dieses hohen Aufwands und der vielen spezifischen Fragestellungen werden Chorea-Patienten an einigen Orten auf Spezialstationen behandelt.

Parkinson-Plus-Syndrom und Demenz mit Lewy-Körperchen

Erscheinungsbild und Besonderheiten

Etwa 30 Prozent der Parkinsonkranken leiden zusätzlich an einer Demenz. Finden sich kortikale Lewy-Körper, so kann es auch zu einer dementiellen Entwicklung ohne die typischen Parkinsonsymptome kommen. Charakteristisch für diese *Demenz mit Lewy-Körpern* sind eine fluktuierende kognitive Beeinträchtigung, häufige und nicht näher erklärbare Bewusstseinstrübungen, früh auftretende Gangstörungen und psychotische Symptome. Patienten mit dieser Demenzform reagieren besonders sensibel auf eine Therapie mit Neuroleptika und profitieren möglicherweise wegen eines ausgeprägten cholinergen Defizites besonders gut von cholinergen Therapien (DRACH 1996).

Histologisches Kennzeichen der Kombination der Parkinsonerkrankung mit der Demenz sind außer Nervenzellausfällen die sogenannten *Lewy-Körper*, die sich in der Substantia nigra, aber auch in anderen Hirnregionen finden.

Behandelbare Demenzen

Kann die Demenz auf eine primäre, potentiell behandelbare Krankheit (BIEDERT u. a. 1987; NISSLE 1998) zurückgeführt werden, lässt sich in vielen Fällen durch die Therapie der Primärerkrankung auch das dementielle Syndrom verbessern. Deswegen wird in diesem Zusammenhang von einer behandelbaren Demenz gesprochen. Die Chancen für eine Besserung hängen zunächst von der Art der Primärerkrankung ab, aber auch von dem Stadium, in dem sich der dementielle Prozess, insbesondere die Hirnatrophie befindet.

Normaldruck-Hydrocephalus

Demenzen entwickeln sich auch auf Grund von Hirnatrophien, die sich infolge von Druckveränderungen des Liquorraumes ergeben. In der Regel resultieren die

Druckveränderungen aus Abflussbehinderungen und Resorptionsstörungen. Letztgenannte Störung ist auch der Grund für die Entwicklung des sogenannten Normaldruck-Hydrocephalus (DAUCH 1993), der charakterisiert ist durch die:

1. Entwicklung einer Demenz, einer Gangstörung und Inkontinenz (der Gang erscheint kleinschrittig, unsicher und schlurfend und ähnelt dem Gang von Parkinson-Kranken; ergänzend können sich noch weitere neuropsychiatrische Symptome entwickeln wie Sprachstörungen, Krampfanfälle etc.) und die

2. Erweiterung der inneren Liquorräume des Gehirns.

Der Druck innerhalb des Liquorraumes ist bei dieser Erkrankung normal, was auf die kompensatorische Reaktion des Gehirns zurückzuführen ist. Tatsächlich besteht aber eine Resorptionsstörung.

Die Symptomatik weist nicht immer eindeutig auf die Störung hin, zumal die Gangstörung und auch die Inkontinenz fehlen können. Die Krankheit ist eher selten. Männer sind häufiger betroffen als Frauen.

II   Ergänzende apparative Untersuchung zur Sicherung der Diagnose

Im EEG zeigt sich als unspezifisches Zeichen einer Störung der Hirnfunktionen eine Verlangsamung. In der Computertomografie wird eine Erweiterung der inneren Liquorräume sichtbar, eventuell ergänzt durch periventrikuläre Infiltrationen, die als periventrikuläre Hyperintensität auch in der Magnetresonanztomografie sichtbar gemacht werden kann. Bei der Registrierung des Liquordrucks zeigen sich periodische Druckschwankungen, zudem ist der Ausflusswiderstand des Liquors regelmäßig erhöht. Von einigen Autoren wird über die diagnostische Bedeutung der Liquorpunktion berichtet, wenn es danach zu einer spontanen Symptomverbesserung kommt.

II   Verlauf der Erkrankung

Die Krankheit führt nur langsam zu einer Symptomverschlechterung und hat daher eher einen schleichenden, zunächst meist unbeachteten Verlauf. Daher kommt es gelegentlich erst zehn Jahre nach Krankheitsbeginn zu einer entsprechenden diagnostischen Einordnung.

II   Therapie

Die Therapie der Wahl ist das Anlegen eines Ventil-Shunts zur Druckentlastung der Liquorräume. Die Operation ist dabei nicht immer komplikationslos. Die Besserung hängt davon ab, wie lange die Symptomatik sich entwickelt hat. Die neurologischen Symptome bessern sich durch die Operation mehr als die begleitenden Symptome der Demenz.

III   Entzündliche Erkrankungen

Entzündliche Erkrankungen mit Beteiligung des Hirngewebes können zu einem dementiellen Syndrom führen. Ursache können Bakterien (Lues, Tuberkulose), Pilze (Histoplasmose, Kryptokokken), Parasiten (Cysticercose) oder Viren (Herpes Simplex Enzephalitis) sein. Eine Sonderrolle nimmt hier die Lues-Infektion ein, weil im Rahmen einer Progressiven Paralyse die dementielle Entwicklung erst viele Jahre nach der Infektion in Erscheinung tritt. Ähnlich kann eine Tuberkulose-Infektion verlaufen. In letzter Zeit werden auch dementielle Syndrome im Rahmen von HIV-Infektionen beobachtet, wobei die Enzephalitis eher durch Sekundärinfektionen hervorgerufen wird. Sehr selten kommt es im Rahmen einer Enzephalitis disseminata (Multiplen Sklerose) zur Demenz.

Die entzündlichen Erkrankungen sind im Allgemeinen durch Entzündungszeichen und neurologische Ausfälle begleitet, die den Verdacht auf eine entzündliche Genese lenken. In der Liquoruntersuchung finden sich zudem regelhaft Entzündungszeichen.

Metabolische Erkrankungen

Eine Reihe von Systemerkrankungen kann sekundär zu einer dementiellen Symptomatik führen. Eine unzureichende Versorgung des Gehirns mit Sauerstoff auf Grund kardialer oder pulmonologischer Erkrankungen kann gleichfalls zu einer dementiellen Entwicklung führen, die nach Beseitigung des Sauerstoffdefizits rückläufig ist. Ebenso führt oft eine chronische Niereninsuffizienz oder eine Lebererkrankung im Rahmen einer hepatischen Enzephalopathie zu einem kognitiven Defizit. Meist sind noch andere mehr oder weniger spezifische Symptome assoziiert, beispielsweise eine Polyneuropathie. Persönlichkeitsveränderungen können im Gegensatz zu den Demenzen vom Alzheimer-Typ den kognitiven Störungen zeitlich weit vorauseilen. Bei der hepatischen Enzephalopathie scheint der Eiweiß- und Ammoniak-Haushalt bei der Entstehung des kognitiven Defizits eine Rolle zu spielen, sodass hier eine Reduktion der Eiweißzufuhr eine Verbesserung bewirken kann.

Endokrine Störungen

Eine Reihe von endokrinen Störungen kann eine Demenz verursachen:
- Cushing-Syndrom und Morbus Addison
- Blutzuckerdysregulation – Hypoglykämien
- Elektrolytabweichungen insbesondere bei Störungen im Natriumhaushalt
- Hyper- und Hypothyreosen
- Hyper- bzw. Hypoparathyreoidismus (Hinweise sind Veränderungen im Serumkalziumspiegel, Verkalkung der Basalganglien sowie extrapyramidalmotorische Störungen)

Vitaminmangel-Erkrankungen

Auch Vitaminmangel kann ein dementielles Syndrom verursachen.

Vitamin B1 (Thiamin)

Mangelerscheinungen kommen auf Grund von Fehlernährung vor, aber auch häufig als Folge der Alkoholkrankheit. Die dementiellen Syndrome treten im Rahmen der Wernicke-Enzephalopathie auf mit den Symptomen Desorientierung, Gangstörungen und Ophtalmoplegie.

Vitamin B12 und Folsäure

Der Mangel an Vitamin B12 führt zu einer peripheren Neuropathie, einer Myelopathie

Organisch bedingte psychische Störungen

und zu einer Opticusatrophie. Die dementielle Symptomatik steht im Zusammenhang mit der Beeinträchtigung im Frontalhirnbereich. Ein Folsäuremangel kann unter Umständen einen B12-Mangel imitieren.

ıı **Niacin-Mangel**

Kennzeichen ist hier eine Trias aus Diarrhoe, Dermatitis und Demenz. Psychopathologisch imponieren Schlaflosigkeit, Unruhe und eine rasche Ermüdbarkeit.

ııı **Toxische und medikamentös induzierte Demenzen**

Tabelle 16 zeigt eine Übersicht jener Stoffe, die bei dauerhafter Einwirkung dementielle Symptome auslösen können.

Tabelle 16 **Ursachen für toxisch bedingte Demenzen**

I Medikamente	II Alkohol	III Metalle	IV Industrielle Umweltgifte
Neuroleptika		Blei	Trichloräthylen
Trizyklische Antidepressiva		Quecksilber	Perchloräthylen
Lithium		Mangan	Toluen
Anticholinerge Substanzen		Arsen	Schwefelkohlenstoff
Antihypertensiva		Thallium	Tetrachlorkohlenstoff Äthylenglykol
Antikonvulsiva		Aluminium	Methylalkohol
		Gold	Acrylamid
		Zinn	Organophosphat-Insektizide
		Wismut	Kohlenmonoxid
		Kupfer	

ııı **Intrakranielle Raumforderungen**

Intrakranielle Raumforderungen können Ursache für dementielle Prozesse bilden. Raumforderungen können Folge von Blutungen, Tumoren und Abszessen sein.
Im Alter führen gelegentlich Bagatelltraumen zu chronisch subduralen Hämatomen, die oft unerkannt bleiben. Bei Tumoren können vor allem Tumore des Frontallappens durch die Entwicklung einer kognitiven Störung imponieren, wobei in der Regel auch neurologische Symptome zu finden sind. Gerade aber im Anfangsstadium der Raumforderung können diese neurologischen Symptome fehlen. Bei Abszessen können Entzündungszeichen ebenfalls fehlen und die Diagnose erschweren. Das Auftreten von neurologischen Symptomen und epileptischen Anfällen sind ein Hinweis auf eine Raumforderung.

ııı **Therapeutische Beeinflussung**

Abgesehen von den eher seltenen Demenzen, die sich aus therapierbaren Grunderkrankungen entwickeln, lässt sich der Verlauf dementieller Erkrankungen allenfalls moderieren, aber nicht grundsätzlich verändern. Therapeutische Beeinflussungen beziehen sich daher auf die Bewältigung der Erkrankung und eine mögliche Verzögerung der Abbauvorgänge sowie die Verringerung und Linderung einzelner Symptome. Das Erzeugen von Hoffnung als einem wesentlichen Merkmal der Therapie muss sich auf die Krankheitsbegleitung beziehen. Dazu gehört der Erhalt der Selbstständigkeit und die Sicherung der Lebensqualität.

Therapeutische Problemstellung

In der therapeutischen Begegnung mit dem Demenzkranken entwickeln sich spezifische Fragestellungen, auf die eine therapeutische Antwort gefunden werden muss. Dazu gehören:

Umgang mit einem fortlaufenden sozialen Rollenwechsel Die soziale Rolle des Kranken innerhalb seines Kontextes ist durch die krankheitsbedingten Veränderungen ständigen Wandlungen unterworfen. Die Aufnahme in einem Alten- oder Pflegeheim stellt dabei die einschneidenste dar. In verschiedenen Lebensbereichen bedarf es des ständigen Abgleichens von Anforderungen und Hilfestellungen im Sinne einer optimalen Stimulation.

Bedrohung der Selbstkontinuität und des Selbstbildes Die Identität und Selbstachtung des Patienten wird aus zwei Richtungen beeinträchtigt. Zunächst führt die Erkrankung selbst zu einer mehr oder minder ausgeprägten Auflösung der inneren Repräsentanzen der Welt und bedroht damit direkt die personale Identität des Menschen. Auf der anderen Seite führt der Verlust der sozialen Rollen und die zunehmende Hilflosigkeit oft dazu, dass auch die Bezugspersonen sich überfordert fühlen und sich zurückziehen.

Erhaltung von kommunikativem Kontakt und Abbau von interpersonellen Spannungen Die nachlassenden kommunikativen Fähigkeiten des Demenzkranken erfordern verstärkte Bemühung mit dem Kranken im Gespräch und im Kontakt zu bleiben. Dazu gehört die fortlaufende Ermunterung zu erzählen und sich zu erinnern. Aufkommende interpersonelle Spannungen können zum Rückzug der Hauptbezugspersonen führen, deshalb ist es immer sinnvoll, die Bezugspersonen im Rahmen der Therapie zu berücksichtigen, zu unterstützen und vor Überforderung zu schützen.

Unterstützung der Hauptbezugspersonen und Organisation von pflegerischen Hilfen Vor allem die Pflege von Demenzkranken ist ein zeitaufwendiger und kräfteraubender Prozess. Dabei wirken objektive und subjektive Belastungen synergistisch zusammen. Die Beziehung zum Kranken kann schon vor der Erkrankung ambivalent gewesen sein. Die Hauptbezugsperson hat meist noch weitergehende Verpflichtungen der eigenen Familie gegenüber und steht eventuell noch im Berufsleben. Eine emotional ausgewogene Zuwendung ist nur möglich, wenn Überforderungen bei den Hauptbezugspersonen vermieden werden und diese rechtzeitig durch professionelle Unterstützung entlastet werden.

Therapeutische Haltung

Auf gerontopsychiatrischen Stationen findet sich in der Regel ein höherer Anteil von Patienten mit organischen Störungen bis hin zur schweren Demenz. Das Milieu dieser

Organisch bedingte psychische Störungen

Stationen ist oftmals durch eine Diskrepanz zwischen starker Beanspruchung des Teams durch Pflegemaßnahmen auf der einen Seite und relativer Passivität der dementen und häufig hilflosen Patienten auf der anderen Seite geprägt. Insbesondere Mitglieder des Pflegeteams berichten, dass unter den üblichen Arbeitsbedingungen der individuelle Zugang zum einzelnen Patienten oft nicht gewährleistet ist. Dieser Eindruck bestätigt sich, wenn im Rahmen von Gruppenaktivitäten für die Mitglieder des Teams die Individualität einzelner Patienten wieder sichtbar und erlebbar wird. Gerade die immer wieder auftretenden Patiententötungen zeigen, wie die Hilflosigkeit der meist alten Patienten eine abwehrende, zutiefst zynische Haltung bei den Helfern hervorrufen kann.

Die Aufgabe von Mitarbeiterinnen und Mitarbeitern in der gerontopsychiatrischen Versorgung ist es daher, die Achtung für den Patienten zu wahren und seine Würde zu erhalten. Insbesondere die emotionale Verarbeitung der Erkrankung des Patienten und die damit verbundenen Ausdrucksformen erfordern eine fortlaufende Anerkennung durch die Helfer und die Vermittlung von Sicherheit und Geborgenheit.

Die Pflege dementer Menschen und therapeutische Aktivitäten mit ihnen erfordern eine Kombination von aktivierenden und stützenden Hilfen. Oft besteht die Gefahr, dass aktivierende Hilfen zu Gunsten stützender Hilfen aufgegeben werden, weil die Verlangsamung und die kognitive Leistungseinschränkung des Patienten eine aktivierende Zuwendung erschweren und mühevoll erscheinen lassen.

··· Therapieplanung

Die Therapieplanung bei dementen Patienten sollte langfristig angelegt sein und alle seine relevanten Bezugspersonen einbeziehen sowie Stufungen enthalten.

·· Behandlungsziele

Aufklärung des Patienten und seiner Angehörigen Bei der Information des Patienten über seine Erkrankung hat sich ein Einstellungswandel vollzogen. Wurde die Erkrankung früher eher verheimlicht, so wird heute empfohlen dem Patienten die Diagnose mitzuteilen und mit ihm über die Konsequenzen der Erkrankung zu sprechen. Nur so kann gewährleistet werden, dass der Betroffene seine Angelegenheiten noch regelt und die Vorgehensweise im Umgang mit der Erkrankung noch mitbestimmt.

Training von kognitiven Fähigkeiten Gerade das Training kognitiver Fähigkeiten wird oft als Hauptanliegen der Therapie bezeichnet. Im Gegensatz dazu sind die Erfolge durch Übungsverfahren eher bescheiden. Trotzdem lassen sich durch regelmäßiges Üben gerade die Orientierung in einem bekannten Milieu noch lange aufrechterhalten.

Wahrnehmung und Nutzung von erhaltenen Fähigkeiten Die Wahrnehmung und Nutzung der erhaltenen Fähigkeiten kann gerade durch den Kontext des Patienten erschwert werden, etwa kann im Rahmen eines stationären Aufenthalts dem Patienten die gesamte Verantwortung für seinen unmittelbaren persönlichen Bereich abgenommen werden.

Ermutigung zum Tätigsein Die Bewahrung von Fähigkeiten kann eingebettet werden in eine generelle Ermutigung zum Tätigsein und zur Aktivierung von Ressourcen.

Verbalisieren der subjektiven Befindlichkeit Da gerade die emotionale Reaktion auf die Bewältigung der Erkrankung einen bedeutsamen Einfluss hat, ist die Würdigung der subjektiven Befindlichkeit mehr als nur Mitgefühl.

Erweiterung der Kommunikation Bei der Erweiterung der Kommunikation kann der Umgang mit den Erzählungen und der Erinnerung eine zentrale Rolle einnehmen. Insbesondere die Validation (siehe unten) kann bei der Aufrechterhaltung des Kontaktes zum Patienten hilfreich sein.

Aufrechterhaltung der Eigenständigkeit Die Eigenständigkeit des Patienten hat einen Rest an Gedächtnisleistungen und eine zumindest räumliche Orientierung zur Voraussetzung, die gestärkt werden sollten.

Stärkung des Selbstwertgefühls Die Ansätze, die vor allem die Stärkung des Selbstwertgefühls und der Identität zum Ziele haben, zeigen die beeindruckendsten Ergebnisse bei der Therapie dementer Patienten, weil sich damit vor allem die affektiven und von der Erinnerung gesteuerten Ressourcen aktivieren lassen.

Herstellung eines stützenden Milieus Durch das Milieu lassen sich eine Reihe von kognitiven Defiziten ausgleichen. Das Milieu sollte sich dabei durch eine große Überschaubarkeit und sich wiederholende ritualisierte Abläufe auszeichnen.

Stützung der Angehörigen Die Hauptbelastung bei der Versorgung dementer Patienten liegt, wie erwähnt, bei der Familie, sodass ihre Unterstützung zur Sicherstellung der Versorgung unerlässlich ist. Wegen der Bedeutung emotionaler Prozesse ist insbesondere auf die emotionale Unterstützung der Angehörigen zu achten.

Sicherstellung einer achtenden Haltung der Pflegenden und Schutz vor Resignation Weil die Pflege dementer Patienten nicht zu deren Heilung führt, sondern allenfalls deren Lebensqualität verbessert, sind auch die Helfer in der Gerontopsychiatrie zu stützen und vor Burn-out zu schützen.

꠵ Behandlungselemente

Die therapeutischen und rehabilitativen Ansätze bei Demenzkranken beziehen sich in der Regel auf drei Ansätze:

Psychosoziale Ansätze Bei den psychosozialen Ansätzen geht es vor allem um die Sicherstellung der Versorgung und die Kombination von aktivierenden und kompensatorischen Hilfen für den Kranken. Ziel ist die Herstellung eines prothetischen Milieus und die Gewährleistung der medizinischen Versorgung des Patienten.

Psychotherapeutische Ansätze Psychotherapeutische Ansätze sind vor allem am Anfang der Erkrankung sinnvoll und zielen auf die emotionale Verarbeitung und der damit verbundenen Konsequenzen. Zudem tragen sie dazu bei, den Patienten und die Hauptbezugspersonen auf den anstehenden Krankheitsprozess vorzubereiten und einzustimmen. Dazu gehört auch die Vorbereitung notwendiger Trauerprozesse innerhalb der Familie. Tabelle 17 stellt dazu Grundregeln dar, die für den psychotherapeutischen Umgang gelten.

Neuropsychologische Ansätze Neuropsychologische Ansätze zielen direkt auf die Hauptsymptome und die Begleitphänomene der Erkrankung und sollen die Defizite möglichst beheben oder kompensatorische Mechanismen anstoßen.

Organisch bedingte psychische Störungen

Therapeutische Problemstellung

Tabelle 17   Grundregeln für die Psychotherapie bei Alzheimer-Patienten im Frühstadium (Bauer 1997)

I. ALLGEMEINES

Äußerungen des Patienten sind aus der Situation des Patienten heraus verstehbar, gültig, in sich sinnvoll und haben eine zu verstehende Bedeutung (Validation)

Im Zentrum stehen die Gefühle des Patienten sowie die Beziehungen des Patienten zu seinen Bezugspersonen

Neuropsychologische Defizite wahrnehmen und berücksichtigen (Keine Verleugnung; aber taktvoller Umgang beim Ansprechen von Defiziten)

II. SPEZIELLES

Ingangsetzung eines selbstreferentiellen Prozesses
- Aufsuchen der motivationalen Wurzeln des Patienten
- Welche Menschen, Tätigkeiten, Themen waren für den Patienten bedeutungsvoll?

Aktive Beteiligung des Patienten an der selbstreferentiellen Arbeit (»Hausaufgaben«)
- Niederschrift von Erinnerungen an besprochene Themen der letzten Sitzung
- Künstlerische Ausdrucksformen (z. B. Malen oder Besprechen von Bildern)

Mobilisierung kognitiver Reserven
- Klärung der situativen Abhängigkeit von Nichtkönnen
- Klärung der Rolle von Angst, Leistungs- und Zeitdruck bei der Erzeugung von Hilflosigkeit
- Klärung von Tendenzen, mehr an andere zu delegieren als notwendig

Miteinbeziehung von Angehörigen
- Keine Reduzierung des Patienten auf seine Diagnose
- Vermeidung von Überfürsorglichkeit und Leistungsdruck
- Vermeidung von heftiger Kritik (keine»high expressed emotions«)
- Keine Abschirmung des Patienten, Vermeidung sozialer Isolation

III Behandlungsstufen

II Ambulante Behandlungsmöglichkeiten

Die ambulante Betreuung von Demenzkranken ist eher unzureichend, obwohl durch eine gute ambulante Versorgung die stationären Aufenthalte reduziert und verkürzt werden können (Nissle 1994). Die ambulante Versorgung Demenzkranker erfordert in einem großen Umfang eine aufsuchende Tätigkeit. Zudem ist eine Kooperation mit ambulanten Pflegediensten, Alten- und Pflegeeinrichtungen sowie anderen Institutionen der Altenhilfe notwendig. Durch ambulante Pflegedienste ist meist eine kompensatorische Hilfe zu realisieren, eine aktivierende Hilfe aber nur in Ausnahmefällen. Die aufsuchende Betreuung ist unter anderem deswegen sinnvoll, weil bei vielen Kranken der Transfer von Erfahrungen und Übungsergebnissen in die eigene Umgebung nur unzureichend möglich ist. Daher ist der Erfolg von Interventionen auch daran gebunden, dass der Betroffene in die Lage versetzt wird, die Erfahrung direkt in seiner Umgebung umzusetzen.

Teil- und vollstationäre Behandlungsmöglichkeiten

Die stationäre Behandlung von Demenzkranken sollte insbesondere der Krisenintervention, der diagnostischen Abklärung und der Behandlung von Begleitsymptomen (wie Schlafstörungen) dienen. Aktivierende Hilfen sind möglich, wenn auf den Transfer der Fortschritte in den Alltag des Patienten geachtet wird. Auch wenn es analog der allgemeinen Psychiatrie vermehrt tagesklinische Behandlungsplätze in der gerontopsychiatrischen Versorgung gibt, versorgen diese Einrichtungen in den allermeisten Fällen nur Patienten mit einer allenfalls leichten dementiellen Symptomatik (WÄCHTLER u. a. 1996).

Offensichtlich erfordert die Teilnahme an einem tagesklinischen Angebot vom Patienten ein hohes Maß an Autonomie und logistischen Fähigkeiten, über die Demenzkranke nur am Anfang ihrer Erkrankung noch verfügen. Die meisten Tageskliniken bieten bisher keinen speziellen therapeutischen Ansatz für diese Klienten an, weil insbesondere der höhere Pflegebedarf nicht gedeckt werden kann oder die Betroffenen nicht in dem Maße von dem Schwerpunkt Gruppentherapie profitieren.

Tagespflege / Tagesstätte

Im Gegensatz dazu nimmt die Betreuung von Demenzkranken in sogenannten Tages (pflege)stätten zu, auch wenn hier die gleichen logistischen Probleme zu bewältigen sind (Hol- und Bringdienste). Die Tagesstätten sind im Gegensatz zu den Tageskliniken mehr auf die Pflege abgestimmt und selten ärztlich betreut. Tagesstätten leisten dabei einen bedeutsamen Beitrag zur Entlastung pflegender Angehöriger und ermöglichen, dass die Aufnahme von Demenzkranken in ein Alten- und Pflegeheim zumindest zeitlich herausgezögert werden kann.

Für die Angehörigen ist bei einer teilstationären Versorgung weniger die Entlastung das Motiv als die Sicherstellung des sozialen Kontaktes für den betroffenen Menschen (ZANK / SCHACKE 1998).

Alten- und Pflegeheim

Am Ende der Erkrankung ist bei vielen Patienten die Aufnahme in ein Pflegeheim unumgänglich, sodass ein wesentlicher Beitrag der Versorgung demenzkranker Menschen dort geleistet wird. Durch die Öffnung dieser Einrichtungen für Demenzkranke ergeben sich die Notwendigkeit der Ausbildung der Mitarbeiter sowie die nervenärztliche Versorgung für die Heimbewohner.

Spezielle Verfahren

Psychotherapeutische Ansätze

Selbsterhaltungstherapie (SET)

In diesem speziell auf die Problemstellung von Alzheimer-Kranken ausgerichteten Ansatz steht der Erhalt der personalen Identität (ROMERO / EDER 1992) im Mittelpunkt. Ziel ist die Stärkung des *identitätsverbürgenden Selbst* (STIERLIN 1994), das bei dementiellen Prozessen auf verschiedene Weise gefährdet ist.

Pathophysiologische Veränderungen Die nachlassenden mnestischen Fähigkeiten führen zu einem Verlust der selbstbestätigenden Informationen. Die Auswirkungen auf die emotionalen Reaktionsmöglichkeiten tragen daneben zu einer veränderten Selbstwahrnehmung bei.

Sich ständig verändernde soziale Rahmenbedingungen Insbesondere Rollenänderungen und Rollenwechsel (Heimaufnahme) führen leicht zum Erleben persönlicher Abwertung.

Zunehmender Erlebnismangel Die sozialen und körperlichen Einschränkungen führen zu einer Reduktion sozialer Kontakte und sozialer Aktivitäten. Diese Tendenz wird unter Umständen noch durch die Versorgungsrealität verstärkt.

In der Selbsterhaltungstherapie wird der Versuch unternommen das selbstbezogene Wissen zu erhalten. Der Bezug zur gegenwärtigen Realität ist dabei von sekundärer Bedeutung. Dagegen wird die Erinnerung an die Kindheit und das frühe Erwachsenenalter bewusst für den aktiven Umgang mit dem Selbst genutzt.

Erinnerungstherapie

Auch die Erinnerungstherapie (FUCHS 1995) zielt auf die Stärkung und den Erhalt der Identität und des Selbsterlebens. Vor allem durch die Störungen des Kurzzeitgedächtnisses ist die Kontinuität des Selbsterlebens gefährdet, weil sich das Zeiterleben für den Demenzkranken in unzusammenhängende Gegenwartsmomente auflöst. Die Suche nach der verlorenen Zeit durch die Erinnerung an Früher stellt für den Betroffenen eine Möglichkeit dar, auf der Basis des Langzeitgedächtnisses diese Bedrohung der Identität immer wieder abzuwenden.

An dieser Möglichkeit, mit Hilfe des autobiografischen Gedächtnisses das Identitätsgefühl zu erhalten, setzt das Erinnerungstraining an, indem der Betroffene in Einzelgesprächen oder in einer Gruppe aufgefordert wird Erinnerungen zu aktualisieren. Mit dieser Erinnerung werden auch die Affekte aktualisiert, die bei der erinnerten Lebensgeschichte wirksam gewesen sind. Dadurch erklärt sich die positive Auswirkung des Erinnerungstrainings auf die Stimmung und die Erlebnisfähigkeit des demenzkranken Menschen.

Kognitives Training (Gedächtnistraining)

Durch teilweise sehr aufwendig gestaltete, auch computergestützte Programme wird versucht vor allem die kognitiven Funktionen »Gedächtnis« und »Merkfähigkeit« sowie »Wahrnehmung« und »logisches Denken« durch Training zu verbessern und zu erhalten (Gehirn-Jogging). Tatsächlich modifizieren solche Trainingsverfahren bei gesunden Teilnehmern das kognitive Altern. Bei dementen Patienten bleiben die positiven Effekte aber in der Regel aus oder die kognitiven Leistungen nehmen sogar ab. Offensichtlich gelingt es gerade dementen Patienten nicht, die Lösungen der meist abstrakten Aufgabenstellungen in ihren Alltag zu transferieren, zudem scheinen die Misserfolgserlebnisse im Rahmen des Gedächtnistrainings die Motivation der Patienten eher negativ zu beeinflussen. Durch Integration von individuellen Alltagserfahrungen in die Programme soll der Transfer der Übungsfortschritte in den Alltag erleichtert werden (HOFMANN u. a. 1995).

Ⅱ Realitätsorientierungstraining (ROT)

Im Realitätsorientierungstraining (HAAG / NOLL 1990) steht der Bezug zur Gegenwart in der Interaktion mit dem Betroffenen im Mittelpunkt. Wiederholte Hinweise auf den aktuellen Kontext (Ort, Zeit, Personen) sollen die Störungen im Kurzzeitgedächtnis und in der Orientierung kompensieren helfen. Das ROT hat damit sowohl eine prothetische als auch eine übende Funktion. Elemente des ROT können in die Milieugestaltung integriert werden und Teil der pflegerischen Betreuung sein. Die Verwendung von einfachen und klaren Symbolen und die Formulierung von einfachen und klaren verbalen Orientierungshilfen sind solche Elemente des Milieus und können dem Kranken helfen sich möglichst lange selbstständig in seiner sozialen Welt zurechtzufinden. Auch die Verwendung von Informationsquellen (Zeitung, Fernsehen) kann helfen den Gegenwartsbezug des erkrankten Menschen aufrechtzuerhalten und das Interesse an seiner Umgebung zu wecken.

Ⅱ Validation

Affekte, Erinnerungen und die emotionale Auseinandersetzung mit den Lebensaufgaben des alten Menschen prägen die Validation. Sie stellt einen Zugang zum Erleben des demenzkranken Menschen dar. Das Verhalten und die Äußerungen (auch durch Mimik und Gestik) werden in der Validation auf den symbolischen Wert hin überprüft. Weniger die Korrektur von Wahrnehmungen und Einschätzungen ist das Ziel dieses Zugangs, sondern die Bestätigung und Vertiefung der Äußerungen des betroffenen Menschen. Die Validation wird in Validationskontakten realisiert, die abhängig vom Stadium der Demenz 1–5 Minuten dauern, aber regelmäßig wiederholt werden. Tabelle 18 zeigt die Validationstechniken nach Stadien getrennt (FEIL 1990).

Ⅲ Familientherapie

Da die Mitarbeit der Hauptbezugspersonen sehr bedeutsam ist, können sich aus Konflikten innerhalb der Familie familientherapeutische Fragestellungen entwickeln. Dies gilt für den Anfang der Behandlung, aber auch wenn sich auf Grund der Belastungen bei den Hauptbezugspersonen seelische Störungen einstellen, die auf eine unzureichende emotionale Verarbeitung der eigenen Belastungen hinweisen.

Ⅲ Selbsthilfe- und Angehörigengruppen

Im Gegensatz zu anderen Selbsthilfegruppen handelt es sich bei Demenzkranken in der Regel um gemischte Gruppen von Erkrankten und Hauptbezugspersonen. Daneben gibt es reine Angehörigengruppen. Die Betreuung und Pflege Demenzkranker führt die Angehörigen in eine mehr oder weniger ausgeprägte soziale Isolation, welche die praktische und emotionale Bewältigung der Aufgabe zusätzlich erschwert. Die Gründung von Selbsthilfegruppen soll dieser Entwicklung entgegenwirken. Ein Beispiel für eine solche Selbsthilfeform stellen die sogenannten *Alzheimer-Gruppen* dar (FÖRSTL / GEIGER-KABISCH 1995).

Organisch bedingte psychische Störungen

Tabelle 18   Validationstechniken nach den 4 Phasen (FEIL 1990)

Stadium 1	Finden Sie Ihr Zentrum!
	Wer-, Was-, Wo-, Wann-, Wie-Fragen zum Erforschen von Fakten, vermeiden Sie Gefühle
	Niemals Warum-Fragen
	Zusammenfassen
	Bevorzugtes Sinnesorgan ansprechen!
	Polarität erfragen
	Hilfestellung bei der Vorstellung des Gegenteils
	Erinnern
Stadium 2	Finden Sie Ihr Zentrum!
	Wer-, Was-, Wo-, Wann-, Wie-Fragen, niemals Warum-Fragen
	Wiederholungstechnik
	Bevorzugtes Sinnesorgan ansprechen!
	Polarität erfragen
	Berührungen
	Halten Sie echten direkten Blickkontakt!
	Sprechen Sie mit klarer, tiefer, warmer, liebevoller Stimme!
	Beobachten Sie Emotionen!
	Anpassen des eigenen Gesichtsausdrucks, Körpers, Atems und der Stimme an den alten Menschen
	Reagieren Sie mit Gefühlen auf die Emotionen des alten Menschen
	Seien Sie eindeutig
	Suchen Sie einen Zusammenhang
	Verwendung von Musik
Stadium 3	Finden Sie Ihr Zentrum!
	Wer-, Was-, Wo-, Wann-, Wie-Fragen, niemals Warum-Fragen
	Wiederholungstechnik
	Bevorzugtes Sinnesorgan ansprechen!
	Polarität erfragen!
	Sie müssen mit Berührungen beginnen
	Halten Sie echten direkten Blickkontakt
	Sprechen Sie mit klarer, tiefer, warmer, liebevoller Stimme!
	Beobachten Sie Emotionen, Anpassen des eigenen Gesichtsausdrucks, des Körpers, Atems und der Stimme an den alten Menschen
	Sprechen Sie seine Emotionen mit Gefühl aus
	Verwenden Sie Zweideutigkeiten!
	Suchen Sie einen Zusammenhang!
	Verwendung von Musik
	Spiegeln
Stadium 4	Finden Sie Ihr Zentrum!
	Berühren Sie die Person!
	Versuchen Sie Blickkontakt zu bekommen!
	Sprechen Sie mit aufrichtiger fürsorglicher Stimme!
	Verwenden Sie mehrdeutige Pronomen!
	Stellen Sie einen Bezug zwischen Verhalten und Bedürfnissen her!
	Verwendung von Musik

Wie bei anderen Formen der Selbsthilfe benötigen die Selbsthilfe- und Angehörigengruppen oft eine »Geburtshilfe« durch professionelle Helfer (WORMSTALL / SCHMIDT
1997). Solche Gruppen nehmen ihren Ausgang oft von Informationsgruppen, die
von Kliniken für pflegende Angehörige angeboten werden. Themen sind Informationen über die Erkrankung sowie die Diskussion der praktischen Problemlösung bei der
Pflege der Demenzkranken und der damit verbundenen psychosozialen Probleme.
Aber auch die Bewältigung der emotionalen Belastungen durch die Betreuung kann
durch die Gruppe unterstützt werden (WORMSTALL u. a. 1996).

III Medikamentöse Behandlungsmöglichkeiten

II Allgemeine Verfahren

I Zur Behandlung der kognitiven Störung

Da die kognitiven Störungen bei der Demenz vor allem eine Folge des Verlustes an
Neuronen sind, ist von medikamentösen Behandlungsverfahren grundsätzlich nur eine
Modifikation dieser Störungen zu erwarten (Aktivierung der Reservekapazität des Gehirns, Verzögerung des dementiellen Abbaus). Trotz dieser Einschränkung werden
eine Reihe Substanzen mit dieser Zielsetzung eingesetzt, für die sich, obwohl es sich um
chemisch unterschiedliche Stoffe handelt, der Begriff *Nootropika* etabliert hat.
Auch bei reduzierter Wirkungserwartung wird der Einsatz von Nootropika nach wie
vor kontrovers beurteilt (IHL / KRETSCHMAR 1997; LEIDINGER 1998). Maßstab für
die Bewertung sind das Ausmaß und der Verlauf der kognitiven Störungen im Rahmen
eines dementiellen Syndroms und die Auswirkungen auf die Alltagskompetenz des Betroffenen. Allein die Verbesserung eines physiologischen Parameters kann hingegen
nicht als Wirksamkeitskriterium dienen. Unter dieser Voraussetzung ist für die zuge-
lassenen Nootropika allein eine günstige Wirkung bei beginnender Demenz für einen
Teil der Patienten nachgewiesen. Eine generelle Anwendung von Nootropika bei dementiellen Syndromen lässt sich daher nicht rechtfertigen. Im Einzelfall kann der Einsatz zu Beginn der Krankheit erwogen werden (STEINWACHS 1996). In Tabelle 19 sind
eine Reihe von Nootropika aufgelistet.

Tabelle 19   Nootropika

Substanz	Handelsname	Wirkungsmechanismus	Tagesdosis
Codergocrin	Hydergin®	Erhöhte m-Cholinrezeptordichte	4–8 mg
Ginkgo Biloba	Tebonin®	Radikalenfänger, PAF-Antagonist	120–140 mg
Nicergolin	Sermion®	Sympatholytikum, Vasodilator, Steigerung des Glukoseumsatzes	15–30 mg
Piracetam	Nootrop®	Steigerung des Glukoseumsatzes	2,4–4,8 g
Pyritinol	Encepabol®	Erhöhte Hypoxietoleranz	600–800 mg
Nimodipin	Nimotop®	Ca^{++} Antagonist	90 mg
Tacrin	Aricept®	Cholinesterase-Hemmer	160 mg

Organisch bedingte psychische Störungen

■ **Zur Behandlung der nichtkognitiven Störungen**

Bei allen Demenzformen kommt es in der Regel zu mehr oder weniger ausgeprägten nichtkognitiven Störungen wie Unruhe, Angst, Depression, Schlafstörungen etc., die jeweils einer pharmakologischen Beeinflussung zugänglich sind. Bei der Behandlung dieser Störungen ist die erhöhte Empfindlichkeit alter Menschen gegenüber Pharmaka und die der Demenzkranken im Besonderen zu berücksichtigen. Daneben können Interaktionen mit den oft zahlreichen Medikamenten bei Multimorbidität die Therapie erschweren.

Antidepressiva eignen sich als Mittel gegen depressive Verstimmungen. Stark cholinerge Medikamente können leicht zu Verwirrtheit und zu deliranten Zuständen führen und sollten daher gemieden werden. Der Einsatz von serotonergen Antidepressiva (SSRI) ist auch wegen der geringeren kardialen Nebenwirkung in vielen Fällen günstiger. Auch MAO-Hemmer können eingesetzt werden.

Hochpotente Neuroleptika haben eine umschriebene Indikation bei Wahnsymptomen im Rahmen dementieller Erkrankungen. In der Regel sind aber nur sehr viel geringere Dosierungen erforderlich als bei der Behandlung etwa paranoid-halluzinatorischer Psychosen. Das Risiko extrapyramidaler Nebenwirkungen ist bei alten, aber vor allem bei dementen Patienten um ein Vielfaches höher. Eine Behandlung mit Neuroleptika ist daher fortlaufend auf ihre Notwendigkeit hin zu überprüfen. Häufig werden Schlafstörungen im Rahmen von dementiellen Syndromen mit nieder- oder mittelpotenten Neuroleptika behandelt. Auch hier besteht die Gefahr der extrapyramidalen Nebenwirkungen. Im Rahmen einer A k a t h i s i e kann eine vorher bestehende Unruhe noch verstärkt werden. Durch die sedierende Wirkung der Neuroleptika kann ebenfalls die kognitive Leistungsfähigkeit des Betroffenen beeinträchtigt werden.

Der Einsatz von **Benzodiazepinen** ist bei dementen Patienten meist problematisch, da die Sedierung auch zu einer Verschlechterung der kognitiven Leistungsfähigkeit führt. Benzodiazepine können dazu noch Verwirrtheitszustände provozieren und zu einer erhöhten Fallneigung (wenn sie etwa als Schlafmittel eingesetzt werden) führen.

Der Einsatz von **Beta-Blockern** kann vor allem zur Modifizierung von Unruhezuständen erwogen werden. Dabei ist auf die blutdrucksenkende Wirkung dieser Medikamente zu achten.

Clomethiazol (Distraneurin) wird meist in der Behandlung des Delirium tremens eingesetzt, eignet sich aber auch wegen seiner kurzen Halbwertszeit als Einschlafmittel bei Patienten mit dementiellen Syndromen. Das Risiko einer Abhängigkeitsentwicklung ist dabei zu bedenken (LANGER / HEIMANN 1983).

II **Spezielle Verfahren**

■ **Vaskuläre Demenz**

Da der Bluthochdruck und das Rauchen zu wesentlichen Risikofaktoren der vaskulären Demenz (KLOSS u. a. 1994) zählen, lässt sich durch eine frühzeitige Behandlung der Hypertonie und durch Raucherentwöhnung eine wirksame Prophylaxe betreiben. Ist die vaskuläre Demenz Folge von größeren Hirninfarkten, so lässt sich durch Azetylsalicylsäure (Aspirin) möglicherweise eine wirksame Sekundärprophylaxe betreiben (der Effekt ist aber noch nicht gesichert). Auch nach Beginn der vaskulären Demenz hat die Normalisierung des Blutdrucks auf Werte zwischen 135–150 mmHg offensichtlich einen prophylaktischen Wert. Niedrigere Werte führen dabei infolge zu niedriger Perfusion eher zu einer Verschlechterung der Symptome.

Zahlreiche andere Substanzen wurden auf ihre Wirksamkeit bei vaskulären Demenzen hin überprüft, ohne dass dabei überzeugende Ergebnisse und Vorteile gefunden werden konnten. Außer der primären und sekundären Prophylaxe der Risikofaktoren liegen keine weiteren Empfehlungen zu einer spezifischen Beeinflussung der vaskulären Demenz vor. Der positive Effekt von Kalzium-Antagonisten auf die vaskuläre Demenz ist möglicherweise mit der Wirkung dieser Medikamente auf den Blutdruck zu erklären.

Tabelle 20   Übersicht über pharmakologische Therapieansätze bei Alzheimer-Demenz (KESSLER u. a. 1995)

Substanz	Wirkprinzip
Vitamine A und E (z. B. Rovigon ® und Selen [z. B. Selenase ®])	Schutz gegenüber Radikalen (insbesondere Sauerstoffradikale)
Memantin (z. B. Akatinol Memantine)	Schutz gegenüber glutamaterger Exzitotoxität
L-Deprenyl/Selegilin (z. B. Movergan ®)	MAO-B-Hemmung, Neuroprotektion gegenüber toxischen MAO-B- Metaboliten
Nicergolin (z. B. Sermion ®)	Verbesserung der Glukoseverwertung; dopaminerger Effekt
Donezepil (z. B. Aricept ®) Tacrin (z. B. Cognex ®)	Cholinesterase-Hemmung
Memantine (z. B. PK Merz ®)	Glutamat-Modulatoren gegen die Neurotoxizität des exzitatorischen Glutamats

Organisch bedingte psychische Störungen

Alzheimer-Demenz

Mittlerweile sind zahlreiche pharmakologische Therapieansätze (HEIDRICH u. a. 1997) zur Modifikation der kognitiven Störung bei der Alzheimer-Demenz beschrieben worden (Tabelle 20 zeigt eine Übersicht über die wichtigsten Ansätze). Auch wenn die Ansätze theoretisch zum Teil gut begründet sind, blieb der praktische Nutzen bislang beschränkt. Entweder waren die Verbesserungen der kognitiven Leistungen marginal, die Ausfallquoten auf Grund erheblicher Nebenwirkungen hoch oder es änderten sich lediglich physiologische Parameter, aber nicht die Alltagskompetenz des Betroffenen. Viele Medikamente hielten zudem der klinischen Prüfung nicht wirklich stand. Daher sind aus den jetzt zur Verfügung stehenden Substanzen keine Empfehlungen abzuleiten, die eine breitere Anwendung rechtfertigen.

Spezielle ethische Fragestellungen

Umgang mit nicht einwilligungsfähigen Patienten

Viele Demenzkranke sind nicht mehr in der Lage die Dimensionen von Entscheidungen zu erfassen und sind in diesem Sinne nicht einwilligungsfähig. Dies erfordert bei fortgeschrittener Erkrankung die Einrichtung einer Betreuung, sofern nicht eine sogenannte

Altersvollmacht erstellt worden ist. Darüber hinaus sind bei demenzkranken Patienten etwa sichernde Maßnahmen erforderlich (Bettgitter wegen Fallneigung, Unterbringung auf geschlossenen Stationen wegen einer Weglauftendenz). Der Umgang vor allem mit freiheitsbeschränkenden Maßnahmen erfordert immer wieder ein sorgfältiges Abwägen. Auch die Klärung der Rechtsgrundlage darf nicht vernachlässigt werden.

ⅠⅠⅠ Sterbehilfe und Patiententötung

Wegen des Verlaufes einer dementiellen Erkrankung und deren erheblichen Folgen für die seelisch-geistige Identität des Betroffenen, des in der Regel assoziierten hohen Alters und der körperlichen Begleiterkrankungen sind die Demenzkranken in die Diskussion zur Sterbehilfe einbezogen worden (KARGER / HAUPT 1997; Bundesärztekammer 1993).

Im heutigen Sprachgebrauch wird zwischen unterschiedlichen Formen der Sterbehilfe unterschieden. *Indirekte* Sterbehilfe meint, dass durch eine Maßnahme, die das Leid des Betroffenen mildert, eine Verkürzung der Lebensdauer in Kauf genommen wird. Bei einer *direkten* Sterbehilfe zielt die Maßnahme auf die Verkürzung des Lebens. Bei der *passiven* Sterbehilfe werden lebensverlängernde Maßnahmen unterlassen. Eine *aktive* Sterbehilfe ist, wenn der Helfer den Patienten auf dessen Wunsch hin tötet. Der *assistierte Suizid* schließlich bedeutet, dass der Helfer dem Patienten den Suizid erleichtert (etwa durch die Herausgabe tödlich wirkender Mittel), die Tatherrschaft aber beim Patienten selbst verbleibt.

In Deutschland ist die aktive Sterbehilfe nicht legal. Dies ist in anderen europäischen Ländern anders, beispielsweise in den Niederlanden. Zudem sind alle anderen Formen der Sterbehilfe in den Richtlinien der Bundesärztekammer an den direkten Sterbevorgang geknüpft (Bundesärztekammer 1993). Dagegen ist in Deutschland der assistierte Suizid grundsätzlich straffrei, sofern nicht im Rahmen einer Hilfsverpflichtung (§ 323 StGB) eine unterlassene Hilfeleistung vorliegt.

Voraussetzung der Erwägung einer Form der Sterbehilfe ist eine freie Entscheidung des Patienten (Willensäußerung), da keine Maßnahmen gegen den Willen des Patienten durchgeführt werden dürfen. Einschränkungen dieses freien Willens ergeben sich aus dem PsychKG und dem Betreuungsrecht dann, wenn der Patient nicht einwilligungsfähig ist oder auf Grund einer seelisch-geistigen Erkrankung die Konsequenzen seiner Entscheidung nicht abschätzen kann. Diese Einschätzung ist immer eine Ermessensentscheidung. Da die meisten seelischen Erkrankungen oder krisenhaften Zuspitzungen vorübergehender Natur sind, schließen auch aktive Befürworter der Sterbehilfe psychische Krankheiten in der Regel aus (FREI u. a. 1997). Auf der anderen Seite wird von Fällen berichtet, bei denen es im Rahmen einer seelischen Erkrankung zu einem assistierten Suizid gekommen ist (FUCHS / LAUTER 1997), wobei gegenüber einem solchen Vorgehen (jenseits der Strafbarkeit) erhebliche ethische Einwände angebracht sind.

Die Diskussion um die Sterbehilfe bei Demenzkranken tangiert die ethischen Dimensionen therapeutischen Handelns ebenso wie komplizierte juristische Fragen. Die Überlegungen werden von dem Umstand geprägt, dass Demenzkranke in der Regel eingeschränkt oder nicht einwilligungsfähig sind. Sterbehilfe jedweder Art kann aber nur auf Grund einer freien Entscheidung des Patienten erfolgen. Diese Entscheidung sollte darüber hinaus eine gewisse Stabilität haben, also relativ unabhängig von einer gegenwärtigen Stimmung oder sozialen Situation sein. Derartige Voraussetzungen sind bei seelisch kranken Menschen nur in seltensten Fällen wirklich erfüllt. Aus juristischer Sicht ist eine passive Sterbehilfe bei einem Demenzkranken dann erlaubt, wenn es glaubhaft erwiesen ist, dass der Kranke vor dem Ausbruch seiner Erkrankung lebensverlängernde Maßnahmen abgelehnt hat (mutmaßlicher Wille). Als Vertreter der Patienteninteressen fungiert hierbei in der Regel der gesetzliche Betreuer (OLG Frankfurt am 20. Juli 1998 – 20 W 224/98, Urteil vom 5. Juli 1998). Der Abbruch der lebenserhaltenden Maßnahmen bedarf aber der Entscheidung des Vormundschaftsgerichtes.

Gerade aber die Frage der passiven Sterbehilfe spielt im Alltag der gerontopsychiatrischen Versorgung eine große Rolle. Bei der Notwendigkeit einer künstlichen Ernährung, der Durchführung aufwendiger medizinischer Therapien, einer Verlängerung und damit Vermehrung des Leides durch die medizinischen Maßnahmen stellt sich im Einzelfall die Frage, ob es sich bei der geplanten Maßnahme nicht um eine unzumutbare medizinische Maßnahme handelt. Dieser Konflikt zwischen der Achtung vor dem Leben und der Würde des einzelnen Menschen erfordert eine hohe ethische Reife von den verantwortlichen Helfern. Das Wohl des Patienten muss in allen Fällen im Mittelpunkt der Überlegungen stehen. Daher stehen die Sicherstellung der Lebensgrundlagen (z. B. die Ernährung) und die Reduktion von Leid (z. B. die Vermeidung und Behandlung von Schmerzen) eigentlich nicht zur Disposition.

Wie sehr das Schicksal alter demenzkranker Patienten den Umgang mit der Würde des Menschen und der Achtung vor dem Leben tangiert, zeigt sich an den spektakulären Patiententötungen in Wien, Wuppertal und Gütersloh, weil die Täter ihre Handlungen immer mit Mitleid zu rechtfertigen versuchten. Dabei sind die Täter jeweils Opfer und Nutznießer der medizinischen (oder psychiatrischen) Versorgungsrealität, weil dieses System ihnen die Möglichkeit und die Machtfülle zur Verfügung gestellt hat, die Patiententötungen vorzunehmen. Gerade hier zeigt sich aber, wie hoch die Anforderungen an die ethische Souveränität eigentlich sind und wie sehr in der Versorgungsrealität ein würdevoller Umgang mit menschlichem Leid notwendig ist.

Andere organisch bedingte psychische Störungen

Nicht alkoholbedingte delirante Zustände (Verwirrtheit)

Vorbemerkung

Akute Verwirrtheitszustände kommen relativ häufig vor und sind keineswegs auf das Entzugsdelir bei Abhängigkeitserkrankungen begrenzt. Bei hoch betagten alten Menschen finden sich mehr oder weniger zeitlich ausgedehnte Verwirrtheitszustände in einem hohen Prozentsatz. Alte Patienten von internistischen oder chirurgischen Kliniken weisen in 9–30 Prozent der Fälle Symptome der Verwirrtheit auf (die Prozentangaben sind davon abhängig, wie eng der Begriff definiert ist). Abgesehen von dem unmittelbaren Krankheitswert hat das Vorliegen von Verwirrtheit negative Auswirkungen auf den Verlauf anderer Erkrankungen. Das Mortalitätsrisiko steigt und auch die Krankenhausverweildauer nimmt in solchen Fällen deutlich zu (HEWER / FÖRSTL 1994).

ıı   Symptomatik

Leitsymptome des Delirs sind Aufmerksamkeitsstörungen (DSM IV) und Bewusstseinsstörungen (zusätzliches Kriterium der ICD-10). Tabelle 21 zeigt die diagnostischen
Kriterien.

Tabelle 21   Diagnostische Kriterien des Delirs nach ICD-10

- ▸ Störungen des Bewusstseins und der Aufmerksamkeit
- ▸ Beeinträchtigung von Kognition und Wahrnehmung
- ▸ Psychomotorische Störungen
- ▸ Störungen des Schlaf-Wach-Rhythmus
- ▸ Affektive Störungen
- ▸ Verlauf: akuter Beginn, wechselnde Symptomatik im Tagesverlauf, Gesamtdauer weniger als sechs Monate

Der Begriff Delir wird hierbei weiter gefasst als in älteren Klassifikationen, in denen
zusätzlich vor allem optische Halluzinationen, vegetative Syndrome wie Tremor,
Schwitzen (Hyperhidrosis) und Herz-Kreislauf-Entgleisungen vorhanden sein mussten. Bei alten Menschen können psychomotorische Unruhe und Halluzinationen völlig
fehlen (stilles Delir). Die Diagnose des Delirs erfolgt sinnvollerweise auf zwei Ebenen.
Zunächst kann auf der Symptomebene die Diagnose erhoben und durch Zusatzuntersuchungen (etwa Nachweis einer Verlangsamung im EEG) untermauert werden. In einem
zweiten Schritt ist nach der zu Grunde liegenden Krankheit zu forschen.

ıı   Entstehungsbedingungen

Delirante Zustände können gleichzeitig mit einer Demenz auftreten, stehen aber auch
im Zusammenhang mit zahlreichen internistischen Erkrankungen wie:
- ▸ Herz-Kreislauferkrankungen,
- ▸ allgemeine Austrocknung auf Grund verminderten Durstgefühls (Exsikkose),
- ▸ Tumorerkrankung,
- ▸ Infektionen,
- ▸ Vitaminmangelerkrankungen,
- ▸ Intoxikationen und
- ▸ Stoffwechselerkrankung.

Delirante Syndrome können zudem durch Entzug von Alkohol und Medikamenten, als
Medikamentennebenwirkung (bei Antiparkinsonmittel, Antidepressiva, Antibiotika,
Tranquilizer) oder bei alten Menschen nach Operationen auftreten.
Eine Reihe von Faktoren erhöhen das Risiko der Delirentwicklung:
- ▸ Hinschäden und Hirntraumen,
- ▸ schwere körperliche Beeinträchtigungen,
- ▸ niedrige Albuminwerte,
- ▸ Hypo- und Hypernatriämie,
- ▸ Anstieg der harnpflichtigen Substanzen.

Bei multimorbiden Patienten wirken diese Faktoren oft synergistisch auf die Entstehung des Delirs. Dementielle Prozesse steigern das Risiko zusätzlich erheblich, wobei vaskuläre Demenzen offensichtlich besonders die Gefahr erhöhen. Gelegentlich steht das Delir im Zusammenhang mit einem epileptischen Anfall.

▪ Diagnostik

Im diagnostischen Prozess müssen abgesehen von der Erfassung der Symptome auch mögliche Differentialdiagnosen und die ätiologischen Faktoren berücksichtigt werden. Der größte Überschneidungsbereich des Delirs ergibt sich zu den dementiellen Erkrankungen, weil die Demenz eine Differentialdiagnose darstellt und das Delir Bestandteil des dementiellen Prozesses sein kann. Aber auch andere organisch bedingte psychische Störungen sind gelegentlich schwer vom Delir abzugrenzen.
Bedeutsamer erscheint die Klärung möglicher, vom Delir verursachter Faktoren. Hinweise dazu ergeben sich aus der Krankengeschichte, aber auch aus der körperlichen und neurologischen Untersuchung. Auf Grund der Befunde ergeben sich die Indikationen für weitere apparative diagnostische Maßnahmen. Laboruntersuchungen sollten dabei außer dem Blutbild die Parameter des Elektrolyt- und Wasserhaushaltes, der Leber- und Nierenfunktion und der Schilddrüsenfunktion enthalten. Ebenfalls ergeben sich aus dem EEG (ein Delir führt fast immer zu einer Verlangsamung) einige wichtige Hinweise in Abgrenzung zu anderen seelischen und neurologischen Erkrankungen. Gegebenenfalls, beispielsweise bei Vorliegen zusätzlicher neurologischer Symptomatik, sollte ein Computertomogramm des Schädels angefertigt werden.

▪ Therapeutische Maßnahmen

Die Behandlung von Delirien besteht aus symptomatischen Maßnahmen und der Behandlung der dem Delir zu Grunde liegenden Erkrankung. Zu den allgemeinen Maßnahmen gehört bei den oft multimorbiden Patienten die Sicherstellung einer ausreichenden Flüssigkeits- und Nahrungszufuhr. Weitere allgemeine Maßnahmen sind (FUCHS / LAUTER 1997):

▸ eine einfache und unmissverständliche, emotionale Zuwendung vermittelnde Gesprächsführung;
▸ Vermeidung einer Irritation durch eine laute, unruhige Umgebung sowie einer sensorischen Deprivation;
▸ Versorgung mit Orientierungshilfen (Uhr, gut lesbares Namensschild an der Zimmertür, gute Beleuchtung);
▸ Korrektur sensorischer Defizite durch Hörgerät oder Brille;
▸ möglichst weitgehende Konstanz der Bezugsperson;
▸ regelmäßige Kontakte zu den Angehörigen;
▸ bei Eigengefährdung Unterbringung des Patienten auf einer geschlossenen Station.

Im Gegensatz zum Alkoholentzugsdelir werden bei alten Menschen die deliranten Symptome selten von schwerwiegenden vegetativen Symptomen begleitet, daher sind bei der medikamentösen Behandlung mittel- bis hochpotente Neuroleptika die Mittel der ersten Wahl, wobei wegen der höheren Empfindlichkeit alter Menschen mit niedrigen Dosen operiert werden sollte. Die Behandlung mit Clomethiazol (Distraneurin) ist auch bei deliranten Syndromen bei organischer Erkrankung möglich, stellt aber ein Mittel der zweiten Wahl dar. Eventuell kann bei starker Unruhe der Einsatz von niederpotenten Neuroleptika sinnvoll sein, wenn die erhöhte Empfindlichkeit der Patienten genügend Berücksichtigung findet. Benzodiazepine können ebenfalls Unruhe günstig beeinflussen, haben aber den Nachteil, dass paradoxe Reaktionen auftreten und delirante Symptome verursacht werden können.

ⅢⅢ Amnestische Syndrome (Korsakow-Syndrome)

Unter dem Begriff Amnesie sind Störungen zusammengefasst, die durch Reduzierung der Merkfähigkeit und durch Gedächtnisverlust gekennzeichnet sind. Tabelle 22 zeigt die Forschungskriterien des amnestischen Syndroms.

Die Verlaufsformen des amnestischen Syndroms sind sehr variabel und reichen von einer vorübergehenden Störung bei einer Dauer von wenigen Stunden bis zu einem möglicherweise lebenslangen Verlust der Gedächtnisleistung. Im Rahmen der Störung können neue Informationen nicht aufgenommen werden (anterograde Amnesie) oder Gedächtnisinhalte vor dem auslösenden Ereignis können nicht mehr erinnert werden (retrograde Amnesie). Insbesondere bei länger andauernden Gedächtnisstörungen treten Konfabulationen auf, damit sind Erzählungen und Erklärungen gemeint, die vom Betroffenen entwickelt werden, um die Gedächtnislücke zu schließen. Im Gegensatz zur Demenz kommt es beim amnestischen Syndrom aber nicht zu einer Störung sonstiger kognitiver Funktionen und der Intelligenz.

Tabelle 22   F 04, organisches amnestisches Syndrom, nicht durch Alkohol oder sonstige psychotrope Substanzen bedingt

KLINISCH-DIAGNOSTISCHE LEITLINIEN

Forschungskriterien

A. Gedächtnisstörungen in zwei Bereichen:

 1. Störung des Kurzzeitgedächtnisses (beeinträchtigtes Lernen neuen Materials) in einem das tägliche Leben beeinflussenden Ausmaß;

 2. verminderte Fähigkeit sich an vergangene Erlebnisse zu erinnern.

B. Fehlen

 1. einer Störung des Immediatgedächtnisses (der unmittelbaren Wiedergabe) (geprüft etwa durch Zahlennachsprechen);

 2. von Bewußtseins- und Auffassungsstörungen, wie in F 05, Kriterium A, definiert;

 3. eines allgemeinen Abbaus intellektueller Fähigkeiten (Demenz).

C. Objektiver (auf Grund körperlicher, neurologischer und laborchemischer Untersuchungen) und/oder anamnestischer Nachweis eines Insultes oder einer Gehirnerkrankung (die besonders bilateral dienzephale und mediotemporale Strukturen betrifft, außer einer Alkoholenzephalopathie), die für die unter A. beschriebenen klinischen Manifestationen verantwortlich gemacht werden kann.

Kommentar:

Zusätzliche Merkmale, einschließlich Konfabulationen, affektive Veränderungen (Apathie, Entschlusslosigkeit) und Mangel an Einsichtsfähigkeit sind hilfreiche zusätzliche Hinweise auf die Diagnose, aber nicht immer vorhanden.

Im Einzelnen werden unterschieden:

1. Transistorische globale Amnesie
2. Posttraumatische Amnesie
3. Korsakow-Syndrom
4. Psychogene Amnesie

Von diesen Formen ist vor allem das Korsakow-Syndrom wichtig, das hauptsächlich im Rahmen einer Alkoholerkrankung auftritt (und deswegen im ICD an anderer Stelle nochmals aufgeführt ist), weil es sich dabei um eine längerfristig bedeutsame Störung handelt. Kennzeichen sind eine mehr oder minder ausgeprägte Merkfähigkeitsstörung, affektive Störungen, Adynamie, häufige Konfabulationen und in schweren Fällen Desorientiertheit.

‖ Pathogenese

Beim amnestischen Syndrom kommt es vorwiegend zu einer Unfähigkeit neue Inhalte im Langzeitgedächtnis zu speichern (WETTERLING 1995). Die Ursachen für die Störung sind vielfältig und reichen von Durchblutungsstörungen, Alkohol- und Medikamentenmissbrauch (Tranquilizer!), Vitaminmangel (B1), Vergiftungen, Tumore und Traumen bis hin zu Folgen einer Elektrokrampftherapie. Auch bei Infektionen und im Rahmen eines epileptischen Anfalls können amnestische Syndrome auftreten.

‖ Therapie

Eine spezielle Therapie für das amnestische Syndrom gibt es nicht. Zunächst muss die grundlegende Störung behandelt werden. In der akuten Phase können Orientierungshilfen die Reorientierung erleichtern. Insbesondere bei Alkoholkranken ist die Gabe von Vitamin B1 zu erwägen, vor allem wenn eine Fehlernährung angenommen werden muss. Im Gegensatz zu den dementiellen Erkrankungen können amnestische Störungen durch kognitives Training verbessert werden. Dies gilt vor allem für das Hirnleistungstraining bei alkoholbedingten Korsakow-Syndromen.

‖‖ Literatur

AKSARI, P.; STOPPE, G. (1996): Risikofaktoren der Alzheimer Demenz. In: *Fortsch. Neurol. Psychiat.*, 64, S. 425–432.

BAUER, J. (1994): Klinische Diagnostik und Therapiemöglichkeiten der Demenz vom Alzheimer Typ. In: *Fortsch. Neurol. Psychiat.*, 62, S. 417–432.

BAUER, J. (1997): Möglichkeiten einer psychotherapeutischen Behandlung bei Alzheimer Patienten im Frühstadium der Erkrankung. In: *Der Nervenarzt*, 68, S. 421–424.

BAUER, J.; BERGER, M. (1993): Neuropathologische, immunologische und psychobiologische Aspekte der Alzheimer Demenz. In: *Fortsch. Neurol. Psychiat.*, 61, S. 225–240.

BEHL, C.; HOLSBOER, F. (1998): Oxidativer Stress in der Pathogenese von Morbus Alzheimer und antioxidative Neuroprotektion. In: *Fortsch. Neurol. Psychiat.*, 66, S. 113–121.

BICKEL, H. (1992): Epidemiologie. In: GUTZMANN, H. (Hg.): Der dementielle Patient. Bern u. a.

Literatur

BIEDERT, U.; SCHREITER, U.; ALM, B. (1987): Behandelbare dementielle Syndrome. In: *Der Nervenarzt,* 58, S. 137–149.

BUCH, K. u. a. (1998): Tau-Protein. Ein potentieller biologischer Indikator zur Früherkennung der Alzheimer Erkrankung. In: *Der Nervenarzt,* 69, S. 379–385.

Bundesärztekammer (1993): Richtlinien der Bundesärztekammer für die ärztliche Sterbebegleitung. In: *Deutsches Ärzteblatt,* 90, S. 2404–2406.

COOPER, B.; BICKEL, H.; SCHÄUFELE, M. (1992): Demenzerkrankungen und leichtere kognitive Beeinträchtigungen bei älteren Patienten in der ärztlichen Allgemeinpraxis. In: *Der Nervenarzt,* 63, S. 551–560.

DAUCH, W. A. (1993): Der Normaldruck Wasserkopf. In: SCHÜTTLER, R. (Hg.): Organische Psychosyndrome. Heidelberg u. a.

DAUM, I.; ACKERMANN, H. (1997): Nondeklaratives Gedächtnis – neuropsychologische Befunde und neuroanatomische Grundlagen. In: *Fortsch. Neurol. Psychiat.,* 65, S. 122–132.

DRACH, L. (1996): Die Neuropathologie der Demenzen. Zum Beitrag von W. Paulus. In: *Deutsches Ärzteblatt,* 93, S. 1210.

ERZIGKEIT, H. (1986): Manual zum Syndrom Kurz Test. Ebersberg.

FEIL, N. (1990): Validation – Ein neuer Weg zum Verständnis alter Menschen. Wien.

FÖRSTL, H. u. a.(1996): Volumetrische Hirnveränderungen und quantitatives EEG bei normalem Altern und Alzheimer Demenz. In: *Der Nervenarzt,* 67, S. 53–61.

FÖRSTL, H. u. a. (1996): Die Selbst- und Fremdeinschätzung bei Alzheimer Demenz. Ergebnisse eines strukturierten Interviews. In: *Fortsch. Neurol. Psychiat.,* 64, S. 228–233.

FÖRSTL, H.; GEIGER-KABISCH, C. (1995): Alzheimer Angehörigengruppe – Eine systematische Erhebung von Bedürfnissen und Erfahrungen pflegender Angehöriger. In: *Psychiatrische Praxis,* 22, S. 68–71.

FREI, A. u. a. (1997): Begleiteter Suizid nach Entlassung aus der psychiatrischen Klinik. In: *Der Nervenarzt,* 68, S. 903–906.

FUCHS, Th.; LAUTER, H. (1997): Der Fall Chabot. In: *Der Nervenarzt,* 68, S. 878–883.

FUCHS, Th. (1995): Auf der Suche nach der verlorenen Zeit – die Erinnerung in der Demenz. In: *Fortsch. Neurol. Psychiat.,* 63, S. 38–43.

HAAG, G.; NOLL, P. (1990): Das Realitätsorientierungstraining (ROT) – eine spezifische Intervention bei Verwirrtheit. In: HAAG, G; BRENGELMANN, J. C. (Hg.): Alte Menschen – Ansätze psychosozialer Hilfen. München.

HAUPT, M. u. a. (1992): Symptomausprägung und Symptomprogression bei der Alzheimer Krankheit. Ein Vergleich zwischen Fällen mit frühem und spätem Beginn. In: *Der Nervenarzt,* 63, S. 561–565.

HAUPT, M. u. a. (1998): Das Erscheinungsbild und die Verlaufsstabilität von nichtkognitiven Symptommustern bei Patienten mit Alzheimer'scher Erkrankung. In: *Fortsch. Neurol. Psychiat.,* 66, S. 233–240.

HEIDRICH, A.; RÖSELER, M.; RIEDERER, P. (1997): Pharmakotherapie bei Alzheimer Demenz: Therapie kognitiver Symptome – neue Studienresultate. In: *Fortsch. Neurol. Psychiat.,* 65, S. 108–121.

HELMCHEN, H.; REICHIES, F. M. (1998): Normales und pathologisches kognitives Altern. In: *Der Nervenarzt,* 69, S. 369–378.

HEWER, W.; FÖRSTL, H. (1994): Verwirrtheitszustände im höheren Lebensalter – Eine aktuelle Literaturübersicht. In: *Psychiatrische Praxis*, 21, S. 131–138.

HOFMANN, M. u. a. (1995): Computergestütztes individualisiertes Gedächtnistraining bei Alzheimer Patienten. In: *Der Nervenarzt*, 66, S. 703–707.

IHL, T.; KRETSCHMAR, C. (1997): Zur Nootropikabewertung für die Praxis. In: *Der Nervenarzt*, 68, S. 853–861.

JARKA, M.; BROSIG, B.; RICHTER, H. E. (1996): Psychosoziale Probleme bei Huntingtonischer Chorea. In: *Psychiatrische Praxis*, 23, S. 117–125.

KARGER, A.; HAUPT, M. (1997): Sterbehilfe bei Demenz. In: *Der Nervenarzt*, 68, S. 907–913.

KESSLER, J; DENZLER, P.; MARKOWITSCH, H. J. (1990): Mini Mental Status Test. Weinheim.

KESSLER, J; FAST, K.; MIELKE, R. (1995): Zur Problematik der prämorbiden Intelligenzdiagnostik mit dem MWT-B bei Patienten mit Alzheimer Erkrankung. In: *Der Nervenarzt*, 66, S. 696–702.

KLOSS, Th. u. a. (1994): Vaskuläre Demenzen im Wandel – Eine Übersicht zu vaskulären Demenzen von zurückliegenden zu neuen Konzepten. In: *Fortsch. Neurol. Psychiat.*, 62, S. 197–219.

KURZ, A. u. a. (1994): Das Apolipoprotein E-ε4-Allel ist ein Risikofaktor für die Alzheimer-Krankheit mit frühem und spätem Beginn. In: *Der Nervenarzt*, 65, S. 774–779.

LANG, C. u. a. (1991): Psychometrische Sprachstudien bei Alzheimer Demenz mit dem Aachener Aphasie Test. In: *Der Nervenarzt*, 62, S. 621–628.

LANGER, G.; HEIMANN, H. (1983): Psychopharmaka. Wien.

LEIDINGER, F. (1998): Zur Nootropikabewertung für die Praxis. Anmerkung zur Arbeit von: IHL, R.; KRETSCHMAR, C. In: *Der Nervenarzt*, 69, S. 826.

MEIKORD, H.; PFEIFFER, L.; LUDOLPH, A. (1994): Neue Erkenntnisse zu Ätiologie und Pathogenese der Chorea Huntington. In: *Der Nervenarzt*, 65, S. 519–526.

MÜLLER, G.; WEISBROD, S.; KLINGBERG, F. (1992): Beantwortung intermittierender photischer Reizung bei Patienten mit Demenzverdacht im Vergleich zum gesunden Altern. In: *Der Nervenarzt*, 63, S. 691–696.

NISSLE, K. (1994): Evaluation eines gerontopsychiatrischen ambulanten Versorgungskonzeptes. In: *Psychiatrische Praxis*, 21, S. 143–146.

NISSLE, K. (1998): Differentialdiagnose, Klinik und Therapie dementieller Syndrome. In: *Krankenhauspsychiatrie*, 9, Teil 1: S. 28–31; Teil 2: S. 66–68.

Oberlandesgericht Frankfurt: Pressemitteilung vom 20.07.1998 zu einem Urteil vom 5. 7.1998 – 20 W 224 / 98.

OSWALD, W. D.; FLEISCHMANN, U. M. (1986): Das Nürnberger Alters-Inventar. Universität Erlangen-Nürnberg. Lehrstuhlpublikation.

PAULUS, W.; BRANCHER, C.; JELLINGER, K. (1995): Die Neuropathologie der Demenzen. In: *Deutsches Ärzteblatt*, 92, S. 2340–2345.

PAUSCH, J.; WOLFRAM, H. (1997): Vergleich psychodiagnostischer Verfahren zur Demenz- und Abbaudiagnostik. In: *Der Nervenarzt*, 68, S. 638–646.

REICHIES, F. u. a. (1997): Demenz bei Hochbetagten. In: *Der Nervenarzt*, 68, S. 719–729.

ROMERO, B.; EDER, G. (1992): Selbst-Erhaltungs-Therapie: Konzept einer neuropsycho-logischen Therapie bei Alzheimer Erkrankung. In: *Zeitschrift für Gerontopsychologie und -psychiatrie*, 5: S. 267–282.

STEINWACHS, K.C. (1996): Zum Therapieerwartungshorizont einer Nootropika-Behand-lung bei primär degenerativer Demenz im Alter. In: *Nervenheilkunde*, 15, S. 81–84.

STIERLIN, H. (1994): Ich und die anderen. Stuttgart.

WÄCHTLER, C.; FUCHS, G.; HERBER, U. (1994): 15 Jahre gerontopsychiatrische Tageskliniken in der Bundesrepublik Deutschland. In: *Psychiatrische Praxis*, 21, S. 139–142.

WEBER, Th. u. a. (1997): Erweitertes Krankheitsspektrum humaner spongioformer Enzephalopathie oder Prionkrankheiten. In: *Der Nervenarzt*, 68, S. 309–323.

WETTERLING, T. (1995): Amnestisches Syndrom – Stand der Forschung. In: *Fortsch. Neurol. Psychiat.*, 63, S. 402–410.

WORMSTALL, H. u. a. (1996): Die deutschen Alzheimer-Angehörigengruppen. In: *Der Nervenarzt*, 67, S. 751–756.

WORMSTALL, H.; SCHMIDT, W. (1997): Strukturwandel einer Alzheimer-Angehörigengruppen. In: *Psychiatrische Praxis*, 24, S. 117–119.

ZANK, S.; SCHACKE, C. (1998): Belastungen pflegender Angehöriger und ihre Erwartungen an gerontopsychiatrische und geriatrische Tagesstätten. In: *Zeitschrift für Gerontopsychologie und -psychiatrie*, 11, S. 87–95.

ZAUDIG, M.; MITTELHAMMER, J.; HILLER, W. (1990): SIDAM – Strukturiertes Interview für die Diagnose der Demenz vom Alzheimer-Typ, der Multi-Infarkt-Demenz und Demenzen anderer Ätiologie nach DSM-III-R und ICD-10. München.

ZIMMER, R.; ERHARDT, W.; LANDERER, C.; LAUTER, H. (1987): Probleme der institu-tionellen Versorgung dementiell erkrankter älterer Menschen. In: KRETSCHMAR, C. (Hg.): Gerontopsychiatrie – Möglichkeiten und Modelle ambulanter Versorgung psychisch Alteskranker. Neuss.

Unter den organisch bedingten psychischen Störungen ist eine Reihe von psychischen Krankheiten zusammengefasst, deren gemeinsames Merkmal eine vorübergehende oder andauernde Störung der Hirnfunktionen ist.

Die größte Gruppe dieser Störungen bilden die Demenzen (S. 188 ff.). Die Demenz ist gekennzeichnet durch Beeinträchtigungen des Gedächtnisses, der Intelligenz und der Aufmerksamkeit. Abgesehen von einem Anteil behandelbarer Demenzen handelt es sich bei dementiellen Erkrankungen um fortschreitende degenerative Erkrankungen, die in der Regel zum Tod führen.

Hauptrisikofaktor für die Entwicklung einer Demenz ist das Alter. Kernsymptome der Demenz betreffen die kognitiven Funktionen (S. 190). Gerade am Anfang der Erkrankung sind aber noch zahlreiche nichtkognitive Störungen wie Angst und Depressivität mit der Demenz assoziiert.

Die Diagnose der Demenz lässt sich in der Regel alleine durch den Verlauf sichern (S. 197). Einige Zusatzuntersuchungen (Labor, bildgebende Verfahren) ergänzen die Diagnostik und helfen vor allem bei der differentialdiagnostischen Abklärung. Testpsychologische Verfahren untermauern die Diagnose, dienen der Verlaufskontrolle und stellen insbesondere das Ausmaß des kognitiven Defizits dar (S. 194 ff.).

Eine dementielle Erkrankung verläuft durchschnittlich über einen Zeitraum von acht Jahren. Das Erkrankungsalter hat keinen Einfluss auf den Krankheitsverlauf. Die Erkrankung stellt in jedem Fall eine schwerwiegende Lebenskrise nicht nur für den betroffenen Menschen, sondern auch für die Angehörigen dar (S. 196).

Die beiden Hauptformen der Demenz sind durch eine degenerative Veränderung der Hirnsubstanz (Demenz vom Alzheimer-Typ) und durch Veränderung der hirnversorgenden Gefäße (Demenz vom Multiinfarkt-Typ) gekennzeichnet. Andere Demenzformen (bei Pick-Erkranung, bei Chorea Huntington, bei Parkinson-Erkranung u. a.) treten auf (S. 202 ff.).

Zur Therapie der Demenzen kann eine Reihe von Maßnahmen angewendet werden, die das Fortschreiten der Erkrankung verzögern, die negativen Konsequenzen der Erkrankung mildern und die Eigenständigkeit des Betroffenen eine gewisse Zeit lang erhalten können (S. 211 ff.). Insgesamt beeinflussen die pharmakologischen, psychotherapeutischen und soziotherapeutischen Maßnahmen den grundsätzlichen Krankheitsverlauf noch nicht.

Bewährt haben sich bei der Behandlung der Demenz vor allem Verfahren, die an den Ressourcen des Betroffenen und seiner Angehörigen anknüpfen (S. 215 ff.). Die Betreuung der Angehörigen ist von zentraler Bedeutung, weil sie oft die Hauptlast der Versorgung tragen müssen (S. 217).

Zusätzlich zur den dementiellen Syndromen sind delirante Syndrome (Verwirrtheitszustände) und mnestische Syndrome als hirnorganisch bedingte Störungen von Bedeutung (S. 223 ff.). Organische Faktoren können eine Reihe von psychischen Störungen im emotionalen und kognitiven Bereich hervorrufen, die entsprechenden Störungen (etwa affektiven Störungen) nichtorganischen Ursprungs ähnlich sind.

Organisch bedingte psychische Störungen

Schizophrenie

ᴵᴵᴵᴵ Vorbemerkung

Mit kaum einer anderen Krankheit ist die Geschichte der Psychiatrie so eng verbunden wie mit der Schizophrenie. Von ihr gehen Faszination und Befremden aus, viele Vorurteile und Mythen ranken sich um sie. Der Begriff »Schizophrenie« wurde 1908 durch den Schweizer Psychiater E. Bleuler eingeführt. Er modifizierte damit die von E. Kraepelin 1896 erstmals vorgenommene Zusammenfassung einer Reihe von Psychosen zu der »Krankheitseinheit« Dementia praecox, weil weder das frühzeitige Auftreten noch der progrediente Verlauf Hauptkennzeichen der Erkrankung waren, wie es noch der Begriff von Kraepelin nahelegte.

Bereits Bleuler war bei der Beschreibung der Schizophrenie klar, dass es sich nicht um ein einheitliches Krankheitsbild handelt, sondern dass die Symptomatik in unterschiedlicher Stärke und Ausprägung vorhanden sein kann und die verschiedensten Verlaufsformen zu beobachten sind. Er schrieb dazu: »Ich kenne die Schwächen des vorgeschlagenen Ausdrucks, aber ich weiß keinen besseren, und einen ganz guten zu finden, scheint mir für einen Begriff, der noch in Wandlung begriffen ist, überhaupt nicht möglich. Ich nenne die Dementia Praecox Schizophrenie, weil ich zu zeigen hoffe, dass die Spaltung der verschiedensten psychischen Funktionen eine ihrer wichtigen Eigenschaften ist. Der Bequemlichkeit wegen brauche ich das Wort im Singular, obschon die Gruppe wahrscheinlich mehrere Krankheiten umfasst.« (E. BLEULER 1911/1988)

M. Bleuler hat die Schizophrenie später nicht als Krankheit im eigentlichen Sinne verstanden, sondern als Ausdruck einer *besonderen Entwicklung* eines Menschen, dessen Lebensweg durch außergewöhnlich disharmonische und schwierige innere wie äußere Bedingungen geprägt ist. Die Symptome der Schizophrenie sind Zeichen der Überschreitung einer Schwelle, nach welcher die Konfrontation der persönlichen inneren Welt mit der äußeren Realität und die Integration dieser beiden Welten für das Individuum zu schwierig und zu schmerzhaft geworden sind (M. BLEULER 1987).

Die Erscheinungsformen der Erkrankung sind vielfältig, wobei einzelne Syndrome sich abwechseln oder ineinander über gehen können. Im Wesentlichen handelt es sich aber um eine *episodisch* verlaufende Erkrankumg, bei der die akuten Symptome in der Regel nach einem mehr oder weniger ausgedehnten Zeitintervall wieder abklingen. Zwischen den akuten Phasen kann es zu einer relativen Symptomfreiheit kommen oder es können sich unspezifische psychische Syndrome zeigen (etwa Depressivität).

Die Schizophrenie stellt keine nosologische Einheit mit einheitlicher Symptomatik, typischem Verlauf und gleicher Neuropathologie dar, sondern muss als spezifische neurobiologische Reaktionsform schizophrener Psychosen aufgefasst werden, der mehrere Ursachen, vor allem aber eine genetisch mitdeterminierte Vulnerabilität zu Grunde liegen (HÄFNER 1989). Für H. Häfner begründet sich diese Hypothese aus Ähnlichkeiten bei epidemiologischen Befunden für die Schizophrenie und die geistigen Behinderungen. In beiden Fällen besteht eine Art Kontinuum zwischen Gesundheit und schwerster Ausprägung der Störung (Modell des schizophrenen Spektrums).

Schizophrenes Erleben

Die akute Erkrankung bricht in der Regel wie eine Katastrophe in das Leben des Betroffenen ein. Die ersten Zeichen sind dabei noch recht unspezifisch und meist durch die Selbstheilungsversuche des Betroffenen geprägt. K. CONRAD (1987) hat das Erleben der Erkrankten in einer Gestaltanalyse des schizophrenen Schubes in fünf Phasen eingeteilt:

1. Trema
▸ Destruktion des Situationsgefüges
▸ depressive Verstimmung, auch freudiges Gehobensein
▸ Schulderleben
▸ Wahnstimmung
▸ Angst und Unruhe
▸ Suizidalität

2. Apophänie
▸ abnormes Bedeutungsbewusstsein
▸ Unfähigkeit zu Änderung des Bezugssystems
▸ Wahnwahrnehmung
▸ Bekanntheits- und Entfremdungserleben
▸ Anastrophe (Überzeugung, alles drehe sich um das eigene Ich)
▸ Gedankenausbreitung
▸ Gedankenlautwerden
▸ Körpersensationen

3. Apokalyptik
▸ Lockerung des Assoziationszusammenhangs
▸ Zerfall des Denkens und der Sprache
▸ schwerste Angst, teilweise auch rauschhaft erhobene Stimmung
▸ katatone Symptome

4. Konsolidierung
▸ Aufhören der Apophänie, insbesondere der Anastrophe (Kopernikanische Wende)

5. Residualzustand
▸ Reduktion des energetischen Potentials
▸ ungenügende Willenskraft
▸ Konzentrationsschwäche
▸ Ahnung des Bleibenden bei dem Patienten

Patientenbeispiel

Nach Abklingen der akuten Erkrankung erleben die Betroffenen diese oft selbst als fremd und unverständlich. Viele greifen dann zu Erklärungen, die aus dem Alltagserleben abgeleitet werden, wie Überlastung, Nervenzusammenbruch etc. Zeugnisse von Betroffenen über ihre Wahrnehmung der Erkrankung sind eher rar. Der folgende Brief, in dem eine Patientin ihr Erleben der Apokalyptik schildert, ist eines der seltenen Dokumente:

Sehr geehrter Herr Dr. Pahl,

Anlässlich meines letzten Besuches bei Dr. Reum, der mich seit vielen Jahren ambulant betreut, möchte ich Ihnen schreiben, sodass Sie durch ihn meinen Brief bekommen. Ich finde, es ist einfach wichtig, dass Sie trotz der großen Distanz, die zwischen Ihnen und mir lag, zwischen Arzt und Patientin, das nun Folgende wissen. Nicht nur für mich ist es wichtig, da ich hier etwas klarstellen möchte, sondern vielleicht auch für Sie, wegen des Umgangs mit nachfolgenden Patienten.

An einem warmen Septembermorgen kam ich mit einem Krankentransport aus H., wohin ich, als ich mich schon auf dem Schub befand, gekommen war. Der dortige Leiter der Jugendpsychiatrie hatte sich mit mir die ganze Nacht unterhalten und, da kein Bett frei war, sich mit Dr. Reum in der Klinik verbunden. Zunächst also war ich auf der Neurologischen Station, von da in dem geschlossenen Bereich, dann auf einer anderen Station des geschlossenen Bereiches. Ich kam dort auf der Station an, ein bisschen ungewöhnlich gekleidet vielleicht, mit meinem schwarzen Rüschenkostüm und einer Stoffrose, meine damalige Lieblingskleidung. Ich hatte eine Ledertasche, die ziemlich groß war und in der nicht nur Waschzeug und Kleidung war, sondern auch meine Bongos (Trommelinstrument), zudem ein Regenschirm. Dort setzte ich mich, kaum angekommen, auf meine Sachen und wartete. Es war eine lange Zeit, manchmal stand ich auf und ging ein paar Schritte. Niemand sprach mit mir. Ich dachte immer: »Die Mutter kommt, sie kommt ganz bestimmt.« Also, sie kam nicht. Ich sah, wie ein Krankenpfleger, den ich von früher kannte, viel telefonierte. Also niemand kümmerte sich um mich. Da fühlte ich mich ziemlich einsam und dachte, die ganze Welt um mich herum sei ausgelöscht durch eine Atombombenexplosion und nur die Station stünde noch. Alle, die mir lieb und teuer waren, gab es plötzlich nicht mehr. Ich ging zum Ende des Ganges und schaute auf ein Gebäude, das ich für ein Heizhaus hielt. »So ist es wenigstens im kommenden Winter warm hier«, dachte ich. Nun merkte ich, wie sich vorne in der Kanzel etwas regte. Aus früheren Erinnerungen wusste ich, dass mir als Neuaufnahme, von der man nicht viel wusste außer den Namen vielleicht und dass sie schizophren sei, sehr oft krampfauslösende Spritzen gegeben worden waren, was sehr schmerzhaft war und wovor ich auch jetzt große Angst hatte. Das, was man mir injizieren wollte, klang ziemlich aggressiv – von der Lautmalerei seiner Produktbezeichnung her. Ich erinnerte mich an Wirbelsäulenkrämpfe, Rachenkrampf verbunden mit starker Atemnot und Genick- und Gesichtskrämpfe. Was mir von allem als das Schlimmste bekannt war, waren Krämpfe in den Augen. Nun waren durch diese sich erinnernde Angst in meiner Seele die folgenden Gedanken und Bilder:

Ein junger Mann, mit dem ich geschlafen hatte, als ich noch stabiler war gesundheitlich, sollte auch hier in der Klinik sein. Dieser Mann genoss großes Ansehen. Ich aber keineswegs. Und, weil er es so wollte, sollte ich mitten in die Iris des Augapfels jeweils eine Spritze bekommen, die meinen ganzen Körper zur Plastikpuppe werden lassen sollte. Dieser Vorgang musste ganz unwahrscheinlich weh tun. Tatsächlich erinnern die Krämpfe in den Augen an dieses Bild, so weh tut das. Ich beobachtete die Vorgänge um mich herum und dachte: Die Leute hier sind in Bewegung gekommen, jetzt machen sie das gleich mit mir. Mich befiel eine panische Angst.

Durch Erzählungen von meist ziemlich heruntergekommenen Typen in dem Heim, wo ich sonst wohnte, wusste ich, dass sich manche Männer zur Selbstbefriedigung Plastikpuppen kaufen. Und ich wäre gleich dran, der Junge würde sich an mir befriedigen und mich dann auf eine Müllkippe werfen. Da erinnerte ich mich, dass ich noch irgendwelche Tabletten dabei hatte, welche, war mir egal, und suchte und fand sie auch. Denn ich dachte: Wenn ich schön viele davon nehme, dann werden meine Augen ganz weich, wenn ich die Spritzen mitten in die Iris bekomme, dann kann der meine Augen auslöffeln, wie man eine weiches Frühstücksei auslöffelt. Dann tut das alles nicht so fürchterlich weh. Zu dem Zweck ging ich in den Essraum. Ich verschluckte einen silbernen Ring, um ein Schmuckstück im Bauch zu tragen, um etwas wert zu sein und nicht so ganz wertlos wie eine Plastikpuppe. Mit dem Feuerzeug wollte ich es genauso machen. Das hatte einen anderen Grund. Das wurde nun bemerkt und dann kam ich erst wieder so richtig zur mir, als der Krankenpfleger, den ich kannte, und eine Schwester mir starkes Salzwasser zu trinken gaben und einflößten, sodass ich meinen gesamten Mageninhalt erbrach. Vermutlich wurde ich, nachdem ich eingeschlafen war, weil ich drei Tage ohne Ruhe unterwegs gewesen und daher sehr müde war, zur Nacht an das Bett fixiert – am Ende des langen Ganges mit aufgestellten Wänden.

Am nächsten Morgen konnte ich aufstehen und war froh, dass das, wovor ich solche Angst gehabt habe, nicht eingetreten war.

Ja, sehr geehrter Herr Dr. Pahl! Ich könnte noch viel erzählen, erst jetzt, nach einem Jahr des Nachdenkens über den Inhalt des Schubes, aber das würde im Moment zu weit führen. Nur, dass Sie es wissen, aus welchem Grund diese Geschichte stattgefunden hat und dass ich nicht etwa lebensmüde war, sondern anderes verarbeiten musste, dieses möchte ich Ihnen hiermit darstellen. Ich glaube, das wirft doch ein anderes Bild auf dieses Abschlussgespräch, wo ich doch kein Vertrauen in relativ fremde Menschen haben konnte, von denen jeder mit seinem Nimbus der Unnahbarkeit auf mich wirkte. Es ist schon eine unrealistische, eher eine Traumwelt des Schizophrenen im Schub, innerhalb der kranken Gedankeninhalte eine einsichtige Logik. Es gibt ganz konkrete Gründe, warum der Kranke so oder so reagiert, sie erklären sich, wenn man versucht in der Rückschau sich selbst ein wenig zu analysieren.

Ich hoffe, dass Sie sich an mich erinnern. Mir geht es jetzt gut. Ich arbeite in der Küche des Heimes, was mir sehr viel Spaß macht. Eine Köchin, die Karin, hat in der Klinik gelernt und dort ist ja das Essen auch recht gut. Dann mache ich noch mit bei der gesamten Wäsche im Heim. Die Gruppe, in der ich mitmache innerhalb des Hauses, ist nicht unproblematisch. Also, ich weiß ja, dass auch ich meine Fehler habe und deswegen halte ich hier aus. Ich bin froh, dass ich mein eigenes Zimmer habe und selbst gestalten kann, denn das viele Zimmerwechseln sitzt mir manchmal noch durch die aufkommende Erinnerung an die Klinik in den Knochen. So werde ich, wie es jetzt aussieht, noch ein halbes Jahr dieses Haus hüten.

Ihnen sende ich freundliche Grüße – in der Hoffnung auch, dass das ganz dick in meine Akte kommt, auch Dr. Reum weiß es, dass ich keine Mittel wie Haldol oder dasselbe Präparat unter anderem Namen vertrage! Ich wäre Ihnen dafür dankbar, denn die Akte zeigt ja, dass in zehn Jahren mit elf Schüben annähernd so ziemlich alles ausprobiert worden ist. Das Beste ist, man schafft eine Vertrauensbasis und nimmt den Patienten ernst; genauso gut oder hilfreich wäre eine unkonventionelle Art mit Sprache umzugehen. Das würde das Verständnis des anderen fördern. Für mich ist es sehr wichtig, wie Dr. Reum sagte, dass ich mich in jeder Situation so ausdrücken kann, dass man mich versteht!

ⅠⅠⅠ   Frühwarnzeichen der Schizophrenie

Der Übergang zwischen Gesundheit und Krankheit ist für den Betroffenen und auch seine Angehörigen in der Regel fließend, manchmal unmerklich. Erklärungsansätze für den Übergang zur akuten Psychose finden sich in der Chaosforschung und in kognitionspsychologischen Modellen (CIOMPI 1982; KLOSTERKÖTTER 1992).

Die Frühwarnzeichen lassen sich in folgende Kategorien ordnen:
- ▶ Anspannung und Angst
- ▶ Depression
- ▶ Kognitive Beeinträchtigung
- ▶ Agitiert und gereizt
- ▶ Auffällig und bizarr
- ▶ Sozialer Rückzug
- ▶ Psychotische Symptome

Bei den weitaus meisten Betroffenen stehen relativ unspezifische Symptome am Anfang der Erkrankung, etwa Angespanntheit und Nervosität, Konzentrationsschwierigkeiten und Schlafstörungen. Im Einzelfall kann die Erforschung der Frühwarnzeichen für die Prophylaxe von Bedeutung sein.

ⅠⅠⅠⅠ   Symptomatik und Diagnostik der Schizophrenie

ⅠⅠⅠ   Psychopathologische Begriffe

Bei der Schizophrenie sind folgende Funktionen beeinträchtigt: Konzentration und Aufmerksamkeit, inhaltliches und formales Denken, Ich-Funktionen, Wahrnehmung, Intentionalität und Antrieb, Affektivität und Psychomotorik. Bewusstsein und Orientierung sind in der Regel nicht beeinträchtigt (GAEBEL / FALKAI 1998).

Da vor allem in den akuten Krankheitsphasen Wahnentwicklungen und Halluzinationen eine wichtige Rolle spielen, sollen diese beiden Begriffe näher beschrieben werden.

ⅠⅠ   Wahn

Wahn ist eine private, lebensbestimmende und in der Regel unkorrigierbare Überzeugung eines Menschen von sich selbst und seiner Welt. Den Wahn kennzeichnet damit vor allem eine besondere Interpretation der Welt, also eine Art Privatwirklichkeit. Er wird als gewiss empfunden, keine Begründung oder Beweis ist für die Bestätigung notwendig, noch kann ein Argument den Wahn entkräften. »Nicht der Inhalt ist das

Krankhafte am Wahn, sondern die aus der Gemeinsamkeit herausgerückte, verrückte Beziehung zu Mitmenschen und zur Mitwelt.« (SCHARFETTER 1991)

Der Wahn kann auf einen einzelnen Sachverhalt, zum Beispiel das Vorliegen einer bestimmten Erkrankung im hypochondrischen Wahn, eine einzelne Idee, aber auch auf die ganze Welt als systematisierter Wahn bezogen sein. Das besondere Verhältnis des Wahnkranken zur Welt und die oft bestehende magische Vorstellung, im Mittelpunkt der Welt und des Interesses zu stehen, wird als paranoid bezeichnet. Die Wahninhalte sind abhängig von kulturellen und gesellschaftlichen Bedingungen sowie von der Stimmung und der Persönlichkeit des Kranken. So leiden depressive Patienten oft an Verarmungswahn oder glauben, im nihilistischen Wahn, dass sie gar nicht existent sind. Schizophrene fühlen sich meist verfolgt, beobachtet oder beeinträchtigt. Alkoholkranke entwickeln häufig einen sogenannten Eifersuchtswahn.

K. Jaspers hat versucht den Wahn anhand von sogenannten Wahnkriterien zu fassen:

▸ subjektive Gewissheit,
▸ Unkorrigierbarkeit,
▸ Unmöglichkeit des Inhalts.

Beim Wahn handelt es sich um Aussagen, die formal wie Angaben über einen mentalen Zustand gemacht werden (wie die Aussage »Ich habe Kopfschmerzen«), bei deren Inhalten es sich jedoch nicht um mentale Zustände, sondern um intersubjektiv zugängliche Sachverhalte handelt. Die Diagnose des Wahns erfolgt nicht aus der Überprüfung der Sachverhalte, sondern aus der Erfassung der Art, wie eine Person bestimmte Aussagen vertritt (SPITZER 1989). Wahn ist eine Projektion inneren Erlebens in eine intersubjektive Welt und kann damit als Ich-Störung interpretiert werden. Die Thematik des Wahns steht immer im Bezug zur persönlichen Werdensgeschichte des Betroffenen.

Halluzination

Auch die Halluzination (Trugwahrnehmung) ist nicht spezifisch für die schizophrene Psychose. Sie muss zunächst von der häufigeren und auch beim Gesunden auftretenden illusionären Verkennung (verfälschte Wahrnehmung) unterschieden werden. Halluzinationen gibt es in jeder Sinnesqualität. Charakteristischerweise treten bei der Schizophrenie meist akustische Halluzinationen im Sinne kommentierender Stimmen auf. Optische Halluzinationen sind dagegen eher bei organisch bedingten Störungen wie Vergiftungen zu finden. Bei Schizophrenien kommen aber auch leibnahe Halluzinationen, sogenannte Coenästhesien, und taktile Trugwahrnehmungen vor. Halluzinationen können eher amorph imponieren (etwa berichtet eine Patientin mit hartnäckigen Schlafstörungen, dass sie in der Nacht Geschirr klappern höre) oder einen konkreten, szenischen Charakter annehmen (Zwerggestalten saßen auf dem Wohnzimmerschrank), Letzteres vor allem im Rahmen deliranter Zustände. Der Wahrnehmungscharakter von Halluzinationen schwankt zwischen eindeutigem Sinneserlebnis und vorstellungsnaher Erfahrung. So können sie als deutliches Hören erscheinen, aber auch in Form eines nicht mit den Ohren erfolgenden Vernehmens, eines Spürens von Stimmen bis hin zum Lautwerden von Gedanken (ROMME/ESCHER 1997). Dabei sind Halluzinationen oft mit wahnhaften Interpretationen verknüpft.

Halluzinationen kommen recht häufig und bei den verschiedensten Erkrankungen vor, sie sind eines der Hauptmerkmale einer Intoxikation mit unterschiedlichen Drogen wie LSD und Meskalin. Beim Gesunden können sie im Rahmen von Übermüdung oder sozialer Isolation auftreten.

Psychopathologische Ansätze zur Beschreibung der Schizophrenie

Historische Ansätze

In der Geschichte der psychopathologischen Beschreibung der Schizophrenie sind drei Ansätze bedeutsam:
► Das Modell der Symptome ersten und zweiten Ranges (K. Schneider) als Versuch einer operationalisierten Diagnostik.
► Das Modell der Grundsymptome und der akzessorischen Symptome (E. Bleuler) mit der Interpretation der Symptome als Folge einer Grundstörung.
► Das Modell der Prozesspsychose mit der Sichtweise einer schlechten Prognose für die Erkrankung selbst oder bestimmte Unterformen.

Aktuelle Klassifikation der Schizophrenie

Ganz im Sinne Schneiders werden in den neueren operationalisierten Klassifikationen die Schizophrenien von den wahnhaften Störungen unterschieden. Die Schizophrenie gilt dabei als eine sogenannte polythetische Diagnose, weil kein Leitsymptom für die Krankheit formuliert werden kann. Unter dieser Voraussetzung werden folgende Symptome als diagnostische Kriterien genannt:
1. Gedankenlautwerden, Gedankeneingebung oder Gedankenentzug, Gedankenausbreitung;
2. Kontrollwahn, Beeinflussungswahn, Gefühl des Gemachten, deutlich bezogen auf Körper- und Gliederbewegungen oder bestimmte Gedanken, Tätigkeiten oder Empfindungen, Wahnwahrnehmungen;
3. kommentierende oder dialogische Stimmen, die über den Patienten und sein Verhalten sprechen, oder andere Stimmen, die aus einem Körperteil kommen;
4. anhaltender, kulturell unangemessener und völlig unrealistischer Wahn, wie der, eine religiöse oder politische Persönlichkeit zu sein, übermenschliche Kräfte und Möglichkeiten zu besitzen (etwa das Wetter kontrollieren zu können oder im Kontakt mit Außerirdischem zu sein);
5. anhaltende Halluzinationen jeder Sinnesmodalität, begleitet entweder von flüchtigen oder undeutlich ausgebildeten Wahngedanken ohne deutliche affektive Beteiligung oder begleitet von anhaltenden überwertigen Ideen, täglich für Wochen oder Monate auftretend;
6. Gedankenabreißen oder Einschiebungen in den Gedankenfluss, was zu Zerfahrenheit, Danebenreden oder Neologismen führt;
7. katatone Symptome wie Erregung, Haltungsstereotypien oder wächserne Biegsamkeit, Negativismus, Mutismus und Stupor;
8. negative Symptome wie auffällige Apathie, Sprachverarmung, verflachter oder inadäquater Affekt (dies hat zumeist sozialen Rückzug und ein Nachlassen der sozialen Leistungsfähigkeit zur Folge), wobei sichergestellt sein muss, dass diese Symptome nicht durch eine Depression oder eine neuroleptische Medikation verursacht werden;

9. eine eindeutige und durchgängige Veränderung bestimmter umfassender Aspekte des Verhaltens der betreffenden Person, die sich in Ziellosigkeit, Trägheit, einer in sich selbst verlorenen Haltung und sozialem Rückzug manifestiert.

Diagnostische Leitlinien: Erforderlich für die Diagnose der Schizophrenie ist mindestens ein eindeutiges Symptom (zwei oder mehr, falls weniger eindeutig) der oben genannten Gruppen 1–4 oder mindestens zwei Symptome der Gruppe 5–8. Diese Symptome müssen fast ständig während eines Monats oder länger deutlich vorhanden sein.

Unterformen

Die Einteilung der Schizophrenie in Unterformen entstand auf Grund der vielfältigen Erscheinungsbilder der akuten Erkrankung und des im individuellen Verlauf zu beobachtenden Symptomwechsels. In den akuten Krankheitsphasen sind in unterschiedlichem Ausmaß das Denken, die Struktur des emotionalen Erlebens sowie die Psychomotorik betroffen. Die Unterformen stellen im Rahmen dieser drei Faktoren jeweils Idealtypen dar. Alle Unterformen können zu ähnlichen Beeinträchtigungen führen und durch verschiedene biologische und psychologische Therapien beeinflusst werden.

Mit Hilfe des Basisstörungsmodells können die Unterformen als Überbauphänomene interpretiert werden. Die Ausbildung einer der Unterformen ist danach abhängig von der Strukturierung, mit der der Betroffene die grundlegenden pathologischen Veränderungen zu konzeptionalisieren vermag.

Paranoid halluzinatorische Form

Bei dieser Ausdrucksform steht die Entwicklung des Wahns mit vorwiegend akustischen, aber auch ohne Halluzinationen im Vordergrund. Dabei ist der Grad der Strukturierung insgesamt recht hoch. Die Kohärenz der Gedanken und der Affekte bleibt oft erhalten, intentionales Handeln ist weiterhin möglich. Diese Unterform ist die häufigste Ausdrucksform einer schizophrenen Psychose.

Hebephrene Form

Bei der hebephrenen Form ist der Grad der Strukturierung gering, es gelingt nicht, das Handeln, Denken und Fühlen zu konzeptionalisieren, alles wirkt chaotisch, unverbunden und zufällig. Patienten mit hebephrenen Psychosen wirken daher besonders krank und gestört. Diese Form hatte lange Zeit den Ruf, mit einer besonders schlechten Prognose verbunden zu sein, was aber nach den Ergebnissen katamnestischer Untersuchungen nicht zutreffend ist.

Katatone Form

Bei der katatonen Form ist die Strukturierung des Denkens und der Affekte (hier meistens Angst) erhalten, die des Handlungsentwurfes hingegen gelingt nicht mehr. Der Betroffene erstarrt bis zur völligen Regungslosigkeit oder entwickelt mehr oder weniger deutlich Handlungs- und Bewegungsstereotypien, die teilweise ohne Bezug zur aktuellen Situation erscheinen. Die Katatonie ist nicht, wie es zunächst erscheinen mag, Ausdruck einer Abwendung von der Welt, sondern die Patienten sind im Gegenteil eher überwältigt von den Eindrücken, sie wirken wie starr vor Schreck. Differentialdiagnostisch müssen bei dieser Form primäre Gehirnerkrankungen, Stoffwechselstörungen oder Intoxikationen sowie ein malignes neuroleptisches Syndrom ausgeschlossen werden (GAEBEL / FALKAI 1998).

II Simplex Form

Sehr umstritten ist die Beschreibung einer Unterform der Schizophrenie, bei der sowohl die Strukturierung gering ist als auch der intentionale Handlungsentwurf nicht mehr gelingt sowie die Bildung von Affekten gedämpft ist. Diese Form müsste vor allem durch das Fehlen von Symptomen, durch Verlangsamung und affektive Entleerung gekennzeichnet sein. Schwierigkeiten bei der Abgrenzung dieser Unterform ergeben sich aus den vielfältigen Überschneidungen mit dem Konzept der seelischen Behinderungen, Ähnlichkeiten mit Endzuständen vieler anderer seelischer und neurologischer Erkrankungen und ihrem relativ seltenen Vorkommen. Dies hat zu dem sicher berechtigten Vorschlag geführt, diese Kategorisierung aufzugeben (KLOSTERKÖTTER 1983).

III Differentialdiagnose

In den modernen Klassifikationen wird die Schizophrenie zunächst von anderen w a h n - h a f t e n S t ö r u n g e n unterschieden. Dabei ähnelt die sogenannte psychotische Episode der Schizophrenie, sie ist aber in der zeitlichen Ausdehnung kürzer. Außerdem werden andauernde wahnhafte Störungen von der Schizophrenie abgegrenzt. Bei diesen tritt ein isolierter, oft systematisierter Wahn auf, der nicht mit den spezifischen Störungen im Denken und Affekt einhergeht, wie sie für die Diagnose der Schizophrenie postuliert werden.

Auch andere Erkrankungen können zu Symptomen führen, die der akuten schizophrenen Psychose mehr oder weniger entsprechen. Zunächst sind hier Intoxikationen zu nennen, vor allem mit LSD und Meskalin, aber auch mit Antiparkinsonmitteln. In der Regel unterscheiden diese sich aber in einigen Punkten – etwa durch das häufigere Vorkommen optischer anstelle akustischer Halluzinationen – von den Symptomen einer schizophrenen Psychose. Umstritten ist der Begriff der sogenannten »drogeninduzierten Psychose«, weil nicht klar ist, ob der Drogenkonsum ursächlich oder nur auslösend an der Erkrankung beteiligt ist. Sehr selten treten schizophrenieforme Symptome bei neurologischen Erkrankungen, etwa bei der Chorea Huntington oder bei internistischen Störungen wie dem Lupus Erythematodes, auf.

Häufiger hingegen sind Wahnsymptome im Alter, oft auf der Basis einer sehr misstrauischen Grundhaltung. Akustische Halluzinationen sind relativ häufig bei Schwerhörigen zu finden. Gelegentlich ist es schwierig, die Schizophrenie von bestimmten Formen der Manie oder von den schizoaffektiven Psychosen abzugrenzen. Gelegentlich treten bei schweren Depressionen Symptome auf, die an eine akute schizophrene Psychose denken lassen.

Findet sich bei schizophrenieformen Psychosen ein klinisch fassbarer neurologischer Befund, darf die Diagnose einer »endogenen« Psychose nicht gestellt werden. In Tabelle 23 sind Erkrankungen des ZNS aufgeführt, die schizophrenieforme Psychosen verursachen können.

Tabelle 23   Differentialdiagnostisch abzugrenzende organisch-psychotische Störungen (GAEBEL / FALKAI 1998)

Primäre Erkrankungen des ZNS (5–8%)

▶ Epilepsien

▶ Zerebrale Traumata und Tumore

▶ Infektionen des ZNS

▶ Zerebrovaskuläre Erkrankungen

▶ Degenerative Erkrankungen

Sekundäre Erkrankungen des ZNS (3%)

▶ Metabolische Störungen

▶ Autoimmunerkrankungen

▶ Hypo- bzw. Hyperthyreoidismus

▶ Vitamin-B 12-Mangel

▶ Drogeninduzierte Psychosen

▶ Medikamentös induzierte Psychosen (etwa Antiparkinsonmittel)

||| Positive und negative Symptome

Da die akute Psychose einen der häufigsten Hospitalisierungsgründe darstellte, widmete sich die klinische Psychiatrie zunächst den akuten Symptomen. Weil die mit der Erkrankung assoziierten Defizite für den Verlauf eine wichtige Rolle spielten, unterschied man früh die produktiven (positiven) von den negativen Symptomen. Darunter versteht man vor allem die Beeinträchtigungen der Intentionalität, der affektiven Schwingungsfähigkeit und der sozialen Kontaktfähigkeit (Tabelle 24) (MÜLLER-SPAHN u. a. 1992).

Tabelle 24   Negative Symptome (Minussymptome)

SDAS-C	PANSS	NOSIE	AMDP
▶ Müdigkeit	▶ Affektverarmung	▶ sitzt herum	▶ Konzentrationsstörungen
▶ Interessenverlust	▶ emotionale Isolation	▶ hält Kleidung unordentlich	▶ Denken gehemmt
▶ fehlendes sexuelles Interesse	▶ mangelnde Beziehungsfähigkeit	▶ weigert sich, alltägliche Dinge zu tun	▶ Denken verlangsamt
▶ verlangsamte Sprache	▶ passiv-apathische soziale	▶ weigert sich zu sprechen	▶ Denken eingeengt
▶ verlangsamte Bewegungen	Isolation	▶ beschmutzt sich beim	▶ Denken gesperrt / Gedankenabreißen
▶ depressives Erscheinungsbild	▶ erschwertes abstraktes Denkvermögen	Essen	▶ Denken inkohärent / zerfahren
▶ inadäquater Affekt	▶ mangelnde Spontaneität	▶ schläft viel	▶ Eindruck der Gefühllosigkeit
▶ Affektverflachung	und Gesprächsfähigkeit	▶ langsam	▶ Affektarm
▶ unlogische Gedankenassoziationen	▶ stereotypes Denken	▶ hält sich nicht sauber	▶ Parathymie
▶ Verarmung der Gedankeninhalte			▶ Affektstarr
▶ Inkohärenz			▶ antriebsarm
			▶ mutistisch
			▶ sozialer Rückzug
			▶ verminderte Libido

In diesem Sinn können die Symptome einer schizophrenen Psychose auch mit Hilfe der Faktoren paranoid-halluzinatorisches Erleben, Negativsymptomatik und Desorganisation beschrieben werden.

Inwieweit diese insgesamt recht unspezifischen Phänomene sinnvollerweise als Krankheitssymptome betrachtet oder in ein Behinderungskonzept integriert werden sollten, ist noch offen (KLOSTERKÖTTER u. a. 1994). Wegen ihrer Bedeutung werden derzeit aber intensiv die biologischen und psychologischen Möglichkeiten einer therapeutischen Beeinflussung der negativen Symptome reflektiert.

III Residualsyndrome und defizitäre Syndrome

Die Unterscheidung in negative und produktive Symptome führte zum Begriff des Residualsyndroms bei schizophrenen Erkrankungen. Ging man ursprünglich von einem durch die Krankheit angestoßenen Prozess aus, so kommt man zunehmend zu der Erkenntnis, dass die Entwicklung einer chronischen Störung eher von prämorbiden Persönlichkeitsfaktoren abhängt (MUNDT 1983). Die beschriebenen Phänomene sind wie bei den negativen Symptomen recht unspezifisch. Manche verstehen das Residualsyndrom als eine Art Selbstheilungsversuch des Kranken, um erneuten psychotischen Entgleisungen zu entgehen (KICK 1991). Insgesamt ist die Symptomatik unter quantitativen und qualitativen Aspekten vielfältig. A. MANEROS (1991) fand etwa in einer Studie unter 355 Patienten mit chronifiziertem Verlauf acht Untertypen des Residualsyndroms, die sämtlich nicht krankheitsspezifisch waren (siehe auch das Kapitel »Persönlichkeitsstörungen«).

II Überlegungen zur Pathogenese schizophrener Minussymptomatik

Das Residualsyndrom bei der Schizophrenie wurde von genetischen, biologischen und sozialen Faktoren beeinflusst gesehen. Psychopathologische Konzepte betonen vor allem die Schutzfunktion des sozialen Rückzugs vor externer Reizüberflutung. Alle Modelle beschreiben einen tiefgreifenden Verlust von kognitiven Funktionen und energetischem Potential. Von einigen Autoren ist das Residualsyndrom als Zeichen einer Unterform der Schizophrenie betrachtet und mit dem Vorhandensein von Hirnsubstanzdefiziten in Verbindung gebracht worden (KLOSTERKÖTTER 1983). Die Ergebnisse hierzu blieben uneinheitlich, die Hirnsubstanzdefizite scheinen nicht in allen Fällen für das schizophrene Residualsyndrom verantwortlich zu sein. Seine Symptomatik kann durch soziale Faktoren beeinflusst werden und sich auch nach jahrelangem Bestehen bessern.

Von anderen Autoren wurde eine erhöhte serotonerge Aktivität im Gehirn für das Vorliegen eines Residualsyndroms verantwortlich gemacht, was Anlass zu Versuchen der medikamentösen Behandlung gab. Die ersten Ergebnisse hierzu sind zwar ermutigend, konnten aber die Hypothese nur zum Teil bestätigen. Sicher ist, dass das Residualsyndrom durch die Behandlung mit Neuroleptika verstärkt werden kann.

Depressive Syndrome: Insbesondere nach Abklingen der akuten Symptomatik kommt es bei vielen Betroffenen teilweise zu ausgeprägten depressiven Syndromen. Diese haben gelegentlich den Charakter eines postremisiven Erschöpfungssyndroms mit Abgespanntheit, Gefühlen der inneren Leere und Hoffnungslosigkeit. Depressive Verstimmungen in Kombination mit Resignation begleiten eine Reihe schizophrener Patienten über die gesamte Krankheitsspanne hinweg.

▪▪▪ Psychische Behinderungen

Abhängig von der Kategorisierung lassen sich bei 30–60 Prozent der Patientinnen und Patienten, die an akuten schizophrenen Psychosen leiden, auch im krankheitsfreien Intervall mehr oder weniger charakteristische Symptome und Einschränkungen finden. Etwa 30 Prozent der Patienten entwickeln psychische Behinderungen im engeren Sinne. Noch weniger als für die negativen Symptome existiert zur Zeit ein verbindliches Konzept für die Klassifikation psychischer Behinderungen bei schizophrenen Patienten (SCHWARZ/MICHAEL 1977). Überschneidungen mit den Konzepten zum Residualsyndrom sind üblich, an vielen Stellen wird die Behinderung mit der chronischen Erkrankung gleichgesetzt. In der WHO-Klassifikation wird sinnvollerweise die Behinderung (Disability) vom Schaden unterschieden (siehe auch unter Diagnostik).

Beschreibt man die psychischen Behinderungen anhand von Funktionen, die der Betroffene einbüßt und deren Verlust zu einer Einschränkung der sozialen Potentiale führen kann, lässt sich eine funktionale Diagnostik entwickeln, die sich an der Anpassungsfähigkeit des Betroffenen orientiert. Faktoren können sein:

▶ Störungen der Motivation und des Antriebs,
▶ Störungen des Selbstbildes im Sinne der Überschätzung oder Unterschätzung der eigenen Möglichkeiten,
▶ Störungen des Verhaltens im Sinne des sozialen Rückzuges und/oder des unangepassten Verhaltens,
▶ Störungen bei der Strukturierung von Zeit,
▶ Störungen bei den Aktivitäten des alltäglichen Lebens.

▪▪▪▪ Epidemiologie der Schizophrenie

Die Schizophrenie ist eine sehr häufig vorkommende Erkrankung. Die Angaben zur Epidemiologie schwanken jedoch abhängig davon, wie eng die Diagnose gefasst wird. Tabelle 25 gibt die epidemiologischen Daten der »Behandlungsleitlinie Schizophrenie« der DGPPN wieder (ICD-9).

Schizophren Erkrankte haben häufiger schizophrene Mütter als schizophrene Väter. Schizophrene Männer (die früher als Frauen erkranken) sind häufiger ledig und kinderlos. Die Kindheit schizophrener Frauen ist schwerer als die schizophrener Männer. Schizophrene Geschwister von Schizophrenen sind häufiger weiblich als männlich. Das Vorkommen der Schizophrenie ist transkulturell sehr konstant. Der Verlauf der Erkrankung weist in Ländern der sogenannten Dritten Welt eine günstigere Prognose auf.

Schizophrenie

Tabelle 25   Epidemiologische Daten (GAEBEL / FALKAI 1998)

Punktprävalenz	1,4–4,6 pro 1000 Einwohner
Periodenprävalenz (pro Jahr)	1,4–6,4 pro 1000 Einwohner
Lebenszeitprävalenz	0,5–1,6 pro 100 Einwohner
Inzidenz (15–59 Jahre) (pro Jahr)	0,16–0,42 pro 1000 Einwohner. Bei enger Diagnosestellung: 0,1 pro 1000 Einwohner
Erkrankungsalter Männer	15–35 Jahre, Durchschnitt 30 Jahre
Erkrankungsalter Frauen	25–37 Jahre, Durchschnitt 36 Jahre
Geschlechtsverteilung Männer : Frauen	1 : 1

ⅠⅠⅠⅠ   Aktuelle Krankheitskonzepte

Das Bild der Schizophrenie hat sich nach der Beschreibung von Bleuler gewandelt und zwischen den Polen der biologischen und sozialen Determinierung bewegt. L. CIOMPI (1986) hat auf einige entscheidende Meilensteine auf dem Weg zum modernen Schizophrenieverständnis hingewiesen:

Die Entwicklung des Stress-Diathese-Modells Im Rahmen dieses Modells konnte die Abhängigkeit der Entwicklung einer Schizophrenie von Umweltfaktoren nachgewiesen werden, die man unter dem Begriff »Stress« zusammenfassen kann, wobei die Art der Stressbelastung offensichtlich unspezifisch ist. Dabei wurde die Schizophrenie als dispositionelle Erkrankung beschrieben.

Das Modell der optimalen Stimulation Auch der Verlauf der Erkrankung wird von sozialen Faktoren erheblich beeinflusst. Dies kann am Grad der Stimulation veranschaulicht werden. Erfolgt eine Unterstimulation, entstehen Behinderungen und Restriktionen, eine Überstimulation erhöht die Gefahr der Neuerkrankungen.

Aus beiden Ansätzen ergeben sich Hinweise, dass es sich bei der Schizophrenie um eine Anlage-Umwelt-Erkrankung handelt. Damit ist eine generelle Abwendung von der Vorstellung einer degenerativen Erkrankung vollzogen.

ⅠⅠⅠ   Das Vulnerabilitätskonzept

J. Zubin (OLBRICH 1987) hat die Befunde zur Anlage-Umwelt-Bedingung der Schizophrenie in einem *Vulnerabilitätsmodell* zusammengefasst. Unter Vulnerabilität (Verletzlichkeit) versteht er eine Schwellensenkung des Individuums gegenüber Reizen. Die Absenkung besteht vor allem gegenüber sozialen Reizen, die dadurch zu Stressoren werden. Es fehlt dem betroffenen Menschen an Möglichkeiten zur Gegenregulation, sodass ein für die Bewältigung notwendiges Gleichgewicht nicht aufrechterhalten werden kann. Die Vulnerabilität ist für Zubin die Endstrecke, in die diverse ursächliche Momente einmünden und auf die unterschiedliche Faktoren, wie die prämorbide Persönlichkeit und das soziale Netz, als sogenannte Moderatorvariablen wirken.

Die Vulnerabilität kann damit als eine Art Trait-(Eigenschafts-)Variable angesehen werden. J. ZUBIN (1986) selbst hat versucht diese Eigenschaft mit Hilfe von Markern zu differenzieren und konnte auf den verschiedensten Ebenen Vulnerabilitätsmarker beschreiben. Sein Ansatz kann als Versuch betrachtet werden die unterschiedlichen Hypothesen zur Entstehung der Schizophrenie in ein einheitliches Konzept zu integrieren. Die Befunde sind aber insgesamt noch zu vorläufig, als dass bereits heute von einem in sich geschlossenen und logischen Modell gesprochen werden könnte (Abbildung 19). So gelingt es im Vulnerabilitätskonzept noch nicht, für die Schizophrenie spezifische Konstellationen anzugeben, denen die Begriffe Stress, Krise, Vulnerabilität und ätiologische Faktoren zuzuordnen sind. Das Modell von Zubin ist auch deshalb von Bedeutung, weil es die prinzipielle »Gutartigkeit« der Erkrankung und ihre soziale Modifizierbarkeit betont.

Abbildung 19   Vulnerabilitätskonzept

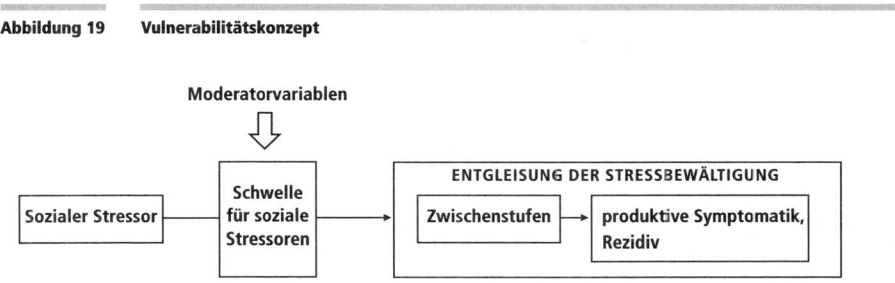

ııı   Das Drei-Phasen-Modell

In der Weiterentwicklung des Vulnerabilitätsmodells hat L. CIOMPI (1984) die ätiologischen Merkmale und die Verlaufscharakteristika der Schizophrenie berücksichtigt. Im Rahmen der Ätiologie bezieht er sich in seinem Drei-Phasen-Modell sowohl auf biologische als auch auf soziale und psychologische Faktoren. Er schließt die Ergebnisse der genetischen Forschung, die hirnmorphologischen und neurophysiologischen Befunde, aber auch die Befunde der Kommunikationsforschung ein. Die Gesamtheit dieser Elemente wird als Ursachenbündel für die Entwicklung der Vulnerabilität formuliert, die hier hauptsächlich als Störung der Informationsverarbeitung verstanden wird. Insbesondere die zentral wichtigen Selbst- und Objektrepräsentanzen, die das zwischenmenschliche Verhalten und die fundamentalen Abgrenzungen zwischen Innen- und Außenwelt regulieren, scheinen von dieser Informationsverarbeitungsstörung betroffen zu sein.

L. Ciompi unterscheidet zwischen einer prämorbiden, morbiden und postmorbiden Phase. Die Übergänge zwischen diesen Phasen werden jeweils von sozialen Einflüssen in Verbindung mit Persönlichkeitsfaktoren modifiziert. Das von ihm formulierte Modell ist zwar nicht neu, denn es geht wie das Modell von Zubin von einem Anlage-Umwelt-Ansatz aus, es ist aber hilfreich, weil es verschiedenste Forschungsergebnisse über Ätiologie, Erscheinungsbild und Verlauf integriert und verschiedene Ansätze der therapeutischen Intervention aufzeigt.

Aktuelle Krankheitskonzepte

Abbildung 20 **Drei-Phasen-Modell der Schizophrenie (CIOMPI 1986)**

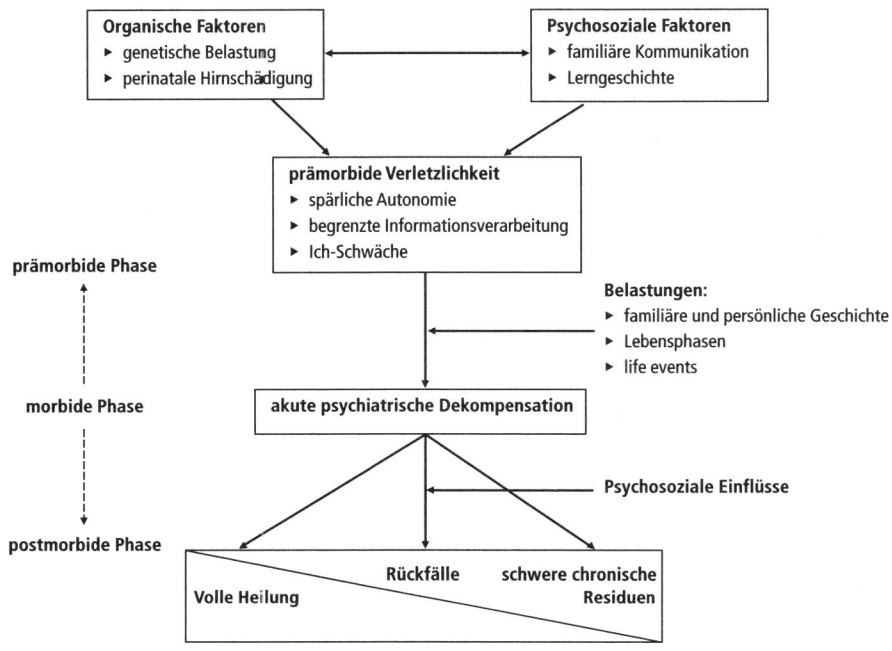

III   Basisstörungsmodell der Schizophrenie

Die Modelle und Forschungsergebnisse, die sich mit der Informationsverarbeitung bei
Schizophrenen auseinander setzen, basieren im Wesentlichen auf dem von E. Bleuler
entwickelten Schizophrenieverständnis. Hier fanden sich Ansatzpunkte, den der Schizophrenie zu Grunde liegenden Prozess zu verstehen, worauf die Theorie der kognitiven Störung als Grundlage der Vulnerabilität bei Schizophrenen beruht (HARTWICH
1983). Die kognitiven Störungen bei Schizophrenen können dabei unter zwei Oberbegriffen zusammengefasst werden:

Filterstörung Bei der Filterstörung wird eine Störung des Informationsfilters oder ein
Zusammenbrechen der Filterfunktion vermutet, dies verursacht eine Überflutung
durch von innen und außen kommende Informationen.

Dekodierungsstörung Der zentrale Gedanke ist die Annahme einer hierarchischen Organisation der kognitiven Einordnung von Wahrnehmungsinhalten als sogenannte Response-Tendenzen. Die Nuancierung dieser Response-Tendenzen ist bei schizophrenen
Patienten offensichtlich nicht so stark kontrastiert wie bei gesunden Vergleichspersonen,
sodass es zu einer schwächeren Ausbildung von Gewohnheitshierarchien kommt.
Gestört ist damit im Wesentlichen die Aktualisierung der im Gedächtnis vorliegenden
Kenntnisse und Erfahrungen, die im Vorgang des Erkennens mit dem jeweiligen Objekt verknüpft werden.

Auf diese beiden Grundstörungen bezieht sich H. EMRICH (1988) in seiner Systemtheorie produktiver Psychosen. Ausgangspunkt der Überlegungen ist eine Drei-Komponenten-Hypothese, wobei die Wahrnehmungsfunktion auf drei Faktoren basierend betrachtet wird:

1. die eingehenden Sinnesdaten, als sensualistische Komponenten;
2. die internen Konzeptbildungen, als konstruktivistische Komponenten, die Hypothesen generieren;
3. die internen Kontrollen, als Elemente der inneren Korrektur und als eine Art Zensor-System.

Die Interaktion dieser drei Komponenten ist für eine biologisch sinnvolle und effiziente interne Repräsentation der äußeren Welt notwendig. Bei psychotischen Erkrankungen scheint das Gleichgewicht zwischen diesen Komponenten gestört, vor allem das Zusammenwirken von konstruktivistischem und Zensor-System im Sinne der Filterschwäche. Die zensorische Komponente hat vor allem die Funktion, die Sinnesdaten mit den internen Konzepten und Hypothesen zu vergleichen und nach Maßgabe der bisherigen Erfahrungen zu unterscheiden. Das Ergebnis wird dann als »reale« Sinneswahrnehmung an das Bewusstsein weitergegeben. Teilergebnisse können dabei gelöscht oder an das Gedächtnis übermittelt werden. Die bei Untersuchungen mit Invertbildern gefundenen Besonderheiten von Menschen mit schizophrenen Psychosen weisen darauf hin, dass die Störung nicht nur auf einen defekten Filter zurückgeführt werden kann, der das Zentralnervensystem vor einem Überangebot an Informationen aus der Außenwelt unzureichend schützt, sondern dass darüber hinaus ein aktives Korrektursystem beeinträchtigt ist.

Im Sinne dieser Drei-Komponenten-Hypothese beruht die schizophrene Vulnerabilität also vor allem auf einem latenten Ungleichgewicht zwischen der Bildung innerer Konzepte und den Kontrollen als einer Art Systemschwäche. Unter dem Einfluss von Stress kommt es auf Grund dieser Schwäche zu einer strukturellen Verselbstständigung in Form einer dynamischen Entgleisung. Dabei sind die akuten Symptome vor allem die Folge einer Deaktualisierungsschwäche (STROBL 1988).

Basisstörungen

In einer noch allgemeineren Form fasst G. HUBER (1983) die Befunde zu den kognitiven Störungen Schizophrener in seinem Basisstörungsmodell zusammen.

Mit diesem Modell ist eine Art Übergangsreihe beschrieben zwischen den biologischen Elementen der Vulnerabilität, auf die sich die kognitive Grundstörung gründet und die zu den sogenannten Basisstörungen führt, sowie den schizophrenietypischen Symptomen, die erst nach einer psychoreaktiven Vermittlung in Erscheinung treten. Die akute wie auch die Minus-Symptomatik der Schizophrenie erscheinen hier als Selbstheilungsversuch eines entsprechend disponierten Menschen in einer auch durch äußere Faktoren determinierten Stress-Situation.

Zur Bestätigung des Basisstörungsmodells muss die Existenz von Basisstörungen bewiesen werden. Diese müssen als Trait-Variablen relativ stabil auch außerhalb der akuten Psychose nachweisbar sein. G. Huber selbst erwähnt beispielhaft zwei Grundstörungen:

Abbildung 21   **Basisstörungsmodell nach Huber**

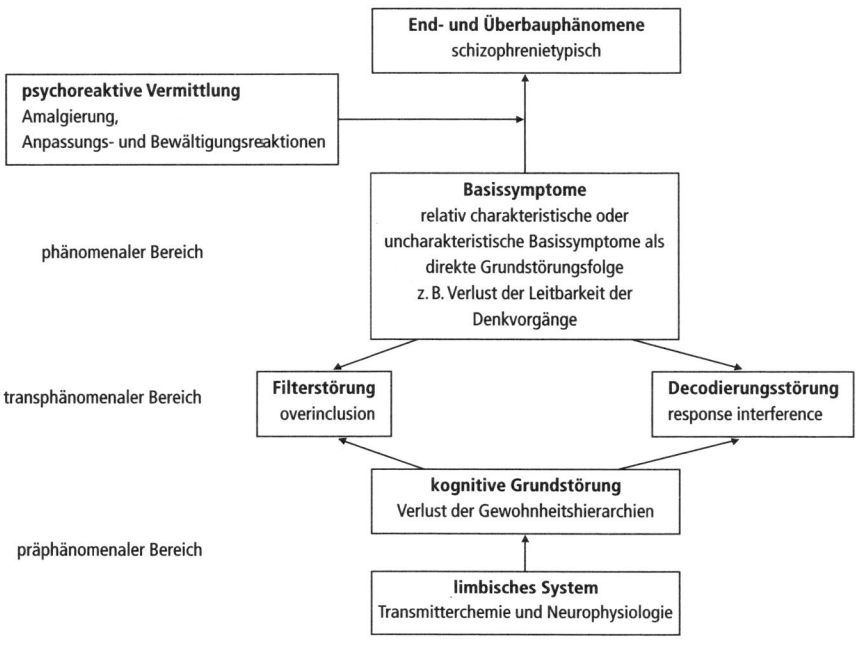

> Den Verlust der Leitbarkeit der Denkvorgänge als direkte Folge der vermuteten kognitiven Grundstörungen.
> Die Coenästhesien als leibnahe Wahrnehmungsstörungen.

Obwohl die kognitiven Störungen bei Schizophrenen insgesamt nicht in Frage gestellt werden, ist es trotz intensiver Forschung bis heute nicht gelungen, die Basisstörungen zuverlässig zu spezifizieren. Die zu diesem Zweck entwickelten Messinstrumente erfassen daher meist einzelne Phänomene, die in der Regel auch bei anderen seelischen Erkrankungen gefunden werden und die nur unter Berücksichtigung der Gesamtentwicklung des Betroffenen eine Bedeutung erhalten. Ein Beispiel für ein solches Erfassungsinstrument der Basisstörungen ist der Frankfurter Beschwerde-Fragebogen (FBF) (SÜLLWOLD 1977). Die Grundlage des FBF bildet eine Sammlung wörtlicher Klagen von Patienten mit zumeist beginnenden schizophrenen Erkrankungen. Diese Klagen werden 12 hypothetischen Subskalen zugeordnet (Tabelle 26).

Das Basisstörungsmodell hat nicht nur eine Bedeutung für die Forschung, sondern im Laufe der Jahre auch Ansätze zur Therapie der Schizophrenie stark beeinflusst, da mit seiner Hilfe Strategien für die primäre und sekundäre Prävention formuliert werden können.

Tabelle 26   Faktoren des Frankfurter Beschwerde-Fragebogens (SÜLLWOLD 1977)

1. Unspezifische Ängste

Beispiel: Vor beinahe allem, was täglich auf mich zukommt, habe ich Angst.

2. Selektive Aufmerksamkeit

Beispiel: Ich kann schlecht etwas überlegen und vorstellen und gleichzeitig mitbekommen, was um mich herum vorgeht.

3. Diskriminationsschwäche

Beispiel: Manchmal sehe ich etwas und bin nicht sicher, ob ich mir dies nur vorstelle.

4. Mobilität und Motorik

Beispiel: Beim Gehen tue ich zeitweise jeden Schritt bewusst, damit meine Bewegungen klappen.

5. Wahrnehmung

Beispiel: Farben sehen zeitweise anders aus als gewöhnlich.

6. Kognitives Gleiten

Beispiel: Sobald ich mich an etwas Bestimmtes erinnern will, lenken mich unpassende Einfälle ab und ich komme nicht zu dem, was ich möchte.

7. Blockierungen

Beispiel: Manchmal bin ich kurzfristig starr und kann nicht reagieren, ich muss warten, bis es weitergeht.

8. Sprachstörungen

Beispiel: Es fällt mir schwer, längere Sätze zu machen, weil mir so oft verloren geht, was ich gerade sagte.

9. Automatismenverlust

Beispiel: Mit den täglichen Kleinarbeiten geht es mühsam, weil ich ständig überlegen muss: Was kommt jetzt und was kommt dann?

10. Bewältigungsreaktionen

Beispiel: Ich muss darauf achten, mich genügend abzuschirmen, sonst werde ich wirr.

11. Spezielle sensorische Störungen

Beispiel: Manchmal sieht alles wie weit weggerückt aus.

12. Körperbeschwerden

Beispiel: Ich habe meist ein Druckgefühl über den Augen.

⁌ Schizophrenie als emotionale Störung

Bei der Entstehung einer schizophrenen Psychose sind nicht allein kognitive, sondern auch emotionale Störungen bedeutsam. Möglicherweise ist eine reduzierte emotionale Ansprechbarkeit oder auch die Störungen emotionaler Abläufe mitverantwortlich für die reduzierte Intentionalität und Entscheidungsschwäche Schizophrener. Auch die Einschränkungen der Lernvorgänge können möglicherweise auf die Unfähigkeit zu einer angemessenen emotionalen Reaktion zurückgeführt werden (CIOMPI 1986; MACHLEIDT 1995).

Wie bereits E. Bleuler vermutete, bezeichnet der Begriff »Schizophrenie« keine einheitliche Erkrankung, sondern eine Gruppe von Störungen, die in gewissen Symptomen übereinstimmen. Diese Symptome sind nicht auf eine einheitliche Verursachung zurückzuführen, sondern es muss ein multifaktorielles Ursachengefüge, das in eine schizophrenietypische Endstrecke einmündet, angenommen werden.

Entsprechend dem Drei-Phasen-Modell der Schizophrenie können für deren Genese biologische, entwicklungspsychologische und familiendynamische Faktoren und auslösende Belastungsfaktoren unterschieden werden.

ⅠⅠⅠ   Biologische Befunde und Hypothesen

Die Untersuchungsergebnisse zu biologischen Ursachen der Schizophrenie sind insgesamt recht uneinheitlich. Eine Reihe von Befunden spricht für das Vorliegen einer Funktionsstörung des Gehirns im Sinne der Theorie der Einheitspsychosen. Besondere Beachtung hat in diesem Zusammenhang das dopaminerge Neurotransmittersystem erhalten. Mittlerweile konnte aber gezeigt werden, dass mehrere Neurotransmitter, beispielsweise auch das serotonerge System, an der Erkrankung beteiligt sind. Anderen Befunden zufolge existieren lokale Störungen im Gehirn, insbesondere im Bereich des limbischen Systems (Überfunktion des dopaminergen Systems).

Hier einzuordnen sind auch Ergebnisse, die für eine Korrelation von negativen Symptomen mit einer Unterfunktion des Frontalhirns sprechen (Hypofrontalität), sowie Hinweise auf eine ausgeprägtere seitliche Dominanz des Gehirns (Lateralitätshypothese, siehe OEPEN / HARRINGTON 1990) und Befunde zur Vergrößerung der Seitenventrikel und des dritten Ventrikels (BOGERTS 1992; GÜNTHER 1992). Zusätzlich sprechen eine Reihe von Ergebnissen physiologischer Untersuchungen, wie etwa Messungen der elektrodermalen Aktivität, für eine relative Instabilität von Hirnfunktionen (TARRIER 1989; WOLFERSDORF u. a. 1995). Andere Befunde, beispielsweise zu Augenbewegungsstörungen, lassen sich als Vulnerabilitätszeichen interpretieren, ohne dass ihre eigentliche biologische Bedeutung für die Krankheitsgenese geklärt wäre (AROLT u. a. 1993).

Trotz ihrer Vielzahl lassen die Untersuchungsergebnisse noch keine schlüssige Hypothese der biologischen Verursachung der Schizophrenie zu. An einigen Stellen sind die Befunde sogar widersprüchlich und sicherlich in mancher Hinsicht noch nicht ausreichend daraufhin überprüft, ob es sich nicht um Sekundäreffekte der Erkrankung handelt. Eine Schwierigkeit für die Überprüfung biologischer Hypothesen zur Schizophrenie ist die hohe Variabilität der Symptomatik, insbesondere das Vorhandensein positiver und negativer Symptome, die sich bezüglich der zu Grunde liegenden affektiven, kognitiven und psychomotorischen Mechanismen stark unterscheiden, sich in mancher Hinsicht sogar antagonistisch verhalten.

Genetische Aspekte

Die Mitbeteiligung genetischer Faktoren bei der Entstehung der Schizophrenie ist inzwischen unbestritten (SAUER 1992). Weder der Erbgang noch der Genort konnten aber bislang bestimmt werden. Vor allem in Adoptionsstudien von ein- und zweieiigen Zwillingen fanden sich signifikante Unterschiede für die Erkrankungswahrscheinlichkeit, die als Beweis eines genetischen Einflusses gelten können: Die Konkordanzraten von zwei- und eineiigen Zwillingen unterschieden sich zu 10–50 Prozent (TIENARI u. a. 1991). Insgesamt ist das Risiko für Kinder von Schizophrenen, ebenfalls zu erkranken, achtfach erhöht (HAMBRECHT 1994).

Die genetische Verursachung erklärt dabei aber nur einen Teil der Erkrankungswahrscheinlichkeit; Untersuchungen der Entwicklungsbedingungen der adoptierten Zwillinge bestätigten die Mitwirkung von Umweltfaktoren (TIENARI u. a. 1989), sodass ein Zusammenwirken von Anlage- und Umwelteinflüssen angenommen werden muss. Der genetische Faktor ist bei der Schizophrenieentstehung damit in sehr viel geringerem Ausmaß wirksam, als es zu Beginn der Erforschung dieser Krankheit angenommen wurde, gleichwohl ist er vorhanden. Die Befunde rechtfertigen nicht, die Schizophrenie als Erbkrankheit zu bezeichnen, und sicherlich auch nicht, Schizophrenen restriktive Ratschläge bezüglich ihrer Familienplanung zu geben.

Dopaminhypothese (Neurotransmittersysteme)

Möglicherweise als Substrat der genetischen Ursache der Schizophrenie können spezifische Besonderheiten des dopaminergen Systems verstanden werden. Es fand sich vor allem ein relatives Übergewicht von D_2- gegenüber D_1-Rezeptoren, besonders im limbischen System des Gehirns, und eine Unterfunktion des Dopaminsystems im Frontalhirn (D_1-Rezeptoren wirken vorwiegend stimulierend, D_2-Rezeptoren vorwiegend hemmend auf das cAmP der Zelle).

Aus diesen Befunden wurde die sogenannte »Dopaminhypothese« entwickelt. Diese erlangte ein hohes Maß an Bedeutung, weil sie die pharmakologische Wirksamkeit dopaminantagonistischer Substanzen und den gezielteren Effekt D_2-spezifischer Wirkstoffe erklärt. Aber auch einige Einwände gegen diese Hypothese wurden vorgebracht (Tabelle 27). Sicher sind außerdem andere Neurotransmittersysteme direkt oder indirekt am Geschehen beteiligt (CARLOS u. a. 1992).

Neurotransmittersysteme sind in vielfacher Weise mit den kognitiven, emotionalen und motorischen Programmen, die das Verhalten des Menschen bestimmen, verknüpft. Dies gilt auch für das dopaminerge System. Dopaminhaltige Nervenfasern befinden sich in der Substantia nigra und in der vorderen Haube des Mittelhirns. Die Fasern der dopaminhaltigen Nervenzellen reichen bis ins Vorderhirn. Dort sind sie an der Steuerung emotionaler Prozesse und der Regulierung von Gedächtnis und Lernen beteiligt (mesolimbische, mesokortikale Bahnen). Die dopaminhaltigen Nervenzellen im Hypothalamus regulieren die Hormonausschüttung. Die Fasern im Corpus Striatum sind an der Steuerung von Bewegungen beteiligt (nigrostriatale Bahnen).

Schizophrenie

Tabelle 27   Stärken und Schwächen der Dopaminhypothese (KORNHUBER/WELLER 1994)

Stärken der Dopaminhypothese

▸ Therapeutische Wirksamkeit der Neuroleptika und Korrelation ihrer antipsychotischen Potenz mit der Affinität zum D_2-Dopaminrezeptor

▸ Antipsychotische Wirkung selektiver D_2-Antagonisten (z. B. Sulpirid)

▸ Korrelation zwischen der D_2-Rezeptorblockade und antipsychotischem Effekt

▸ Modellpsychosen durch Erhöhung der dopaminergen Neurotransmission

Schwächen der Dopaminhypothese

▸ Unbefriedigende Erklärung der Negativsymptomatik, entsprechend der ungenügenden Wirkung der Neuroleptika gegenüber Negativsymptomen

▸ Resistenz vieler schizophrener Erkrankungen gegenüber Neuroleptika trotz nachgewiesener D_2-Rezeptorblockade

▸ Antipsychotische Wirkung der Neuroleptika unabhängig von der Genese psychotischer Symptome

▸ Niedrige Inzidenz psychotischer Episoden bei der Behandlung nicht psychiatrischer Patienten mit Dopaminomimetika

▸ Fehlender Nachweis einer Überfunktion des dopaminergen Systems bei schizophrenen Psychosen

▸ Unauffällige Aminosäuresequenzen der D_1- und D_2-Rezeptoren bei Patienten mit schizophrenen Psychosen

▸ Keine Kopplung zwischen D_2-Rezeptorveränderungen und schizophrenen Psychosen

In diesem Rahmen sind eine Reihe von motorischen Programmen tangiert, die mit Hilfe des dopaminergen Systems realisiert werden. Die Symptomatik der Schizophrenie scheint insbesondere an den Störungen des dopaminergen Systems innerhalb des limbischen Systems und des Frontalhirns gekoppelt zu sein. Dabei sind vor allem die D_2-Rezeptoren von Bedeutung. Offensichtlich wird über das Dopaminsystem der Reiz-Rausch-Abstand im Rahmen der Informationsverarbeitung bestimmt, was ein Verweis auf die kognitiven Störungen bei schizophrenen Patienten darstellt. Die bei der Schizophrenie angewendeten Medikamente blockieren und dämpfen aber meist das gesamte dopaminerge System, was unter anderem auch ihre motorischen Nebenwirkungen erklärt.

Die praktische Bedeutung der Dopaminhypothese liegt in der Entwicklung verträglicher medikamentöser Behandlungsverfahren. Durch die Entwicklung sogenannter a t y - p i s c h e r N e u r o l e p t i k a wurde zusätzlich die Bedeutung des serotonergen Systems, vor allem des Serotonin-5-HT_2-Rezeptors, herausgearbeitet. Dabei scheint eine funktionale Wechselwirkung beider Systeme vorzuliegen. So ergibt eine Blockade des 5-HT_2-Rezeptors über die Stimulation des 5-HT_{1A}-Rezeptors eine Aktivierung des Dopaminstoffwechsels im Frontalhirn.

II   Virushypothese und Hirnreifungsstörung

Seit längerem ist bekannt, dass schizophrene Patienten signifikant häufiger in den Frühjahrsmonaten geboren wurden. Hieraus wurde gefolgert, dass Virusinfektionen der Mutter um den 5. Schwangerschaftsmonat herum die Hirnentwicklung des Embryos spezifisch stören und zur Schizophrenie prädisponieren könnten (FRANZEK/BECKMANN 1993).

Tatsächlich sind in Post-Mortem-Studien bei Schizophrenen entsprechende morphologische Zeichen einer Hirnreifungsstörung gefunden worden (BECKMANN / JAKOB 1994). Eventuell können auch die – mit Hilfe der PET (Positron Emmissions Tomography) und des SPECT (Single Photon Emission Computerized Tomography) nachweisbaren – Hirnfunktionsstörungen einiger Schizophrener in diesem Sinne interpretiert werden. Hier zeigt sich nämlich, dass bei den Störungen der Hirnfunktionen vor allem das Frontal- und Temporalhirn betroffen sind. Offen ist zur Zeit noch, ob diese Störungen spezifisch für die Schizophrenie sind oder ob sich dahinter allgemeine Vulnerabilitätsmarker verbergen. Ebenso unbeantwortet ist die Frage, warum diese postulierte Entwicklungsstörung erst bei Erwachsenen zu pathologischen Symptomen führt.

▪ Hirnmaturationshypothese

Noch nicht gänzlich ausgeschlossen ist die Annahme, dass der Schizophrenie ein degenerativer Vorgang im Gehirn zu Grunde liegen könnte. Tatsächlich ist in zahlreichen Untersuchungen gezeigt worden, dass bei einem Teil der Schizophrenen Vergrößerungen der Seitenventrikel, aber auch des dritten Ventrikels vorliegen (GATTAZ / GASSER 1988; BOGERTS 1992). Diese Befunde werden unter dem Begriff der Hirnmaturationshypothese zusammengefasst (GATTAZ / GASSER 1990). Die dabei gefundenen Veränderungen in der sichtbaren Hirnsubstanz finden sich aber nur bei einem Teil der schizophrenen Patienten, die wiederum nur zum Teil eine besonders problematische Symptomatik und einen chronischen Krankheitsverlauf aufweisen.

Im Rahmen dieser Befunde ist angenommen worden, dass die degenerativen Veränderungen in den Hirnstrukturen eine Untergruppe der schizophrenen Erkrankungen betreffen, bei der es im Verlauf neben dem funktionalen zu einem strukturellen Defizit kommt (KICK 1991). Gleichwohl sind die Untersuchungsbefunde, vor allem im Hinblick auf die Korrelation mit der Krankheitssymptomatik, nicht einheitlich genug, um die Gültigkeit dieser Annahme als bewiesen anzusehen.

Auch einige biochemische Marker der Schizophrenie sind als Zeichen degenerativer Veränderungen interpretiert worden. So ist beispielsweise die Aktivität von Phospholipasen vor allem im Frontalhirn gesteigert. Phospholipasen modellieren – als Bestandteile der nervlichen Zellmembran – die Aktivitäten der Rezeptoren und der Ionenkanäle. Degenerative Veränderungen sind durch Steigerung der Phospholipaseaktivität gekennzeichnet (SPITZER 1989).

▪ Andere Hypothesen

Die Schizophrenie ist auch mit anderen biochemischen Veränderungen, wie hormonellen Störungen, Endomorphinen und Prostaglandinen in Verbindung gebracht worden (KASCHKA 1988). Auch wurde, wegen der teilweise den schizophrenen Symptomen recht ähnlichen Erscheinungen nach der Einnahme von Lysergimsäure (LSD), eine Art Modellpsychose postuliert. All diese Befunde sind insgesamt zu instabil oder auch zu unspezifisch, als dass sie zur Zeit zur weiteren Klärung der Erkrankung beitragen könnten.

ııı Entwicklungspsychologische und familiendynamische Ansätze

Ähnlich widersprüchlich und vielfältig wie die biologischen Befunde und Hypothesen sind bis heute die Annahmen und Forschungsergebnisse zu den entwicklungspsychologischen Bedingungen der Schizophrenie geblieben. Im Sinne eines klassischen entwicklungspsychologischen Ansatzes wurden die Beziehungskonstellationen in der frühen Kindheit genauer betrachtet, aber auch kulturelle Einflüsse und die Auswirkungen familiärer Kommunikationsstile fanden Beachtung. Die Vorstellung, dass es sich bei der Schizophrenie um eine Art Zivilisationskrankheit handelt – eine Idee, die vor allem die *Antipsychiatrie* inspiriert hat – konnte durch transkulturelle Studien empirisch widerlegt werden. Alle sozialen Auffälligkeiten von Schizophrenen und ihren Familien können daher als Folge der Erkrankung oder allenfalls verlaufsmodifizierender Faktoren angesehen werden.

Für die klassischen entwicklungspsychologischen, insbesondere die am psychoanalytischen Entwicklungsmodell orientierten Hypothesen fehlt bislang jeder überzeugende empirische Nachweis. Pragmatisch betrachtet sind diese Vorstellungen von geringem Nutzen, denn sie konnten nicht eindeutig zur Verbesserung der psychotherapeutischen Behandlungsmöglichkeiten beitragen, einige (beispielsweise die von der *schizophrenogenen Mutter*, siehe FROMM-REICHMANN 1940) richteten durch voreilige Schuldzuweisung sogar Schaden an. Allein die Untersuchungen zu den Kommunikationsstilen erbrachten einen empirisch gestützten Beitrag zur Ätiologie der Schizophrenie, auch wenn die Ausgangshypothesen (etwa vom Double-bind) sich nicht bestätigen ließen (HIRSCH 1979).

Obwohl sich einige Hypothesen zur Ätiologie der Schizophrenie aus heutiger Sicht als nicht belegt oder sogar unzutreffend herausgestellt haben, finden sie im Folgenden noch Erwähnung, vor allem weil sie in vielfacher Weise auch heute noch die psychotherapeutischen Zugänge zur Schizophrenie beeinflussen oder als Grundlage für weitergehende Modelle verstanden werden können. Manche von ihnen sind weniger für die Klärung der Ätiologie von Bedeutung als für die Maladaption der Familie im Hinblick auf die Probleme, die sich aus der Erkrankung eines Familienmitgliedes ergeben – etwa die »Sündenbockhypothese«.

ıı Charakteristika der Familie und der Entwicklung von Schizophrenen

Die Erkrankung eines Familienmitgliedes an einer schizophrenen Psychose stellt in der Regel eine schwere Krise für die ganze Familie dar, die auf ihre Entwicklung erhebliche Auswirkungen hat. Nicht nur der Kranke selbst, dessen berufliche Entwicklung gestört ist und der häufig keine eigene Familie gründen kann, sondern auch seine Eltern und Geschwister sind hiervon betroffen. Ähnlich wie bei geistig behinderten Kindern müssen die Eltern Schizophrener länger elterliche Verantwortung tragen und können sich unter Umständen weniger um die eigene Entwicklung und die der anderen Kinder kümmern. Zudem ist nicht ausgeschlossen, dass wenigstens ein Elternteil des Kranken selbst Träger eines Vulnerabilitätsfaktors ist.

All diese Faktoren unterstreichen die hohe Wahrscheinlichkeit, mit der Auffälligkeiten bei den Eltern von Schizophrenen gefunden werden können, ohne dass dies als ein Hinweis auf die Ätiologie der Erkrankung gewertet werden kann. Eine Differenzierung von

Ätiologie und Folgen der Schizophrenie ist allein durch prospektive Studien möglich, von denen bislang nur wenige vorliegen.

∎ Besonderheiten der Familien

Ähnlich wie bei den Erkrankten selbst finden sich bei den Eltern Schizophrener eine Reihe unspezifischer Auffälligkeiten, die Ausdruck eines möglicherweise genetisch vermittelten Vulnerabilitätsfaktors sein könnten. Unabhängig davon, ob der Kranke bei seinen Eltern aufwächst oder nicht, leiden diese häufiger an psychischen Erkrankungen unterschiedlichster Ausprägung (CIOMPI 1984). Aber es existieren auch einige spezifische Besonderheiten:

▸ Die Mütter von Schizophrenen sind häufiger zurückgezogen, unnahbar oder schizoid und neigen entweder in passiver oder feindseliger Weise zur Überfürsorglichkeit.

▸ In den Ehen der Eltern findet man überzufällig häufig schwerwiegende Ehekonflikte, Feindseligkeiten, Schwierigkeiten sich zu einigen und ganz offene Aggression.

▸ Vor allem bei chronisch Schizophrenen findet man ein signifikantes Übermaß an Abhängigkeit des Kindes von der Mutter.

▸ Bei den Eltern findet man weniger spontane Übereinstimmung, vor allem wenn die Meinungen getrennt voneinander geäußert werden.

▸ Die Eltern zeigen häufiger einen auffälligen Sprachgebrauch und neigen zu einem unklaren Kommunikationsstil.

Diese spezifischen Auffälligkeiten findet man dabei vor allem in Familien von Patienten mit einem chronischen Krankheitsverlauf. Möglicherweise trägt der Einfluss der Eltern auf die prämorbide Entwicklung zu diesem Zusammenhang bei und der Kranke selbst könnte durch seine prämorbiden Auffälligkeiten das Verhalten der Eltern im Sinne eines zirkulären Prozesses beeinflussen.

Die nachgewiesenen Besonderheiten in den Familien von Schizophrenen betreffen also die Atmosphäre und den Umgangsstil und weisen auf ein sehr komplexes Geschehen innerhalb der Familie hin.

∎ Besonderheiten des sozialen Netzwerkes von Schizophrenen

Bereits vor der Erkrankung zeigen die Familien von Schizophrenen ein hohes Maß an sozialer Isolierung und Binnenorientierung. Die Balance zwischen Individuation der einzelnen Mitglieder und Aufwand für die Funktionsfähigkeit der Familie ist zu Gunsten des Letztgenannten verschoben (STIERLIN 1994). Die Wurzeln der innerhalb der Familie bestehenden und tradierten Konflikte scheinen dabei in besonderer Weise bis in die Generation der Großeltern zu reichen (SELVINI-PALAZZOLI u. a. 1985). Eine solche Konstellation kann zu durchlässigen Selbstgrenzen einzelner Familienmitglieder und mangelnder Selbstkohärenz führen (CIERPKA 1990). Dies könnte die stark ausgeprägte externale Kontrollüberzeugung schizophrener Patienten erklären (LASAR/ LOOSE 1994). Die Unterschiede der Familien Schizophrener zu Familien neurotisch Kranker sind aber bei weitem nicht so deutlich wie ursprünglich vermutet (STROBL 1988).

Schizophrenie

ıı Besonderheiten der Kommunikation

Typische Kommunikationsstile in den Familien schizophren Erkrankter können als deren spezifischstes Merkmal genannt werden. Die Befunde zur Kommunikation bei Schizophrenen markieren die Einführung systemtheoretischen Denkens in das Verständnis der Psychopathologie. Die systemtheoretischen Ansätze relativieren das Kausalitätsprinzip und postulieren meist eine zirkuläre Beeinflussung mehrerer Ebenen. Dies erschwert die Entwicklung von Messinstrumenten, die den anerkannten Qualitätsstandards genügen könnten. Die empirische Überprüfung familientherapeutisch orientierter Behandlungen schizophrener Patienten steht daher noch aus (MATTEJAT 1993).

ı Faktoren der Kommunikation

Die Schizophrenie ist in ihrer akuten und chronischen Phase durch Auffälligkeiten der Sprache gekennzeichnet. In Form inhaltlicher und formaler Störungen sind semantische wie syntaktische Besonderheiten zu verzeichnen, zunächst als unklare und abweichende Benennungen und Attribuierungen, dann als Zerfall des inneren Zusammenhaltes der Sprache. Diese Spezifika haben sicherlich ihre Entsprechung im Denken. In den Familien der Kranken zeigen sich gleichsinnige, aber quantitativ schwächere Veränderungen. Man könnte vermuten, dass der besondere Kommunikationsstil innerhalb der Familie deren Mitgliedern ein Kohärenzgefühl vermittelt. Durch die Auseinandersetzung mit anderen Wirklichkeitskonstruktionen und die hierfür notwendige Anpassung des Bezugssystems jedoch können einzelne Familienangehörige in Krisen geraten (SIMON 1991). Auf den Außenstehenden wirkt das auffällige Verhalten dann völlig unverstehbar.

Bei der Beschreibung der Kommunikation innerhalb eines Systems kann zwischen inhaltlichen (Was?) und strukturellen (Wie?) Aspekten unterschieden werden. Die inhaltlichen und strukturellen Merkmale der Kommunikation können nach einem Faktorenmodell operationalisiert werden (MATTEJAT 1985). Bezüglich der strukturellen Aspekte wird untersucht, inwieweit innerhalb der Kommunikation der eigene Standpunkt vertreten wird (Stellungnahme) und in welcher Form auf die anderen Stellungnahmen Bezug genommen wird. Unter den inhaltlichen Aspekten haben Emotionalität und Kontrolle offensichtlich die größte Bedeutung (Abb. 22).

Abbildung 22   **Faktoren der Kommunikation**

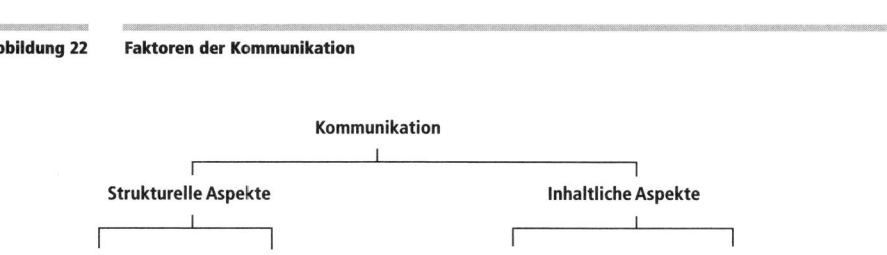

Bei der Schizophrenie scheinen vor allem die strukturellen Merkmale der Kommunikation auffällig und für die Entstehung der Erkrankung von großer Bedeutung zu sein. Der Kommunikationsstil zeigt dabei Auffälligkeiten beider Faktoren (Stellungnahme / Bezugnahme) und wirkt chaotisch und unklar. Hierfür hat sich der Begriff der »Kommunikationsabweichung« etabliert. Da die Abweichungen die Familie als Ganzes betreffen, erschließen sie sich vor allem in einem familientherapeutischen Setting.

Störungen der Kommunikation treten in allen Familien auf. Meist sind sie aber nur zeitweise zu beobachten und können dann als Krisenzeichen interpretiert werden. Eine ätiologische Bedeutung für psychische Erkrankungen kommt dem Kommunikationsstil sicherlich erst dann zu, wenn die Störung über einen längeren Zeitraum wirksam ist.

▪ Kommunikationsvariablen

Für verschiedene Kommunikationsmerkmale werden nun einige Operationalisierungen eingeführt.

1. Die Kommunikationsabweichung (CD) nach Singer und Wynne Das CD-Maß wurde von Wynne und anderen entwickelt und beschreibt die mangelnde Bereitschaft oder Fähigkeit eines Elternteils oder beider Eltern, einen gemeinsamen Aufmerksamkeitsfokus und einen Kontext verlässlicher Bedeutungen zu teilen. Dabei variiert die Beurteilung von Familienangehörigen in Abhängigkeit vom Setting (Interview der gesamten Familie oder Einzelinterview). Die Einschätzung wird üblicherweise aus Beobachtungen der Familie im Verlauf eines projektiven Testes (Rorschach, TAT) hergeleitet.

Die Kommunikationsabweichung tangiert vor allem die strukturellen Aspekte der Kommunikation. Ein hohes CD-Maß erhöht die Wahrscheinlichkeit an einer Schizophrenie zu erkranken (GOLDSTEIN 1988). Die Kommunikationsabweichung ist damit ätiologisch bedeutsam.

2. Expressed Emotion (EE) nach Brown, Leff und Vaughn Anhand eines auf Tonband aufgenommenen Interviews werden kritische Kommentare und / oder emotionales Überengagement der Angehörigen erfasst. Das EE-Konzept basiert auf zwei Beobachtungen:

▸ häufige unangemessene, ausgeprägt emotionale Reaktionen sowie
▸ häufige negative Kommentare des eigenen Verhaltens oder des Verhaltens anderer Angehöriger.

Ein hohes EE-Maß korreliert deutlich mit einer höheren Rückfallrate in den ersten beiden Jahren nach Abklingen der akuten Symptomatik (HAHLWEG u. a. 1989; LEFF / VAUGHN 1985). Eine ursächliche Bedeutung für die Entstehung schizophrener Erkrankungen konnte nicht nachgewiesen werden.

Das EE-Maß tangiert vor allem die inhaltlichen Aspekte der Kommunikation, insbesondere das familiäre Klima. Atmosphäre und Emotionalität sind entscheidend für die Entwicklungsförderung und die Sicherheit des Einzelnen innerhalb der Familie.

▪▪ Hypothesen zum Zusammenhang zwischen Schizophrenie, Entwicklung und Familie

Beobachtungen und Untersuchungsergebnisse zum Zusammenhang von Entwicklung, Familie und Schizophrenie haben zum Entwurf verschiedener Modelle zur Entstehung der Schizophrenie geführt. Einige Modelle werden im Folgenden dargestellt, obwohl noch keines als gesichert gelten kann.

Schizophrenie

■ Das Modell der frühen Störung im Rahmen des psychoanalytischen Entwicklungsmodells

Bereits S. FREUD (1911) hat sich mit dem Problem der Schizophrenie auseinander gesetzt. Er bezog sich auf die Aufzeichnung von Schreber über seine Erkrankung. Freud sah die Schizophrenie vor allem durch einen gestörten Narzissmus verursacht und brachte sie auch in Verbindung mit der Homosexualität. In Anlehnung an sein Strukturmodell der Seele (Es – Ich – Über-Ich) verstand er die Schizophrenie damit vor allem als ich-strukturelle Erkrankung. Als Ausdruck dieser Störung gilt die Dominanz sogenannter primitiver Abwehrmechanismen (wie Spaltung).

Diesem Ansatz folgend unterscheiden auch heute die psychoanalytisch orientierten Autoren eine mit der schizophrenen Psychose assoziierte *strukturelle Ich-Störung* von einer *funktionellen Ich-Störung* bei neurotischen Erkrankungen (HEIGL-EVERS 1987). Im Rahmen des genetischen Modells der Psychoanalyse wird ein Zusammenhang mit Störungen der frühen Objektbeziehungen, also in der *präoralen* und *oralen* Phase vermutet. Daher werden die schizophrenen Psychosen auch »frühe Störungen« genannt (BENEDETTI 1983) und in Verbindung zum frühkindlichen Autismus gebracht. Demnach ist die Schizophrenie durch eine unbefriedigende empathisch-präverbale Beziehung während des ersten Lebensjahres verursacht. Dem Kind ist es dabei nicht möglich:

▶ mit der Mutter eine psychische Symbiose einzugehen,

▶ den psychischen Organismus der Mutter als Verlängerung des eigenen Ichs und damit zu einer gefahrlosen Erforschung der Umwelt zu gebrauchen.

Dies führt dazu, dass

▶ das kindliche Ich von Umweltreizen überflutet wird und es zu einer psychischen Desintegration mit der Entwicklung von Angst und dem Verlust der eigenen Ganzheit und Identität kommt,

▶ das Kind mit der Regression auf einer Entwicklungsstufe reagiert, auf der es sich von der Außenwelt ablöst, um mit und in einem geheimnisumwobenen inneren Objekt zu leben,

▶ es schließlich mit der Zeit eine strukturelle Ich-Störung entwickelt, die vor allem die Objektbeziehungen und die Unterscheidung von äußerer und innerer Realität betrifft.

Zur Entwicklung der psychoanalytischen Modelle zur Schizophrenie haben vor allem M. S. MAHLERS (1958) Beobachtungen von Kleinkindern wichtige Anregungen gegeben (auch BLANCK / BLANCK 1981). Sie stellten jedoch keine empirische Überprüfung des Modells dar. Kritisch wurde auch die implizite Wertung des Erziehungsverhaltens der Mutter gesehen (SCHARFETTER 1985). Nach wie vor ist unbestritten, dass gerade in den ersten Lebensjahren das Kind auf zuverlässige und emotional intakte Beziehungen angewiesen ist und dass eine Missachtung dieser Bedürfnisse zu schweren psychischen Störungen beitragen kann, die aber nicht notwendig als Psychosen imponieren müssen.

■ Die Double-bind-Hypothese als kommunikatives Modell der Schizophrenie

Ein völlig anderer Zugang zur Klärung der Ätiologie ist von G. Bateson und Mitarbeitern mit der sogenannten Double-bind-Hypothese gewählt worden (WATZLAWICK u. a. 1969). Hierbei handelt es sich um ein kommunikationstheoretisches Modell, das den Einstieg in systemtheoretische Überlegungen zur Schizophrenie ermöglicht hat.

Ein Double Bind ist durch folgende Merkmale charakterisiert:

1. Es sind mehrere Personen beteiligt.
2. Es handelt sich um eine wiederholte Erfahrung.
3. Es kommt zu einem negativen Auftrag: ein mit Strafe geschütztes Verbot.
4. Es kommt zu einer sekundären Mitteilung, welche zu dem primären Auftrag im Widerspruch steht, aber ebenfalls durch Strafandrohung geschützt ist. Dieser sekundäre Auftrag kann averbal sein.
5. Dem Opfer wird verwehrt sich aus der Situation zu entfernen.
6. Das vollständige Muster kann bei entsprechender Prägung auch abgekürzt werden.

G. Bateson hat selbst zur Veranschaulichung folgendes Beispiel angeführt:

> Ein junger Mann, der sich von einem akuten schizophrenen Schub ziemlich gut erholt hatte, erhielt im Krankenhaus Besuch von seiner Mutter. Er freute sich sie zu sehen und legte ihr impulsiv seinen Arm um die Schulter, worauf sie erstarrte. Er zog dann seinen Arm zurück, woraufhin sie fragte: »Liebst du mich nicht mehr?« Er wurde rot und sie sagte: »Lieber, du musst nicht so leicht verlegen werden und Angst vor deinen Gefühlen haben.«

Die Double-bind-Hypothese ist wie das Modell der frühen Störung aus der Erfahrung mit schizophrenen Patienten entstanden. Ein Erziehungsverhalten mit Double-bind-Elementen führt nicht direkt in die Entwicklung einer schizophrenen Psychose. Ein für den Beobachter pathologisch erscheinendes Bindungsverhalten kann für die Familie eine Möglichkeit sein, ihre familiären Bindungen trotz der vorhandenen Kommunikationsabweichung zu realisieren. In der Praxis fällt auf, dass die Familie ihr Bindungsverhalten viel weniger problematisiert als die Helfer. Vielleicht ist bei den Familienangehörigen das Verständnis für die emotionale Ambivalenz, die bei der Begegnung mit dieser schweren Erkrankung entstehen muss, größer. Der Helfer hingegen muss die familiären Spielregeln erst verstehen lernen und begegnet dabei möglicherweise der Wut und Enttäuschung, die sich beim Umgang mit der Erkrankung entwickeln können.

▪ Die Sündenbock-Hypothese als soziologisches Modell der Schizophrenie

Die Kommunikationsabweichung ist von vielen Autoren bezüglich ihrer Funktion für die Familie untersucht worden. J. H. WEAKLAND (1969) vermutete, dass sie der Stabilisierung triadischer Beziehungen dienen könnte (HOFFMANN 1984). Im Rahmen von Koalitionen über die Generationen hinweg kann beispielsweise ein Kind die Beziehung der Eltern stabilisieren oder zur Parteinahme in einem Streit der Eltern gezwungen werden, um ein Gleichgewicht herzustellen. Dies kann durch eine Sündenbockfunktion des Kindes realisiert werden oder durch die Übernahme unangemessener Verantwortung für die Eltern (Parentifizierung).

Derartige Beziehungskonstellationen zeichnen sich durch eine hohe Instabilität aus und müssen gegen Beziehungsabbrüche gesichert werden. Dies kann nach diesem Modell dadurch geschehen, dass im Rahmen des unklaren Kommunikationsstiles die Beziehungen der Familienmitglieder zueinander nicht klar definiert werden – etwa ob das Verhalten des Patienten als krank oder boshaft einzustufen ist. Die dadurch induzierten ambivalenten Beziehungsmuster festigen die Bindungen. Das labile Gleichgewicht wird zudem durch die Abschottung der Familie nach außen geschützt. Dadurch entsteht eine Binnenorientierung und eine weitere Verstärkung der Familienbindungen.

Die Sündenbock-Hypothese hat eher eine Bedeutung für jene Probleme, die bei der Bewältigung der Schizophrenie auftreten. Sie hält einer empirischen Überprüfung bei der Erforschung der Verursachung nicht stand, zumal ähnliche Mechanismen auch bei anderen Erkrankungen und Behinderungen beschrieben worden sind (Alkoholismus, geistige Behinderung, Ess-Störungen). Offensichtlich wird mit dieser Hypothese eine generelle Tendenz von Familien benannt schwerwiegende Probleme mit einer Problemdeterminierung zu beantworten, bei der das Problem eine Gemeinsamkeit stiftende Wirkung bekommt.

Die beschriebene Konstellation führt in der Praxis leicht dazu, dass den Eltern die Verantwortung für die Erkrankung des Kindes gegeben wird (»Unter diesen Umständen ist es ja kein Wunder, dass der Sohn krank geworden ist.«). Diese Annahme geht von einer idealisierten Familie aus und bezieht sich auf ein Strukturmodell der Familie, bei dem die Krankheit eines Mitgliedes mit strukturellen Defiziten erklärt wird (MINUCHIN u. a. 1978). Wie alle typologischen Modelle ist auch dieses zu einfach, um die komplexen Prozesse innerhalb einer Familie umfassend zu klären.

▪ Modell der Strukturverschiebungen in der Familie

T. LIDZ u. a. (1958) haben auf die epistemiologischen Aspekte der Kommunkationsabweichung hingewiesen, wenn sie von »Training zur Irrationalität« sprechen (CIOMPI 1984). Sie deuten schizophrene Denkstörungen als linguistische und kognitive Abwehr der Hoffnungslosigkeit des Heranwachsenden, in seiner Familie zu Autonomie zu gelangen. Durch Verleugnung der Realität komme es zu einer *kognitiven Regression* auf eine frühere Reifungsstufe. Problematisch sind an diesem Ansatz implizite Schuldzuweisungen an die Eltern. Trotzdem enthält er einige Hinweise, die für schizophrene Erkrankungen von Bedeutung sind:

▸ Die Entwicklung einer Kommunikationsabweichung wird wahrscheinlicher, wenn in der Familie widersprüchliche oder gegensätzliche Episteme (Erklärungsmodelle) entwickelt werden, wie das familiäre Leben gestaltet werden sollte. Diese *Widersprüche* und Gegensätze erklären auch die Häufung schwerwiegender Konflikte, die in den Familien mit einem schizophrenen Mitglied angetroffen werden.

▸ Die familiären Bedingungen einerseits und die schizophrene Erkrankung anderseits erschweren die Verselbstständigung des Betroffenen, aber auch eine entsprechende Entwicklung der Eltern. Folge ist eine von außen zu beobachtende *Überfürsorglichkeit*, welche die Fixierung der Eltern in ihren Rollen indiziert. Es kommt also in der Familie eventuell zu einer Entwicklungsverzögerung und Strukturverschiebung.

▸ Die Probleme der Familie führen dazu, dass die einzelnen Familienmitglieder viel Energie in die familiären Bindungen stecken müssen, die für andere Entwicklungen dann nicht mehr zur Verfügung steht. Dies hat in vielen Fällen eher negative Auswirkungen auf das Familienklima. Auch wenn ein negatives Familienklima schizophrene Erkrankungen nicht verursacht, werden dadurch sicherlich *Stressbelastungen* innerhalb der Familie wahrscheinlicher, die dann ihrerseits im Rahmen von Life-events den Ausbruch der Erkrankung unterstützen können.

▪ Modell der Delegation

Indem H. STIERLIN (1976) mehrere Generationen einer Familie betrachtet, führt er einen weiteren Aspekt in die Überlegungen zum Zusammenhang zwischen Schizophrenie und Familie ein. Er spricht von *Delegationen* und bezeichnet hiermit an das Kind gerichtete »Aufträge« der Eltern, deren eigene Entwicklung fortzuführen und zu komplettieren. Dieser Vorgang, der bei allen Familien über die Generationen hinweg zu beobachten ist, entgleist nach Stierlin in den Familien Schizophrener und wird zur »unmöglichen Mission«.

Dem Konzept zufolge wird ein delegiertes Kind, das einem oder beiden Elternteilen treu verbunden ist, »ausgeschickt« (d. h., es erhält die Erlaubnis sich zu entfernen), jedoch gleichzeitig an der langen Leine der Loyalität zurückgehalten. Voraussetzung für den gesamten Vorgang ist eine Entgleisung der Sozialisationsprozesse.

Auch das Modell von H. Stierlin weist Schwächen auf, so fehlt etwa bis heute der Nachweis eines Zusammenhangs zwischen gestörten Sozialisationsbedingungen und der Entstehung einer Schizophrenie. Auch findet hier eine nicht klar operationalisierte Verknüpfung von Rollen- und Konflikttheorie statt. Verdienst dieses Modells ist sein Hinweis auf die Bedeutung der Geschichte familiärer Bindungen für die Entstehung und insbesondere die Bewältigung schizophrener Erkrankungen. Hierdurch erschließt sich möglicherweise auch für den Betroffenen und seine Familie ein verstehender Zugang zu den Motiven, die sich innerhalb der Erkrankung zeigen und die ihre Einschätzung mitbestimmen. Dies soll an einem Beispiel veranschaulicht werden.

Frau Immig erkrankt erstmals, nachdem sie, um eine Ausbildung zur Kunsttherapeutin zu beginnen, von zu Hause in eine weit entfernte Großstadt gezogen ist. Im Rahmen ihrer akuten Psychose prostituiert sich Frau Immig unter anderem und geht wahllos sexuelle Kontakte ein. In einer nachfolgenden depressiven Phase äußert sie die Befürchtung schwanger zu sein oder sich mit einer sexuell übertragbaren Erkrankung infiziert zu haben. In eindrücklicher Weise veränderte die Patientin während des psychotischen Schubes ihr Äußeres, trug etwa Lederkleidung. Außerhalb des Schubes kehrt sie zu ihrer Vorliebe für weite Kleider aus Naturstoffen zurück.

Die Eltern sind beide sehr religiös orientierte Menschen, die bescheiden und diszipliniert leben. Sie leiden sehr unter der Erkrankung der Tochter und versuchen diese immer wieder zu motivieren, alles gegen die Krankheit zu unternehmen. Dem Kinderwunsch ihrer Tochter stehen sie jedoch – aus Sorge um die Entwicklung der Enkelkinder – skeptisch gegenüber. Frau Immig beharrt auf ihrem Wunsch, geht aber keine Beziehung ein, um ihn zu realisieren. Phasen sexueller Enthaltsamkeit und relativer psychischer Gesundheit wechseln mit Phasen von Promiskuität und schweren psychotischen Entgleisungen.

In den Familiengesprächen wird im Laufe der Behandlung deutlich, dass die Eltern von Frau Immig dazu neigen, Körperlichkeit vor allem unter ästhetischen Gesichtspunkten zu betrachten, ihr Hobby ist die Bildhauerei und hier die Darstellung menschlicher Körper. Die Einstellung beider Elternteile zur Sexualität ist eher zurückhaltend und vorsichtig. Es verwundert daher zu erfahren, dass sie der damals 11-jährigen Tochter gestatteten, einem befreundeten Bildhauer Modell zu stehen. Von diesem Mann wurde die Tochter sexuell missbraucht, was bei den Eltern schwere Schuldgefühle auslöste. In der Folgezeit versuchten sie die Tochter vor weiteren sexuellen Übergriffen zu schützen und schossen dabei sicherlich weit über das Ziel hinaus.

In diesem Fall ergibt sich aus der Symptomatik der Erkrankung ein Verweisungszusammenhang zu einem existenziellen Thema der Familie, das sich bis in die Großelterngeneration zurückverfolgen ließ. Gerade im praktischen Umgang mit schizophrenen Patienten wird dieser Verweisungszusammenhang immer wieder evident, die Ausdrucksformen der Symptome erhalten dadurch quasi Signalcharakter. Diese Signale können zum Verständnis der Konflikte beitragen, welche die psychotischen Symptome unterhalten und die Heilung verzögern und behindern.

◾ Das systemische Modell der Schizophrenie

M. SELVINI-PALAZZOLI u. a. (1985) haben mit ihrem systemischen Modell eine Synopse der weiter oben beschriebenen familientheoretischen Entwürfe zur Entstehung der Schizophrenie entwickelt und daraus Möglichkeiten der familientherapeutischen Behandlung hergeleitet. Sie heben vor allem auf die Konflikte innerhalb der Familien von Schizophrenen und die spezifische Art, familiäre Bindungen zu realisieren, ab. Dabei sehen sie die Bindungen und Konflikte auf eine besondere, dialektische Weise miteinander verknüpft. Ihre Sichtweise der Entstehungsbedingungen der Schizophrenie umfasst:

▸ Die Schizophrenie ist ein Mehrgenerationenproblem.
▸ Die Eltern von Schizophrenen kommen aus Familien mit sich widersprechenden Epistemen (Lehrsystemen).
▸ Die Eltern von Schizophrenen gehen eine symmetrische Beziehung ein.
▸ Der Wechsel von der symmetrischen zur komplementären Beziehung gelingt nicht.
Dies hat bestimmte Folgen für die Kommunikation und die Definition von Beziehungen in der Familie. M. Selvini-Palazzoli führt den Begriff der »kommunikativen Manöver« ein und meint damit etwa die Abwertung aller oder einiger Komponenten der Botschaft, das Abweichen vom Thema und den Wechsel in den logischen Klassen einer Botschaft. Dieses Modell wertet die familiäre Situation. Selvini-Palazzoli selbst hat von »dirty tricks« der Familien gesprochen und dafür den heftigen Protest der Angehörigenverbände in den USA geerntet. Gerade an ihrem Modell wird nochmals deutlich, in welch schwieriger Lage sich der Helfer beim Umgang mit der Familie befindet, die oft eine nach außen chaotisch wirkende und unverständliche Struktur zeigt. Bewertungen stellen in diesem Zusammenhang oft eher hilflose Versuche des Helfers dar für sich und auch für die Familie Orientierungen zu erschließen. Diese werden dabei von der Familie nicht selten als Kritik verstanden. So entsteht in der Begegnung von Beobachter und Familie ein Dilemma, das den Umgang miteinander sehr erschweren kann. All dies mag dazu beigetragen haben, dass sich das Interesse an den Zusammenhängen zwischen Familie und Schizophrenie mehr auf die Bewältigung der Erkrankung verlagert hat und weniger die ursächlichen Zusammenhänge betrifft.

◾◾ Die Bedeutung der Life-events

Seitdem die Schizophrenie mit dem Stress-Modell in Verbindung gebracht wurde, ist das Interesse an den möglichen Auslösern schizophrener Erkrankungen gewachsen. Es finden sich Hinweise darauf, dass schizophrene Patienten vor der Erkrankung häufig besonderen Belastungen ausgesetzt waren, denen aber weitgehend jede Spezifität fehlt (HUBSCHMID/CIOMPI 1990).

Das durchschnittlich junge Erkrankungsalter bedingt eine Häufung lebenszyklisch determinierter Krisen im Rahmen der Schul- und Berufsausbildung, der Partnerschaft und der Beziehung zum Elternhaus. Außerdem ist zu beachten, dass die psychosoziale Krisensituation bereits durch Vorzeichen (Prodromi) der Erkrankung mitbestimmt sein kann, wodurch eine Unterscheidung von Ursache und Wirkung oft nicht gelingt. Überlastung wird von den Kranken selbst immer wieder als Ursache der Schizophrenie genannt, ihre Verbindung mit Lebensereignissen spielt im subjektiven Erleben des Betroffenen eine große Rolle. Im Verlauf der Erkrankung werden die psychosozialen Erklärungsversuche der Betroffenen zu Gunsten von somatischen und schicksalsbezogenen Erklärungen aufgegeben.

Anthropologische Ätiologiemodelle

Die geisteswissenschaftlich-philosophischen Ätiologiemodelle sind aktuell etwas in Vergessenheit geraten. Im Wesentlichen haben sich diese Modelle aus der ontologischen Philosophie Heideggers entwickelt und in der Form der Daseinsanalyse ihre klinische und therapeutische Ausformulierung gefunden (BLANKENBURG 1983).
Zentraler Ansatzpunkt ist die Art des *In-der-Welt-Seins* des Schizophrenen als Ausdruck seiner Existenz (Dasein), also der Möglichkeit einer *freien Begegnung* mit der Welt. Dabei ist der Schizophrene dadurch gekennzeichnet, dass in seiner Begegnung mit der Welt der eigene Standpunkt verloren geht (ZUTT 1963). Die natürliche Selbstverständlichkeit schwindet und es zerbricht die Daseinsordnung des Kranken. Die Symptomatik ist in diesem Sinne nicht kreatives Produkt des existierenden Menschen, sondern vielmehr Ausdruck des Verlustes existentieller Energie als Differenzierungspotential zur Umwelt (RAHN 1993). Die Schizophrenie ist so verstanden gleichzusetzen mit dem Verlust räumlicher Dimensionen der Seele.
Elemente des anthropologischen Zugangs zur Schizophrenie finden sich in zahlreichen anderen Ansätzen und Modellen zu dieser Krankheit, etwa den kognitionspsychologischen und systemtheoretischen Überlegungen, wieder (SCHNEIDER/RUFF 1985; CIOMPI 1983 und 1988).

Prädiktoren und Verlaufscharakteristika

Die Erkrankung an einer Schizophrenie stellt für den betroffenen Menschen und seine Familie oft den Beginn eines lebenslangen Prozesses dar, der die Auseinandersetzung mit der Krankheit, ihre Bewältigung und Überwindung zum Inhalt hat. Die Schizophrenie ist nach wie vor mit n e g a t i v e n E r w a r t u n g e n und Befürchtungen assoziiert, mit denen der betroffene Mensch und seine Familie konfrontiert werden. Nicht nur die negative Attribuierung, sondern auch die fehlende Klarheit über das weitere Schicksal müssen bewältigt werden. Sichernde Orientierungspunkte des Lebens gehen verloren; der Betroffene vermag nicht ohne weiteres kranke von gesunden Anteilen zu unterscheiden; ständig drohende Rückfälle verängstigen und verunsichern.
Überdies tritt die Schizophrenie in einem Alter auf, in dem für das weitere Leben zentrale Entwicklungen des jungen Erwachsenen stattfinden, insbesondere die Ausbildung

einer beruflichen Identität und die Gründung einer eigenen Familie. Beide Prozesse sind dementsprechend bei der Mehrzahl der Erkrankten erheblich beeinträchtigt, die Entwicklung einer beruflichen Identität ist oftmals sogar unmöglich. So entstehen zusätzlich zu den primären Krankheitsfolgen sekundär soziale Beeinträchtigungen mit gesellschaftlichem Rückzug und Einschränkungen der materiellen Ressourcen, die oft einen sozialen Abstieg bedingen. Die sozialen Folgen der Erkrankung können im Verlauf sogar in den Vordergrund der Probleme rücken und deren eigentliche Phänomene völlig verdecken.

Der Verlauf der Schizophrenie wird unter anderem durch kulturelle Faktoren beeinflusst. In hoch differenzierten Gesellschaften, in denen hohe sozioemotionale Anforderungen gestellt werden und soziale Orientierungspunkte an Kraft verlieren, haben Erkrankungen wie die Schizophrenie daher offensichtlich eine schlechtere Prognose.

Die Gesamtheit dieser Faktoren spiegelt sich im Verhältnis des Kranken zu sich selbst. Das Selbstbild des Betroffenen als wichtige Vermittlungsinstanz ist damit sowohl Seismograph des Verlaufs als auch zentrales Element der Bewältigung der Erkrankung. Viele Schizophrene entwickeln eine *negative Identität*, erleben sich als von Problemen bestimmt und richten ihr Leben nach diesen Problemen aus. Entsprechende Entwicklungen kann es auch in den Familien der Betroffenen geben. Die negative Identität induziert oftmals sozialen Rückzug und lässt eine dialektische Spannung entstehen, weil sie einerseits Sicherheit (lieber eine negative Identität als gar keine), andererseits Kränkungen und Niederlagen vermittelt.

⫶ Mögliche Ansätze zur Beschreibung des Verlaufs

In älteren Katamnesen wurden über den Verlauf schizophrener Erkrankungen sehr ungünstige Ergebnisse mitgeteilt. Aus neueren Studien ergibt sich insgesamt ein wesentlich günstigeres Bild (Übersicht in MÖLLER / ZERSSEN 1986). Die Schizophrenie zeigt in ihrer Entwicklung eine außerordentliche Vielfältigkeit. Zum einen finden sich akute Schübe in unterschiedlicher Zahl, wobei die akuten Symptome gelegentlich variieren und mit sogenannten Negativ-Symptomen assoziiert sein können. Beide treten auch unabhängig voneinander auf. Sehr häufig gesellen sich zu den krankheitsspezifischen Auffälligkeiten unspezifische Störungen, insbesondere mehr oder weniger ausgeprägte depressive Symptome. Auch die Schwere der Erkrankung ist ausgesprochen variabel und nicht selten kommt es nach einem schwierigen Verlauf zur deutlichen Besserung oder völligen Remissionen.

Zusätzlich zum gemeinsamen Erscheinen von positiven, negativen und assoziierten Symptomen werden schizophrene Erkrankungen durch soziale und therapeutische Interventionen stark modifiziert, was die Variabilität des Verlaufs vergrößert.

Die Verlaufsdokumentationen bedingen lange Untersuchungszeiten, hierdurch wird eine differenzierte Betrachtung erschwert. Langzeitstudien beziehen sich auf wenige Verlaufsparameter, die nur ein ungefähres Bild der tatsächlichen Vorgänge vermitteln. Auch die hohe Zahl der Drop-outs aus den Untersuchungen verfälscht eventuell das Bild.

ꞮꞮꞮ Kriterien des Verlaufs

Um den Ausgang schizophrener Erkrankungen beurteilen zu können, bedarf es der Beschreibung und Reflexion von Verlaufskriterien.

ꞮꞮ Persistenz der Symptomatik

Einen Aspekt des Verlaufs schizophrener Erkrankungen stellt die Entwicklung der Symptomatik dar. Dabei muss zwischen den akuten und längerfristig persistierenden Symptomen unterschieden werden. Für beide Entitäten wurden mittlerweile zahlreiche Untersuchungsinstrumente entwickelt. Ein Großteil der Patienten zeigt nach der akuten Phase ein mehr oder weniger vollständiges Abklingen der akuten Symptome, aber in immerhin 26 Prozent der Fälle persistieren diese – in der Regel weniger stark als zu Beginn ausgeprägt – auch bei Abschluss der klinischen Behandlung.

Rund 15 Prozent der Patienten zeigen akute Krankheitszeichen über einen längeren Zeitraum (E. BLEULER 1911/1988). Erstaunlich ist, dass aus dieser Gruppe eine Reihe von Erkrankten mit der Zeit lernt die akuten Symptome sozial zu kompensieren. Dies geschieht unter anderem durch eine sogenannte *doppelte Buchführung*: Das Krankheits- und das Alltagserleben werden innerlich nicht verbunden, sondern nebeneinander her gelebt. Die Persistenz akuter Symptome muss differentialdiagnostisch von einem Rezidiv der Erkrankung abgegrenzt werden.

Die längerfristig anhaltende Symptomatik imponiert in der Regel in Form von Funktionsverlusten sowie relativ unspezifischen Minus- oder Negativsymptomen, die sich vom akuten Krankheitsbild deutlich unterscheiden und deren Behandlung sich oft problematisch gestaltet. Ein direkter Zusammenhang mit den akuten Symptomen besteht nicht; eine geringe Ausprägung der positiven scheint die Entwicklung der negativen Symptome zu begünstigen. Entgegen früherer Annahmen treten die Minus-Symptome schon bald nach Beginn der Erkrankung auf und zeigen im Gegensatz zu den akuten Symptomen nur geringe Schwankungen ihrer Ausprägung. Bei etwa 30 Prozent der Patientinnen und Patienten treten nach einer gewissen Zeit Minus-Symptome auf: in erster Linie als soziale Zurückgezogenheit, als Störungen der Problembewältigung, als Antriebs- und Affektstörungen etc.

Mehr noch als die primäre Krankheitssymptomatik können im Verlauf die Selbstschutzversuche des betroffenen Menschen für das Erscheinungsbild kennzeichnend werden. Diese Selbstschutz- und Selbstheilungsversuche erhalten so oftmals Problem-, eventuell sogar Krankheitscharakter. Ungünstig wirken sich insbesondere die vielen Formen des sozialen Rückzugs aus. Dadurch versucht der Kranke symptomprovozierenden Stressbelastungen auszuweichen. Die Selbstschutzversuche können sich im subjektiven Erleben des Kranken mit Wahnsymptomen mischen und zur Entwicklung einer Privatwirklichkeit führen.

> Frau Frey erkrankte im Alter von 26 Jahren an einer akuten paranoiden Psychose. Zu dieser Zeit befand sie sich, bedingt durch die Adoption eines Kindes, in einer privaten Belastungssituation. Die leibliche Tochter war zu dem Zeitpunkt drei Jahre alt. Der Mann hatte vor kurzem eine Stelle bei der Stadt angenommen und war beruflich sehr gefordert. Frau Frey fühlte sich daher allein gelassen und neidete dem Mann seinen beruflichen Erfolg. In ihrer Wahnsymptomatik thematisierte sie diese

Probleme und zeigte erstmals auch aggressive Verhaltensweisen ihrem Mann gegenüber. Durch die Erkrankung kam es so für die Eheleute zu zahlreichen Kränkungen. Da Frau Frey kein Vertrauen zur Behandlung fand, konnte diese nicht kontinuierlich durchgeführt werden.

Es kam zu Trennung und Scheidung, die Kinder blieben beim Vater. In der Folgezeit versuchte Frau Frey erfolglos die versäumten Schulabschlüsse nachzuholen. Nach vielen Versuchen blieb sie ohne Beruf von der Unterstützung des Ehemannes, der mittlerweile neu verheiratet war, abhängig.

Die stationäre Aufnahme erfolgt, nachdem sich Frau Frey in ihrem Ferienhaus verschanzt hat. Die mittlerweile erwachsene Tochter holt sie aus dem Urlaubsort ab und bringt sie in die Klinik. Hier zeigt die Patientin ein ausgeprägtes Wahnsystem, sie fühlt sich von Männern verfolgt und sexuell genötigt. Hinter allen sozialen Kontaktversuchen wittert sie eine neuerliche Verschwörung. Die psychiatrische Behandlung solle sie nur gefügig machen, damit sie ohne große Schwierigkeiten von ihren Verfolgern eingeholt und gequält werden könne. Erstaunlicherweise gelingt es Frau Frey trotz dieser Wahrnehmungen, in einer eigenen Wohnung in der Nähe einer Universität, in der sie gelegentlich Vorlesungsveranstaltungen besucht und sich als Gasthörerin versteht, ein weitgehend unauffälliges Leben zu führen.

■ Rückfälle und Rehospitalisierungsraten

Die Rückfall- und Rehospitalisierungsraten sind oft angewandte Verlaufskriterien. Sie erfassen allerdings nur einen Teil der Phänomene, welche den Ausgang der Erkrankung kennzeichnen. Die einfache Messbarkeit begründet ihren häufigen Gebrauch. Die Rehospitalisierungsrate ist wegen verschiedener Aspekte bedeutsam:

▸ Die Hospitalisierung erhöht die Behandlungskosten erheblich.

▸ Jede Hospitalisierung eines Menschen entzieht ihn seinem sozialen Netz und kann zu einer Stigmatisierung beitragen.

▸ Die Hospitalisierung tangiert die Einstellung des sozialen Feldes, etwa der Familie und des Arbeitgebers. Pessimistische Einstellungen werden wahrscheinlicher, die Leistungserwartungen sinken.

▸ Die Hospitalisierung unterbricht nicht selten den Reintegrationsprozess des Kranken. Trotz der beschriebenen Nachteile hat, entsprechenden Studien zufolge, die Rate der Rehospitalisierungen auffallend wenig Einfluss auf den Gesamtverlauf der Erkrankung (E. BLEULER 1911/1988).

Mit Hilfe der Rehospitalisierungsrate wird häufig die Effizienz einer Therapie beurteilt. Einige Behandlungsformen, beispielsweise die Familientherapie und die Neurolepsie, zeigen eine günstige Beeinflussung der Rehospitalisierungsrate. Dieser Effekt lässt aber bereits im zweiten Jahr nach der Entlassung erheblich nach und verliert sich dann. Offensichtlich ist nur eine langfristig angelegte Behandlung der Schizophrenie auf Dauer wirksam.

■ Soziale Adaptation

Bedeutsam für den Verlauf einer Erkrankung, insbesondere bei chronischen Verläufen, ist der Grad der sozialen Anpassung, der trotz der Erkrankung erreicht werden kann. In diesem Zusammenhang wird immer wieder von *sozialer Heilung* gesprochen. Die beruf-

liche Eingliederung wird in vielen Untersuchungen als Maß für soziale Heilung benutzt.
Eine unzureichende berufliche Integration ist oft für den sozialen Abstieg verantwortlich, den mehr als die Hälfte der Erkrankten erleidet. Viele schizophren erkrankte Menschen nehmen im Verlauf der Erkrankung ihre Erwartungen zurück und wünschen sich
wenigstens noch eine »normale soziale Teilhabe«.

Der Grad der erreichbaren sozialen Anpassung stimmt dabei keinesfalls mit dem Ausmaß der noch beobachtbaren Restsymptomatik überein: Auch Menschen mit schweren
Behinderungen bewerkstelligen oft ein erstaunlich hohes Maß an sozialer Anpassungs-
leistung. Dabei spielt die Unterstützung des sozialen Netzes eine wichtige Rolle.
Die Untersuchungen zur sozialen Anpassung orientieren sich an normativen Rollenerwartungen; eine Trennung von direkten und indirekten Krankheitsfolgen ist oft nicht
möglich. Darüber hinaus erschwert ein hoher Differenzierungsgrad der Studien deren
Vergleichbarkeit. Trotzdem ist bei fast allen moderneren Verlaufsuntersuchungen ein
Messinstrument zur sozialen Anpassung integriert.

Soziale Anpassung und Integration werden nicht in erster Linie von der eigentlichen
Symptomatik der Erkrankung beeinflusst, sondern von den Schutzmechanismen und
Bewältigungsressourcen, die dem Betroffenen und seinen Angehörigen zur Verfügung
stehen.

Subjektive Zufriedenheit des Kranken und seiner Angehörigen

Die Zufriedenheit ist überwiegend von subjektiven Faktoren abhängig. In die Unter-
chungen zur Lebensqualität schizophrener Patienten gehen daher, neben den materiellen Ressourcen und der Erfüllung von Rollenerwartungen, Daten zur subjektiven Zufriedenheit des Betroffenen und seiner Umgebung ein. Hier zeigen verschiedene Behandlungssettings unterschiedliche Effekte. So fand sich nach der Umwandlung einer
englischen Großklinik in ein System kommunaler psychiatrischer Angebote vor allem
eine Steigerung der subjektiven Zufriedenheit der Klientel. Ähnliche Ergebnisse wurden durch die Unterbringung schizophrener Langzeitpatienten in Heime erzielt
(BECKER 1995).

Erstaunlicherweise ist die subjektive Zufriedenheit von schizophrenen Menschen ins-
gesamt recht hoch – möglicherweise allerdings eher ein Ausdruck des Versuchs sich im
Sinne des sozial Erwünschten zu verhalten (GRUYTERS / PRIEBE 1994). Vor allem das
Selbstbild scheint den Verlauf der Schizophrenie wesentlich mitzubestimmen und dabei eine bedeutende Vermittlungsfunktion zwischen unmittelbaren kognitiv-affektiven
Aktivitäten und der Umwelt zu übernehmen (BRENNER 1988). Betrachtet man den
Verlauf der Schizophrenie vor dem Hintergrund des sich wandelnden Selbstbildes, so
stehen dessen Veränderungen vor allem zu Beginn der Erkrankung im Vordergrund,
mit dem Ausgleich dieser Veränderungen kommt es dann in der Regel zu einer gewissen Beruhigung in der Biografie. Es entwickelt sich allerdings oft ein Selbstbild, das sich
an Defiziten ausrichtet.

Beschreibung von Verlaufstypen

Um der hohen Variabilität des Krankheitsverlaufs Rechnung zu tragen, ist vor allem im
Rahmen der langfristigen Katamnesen von G. HUBER u. a. (1979) sowie L. CIOMPI und

C. MÜLLER (1976) der Versuch unternommen worden den Verlauf in Typen zu unterteilen.

Aus Abbildung 23 geht hervor, dass bei einem beträchtlichen Teil der Erkrankten ein insgesamt guter Ausgang beobachtet werden kann. Auf der anderen Seite steht eine große Gruppe von Patienten, die bereits früh erhebliche Einschränkungen entwickeln, die im Verlauf, insbesondere im letzten Drittel des Lebens, abnehmen, aber offensichtlich nie ganz verschwinden. Die unterschiedlichen Verlaufstypen basieren auf relativ groben Orientierungskriterien und sind insofern problematisch.

Abbildung 23   **Langzeitentwicklung der Schizophrenie (CIOMPI / MÜLLER 1976)**

N = 228. Durchschnittliche Katamnesedauer 36,9 Jahre. Punktierte Linie: Variationen desselben Verlaufstyps

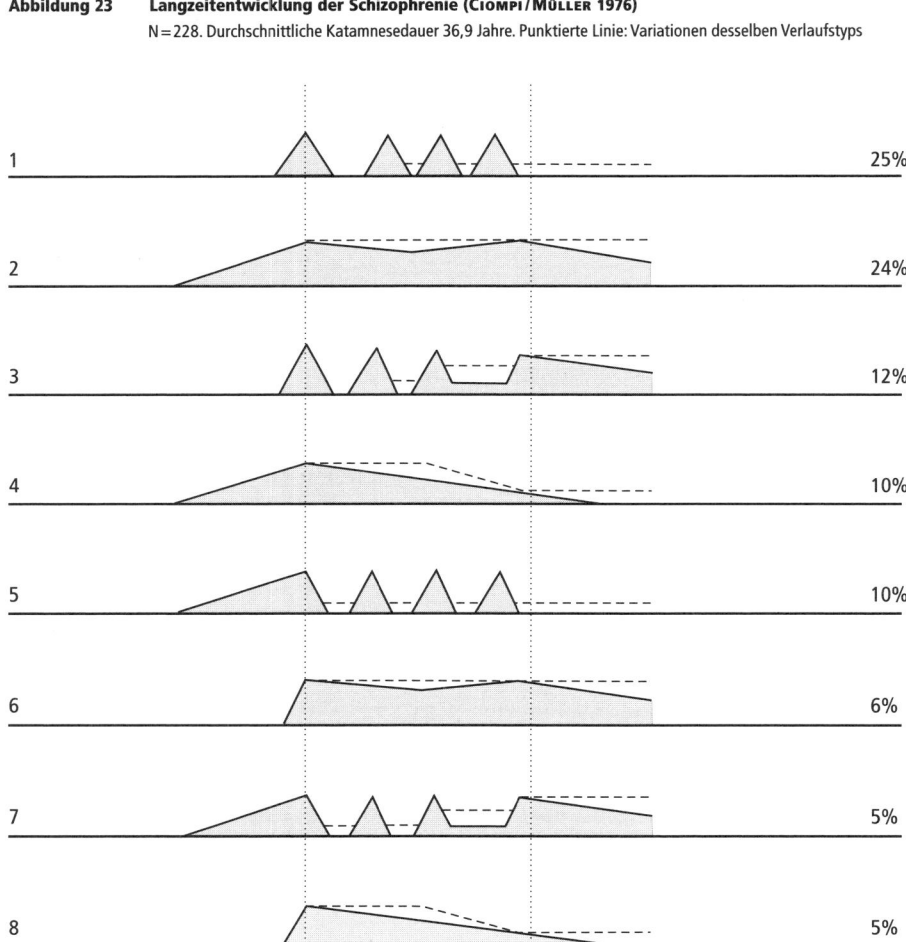

III   Prädiktoren des Verlaufs

Als man die Schizophrenie noch zu den degenerativen Erkrankungen rechnete, wurde ihre Prognose in der Regel entsprechend pessimistisch eingeschätzt. Die Koppelung von

Psychopathologie und Verlauf konnte durch neuere Untersuchungen widerlegt werden. Vor dem Hintergrund der aktuellen Befunde muss die Prognose der Schizophrenie als nicht vorhersagbar betrachtet und die Auswirkungen derartiger (unzulässiger) Prophezeiungen auf die Einstellung des und zum betroffenen Menschen bedacht werden.

Für die Planung der Behandlung findet die Untersuchung von Prädiktoren nach wie vor mit Recht große Aufmerksamkeit.

In einigen Untersuchungen wird zwischen dem kurzfristigen Verlauf, etwa einer stationären Therapie, und dem langfristigen Outcome differenziert (STRAUBE / WAGNER 1988), wofür unterschiedliche Prädiktoren angenommen werden. Dies gilt aber widerspruchsfrei nur für ganz kurzfristige Zeiträume, nach denen sich der prädiktive Wert der einzelnen Faktoren wieder mehr angleicht (HAMBRECHT 1994).

Einflussgrößen

Unterschiedlichste Faktoren sind auf ihren prädiktiven Wert hin überprüft worden, wobei sich meist nur schwache Korrelationen, die oft in Kontrolluntersuchungen nicht bestätigt werden konnten, fanden.

Krankheitssymptome

Die psychopathologischen Befunde bei Erstmanifestation der Schizophrenie korrelieren nur wenig mit dem Verlauf. Dabei darf eine stark ausgeprägte Symptomatik nicht mit einer schlechten Prognose verwechselt werden. Vielmehr scheinen umgekehrt zunächst besonders heftige Krankheitszeichen, etwa Wahn, Schlaflosigkeit, Verwirrung, eher für einen guten, ein schleichender Beginn und das frühe Einsetzen von Minussymptomen für einen schlechten Verlauf zu sprechen. Ungünstige Selbstheilungsoperationen (z. B. in Form von Zwangssymptomen) können einen schlechten Verlauf ebenso andeuten wie Neigung zu aggressiven Impulsen und Substanzmissbrauch.

Biologische Faktoren

Reizverarbeitung

Die Schizophrenie wird allgemein mit einer Reizverarbeitungsstörung in Verbindung gebracht. Eine Reihe psychophysiologischer Werte, beispielsweise Ergebnisse von Reiz-Reaktions-Tests, Schwankungen der elektrodermalen Leitfähigkeit und der schnellen Augenbewegungen, finden sich verändert. Diese Parameter korrelieren ausschließlich mit dem kurzfristigen Verlauf der Erkrankung. Vereinfacht gesagt profitieren die Patienten mit der intensivsten Beeinträchtigung der Reizverarbeitung kurzfristig am besten von einer stationären Behandlung. Hier ist auch am ehesten ein Schutz durch eine neuroleptische Therapie zu erwarten. Ähnliches gilt für die Modifikation des Verlaufs durch Neuroleptika. Deren Wirkung entfaltet sich – einigen Studien zufolge – innerhalb der ersten 24 Stunden (nach einer Testdosis). Möglicherweise begründet die deutliche Verbesserung des Reizschutzes durch pharmakologische und milieutherapeutische Interventionen die etwas günstigere Prognose von Patienten mit akuter paranoider Symptomatik.

▪ Organische Befunde

Mit Hilfe der wesentlich verbesserten radiologischen Untersuchungsinstrumente gelingt heute eine überaus genaue Abbildung der Gehirnstrukturen. Dadurch konnten bei einer Gruppe von Schizophrenen minimale Hirnveränderungen, meist als Vergrößerung des dritten Ventrikels, nachgewiesen werden. Auch eine Asymmetrie von erstem und zweitem Ventrikel als Zeichen einer perinatalen Hirnschädigung wurde bei Schizophrenen häufiger beschrieben. Diese Befunde scheinen mit einem schlechteren Verlauf assoziiert zu sein. Möglicherweise besteht zwischen den hirnorganischen Veränderungen und der Schizophrenie eine indirekte Verbindung im Sinne einer Beeinträchtigung des Bewältigungspotentials mit konsekutiver Auswirkung auf den Verlauf.

In ihrem prädiktiven Wert noch nicht einzuschätzen sind neuere Ergebnisse der Positronen-Emmissions-Tomografie (PET), die bestimmte Defizite schizophrener Patienten an die Funktion definierter Hirnregionen gebunden erscheinen lassen (HAMBRECHT 1994).

▪ Genetische Belastung

Sehr wahrscheinlich sind genetische Faktoren an der Verursachung der Schizophrenie beteiligt, die Untersuchungen zum Zusammenhang zwischen genetischer Belastung und Verlauf zeigen allerdings widersprüchliche Ergebnisse. Dabei scheint eine genetische Belastung tendenziell mit einem günstigeren Verlauf verbunden zu sein, ihr Einfluss ist aber insgesamt sehr schwach (HUBSCHMID / CIOMPI 1990).

▪▪ Reaktion der Umwelt

In eindrücklicher Weise beschreiben die Ergebnisse der EE-Forschung den Einfluss psychosozialer Faktoren auf den Verlauf der Schizophrenie. Ihnen zufolge ist die Rückfallquote und damit auch die Rehospitalisierungsrate maßgeblich von der Reaktion der unmittelbaren Angehörigen abhängig. Wichtig erscheinen vor allem atmosphärische Aspekte. Ein positiver Verlauf wird durch eine hohe Akzeptanz des Kranken bei seinen Angehörigen, ein großes Maß an Unterstützung und ein Fehlen destruktiver Kritik mitbedingt. Entsprechendes ergibt sich für den therapeutischen Umgang mit dem schizophrenen Patienten (CIOMPI u. a. 1984).

Transkulturelle Studien weisen auf einen günstigeren Verlauf der Schizophrenie in den Ländern der sogenannten Dritten Welt hin, was möglicherweise auf die dort engeren sozialen Bindungen zurückzuführen ist. Ähnlich zu interpretieren sind Beobachtungen, nach denen Schizophrene aus größeren Städten eher zu Langzeitpatienten werden als solche aus kleineren Orten. Uneinheitlich blieben die Untersuchungsbefunde zum Zusammenhang von sozialer Schicht und Verlauf der Erkrankung. Es wird sowohl von einem günstigen als auch einem ungünstigen Einfluss der Zugehörigkeit zu einer hohen sozialen Schicht gesprochen.

Bedeutsamer ist sicherlich das Geschlecht des Kranken, wobei Frauen eine deutlich bessere Prognose haben als Männer. Dabei spielt wohl das etwas höhere Erkrankungsalter der Frauen eine Rolle, die in der Folge bei Erkrankungsbeginn meist besser sozial integriert sind; aber auch unterschiedliche soziale Rollenerwartungen sind für die geschlechtsgebundenen Verschiedenheiten im Krankheitsverlauf mitverantwortlich.

Prämorbide Entwicklung

Alle Untersuchungen heben übereinstimmend die prämorbide Entwicklung als eine der bedeutsamsten Einflussgrößen auf den Verlauf der Schizophrenie hervor. Dies gilt im Besonderen mittelfristig. Eine unproblematische psychosexuelle Entwicklung und gute Beziehungsfähigkeit sind ebenso mit einem eher günstigen Verlauf verbunden wie eine stabile berufliche Integration (WATTS / BENNETT 1973). Hauptwirkfaktor ist sicher das Zusammenspiel von Erkrankung und Identitätsentwicklung. Dabei findet sich weder ein Zusammenhang zwischen einzelnen Persönlichkeitsstörungen und dem Verlauf der Erkrankung noch existieren in der Vorgeschichte spezifische Auffälligkeiten des Charakters. Vielmehr scheint die Anfälligkeit insgesamt erhöht; vor dem Beginn der Schizophrenie treten häufig andere Erkrankungen auf. Später schizophren erkrankte Menschen fallen in der Vorgeschichte dadurch auf, dass sie sich wenig gesellig zeigen und insgesamt introvertiert wirken. Auch diese Phänomene können im Sinne einer erhöhten Anfälligkeit interpretiert werden.

Ein komplizierter Verlauf muss relativ sicher erwartet werden, wenn die prämorbiden Abweichungen den Charakter einer Störung bekommen. Die meist unspezifischen Auffälligkeiten zeigen sich dabei in der Regel erst in der Pubertät, Störungen in der frühen Kindheit ließen sich – im Gegensatz zu psychoanalytischen Hypothesen zur Schizophrenieentwicklung – hingegen nicht finden (HIRSCH 1979). Obwohl das Ersterkrankungsalter für den Verlauf grundsätzlich eine große Rolle spielt, ist eine strenge Korrelation zwischen Alter bei Ersterkrankung und deren Prognose nicht nachgewiesen. Dies liegt sicherlich auch daran, dass anhand des biologischen Alters noch keine Aussage über den Grad der psychosozialen Reife eines Menschen möglich ist.

Die Bedeutung der prämorbiden Entwicklung kann unterschiedlich begründet werden:
▶ In der prämorbiden Entwicklung bilden sich die später bedeutsamen Problembewältigungsstrategien aus. Im günstigsten Fall sind wesentliche Schritte in der Identitätsentwicklung bereits vor dem Erkrankungsbeginn vollzogen und können daher von der Krankheit weniger in Frage gestellt werden.
▶ Der Grad der prämorbiden Auffälligkeit ist auch ein Maß für die Höhe der Vulnerabilität und das Ausmaß der Basisstörungen. Diese indizieren die Stressbewältigungskapazität des Individuums, die für den späteren Krankheitsverlauf von Bedeutung ist. Wahrscheinlich beeinflussen beide Faktoren den Krankheitsverlauf additiv.

Krankheitsbewältigung

Obwohl eine Reihe von Untersuchungsbefunden, wie etwa zur prämorbiden Entwicklung und sozialen Unterstützung, darauf hinweist, dass der Verlauf der Schizophrenie durch die Art ihrer Bewältigung wesentlich bestimmt wird, sind nur wenige Studien zu diesem Aspekt der Erkrankung veröffentlicht (BÖKER 1986). Dies liegt nicht zuletzt daran, dass schizophrene Patienten in besonderem Maße als der Krankheit ausgeliefert gelten und deren subjektive Verarbeitung daher weniger Beachtung findet. Im Gegensatz zu anderen psychisch Kranken scheinen schizophrene Patienten weniger gut in der Lage zu sein ihre Situation zu beschreiben und zu bewerten. Bei genauerer Betrachtung aber sind Bewältigungsversuche schizophrener Patienten häufiger als erwartet, wobei die Art das Vulnerabilitätskonzept und Basisstörungsmodell zu bestätigen scheint.

Die Bewältigungsstrategien stehen in enger Beziehung zu den Basisstörungen, die auch außerhalb der akuten Phasen wahrgenommen werden. In diesem Zusammenhang entstehen (GROSS 1986):

▸ Vermeidungsverhalten
▸ Kompensationsmechanismen
▸ Anpassungsformen
▸ aktive Auseinandersetzung

Inwieweit aktive Bewältigung im Vordergrund steht, hängt – abgesehen von dem Ausmaß der Bedrohung – vom Selbstwertgefühl und den verfügbaren Ressourcen des Betroffenen ab. All dies bestimmt den Kontrollprozess, der vom Stadium der Erkrankung abhängig ist. Der Prozess gliedert sich in der Regel in folgende Phasen (BREIER / STRAUSS 1983):

▸ self monitoring (Selbstbeobachtung)
▸ self evaluation (Selbsterkenntnis)
▸ self instruction (Selbstinstruktion)

Schizophrene Patienten zeigen häufig externale Kontrollüberzeugungen, d. h., sie fühlen sich in einer relativ passiven Position (LASAR / LOOSE 1994). Daher steht die Vermeidung unter den Bewältigungsstrategien an erster Stelle. Sie erscheint im Hinblick auf die Stressbewältigung als sinnvoll, konterkariert aber die soziale Integration. Die Überwindung dieser Dialektik ist eines der Hauptthemen der Erkrankung.

ııı Ergebnisse der Langzeitstudien

Langzeitstudien über den Verlauf der Schizophrenie richten sich in der Regel nach Forschungszyklen und erstrecken sich daher über einen Zeitraum von 1 bis 5 Jahren. Es existieren gleichwohl Untersuchungen, die sich auf mehr als 20 Jahre beziehen. Diese haben eine deutlich bessere Prognose der Schizophrenie aufzeigen können und damit deren Einschätzung sehr verändert. Mittlerweile ist eine Reihe von Studien erschienen, die sich über einen Katamnesezeitraum von 10 bis 15 Jahren erstrecken und sich auf exaktere Erhebungsmethoden gründen. Ihre Ergebnisse unterscheiden sich im generellen Outcome nur wenig von den längerfristigen Untersuchungen. So ist anzunehmen, dass sich meistens während der ersten 10 Erkrankungsjahre deren Ausgang herausstellt und danach noch geringgradige Verbesserungen zu erwarten sind.

Im deutschsprachigen Raum sind in den letzten Jahrzehnten drei Langzeitstudien an Schizophrenen durchgeführt worden (HUBER u. a. 1988; M. BLEULER 1972; CIOMPI / MÜLLER 1976), die ähnliche Ergebnisse erbrachten.

Allgemein liegen die Befunde von L. Ciompi auf Grund unterschiedlicher Untersuchungskriterien etwas günstiger als die von G. Huber; in der globalen Beurteilung des Verlaufs stimmen beide aber deutlich überein (günstiger Verlauf 49 Prozent bzw. 56,2 Prozent; eher ungünstiger Verlauf 42 Prozent bzw. 43,8 Prozent).

Bei den genaueren, mittelfristig angelegten Studien zum Verlauf der Schizophrenie ergibt sich ein in der Tendenz gleiches, aber in Teilaspekten differenzierteres Bild. In der Mannheimer Langzeitstudie (HERDEN u. a. 1995) wird deutlich, dass die Prognose auf der Wohnachse deutlich besser ist als auf der Arbeitsachse, obwohl es im Wohnbereich einen Trend zur beschützten Einrichtung gibt. Auf der Arbeitsachse bleiben viele aus dem Berufsleben dauerhaft ausgegrenzt.

❙❙❙ Rückfallhäufigkeit und Rehospitalisierungsrate

Die Rezidivrate ist ein wichtiges Verlaufsmerkmal der Erkrankung. Anfangs wurden die Begriffe Rezidiv- und Rehospitalisierungsrate synonym gebraucht, da die Behandlung des akuten psychotischen Schubes stationär erfolgte. Dies hatte aber zur Folge, dass leichtere Rezidive nicht mit in die Berechnungen aufgenommen wurden. Zwischen *echtem Rezidiv* und *Rückfall* gibt es zudem keine einheitlichen Unterscheidungskriterien. Trotz dieser Einwände kann die Rezidivrate als Maß für die Effizienz verschiedener Behandlungsverfahren herangezogen werden.

Eine Übersicht über Untersuchungen zur Rezidivrate nach Absetzen von Neuroleptika und einem rezidivfreien Intervall von mindestens einem halben Jahr (KISSLING 1983) dokumentiert eine hohe Rückfallquote in einem Zeitraum von 24 Monaten (durchschnittlich 73 Prozent), wobei viele der Erkrankten erst im zweiten Jahr einen Rückfall erleiden.

Die Zahlen zeigen, dass schizophrene Patienten und ihre Angehörigen in den ersten Jahren mit einem hohen Wiedererkrankungsrisiko rechnen müssen. Dies hat sicherlich erhebliche Auswirkungen auf den Lebensentwurf des Betroffenen und trägt zur Verunsicherung und Vermeidung von Belastungen bei. Das zeigt, wie sehr schizophrene Patienten in den ersten Jahren ihrer Erkrankung einer intensiven Unterstützung und Behandlung bedürfen.

Mit Hilfe des Camberville Family Interviews konnte der EE-Wert als Faktor der inhaltlichen Kommunikation identifiziert werden, der eng mit der Rückfallhäufigkeit schizophrener Psychosen verknüpft ist (Abbildung 24).

Abbildung 24   **Rückfallraten in Prozent bei schizophrenen Patienten abhängig vom EE-Score, Aufenthaltsdauer in der Familie und Medikation (LEFF / VAUGHN 1985)**
N = 181. Die Rückfallrate (%) einer Gruppe von 181 schizophrenen Patienten innerhalb von 9 Monaten nach Entlassung in Abhängigkeit von dem EE-Wert in der Familie.

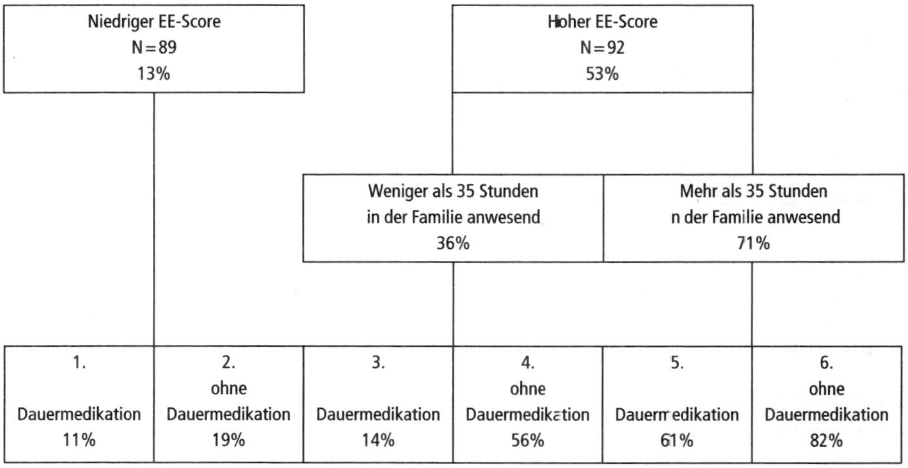

Niedriger EE-Score N=89 13%		Hoher EE-Score N=92 53%			
		Weniger als 35 Stunden in der Familie anwesend 36%		Mehr als 35 Stunden in der Familie anwesend 71%	
1. Dauermedikation 11%	2. ohne Dauermedikation 19%	3. Dauermedikation 14%	4. ohne Dauermedikation 56%	5. Dauermedikation 61%	6. ohne Dauermedikation 82%

Schizophrenie

ꟾꟾꟾ Modifikationen des Verlaufs durch Therapie

Mit Hinweis auf den günstigeren Spontanverlauf schizophrener Erkrankungen in Ländern der sogenannten Dritten Welt werden sowohl die Wirksamkeit als auch die Unwirksamkeit therapeutischer Bemühungen begründet. Tatsächlich ist die Einschätzung der Bedeutung der Therapie bei einer derart langwierig verlaufenden Krankheit, die zudem in ihrer Symptomatik und Problemstellung stark variiert, nicht leicht. Dies wird schon dadurch deutlich, dass eine große Zahl von Outcome-Kriterien, wie etwa das Ausmaß der Negativ-Symptomatik, die Rückfallraten etc., für die Beurteilung des Therapieerfolgs herangezogen werden. Darüber hinaus ist zu bedenken, dass eigentlich nur bei der Therapie mit Psychopharmaka Doppelblind-Studien mit randomisierten Gruppen durchgeführt werden können. Trotz all dieser Schwierigkeiten können einige Hinweise für die therapeutische Intervention gegeben werden:

▸ Die Effekte einer therapeutischen Strategie auf die Minus- und Plussymptomatik differieren. Gelegentlich ist eine positive Beeinflussung der akuten Symptomatik mit einer Verstärkung der Minus-Symptome und dem Auftreten von Behinderungen und Beeinträchtigungen verbunden.

▸ Ein positiver Effekt einer therapeutischen Behandlung auf die Rückfallhäufigkeit scheint nicht mit entsprechenden Auswirkungen auf die Prävention von Behinderungen verbunden zu sein.

▸ Der Effekt der therapeutischen Maßnahme ist zeitlich begrenzt, in der Regel ist daher entweder eine Wiederholung nach einem Intervall notwendig (Boosterung) oder die Behandlung muss insgesamt sehr langfristig angelegt werden.

▸ Kombinationen von Behandlungsmethoden (deren Effektivität im Einzelnen nachgewiesen ist) sind wirksamer als ein Verfahren für sich allein. Es gibt deutliche synergistische Auswirkungen einzelner Therapien. Dies gilt insbesondere für die Kombination mit psychopharmakologischen Verfahren.

▸ Das Risiko, auch zu schaden, ist bei allen Behandlungsformen groß. Dies gilt auch für psychotherapeutische Methoden.

▸ Der Erfolg aller Behandlungsformen ist insbesondere bei der Schizophrenie sehr von der Therapeutenpersönlichkeit und der Behandlungskontinuität abhängig.

▸ Behandlungen, die bei der Bewältigung der Erkrankung ansetzen und den Kontext des Kranken berücksichtigen (etwa die Familientherapie), scheinen insgesamt hilfreicher zu sein als Verfahren, die an der Symptomatik selbst und der Motivdynamik des Betroffenen ansetzen. Insgesamt scheinen Verfahren, die auf die Aktivierung von Ressourcen und auf aktive Problembewältigung zielen, günstigere Auswirkungen zu haben als solche, die eine Klärung und Problemaktualisierung intendieren.

ꟾꟾꟾꟾ Therapie der Schizophrenie

ꟾꟾꟾ Allgemeine Überlegungen zur Therapie der Schizophrenie

Schizophrene Psychosen sind entgegen einem verbreiteten Vorurteil gut behandelbar (FINZEN 1993), auch wenn die Therapie, ähnlich wie bei der Zuckerkrankheit, nicht eigentlich heilend ist. Die Symptome lassen sich gut beeinflussen, oft auch ganz beseitigen. Entsprechend der multifaktoriellen Ätiologie gibt es zahlreiche Ansatzpunkte für die Behandlung der Schizophrenie. Kombinationsverfahren setzen sich dabei immer mehr durch, nicht nur wegen der multifaktoriellen Genese der Erkrankung, sondern auch wegen der Komplexität der damit auftretenden Probleme. Die Komplexität nimmt durch die Verlagerung der Behandlungsangebote von den Kliniken in die Gemeinden weiter zu (BACHRACH 1994).

E. BLEULER (1911/1988) schrieb: »Die Therapie der Schizophrenie ist wohl die dankbarste für den Arzt.« Dieser Satz entstand lange vor der Entwicklung der modernen biologischen Therapieverfahren und hat bis heute Gültigkeit. Er bringt nicht nur Bleulers außerordentlich positive und achtende Haltung zum Ausdruck, sondern verweist auch auf die besondere Bedeutung der therapeutischen Beziehung in der Behandlung der Schizophrenie. Nach wie vor gilt, dass schizophrene Patienten unbedingt außerordentlich zuverlässige und konstante Bezugspersonen benötigen, die in der Lage sind, das therapeutische Setting dem jeweiligen Stand und den Bedürfnissen des Patienten anzupassen. Diese Bezugspersonen müssen den betroffenen Patienten im Sinne einer Behandlungspartnerschaft (BÖKER 1990) begleiten.

Die Behandlung einer schizophrenen Psychose kann viele Jahre dauern, in diesem Zeitraum können eine Reihe von Krisen auftreten. Schizophrene Patienten sperren sich oft gegen klassische Settings der Psychotherapie und medizinischen Behandlung. Die Entwicklung einer Behandlungspartnerschaft kann dadurch erschwert werden, dass einige Therapeuten erwarten, dass Schizophrene die verordneten Medikamente nicht einnehmen, Behandlungen abbrechen und Deutungen unzugänglich sind. Dazu tragen einige Besonderheiten der Patienten bei:

▸ Es gibt kaum eine andere Erkrankung, bei der es zu so starken, oft plötzlichen Veränderungen der seelischen Konstitution kommen kann. Die damit verbundenen Krisensituationen sind oft genug auch mit einer Krise des Betreuers oder Therapeuten verbunden, der sich ohnmächtig fühlt, besorgt ist und gelegentlich an seinen Fähigkeiten zweifelt.

▸ Ausgehend von einem extrem negativen Selbstbild erzeugen schizophrene Patienten in vielen Fällen beim Behandler pessimistische Therapieerwartungen, ohne dass diese Einschätzung selbst – wie bei depressiven Patienten – als Teil der Symptomatik erkannt wird. Diese negative Haltung ist für die soziale Integration äußerst hinderlich.

▸ Der Verlauf der Erkrankung erfordert mitunter eine jahrelange Betreuung, die gelegentlich durch zwischenzeitliche Krankenhausaufenthalte unterbrochen wird. Dabei ist immer die Gefahr des Behandlungsabbruchs gegeben. Außerdem weiß der Behandler oder Betreuer nie, ob die erzielten Erfolge dauerhaft und stabil sind.

All diese Besonderheiten erfordern vom Behandler viel Geduld, die Fähigkeit, Niederlagen zu ertragen, und die Möglichkeit zu sich selbst eine Art gelassene Distanz zu halten.

Relevante therapeutische Modelle

Das Vulnerabilitätsmodell

Dieses von J. ZUBIN (1986) formulierte Modell postuliert eine Beeinflussbarkeit der Erkrankung durch Umweltfaktoren. Diese ist durch Eingrenzung der Vulnerabilität auf die Informationsverarbeitung spezifiziert worden. Das Vulnerabilitätsmodell erlaubt in der Therapie:

▶ Strategien für die primäre und sekundäre Prävention zu entwickeln,

▶ die Dynamik der Erkrankung für den Behandler und auch für den Betroffenen und seine Angehörigen verständlich zu machen,

▶ für den Betroffenen und die Personen im sozialen Netz Bewältigungsstrategien im Sinne einer tertiären Prävention zu erschließen.

❚ Das Coping-Stress-Modell

Insbesondere das Vulnerabilitätsmodell der Schizophrenie ist beeinflusst von der Stress-Theorie, wie sie vor allem von Lazarus formuliert wurde. Hier wird die Rolle der Disposition ebenso gewürdigt wie die des personenspezifischen Bewältigungsverhaltens. Wing hat unter Berufung auf die Stresstheorien in seinem Stress-Diathese-Modell den Begriff der optimalen Stimulierung als therapeutische Konsequenz hergeleitet. Er verbindet eine Überstimulation mit der Gefahr einer neuerlichen Psychose, eine Unterstimulation mit der Entwicklung von Minus-Symptomen und seelischen Behinderungen.

❚ Das kognitive Modell

Mittels der kognitiven Schizophreniemodelle, die in erster Linie von einer Störung der Informationsverarbeitung ausgehen, wurde die ganze Palette der verhaltenstherapeutischen und kognitionspsychologischen Verfahren für die Behandlung erschlossen.

Die akute Erkrankung Im kognitiven Modell wird die akute Erkrankung als Folge der Dekompensation der Informationsverarbeitung verstanden, sodass die Reduktion von Reizen hypothetisch eine Reduktion der Symptomatik zur Folge haben müsste.

Die Entwicklung von Behinderungen Die Entwicklung von Behinderungen wird im kognitiven Modell als Restriktion im Sinne eines Selbstheilungsversuches verstanden. Durch das Training und die Verbesserung der Informationsverarbeitungskapazität des Betroffenen kann somit eine tertiäre Prävention betrieben werden.

❚ Das Dopamin-Rezeptor-Modell

Im Dopamin-Rezeptor-Modell wird die abweichende Verteilung von Untertypen des Dopamin-Rezeptors als neurophysiologisches Korrelat der Informationsverarbeitungsstörungen Schizophrener betrachtet. Da das Dopamin-System eine Reihe von Aufmerksamkeitsprogrammen steuert, beeinflusst es sowohl die kognitive Verarbeitung von Reizen als auch die emotionale Zuordnung und die Motorik. Diese Verbindungen erklären eine Reihe von Phänomenen im Zusammenhang mit der Schizophrenie. Das Dopamin-Rezeptor-Modell ist vor allem ein Ansatzpunkt für die medikamentöse Beeinflussung der schizophrenen Psychose. Die heute eingesetzten Medikamente wirken über eine Blockade des Dopamin-Rezeptors, vor allem des D_2-Rezeptors. Das Dopaminsystem interagiert auch mit anderen Neurotransmittersystemen, etwa mit dem serotonergen System. Die Mitberücksichtigung dieser Interaktionen verbessert die medikamentöse Beeinflussbarkeit der Symptomatik.

❚ Das EE-Modell

Das EE-Modell (expressed emotion) erlaubt die Verknüpfung von Umweltbedingungen und Rückfallrisiko bei schizophrenen Psychosen. Daraus lassen sich Strategien herleiten, welche:

- die Beeinflussung des sozialen Kontextes im Sinne einer verbesserten sekundären Prävention erlauben,
- die Bewältigung der Erkrankung verbessern und die Selbsthilfekräfte stärken.

Das Modell der Kommunikationsabweichung

Der unklare, mehrdeutige Kommunikationsstil in den Familien Schizophrener hat sich in einigen Untersuchungen als ein ätiologisch bedeutender Faktor gezeigt. Weitergehende Theorien, wie etwa das systemische Modell von M. SELVINI-PALAZZOLI u.a. (1985), das im Wesentlichen auf den Befunden zur Kommunikationsabweichung aufbaut, haben die Bedeutung dieses Phänomens für die Bindungsmuster innerhalb der Familie des Betroffenen hervorgehoben. Hier wird die Kommunikationsabweichung als Ausdruck eines stabilen innerfamiliären Systems, das sich mit Hilfe der Verständigungsmanöver geschickt Bedrohungen von außen entzieht, interpretiert.

Aus diesem Ansatz sind eine Reihe familientherapeutischer Strategien zur Behandlung der Schizophrenie hervorgegangen. Diese fanden vor allem in den letzten Jahren Verbreitung. Hierzu zählt zum Beispiel die positive Konnotation, die die Bedeutung des nach außen pathologisch erscheinenden Verhaltens eines oder mehrerer Familienmitglieder für die Binnenstruktur der Familie unterstreicht. Mit dieser Technik soll die Bewertung einer Verhaltensweise oder eines Gedankens innerhalb der Familie verändert werden. Ändert sich nämlich die Bewertung einer Verhaltensweise, so kann auch das Verhalten selbst oft modifiziert werden (SIMON / STIERLIN 1984).

Grundsätzliche Überlegungen

Die unterschiedlichen theoretischen Zugänge bei der Entwicklung von Therapiekonzepten für die Schizophrenie unterstreichen die Komplexität des Themas. Ein umfassendes Therapiekonzept der Schizophrenie ist noch nicht entwickelt. Durch die Veränderungen in der Versorgungsstruktur in den letzten Jahren sind weitere Aspekte dazugekommen, deren Auswirkungen auf das therapeutische Setting noch nicht abzusehen sind. Grundsätzlich lassen sich die therapeutischen und rehabilitativen Konzepte entweder von einem Defizit- oder einem Motivationsmodell herleiten. Bei der erstgenannten Gruppe, zu der etwa das Vulnerabilitätsmodell gehört, wird ein mehr oder weniger spezifisches Defizit des Betroffenen angenommen, das es aufzuheben oder zu kompensieren gilt. Im zweiten Fall wird die Intention des Betroffenen, sich an einem problemorganisierten System zu orientieren und so zu binden, in den Vordergrund gestellt. Eine Veränderung dieser Form der Hinwendung zur Welt erzeugt Unsicherheit und Angst und wird abgewehrt. Der Betroffene läuft Gefahr sich so zu verhalten, dass es zur Aufrechterhaltung der Probleme kommt.

Beide Ansätze stehen in einer dialektischen Wechselbeziehung zueinander, sie führen zu Widersprüchen, aber auch zu Synergien. Möglicherweise spiegelt sich in dieser Dialektik das grundsätzliche Reifungsproblem schizophrener Menschen, das sich ja um die Bindungsmuster der Sicherheit und Fürsorge sowie der Erkundung und Ablösung strukturiert (BOWLBY 1986).

Zuordnung der Therapieformen mit Hilfe des Vulnerabilitätsmodells

Das Vulnerabilitätsmodell ist zur Zeit das Krankheitsmodell der Schizophrenie, das die höchste Akzeptanz genießt und einen hohen integrativen Wert hat. Unter Berücksichtigung der Tatsache, dass in diesem Modell die spezifischen Stressfaktoren noch nicht beschrieben sind, ermöglicht es eine Unterteilung der bisher eingeführten Therapieverfahren in zwei Kategorien (Tabelle 28). Die eine Gruppe bilden jene Verfahren, die die Stressbelastung des Betroffenen verringern helfen, die zweite solche, die die Verbesserung der Stressbelastungsfähigkeit zum Ziele haben.

Tabelle 28 **Zwei Verfahrenskategorien der Stressbewältigung**

Stressbelastung reduzieren	Stressbelastungsfähigkeit verbessern
Selbstheilungsversuche mit sozialem Rückzug	Selbstheilungsversuche mit kognitiver Umstrukturierung
Neuroleptikatherapie	psychoanalytische und psychotherapeutische Techniken
Soteria-Konzept, Angehörigenarbeit nach dem EE-Konzept	kognitives Training
Familientherapie nach dem strukturellen Modell	Angehörigenarbeit nach dem Selbsthilfe-Netzwerk-Konzept
Rehabilitation nach dem Lebensraum-Modell	systemische Familientherapie
	Rehabilitation mit soziotherapeutischen Techniken

ɪɪɪ Allgemeine therapeutische Grundregeln

Die unterschiedlichen therapeutischen Techniken sind in der Regel nicht speziell für die Behandlung schizophrener Klienten entwickelt und bedürfen daher einer Modifikation, um ihre positive Wirkung entfalten zu können. Für diese Modifikation müssen übergeordnete therapeutische Grundregeln entworfen werden, wie sie von L. CIOMPI (1986) vorgeschlagen wurden.

Tabelle 29 **Übergeordnete therapeutische Grundregeln**

1. Vereinfachung des therapeutischen Settings
2. Optimale personelle und konzeptionelle Kontinuität; konstante zentrale Bezugsperson
3. Eindeutige, klare und ehrliche Kommunikation
4. Vereinheitlichung der verfügbaren Information
5. Erschließung von gemeinsamen, realistischen und positiven Zukunftserwartungen
6. Erarbeitung klarer, konkreter gemeinsamer Behandlungsziele und Prioritäten
7. Polarisierung der Gefühle und Gedanken innerhalb des gesamten therapeutischen Feldes
8. Vermeidung von Über- und Unterforderung
9. Kombination von sozialen und medizinischen Hilfen

ɪɪ Phasen der Behandlung

Abhängig vom Verlauf der Erkrankung orientiert sich die Therapie an den Krankheitsphasen. Entsprechend dieser Phasen kann die Behandlung unterteilt werden in:

▸ Therapie der akuten psychotischen Episode
▸ Therapie des Rezidivs

▸ Sekundäre Prävention und Rezidivprophylaxe
▸ Tertiäre Prävention und Rehabilitation

■ Beginn der Therapie

Bei der ersten Episode wird die Erkrankung meist nicht angemessen eingeordnet und vor allem der Betroffene hat noch keine Einsicht in die Behandlungsnotwendigkeit. Hierbei spielen krankheitsspezifische Faktoren eine Rolle, aber auch Vorurteile gegenüber seelischen Erkrankungen und psychiatrischen Institutionen. Diese Faktoren führen dazu, dass einer angemessenen Diagnose und Behandlung oft eine Reihe enttäuschender Beratungs- und Behandlungskontakte vorausgeht (KLOSTERKÖTTER 1998). In diesem Zusammenhang entwickelt sich die Frage, wann und mit welcher Vehemenz die therapeutischen Interventionen erfolgen. Dabei lassen sich Argumente für eine abwartend tolerante Haltung ebenso formulieren, wie für deren Gegenpol. Diese Dialektik zwischen Konsequenz und Toleranz zieht sich meist über das gesamte Behandlungsintervall hin und erfordert jeweils einen Ausgleich zwischen den Argumenten:

▸ Wenn schizophrenen Patienten nicht die Gelegenheit gegeben wird selbst Erfahrungen zu sammeln, werden sie nie zu einem angemessenen Umgang mit der Erkrankung finden können, weil sie nur so ihre persönlichen Ressourcen richtig einzusetzen lernen. Dabei sollte auch Raum für außergewöhnliche Lösungen und Verhaltensweisen gegeben werden. Zwang kann die Bereitschaft des Patienten reduzieren, an der Therapie mitzuarbeiten.

▸ Wenn der schizophrenen Erkrankung nicht konsequent Widerstand entgegengesetzt wird, dann besteht die Gefahr, dass sich die Krankheit im Denken und Fühlen des Betroffenen immer mehr Raum verschafft. Damit werden der Isolation des Betroffenen und der Zerstörung seiner sozialen Bindungen Vorschub geleistet.

■ Argumente für eine frühzeitige Behandlung schizophrener Psychosen

Die Ergebnisse der »*First episode*«-*Forschung* zeigen, dass generell ein frühzeitiger Therapiebeginn Vorteile hat. Je länger der Zeitraum dauert, in dem der Patient schon eine schizophrenietypische Positiv-Symptomatik bietet, es aber noch zu keiner adäquaten Behandlung kommt, um so schwerer fällt es dann nach Therapiebeginn, günstige Resultate zu erzielen. Je früher die Behandlung einsetzt, um so günstiger gestaltet sich der Verlauf (Tabelle 30).

Tabelle 30   Argumente für einen frühzeitigen Behandlungsbeginn (Müller-Spahn u.a. 1992)

Verzögerter Behandlungsbeginn korreliert mit:

▸ verzögerter und unvollständiger Remission der Symptomatik,
▸ längerer stationärer Behandlungsbedürftigkeit und höherem Rückfallrisiko,
▸ geringerer Compliance, höherer Belastung der Familie und höherem »Expressed emotion«-Niveau,
▸ einem erhöhten Depressions- und Suizidrisiko,
  ▹ größerer Belastung der Arbeits- und Ausbildungssituation,
  ▹ erhöhtem Substanzmissbrauch und delinquentem Verhalten,
  ▹ deutlich höheren Behandlungskosten.

Schizophrenie

ıı   Selbstheilungsversuche von Schizophrenen

Die übergeordneten therapeutischen Grundsätze und die unterschiedlichen Strategien zur Bewältigung der Erkrankung finden sich auch in den Selbstheilungsversuchen von Schizophrenen wieder, denen in den letzten Jahren zunehmend Aufmerksamkeit zuteil wurde (LANG 1981; BÖKER / BRENNER 1983). Dies geschah in der Absicht, die therapeutischen Strategien an den Selbstheilungsversuchen im Sinne einer Behandlungspartnerschaft zu orientieren (CONRAD 1987). Theoretisch können die Selbstheilungsversuche unter verschiedenen Aspekten betrachtet werden:

Die Psychose selbst wird als Selbstheilungsversuch verstanden S. Freud beschrieb als primären Krankheitsvorgang den Libidoverlust als eine Form des »Weltuntergangs«, gegen den die Psychose als lärmender Restitutionsversuch eingesetzt werde. G. Bateson sieht die Psychose in erster Linie als einen wesentlichen Versuch, die unmöglichen Anforderungen einer Doppelbindung zu meistern. R. D. Laing sieht in der Psychose einen Abwehrversuch gegen eine die Selbstverwirklichung unterdrückende Gesellschaft.

Die Selbstheilungsversuche werden als aktive Auseinandersetzung mit der Krankheit betrachtet Bei den Betroffenen findet man recht unterschiedliche Methoden zur Bewältigung, die mehr oder weniger als Heilungsversuche geeignet sind. Dabei konterkarieren die Strategien zur Symptombewältigung oft die der Lebensbewältigung. Allgemein können die Selbstheilungsversuche von Schizophrenen in folgende Kategorien unterteilt werden:

▶ Umsymbolisierung
▶ Umgehung
▶ Korrektur

In Tabelle 31 sind einige spezifische Bewältigungsreaktionen aufgeführt, die entweder der Reizabschirmung (regressive Strategien) oder der Reizbewältigung (progressive Strategien) dienen. Globale Strategien können sein: Versuche zur Selbst- und Weltanalyse; Bücher und Informationen; Psychotherapie und Meditationstechniken; religiöse Hilfen; künstlerische Gestaltungen; Medikamente, Suchtmittel und andere paramedizinische Hilfen.

Tabelle 31   Spezifische Strategien

progressive Strategien	regressive Strategien
▶ Konzentrationsübungen	▶ ins Bett legen
▶ Sport	▶ Entwicklung von Stereotypien und Ritualen, Zwangshandlungen und Zwangsgedanken
▶ Übertönen der Halluzinationen	▶ Vermeiden von sozialem Kontakt
▶ Umdeutungen	▶ Medikamenten- und Alkoholgebrauch
▶ Flucht (z. B. durch Wohnungswechsel)	▶ Vermeidung von Belastungen
▶ Kontaktsuche (z. B. Aufsuche geselliger Räume)	▶ doppelte Buchführung
▶ Selbstinstruktion	
▶ Kontaktaufnahme mit wichtigen Personen	

Problematik von Selbstheilungsversuchen

Der Einsatz von Selbstheilungsstrategien muss nicht unbedingt den Krankheitsverlauf günstig beeinflussen, sondern kann im Gegenteil die Bewältigung der Erkrankung und die soziale Eingliederung des Kranken erheblich erschweren. Als Beispiel hierfür kann die zunehmende Zahl der Patienten genannt werden, die zusätzlich zu der psychotischen Erkrankung einen Substanzmissbrauch betreiben, weil diese Gruppe in den zur Verfügung stehenden Behandlungssettings oft nur mit Schwierigkeiten zu betreuen ist (BACHMANN / MOGGI 1993).

Bei der Schizophrenie ist weniger die Komorbidität mit der Suchterkrankung zahlenmäßig relevant, als vielmehr die Bedeutung von Substanzmissbrauch bei der Auslösung der Erkrankung und mehr noch die Tendenz einer Untergruppe von Erkrankten, Drogen und andere Substanzen in Form einer Selbstmedikation einzunehmen. Die Problematik liegt in einer langfristigen Abnahme der Besserungschancen nach einer kurzfristigen Entlastung durch die Drogen (KRAUSZ u. a. 1992). Obwohl die Zahlen zur Prävalenz des gemeinsamen Auftretens von Schizophrenie und Substanzmissbrauch sehr variieren (zwischen 7 und 65 Prozent nach SOYKA 1994) wird von einer Zunahme dieses Problems ausgegangen. Gefährdet für einen Substanzmissbrauch sind vor allem Männer und Patienten mit chronischen Psychosen.

Für den Einsatz von Drogen als Selbstmedikation spricht der hohe Anteil der Patienten, die Psychostimulantien und Cannabis einnehmen. Der Missbrauch von Opiaten ist dagegen selten. Dementsprechend leiden diese Patienten häufiger an akuten paranoiden Symptomen, werden häufiger zwangsweise in eine stationäre Behandlung eingewiesen und weisen eine deutlich schlechtere soziale Integration auf. Zudem finden Mitglieder dieser Gruppe nicht selten keine angemessene Behandlungsform, weil sie sich in der Abhängigkeitstherapie einem zu hohen therapeutischen Druck ausgesetzt sehen und in der Standardtherapie der Psychosen immer wieder disziplinarische Schwierigkeiten bekommen, weil sie gegen die Abstinenzgebote verstoßen. Wegen dieser Probleme wird durchaus kontrovers diskutiert, ob diese Gruppe eines speziellen therapeutischen Angebotes bedarf (Übersicht bei SCHWOON / KRAUSZ 1992).

Ziele der Therapie und der Rehabilitation

Behandlungsziele kann man chronologisch bezogen auf die Krankheitsphasen (Akutphase, postakute Stabilisierungsphase und Remissionsphase) festlegen (Überblick in GAEBEL / FALKAI 1998). Eine andere Sichtweise unterscheidet die Ziele der Behandlung der akuten Symptome von denen der Behandlungsmethoden zur sekundären und tertiären Prävention.

Verfahren zur Behandlung der akuten Psychose

Die Behandlung der akuten Psychose stand lange Zeit im Zentrum des Interesses der klinischen Psychiatrie. Dabei gab es lange keine angemessenen Therapieverfahren. Dies änderte sich erheblich durch die Einführung biologischer Methoden (MEYER 1984). Die akute psychotische Episode imponiert in den meisten Fällen als Notfall. Nicht selten kommt es zu einer erheblichen Fremd- und Eigengefährdung. Gerade bei der ersten Episode ist häufig eine ambulante Behandlung nicht möglich, weil der Betroffene und seine Angehörigen im Umgang mit den Krankheitssymptomen noch keine Erfahrungen haben. Aber auch bei späteren Erkrankungen brauchen viele Betroffene einen Grad an Schutz und Hilfe, der durch eine ambulante Behandlung nicht zu gewährleisten ist. Dem betroffenen Patienten fällt es in der akuten Phase außerordentlich schwer, zu Helfern ein Vertrauensverhältnis aufzubauen, psychiatrische Betreuung wird von vielen sogar als Bedrohung erlebt. Daher sind vertrauensbildende Maßnahmen, die Vermittlung von Sicherheit und Schutz und auch eine gewisse Konsequenz bei der Betreuung von akut psychotisch Kranken unerlässlich.

Ⅲ Spezielle Behandlungsverfahren

Ⅱ Biologische Verfahren: Charakteristika der Neuroleptika

Gemeinsames Kennzeichen der Neuroleptika ist deren antagonistische Wirkung auf das Dopaminsystem und die Blockade der Dopamin-Rezeptoren (D_2>D_1). Zusätzlich wirken die unterschiedlichen Neuroleptika auch auf andere Neurotransmittersysteme, was einen entscheidenden Einfluss auf das Nebenwirkungsspektrum der einzelnen Substanzen hat. Therapeutisch relevant scheint dabei vor allem die Wirkung auf das Serotonin- und das Histamin-System zu sein, weil sich daraus die anticholinergen Eigenschaften des jeweiligen Präparates ergeben (gemeinsames Merkmal der sogenannten atypischen Neuroleptika siehe unten). Wichtig erscheint hier auch die Fähigkeit des Präparates zu sein den serotonergen $5\text{-}HT_2$-Rezeptor zu blockieren.

Neuroleptika werden zunächst nach ihrer sogenannten Potenz unterschieden, mit der vor allem die antipsychotischen Eigenschaften des Präparates gekennzeichnet ist. Grundsätzlich gilt, dass die sedierenden Eigenschaften eines Neuroleptikums mit dessen Potenz abnimmt. Es stehen eine Reihe von sogenannten hochpotenten Neuroleptika zur Verfügung, die fast ausschließlich eine Wirkung auf das Dopamin-System haben. Das bekannteste davon ist das Haloperidol (Haldol).

Zudem wird heute zwischen typischen und atypischen Neuroleptika unterschieden. Unter den atypischen Neuroleptika werden Substanzen zusammengefasst, bei denen extrapyramidal motorische Nebenwirkungen entweder fehlen oder deutlich reduziert sind. Das bekannteste Präparat dieser Gruppe ist das Clozapin (Leponex). Den atypischen Neuroleptika wird ebenfalls eine günstige Beeinflussung der Negativ-Symptomatik nachgesagt. Diese günstige Wirkung ist möglicherweise aber auch die Folge des günstigeren Nebenwirkungsspektrums dieser Medikamente.

Eine Weiterentwicklung der Neuroleptika-Therapie war die Einführung der sogenannten Depot-Präparate, die eine einmalige Gabe des Medikamentes in mehrwöchentlichen Abständen ermöglichte. Tabelle 32 zeigt eine Sammlung von Neuroleptika mit Angaben zur neuroleptischen Potenz und mittleren Dosierung. Eine Toleranzentwicklung kommt bei Neuroleptika ebenso wenig vor wie Abhängigkeitsphänomene.

Ⅱ Wirkung und Nebenwirkung von Neuroleptika

Neuroleptika wirken prinzipiell im Sinne einer Reizabschirmung, lassen dem Erkrankten somit quasi ein »dickes Fell« wachsen, was ihm ermöglicht, seine innere Struktur neu zu ordnen und zu normalisieren. Die Behandlung mit Neuroleptika führt vor allem zu einer Supression der akuten und positiven Symptome. Dabei ist die phänomenologische Besserung oft enorm. Gleichzeitig zeigen vor allem die typischen Neuroleptika keine oder gelegentlich verstärkende Effekte auf die Minus-Symptome. Auch können sie eine Depression – und diese tritt im Rahmen einer schizophrenen Psychose häufig auf – verstärken. Vor allem Neuroleptika mit einer niedrigen Potenz wirken außerdem sedierend.

Tabelle 32 »Antipsychotische Potenz« einiger Neuroleptika mit empfohlener mittlerer Tagesdosis bei schizophrenen Erkrankungen

Antipsychotische Potenz	Freiname (Handelsname)	Halbwertszeit in Stunden	Mittlere Tagesdosis (mg)	Neuroleptische Potenz (Cpz = 1)
Stark antipsychotisch und psychomotorisch dämpfend, wenig sedierend	Benperidol (Glianimon®)	4,1	1–6	100
	Flupenthixol (Fluanxol®)	20–40	2–10	50
	Fluphenazin (Lyogen®)	16	5–20	30
	Haloperidol (Haldol®)	14–21	2–20	60
	Pimozid (Orap®)	55	4–20	50
	Trifluoperidol (Triperidol®)	3-5	2–8	100
	Perphenazin (Decentan®)	20	12–64	10
Mittelgradig antipsychotisch und gut psychomotorisch dämpfend, ausgesprochen sedierend	ButyrylpPerazin (Taxilan®)	35	75–600	5
	Perazin (Taxilan®)	35	75–600	5
	Periziazin (Aolept®)	13–16	205–1540	5
	ZucCis(Z)-Clopenthixol (Ciatyl®)		50–300	8
	Zotepin (Nipolept®)		10–75	
	Perphenazin		12–64	2
	Thioproperazin		10–50	
	Triflupromazin (Psyquil®)		75–300	2–3
Schwache antipsychotische Wirkung, stark sedierend, schlafanstoßend	Chlorpromazin	30	150–600	1
	Chlorprothixen (Truxal®)	8–12	150–600	0,8
	Floropipamid	24	160–360	0,8
	Levomepromazin (Neurocil®)		100–600	0,8
	Prothipendyl (Dominal®)	16–24	240–480	0,6
	Sulpirid (Dogmatil®)	3	100–800	0,5
	Thioridazin (Melleril®)	12	200–700	0,7
	Pipamperon (Dipiperon®)	3–4	40–400	
	Promethazin (Atosil®)	12	25–150	
	Melperon (Eunerpan®)	5–8	100–300	
	Promarin (Protactiyl®)		50–200	0,5
Atypische Neuroleptika	Clozapine (Leponex®)	16–23	25–600	
	Olanzapin (Zyprexa®)	33–51	10–20	
	Quetiapin (Seroquel®)	3	300–900	
	Risperidon (Risperdal®)	3,6	4–6	
	Sertindol (Serdolect®)	72	12–24	

Schizophrenie

Neuroleptika sind relativ nebenwirkungsreiche Pharmaka. Ein Großteil der unerwünschten Effekte ist durch die unspezifische Beeinflussung des Dopamin-Systems zu erklären. Dieses steuert neben den kognitiven und emotionalen auch motorische Programme. So sind das pharmakogene Parkinson-Syndrom (Parkinsonoid), das für den Patienten subjektiv außerordentlich belastend sein kann, und assoziierte Phänomene häufige Nebenwirkungen der Neuroleptika.

Hervorzuheben ist die Tatsache, dass diese Pharmaka auch dauerhafte motorische Störungen, sogenannte Spätdyskinesien oder tardive Dyskinesien, verursachen können. Sie sind durch unwillkürliche Bewegungen gekennzeichnet, die auch nach Absetzen der Medikation nicht in allen Fällen verschwinden und zu bleibenden motorischen Behinderungen führen können. Da die tardiven Dyskinesien bei einem großen Teil der dauerhaft mit Neuroleptika behandelten Patienten auftreten, fand eine intensive Suche nach Präparaten statt, die weniger oder keine motorischen Nebenwirkungen verursachen. Als erstes Präparat mit einer entsprechenden Wirkung gilt das Clozapin, es hat aber schwerwiegende Nebenwirkungen auf das blutbildende System. Mittlerweile sind eine Reihe weiterer atypischer Neuroleptika entwickelt. Der allgemeine Einsatz dieser neueren Neuroleptika ist aber noch mit erheblichen Mehrkosten belastet. Neuroleptika zeigen auch eine Reihe anderer, mehr oder weniger schwerwiegender Nebenwirkungen. Tabelle 33 gibt dazu einen Überblick.

Tabelle 33   Nebenwirkungen von Neuroleptika

1. MOTORISCHE (EXTRAPYRAMIDALE) NEBENWIRKUNGEN

Begünstigende Faktoren: Neuroleptische Potenz des Medikamentes, Dosierung, Applikationsmodus, Behandlungsverlauf, Alter des Patienten, individuelle Disposition

Bezeichnung	Symptome	Bemerkung
Parkinson-Syndrome Häufigkeit ca. 25%	Hypokinese, Rigor, Tremor, Speichelfluss, Salbengesicht	Im Allgemeinen reversibel, in Einzelfällen aber erst nach Monaten. Dosisabhängig.
Akute Dyskinesie, Frühdyskinesie, paroxysmale Dyskinesie Häufigkeit ca. 1%	Trismus, zwanghaftes Öffnen des Mundes, Hervorstrecken und Verdrehen der Zunge, Lidkrampf, Augenbewegungsstörung, Torticollis, Retrocollis	Kann lebensbedrohlich sein, aber im Allgemeinen reversibel, bei intravenöser Verabreichung häufiger. Bei Gabe von Anticholinergika rückläufig.
Akathisie Häufigkeit ca. 5%	Sitz- und Bewegungsunruhe	Im Allgemeinen reversibel, aber subjektiv meist sehr störend. Symptome reagieren wenig auf die Gabe von Anticholinergika. Deswegen in der Regel Dosisreduktion und Präparatwechsel notwendig.
Tardive Dyskinesie, Spätdyskinesie, extrapyramidale Hyperkinesien Häufigkeit: 2–56%	unwillkürliche hyperkinetische Bewegungen, die in Lokalisation und Erscheinungsbild variieren können, jedoch meistens in der Mundgegend auftreten	Die tardiven Dyskinesien werden gewöhnlich stärker bei Unaufmerksamkeit und verschwinden während des Schlafes. Das Wechseln des Präparates oder die Beendigung der Behandlung ist erforderlich.

2. NICHT MOTORISCHE NEBENWIRKUNGEN

Bezeichnung	Symptome	Bemerkung
Delirante Syndrome selten	Halluzinationen, Orientierungsstörungen, Bewusstseinsstörung	Vor allen bei Neuroleptika mit niedriger und mittlerer Potenz.
Allergische Hautreaktionen selten		Vor allem bei Phenothiazinen beschrieben.
Epileptische Anfälle	verschiedene Krampfformen	Durch die Erniedrigung der Krampfschwelle vor allem bei prädisponierten Personen. Gehäuft bei Clozapin.
Malignes neuroleptisches Syndrom	extrapyramidale motorische Störungen meist als Rigor oder Stupor, wechselnde Bewusstseinslagen bis zum Koma, Hyper- oder Hypotonus, Fieber, Inkontinenz	In 20% tödlich, meist nur mit Mühe von der febrilen Katatonie zu unterscheiden.
Vegetative Störungen	Hypotonie, Orthostasereaktion, Schleimhauttrockenheit, Tachykardie, Akkomodationsstörungen, Miktionsstörungen, Obstipation, Verschlechterung eines Glaukoms	Am stärksten bei niederpotenten Neuroleptika ausgeprägt.
Kardiotoxische Effekte	Rhythmusstörungen, Verlängerung der QT-Zeit im EKG, Verformungen der T-Welle im EKG. Asystolie und Herzinfarkt	Eher seltene oder unbedeutende Nebenwirkungen.
Veränderungen im hämatopoetischen System Häufigkeit: 1:100000 – 1:3000	Leukozytosen, Leukopenien, Lymphozytosen, lymphoproliferative Erkrankungen, Eosinophilien, toxische Agranulozytosen	Auftreten initial nach Beginn der Behandlung (4.–10. Behandlungswoche), betroffen sind meist Frauen über 40 Jahre. Bei Leukozytenzahlen unter 3000/mm^3 müssen Neuroleptika abgesetzt werden.
Depressive Syndrome		Treten bei der Schizophrenie in 70% der Fälle auf. Die Rolle der Neuroleptika ist umstritten, oft muss zusätzlich ein Antidepressivum gegeben werden.
Endokrine Störungen Bis zu 90% der Patientinnen	Regelanomalien, Galaktorrhoe, Gewichtszunahme, Gynäkomastie bei Männern	

Schizophrenie

II Zielsymptome (-syndrome) der Neuroleptika

Mittlerweile stellte sich heraus, dass die Neuroleptika nicht die Schizophrenie selbst, sondern bestimmte ihrer Symptome beeinflussen. Neuroleptika sind daher nicht nur bei schizophrenen Störungen indiziert und längst nicht gegen alle Symptome der Schizophrenie wirksam. Etwa 20 Prozent der Patienten werden auch ohne neuroleptische Medikation beschwerdefrei und ca. 30 Prozent reagieren nicht oder kaum auf Neuroleptika. Diese Ergebnisse lassen sich auch durch eine Dosiserhöhung nicht wesentlich verändern (KRAUSZ / SORGENFREI 1991). Neuroleptika wirken symptomreduzierend auf:

1. psychomotorische Erregung,
2. akute psychotische Zustandsbilder mit Wahn und Halluzinationen,
3. einige Symptome einer chronisch verlaufenden Psychose,
4. rezidivprophylaktisch bei chronischen schizophrenen Psychosen.

Tabelle 34 zeigt darüber hinaus spezielle Indikationsgebiete.

Tabelle 34   Spezielle Indikationsgebiete von Neuroleptika

Indikation	Bemerkung
akutes paranoid halluzinatorisches Syndrom	hochpotentes Neuroleptikum wird empfohlen
passives paranoides schizophrenes Syndrom mit vorherrschenden Beziehungsideen	oft Mitglieder der Non-Compliance- (Responder-) Gruppe, nicht sedierendes aber hochpotentes Neuroleptikum empfohlen
Systematisierter Wahn	oft Mitglieder der Non-Compliance- (Responder-) Gruppe, nicht sedierendes aber hochpotentes Neuroleptikum empfohlen mit einschleichender Dosierung
Katatones Syndrom	hochpotentes Neuroleptikum wird empfohlen, Differentialdiagnose des malignen neuroleptischen Syndroms beachten, Elektrokrampf als Alternative
Schizophrenia simplex, sozialer Rückzug steht im Vordergrund	Neuroleptika eventuell als Reizschutz sinnvoll, aber strenge Indikationsstellung notwendig
Borderline-Syndrom	bei präpsychotischen und psychotischen Störungen möglich, niedrige Dosierung eines hochpotenten Neuroleptikums empfohlen, Indikation aber umstritten
Manisches Syndrom	Mittel der Wahl ist Lithium oder Carbamazepin, während der Latenz möglicherweise Einsatz von hochpotenten Neuroleptika sinnvoll
Wahnsymptome bei depressiven Erkrankungen	hochpotentes Neuroleptikum empfohlen, mit einer möglichst geringen Dosierung, Alter des Patienten berücksichtigen
Agitiertheit bei depressiven Syndromen	niedrigpotentes Neuroleptikum kann Beschwerden lindern, aber auch im Rahmen einer Akathisie verstärken, sorgfältige Indikationsstellung deswegen erforderlich
Akute Erregungszustände	niedrigpotentes Neuroleptikum kann wegen der Sedierung eingesetzt werden
Belastungs- und somatoforme Störungen	Wirksamkeit von Neuroleptika nicht erwiesen, oft eher negative Wirkung, deswegen Behandlung nicht indiziert, eventuell im Rahmen von Panikattacken Einsatz von niedrigpotenten Neuroleptika
Geriatrische Krankheitsbilder	Zielsymptome sind Unruhe, Angst, Agitiertheit, Antriebssteigerung, Empfindlichkeit in der Regel stark verändert
Geistige Behinderungen	Zielsymptome sind häufig Unruhe und Aggressivität, Wirksamkeit nicht nachgewiesen, oft auch negative Wirkungen, Zurückhaltung bei der Behandlung wird empfohlen
Delirium tremens	Wirkung sehr umstritten
Hyperkinetische Symptome	Einsatz von Neuroleptika wegen künstlichem Parkinson-Syndrom möglich

Auswahl, Dosierung, Applikation und Einnahmezeiträume

Die Auswahl des Neuroleptikums richtet sich nach der Zielsymptomatik. In der Regel werden vor allem hochpotente Neuroleptika eingesetzt. Mittelpotente Neuroleptika sind vor allem bei ausgeprägter psychomotorischer Erregung indiziert. Niedrigpotente Neuroleptika haben bei akuten Erkrankungen häufig als Begleitmedikation eine Bedeutung, wobei der sedierende Effekt genutzt werden kann. In der Regel sollten Neuroleptika in Standarddosierungen Anwendung finden. Da vor allem die motorischen Nebenwirkungen mit steigenden Dosierungen zunehmen, gilt die Regel: So wenig wie möglich, soviel wie nötig. Wenn der Krankheitszustand dies zulässt, kann mit einer niedrigen Dosierung begonnen und die Dosis in kleinen Schritten gesteigert werden. Bei sehr akuten Krankheitsbildern ist aber der Beginn mit mittleren Dosierungen gelegentlich unumgänglich. In solchen Fällen müssen Nebenwirkungen in Kauf genommen werden. In Einzelfällen können auch höhere Dosierungen hilfreich sein. Dabei ist zu bedenken, dass ein Teil der Betroffenen nicht oder nur teilweise auf die Gabe von Neuroleptika reagiert. In solchen Fällen führt auch eine höhere Dosierung zu keiner wesentlichen Verbesserung der Symptomatik.

Bei akuten Erkrankungen kann die intravenöse Therapie mit Neuroleptika hilfreich sein, obwohl dann das Risiko von Nebenwirkungen steigt. Ein Grund dafür ist, dass gerade im Rahmen der Medikamenteneinnahme gewalttätige Eskalationen vorkommen, die dadurch entschärft werden können. Mitunter ist die intravenöse Gabe erforderlich, um die Einnahme des Medikamentes überhaupt sicherzustellen.

Es wird empfohlen, bei akuten Erkrankungen zunächst eine Therapie mit klassischen Neuroleptika durchzuführen. Erst wenn sich die Nebenwirkungen nicht beherrschen lassen, ist die Umstellung auf ein atypisches Neuroleptikum zu überlegen. Atypische Neuroleptika sind, abgesehen vom Clozapin, meist nicht sedierend und müssen daher gerade bei der Behandlung akuter Erkrankungen mit niedrigpotenten Neuroleptika kombiniert werden.

Ziel der Behandlung mit Neuroleptika sollte eine Monotherapie in möglichst niedriger, aber ausreichender Dosierung sein. Dabei sind für die Rezidivprophylaxe oft geringere Dosen als für die Akutbehandlung ausreichend, wobei bestimmte Mindestdosen in der Regel nicht unterschritten werden sollten (Tabelle 35).

Tabelle 35   Mindestdosen zur neuroleptischen Rezidivprophylaxe

Fluphenazindecanoat	6,5–12,5 mg	Alle 2 Wochen
Flupentixoldecanoat	20 mg	Alle 2 Wochen
Haloperidoldecanoat	50–60 mg	Alle 4 Wochen
Haloperidol oral	2,5 mg	Täglich
Fluphenazin	2,5 mg	Täglich

Hochdosisbehandlung oder die gleichzeitige Gabe von mehreren Neuroleptika sowie die Kombination von atypischen und typischen Neuroleptika geben in der Regel keinen Sinn.

Bei der langfristigen Behandlung mit Neuroleptika kann mit dem Betroffenen die Gabe eines Depotneuroleptikums diskutiert werden. Maßstab dafür ist der Umgang des Patienten mit dem Medikament. Hier kann ein Depotpräparat helfen, die Einnahme des Medikamentes zu sichern. Voraussetzung ist aber, dass diese Vorstellung auch vom Patienten mitgetragen wird.

■ Bedeutung von Neuroleptika

Neuere Untersuchungen zum Langzeitverlauf unter Neuroleptikatherapie legen folgende Annahmen nahe (CIOMPI 1986):

1. Neuroleptische Dauermedikation vermindert die Rezidivrate bei Patienten mit einer Schizophrenie.
2. Schizophrene, die zu Beginn der Behandlung schlecht auf Neuroleptika angesprochen haben, tun dies im Verlauf nicht besser. Die Tatsache, dass ein Patient schlecht auf Neuroleptika angesprochen hat, kann zu einer unreflektierten Dosissteigerung führen.
3. Patienten mit günstigen Verläufen werden mit wenig Medikamenten behandelt.
4. Kurze Rezidive bei Schizophrenen sind ohne wesentliche Auswirkung auf den Gesamtverlauf.
5. Die soziale Prognose der schizophrenen Patienten hängt stark von sozialen und Persönlichkeitsvariablen ab, aber nicht von der Medikation.
6. Bei der Kombination von neuroleptischer Dauermedikation und anderen therapeutischen Maßnahmen, besonders der Psychotherapie, ist der rezidivprophylaktische Wert groß.

Obwohl sich die Einschätzung der Bedeutung der Neuroleptika mittlerweile in der beschriebenen Weise relativiert hat, stellen sie nach wie vor einen wichtigen Baustein in der Behandlung der Schizophrenie dar. Leider haben sich die Hoffnungen auf hoch wirksame, aber nebenwirkungsarme Medikamente bis heute nicht erfüllt, Forschungen auf diesem Gebiet werden intensiv betrieben.

■ Subjektive Einschätzung der Neuroleptikatherapie durch den Patienten

Schizophrene Patienten sind genauso compliant wie internistische Patienten, die auch nur zu etwa 60 Prozent die verordneten Medikamente in der Dosierung einnehmen, in der sie angesetzt wurden. Sie wissen oft nichts oder wenig über die Wirkungen und Nebenwirkungen der Medikamente (KRAUSZ/SORGENFREI 1991). Die Wirkung der Neuroleptika wird von den Betroffenen oft nicht positiv erlebt. Sie wird als lähmend beschrieben, das Befinden mit den Medikamenten wird oft als depressiv verstimmt, wenig vital und leer geschildert.

Dieser diffuse, chaotische und energielose Zustand wird vom Patienten oft als noch belastender erlebt als die Psychose selbst. Hinzu kommt, dass Neuroleptika oft in Situationen verabreicht werden, die auf den Patienten bedrohlich und verletzend wirken. So werden die Medikamente kognitiv-affektiv nicht mit Heilung und Hilfe, sondern mit Zwang und Gewalt verbunden. Das Erkranktsein an einer Psychose erschüttert den Betroffenen oft existentiell. Er nimmt seine Lebenssituation als Katastrophe wahr, die nur schwer verarbeitet werden kann. Dies führt oft zu Versuchen der Verleugnung und verhindert einen offenen Umgang mit der Erkrankung. Die Medikamente erinnern aber ständig an die Katastrophe, sodass sie als Boten schlechter Nachrichten abgelehnt werden. Der Skepsis der Betroffenen steht oft ein wenig kritischer Umgang der Behandler mit Neuroleptika gegenüber, die die Einnahme mit unrealistischen Heilungserwartungen koppeln. Dieses Ungleichgewicht zwischen Erwartungen und Erfahrungen verhindert häufig die Erarbeitung eines angemessenen Therapiereglements, das bei der Schizophrenie ja in jedem Fall eine Kombinationsbehandlung umfasst und auf einer Behandlungspartnerschaft beruhen muss (CONRAD 1987).

ɪɪ   Andere biologische Therapieverfahren

Auch wenn die Behandlung der akuten Psychose eine Domäne der Neuroleptikatherapie ist, können in Einzelfällen auch andere Psychopharmaka hilfreich sein:

Lithium, Carbamazepin, Valproinsäure Lithium und Carbamazepin werden als Psychopharmaka in erster Linie bei manischen Syndromen, im Einzelfall bei depressiven Erkrankungen und in der Rezidivprophylaxe affektiver Störungen eingesetzt. Zu einer Milderung von aggressivem Verhalten und Unruhe werden sie mit Erfolg auch bei schizophrenen Patienten verwendet (SCHMIDT / GREIL 1987; WEIZSÄCKER u. a. 1984). Insbesondere bei schizoaffektiven Erkrankungen können beide Pharmaka in ihrer Wirksamkeit den Neuroleptika überlegen sein. Möglicherweise hat auch Valproat ähnliche Effekte wie Lithium und Carbamazepin und bietet damit eine weitere Alternative.

Antidepressiva Antidepressiva eignen sich nicht für die Behandlung der akuten Psychose. Da aber im Rahmen von Psychosen häufiger schwere depressive Verstimmungszustände auftreten, können Antidepressiva begleitend angewendet werden und zeigen dann eine zufriedenstellende Wirksamkeit.

Tranquilizer Auch Tranquilizer sind für die Behandlung der akuten Psychose ungeeignet und werden daher allenfalls als Begleitmedikation bei starker Unruhe und Schlafstörungen eingesetzt.

Anticholinergika Von Anticholinergika muss vor allem zur Behandlung der neuroleptikabedingten parkinsonistischen Nebenwirkungen, insbesondere der gelegentlich lebensbedrohlichen Frühdyskinesien, Gebrauch gemacht werden.

ɪɪ   Nicht medikamentöse somatische Verfahren

Bei der Schizophrenie wird auch heute noch und sogar mit steigender Tendenz die Elektrokrampftherapie eingesetzt (FINK 1993; SCHOTT u. a. 1992). Dabei wird unter Narkose und in Muskelrelaxation mit Hilfe von elektrischen Impulsen ein epileptischer Krampf beim Patienten ausgelöst. Die Hauptindikation für diese Behandlung stellt die schwere therapieresistente Depression dar. Bei schweren katatonen Zuständen kann die EKT auch bei schizophrenen Patienten indiziert sein. Die Indikation ergibt sich aus der guten Wirksamkeit und dem schnellen Wirkungseintritt dieser Methode bei diesen lebensbedrohlichen Krankheitsbildern; aber auch die Ähnlichkeit katatoner Symptome mit dem ebenfalls lebensbedrohlichen malignen neuroleptischen Syndrom, das auf keinen Fall mit Neuroleptika zu behandeln ist, begründet hier den Einsatz der EKT. Dies gilt insbesondere für die sogenannte *perniziöse Katatonie*, die mit vasovegetativen Entgleisungen, Fieber und Elektrolytstörungen einhergeht.

III   Psychotherapeutische Verfahren

Schizophrene Patienten können in der Regel in einer akuten Krankheitsphase strukturierten Therapieprogrammen nicht folgen, sodass sich hierfür die gängigen psychotherapeutischen Verfahren meistens nicht eignen. Doch auch in der akuten Phase ist eine psychotherapeutische Grundhaltung hilfreich, schizophrene Patienten sind gerade während der akuten Erkrankung auf konstante und sichere Beziehungen in besonderer Weise angewiesen. Die Haltung und die Persönlichkeit des Helfers sind hier von größerer Bedeutung als dessen Methode oder Technik. So kann sich auch eine Betreuung durch speziell ausgesuchte Laien bei der akuten Behandlung der Schizophrenie bewähren. Psychotherapie der akuten Psychose ist dabei vor allem Begleitung des Kranken und die Fähigkeit, dessen ängstigende Erlebnisse mitzutragen und auszuhalten. Die Vermittlung von Verständnis und von persönlicher Sicherheit und die Fähigkeit, sich durch die psychotischen Gedanken nicht irritieren zu lassen, zeichnen im günstigen Fall den Helfer aus.

Andere Merkmale des psychotherapeutischen Umgangs leiten sich aus den Störungen der Informationsverarbeitung bei akut kranken Schizophrenen ab und lassen sich mit Vereinfachung und Beruhigung beschreiben und der Unterstützung des Kranken, sich in einer verwirrenden Welt zu orientieren. Diese Prinzipien gelten in besonderer Weise für die Kommunikation mit dem Patienten (SÜLLWOLD 1995). Dabei ist es sinnvoll, sich die psychologischen Defizite des Kranken vor Augen zu führen, insbesondere seine Stör- und Ablenkbarkeit. Vor allem braucht die Bewältigung von Alltagssituationen mehr Zeit, die der Helfer zugestehen muss, denn gerade psychotische Patienten registrieren Eile und Hektik beim Behandler und reagieren entweder mit Rückzug oder Verwirrung. Leider stehen die Erfordernisse und Bedürfnisse akut kranker Patienten in krassem Gegensatz zur Organisation der Akutbehandlung, die meist auf lauten und hektischen Stationen realisiert wird (FLOETH 1991), zudem arbeiten gerade auf Akutstationen oft Ärzte, die sich am Anfang ihrer Ausbildung befinden und nicht immer mit genügender Sicherheit agieren können.

II   Soteria-Modell

Vor dem Hintergrund der Erfahrungen mit der Behandlung von akuten Psychosen auf Akutstationen und inspiriert durch das Vulnerabilitätsmodell ist erstmals in Amerika, später in Bern ein alternatives Konzept zur Therapie der akuten Psychose angewendet worden, das unter dem Begriff »Soteria« firmiert. Der Name ist der einer Ferienhaussiedlung in den USA, in der dieses Modell erstmalig Anwendung fand. Die Idee war, die Behandlung der akut Kranken nicht in der Klinik, sondern in Wohnhäusern durchzuführen und die Betreuung durch Laien zu gewährleisten, die die Patienten begleiten sollten. Das Modell sollte eine Alternative zur medikamentösen Behandlung der Schizophrenie darstellen. Die wissenschaftliche Aufarbeitung des Versuches machte ein Funktionieren alternativer Betreuungskonzepte glaubhaft (MOSHER / MENN 1983; MOSHER / BURTI 1994). Aus Geldmangel konnte das ursprüngliche Modell trotz erster positiver Erfahrungen nicht fortgeführt werden.

Therapeutische Grundsätze der Soteria in Bern:

▶ übersichtliches gemeindenahes Behandlungsmilieu mit ruhiger, stützender und tragender Atmosphäre;

- kontinuierliche Behandlung durch die gleichen Betreuer von der akuten Phase über eine Normalisierungszeit bis zur sozialen und beruflichen Eingliederung;
- einfühlsame Begleitung durch die psychotische Krise als Reizabschirmung und Entlastung durch speziell ausgewählte und motivierte Betreuer sowie psychotherapeutische Hilfen bei der Verarbeitung lebenskritischer Probleme mit positiver Wertung des psychotischen Erlebens als bedeutsamer Reifungs- und Entwicklungsmöglichkeit;
- neuroleptische Medikation nur bei besonderer Indikation wie akuter mehrtägiger Erregung, Selbst- oder Fremdgefährdung u. a.;
- systematischer Einbezug des relevanten sozialen Umfeldes;
- einheitliche und klare Information für die Betreuer, Angehörigen und Patients über Wesen der Erkrankung, Behandlungsmethoden und -ziele sowie Nachbetreuung;
- systematische Nachbetreuung und Rückfallprophylaxe.

Betrachtet man die notwendigen Voraussetzungen für einen psychotherapeutischen Zugang zu akut kranken Schizophrenen, so entziehen sich zahlreiche Elemente einer empirischen Überprüfung. Die Erfahrungen der Helfer mit dem Pilot-Projekt sind subjektiv, zum Teil existentiell, für die Entwicklung der Psychiatrie und deren Vermenschlichung aber sicherlich bedeutsam (AEBI u. a. 1993). Die katamnestische Bewertung der Soteria-Patienten im Vergleich zu einer Kontrollgruppe ergab eher ernüchternde Ergebnisse. Dabei fanden sich allerdings bezüglich der zu Grunde gelegten Outcome-Variablen – trotz einer tendenziell höheren Rückfallrate – keine deutlich schlechteren Daten für die Soteria. Signifikant waren die Unterschiede jedoch bei der Aufenthaltsdauer (187 zu 92 Tage) und den Behandlungskosten, die in der Soteria mehr als doppelt so hoch waren. Die Soteria-Patienten erhielten signifikant weniger Neuroleptika (Gesamtdosis in den zwei Jahren 33 g gegen 80 g Chlorpromazinäquivalente) (CIOMPI u. a. 1993).

Die Ergebnisse führen vor Augen, dass Milieu- und Pharmakotherapie sich nicht als alternative Behandlungsformen der akuten Psychose anbieten, sie zeigen aber auch nicht, dass milieutherapeutische Maßnahmen den Verlauf der Erkrankung nicht oder ungünstig beeinflussen. Vielmehr bestätigt die Untersuchung die Notwendigkeit einer Kombinationsbehandlung der Schizophrenie (OEPEN / HARRINGTON 1990).

ꞁꞁꞁ Verfahren zur Rückfallprophylaxe

Da die Rückfallgefahr schizophrener Psychosen mit einer Rate von bis zu 90 Prozent während der ersten zwei Jahre ausgesprochen groß ist, stellt die sekundäre Prävention ein wichtiges Behandlungsziel dar. Obwohl die Anzahl der Rückfälle nicht unbedingt mit dem Verlauf der Erkrankung korreliert, bestimmen deren Häufigkeit und vor allem die mit ihnen verbundene Rehospitalisierung wesentlich die Behandlungskosten. Die Behandlungsstrategien haben grundsätzlich folgende Ausrichtungen:

- Sie sollen einen zuverlässigen Schutz gegen Überforderungssituationen bieten und den Patienten vor Überreizung schützen.
- Sie sollen dem Patienten und seinem Behandler ermöglichen, eine Neuerkrankung bereits im Frühstadium zu erkennen, damit entsprechende therapeutische Interventionen vorgenommen werden können.
- Sie sollen das Bewältigungsverhalten des Patienten stärken und damit die Gefahr psychosozialer Überforderungen verringern.

▸ Sie sollen in einen Gesamtbehandlungsplan mit einer kontinuierlichen therapeutischen Beziehung eingebettet sein (OLBRICH 1987).

Im Einzelnen werden medikamentöse Strategien, familientherapeutische Interventionen, soziales Kompetenztraining und kognitive Verfahren eingesetzt. Beim Training der sozialen Kompetenz nimmt der Umgang mit Frühsymptomen der Erkrankung einen zentralen Platz ein.

Wenn die Behandlung der akuten Psychose gelegentlich gegen die Einwände des Patienten durchgesetzt werden muss, so ist die Rezidivprophylaxe eigentlich nur in Zusammenarbeit mit dem Patienten möglich. Seine Kooperation setzt voraus, dass er zuvor über die Erkrankung und die Möglichkeiten zur Bewältigung informiert worden ist. Zusätzlich hängt die Kooperation des Patienten davon ab, ob er Vertrauen in den Behandler entwickeln kann. Auch ist die Mitarbeit an die Kontinuität der Betreuung gebunden. Deswegen ist es wichtig, dass bereits während einer stationären Behandlung der akuten Erkrankung die ambulante Nachsorge vorbereitet und mit dem Patienten besprochen wird.

▪▪ Biologische Verfahren

Zahlreiche Untersuchungen belegen, dass die Rückfallhäufigkeit durch eine neuroleptische Dauermedikation gemindert werden kann. Dieser schützende Effekt wird durch ergänzende psychotherapeutische Hilfen noch wesentlich gesteigert. Bereits eine sogenannte supportive Behandlung, womit eher stützende (hausärztliche) Gespräche gemeint sind, verbessert das Ergebnis. Etwa ein Drittel der Patienten profitiert nicht entscheidend von einer Dauermedikation. Schizophrene, die bereits zu Anfang schlecht auf Neuroleptika angesprochen haben, tun dies im Verlauf nicht besser.

Auch Dosissteigerungen ändern daran nichts (HARTWICH 1983). Es gibt also Gruppen von Patienten, die besonders gut bzw. schlecht auf Neuroleptika reagieren, wobei die Responder auch im unbehandelten Spontanverlauf eher wenig Rückfälle haben. Dies erschwert die Einschätzung der Wirksamkeit der Medikamente. Dennoch ist heute die neuroleptische Dauermedikation Standard. Zur Rezidivprophylaxe sind in der Regel wesentlich geringere Mengen Neuroleptika notwendig als zur Akutbehandlung. Wegen der nicht unerheblichen Nebenwirkungen ist die Dauer ihrer Anwendung umstritten. Die Empfehlungen reichen von acht Monaten bis zur lebenslangen Gabe. Eine Gewöhnung, Abhängigkeit oder Wirkverluste sind dabei nicht beschrieben.

Zu den Einnahmeintervallen liegen mittlerweile übereinstimmende Empfehlungen der APA und der internationalen Konsensuskonferenz vor. Die Behandlung sollte danach bei der Ersterkrankung zunächst 1–2 Jahre und bei Mehrfacherkrankungen mindestens 5 Jahre fortgeführt werden.

Angesichts der Risiken der Behandlung wurde alternativ eine Intervalltherapie vorgeschlagen (MÜLLER 1983). Voraussetzung hierfür ist ein Frühsymptom-Management. Der Patient muss in der Lage sein, Vorzeichen zu erkennen, und kann dann eventuell durch eine rechtzeitige Einnahme der Medikamente den Ausbruch der Psychose verhindern oder das Ausmaß der Symptome mildern. Obwohl die Intervalltherapie in Einzelfällen einer Dauermedikation ebenbürtig oder sogar überlegen ist, hat sie nur dann Aussicht auf Erfolg, wenn eine gute Behandlungspartnerschaft etabliert ist und die Prodromi zeitlich deutlich vor der akuten Psychose wahrgenommen werden können. Sie ist daher einem kleinen Teil der Patienten vorbehalten.

Um die Einnahme der Medikamente zu vereinfachen, sind sogenannte Depotpräparate entwickelt worden. Dabei handelt es sich um Darreichungsformen von Neuroleptika in Öldispersion, die intramuskulär gespritzt werden und einen Schutz für 1–4 Wochen bieten.

▌ Psychotherapeutische Verfahren

Psychotherapeutische Verfahren werden in Kombination mit einer medikamentösen Therapie angewandt. Gerade zur sekundären Prävention haben sich psychotherapeutische Verfahren, insbesondere psychoedukative und familienbezogene Interventionen bewährt und in den letzten Jahren einen festen Platz in der Behandlung der Schizophrenie erhalten. Referenzmodell aller Methoden ist dabei das EE-Konzept. Zielgrößen sind die aktive Problembewältigung und die Aktivierung von Ressourcen. Diese Verschiebung der Akzente zeigt sich bei psychoanalytisch begründeten Strategien und bei familientherapeutischen Interventionen. Es geht weniger um die Aufdeckung verdeckter Konflikte, das Herauslösen des Patienten aus einem pathogenen Familiensystem, sondern vielmehr um die Erschließung von Ressourcen in der Familie, die Gewinnung der anderen Familienmitglieder für die Bewältigung und eine Stärkung der innerfamiliären Solidarität und Unterstützung.

▌ Familientherapeutische Verfahren

Die Beteiligung der Familie an der Therapie ist einer der wichtigsten Schritte, um ein Rezidiv der Schizophrenie zu verhindern. Mit Hilfe der Familienbehandlung lassen sich die Wiedererkrankungsraten auch im zweiten Jahr nach der ersten Episode gegenüber der Einzeltherapie um mehr als die Hälfte senken (HAHLWEG u.a. 1989). Dem EE-Modell folgend sind die Ziele eine Verbesserung der Atmosphäre und eine Reduktion und Modifizierung der kritischen Kommentare innerhalb der Familie. Damit verbindet sich der Versuch, Möglichkeiten zur konstruktiven Problemlösung zu erschließen. Es geht nicht um Verleugnung, sondern um Vermittlung von Hoffnung auf Abwendung der Bedrohung durch die Krankheit mit Hilfe der familiären Ressourcen.

Dabei sind unterschiedliche Settings denkbar: In der Familientherapie wird mit dem Patienten und seinen Angehörigen, bei der Angehörigenarbeit meist nur mit den Verwandten gearbeitet. Auch innerhalb der Familientherapie existieren eine Reihe von Spezifikationen, etwa strukturelle, systemische und strategische Ansätze. Dabei ist ein Trend zu verzeichnen, die Motive und Vorstellungen über die Probleme in den Mittelpunkt der Betrachtung zu stellen und weniger direkt in das familiäre System einzugreifen. Ein gewisser Widerspruch liegt zur Zeit noch darin, dass familientherapeutische Ansätze meist als Kurztherapien konzipiert sind, die Schizophrenie aber längerfristige Behandlungspläne erfordert. Als weitere Schwierigkeit stellen systemische Konzepte der Familientherapie den Krankheitsbegriff überhaupt in Frage, sodass es schwierig erscheint, das psychopathologische Konstrukt der Schizophrenie hiermit in einen klärenden Gesamtzusammenhang zu bringen.

In familientherapeutischen Settings ändert sich die Wertigkeit der dyadischen Beziehung zwischen Therapeut und Patient. Für den Therapeuten entsteht ein Neutralitätsdilemma: Er muss als Wissen vermittelnder Fachmann die reine Beobachterposition immer wieder verlassen, hat aber auch die Chance die Interaktion der Familie zu beeinflussen und neue Ideen einzuführen.

ıı Angehörigenarbeit

Eine spezielle Form der Beschäftigung mit der Familie stellt die Angehörigenarbeit dar, die ihre Wurzeln in der (strukturellen) Familientherapie und der Selbsthilfebewegung hat. Aus diesen Ursprüngen erklären sich ihre unterschiedlichen Formen und Ziele. *Psychoedukative Angehörigengruppen* sind stark vorstrukturiert und stehen unter deutlicher therapeutischer Dominanz, während reine Selbsthilfegruppen dem Erfahrungsaustausch betroffener Angehöriger dienen.

Zusammenfassend können die drei Globalziele der therapeutischen Gruppenarbeit mit Angehörigen wie folgt umschrieben werden (BUCHKREMER / RATH 1992):

▶ Entlastung und Unterstützung der Angehörigen,
▶ Veränderung emotional belastender Familieninteraktionen,
▶ Einbeziehung der Angehörigen in die Rezidivprophylaxe.

In Pittsburg wurde ein psychoedukatives Verfahren (ANDERSON u. a. 1980) an einer großen Gruppe von Angehörigen unter experimentellen Bedingungen erprobt. Auch dieses Verfahren basiert auf dem EE-Konzept (OLBRICH 1987). Das EE-Konzept macht keine Aussage über die Ursache der Schizophrenie, sondern postuliert lediglich, dass die High-EE-Reaktion der Angehörigen zu einem höheren Stressniveau führt und darüber die Rückfallgefahr vergrößert. Es betont also die Interaktion von Disposition und Kontext, die so spiralförmig zur Krise führt. Die High-EE-Reaktion der Angehörigen ist relativ unspezifisch, entsprechende Kommunikationsformen finden sich auch in anderen Familien und bei anderen seelischen Krankheiten. Empirische Ergebnisse hierzu sind bereits publiziert (MÜLLER u. a. 1988).

Die psychoedukative Methode arbeitet mit direktiven Mitteln und gibt den Familien Unterstützung, Information, Struktur und spezifische Bewältigungsstrategien an die Hand. Im Informationsteil muss die vermittelte Information klar und verständlich dargestellt werden. Als Beispiele sollen kurz die Erklärung der Medikamente und Ratschläge für den Umgang mit dem erkrankten Angehörigen dargestellt werden.

Medikamente: Über Wirkung, Nebenwirkungen und Dosierung der Medikamente soll ausführlich informiert werden. Zur Begründung der Pharmakotherapie eignet sich das Vulnerabilitätskonzept, wobei die Vorstellung, dass die Medikamente dem Kranken ein »dickes Fell« verschaffen, sehr einprägsam ist. Natürlich sollte auch die Bedeutung der regelmäßigen Medikamenteneinnahme für die Rezidivprophylaxe erwähnt werden. Verbreitet scheint unter den Angehörigen die Angst vor Medikamentenabhängigkeit zu sein, sodass betont werden sollte, dass Neuroleptika kein Suchtpotential haben.

Ratschläge: Bei der psychoedukativen Methode wird gezielt mit direktiven Verhaltensvorschlägen gearbeitet, wodurch klarere Kommunikationsstile in den Familien gebahnt werden sollen. Die Vorschläge tangieren verschiedene Ebenen:

1. Distanzierung

▷ Tun Sie etwas für sich selbst, denn Sie haben einen extrem schwierigen Job!
▷ Suchen Sie Kontakt zu anderen und wirken Sie somit der Gefahr entgegen, dass sich alles nur noch um das kranke Familienmitglied dreht!

2. Abgrenzung

▷ Verlangen Sie langsam und beharrlich Normalität!

▷ Werden Sie nicht schnell böse, aber lassen Sie sich keine Schikanen gefallen!

3. Vereinfachung

▷ Seien Sie einfach und klar!

▷ Bestehen Sie auf Regeln!

▷ Haben Sie Geduld, machen Sie eins nach dem anderen, denn die Behandlung dauert ohnehin Jahre!

▷ Lassen Sie sich nicht aus der Bahn werfen, denn der langfristige Verlauf ist meist positiv!

▷ Haben Sie keine Scheu vor professionellen Helfern!

Diese Verhaltensmaßregeln können zur weiteren Klärung an Beispielen reflektiert werden.

Mit den Angehörigen kann auch diskutiert werden, wie Lösungen aussehen können, die das kranke Familienmitglied einerseits vor Überforderung schützen, andererseits genügend fördern und zur Selbstständigkeit hinführen können (KATSCHNIG 1986). Hier ist es sinnvoll, nach den Problemtheorien der Angehörigen zu fragen, weil sich so leicht verborgene Schuldgefühle aufspüren und besprechen lassen. Selbstverständlich gehört auch eine Erörterung der konkreten Probleme an diesen Ort. Darüber hinaus ist es ratsam, allgemein bekannte Schwierigkeiten anzusprechen, weil einige davon von den Angehörigen noch nicht konzeptualisiert sind und deswegen nicht verbalisiert werden können (SCHULTE 1970).

Tabelle 36 Häufig auftretende Probleme in den Familien schizophrener Patienten

- Beziehungskrise
- Schuldgefühle
- Umgang mit Aggressivität und Ablehnung
- Umgang mit der Ohnmacht
- Soziale Isolierung der Familie
- Veränderung der sozialen Rollen in der Familie
- Umgang mit Resignation
- Negative Erfahrungen mit Behandlungseinrichtungen

Durch den Hinweis auf diese oder ähnliche Probleme wird den Angehörigen die Konzeptionalisierung erleichtert; gleichzeitig müssen sie sich nicht mit ihren Sorgen und Nöten im Stich gelassen fühlen.

Ein sehr übersichtliches Buch für Angehörige von Schizophrenen stammt von S. ARIETI (1985). Grundlagen und Materialien zur psychoedukativen Gruppenarbeit mit schizophrenen und schizoaffektiv erkrankten Menschen finden sich bei G. WIENBERG u. a. (1995).

Soziales Kompetenztraining

Durch Training der sozialen Kompetenz wird sowohl sekundäre als auch tertiäre Prävention der Schizophrenie betrieben. Mittels verbesserter sozialer Bewältigungsstrategien kann der Kranke sich vor stressinduzierten Überforderungen besser schützen und

Rezidive vermeiden. Die Methoden des sozialen Kompetenztrainings sind zum großen Teil der kognitiven Verhaltenstherapie entnommen. Inzwischen liegen gut ausgearbeitete und aufgebaute Trainingsprogramme vor (FALLOON u. a. 1985). Die Wirksamkeit der Programme zur sekundären Prävention ist inzwischen belegt, sie scheint aber nicht so hoch ausgeprägt zu sein wie etwa die der Familientherapie und der medikamentösen Behandlung. Dies ist unter anderem ein Grund dafür, dass das soziale Kompetenztraining vor allem bei chronisch Kranken angewendet wird, bei denen die sozialen Bindungen sich gelockert oder sogar aufgelöst haben (LIBERMANN / ECKMANN 1989).

Beim sozialen Kompetenztraining sind die Erkennung von Frühsymptomen, die Reaktion darauf sowie die Bewältigung sozioemotionaler Belastungssituationen Fokus der Therapie. Hierzu wird versucht, die jeweiligen Probleme möglichst genau zu beschreiben und aus verschiedenen Lösungsmöglichkeiten die günstigste auszuwählen. Es ist vorteilhaft, das soziale Kompetenztraining in der Patientengruppe durchzuführen, manchmal auch im familientherapeutischen Kontext.

Verfahren zur tertiären Prävention

Therapie und Rehabilitation schizophrener Erkrankungen sind noch nicht so differenziert, dass einzelne Verfahren spezifischen Indikationen zugeordnet werden könnten. Nach wie vor sind die seelischen Behinderungen, die sich bei einem Teil der Kranken entwickeln, ein großes Problem und es gibt noch wenig wissenschaftlich fundierte Kenntnisse über deren Behandlungsmöglichkeiten. Maßnahmen zur tertiären Prävention sind immer über Jahre angelegt und auch deswegen schwierig zu evaluieren. Nur wenige therapeutische Einrichtungen gewährleisten eine personelle Kontinuität, die derartige Programme ermöglicht und sichert. Dabei ist zu berücksichtigen, dass viele psychisch behinderte Schizophrene gegenüber Aktivierungsprogrammen nicht aufgeschlossen sind.

Stellenwert der biologischen Verfahren

Die Wirkungen der medikamentösen Therapie auf den Langzeitverlauf und die Entwicklung von Behinderungen sind bislang enttäuschend. Bei vielen schizophren Kranken tritt durch die Nebenwirkungen eine zusätzliche Reduktion der Lebensqualität ein (EMRICH 1988). Vor allem die motorischen Beeinträchtigungen, aber auch die Sedierung durch die Medikamente reduzieren das Lebensgefühl und die Vitalität des Kranken nachhaltig. Auch deshalb wird bei der Entwicklung neuerer Neuroleptika versucht den Grad der Nebenwirkungen zu senken. Patienten mit ausgeprägten Negativ-Symptomen erhalten daher oft sogenannte atypische Neuroleptika (etwa Clozapin oder Risperidon).

Kognitiv-verhaltenstherapeutisches Training

Grundidee des kognitiven Trainings ist eine direkte Beeinflussung der Basisstörungen. Es stellt damit eine eigenständige Therapieform dar. Kognitives Training kann zur Behandlung der akuten Psychose, zur Rückfallprophylaxe und im Rahmen der tertiären Prävention eingesetzt werden. Ziele der tertiären Prävention sind vor allem die Vermeidung von Rückzug und Restriktion, die ja auch als Selbstheilungsversuche verstanden werden können. Unter diesem Aspekt ist das kognitive Training für die Rückfallprophylaxe etwa gleich bedeutend wie das Üben der sozialen Kompetenz. Programme kognitiver Trainings zeigen viele Ähnlichkeiten zu Trainings sozialer Fertigkeiten.

Im deutschsprachigen Raum hat das sogenannte *Integrierte Psychologische Therapieprogramm* (IPT) (RODER u. a. 1988) Popularität erhalten. Dieses Verfahren weist nach der sozioemotionalen Belastung orientierte Stufungen auf. Die erste Stufe der kognitiven Differenzierung enthält eine Reihe von Elementen zur Wahrnehmungsverbesserung, die entsprechenden psychologischen Tests ähneln. Gearbeitet wird mit Karten und Bildern. In den weiteren Stufen erhält die Interaktion der Gruppenmitglieder eine zunehmende Bedeutung; womit ein Transfer der Erfahrungen der ersten Stufe auf alltägliche Situationen ermöglicht wird. Zuletzt dominieren sogenannte In-Vivo-Verfahren, also Übungen, die in realen Alltagssituationen ausgeführt und ausgewertet werden. Ergänzungen beziehen sich auf den Umgang mit Psychopharmaka und das Training sozialer Fertigkeiten, wie beispielsweise die Suche nach einer geeigneten Wohnung oder einem Arbeitsplatz.

Mittlerweile liegen zu den Effekten des kognitiven Trainings eine Reihe von Erfahrungsberichten und Evaluationen vor, die dessen Wert insbesondere für die Behandlung der chronischen Schizophrenie relativieren. Offensichtlich hat das kognitive Training nur kurzfristig positive Auswirkungen, die überdies gerade bei chronisch Kranken fehlen. Es bessern sich vor allem globale soziale Funktionen (weniger Aggressivität, höhere soziale Problemlösungskompetenz), was eher auf eine unspezifische Beeinflussung hindeutet. So bestehen begründete Zweifel an der spezifischen Wirksamkeit der bisher entwickelten kognitiven Therapieprogramme für schizophrene Patienten (KRAEMER u. a. 1987; HERMANUTZ / GESTRICH 1987; BUCHKREMER / FIEDLER 1987; FUNKE u. a. 1989; CLASSEN u. a. 1993). Grund hierfür könnte das in den Verfahren angebotene Training komplexer kognitiver Operationen statt der kognitiven Basisstörungen sein. Eine gewisse funktionelle Plastizität und Entwicklungsfähigkeit der neuronalen Strukturen, mit denen die kognitiven Grundstörungen assoziiert sind, wäre Voraussetzung für ein Training gegen die kognitiven Basisstörungen. Erfahrungen mit Gedächtnistrainings dementer Patienten zeigen, dass bei einem Zusammentreffen von Funktions- und Strukturdefiziten Trainingsprogramme meist nur geringere Verbesserungen ermöglichen. Entsprechende Mechanismen könnten auch bei der Schizophrenie wirksam sein. So kann bisher noch nicht abschließend beurteilt werden, ob ein kognitives Training auch für schizophrene Patienten hilfreich sein kann.

Zusätzliche Zielprobleme von kognitiv-verhaltenstherapeutischen Interventionen

Kognitiv-verhaltenstherapeutische Techniken sind darüber hinaus bei einer Reihe von anderen Problemen einzusetzen:

- Umgang mit Medikamenten
- Umgang mit maladaptiven Emotionen
- Revision von dysfunktionalen Einstellungen
- Modifikation chronischer Wahnphänomene
- Reduktion von Negativ-Symptomen und Angst

Schizophrenie

II   Psychotherapeutische Ansätze

Zur Behandlung der Schizophrenie benötigt man modifizierte psychotherapeutische Methoden, die die spezifischen Einschränkungen des Lernens und der Belastbarkeit von schizophren erkrankten Menschen berücksichtigen (SÜLLWOLD/HERRLICH 1990). Vorschläge und Ideen hierzu intendieren die Modifikationen krankheitsspezifischer Symptome wie etwa des Wahns und unspezifischer Begleitsymptome wie Depressivität, Zwangs- und Angstphänomene etc. Da die Erkrankung sehr komplex, ihr Verlauf wechselhaft und die assoziierten Probleme sehr vielfältig sind, fehlen systematische Wirksamkeitsstudien weitgehend (GEBHARDT/STIEGLITZ 1993).

Die Erkrankung stellt für den Betroffenen zunächst eine existentielle Bedrohung dar. Er kann kaum unterscheiden, was an seinem Erleben krank, was gesund ist, er weiß nicht, ob er wirklich gesundet oder ob sein Zustand lediglich ein Intermezzo zwischen zwei Krankheitsphasen darstellt.

Zu dieser fundamentalen Verunsicherung gesellen sich noch die Folgen der kognitiven Grundstörungen, die mangelnde Fähigkeit, Reize zu diskriminieren und die Gedanken zu fokussieren. In einem solchen Kontext wird der begegnende Mensch leicht als Bedrohung erlebt, die die eigene Existenz in Frage stellt. Es ergeben sich vor allem zwei Konsequenzen:

1. Es gibt in der Behandlung der Schizophrenie immer wieder Sequenzen, in denen sich der Helfer abgelehnt und missachtet fühlt oder erstaunt eine Distanzierung des Kranken erlebt.

2. Im Rahmen einer projektiven Identifizierung wird sich der Helfer phasenweise hoffnungslos, verwirrt, ohne Zeit und Raum empfinden.

So muss der Helfer zur Behandlung schizophrener Menschen die Fähigkeit besitzen, Krisen zu ertragen und konstruktiv zu nutzen, vor allem auch Niederlagen zu verkraften. Nur so kann dem Kranken (im Sinne eines Modell-Lernens) Hoffnung vermittelt werden. Hieraus entsteht in der Therapie immer wieder eine dialektische Spannung zwischen Aktivierung von Ressourcen und Aktivität sowie psychotischer Negativität und Passivierung. Zur konstruktiven Gestaltung sind immer wieder die Geduld des Therapeuten erforderlich und eine spezifische Form der therapeutischen Neutralität. In der Behandlung von schizophrenen Menschen ist der Therapeut selten nur Spiegel der Assoziationen und Phantasien, sondern immer auch Vorbild und Modell.

Schizophrene Psychosen entstehen meist in einer Lebensphase, in der spezielle Schritte zur Verselbständigung geleistet werden müssen. Diese Verselbstständigung wird gestört, sodass der Kranke in einen Autonomie-Abhängigkeitskonflikt gerät, der in Einzelfällen sehr schmerzhafte Auswirkungen haben kann. Mit dem Therapeuten wird der Patient diesen Konflikt unter Umständen lange stellvertretend austragen. Phasen von Ablehnung und Trotz, verdeckter oder offener Aggressivität können hilflose Versuche zur Verselbstständigung markieren und sich mit Episoden großer Abhängigkeit und Unselbstständigkeit abwechseln. Dies spiegelt sich oft in Ritualen wider.

> Eine jahrelang dauernde Behandlung eines chronisch schizophrenen Patienten bestand aus wöchentlichen kurzen Kontakten (oft nur wenige Minuten), die immer wieder nach gleichem Muster abliefen. Der Patient kam in das Behandlungszimmer und sagte, dass es ihm gut gehe. Die ritualisierte Antwort des Therapeuten lautete,

dass er sich darüber freue und dass dann die Behandlung in der nächsten Woche weitergehen könne. Jede Abweichung von diesem Ritual führte bei dem Patienten zu Irritationen und einer Verschlechterung seiner seelischen Verfassung. Ansonsten machte er, obwohl er in einem Dauerwohnheim lebte, eine sehr positive Entwicklung, ging eine langjährige Partnerschaft ein, unternahm Reisen usw.

Flexibilität in der Gestaltung des Settings der Behandlung hat sich als günstig erwiesen. Es kann vorteilhaft sein, dass die Angehörigen am Anfang der Behandlung an den therapeutischen Sitzungen teilnehmen und ihre Eindrücke und Probleme einbringen und sich eine Einzeltherapie anschließt oder umgekehrt. Die Flexibilität ermöglicht, das relevante soziale Umfeld einzubeziehen, und erleichtert den Transfer der Inhalte der Therapie in den Alltag und das soziale Netz. Auch werden dabei bei den oft jahrelangen Behandlungen ungünstige Konkurrenzsituationen mit den Angehörigen vermieden. Obwohl die Patienten sich nicht selten über die Familienangehörigen beschweren, ist ihnen meist daran gelegen, dass der Therapeut gegenüber der Familie Respekt und eine positive Einstellung behält. Kritik an der Familie wird von den Patienten als Kritik an der eigenen Person und dem eigenen Lebensentwurf empfunden.

Die Aktivierung von Ressourcen ist bei der Behandlung von Schizophrenen entscheidend. Die Resignation des Betroffenen, seiner Familienangehörigen und auch der Helfer kann als Wegbereiterin einer Chronifizierung wirken.

Die Offenheit des Settings bezieht sich auch auf die Möglichkeit, mit schizophrenen Patienten Einzel- oder Gruppentherapie durchzuführen, wobei eine reine Gruppentherapie meist nicht ausreicht. Die Besonderheiten der einzelnen Settings werden im Folgenden verdeutlicht.

Einzeltherapie

Ein Wegbereiter der Einzeltherapie psychotischer Patienten ist G. Benedetti, der durch seine Erfahrungsberichte viel zum Verständnis des subjektiven Erlebens in der Psychose beigetragen hat. Wie auch andere beschreibt Benedetti die Psychose als Gefährdung des Ichs im Sinne einer Desintegration und zielt auf die Stärkung des Selbst und die Entwicklung einer positiven Identität. Der Therapeut habe die Aufgabe der Positivierung der psychotischen Erfahrung (BENEDETTI 1983). In diesem Sinne werden die psychotischen Symptome als Versuche des Kranken verstanden, etwas an sich Unvermittelbares kommunikabel zu machen. Der Therapeut hat folgende Handlungsanweisungen:

▶ die Beschäftigung mit der Entwicklung der Identität;
▶ die Bereitschaft, positive Argumente und Umdeutungen der destruktiven Ideen des Patienten vorzunehmen;
▶ die Erforschung kreativer und individueller Seiten des Patienten;
▶ eine teilweise Identifikation mit dem Patienten;
▶ das Aushalten von Widerstand und Ablehnung;
▶ die Befähigung, den persönlichen Sinngehalt der Symptomatik zu erkennen und dem Patienten zu vermitteln;
▶ einen Umgang mit der Destruktivität und den Todeswünschen des Patienten zu entwickeln.

G. Benedetti fordert dafür in der Psychotherapie von schizophrenen Patienten ein progressives, das heißt aktives Vorgehen (BENEDETTI / PECICCIA 1991), wobei er vor allem ein aktives Eingreifen in die Phantasien des Patienten meint. Dies erfordert ein spezifisches Mit-dem-Patienten-Sein (BENEDETTI 1983). Obwohl psychoanalytische Behandlungssettings bei schizophrenen Psychosen (ROSENFELD 1991; BENEDETTI u. a. 1983) keine weitere Verbreitung gefunden haben und Nachweise der Wirksamkeit weitgehend fehlen, sind gerade die geschilderten Erfahrungen und Methoden für einige wesentliche Aspekte der therapeutischen Beziehung paradigmatisch und haben damit gewisse Allgemeingültigkeit.

In der Einzeltherapie schizophrener Patienten nimmt die Entwicklung einer stabilen Identität einen wichtigen Platz ein. Dazu gehört auch die Ausbildung eines sicheren Selbstgefühls und der Fähigkeit, zwischen einem öffentlichen und privaten Selbst zu unterscheiden (MATUSSEK 1993). Identität beinhaltet sowohl die Bereitschaft, nach Entfaltungsmöglichkeiten des eigenen Selbst zu suchen, als auch die Stärke, sich für einen möglichen Weg zu entscheiden. Die Erkrankung an einer schizophrenen Psychose wird in der Regel diesen natürlich ablaufenden Vorgang tangieren, Beeinträchtigungen bei der Suche oder der Entscheidung können die Folge sein. Denkbar ist ebenso, dass dieser Prozess zu schnell beendet wird und daraus ein reduzierter Lebensentwurf resultiert. Auch hier ergibt sich für die Einzeltherapie eine wichtige Fragestellung, die nur im Einzelfall und für die momentane Situation eine angemessene Antwort finden kann. Oft ist es die Aufgabe des Therapeuten, zu bremsen, um den Kranken vor Überforderung zu schützen, dann wiederum kann die Ermunterung zur Veränderung Wichtigkeit erlangen. Im Mittelpunkt der Betrachtung steht das Selbstbild, als Verdichtung innerer Konstellationen, äußerer Anforderungen und Optionen. Selbstbild bedeutet in diesem Sinne auch Selbstverständlichkeit und Selbstwertgefühl.

■ Familientherapie

Nicht nur die Befunde der EE-Forschung haben die Bedeutung der Familienarbeit für die Behandlung der Schizophrenie erkennen lassen, sondern auch andere Elemente der Familientherapie (oder systemischen Therapie) zeigen eine besondere Eignung für die Behandlung dieser Erkrankung:

▶ Die kognitiven Grundstörungen schizophrener Patienten erschweren den Umgang mit Komplexität. Gerade systemische Ansätze lehren das Management komplexer und chaotischer Situationen.

▶ In der systemischen Therapie hat die Interaktion eine wichtige Bedeutung, die Konkurrenz von Epistemen wird dabei nicht als Störung, sondern als Grundvoraussetzung für Informationen verstanden (SIMON 1988).

▶ Gerade in der systemischen Therapie stehen unlogische Erklärungen und paradoxe Phänomene nicht im Gegensatz zur Theorie, sondern werden oft sogar als therapeutische Metaphern verstanden (SELVINI-PALAZZOLI u. a. 1985).

Waren die familientherapeutischen Interventionen zunächst von ätiologischen Vorstellungen bestimmt und beschäftigten sich mit Bindung und Autonomie in Familien, hat sich deren Akzent nunmehr auf die Bewältigung verschoben. Die Behandlungsformen sind strukturierter und durch psychoedukative Elemente bereichert worden. Günstig scheint ein stufenweises Vorgehen: zunächst psychoedukative Gruppen für Angehörige und Betroffene, anschließend können dabei entwickelte Fragen Inhalt der ersten familientherapeutischen Kontakte sein. Die Arbeit mit Epistemen, Motiven und Erwartungen der Familie ist oft hilfreicher als Interventionen oder Verschreibungen. Das therapeutische Team kann dabei eine Art reflexiven Raum bilden, der von der Familie im günstigen Fall als Bestätigung oder auch als Anregung zur Veränderung genutzt wird. Eine strikte Beachtung der Regeln der positiven Konnotation scheint von großer Bedeutung zu sein (FÜRSTENAU 1992). Ziel der Arbeit mit der Familie ist zunächst die Entlastung ihrer Mitglieder, in einem weiteren Schritt das Herstellen einer kommunikativen Atmosphäre, die eine positive Entwicklung aller ermöglicht.

▪ Gruppentherapie

Zahlreiche Therapieformen der Schizophrenie sind für Gruppen konzipiert, so etwa das kognitive Training und das Training sozialer Kompetenz. Auch psychotherapeutische Gruppen wurden zur Behandlung der Schizophrenie eingesetzt. Es wurden sowohl Gruppen mit ausschließlich schizophrenen Patienten als auch gemischte Formen angeboten. Wie bei allen anderen Settings waren die Erfahrungen nur dann positiv, wenn die spezifischen Schwierigkeiten Schizophrener berücksichtigt wurden. Dabei lassen die kognitiven Störungen schizophrener Gruppenmitglieder Interaktionen mit einem hohen Abstraktionsgrad und lässt die Vulnerabilität starke emotionale Aufladungen in der Gruppe nicht zu, ohne dass es zu Dekompensationen und Behandlungsabbrüchen kommt. Außerdem müssen die Gruppentherapien längerfristig angelegt sein, damit schizophrene Patienten profitieren können (HARTWICH / SCHUMACHER 1985).

Die Gruppentherapie stellt für schizophrene Patienten eine sehr komplexe Situation dar, in der sich eine Reizüberforderung schnell einstellen kann. Zudem sind sie oft nicht in der Lage, die soziale Belastungssituation konstruktiv zu lösen und ziehen sich daher oft aus solchen Situationen zurück oder entwickeln auf Grund der Überforderung akute Symptome. Andererseits ermöglichen aber gerade die Gruppenprozesse ein Gefühl von sozialer Kompetenz und Teilhabe.

▪▪ Soziotherapeutische Verfahren

Obwohl die Soziotherapie immer wieder in Verbindung mit der Behandlung der Schizophrenie genannt wird, gibt es keine allgemein gültige Operationalisierung dieses Begriffes. Sie ist für schizophrene Patienten nur in einem komplexen Behandlungssetting zu realisieren und ist daher eine Domäne der stationären und teilstationären Behandlung geblieben. Oft sind vor allem lebenspraktische Begleitungen notwendig beim Kochen, Waschen, der Benutzung öffentlicher Verkehrsmittel, aber auch die Bekämpfung des sozialen Rückzuges und die Aktivierung des Patienten.

▪▪▪ Rehabilitative Verfahren

Für eine beträchtliche Anzahl von Patienten reichen die üblichen Behandlungsverfahren zur dauerhaften Stabilisierung nicht aus. Zudem sind oft die funktionalen und sozialen Einschränkungen so groß, dass eine länger dauernde Unterstützung benötigt wird. Es ist nicht leicht, die rehabilitativen Hilfen und Verfahren von den oben beschriebenen Behandlungsstrategien operational zu trennen, und es handelt sich dabei nicht um spezifische Methoden, die nur bei schizophrenen Patienten zur Anwendung kommen. Der

Großteil der Bewohner von psychiatrischen Übergangs- und Dauerwohnheimen und der Langzeitpatienten der Kliniken leidet an schizophrenen Erkrankungen. Auf Grund ihrer spezifischen Schwierigkeiten scheint es nicht möglich zu sein, sie in die allgemeinen Einrichtungen der beruflichen Rehabilitation zu integrieren (siehe auch das Kapitel »Die psychiatrische Versorgungslandschaft«).

Problemgruppen

Zu der Problemgruppe der sozialen und beruflichen Rehabilitation zählen keineswegs alle schizophrenen Patienten. Eher spezifische Auswirkungen der Erkrankung auf das Selbstbild und die Motivation des Betroffenen machen die Rehabilitation notwendig und auch schwierig. Insbesondere Patienten mit sozialen Anpassungsstörungen, meist in Verbindung mit einem überhöhten Selbstbild, können nur mit Mühe für die Angebote zur Rehabilitation motiviert werden. Aus dieser Gruppe rekrutieren sich die vielen Abbrecher von therapeutischen Programmen und rehabilitativen Hilfen. Die zurückgezogenen und überangepassten Patienten reagieren auf soziale Anforderung mit Angst und Restriktion. Diese Patienten sind leichter zu rehabilitativen Maßnahmen motivierbar, es besteht aber eine besonders große Gefahr der Überforderung und des anschließenden weiteren sozialen Rückzuges. Außerordentlich problematisch ist auch hier die Gruppe schizophrener Patienten, die zum Substanzmissbrauch neigt.

Wohnachse

Die Angebote der Übergangs- und Dauerwohnheime sind auf chronisch schizophrene Patienten abgestimmt, die auch die Hauptklientel dieser Einrichtungen bilden. Durch die Unterbringung wird für die Betroffenen vor allem eine Reduktion sozialer Stressoren erreicht. Dies führt in der Regel zu einer deutlichen Reduktion der Rehospitalisierungsrate nach Aufnahme in eine derartige Einrichtung. Vielfach wird aber eine bessere soziale Adaption nicht erreicht. In den letzten Jahren sind zu den stationären Einrichtungen der Rehabilitation noch eine Reihe von ambulanten und teilstationären Hilfen dazugekommen, etwa die ambulante psychiatrische Krankenpflege, die psychiatrischen Tagesstätten etc. All dies spricht dafür, dass sich relativ spezifische Einrichtungen etablieren. Dieser Weg gewährleistet die Berücksichtigung der Schwierigkeiten schizophrener Menschen, löst aber eines der Hauptziele der Soziotherapie – die soziale Integration – nicht in jedem Fall.

Arbeitsachse

Die berufliche Rehabilitation ist eine der Hauptschwierigkeiten der Behandlung schizophrener Patienten, nach wie vor bleibt ein großer Anteil der Betroffenen dauerhaft ohne Beschäftigung. Die tradierten Verfahren der Ergotherapie (Arbeits- und Beschäftigungstherapie) leisten einen eingeschränkten Beitrag zur beruflichen Rehabilitation, weil sie sehr aus der Tradition der binnenzentrierten Großkliniken entstanden sind oder sich in erster Linie therapeutisch verstehen und wenig Anbindungen an die anderen Elemente der beruflichen Rehabilitation haben. Verbesserungen der Möglichkeiten scheinen die Öffnung der Werkstätten für Behinderte (WfB) und die Gründung spezieller Berufstrainingszentren (BTZ) und Rehabilitativer Psychiatrischer Krankenhäuser (RPK) zu sein.

Die berufliche Rehabilitation von schizophrenen Patienten ist auch erschwert, weil die Krankheit in die Phase der beruflichen Orientierung fällt. Dabei sind die ersten Jahre der Berufsausübung von entscheidender Bedeutung. Bewältigung der Krankheit und Entwicklung einer beruflichen Identität sind daher die wesentlichen Aufgaben der beruflichen Rehabilitation.

ııı Literatur

AEBI, E.; CIOMPI, L.; HANSEN, H. (Hg.) (1993): Soteria im Gespräch. Bonn.

ANDERSON, C.; HOGARTY, G. E.; REIS, D. J. (1980): Family treatment of adult schizophrenic patient: A psycho-educational approach. In: *Schizoph. Bull.*, 6, S. 490–505.

ARIETI, S. (1985): Schizophrenie. München.

AROLT, V.; STEEGE, D.; NOLTE, A. (1993): Störungen der Augenbewegungen bei Schizophrenen – Kritische Übersicht und zukünftige Perspektive. In: *Fortschr. Neurol. Psychiatr.*, 61, S. 90–105.

BACHMANN, K. M.; MOGGI, F. (1993): Doppeldiagnose: Sucht und andere psychische Erkrankungen. In: *Psychiatrische Praxis*, 20, S. 125–129.

BACHRACH, L. (1997): The Chronic Patient »Breaking down the barriers«. In: *Psychiatr. Serv.*, 48, 3, S. 281–294.

BECKER, T. (1995): Die Schließung psychiatrischer Großkrankenhäuser in England. In: *Psychiatrische Praxis*, 22, S. 50–54.

BECKMANN, H.; JAKOB, H. (1994): Pränatale Entwicklungsstörung von Hirnstrukturen bei schizophrenen Psychosen. In: *Der Nervenarzt*, 65, S. 454–463.

BENEDETTI, G. (1983): Die Positivierung des schizophrenen Erlebens im therapeutischen Symbol. In: *Der Nervenarzt*, 54, S. 150–157.

BENEDETTI, G. (1983a): Todeslandschaften der Seele. Göttingen.

BENEDETTI, G.; CORSI-PIACENTINI, T.; D´ALFONSO, K. M. u. a. (1983): Psychosentherapie. Psychoanalytische und existentielle Grundlagen. Stuttgart.

BENEDETTI, G.; PECICCIA, M. (1991): New Insights in the Psychotherapy of Adolescent Schizophrenics. In: EGGERS, C. (Hg.): Schizophrenia and Youth. Heidelberg.

BLANCK, G.; BLANCK, R. (1981): Angewandte Ich-Psychologie. Stuttgart.

BLANKENBURG, W. (1983): Die Psychotherapie Schizophrener als Ort psychoanalytisch-daseinsanalytischer Konvergenz. In: *Der Nervenarzt*, 54, S. 144–149.

BLEULER, E. (1983): Lehrbuch der Psychiatrie. Heidelberg.

BLEULER, E. (1911 / 1988): Dementia Praecox oder die Gruppe der Schizophrenien. Leipzig.

BLEULER, M. (1972): Die schizophrene Geistesstörung im Lichte langjähriger Kranken- und Familiengeschichten. Stuttgart.

BLEULER, M. (1987): Schizophrenie als besondere Entwicklung. In: DÖRNER, K. (Hg.): Neue Praxis braucht neue Theorie. Gütersloh.

BOGERTS, B. (1992): Hirnstrukturelle Untersuchungen an schizophrenen Patienten und deren klinische Bedeutung. In: STEINBERG, R. (Hg.): Schizophrenie. Klingenmünster.

BÖKER, W. (1986): Zur Selbsthilfe Schizophrener: Problemanalyse und eigene empirische

Untersuchungen. In: BÖKER, W.; BRENNER, H. D. (1986): Bewältigung der Schizophrenie. Bern u. a.

BÖKER, W. (1990): Patient, Angehörige und Arzt auf dem Weg zu einer Behandlungspartnerschaft. In: *Der Nervenarzt*, 61, S. 565–668.

BÖKER, W.; BRENNER, H. D. (1983): Selbstheilungsversuche Schizophrener. In: *Der Nervenarzt*, 54, S. 578–589.

BOWLBY, J. (1986): Bindung. Frankfurt.

BREIER, A.; STRAUSS, J. (1983): Self control in psychotic disorders. In: *Arch. Gen. Psychiatry*, 40, S. 1141–1145.

BRENNER, H. D. (1988): Die Therapie basaler psychischer Dysfunktionen aus systemischer Sicht. In: BÖKER, W.; BRENNER, H. D. (Hg.): Schizophrenie als systemische Störung. Bern u. a.

BUCHKREMER, G.; FIEDLER, P. (1987): Kognitive versus handlungsorientierte Therapie. In: *Der Nervenarzt*, 58, S. 481–488.

BUCHKREMER, G.; RATH, N. (Hg.) (1992):Therapeutische Arbeit mit Angehörigen. Bern u. a.

CARLOS, J.; NIEMEGEERS, E.; AWOUTERS, F. u. a. (1991): Die Rolle des Dopamin- und Serotonin-Antagonismus bei der Behandlung der Schizophrenie. In: STEINBERG, R. (Hg.): Schizophrenie. Klingenmünster.

CIERPKA, M. (1990): Zur Diagnostik von Familien mit einem schizophrenen Jugendlichen. Heidelberg u. a.

CIOMPI, L. (1982): Affektlogik. Stuttgart.

CIOMPI, L. (1984): Modellvorstellungen zum Zusammenwirken biologischer und psychosozialer Faktoren in der Schizophrenie. In: *Fort. Neur. Psychiat.*, 52, S. 200–206.

CIOMPI, L. (1986): Auf dem Weg zu einem kohärenten multidimensionalen Krankheits- und Therapieverständnis der Schizophrenie. In: BÖKER, W.; BRENNER, H. D. (Hg.): Die Bewältigung der Schizophrenie. Bern u. a.

CIOMPI, L. (1988): Außenwelt und Innenwelt. Göttingen.

CIOMPI, L.; DAUWALDER, H. P. u. a. (1984): Ein Forschungsprogramm zur Rehabilitation psychisch Kranker. In: *Der Nervenarzt*, 55, S. 257–264.

CIOMPI, L.; KUPPER, Z.; AEBI, E. u. a. (1993): Das Pilotprojekt »Soteria Bern« zur Behandlung akut Schizophrener. II. Ergebnisse einer vergleichenden prospektiven Verlaufsstudie über zwei Jahre. In: *Der Nervenarzt*, 64, S. 440–450.

CIOMPI, L.; MÜLLER, C. (1976): Lebenswege und Alter der Schizophrenen. Heidelberg u. a.

CLASSEN, W.; BOESKEN, S.; KRAJEWSKI, C. u. a. (1993): Kognitive Verfahren in der psychiatrischen Rehabilitation. In: *Psychiatrische Praxis*, 20, S. 91–94.

CONRAD, K.(1987): Die beginnende Schizophrenie. Stuttgart.

EMRICH, H. (1988): Zur Entwicklung einer Systemtheorie produktiver Psychosen. In: *Der Nervenarzt*, 59, S. 456–464.

FALLOON, I.; BLACKWELL, G.; WALLACE, C. (1985): Fertigkeitstraining zur Anpassung Schizophrener an die Gemeinschaft. In: BÖKER, W.; BRENNER, H. D. (Hg.): Die Bewältigung der Schizophrenie. Bern u. a.

FINK, M. (1993): Die Geschichte der EKT in den Vereinigten Staaten in den letzten Jahrzehnten. In: *Der Nervenarzt*, 64, S. 689–695.

FINZEN, A. (1993): Schizophrenie. Die Krankheit verstehen. Bonn.

FLOETH, T. (1991): Ein bißchen Chaos muß sein. Bonn.

FRANZEK, E.; BECKMANN, H. (1993): Schizophrenie und jahreszeitliche Geburtenverteilung. Konträre Ergebnisse in Abhängigkeit von der genetischen Belastung. In: *Fortschr. Neurol. Psychiatr.*, 61, S. 22–26.

FREUD, S. (1911): Psychoanalytische Bemerkungen über einen autobiographisch beschriebenen Fall von Paranoia. G W VII. London.

FROMM-REICHMANN, F. (1940): Notes on the mother role in the family group. In: *Bull. Menninger Clin.*, 4, S. 132–145.

FUNKE; REINECKER, H.; COMMICHAU, A. (1989): Grenzen kognitiver Trainingsmethoden bei schizophrenen Langzeitpatienten. In: *Der Nervenarzt*, 60, S. 750–756.

FÜRSTENAU, P. (1992): Entwicklungsförderung durch Therapie. München.

GAEBEL, W.; MÜLLER, W. E. (1994): Struktur- und Funktionsanomalien des dopaminergen Systems bei schizophrenen Patienten. In: *Fortschr. Neurol. Psychiatr.*, 62, S. 81–83.

GAEBEL, W.; FALKAI, P. (1998): Praxisleitlinien in Psychiatrie und Psychotherapie, Bd 1. Darmstadt.

GATTAZ, W.; Gasser, T. (1988): Mögliche Beteiligung einer Störung der Gehirnmaturation an der Ätiopathogenese der Schizophrenie. In: KASCHKA, W. P.; JORASCHKY, P. (Hg.): Die Schizophrenie. Heidelberg u. a.

GATTAZ, W.; GASSER, T. (1990): Modell zur Entwicklung pathomorphologischer Veränderungen bei der Schizophrenie. In: BOGERTS, B.; HEINRICH, K. (Hg.): Pathophysiologische und pathomorphologische Aspekte bei schizophrenen Psychosen. Stuttgart / New York.

GEBHARDT, R.; STIEGLITZ, R. (1993): Schizophrenie. In: LINDEN, M.; HAUTZINGER; M. (Hg.): Verhaltenstherapie. Heidelberg u. a.

GOLDSTEIN, M. J. (1988): Die UCLA-Risikostudie zur Vorhersage schizophrener Störungen auf Grund familiärer Kommunikationsvariablen. In: KASCHKA, W. P.; JORASCHKY, P. (Hg.): Die Schizophrenie. Heidelberg.

GROSS, G. (1986): Basissymptome und Coping Behavior bei Schizophrenen. In: BÖKER, W.; BRENNER, H. D. (Hg.): Bewältigung der Schizophrenie. Bern u. a.

GRUYTERS, T.; PRIEBE, S. (1994): Die Bewertung psychiatrischer Behandlung durch den Patienten. In: *Psychiatrische Praxis*, 21, S. 88–95.

GÜNTHER, W. (1992): MRI-SPECT und PET-EG-Befunde gestörter Hirnfunktion bei Schizophrenen. In: STEINBERG, R. (Hg.): Schizophrenie. Klingenmünster.

HÄFNER, H. (1989): Ist Schizophrenie eine Krankheit? In: *Der Nervenarzt*, 60, S. 191–199.

HAHLWEG, K.; DOSE, M. u. a. (1989): Familienbetreuung schizophrener Patienten. Rückfallprophylaxe und Änderung der familiären Kommunikationsmuster. In: BÖKER, W.; BRENNER, H. D. (Hg.): Schizophrenie als systemische Störung. Bern u. a.

HAMBRECHT, M. (1994): Schizophrenie: Neue Ergebnisse und Modelle zur Ätiologie. In: *Der Nervenarzt*, 65, S. 496–498.

HARTWICH, P. (1983): Kognitive Störungen bei Schizophrenen. In: *Der Nervenarzt*, 54, S. 455–466.

HARTWICH, P.; SCHUMACHER, E. (1985): Zum Stellenwert der Gruppenpsychotherapie in der Nachsorge Schizophrener. In: *Der Nervenarzt*, 56, S. 365–372.

HEIGL-EVERS, A. (1987): Funktionsdefizite als Auswirkungen struktureller Ich-Störungen. In: KRETSCHMAR, C.: Fragen zur Schizophrenie. Symposionsband Düsseldorf.

HEIDEN, W.; KRUMM, B.; MÜLLER, S. u. a. (1995): Mannheimer Langzeitstudie der Schizophrenie. In: *Der Nervenarzt*, 66, S. 820–827.

HERMANUTZ, M.; GESTRICH, J. (1987): Kognitives Training mit Schizophrenen. In: *Der Nervenarzt* 58, S. 91–96.

HIRSCH, S. R. (1979): Eltern als Verursacher der Schizophrenie. In: *Der Nervenarzt*, 50, S. 337–345.

HOFFMANN, L. (1984): Grundlagen der Familientherapie. Hamburg.

HUBER, G. (1983): Das Konzept der substratnahen Basissymptome und seine Bedeutung für die Theorie und Therapie schizophrener Erkrankungen. In: *Der Nervenarzt*, 54, S. 23–32.

HUBER, G.; GROSS, G.; KLOSTERKÖTTER, J. (1988): Schizophrenien – Diagnose und Verlauf. In: *Nervenheilkunde*, 7, S. 83–91.

HUBER, G.; GROSS, G.; SCHÜTTLER, R. (1979): Verlaufs- und sozialpsychiatrische Langzeituntersuchung an den 1945–1959 in Bonn hospitalisierten Kranken. Heidelberg u. a.

HUBSCHMID, T.; CIOMPI, L. (1990): Prädiktoren des Schizophrenieverlaufs – eine Literaturübersicht. In: *Fortschr. Neurol. Psychiatr.*, 58, S. 359–366.

KASCHKA, W. P. (1988): Biologische Konzepte zur Ätiologie und Pathogenese der Schizophrenien. Eine Übersicht. In: KASCHKA, W. P.; JORASCHKY, P. (Hg.): Die Schizophrenie. Heidelberg.

KATSCHNIG, G. (1986): Der Ansatz des psychosozialen Netzwerkes am Beispiel eines sozialtherapeutischen Wohnheimes. In: DÖRNER, K: Neue Praxis braucht neue Theorie. 38. Gütersloher Fortbildungswoche. Gütersloh.

KICK, H. (1991): Das schizophrene Residualsyndrom. In: *Der Nervenarzt*, 62, S. 32–40.

KISSLING, W. (1983): Schizophrenie: Rückfallverhütung durch Neuroleptika. In: *Deutsches Ärzteblatt*, 90, S. 2489–2493.

KLOSTERKÖTTER, J. (1992): Wie entsteht das schizophrene Kernsyndrom? In: *Der Nervenarzt*, 63, S. 675–682.

KLOSTERKÖTTER, J. (1998): Von der Krankheitsbekämpfung zur Krankheitsverhütung. In: *Fortschr. Neurol. Psychiatr.*, 66, S. 366–377.

KLOSTERKÖTTER, J.(1983): Schizophrenia Simplex – Gibt es das? In: *Der Nervenarzt*, 54, S. 340–346.

KLOSTERKÖTTER, J.; ALBERS, M. u. a.(1994): Positive und negative Symptome. In: *Der Nervenarzt*, 65, S. 444–453.

KORNHUBER, J.; WELLER, M. (1994): Aktueller Stand der biochemischen Hypothesen zur Pathogenese der Schizophrenien. In: *Der Nervenarzt*, 65, S. 741–754.

KRAEMER, S.; SULZ, K. u. a. (1987): Kognitive Therapie bei standardversorgten Patienten. In: *Der Nervenarzt*, 58, S. 84–90.

KRAUSZ, M.; SCHWOON, D.; DEGKWITZ, P. (1992): Verlauf schizophrener Psychosen bei Suchtmittelmissbrauch. In: SCHOON, D.; KRAUSZ, M. (Hg.): Psychose und Sucht. Freiburg i. Br.

KRAUSZ, M.; SORGENFREI, T. (1991): Der therapeutische Umgang mit Neuroleptika.

Teil 1: Forschungsstand über die Wirkbedingungen, Effektivität und Compliance in der Behandlung von Psychosen. In: *Psychiatrische Praxis*, 18, S. 9–13.

LANG, H. U. (1981): Anpassungsstrategien, Bewältigungsreaktionen und Selbstheilungsversuche bei Schizophrenen. In: *Fortschr. Neurol. Psychiatr.*, 49, S. 275–285.

LASAR, M.; LOOSE, R. (1994): Kontrollüberzeugung bei chronisch Schizophrenen. In: *Der Nervenarzt*, 65, S. 464–469.

LEFF, J.; VAUGHN, C. (1985): Expressed emotions in families: Its significance for mental illness. New York.

LIBERMANN, R.; ECKMANN, T. (1989): Zur Vermittlung von Trainingsprogrammen für soziale Fertigkeiten an psychiatrischen Einrichtungen. In: BÖKER, W.; BRENNER, H. D. (Hg.): Schizophrenie als systemische Störung. Bern, Stuttgart, Toronto.

LIDZ, T.; CORNELSEN, A. u. a. (1958): The intrafamilial environment of the schizophrenic patient. IV Parental personalities and family interaction. In: *Americ. J. Orthopsychiatr.*, 28, S. 764–774.

MACHLEIDT, W. (1995): Affektlandschaften psychotischer Erlebniswelten. In: BOCK, T. u. a. (Hg.): Abschied von Babylon. Bonn.

MAHLER, M. S. (1958): Autism und Symbiosis: Two Extreme Disturbances of Identity. In: *International Journal of Psycho-Analysis*, 39, S. 77–83.

MANEROS, A. (1991): Persistierende Alterationen idiopathischer Psychosen. In: *Der Nervenarzt*, 62, S. 676–681.

MATTEJAT, F. (1985): Familie und psychische Störungen. Stuttgart.

MATTEJAT, F. (1993): Subjektive Familienstrukturen. Bern u. a.

MATUSSEK, P. (1993): Zur Rekonstruktion der analytischen Psychosetherapie. In: MATUSSEK, P. (Hg.): Analytische Psychosentherapie. Heidelberg u. a.

MEYER, J. E. (1984): Die Therapie der Schizophrenie in Klinik und Praxis. In: *Der Nervenarzt*, 55, S. 221–229.

MINUCHIN, S.; ROSMAN, B.; BAKER, L. (1978): Psychosomatische Krankheiten in der Familie. Stuttgart.

MÖLLER, H. J.; ZERSSEN, D. (1986): Der Verlauf schizophrener Psychosen unter den gegenwärtigen Behandlungsbedingungen. Heidelberg u. a.

MOSHER, L. R.; BURTI, L. (1994): Psychiatrie in der Gemeinde. Grundlagen und Praxis. Bonn.

MOSHER, L.; MENN, A. (1983): Scientific evidence und system change: The Soteria experience. In: STIERLIN, H.; WYNNE, L.; WIRSCHING, M. (Hg.): Psychosocial interventions in Schizophrenia. Heidelberg u. a.

MÜLLER-SPAHN, F.; MODELL, S.; THOMMA, M. (1992): Neue Aspekte in der Diagnostik, Pathogenese und Therapie schizophrener Minussymptomatik. In: *Der Nervenarzt*, 63, S. 383–400.

MÜLLER, P.; BÜRGER, C.; OEFFLER, W. (1988): Expressed emotion und ihr Zusammenhang mit Verlaufsmerkmalen schizophrener, zyklothymer und neurotischer Patienten. In: *Der Nervenarzt*, 59, S. 223–228.

MÜLLER, P. (1983): Was sollen wir Schizophrenen raten: Medikamentöse Langzeitprophylaxe oder Intervallbehandlung? In: *Der Nervenarzt*, 54, S. 477–485.

MUNDT, Ch. (1983): Das Residuale Apathiesyndrom der Schizophrenen. In: *Der Nervenarzt*, 54, S. 131–138.

Schizophrenie

OEPEN, G.; HARRINGTON, A. (1990): Alte und neue Aspekte der funktionellen Hemisphärenasymmetrie bei Schizophrenie. In: BOGERTS, B.; HEINRICH, K. (Hg.): Pathophysiologische und pathomorphologische Aspekte bei schizophrenen Psychosen. Stuttgart / New York.

OLBRICH, R. (1987): Die Verletzbarkeit des Schizophrenen. J. Zubins Konzept der Vulnerabilität. In: *Der Nervenarzt*, 58, S. 65–71.

RAHN, E. (1993): Bemerkungen zum psychiatrischen Blick. In: RUST, M.: Katathyme Symbolik und die Kunst des Hörens. Bonn.

RODER, V.; BRENNER, H. u. a. (1988): Integriertes Psychologisches Therapieprogramm für schizophrene Patienten (IPT). München / Weinheim.

ROMME, M.; ESCHER, S. (Hg.) (1997): Stimmenhören akzeptieren. Bonn.

ROSENFELD, H. (1981): Zur Psychoanalyse psychotischer Zustände. Frankfurt a. M.

SAUER, H. (1992): Die Genetik schizophrener Psychosen. In: STEINBERG, R. (Hg.): Schizophrenie. Klingenmünster.

SCHARFETTER, C. (1991): Allgemeine Psychopathologie. Stuttgart.

SCHARFETTER, C. (1985): Schizophrene Menschen. München.

SCHMIDT, St.; GREIL, W. (1987): Carbamazepin in der Behandlung psychiatrischer Erkrankungen. In: *Der Nervenarzt*, 58, S. 719–736.

SCHNEIDER, P.; RUFF, E. (1985): Der begriffene Wahnsinn. Frankfurt a. M. / New York.

SCHOTT, K.; BARTELS, M. u. a. (1992): Ergebnisse der Elektrokrampftherapie unter restriktiver Indikation. In: *Der Nervenarzt*, 63, S. 422–425.

SCHULTE, W. (1970): Wechselwirkungen zwischen chronisch Schizophrenen und ihrer Umwelt. In: PANSE (Hg.): Problematik, Therapie und Rehabilitation chronisch-endogener Psychosen. Stuttgart.

SCHWARZ, R.; MICHAEL, J. (1977): Zum Konzept von psychischen Behinderungen. In: *Der Nervenarzt*, 48, S. 656–662.

SCHWOON, D.; KRAUSZ, M. (Hg.) (1992): Psychose und Sucht. Freiburg.

SELVINI-PALAZZOLI, M.; BOSCOLO, L. u. a. (1985): Paradoxon und Gegenparadoxon. Stuttgart.

SIMON, F. (1988): Unterschiede, die Unterschiede machen. Heidelberg u. a.

SIMON, F.; STIERLIN, H. (1984): Die Sprache der Familientherapie. Ein Vokabular. Stuttgart.

SIMON, F. B. (1991): Meine Psychose, mein Fahrrad und ich. Heidelberg.

SOYKA, M. (1994): Sucht und Schizophrenie. In: *Fortschr. Neurol. Psychiatr.*, 62, S. 186–196.

SPITZER, M. (1989): Ein Beitrag zum Wahnproblem. In: *Der Nervenarzt*, 60, S. 95–101.

STIERLIN, H. (1976): Überlegungen zur Entstehung schizophrener Störungen. In: *Der Nervenarzt*, 49, S. 50–57.

STIERLIN, H. (1994): Individuation und Familie. Frankfurt a. M.

STRAUBE, E.; WAGNER, W. (1988): Voraussage des kurz- und mittelfristigen Krankheitsverlaufes Schizophrener – Eine erste Analyse. In: BÖKER, W.; BRENNER, H. D. (Hg.): Schizophrenie als systemische Störung. Bern u. a.

STROBL, R. (1988): Die Deaktualisierungsschwäche Schizophrener und ihre Beziehung zur produktiv-psychotischen Symptomatik. In: *Der Nervenarzt*, 59, S. 465–470.

SÜLLWOLD, L. (1977): Symptome schizophrener Erkrankungen, uncharakteristische Basissymptome. Heidelberg u. a.

SÜLLWOLD, L. (1995): Schizophrenie. Stuttgart.

SÜLLWOLD, L.; HERRLICH, J. (1990): Psychologische Behandlung schizophren Erkrankter. Stuttgart.

TARRIER, N. (1989): Elektrodermale Aktivität, Expressed Emotions und Verlauf in der Schizophrenie. In: BÖKER, W.; BRENNER, H. D. (Hg.): Schizophrenie als systemische Störung. Bern u. a.

TIENARI, P.; KALEVA, M. I. u. a. (1989): Die finnische Adoptionsfamilienstudie über Schizophrenie: Mögliche Wechselwirkungen von genetischer Vulnerabilität und Familien-Milieu. In: BÖKER, W.; BRENNER, H. D. (Hg.): Schizophrenie als systemische Störung. Bern u. a.

TIENARI, P.; KALEVA, M. I. u. a. (1991): Adoption Studies on Schizophrenia. In: EGGERS, C. (Hg.): Schizophrenia and Youth. Heidelberg u. a.

WATTS, F.; BENNETT, D. (1973): Previous occupational stability as a predictor of employment of psychiatric rehabilitation. In: *Psychological Medicine*, 2, S. 709–712.

WATZLAWICK, P.; BEAVIN, J.; JACKSON, D. (1969): Menschliche Kommunikation. Bern.

WEAKLAND, J. H. (1969): Double-bind-Hypothese und Dreier-Beziehung. In: BATESON, G. u. a. (Hg.): Schizophrenie und Familie. Frankfurt a. M.

WEIZSÄCKER, M.; WÖLLER, W.; TEGELER, J. (1984): Lithium in der Behandlung periodisch auftretender katatoner Erregungszustände bei Schizophrenen. In: *Der Nervenarzt*, 55, S. 382–384.

WIENBERG, G.; SCHÜNEMANN-WURMTHALER, S.; SIBUM, B. (1995): Schizophrenie zum Thema machen. Das Pegasus-Programm. Grundlagen und Praxis und Manual. Bonn.

WOLFERSDORF, M.; STRAUB, R.; BERG, T. u. a. (1995): Elektrodermale Reaktivität bei schizophrenen Frauen mit sogenannten Basisstörungen. In: *Fortschr. Neurol. Psychiatr.*, 63, S. 363–367.

ZUBIN, J. (1986): Mögliche Implikationen der Vulnerabilitätshypothese für das psychosoziale Management der Schizophrenie. In: BÖKER, W.; BRENNER, H. D. (Hg.): Die Bewältigung der Schizophrenie. Bern u. a.

ZUTT, J. (1963): Über verstehende Anthropologie. In: GRUHLE, H. u. a.: Psychiatrie der Gegenwart. Band 1/2. Heidelberg u. a.

Schizophrenie

⁗ ## Zusammenfassung

Die Erkrankung betrifft insgesamt etwa ein Prozent der Bevölkerung. Das Erkrankungsalter liegt in den meisten Fällen zwischen dem 20. und 30. Lebensjahr. Dieser relativ frühe Krankheitsbeginn begründet unter anderem die zum Teil erheblichen Störungen in der sozialen Entwicklung des betroffenen Individuums. Die Symptome der schizophrenen Psychose lassen sich durch die Faktoren Desorganisation, paranoid halluzinatorisches Syndrom und Negativ-Symptomatik beschreiben (S. 241 f.). Der eigentlichen Krankheit, die episodisch auftritt, gehen oft jahrelang andauernde Prodromi voraus, die aber insgesamt uncharakteristisch sind (S. 243).

Die Erkrankung tritt unter unspezifischen Belastungen auf. Die unzureichende Stresstoleranz beruht unter anderem auf Störungen der Informationsverarbeitung (S. 244). Dadurch ist insbesondere die Entscheidungsfähigkeit beeinträchtigt.

Außer diesen kognitiven finden sich emotionale und motivationale Störungen, die es dem Individuum erschweren, zielgerichtet zu handeln (gestörte Intentionalität). Der Ausgang der Erkrankung ist sehr variabel (S. 263 f.). Mit der Zeit ist eine Besserung der Symptomatik möglich. Bei einem Teil der betroffenen Menschen kommt es jedoch zu schwerwiegenden gesundheitlichen und sozialen Einschränkungen.

Bei der Entstehung der Erkrankung wirken biologische und psychosoziale Faktoren zusammen (S. 250 f.). Offensichtlich besteht bei einem Teil der Betroffenen ein genetisches Risiko. Ebenso wird eine Mitbeteiligung von unerkannten Entzündungen des Gehirns vermutet. Eine wesentliche Bedeutung kommt der familiären Kommunikation zu (S. 254 f.), die durch unklare und mehrdeutige Benennungen im Sinne einer strukturellen Kommunikationsabweichung gekennzeichnet ist.

Die Therapie der Schizophrenie (S. 278 f.) umfasst die Behandlung der akuten Psychose, die Vorbeugung des Rückfalls und die langfristige psychische und soziale Stabilisierung. Jeder dieser therapeutischen Schritte erfordert spezifische therapeutische Techniken.

Die Behandlung der schizophrenen Psychosen beinhaltet in diesem Sinne eine Kombination verschiedener therapeutischer Hilfen (S. 290 ff.), die aufeinander abgestimmt sein müssen und die abhängig vom Verlauf zeitlich gestaffelt werden. Bei der medikamentösen Behandlung werden Neuroleptika eingesetzt (S. 282 ff.), die eine akute psychotische Episode verkürzen und Rezidive vermeiden helfen (S. 287). Aber auch andere Psychopharmaka (etwa Antidepressiva) können bei entsprechender Indikation eingesetzt werden.

Die Psycho- und Soziotherapie und auch die rehabilitativen Techniken sind bei der Behandlung schizophrener Psychosen auf den jeweiligen Stand der Erkrankung bezogen (S. 298). Sinnvoll sind vor allem Ansätze, welche die Ressourcen des betroffenen Patienten stützen und eine positive Zukunftsperspektive fördern. Dabei ermöglicht die Aufklärung über die Erkrankung (Psychoedukation) die konstruktive Mitarbeit der Patienten bei ihrer Bewältigung.

Die Rezidivgefahr hängt bei schizophrenen Psychosen auch von der Reaktion des sozialen Netzes ab. Daher ist gerade bei diesen Erkrankungen die Einbeziehung der Angehörigen in die therapeutischen Überlegungen und Maßnahmen für einen günstigen Ausgang wichtig (S. 294 f.).

Affektive Störungen

""" Diagnostische Kategorien affektiver Erkrankungen

In der Diagnostik affektiver Erkrankungen haben sich die beiden wichtigsten Klassifikationssysteme DSM IV (SASS u. a. 1996) und ICD-10 (DILLING u. a. 1991) weitgehend
aneinander angeglichen. In beiden Manualen wird bei den affektiven Erkrankungen
zwischen manischen (F 30) und depressiven (F 32) Episoden, der bipolaren affektiven
Störung (F 31), rezidivierenden depressiven Störungen (F 33) und anhaltenden affektiven Störungen (F 34, Zyklothymia und Dysthymia) unterschieden. Kodiert werden unterschiedliche Schwere- und Ausprägungsgrade sowie bestimmte Verlaufscharakteristika. In beiden Klassifikationssystemen ist die Angabe, ob zusätzlich zu den affektiven
Symptomen Wahnsymptome vorhanden sind, möglich.

""" Epidemiologie der affektiven Erkrankungen

Die durch die früheren Klassifikationsinstrumente eingeengte Objektivität der Diagnostik affektiver Erkrankungen bedingte, dass die epidemiologischen Daten noch keineswegs als gesichert angesehen werden können (ANGST 1993; WAHL 1994). Sicher ist jedoch, dass depressive Syndrome zu den häufigsten seelischen Erkrankungen überhaupt
gehören (MELLER u. a. 1989). Die Angaben zur Morbidität schwanken von 1,1 bis 19
Prozent allerdings stark. Prospektive Untersuchungen mit operationalisierten diagnostischen Inventaren fehlen. Tabelle 37 zeigt die vorläufigen Angaben zur Morbidität
nach Form der affektiven Erkrankung.
Das durchschnittliche Ersterkrankungsalter liegt bei etwa 29 Jahren, wobei in den
letzten Jahrzehnten eine deutliche Verschiebung nach vorne zu verzeichnen ist (KNÄU-
PER / WITTCHEN 1995). Bei bipolaren Störungen liegt das Ersterkrankungsalter früher. Im Gegensatz zu einer weit verbreiteten Annahme nimmt die Wahrscheinlichkeit,
im Alter an einer Depression zu erkranken, eher ab. Bei den behandelten Depressiven
finden sich mehr als doppelt so viele Frauen wie Männer. Inwieweit geschlechtsspezifi-
sches Inanspruchnahmeverhalten bei dieser Ungleichverteilung eine Rolle spielt, ist
noch nicht vollständig geklärt.
Die Erkrankungswahrscheinlichkeit wird von der familiären Belastung des Patienten
mitbestimmt. Sie liegt bei Kindern, bei denen beide Eltern an einer affektiven Erkrankung leiden, bei 55,7 Prozent; bei einem erkrankten Elternteil (vor dem 40. Lebensjahr)
bei 19,9 Prozent; bei Erkrankungen des Elternteils nach dem 40. Lebensjahr nur noch
bei 11,2 Prozent (entspricht etwa der der Normalbevölkerung). Dabei spielen keinesfalls nur genetische Einflüsse eine Rolle, sondern gerade die spezifischen Entwicklungsbedingungen, die für Kinder von depressiven Eltern gelten (KÖRNER u. a. 1996).

Tabelle 37   **Gruppierte Morbidität von affektiven Syndromen (WAHL 1994)**

Unipolare Depression	%
Major Depression	4–19
Dysthymien: depr. Entwicklungen, neurot. Depr. (langdauernde), chron. Residualzustände	3–4
Recurrent Brief Depression	11
Minor Depression	≅ 5
Bipolare, man.-depr. Erkrankungen	**3,3**
BP I (Md, MD)	0,5–1
BP II (Dm)	1–2
Zyklothymien (md)	
Unipolare Manien	**1,3**
Manie (M)	(?)
Hypomanie (m)	0,5
Recurrent Brief Hypomania	0,5
alle Depressionen	≅ 25
alle man.-depr. Erkrankungen	≅ 5
Total	30

Depressive Erkrankungen sind nicht homogen in den verschiedenen Kulturen der Erde vertreten. Vergleiche sind jedoch schwierig, weil gerade bei depressiven Syndromen die Wertigkeit der Symptomatik und die Bewertung als krank stark variieren. So können die großen Unterschiede in der Prävalenz auch von anderen Gewohnheiten bei der Inanspruchnahme therapeutischer Hilfen abhängen. Einige epidemiologische Untersuchungsbefunde weisen auf eine Häufung depressiver Erkrankungen im Frühjahr und Herbst hin. Die saisonal abhängigen Depressionen, eine Untergruppe der Depression, treten bevorzugt im Winter auf.

Depressive Störungen

Vorbemerkung

»Bitte denken Sie daran, dass Sie wieder gesund werden.« Dies ist sicher einer der häufigsten Sätze, die Therapeuten gegenüber depressiv kranken Menschen äußern. Die Betroffenen reagieren darauf meist mit Zweifel, vielleicht sogar mit Ablehnung.
Die Depression ist eine schwere seelische Erkrankung, sie kann Menschen an den Rand ihrer Existenz bringen, sie bis zum Suizid treiben. Dabei leiden die betroffenen Personen nicht nur unter einem »Bedrücktsein«, sondern auch unter dem Verlust zukünftiger Perspektiven und Vorstellungen von Entwicklung sowie von Veränderung überhaupt. In tiefer Depression glaubt der Kranke sogar, dass die Zeit stehen bleibt und dass sich an dem momentanen Zustand keine Veränderung mehr ergeben wird.

Die Begegnung mit einem depressiv kranken Menschen kann dazu führen, dass selbst der Therapeut in eine etwas »schwere« Stimmung gerät und aufpassen muss, sich nicht allzu sehr mitreißen zu lassen. In der professionellen Begegnung ist die erste Herausforderung, ohne künstliche Euphorie den depressiv Kranken wieder eine zunächst mindestens sachlich-realistische, allmählich aber auch positive Perspektive auf die eigene Lebenslage zu ermöglichen.

Weil das Fühlen und Denken von depressiv Kranken anfänglich alltäglichen depressiven Stimmungstiefs Gesunder entspricht, ist es für die Umwelt nicht immer leicht, die Depression zu erkennen und auch als Krankheit anzuerkennen. »Reiß dich zusammen« ist ein Satz, den jeder Betroffene oft zu hören bekommt und den er sich auch selbst häufig sagt. Die betroffenen Menschen selbst sind diejenigen, die fast bis zuletzt nicht glauben können, dass sie krank sind und dass mit einer Willensanstrengung allein diese Störung nicht zu überwinden ist.

ⅲ Depressives Erleben

Die Diagnose der Depression basiert zu einem großen Teil auf der Schilderung des subjektiven Erlebens des betroffenen Menschen. Dies bedeutet aber nicht, dass der Kranke sich selbst als depressiv bezeichnet oder gar seinen Zustand als affektive Krisensituation wahrnimmt. Oft wird die Depression eher als körperliches Leiden wahrgenommen: wie ein Stein im Bauch, ein Eisenring um die Brust oder auch als unerträgliche innere Unruhe. Meist kann der Kranke selbst deutlich machen, dass sich die Depression qualitativ sehr von einem Zustand der Traurigkeit oder einer alltäglichen Niedergeschlagenheit unterscheidet. M. WOLFERSDORF (1992) hat einige wörtliche Aussagen von Patienten mit einem depressiven Symptom zusammengetragen:

▸ »Ich fühle mich arg deprimiert und gar nicht wohl und ich kann gar nichts leisten.
▸ Ich fühle mich immer müde, zurückgezogen, habe große Angst vor der Zukunft.
▸ Ich fühle mich sehr oft durch die vielen seelischen Konflikte, welche mich bewegen, geistig und körperlich völlig erschöpft. Dies hat zur Folge, dass ich oft in einem dem Weinen nahe gelegenen und trostlosen inneren Zustand bin.
▸ Ich fühle mich körperlich schrecklich, die Beine tun mir weh. Nichts macht mehr Spaß, alles ist mir zu viel, das Kochen, der Haushalt, die Kinder.
▸ Ich habe keine Freude mehr, keinen Hunger, denke, ob ich das noch schaffe und: ›Du hast ja doch keinen Wert mehr.‹«

Eine besonders eindrückliche Schilderung seiner Depression hat P. KUIPER (1995) vorgelegt. Hier wird deutlich, wie sehr der sogenannte affektive Stupor, der sich im Erleben als der Verlust jeglicher affektiver Beteiligung äußert, und die depressive Wahnsymptomatik das Erleben des betroffenen Menschen bestimmen können.

Obwohl die Entstehung depressiver Erkrankungen insgesamt sehr vielgestalltig sein kann, ist in der Endphase das depressive Erleben bei schweren Depressionen sehr ähnlich.

> Frau Dahm wurde als Zwilling geboren und war zusammen mit der Schwester das älteste von insgesamt vier Kindern. Als das letzte Kind zu Welt kam, verließ der Vater die Familie. Da die Mutter für den Unterhalt der Kinder sorgen musste, konnte sie diesen keine ausreichende Förderung zukommen lassen, um ihnen etwa den

Affektive Störungen

Besuch einer höheren Schule zu ermöglichen. Frau Dahm absolvierte nach der Schule eine kaufmännische Ausbildung und lernte während der Arbeit ihren späteren Mann kennen. Nach der Geburt des ersten von drei Söhnen beendete sie ihre berufliche Laufbahn, um sich der Erziehung der Kinder zu widmen. Der Mann, ein sehr introvertierter, eher anankastischer Mensch, war in der Folgezeit beruflich erfolgreich, sodass es gegen den eigentlichen Willen der Ehefrau zur Anschaffung eines eigenen Hauses kam. Das Leben von Frau Dahm war nach ihren eigenen Angaben unauffällig, die Söhne entwickelten sich unproblematisch.

Während eines Kuraufenthaltes hatte sie eine kurze Liaison ohne sexuellen Kontakt mit einem anderen Mann, was Frau Dahm ihrem Mann verheimlichte. Vor allem in den letzten Jahren traten immer wieder Streitigkeiten zwischen den Ehepartnern auf, die Ehe wurde von beiden als entleert wahrgenommen, eine Trennung aber nicht erwogen. Die Krise begann eigentlich, so lässt sich rückblickend nachvollziehen, mit der Berentung des Ehemannes. Er konnte mit seiner Zeit wenig anfangen, fand keine Freude an Hobbys und die Streitigkeiten innerhalb der Ehe nahmen auf Grund dieser Unzufriedenheit deutlich zu. Relativ plötzlich entwickelte der Mann in dieser Situation die fixe Idee, dass Frau Dahm untreu sei, was sich bis zu einem Eifersuchtswahn steigerte. Bei seinen Recherchen im Rahmen dieser Entwicklung fand der Mann einen Brief ihres Bekannten aus der Kur. Obwohl der Brief mehr als 10 Jahre alt war, glaubte sich der Ehemann in seinem Eifersuchtswahn bestätigt und trennte sich unmittelbar von Frau Dahm. Bei ihr stellte sich zunächst eine gewisse Erleichterung ein, da sie jetzt nicht mehr der Eifersucht des Ehemannes unmittelbar ausgesetzt war. Eigentlich aber ging sie immer noch davon aus, dass die Ehe zu retten sei. Sie versuchte deswegen in der Folgezeit immer wieder Kontakt mit dem Ehemann aufzunehmen, der dies aber ablehnte.

Frau Dahm schildert den Beginn der Depression als abrupt. Vorher sei sie sicherlich durch die Krise in der Beziehung belastet gewesen, aber die Depression sei etwas anderes gewesen als die Sorgen um diese Ereignisse. Sie habe plötzlich nicht mehr schlafen können, alles sei ihr bedrohlich vorgekommen. Sie habe sich schuldig gefühlt für die Krise in der Ehe, habe geglaubt, jetzt auch die Kinder in den Ruin zu treiben (die alle erwachsen sind und eigene Familien haben). Wegen ihrer Schuldgefühle habe sie sich nicht mehr vor die Tür gewagt und habe ihre Ernährung vernachlässigt. Nichts habe sie mehr tun können, der Haushalt sei immer mehr verwahrlost, sie habe auch alle sozialen Kontakte abgebrochen. Wie besessen sei sie von dem Gedanken gewesen, dass sie ohne ihren Ehemann nicht leben könne, ja gar nicht lebensfähig sei. Zuletzt habe sie die feste Überzeugung gehabt, dass nur der Selbstmord übrig bleibe, und habe daraufhin versucht sich im Keller zu erhängen. Dabei sei aber das Seil gerissen, woraufhin sie ihre Schwester angerufen habe. In der Klinik gibt Frau Dahm an, dass sie eigentlich nicht in eine Klinik aufgenommen werden dürfe, sondern ins Gefängnis gehöre, weil sie sowohl ihre Familie wie auch die ganze Welt ins Verderben und ins Unglück stürze.

III Messinstrumente zur Erfassung depressiver Störungen

Insbesondere im Rahmen der Erforschung der medikamentösen Behandlungsmöglichkeiten sind diagnostische Inventare entwickelt worden, die vor allem die Depressionstiefe quantitativ erfassen. Inzwischen liegen sowohl Fremd- als auch Selbsteinschätzungsinventare vor. Sicherlich das bekannteste Inventar zur Fremdeinschätzung der Depression ist die Hamilton-Depressionsskala (CIPS 1981). Gerade im Rahmen der kognitiven Therapie haben auch Selbsteinschätzungsskalen eine Bedeutung erhalten, so etwa das Beck-Depressionsinventar (HAUTZINGER 1991). Die diagnostischen Inventare sind vor allem bei Verlaufsuntersuchungen und zur Therapieevaluation wichtig.

II Die diagnostischen Kriterien der depressiven Episode

Bei der depressiven Episode leidet der Mensch unter Störungen der Stimmung, des Antriebs und des Vegetativums. Die ICD-10 unterscheidet Hauptsymptome und andere häufige Symptome (Tabelle 38).

Tabelle 38   Symptomgruppen depressiver Störungen

Hauptsymptome	Andere häufige Symptome
Gedrückte Stimmung	Verminderte Konzentration und Aufmerksamkeit
Interessenverlust	Vermindertes Selbstwertgefühl und Selbstvertrauen
Freudlosigkeit	Schuldgefühle und Gefühle von Wertlosigkeit
Verminderung des Antriebs mit erhöhter Ermüdbarkeit und Aktivitätseinschränkung	Negative und pessimistische Zukunftsperspektiven
	Suizidgedanken, Suizidhandlungen
	Schlafstörungen
	Verminderter Appetit

Die diagnostischen Leitlinien geben als Mindestdauer zwei Wochen für die gesamte Episode vor. Für die Diagnose einer leichten depressiven Episode (F 32.0) ist das Vorhandensein von zwei Hauptsymptomen und Zusatzsymptomen erforderlich, für die mittlere depressive Episode (F 32.1) 2–3 Haupt- und 3–4 Zusatzsymptome sowie für die schwere Episode (F 32.2) 3 Haupt- und 4 Zusatzsymptome.

II Die diagnostischen Kriterien der Melancholie

Im DSM IV ist noch die Klassifikation der Melancholie beibehalten worden, was als Verweis auf den Begriff der endogenen Depression aufgefasst werden kann. Anlass für eine derartige Subdifferenzierung der schweren Depression scheint eine besondere Form der Gestimmtheit zu sein, die man auch »affektiven Stupor« nennt und die gerade im klinischen Setting immer wieder eindrücklich erlebt wird. Affektiver Stupor bezeichnet dabei eine Gestimmtheit, die nicht vergleichbar ist mit der Trauerreaktion eines Gesunden. Gemeint ist nicht »traurig«, sondern versteinert, gleichgültig, leer, lebendig-tot, ausgebrannt. Die Patienten leiden geradezu darunter, seelischen Schmerz *nicht* empfinden zu können. Inwieweit derartige Phänomene eine gesonderte Form der

Depression anzeigen oder ob es sich lediglich um eine besonders schwere Form der Depression handelt, ist umstritten. In jedem Fall leidet die entsprechende Klassifikation insgesamt unter einer mangelnden Trennschärfe gegenüber einer schweren Form der Major Depression. In der ICD-10 findet sie sich als somatisches Syndrom.

❙❙ Dysthyme und zyklothyme Störungen

Sowohl das DSM IV als auch die ICD-10 enthalten eine Beschreibung der dysthymen und der zyklothymen Störung, mit denen leichte bipolare und monopolare Störungen klassifiziert und von der bipolaren affektiven Erkrankung und der schweren depressiven Episode unterschieden werden können. Mit diesen Krankheitsbildern sollen vor allem die sehr häufigen Störungen erfasst werden, unter denen ein Großteil der ambulant behandelten Patienten leidet und die selten einer stationären Behandlung bedürfen. Die Beschreibung leichter depressiver Störungen findet sich bereits bei E. KRAEPELIN (1909). In der Folgezeit sind diese Störungen unter dem Aspekt der Persönlichkeitsstörung oder als Variante der Major Formen betrachtet worden (BRONISCH 1990).

In der Forschung besteht nach wie vor wenig Klarheit über das Erscheinungsbild, den Krankheitswert, die Entstehungsbedingungen und den Verlauf dieser Erkrankung. Möglicherweise ist mit der Beschreibung derartiger Störungen zunächst ein Sammelbegriff für eine Vielzahl von psychischen Leidensformen geschaffen, und zwar mit Überschneidungen mit den Persönlichkeitsstörungen, Folgen von Major Depressionen und Angststörungen. In der Interpersonellen Therapie werden Ansätze entwickelt, dysthyme Störungen ähnlich wie Depressionen und nicht wie Persönlichkeitsstörungen zu behandeln. In der DSM IV-Klassifikation der Dysthymen Störung (Tabelle 39) ist vor allem die lange Dauer der Beeinträchtigung als Charakteristikum herausgestellt worden.

Tabelle 39   Dysthyme Störung – Diagnostische Kriterien

A. Depressive Verstimmung (bei Kindern und Adoleszenten auch eine reizbare Verstimmung), die die meiste Zeit des Tages, mehr als die Hälfte aller Tage, entweder vom Patienten selbst berichtet oder von anderen beobachtet mindestens zwei Jahre lang (ein Jahr bei Kindern und Adoleszenten) andauert.

B. Während der depressiven Verstimmung bestehen mindestens zwei der folgenden Symptome:
   1. Appetitlosigkeit oder übermäßiges Bedürfnis zu essen;
   2. Insomnie oder Hypersomnie;
   3. wenig Energie oder Erschöpfung;
   4. niedriges Selbstwertgefühl;
   5. geringe Konzentrationsfähigkeit oder Entscheidungsschwierigkeiten;
   6. Gefühl der Hoffnungslosigkeit

C. Während einer Zweijahresperiode (Einjahresperiode bei Kindern und Adoleszenten) der Störung gab es keinen Zeitraum von mehr als zwei Monaten ohne Symptome wie in A) beschrieben.

D. Kein Anhaltspunkt für eine eindeutige Episode einer Major Depression während der ersten zwei Jahre (ein Jahr bei Kindern und Adoleszenten) der Störung.

II   Depressive Wahnphänomene

Bei etwa 8–10 Prozent der stationär behandelten depressiv Kranken treten mehr oder weniger ausgeprägte Wahnsymptome auf. Die Wahnthemen von Depressiven zentrieren sich auf die *Urängste* des Menschen, die aber wahnhaft ausgeformt vom Betroffenen nicht korrigiert werden können. Selbst bei wiederholten Phasen besteht bei gleicher Wahnthematik meist keine Einsicht (ROSE 1991). Ein Kennzeichen depressiven Wahns ist die Übereinstimmung des Wahninhalts mit den depressiven Themen der Unzulänglichkeit, der Schuld, des Todes und einer als verdient wahrgenommenen Bestrafung. In diesen Fällen wird von *stimmungskongruenten Wahnphänomenen* gesprochen. Häufig anzutreffende Wahninhalte sind:

▶ **Versündigungswahn**

Der Kranke glaubt ohne Grund, schwerste Verbrechen begangen zu haben oder wertet kleine Vergehen oder innere Versuchungen als unverzeihliche Sünden. Er glaubt oft, dass nicht nur er selbst in diesem und in einem jenseitigen Leben bestraft wird, sondern auch alle Angehörigen und die gesamte Welt.

▶ **Hypochondrischer Wahn**

Der Kranke ist von dem Glauben bestimmt, eine besonders schlimme Krankheit zu haben. Die depressive Erkrankung wird dabei häufig verleugnet. Oft richten sich die Befürchtungen auf den Bauch und die Verdauung, zum Beispiel als Angst, der Darm sei verschlossen oder es sei wochenlang kein Stuhlgang mehr erfolgt.

▶ **Verarmungswahn**

Die Verarmung wird hier in einer Form befürchtet, wie sie nicht vorkommen kann. Oft wird angenommen, dass die Krankenhausrechnung nicht bezahlt werden kann und dass auch die Familie von finanziellem Ruin und Hunger nicht verschont bleiben wird.

▶ **Nihilistischer Wahn**

Bei dieser eigentlich schwersten Wahnform hört der Kranke selbst und auch die Welt auf zu existieren. Die Menschen haben keinen Namen mehr, sie sind weder Mann noch Frau etc.

Die mit einer Depression verbundene Wahnsymptomatik indiziert immer eine schwere Depression mit einer in der Regel erheblichen Eigengefährdung des Patienten. Im depressiven Wahn wird die Besonderheit der melancholischen Daseinsverfassung (FELDMANN 1994) deutlich, die weit über das einfache »Traurigsein« hinausgeht, denn in der Melancholie wird die Begegnungsstruktur zwischen Ich und der Welt und das sympathetische Miteinander gestört. Auch wenn ein depressiv Kranker, der im Wahn eingeschlossen scheint, gerade auf die Hilfe und die Unterstützung von anderen angewiesen ist, so ist er doch nicht in der Lage, auf die Hilfe angemessen zu reagieren. Diese nach außen fehlende Resonanz macht es dem Helfer oder dem Familienangehörigen besonders schwer, kontinuierliche Unterstützung zu geben.

III   Differentialdiagnose der affektiven Störungen

Symptome einer schweren Depression werden auch von Laien meistens gut erkannt. Schwierigkeiten kann die Diagnostik bereiten, wenn vor allem körperliche Symptome berichtet werden (sogenannte larvierte Depression). Schwierig kann der diagnostische

Affektive Störungen

Prozess auch dann sein, wenn bei anderen psychischen Erkrankungen depressive Symptome vorkommen oder sogar gleichzeitig eine Schwere Depression vorliegt (Komorbidität). Bei leichteren Formen der Depression ist die Diagnose oft erschwert, weil sowohl der Betroffene selbst als auch sein soziales Umfeld Schwierigkeiten haben die Symptome von alltäglichen Formen der Befindlichkeit zu unterscheiden. Deshalb sollen hier einige der Unterscheidungen veranschaulicht werden.

▪ Depression in ihrer Beziehung zu anderen Affekten

Die Depression ist in erster Linie eine Erkrankung der Affekte. Obwohl auch kognitive Elemente im Rahmen einer affektlogischen Landkarte bedeutsam sind, ist eine Depression ohne Veränderungen der Affekte nicht denkbar. Sie kann im Sinne eines organisierenden Elementes als eine Art Moderator anderer Emotionen betrachtet werden. Dies bedingt eine relativ enge Nachbarschaft der Depression mit anderen emotionalen Bereitschaften. In welcher Relation die Depression zu anderen Gefühlsqualitäten angeordnet ist, wird unterschiedlich gesehen. In einem topografischen Modell kann die Depression als übergeordnetes Prinzip, quasi als Leitaffekt gesehen werden, der einige Gefühlsbereitschaften (z. B. Angst) fördert und sich zu anderen (z. B. Freude) komplementär verhält.

Aus einer anderen Perspektive kann die Depression im Rahmen einer Bewältigungsreaktion als Element eines dynamischen Prozesses gesehen werden und die depressive Erkrankung als eine Art Fixierung auf einer Stufe dieses Prozesses. J. BOWLBY (1987) beschreibt die Depression in seinem dynamischen Modell als verursacht durch die Verhinderung des Ausdrucks von Gefühlen und begründet diese Störung damit, dass in Krisensituationen im Rahmen der Bindung nicht genügend Sicherheit vermittelt worden sei. Auch wenn man – in Anlehnung an die psychoanalytischen Modelle – die Depression im Gegensatz hierzu in Verbindung mit einer zu engen und dominierenden Beziehung sieht, ergibt sich eine enge Verwandtschaft von Depression und anderen Affekten, die vor allem in sozialen Bindungen erfahren und geprägt werden. Dies kann sowohl dazu führen, dass auch im therapeutischen Prozess verwandte Affekte auftreten und wahrgenommen werden können sowie in eine Beziehung zur Depression gesetzt werden müssen, als auch zu differentialdiagnostischen Schwierigkeiten beitragen, so etwa bei der Unterscheidung von Angst und Depression (HELMCHEN / LINDEN 1986). Die Verbindungen der Depression mit einigen anderen Gefühlsqualitäten und deren Differenzierung sollen im Folgenden noch weiter entwickelt werden.

▪ Depression und Trauer

Trauer ist ein intensives Gefühl des Schmerzes nach einem unwiderruflichen Verlust. Wichtig erscheint in der Differentialdiagnose die Unterscheidung zwischen depressiven Erkrankungen im engeren Sinne und allgemeinen Trauerreaktionen, weil in letzteren Phänomene auftreten können, die den Symptomen einer depressiven Erkrankung ähneln. Durchläuft der Trauernde einen Prozess, in dessen Verlauf er sich immer weniger an die geliebte Person erinnert, verschwinden die Beschwerden in der Regel in wenigen Monaten von selbst ohne Behandlung. Unangemessenes (pathologisches) Trauern dagegen kann zur Depression führen.

S. FREUD (1917) schrieb zur Unterscheidung von Trauer und Depression: »Bei der

Trauer ist die Welt arm und leer geworden, bei der Melancholie ist es das Ich selbst«, und wies damit auf die Bedeutung des Verlustes von inneren Objekten bei depressiven Patienten hin. Diese Idee über die Natur der Depression leitet auch die Annahme, dass sich der depressiv Erkrankte gar nicht im Klaren über den erlittenen Verlust ist und nicht weiß, was seine Niedergeschlagenheit eigentlich herbeigeführt hat. Diese Desorientierung bezüglich der Bedeutung des Verlustes stört aber den Prozess des Trauerns erheblich. Der Trauernde kann die zeitliche Begrenzung seiner Trauer noch empfinden und sich deutlicher auf das verlorene Objekt beziehen, beim depressiv Erkrankten jedoch kommt es zu einem Verlust der inneren Zeitempfindung und zu einer langfristigen Desorganisation der Objektbeziehungen. So kann die Depression nicht als Ausdruck oder Vertiefung der Trauer, sondern als Störung eines Trauerprozesses gedeutet werden. Dies erklärt auch, warum depressive Syndrome gerade bei Verlusten jener inneren Objekte angestoßen werden, zu denen ein hoch ambivalentes Verhältnis bestand.

Depression und Aggression

Ärger und Aggression sind Empfindungen, die vor allem als Reaktion auf Ablehnung und Herabsetzungen entstehen. Bei depressiven Menschen ist insbesondere deswegen die Aggression betrachtet worden, weil es bei vielen zu einer Reduktion oder gar zum Verschwinden von aggressiven Affekten kommt. Dies ist als Aggressionshemmung oder auch als Wendung einer übergroßen Aggressivität gegen das eigene Ich beschrieben worden. Bei dieser Analyse spielte sicherlich die erhöhte Suizidrate bei Depressiven eine Rolle, aber auch die Beobachtung, dass depressive Patienten bei den Helfern nicht selten aggressive Impulse auslösen, was als projektive Identifizierung interpretiert wurde. Eine gewisse Bestätigung fanden diese Vorstellungen durch transkulturelle Vergleiche, weil depressive Erkrankungen besonders in solchen Kulturen vorkommen, bei denen der Ausdruck von Aggressivität innerhalb des eigenen Kulturkreises ganz besonderen Reglementierungen unterworfen ist und es strenge Regeln und Eingrenzungen gerade von Aggressionen in den zwischenmenschlichen Beziehungen gibt.
Der zur Bestätigung dieser Hypothese notwendige Nachweis einer negativen Korrelation zwischen Aggressivität und Depression ist jedoch nicht gelungen. Es scheint eher eine positive Korrelation zu bestehen (JAKUBASCHK 1994), die dadurch eine Bestätigung findet, dass es in den ehelichen Beziehungen von Depressiven meist zu einer Erhöhung der Aggressivität untereinander kommt (HELL 1992). Aggressivität kann daher auch als Versuch des Betroffenen oder seiner Angehörigen gewertet werden die Depression zu bewältigen. Dabei erscheint aber weder für den betroffenen Menschen noch für seinen Angehörigen die Äußerung von Aggressivität zu einer Verbesserung der depressiven Symptomatik zu führen.

Depression und Angst

Angst ist die Empfindung bei einer als existentiell erlebten Bedrohung. Angst kann als gerichtete Emotion im Rahmen einer Phobie oder ungerichtet bis hin zu einer existentiellen Bedrohung auftreten. Abhängig von ihrer Intensität und Qualität führt sie zu recht unterschiedlichen Verhaltensweisen, so etwa zur Flucht, zum Kampf oder zur Hilflosigkeit. Sowohl Angst als auch Depression tangieren die Kontrollüberzeugung des Menschen, die bei der Angst bedroht, bei der Depression mehr oder weniger verloren gegangen ist. Vor allem bei ambivalenten Objektbeziehungen ist die Wahrscheinlichkeit, dass die Kontrollüberzeugung des Menschen tangiert ist, besonders groß. Damit stellen vor allem ambivalente Beziehungen die eigentliche Verbindung von Angst und Depression dar. Dies erklärt möglicherweise, dass sich im Rahmen von seelischen Krisen Depressionen häufiger auf dem Boden von Angsterkrankungen entwickeln, eine umgekehrte Reihenfolge jedoch sehr viel seltener ist (ANGST / DOBLER-MIKOLA 1986).

In eine ähnliche Richtung weist die klinische Beobachtung, dass bei zunehmender Schwere des depressiven Syndroms die Fähigkeit, einen Angstaffekt zu entwickeln, eher abnimmt. Angst und Depression rufen ähnliche körperliche Bereitstellungsreaktionen hervor, die anthropologisch als Programme zur Flucht oder zum Kampf verstanden worden sind (PHILIP u. a. 1986). Wegen der zahlreichen Überschneidungen bleibt die Differenzierung von Angst und Depression jedoch schwierig und zum Teil ungeklärt.

▪ Depression und Schuld

Schuld ist die innere Erfahrung beim Übertreten eines moralischen Imperativs. Gerade bei depressiven Störungen treten Schuldgefühle regelmäßig auf, oft bis zur wahnhaften Verzerrung. Die Entwicklung von Schuldgefühlen steht in auffälligem Zusammenhang mit ambivalenten Objektbeziehungen, denen bei der Entstehung der Depression eine ätiologisch wichtige Funktion zukommt. Aus dieser Perspektive ist es gar nicht verwunderlich, dass etwa Straftäter gelegentlich unfähig sind Schuldgefühle zu entwickeln, weil keine Beziehung besteht zu Objekten, die mit der Übertretung des moralischen Imperativs verbunden sind. Sehr viel intensiver werden Schuldgefühle dann wahrgenommen, wenn zu den Objekten eine intensive Beziehung bestanden hat oder noch besteht. Diese Dynamik ist regelmäßig bei Schuldgefühlen bei Abhängigkeitskranken zu beobachten. Im Zusammenhang mit der Depression sind die Schuldgefühle in erster Linie für den therapeutischen Prozess von Interesse, denn sie können auf den Konflikt hinweisen, der die Depression aufrechterhält.

Offensichtlich weisen alle Verbindungen der Depression mit anderen Affekten und zu mit Affekten gebundenen seelischen Erkrankungen auf eine gemeinsame Endstrecke hin, bei der ambivalente Beziehungen eine gestaltende Bedeutung haben. Die Besonderheit des depressiven Affektes scheint vor allem darin zu liegen, dass insbesondere die Kontrollüberzeugung des Betroffenen beeinträchtigt ist, was zu einem Eindruck der Hilflosigkeit führt.

▪ Seelische Erkrankungen, bei denen depressive Symptome auftreten können

Depressive Syndrome treten gehäuft bei fast allen seelischen Erkrankungen als Begleitphänomene auf. Eine Schizophrenie kann sich mit depressiven Symptomen ankündigen und mit einem durch depressive Symptome charakterisiertes postremissives Erschöpfungssyndrom wieder abklingen. Im Verlauf von Abhängigkeitserkrankungen ist das zumindest kurzfristige Auftreten depressiver Symptome fast obligat, aber auch im Verlauf von Angsterkrankungen, Zwangserkrankungen und anderen erlebnisvermittelten Krankheiten können depressive Symptome erscheinen und die primäre Erkrankung verdecken. Häufig treten depressive Syndrome als Vorboten hirnorganischer Veränderungen auf, sie sind assoziiert mit einer Reihe von körperlichen Erkrankungen und gehören auch zum Nebenwirkungsspektrum einer Reihe von Psychopharmaka. Hierbei sind die depressiven Symptome nicht nur assoziiert oder Folge der Grunderkrankung, sondern sie können auch an der Entstehung von Erkrankungen beteiligt sein, etwa beim Entstehen bösartiger Tumore durch die Auswirkungen auf das Immunsystem. Nicht zu vergessen ist hier die große Zahl von eigentlich depressiven Patienten, die wegen psychosomatischer Beschwerden einen Arzt aufsuchen. Bei männlichen depressiv Kranken gilt dies für etwa 20 Prozent. Treten depressive Syndrome zusammen mit anderen Erkrankungen auf, können reaktive Elemente im Sinne einer depressiven Entwicklung beteiligt sein. Die Differenzierung der Dynamik ist wegen der Komorbidität der Depression mit anderen Erkrankungen sicherlich nicht leicht vorzunehmen, zumal es auch große Überschneidungen zwischen depressiven Symptomen und Trauerreaktionen gibt.

▥ Symptome und Symptomkategorien bei depressiven Syndromen

Für die Diagnose einer Depression reichen die klinischen Kriterien, die sich an den psychischen, psychomotorischen und psychosomatischen Symptomen der Erkrankung orientieren, aus (PÖLDINGER / WIDER 1986). Für den psychotherapeutischen Zugang zur Depression ist es sinnvoll, die Beschreibung der Depression um die Ebenen der motivationalen, kognitiven und interpersonellen Beschwerden zu erweitern (HAUTZINGER u. a. 1988), denn gerade auf diesen Ebenen sind die therapeutischen Interventionen in der Behandlung Depressiver angesiedelt. Tabelle 40 fasst die Beschwerden von Depressiven unter diesen Gesichtspunkten zusammen.

Tabelle 40   Beschreibung der Depression

Somatische Beschwerden	Schlafstörungen, Appetitverlust, Druck- und Engegefühl in der Herzgegend, Schmerzen in Kopf- und Bauchbereich, Magen- und Darmbeschwerden
Motorische Beschwerden	Agitiertheit, Verlangsamung, Hemmung, Inaktivität
Emotionale Beschwerden	Angst, niedergeschlagene Stimmung, Verzweiflung, Leere
Motivationale Beschwerden	Interessenverlust, Antriebslosigkeit, Entschlussunfähigkeit, Selbstmordgedanken
Kognitive Beschwerden	Gedächtnisschwäche, Konzentrationsmangel, Grübeln, Selbstvorwürfe, Schuldgefühle, Pessimismus, Sorgen um die eigene Gesundheit, die eigenen Fähigkeiten und die Zukunft
Interpersonelle Beschwerden	Sozialer Rückzug, leise Stimme, geringer Blickkontakt, Einengung der kommunikativen Fähigkeiten und der sozialen Fertigkeiten

Im Kontakt mit depressiv Kranken fallen oft auch die erheblichen sozialen Defizite der Betroffenen auf. Im Zusammenhang damit sind häufig innerfamiliäre Spannungen zu beobachten (HELL 1982).

Affektive Störungen

▪▪▪ Erklärungsmodelle der Depression

Wie bei anderen seelischen Erkrankungen weisen die vielfachen Untersuchungsergebnisse bezüglich der Depression darauf hin, dass es sich um eine mehrfaktoriell bedingte Erkrankung im Sinne eines Anlage-Umwelt-Geschehens handelt. Dabei scheint sie insgesamt eine multifaktoriell bedingte Reaktionsform auf unterschiedliche innere und äußere Bedingungen darzustellen, die damit den Charakter eines Syndroms bekommt. Die Formulierung einer Metatheorie, die verschiedene Befunde integrieren könnte, steht aber noch aus.

▪▪ Biologische Aspekte

Bei der Entstehung depressiver Erkrankungen spielen biologische Faktoren eine Rolle. Eine Differenzierung verschiedener Depressionsformen anhand biologischer Merkmale ist bisher allerdings nicht gelungen. Beachtung bei der Formulierung der biologischen Hypothesen haben zwei Feststellungen gefunden: der relativ späte Wirkungseintritt der Antidepressiva sowie der Nachweis der Wirksamkeit von Pharmaka, die auf unterschiedliche Neurotransmittersysteme ihre Hauptwirkung haben. Dies legt nahe, dass sich die Depression nicht einfach auf einen Mangel oder Überschuss eines bestimmten Botenstoffes zurückführen lässt. Die Erforschung des Neurotransmittersystems im Zusammenhang mit der Depression hat wegen der Befunde um die Antidepressiva die meiste Beachtung gefunden.

Verschiedene Neurotransmitter wurden ursächlich mit der Depression in Verbindung gebracht, hauptsächlich Noradrenalin, Acetylcholin und Serotonin. Auf Grund der Wirksamkeit der Antidepressiva wurde zunächst ein Mangel an biogenen Aminen vermutet. »Zeitverlauf und Dosis-Wirkungs-Beziehungen weisen darauf hin, dass nicht Antidepressiva selbst, sondern Adaptationsprozesse die Stimmungsaufhellung bedingen … Der Depression selbst liegen eher Dysbalancen multipler neuronaler Systeme zu Grunde.« Diese Störungen haben dabei den Charakter eines Vulnerabilitätsfaktors (FRITZE u. a. 1992, S. 3).

Einige endokrinologische Befunde zeigten sich im Rahmen der Depression verändert, vor allem zeigten sich Modifikationen des Cortisol-Tagesprofils. Auf Grund dieser Befunde wurde auch eine endokrinologische Verursachung diskutiert, wobei eine Unterscheidung zwischen sekundären und primären Effekten sich als äußerst schwierig herausgestellt hat, zumal sich die Veränderungen nicht bei allen Depressiven nachweisen ließen.

▪ Genetische Aspekte

Vor allem das Konstrukt einer »endogenen Depression« war mit der Vorstellung verknüpft, dass es sich um eine familiär gehäufte und letztlich erblich fixierte Störung handele (siehe auch Kapitel »Diagnostik«). Wegen dieser Vermutung ist zunächst der Einfluss genetischer Faktoren überschätzt worden. Mittlerweile ist deutlich, dass auf Grund erbbiologischer Untersuchungen eine Subdifferenzierung der Depression nicht möglich ist und der genetische Faktor bei der Depression nicht wesentlich größer zu sein scheint als bei anderen seelischen Erkrankungen. Eine Ausnahme bilden hier die bipolaren Erkrankungen, bei denen die Bedeutung einer genetischen Prädisposition höher zu veranschlagen ist (MAIER / PROPPING 1992).

▪ Chronobiologische Aspekte der affektiven Störungen

Tagesschwankungen galten als Kennzeichen für die Endogenität von Depressionen. In diese Richtung deuteten scheinbar auch einige biologische Befunde. Dies hat eine Vielzahl von Forschungen angestoßen, die den Nachweis von chronobiologischen Besonderheiten bei Depressiven erbringen wollten. Die Befunde sprechen aber insgesamt nicht für eine Abweichung zirkadianer Rhythmen. Auch scheinen die Tagesschwankungen bei depressiven Patienten eher der depressiven Wahrnehmung von normalen tagesperiodischen Schwankungen zu entsprechen, als einer abweichenden chronobiologischen Funktion (TÖLLE 1991). Weitgehend ungeklärt sind noch Veränderungen im Zeiterleben depressiver Patienten, die aber mehr auf subjektive Wahrnehmungsverzerrungen als auf tatsächliche chronobiologische Veränderungen zurückzuführen sind.

▪▪ Psychiatrische Aspekte

▪ Das Endogenitätskonzept

Das Endogenitätskonzept wird unter phänomenologischen Gesichtspunkten im DSM IV als melancholisches Merkmal (siehe unten) aufgeführt, in der ICD-10 als somatisches Syndrom.
Tellenbach beschreibt als »Typus Melancholicus« eine bestimmte Persönlichkeit, die sich vor allem durch eine starre Orientierung an Leistung, Normen und Ordnung auszeichnet. Untersuchungen mit Persönlichkeitsinventaren haben indes gezeigt, dass das Spektrum der prämorbiden Persönlichkeit bei depressiven Patienten sehr viel weiter ist als anfänglich angenommen (RICHTER u. a. 1993; TÖLLE u. a. 1987; TÖLLE 1987). Auf jeden Fall zeigen diese Befunde, dass ein »Typus Melancholicus« keinesfalls eine generelle Voraussetzung für die Entstehung einer Depression ist. Entsprechend wird seit längerer Zeit vielfach dafür plädiert, ganz auf diesen Begriff zu verzichten.

▪▪ Psychoanalytische Aspekte der Depression

Die psychoanalytischen Modelle der Depression beziehen sich sowohl auf triebpsychologische Hypothesen als auch auf Theorien zur Objektbeziehung im Rahmen der psychoanalytischen Ich-Psychologie. Beide Ansätze gehen auf S. Freud zurück. In diesem theoretischen Rahmen wird zwischen einer Es-, Ich- und Über-Ich-Depression unterschieden (BENEDETTI u. a. 1983).

▪ Psychoanalytische Theorie der Objektbeziehung

Im Rahmen der Objektbeziehungstheorie wird die Depression als Folge einer engen und fixierten Beziehung des Kindes zu einer primären Bezugsperson gesehen, die sich in der Form einer dominierten Beziehung entwickelt. Durch diese Konstellation ist das Kind unfähig eigenes Erleben zu lernen und bleibt in seiner Autonomieentwicklung zurück. Es erfährt die Welt fortwährend durch »die Brille« des dominierenden Objekts, zu dem sich ein ausgesprochen ambivalentes Verhältnis einstellt. Die fehlende Entwicklung von Autonomie verursacht die Unfähigkeit des Kindes, Verlusterlebnisse zu verarbeiten, was eine andauernde Gefährdung des betroffenen Menschen bei Verlusten induziert. Die Gefahr wird zusätzlich durch die – infolge der pathologischen primären Beziehung – mangelhaft bleibende Ausbildung innerer Objekte verstärkt (QUINT 1984).

Affektive Störungen

Im Laufe des späteren Lebens können diese Empfindlichkeiten meist dadurch kompensiert werden, dass sich der Betroffene einen ebenfalls dominierenden Partner sucht. Bei einer Beeinträchtigung dieser fragilen Kompensation allerdings kann es zu einer krisenhaften Entgleisung kommen (WAHL 1994), wodurch die Entwicklung einer Depression angestoßen werden kann. Dazu ein Beispiel:

> Frau Lummer wurde mit einem schweren depressiven Syndrom, das sich trotz antidepressiver Therapie nicht besserte, in die Klinik eingewiesen. Den größten Teil des Tages verbrachte sie im Bett und verweigerte beharrlich die Beteiligung an therapeutischen Aktivitäten. In Gesprächen wirkte sie sehr nihilistisch und sah keine Hoffnung je wieder gesund zu werden, dabei unterstrich eine auffallend starre Mimik das depressive Syndrom. Frau Lummer löste durch ihre Symptomatik im Team große Ratlosigkeit aus. Es gab sowohl resignative Aussagen wie auch beginnende aggressive Ablehnung. Von Anfang an wurde Frau Lummer von ihrem Mann begleitet, der sich ihr gegenüber sehr fürsorglich verhielt und jede freie Minute nutzte, um bei ihr zu sein.
>
> Diese depressive Erkrankung war die zweite Episode, an der die Patientin litt. Die erste Episode hatte sich nach einem Verkehrsunfall entwickelt, bei dem Frau Lummer ein Hirntrauma mit einem nachfolgenden Durchgangssyndrom erlitten hatte. Sie wurde wegen auffallender Konzentrationsschwächen berentet. Zuvor hatte sie viele Jahre als Lehrerin gearbeitet. Aus der frühen Anamnese war bekannt, dass der Vater der Patientin, zu dem sie ein sehr enges Verhältnis hatte, im Rahmen einer Lungenentzündung offensichtlich ein delirantes Syndrom entwickelt hatte, damit in eine Psychiatrie aufgenommen wurde und dort kurze Zeit später an der Lungenentzündung verstarb. All dies konnte mit Frau Lummer im Rahmen der klinischen Behandlung zunächst nicht angesprochen werden. Vielmehr waren nur recht eingeschränkte Kontakte möglich, wobei Frau Lummer stereotyp die Hoffnungslosigkeit ihrer Situation deklarierte und sich von der Aussage, dass die Depression enden werde, völlig unbeeindruckt zeigte. Stattdessen verlangte sie ihre Entlassung, weil sie nicht krank sei und eigentlich nur eine Bestrafung verdiene. Obwohl die Interventionen eine ritualisierte Wiederholung der gleichen Inhalte darstellten, schien es, als ob Frau Lummer immer wieder hören wollte, dass sie gute Chancen habe, wieder gesund zu werden. In den Auseinandersetzungen mit ihr, in denen es um Aktivitäten und ihre Beteiligung am Stationsleben ging, entstand der Eindruck, dass die damit verbundenen Reglementierungen paradoxerweise entlastend wirkten.
>
> Erst später ließ sich aus den Angaben des Ehemannes rekonstruieren, dass der Beginn der Depression zeitlich mit einer im Grunde harmlosen Operation des Mannes zusammenfiel.

In diesem Beispiel sind einige im Rahmen der Objektbeziehungstheorie der Depression formulierten Elemente wiederzufinden. Vor allem die Bedeutung der Dominanz wird deutlich. Einer allgemeineren klinischen Erfahrung entspricht, dass die Patientin auch im klinischen Setting die Helfer in die Rolle der dominierenden Bezugspersonen drängt und erleichtert wirkt, wenn diese sich entsprechend verhalten. Auch die angedeutete Protesthaltung ändert daran wenig, denn offensichtlich ist deren Ziel nicht, die eigenen Interessen durchzusetzen, sondern im Gegenteil mit dieser Auflehnung zu unterliegen.

Triebpsychologische Theorien der Depression

Die triebpsychologischen Ansätze im Rahmen der Psychoanalyse postulieren einerseits die Verdrängung libidinöser Triebe und andererseits die Wendung der Aggression gegen die eigene Person. Ausgangspunkt dieser Entwicklung ist ein frühkindliches Verlusterleben, das Verlustängste mobilisiert und eine starke emotionale Ambivalenz gegenüber möglichen Liebesobjekten bedingt. Das depressive Syndrom kann als ein Versuch verstanden werden, sich die Zuwendung des verlorenen Liebesobjektes zu sichern.

Psychologische Aspekte der Depression

Auch die psychologische Forschung hat eine Reihe von Untersuchungen zum Verständnis der Depression beigetragen (DE JONG-MEIER 1992).

Verhaltenstheoretische Modelle der Depression

Bei den klassischen lerntheoretischen Theorien der Depression wird vor allem der Verlust von positiven Verstärkern im Rahmen des operanten Konditionierens postuliert. Dabei wirkt nach dieser Auffassung eine geringe Rate verhaltenskontingenter positiver Verstärker auslösend und aufrechterhaltend für depressives Verhalten. Der Patient ist damit in einer Art depressivem Teufelskreis (HAUTZINGER u. a. 1989) anhaltenden Löschungsbedingungen ausgesetzt. Das depressive Verhalten wird darüber hinaus zumindest kurzfristig durch kontingente soziale Zuwendung aufrechterhalten und gestärkt.

Modell der erlernten Hilflosigkeit

In dem von Seligman entwickelten Konzept der erlernten Hilflosigkeit sind Elemente der Stresstheorie und der Kognitionspsychologie enthalten. Dabei ist nicht der aversive Reiz an sich die Wurzel von späteren Depressionen, sondern die Nichtkontrollierbarkeit der aversiven Reize. Dies hat einen

▶ motivationalen Effekt, weil Flucht- und Vermeidungsreaktionen reduziert werden;
▶ kognitiven Effekt, weil nicht gelernt werden kann, dass eine Reaktion auf einen aversiven Reiz etwas bewirkt;
▶ emotionalen Effekt, weil aversive Reize unter diesen Bedingungen schneller und intensiver Angst auslösen.

Wenn die Erfahrung der Hilflosigkeit in der Entwicklung mit stabilen und globalen Zuschreibungen kognitiv gekoppelt wird (Ausbildung von kognitiven Mustern), kann es zu einer Generalisierung der Erfahrung von Hilflosigkeit kommen, insbesondere dann, wenn internale Zuschreibungen erfolgen: Der Betroffene empfindet sich für die Problematik verantwortlich.

Diese Kausalattribuierung führt zu einer Misserfolgserwartung hinsichtlich zukünftiger Ereignisse und zu einer Aufrechterhaltung und Verfestigung depressiven Befindens.

Dysfunktionale Einstellungen (Kognitionstheoretisches Erklärungsmodell)

Becks kognitionstheoretisches Erklärungsmodell der Depression gibt der Bewertung von Situationen und Erfahrungen eine ursächliche Bedeutung. Dabei spielen dysfunktionale Einstellungen oder negative Attribuierungsstile eine entscheidende Rolle. Hiermit sind vor allem negative Sichtweisen der eigenen Person sowie gegenwärtiger und zukünftiger Erfahrungen gemeint. Weil diese negativen Sichtweisen auf Erfahrungen, Traumata und chronischen Belastungen aufbauen, äußern sie sich vornehmlich in sogenannten *negativen automatischen Gedanken*. Sie entsprechen also kognitiven Schemata, die relativ früh in der Entwicklung verwurzelt sind. Die negativen automatischen Gedanken sind mit typischen logischen Fehlern behaftet:

Dichotomes Denken Die Dinge werden in Schwarz-Weiß-Kategorien gesehen; wenn eine Leistung nicht perfekt ist, wird sie als Versagen beurteilt.

Selektive Abstraktion Die einzigen Ereignisse, die zählen, sind Misserfolge und Entbehrungen. Erfolge werden ignoriert.

Übergeneralisierung Wenn es in einem Fall stimmt, trifft es in jedem halbwegs ähnlichen Fall auch zu.

Über- und Untertreibung Die Wichtigkeit bestimmter Dinge (etwa eigener Fehler) wird überschätzt, andere Aspekte werden unterschätzt (die eigenen Fähigkeiten oder die Schwächen anderer).

Katastrophisieren Es wird erwartet, dass das Schlimmste eintritt.

Die mit den negativen automatischen Gedanken verbundenen logischen Fehler und Verzerrungen sind möglicherweise ein Hinweis darauf, dass die entsprechenden kognitiven Schemata unter großem emotionalen Druck gebildet worden sind oder dass in vulnerablen Phasen der Entwicklung die Bezugspersonen zur Vermittlung irrationaler Einstellungen neigten.

Depression und pathologische Trauer

Auffällig ist, dass depressive Patienten im Vorfeld der Erkrankung über belastende Ereignisse berichten und auch in der Entwicklungsgeschichte überzufällig häufig belastende und traumatische Ereignisse gefunden werden können. Für die Depressionsentstehung spielt dabei nicht nur das Ereignis an sich eine Rolle, sondern die Bewertung und Bewältigung der Belastung sowie die soziale Reaktion und die Unterstützung durch die Bezugspersonen. Charakteristisch ist, dass die soziale Unterstützung und Umsorgung als mangelhaft erlebt, die Fähigkeit, Unterstützung anzunehmen, als nicht ausreichend empfunden wird oder Gefühle von Todesnähe mit dem Ereignis verbunden werden. Besonders ausgeprägt ist diese Art von Erfahrung dann, wenn der betroffene Mensch zu emotional gefärbten Bewältigungsstrategien neigt.

Die Verbindung mit Traumata und deren Bewältigung hat J. BOWLBY (1987) dazu bewegt, die Depression mit pathologischen Trauerprozessen zu assoziieren. Pathologisch wird die Trauer dann, wenn der Trauerprozess verformt oder unterbrochen wird. Mit Trauerprozess ist dabei eine Abfolge von emotionalen Verarbeitungsmustern gemeint, die aufeinander aufgebaut sind und dem Trauernden ermöglichen sollen, den Verlust des Objektes zu verarbeiten. Bowlby teilt diese Phasen auf in:

1. Lähmung und Affektlosigkeit (»Ich spüre nichts.«)
2. Suche nach dem verlorenen Objekt (»Als wäre der geliebte Mensch noch am Leben.«)
3. Irritation und Desintegration (»Ich weiß nicht mehr, wie es weitergehen soll.«)
4. Integration und Abschluß (»Das Leben muss weiter gehen, ich werden immer an den Verstorbenen denken.«)

J. Bowlby fand bei seinen Beobachtungen von Trauernden im Rahmen dieser Phasen auch Zeiten mit aggressiven Affekten (»Warum lässt er mich alleine?«), die den trauernden Menschen oft sehr befremden, aber offensichtlich für die Übergänge im Trauerprozess eine wichtige Funktion haben. Erleben Kinder und Jugendliche Verluste naher Bezugspersonen, verlaufen nach Bowlby die Trauerprozesse prinzipiell pathologisch, weil das Trauma so früh in ihrem Leben erfolgt. Daher sind Kinder und Jugendliche in besonderer Weise auf die Hilfe der Bezugspersonen angewiesen. Können Bezugspersonen den Betroffenen nicht hilfreich bei der Trauer unterstützen, kann der Grundstein für eine spätere Depression gelegt werden. Mögliche gefährdende Reaktionen sind:

▶ Die Bezugspersonen sind selbst hilflos und das Kind glaubt Verantwortung für die Bezugspersonen übernehmen zu müssen.

▶ Die Bezugspersonen zeigen dem Kind, dass sie dessen Trauer lästig und unangemessen finden.

▶ Die Bezugspersonen geben dem Kind eine Mitschuld an dem Verlust.

Depressionen sind für Bowlby Aktualisierungen dieser ursprünglichen pathologischen Trauer.

Motivationale Modelle

Depressionen sind auf verschiedene Weise mit intentionalen und motivationalen Faktoren in Verbindung gebracht worden.

Affektabhängige Informationsaufnahme und -verarbeitung Bei diesem Modell wird die Depression in einem engen Zusammenhang mit einer erhöhten Selbstaufmerksamkeit bzw. einem internen Wahrnehmungsfokus gesehen. Dabei werden Informationen, die mit einem negativen Affekt verbunden sind, besser erinnert. Externe Stimuli, die für nicht Depressive Aufforderungscharakter hätten, werden von Depressiven häufiger ignoriert, wobei die Orientierungsreaktionen gehemmt sind oder fehlen. Depressive haben nach diesem Modell »weniger Freiheitsgrade zu psychologischer Reaktivität« als Gesunde (HEIMANN 1979).

Affektabhängige Motivation Bei diesem Modell wird von der Konkurrenz eines Beibehaltungs- und eines Handlungssystems in der motivationalen Struktur des Menschen ausgegangen. Depressive zeigen in diesem System eine höhere »Lageorientierung«, neigen also eher zur Aktivierung des Beibehaltungssystems. Es kommt zu einem übermäßigen Verharren bei einzelnen Komponenten einer Handlung. Außerdem gelingt bei der Handlungsorientierung die Sicherung gegen Störungen weniger gut. Dies führt insgesamt zu Fehlreaktionen auf Anforderungen, die eine hohe Handlungsorientierung und eine Umstrukturierung der Handlungsmuster erfordern, was insbesondere in lebenszyklischen Krisensituationen notwendig ist (KUHL / HELLE 1986).

Depression und Aufmerksamkeitsstruktur (Ethologisches Modell)

Noch ungesichert sind Hypothesen, welche die Depression mit Besonderheiten in der Aufmerksamkeitsstruktur in Verbindung bringen und so mit der Position, die ein Individuum in einer sozialen Umwelt einnimmt. Depression wäre dann ein Verhalten, das die Position des Individuums in einer Gruppe bestimmt. Nach dieser Vorstellung entwickeln sich beim Menschen wie bei anderen Lebewesen Verhaltenssysteme heraus, die im Hinblick auf die Bedürfnisse und Anforderungen funktional sind.

Affektive Störungen

Voraussetzung für die Zweckdienlichkeit dieser Systeme ist ein durch die Umwelt auf sie ausgeübter Selektionsdruck. Ändert sich die Umwelt, können die Verhaltenssysteme entgleisen oder dysfunktional werden. Versagt dann auf der Verhaltensebene eine motorische Abreaktion, werden die Antriebe in Emotionen transformiert. Die Umsetzung von Antrieben in Emotionen ist dann besonders wahrscheinlich, wenn es zu Antriebskonflikten kommt und keine Prioritätenregelung möglich ist. Die Ausbildung von Prioritäten ist eng an die Aufmerksamkeitsstruktur gebunden.

Hierzu sind auch aus der Tierwelt unterschiedliche Muster bekannt. In einer Herde orientieren sich die Mitglieder auf eine zentrale Figur und richten ihr Verhalten nach ihr aus. Dies hat den Vorteil, dass die Aufmerksamkeitsleistung insgesamt recht niedrig gehalten werden muss. Es gibt ein weiteres soziales Muster, das durch Beobachtungen des unmittelbaren Nachbarn gesteuert wird. Das Maß für die Aufmerksamkeit ist dabei vor allem der Abstand zum Nachbarn. In solchen Systemen liegt einerseits die aufzubringende Aufmerksamkeit insgesamt höher, andererseits können die einzelnen Gruppenmitglieder bei dieser Lösung autonomer handeln, etwa muss nicht zu jedem Gruppenmitglied ein sozialer Kontakt bestehen.

Menschen scheinen zu beiden Aufmerksamkeitssystemen befähigt zu sein, was die Flexibilität ihres sozialen Verhaltens wesentlich erhöht – aber auch die Gefahr von Antriebskonflikten. Nach diesem Modell können Depressionen vor allem dann entstehen, wenn das Umschalten zwischen den Aufmerksamkeitssystemen nicht gelingt (BISCHOF 1993). Die Depression wird als ein Verhalten interpretiert, das Hilflosigkeit signalisiert und als Ausdrucksverhalten entsprechende Hilfsreaktionen der Gruppe hervorruft.

Depression als Zeitigungsstörung

In einer anthropologischen Sichtweise ist die Depression in Anlehnung an die Existenzphilosophie auch als Zeitigungsstörung verstanden worden. Tatsächlich sind im Verhalten des Menschen und in seinen inneren Bewegungen Operationen zu erkennen, die sowohl den Raum als auch die Zeit psychisch vermessen und dimensionieren. Dabei scheint es sich um basale Funktionen zu handeln, die mit der psychischen Ausdehnung des Individuums zu tun haben. Depressive Patienten berichten immer wieder, dass sie während der Erkrankung das Zeitgefühl verlören, ja sogar der Eindruck vorhanden sei, es gäbe keine zeitliche Ausdehnung. Ebenso eindrücklich ist, dass gerade schwer kranke Depressive regelmäßig davon überzeugt sind, dass sie nicht mehr gesund werden, es also keine Veränderung in ihrem inneren Erleben geben könne. Auch das bezieht sich in erster Linie auf die zeitlich hintereinander angeordneten seelischen Operationen, die im Wesentlichen das Zeitgefühl bestimmen. Ebenso kann die Hemmung in den Gedanken und Gefühlen, von denen viele depressive Patienten berichten, als Verlust des Zeitgefühls verstanden werden. Obwohl diese Perspektive der Depression für ihr Verständnis interessante Wege eröffnet, fehlen bis heute überzeugende Beweise für diese Vermutungen (STRAUSS 1929).

Systemische Modelle

Eine Reihe von Untersuchungsergebnissen bezüglich depressiver Erkrankungen enthält Hinweise, dass möglicherweise aktuelle Anlässe in der Patient-Umwelt-Beziehung an der Entstehung, der Aufrechterhaltung und vor allem an der Chronifizierung entscheidend mitwirken. Insbesondere sind Zusammenhänge zwischen partnerschaftlicher Situation und Depression vermutet worden. Einige Vermutungen (HELL 1982; MATTEJAT 1985) sind:

▶ Die Partner von Depressiven schätzen sich insgesamt gesehen als unproblematischer ein, als es die Partner in Vergleichsgruppen tun.

▶ Es finden sich in den Familien von Depressiven gehäuft andere psychische Erkrankungen, vor allem Abhängigkeitserkrankungen.

▶ Häufig erkranken Partner von Depressiven nach Abklingen der Symptomatik selbst an einer depressiven Verstimmung.

▶ Die Scheidungsrate ist vor der Ersthospitalisation deutlich höher, insgesamt aber deutlich niedriger als in der Gesamtbevölkerung.

▶ Die Beziehungen von Depressiven sind oft durch eine große emotionale Abhängigkeit geprägt.

▶ Während der Erkrankung wird auch vom Partner die Beziehung als deutlich verändert und negativer wahrgenommen, dabei ist die gegenseitige Kritikbereitschaft vor der Behandlung deutlich erhöht, die eheliche Zufriedenheit deutlich verringert.

▶ Solange die Depression andauert, kommt es zwischen den Partnern seltener zu Gesprächskontakten.

▶ Paare mit mindestens einem depressiven Partner zeigen eine hohe Übereinstimmung in der Selbst- und Fremdeinschätzung, sehen aber untereinander größere Unterschiede als andere. Offensichtlich finden sich in den Ehen von Depressiven häufiger komplementäre Beziehungsmuster. Meistens sind die wahrgenommenen Unterschiede mit Werturteilen verbunden.

▶ Bei affektiven Erkrankungen finden sich in der Familie vor allem Auffälligkeiten in inhaltlichen Kommunikationsaspekten. Insbesondere der Grad der Kontrolle ist auffallend hoch.

Auch im *sozialen Netz* von depressiv Kranken finden sich eine Reihe von Besonderheiten (AMANN 1991):

1. Das soziale Netzwerk von Depressiven unterscheidet sich generell durch eine geringere Zahl von häufigen und engen Kontakten. Ersterkrankte zeigen keine Unterschiede beim Umfang der flüchtigen und oberflächlichen Kontakte. Bei chronischen Depressionen kommt es hingegen zu einer allgemeinen Reduktion der sozialen Umgebung.

2. Depressive schätzen seltener die wichtigen Beziehungen als problematisch ein, als es in der Gesamtbevölkerung üblich ist. Die geringe Zahl der tieferen Kontakte scheint verbunden zu sein mit einigen bedeutsamen und als harmonisch erlebten Beziehungen. Es fehlt also nicht an engen Beziehungen, dagegen aber an guten Freunden.

Ebenso finden sich schließlich im Verhältnis zu den Eltern Besonderheiten (MATTEJAT 1985):

▶ Bei affektiven Erkrankungen haben die Erkrankten oft eine relativ starke emotionale Bindung an einen der Elternteile.

▶ Bei den Müttern findet sich oft überängstliches und schützendes Verhalten, das unter Umständen die Selbstständigkeitsentwicklung des Kindes tangiert.

All diese Befunde legen nahe, dass die Depression und die Interaktion mit der Umwelt zusammenhängen. Hierzu fehlt aber zur Zeit noch eine schlüssigen Theorie.

REITER (1993) betont, dass es keinen einfachen korrelativen Zusammenhang zwischen

Depression und Familie gibt, und spricht von einem unglücklichen Zusammentreffen depressiver Syndrome mit familiären Konstellationen, welche die Symptomatik ausbrechen lassen, unterhalten und verstärken. Eine Depression kann auf Themen hinweisen, für die innerhalb der Familie in bestimmten Phasen Veränderungen anstehen: bezüglich der Beziehungen, der Werte, des Sinns und der Entwicklung.

ⅲ   Vulnerabilitätsmodell der Depression

Die vielfältigen Befunde zur Entstehung von Depressionen lassen für die Genese auch dieser Erkrankung ein Vulnerabilitätsmodell formulieren. Depression kann beschrieben werden als ein Symptomkomplex, der die gemeinsame Endstrecke vieler Konstellationen darstellt, die jeweils einen biologischen, sozialen, konstitutionellen und psychologischen Aspekt aufweisen. Der Einfluss der verschiedenen Faktoren kann dabei durchaus unterschiedliches Gewicht haben, sodass die Modelle der reaktiven und somatischen Depression »Idealtypen« darstellen, die in der Praxis – entgegen früherer Annahme – sehr selten aufzufinden sind.

Depressives Verhalten scheint bei der Mehrzahl der Menschen potentiell möglich zu sein, wird aber erst durch unterschiedliche Bedingungen aktiviert und, was sicherlich entscheidend ist, stabilisiert. Entsprechend moderner Krankheitskonzepte ist die Depression in einem mehrfaktoriellen Bedingungsgefüge sowohl im Hinblick auf die Verursachung als auch auf die Auswirkung der Erkrankung zu sehen. Dieses Krankheitskonzept folgt einem Anlage-Umwelt-Modell. Bedeutsam für die Erkrankung erscheinen die Kognitionen des Betroffenen, also die Art seiner Urteile, seiner Werte und Sinngebungen, die insgesamt seine kognitiv-affektive Binnenstruktur bilden.

Dieser kognitiv-affektive Raum hat jeweils eine eigene lebensgeschichtliche Verankerung (etwa durch die Erfahrung von Verlusten), eine gegenwärtige Verwirklichung in Bezug auf den Erlebensraum (Sinngebungen, Aktivität, Selbstbild, Beziehungen etc.), einen Bezug zu der derzeitigen Lebenszyklusphase des Patienten (körperliche Veränderungen, Alter, Partnerschaftskonflikte, Lebensbilanz u.a.) und eine gesellschaftliche Dimension, die sich in erster Linie in Paar- und Familienbeziehungen manifestiert. Depressionen können in diesem Zusammenhang als Krisen in dem oben beschriebenen kognitiv-affektiven Raum und dem individuellen Bedingungssystem angesehen werden (Abbildung 25).

Die Überwindung der Depression gelingt dauerhaft nur dann, wenn mit dem Erkrankten gemeinsam die krisenhafte Zuspitzung überwunden und eine Neuordnung des kognitiv-affektiven Binnenraumes sowie der sozialen Beziehungen erreicht wird.

Life-events haben bei Depressionen immer auch einen Verweisungszusammenhang zur Biografie und stellen spezifische Stressoren dar. Anders als bei der Schizophrenie ist daher bei depressiven Syndromen zu erwarten, dass die Lösung des aktuellen Problems eine dauerhafte Verbesserung der Symptomatik ermöglicht. Auch bei der Depression ist vor allem die Bewältigung der Erkrankung entscheidend für ihren Verlauf.

Abbildung 25   Bedingungsfaktoren der Depression

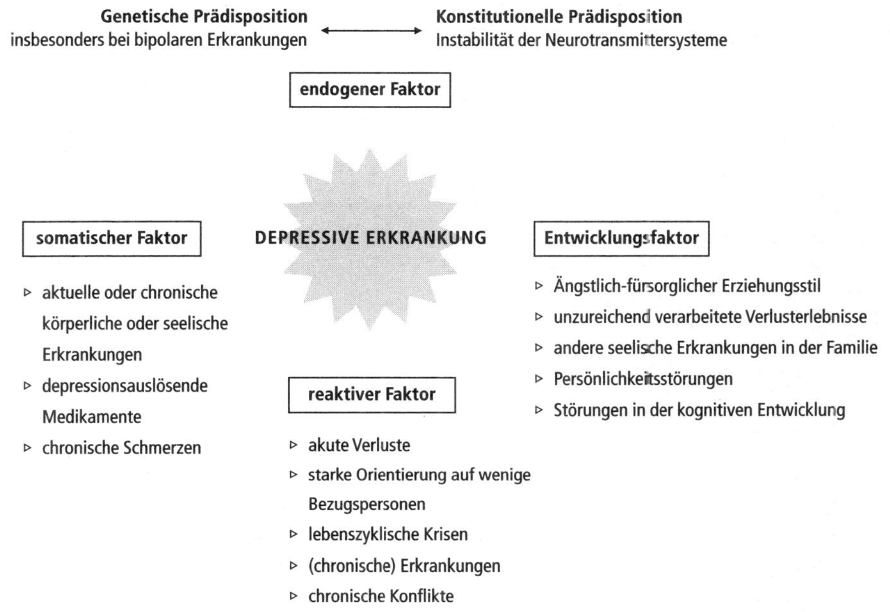

Genetische Prädisposition
insbesonders bei bipolaren Erkrankungen ⟷ **Konstitutionelle Prädisposition**
Instabilität der Neurotransmittersysteme

endogener Faktor

DEPRESSIVE ERKRANKUNG

somatischer Faktor

▷ aktuelle oder chronische körperliche oder seelische Erkrankungen
▷ depressionsauslösende Medikamente
▷ chronische Schmerzen

Entwicklungsfaktor

▷ Ängstlich-fürsorglicher Erziehungsstil
▷ unzureichend verarbeitete Verlusterlebnisse
▷ andere seelische Erkrankungen in der Familie
▷ Persönlichkeitsstörungen
▷ Störungen in der kognitiven Entwicklung

reaktiver Faktor

▷ akute Verluste
▷ starke Orientierung auf wenige Bezugspersonen
▷ lebenszyklische Krisen
▷ (chronische) Erkrankungen
▷ chronische Konflikte

III Verlauf der Depression

Die Bandbreite der depressiven Störungen ist insgesamt so groß, dass allgemeine Aussagen zum Verlauf dieser Krankheitsgruppe erhebliche Unschärfen aufweisen. Sicherlich gilt auch heute noch, dass die depressiven Syndrome insgesamt einen besseren Verlauf nehmen als die Erkrankungen aus der Gruppe der Schizophrenien. Diese positivere Prognose gilt jedoch nur für die Gefahr struktureller Veränderungen in der Persönlichkeit und für die Entwicklung psychischer Behinderungen – und hat nur für die schweren Depressionen sowie die bipolaren Störungen Gültigkeit. Immerhin finden sich aber auch hier bei etwa 17 Prozent der Patienten chronische Störungen, wenn auch oft mit nur geringen Einschränkungen.

Bei den leichten Depressionen, insbesondere bei den dysthymen Störungen und bei gleichzeitig bestehender Angstsymptomatik, entwickeln dagegen schon fast 30 Prozent der Erkrankten auf die Dauer deutliche Einschränkungen und Behinderungen. Dies gilt hingegen nicht unbedingt für den subjektiven Leidensdruck der betroffenen Patienten, denn der wird gerade bei depressiven Erkrankungen oft recht hoch angegeben. Ein insgesamt sehr kleiner Teil der Betroffenen zeigt schwere, strukturelle Persönlichkeitsveränderungen, die ähnlichen Phänomenen bei schizophrenen Patienten entsprechen (MÖLLER 1988).

ıı   Verlaufstypen

Etwa vier Fünftel der depressiven Syndrome treten im Rahmen von sogenannten monopolaren Depressionen auf; bei einem Teil als rezidivierende Depression (Tabelle 37).
Hier muss zwischen echten Rezidiven und Rückfällen unterschieden werden.
Von »echten« Rezidiven kann erst gesprochen werden, wenn ein ausreichend langes
(meistens wird von mindestens einem Jahr ausgegangen) symptomfreies Intervall zwischen den Episoden liegt. Der Rückfall sollte dagegen noch auf die zu Grunde gelegte
Episode zurückgeführt werden.

Die Zahl der chronifizierten Depressionen ist abhängig von der Definition der Chronizität – also entweder der Rezidivhäufigkeit, der kumulierten Krankenhausverweildau-
ern oder dem Weiterbestehen von Symptomen – und schwankt zwischen 1 und 66 Prozent. Bei der Dysthymie gilt die lange Dauer der Erkrankung bereits als Voraussetzung
für die Diagnose. Insgesamt ist die Gefahr der Chronifizierung in der Vergangenheit
unterschätzt worden (MARNEROS / DEISTER 1990).

Eine chronifizierte Depression kann mit erheblichen Einschränkungen verbunden sein. Meist finden sich Probleme im familiären Bereich, insbesondere in den Partnerschaften. Wahrscheinlich bedingen sich dabei die depressive Symptomatik und die
partnerschaftlichen Spannungen gegenseitig. Das soziale Netz ist insgesamt kleiner und
qualitativ eingeschränkt. Nicht selten bestehen bei depressiven Patienten darüber hinaus berufliche Schwierigkeiten, die nur zum Teil auf die Symptomatik selbst zurückzuführen sind (WITTCHEN / V. ZERSSEN 1987). Ähnlich wie bei den schizophrenen Psychosen ist bei chronifizierten Depressionen der Grad der Hoffnungslosigkeit entscheidend für das Ausmaß der Einschränkungen.

Etwa die Hälfte der Patienten erkrankt nach der ersten depressiven Episode im Laufe
des Lebens an weiteren, durchschnittlich im Laufe des Lebens jedoch höchstens drei-
mal.

Die »Altersdepression« zeigt eigentlich keine eigene Verlaufsform. Ihr wird aber oft
durch gleichzeitig auftretende Altersbeschwerden und eventuell beginnende dementielle Veränderungen eine Sonderstellung zugeschrieben. Die Wahrscheinlichkeit der
Anpassungsstörungen mit depressiven Symptomen wird im Alter insgesamt höher und
kann bis zu Werten über 50 Prozent ansteigen, wenn man Gruppen von sehr alten Menschen untersucht (ERNST 1997). Gerade bei Älteren sind die Anpassungsstörungen oft
hinter körperlichen Beschwerden verborgen oder die damit verbundenen kognitiven
Beschwerden werden als Ausdruck einer Demenz fehlgedeutet (Pseudodemenz).

ııı   Therapie der Depression

ıı   Charakteristika der Helfer-Patient-Beziehung

»Zu den beiden oben genannten Aspekten der tiefen Sympathie und der Affinität zu seinen Problemen kommt ein drittes Element, vielleicht das spezifischste hinzu, das in der
Beziehung zum schwer depressiven Patienten unabdingbar ist: Ohne eine Geduld, die
entschlossen ist, jede Art von Probe zu bestehen, verfehlt die Therapie ihr Ziel.«
»Man könnte sagen, sie sehen und hören nicht, wer sich an sie wendet, so völlig sind sie
damit beschäftigt, gegen die verzweifelte Angst anzukämpfen, die sie beherrscht. Sooft

man ihre Aufmerksamkeit auf etwas besser Strukturiertes lenken will, fühlt man sich zurückgeworfen von einer unsichtbaren kompakten Mauer der Indifferenz und Ablehnung.« (SAVIOTTI 1983)

Kaum ein anderes psychiatrisches Krankheitsbild löst so unterschiedliche Haltungen bei Therapeuten aus wie die Depression. Auf der einen Seite fühlen sich die Behandler von den Patienten abgelehnt, von der Symptomatik gelähmt und entwickeln in der Folge nicht selten Aggressivität gegenüber dem Kranken – die dann irgendwann meist als verdeckte Aggressivität des Patienten gedeutet wird. Auf der anderen Seite lösen depressive Patienten bei den Therapeuten auch große Sorge aus, die sehr schnell zu Überfürsorglichkeit werden kann oder – bei vermuteter Suizidalität – zu übertriebener Kontrolle. Diese Reaktionen sind meist dann anzutreffen, wenn depressive Patienten in der Lage sind ihre Beschwerden zu verdeutlichen oder auch einfach nur klagen. Verhalten sich diese Patienten aber passiv und still, so kann es im stationären Kontext leicht passieren, dass sie nur wenig Aufmerksamkeit bekommen und dann eher als »angenehme« Patienten empfunden werden.

All diese Haltungen sind wichtige Aspekte in der Behandlung der Depression, weil sie insbesondere auf die sozialen Defizite von depressiven Patienten verweisen (HAUTZINGER u. a. 1989).

Depressive Patienten berichten immer wieder, wie bedeutsam es gewesen sei, dass Menschen auch in der Krankheit den Kontakt zu ihnen nicht aufgegeben hätten. Somit ist es gerade beim Beginn der Behandlung von großer Wichtigkeit, dass der Therapeut auf sozialen Kontakt auch gegen den Widerstand des Patienten besteht. Hilfreich ist dabei ein klares und eindeutiges Verhalten mit dem Ziel, den Patienten zu entlasten, und die Vermittlung eines verständlichen Krankheitskonzeptes: Darüber kann das Erleben des Betroffenen in einen passenden Bezugsrahmen gesetzt werden. Die Symptome erhalten dadurch eine Objektivierung. Im günstigsten Fall wechselt der Patient seinen Fokus von »krank sein« zu »eine Krankheit haben«.

In gewisser Hinsicht dient der therapeutische Zugang zum depressiv Kranken zuerst der Störung der depressiven Logik. Typischerweise kommt es dabei zu einer dialektischen Spannung, bei der die Interaktionspartner zunächst auf ihren jeweiligen Standpunkten beharren und damit die Beziehung aufrechterhalten. In dieser Form der »Auseinandersetzung« manifestiert sich die Ambivalenz, die depressive Patienten gegenüber anderen besitzen: Sie legitimiert den Protest, der damit nicht zum Schuldgefühl verzerrt wird.

Dabei ist es oft von Nutzen, wenn der Behandler eine eher dominierende Rolle einnimmt. Da depressive Patienten in ihrer Entwicklung oft dominierende Bezugspersonen gehabt haben, wird das dominierende Verhalten des Therapeuten als vertraut erlebt, außerdem erlaubt es dem depressiven Menschen über die Auseinandersetzung in einen Kontakt zu treten.

Indem der Therapeut durch diese Form der Annäherung beim depressiven Patienten die Fähigkeit zur Bindung voraussetzt, knüpft er an eine R e s s o u r c e des Patienten an. Die Klärung und die Problembewältigung können in einer späteren Phase der Behandlung diese ausschließliche Orientierung an den Ressourcen ablösen und modifizieren.

Während der Problembearbeitung ändert sich der Fokus der Behandlung hin zur K r a n k h e i t s b e w ä l t i g u n g und zu Überlegungen, welche Konsequenzen für die Lebensziele aus der Depression herzuleiten sind. Dabei steht die Frage: »Wozu ist die

Krankheit gut gewesen?« im Mittelpunkt. Dieser Fokus erfordert andere Aspekte der Patient-Therapeut-Beziehung. Der Wandel in der Beziehung und der damit verbundene Prozess erfordern vom Therapeuten eine hohe Flexibilität in der Haltung. Der Patient, der sich während der ersten Phase der Behandlung abhängig und hilflos gezeigt hat, kann sich später ausgesprochen autonom und aktiv verhalten und signalisieren, dass keine weitere Hilfe notwendig ist.

Oft werden die Konflikte und Probleme, die während der Depression als unlösbar und bedrohlich erschienen, später bagatellisiert oder sogar negiert. Im Gegensatz zum Beginn der Behandlung ist in dieser Phase der Behandlung die Lösung von Spannungen und offenen oder verdeckten Konflikten bedeutsam für eine günstige Beeinflussung der Entwicklung und der Rückfallgefährdung. Der Therapeut ist in dieser Phase der Behandlung Berater sowie gelegentlich Ideengeber oder Wegbereiter für Reflexionen und neue Verhaltensmuster.

In diesem Sinne bewegt sich die Behandlung der Depression immer wieder in einer dialektischen Spannung, zwischen Fokussierung und Erweiterung, Abhängigkeit und Autonomie, Auseinandersetzung und Kooperation.

In den späteren Phasen der Therapie depressiver Patienten spielen deren Persönlichkeit und die von ihr abhängigen Bewältigungsstrategien eine zunehmend wichtigere Rolle. Daher weisen die Patient-Therapeut-Beziehungen jetzt eine höhere Variabilität auf. Diesen Unterschieden wird Rechnung getragen, wenn etwa zwischen der Behandlung leichter und schwerer Depressionen differenziert (ARIETI / BEMPORAD 1983) oder die Therapieempfehlung eng an die Persönlichkeit des Kranken gekoppelt wird (MUNDT 1991).

Auch die Orientierung am medizinischen Krankheitsmodell und die damit verbundene Zuteilung der Krankenrolle muss in der therapeutischen Beziehung im Laufe der Behandlung eine Relativierung erfahren. Steht anfangs die Entlastung des Patienten im Vordergrund, wird später seine aktive Mitarbeit am Genesungsprozess und die allmähliche Aufgabe der Krankenrolle betont.

Krankheitskonzepte und Bewältigungsstrategien

Erfahrungsgemäß sind für die klinische Behandlung schwerer Depressionen neben den krankheitsauslösenden und -aufrechterhaltenden Mechanismen die Bewältigungsstrategien – im Sinne von Selbstheilungs- und Selbsthilfeversuchen – der Patienten außerordentlich bedeutsam. Die Art der Krankheitsbewältigung wirkt sich darauf aus, wie Patienten die therapeutischen Interventionen mittragen und für sich nutzen können, und beeinflusst damit insbesondere die Maßnahmen zur sekundären Prävention. Die Bewältigungsstrategien bestimmen den Gesamtverlauf depressiver Erkrankungen oft in weitaus höherem Maß als die Stärke oder Vielfalt der depressiven Symptome.

Mit Hilfe der bisher vorliegenden Untersuchungen zur Krankheitsbewältigung konnte eine Vielzahl bedeutsamer, interindividuell erheblich unterschiedlicher Faktoren identifiziert werden. Außerdem scheint die Bewältigung für die verschiedenen Depressionsformen unterschiedlich zu sein (SCHÜSSLER u. a. 1992).

Nach genauerer Analyse lassen sich nunmehr günstige von ungünstigen Bewältigungsstrategien differenzieren (HEIM 1988). Aktive und expressive Verhaltensmuster scheinen dabei besonders günstige Effekte zu zeigen, wie auch Hautzinger mit dem Konzept des antidepressiven Verhaltens zeigt (HAUTZINGER u. a. 1989). Derartige Verhaltens-operationen versiegen in der Regel bei schweren Depressionen, sodass deren Förderung vor allem den Behandlungsphasen vorbehalten bleibt, in denen sich der Betroffene aktiv am Genesungsprozess beteiligen kann.

Die Art der Bewältigung hängt wesentlich davon ab, nach welchen Krankheitskonzepten der Patient seine Symptomatik einordnet (LINDEN 1985). In der Regel werden dabei heute psychosoziale Entstehungsmodelle, die eher mit aktiven Bewältigungsstrategien assoziiert sind, favorisiert. Erst nach ungünstigem Verlauf der Erkrankung mit einer Reihe von Rückfällen steigt die Zahl jener Patienten, die einem biologischen Krankheitsmodell folgen und dabei zu weniger aktiven Bewältigungsformen neigen (SCHÜSSLER u. a. 1992). Ein vom Therapeuten vermitteltes Vulnerabilitätskonzept der depressiven Erkrankung – bei dem biologische, soziale und kognitiv-affektive Faktoren nicht im Widerspruch zueinander stehen – kann ein integratives Modell darstellen, das die unterschiedlichen Patientenkonzepte beinhaltet und die »Aufweichung« der passivierenden Bewältigungsstrategien ermöglicht, zumal ein derart formuliertes Konzept nicht im Widerspruch zu den wissenschaftlichen Erkenntnissen zur Depression steht.

Bedeutung der sozialen Unterstützung

Große Bedeutung für das Gelingen der Therapie hat die Art der Krankheitsbewältigung innerhalb der sozialen Umgebungen. Dabei ist zu bedenken, dass das soziale Netz Depressiver in quantitativer und qualitativer Hinsicht Besonderheiten aufweist. Zusammenhänge zwischen sozialer Unterstützung und dem Verlauf depressiver Erkrankungen sind durch eine Vielzahl von Untersuchungen belegt (HAHLWEG 1991; FIEDLER 1991; GRUEN 1993).

Insbesondere die Qualität der Partnerschaft des Patienten hat entscheidenden Einfluss auf den Verlauf der Erkrankung und hier vor allem auf die Häufigkeit von Rückfällen. Ähnlich wie bei den schizophrenen Erkrankungen scheint dabei die Kritikbereitschaft des Partners im Sinne eines EE-Konzeptes bedeutsam, wobei die Kritik in vielen Fällen in verdeckter Form geäußert wird (KEITNER / MILLER 1990; FIEDLER u. a. 1994). Bezüglich des Zusammenhangs zwischen Depression und sozialer Unterstützung werden verschiedene Hypothesen diskutiert (FIEDLER 1991):

▶ **Haupteffekthypothese** Soziale Belastungen und soziale Unterstützung beeinflussen direkt die depressive Symptomatik.

▶ **Pufferhypothese** Soziale Belastung und soziale Unterstützung moderieren die Auswirkungen der depressiven Erkrankung.

▶ **Wechselwirkungshypothese** Soziale Belastungen und soziale Unterstützung beeinflussen sich gegenseitig und zeigen auch gegenüber der depressiven Symptomatik eine entsprechende Wechselwirkung.

Unabhängig davon, welcher Hypothese gefolgt wird, ist die Beteiligung der wichtigsten Bezugspersonen und die Beachtung des sozialen Netzes auch bei der Behandlung der Depression unverzichtbar.

Biologische Therapieformen

Biologische Therapiemethoden haben in der Behandlung der Depression heute einen festen Platz und werden, entsprechend einem biopsychosozialen Krankheitsverständ-

Affektive Störungen

nis, gemeinsam mit und in gegenseitiger Ergänzung zu psychotherapeutischen Behandlungsstrategien eingesetzt. Synergistische Effekte sind dabei in vielen Untersuchungen nachgewiesen worden, sodass heute eine Kombinationsbehandlung insbesondere für schwere Depressionen als Standard gilt (HAUTZINGER 1995). Die Palette der somatischen Behandlungsmöglichkeiten ist inzwischen sehr breit. Entsprechend vielfältig sind ihre Indikationen, die von der Behandlung der akuten Depression über die Rezidivprophylaxe bis zur Therapie von Begleitsymptomen reichen. Ein weiterer Einsatzbereich sind depressive Symptome, die im Zusammenhang mit anderen psychischen Erkrankungen wie Sucht-, Angst- und psychotischen Erkrankungen auftreten.

Leider wird trotz dieser vielfältigen Möglichkeiten in der Behandlung depressiver Symptome die somatische Therapie oftmals nur ungenügend eingesetzt. Dabei spielen sowohl Unkenntnis als auch Vorurteile gegenüber Psychopharmaka eine Rolle. Immer wieder werden Auffassungen vertreten, dass nur sogenannte »endogene Depressionen« pharmakologisch behandelt werden könnten, dass Psychopharmaka die Behandlungsmotivation der Patienten negativ beeinflussten und dass Pharmaka lediglich einen beruhigenden Einfluss auf den Kranken hätten.

Als Faustregel gilt, dass der Effekt einer somatischen Therapie der Depression mit der Schwere der Symptomatik steigt und dass eine positive Wirkung von der geeigneten Auswahl des Pharmakons und dessen richtigem Einsatz, vor allem von einer angemessenen Dosierung, abhängig ist.

▪ Antidepressiva

In der pharmakologischen Behandlung der Depression spielen die sogenannten Antidepressiva eine zentrale Rolle. Dabei ist die Namensgebung sehr missverständlich und historisch begründet. In den frühen fünfziger Jahren war es das Imipramin, dessen depressionslösende Wirkung eher zufällig entdeckt wurde. Später wurden aber noch andere Effekte, etwa gegen Angst, Zwang und Schmerz, nachgewiesen, die sich in der Namensgebung nicht wiederfinden. Die ersten Antidepressiva gehörten allesamt der Gruppe der *trizyklischen Antidepressiva* (TCA) an, später wurden die *Monoaminooxidasen Hemmstoffe* (MAOH) in die Depressionsbehandlung eingeführt und zuletzt die *Selektiven Serotonin Reuptake Hemmer* (SSRI). Die chemischen Strukturen der einzelnen Gruppen sind sehr unterschiedlich. Gemeinsam ist allen Antidepressiva eine starke Beeinflussung des Neurotransmitterhaushaltes, was möglicherweise ihre Wirkung auf das Ungleichgewicht des Neurotransmitterhaushaltes bei der Depression erklärt. Da es sich dabei sicherlich um indirekte Effekte handelt, wird verstehbar, dass diese Mittel in der Regel erst nach einer gewissen Latenz (meist etwa 3–4 Wochen) und nur bei ausreichender Dosierung wirken. Die Beeinflussung des Neurotransmitterhaushaltes erklärt auch die zahlreichen Nebenwirkungen dieser Pharmaka, vor allem deren gelegentliche massive Auswirkungen auf den Kreislauf und das autonome Nervensystem.

▪ Wirksamkeit von Antidepressiva

Den Hauptindikationsbereich für die Behandlung mit Antidepressiva bilden schwere und mittelschwere depressive Syndrome. Ihre Wirksamkeit ist gesichert, aber insgesamt nicht so beeindruckend wie die der neuroleptischen Behandlung akuter psychotischer Erkrankungen. Immerhin kann durch eine Behandlung mit Antidepressiva bei

65–70 Prozent der Behandelten eine eindeutige Besserung erzielt werden. Diese Rate lässt sich mittels Serumspiegelkontrollen erhöhen, obwohl dieser nicht eindeutig mit der Wirksamkeit korreliert. Wahrscheinlich erlaubt die Serumspiegelkontrolle vor allem eine Überprüfung der Einnahmezuverlässigkeit. Etwa 30–35 Prozent der Erkrankten zeigen auch ohne Pharmaka eine Verbesserung der Symptome. Bei immerhin 10–30 Prozent der Kranken führt die Behandlung mit Antidepressiva nicht zum Erfolg, sie sind als *Non Responder* einzustufen (LANGER / HEIMANN 1983).

Die Wirkung der Antidepressiva sollte weiter spezifiziert werden:

Thymoleptische (antidepressive) Wirkung Die Wirksamkeitsangaben der Antidepressiva beziehen sich meist auf diesen Aspekt und werden anhand der Veränderung des Summenscores der »Hamilton Depression Skala« im Vergleich zu einer Kontrollgruppe mit Standardmedikation (meist Amitryptilin) ermittelt. Die thymoleptische Wirkung setzt in der Regel nach einer Latenz von 5–20 Tagen ein und wird subjektiv vom Patienten als direkte Auswirkung auf die Kernsymptome des depressiven Syndroms erlebt. Bei den MAOH ist eventuell mit einem rascheren Wirkungseintritt zu rechnen. Die thymoleptische Wirkung der verschiedenen Substanzgruppen ist miteinander vergleichbar, auch wenn sie nicht für jedes einzelne Präparat innerhalb der Substanzgruppe ausreichend belegt wurde. Interindividuell findet sich ein unterschiedliches Ansprechen auf die Substanzgruppen, sodass durch einen Wechsel der Gruppe durchaus eine zuvor vermisste thymoleptische Wirkung erzielt werden kann. Zuverlässige Vorhersagekriterien, welche Substanzgruppe im Einzelfall wirksam sein wird, gibt es noch nicht. Aus diesem Grunde ist bei der Behandlungsplanung an gestufte Behandlungsprogramme zu denken (siehe unten).

Antidepressiva sind auch bei sekundären depressiven Syndromen, wie sie beispielsweise im Rahmen schizophrener Erkrankungen auftreten, wirksam. Bei Depressionen im Verlauf von Angst- und Zwangsstörungen scheinen vor allem die serotonergen Antidepressiva indiziert zu sein (Clomipramin, SSRI-Antidepressiva), weil damit auch ein positiver Effekt auf die Grunderkrankung erreicht wird.

Sedierende und beruhigende Wirkung Ein Teil der Antidepressiva hat zusätzlich eine sedierende Wirkung, die sich durch eine Hemmung der Psychomotorik und durch einen schlafanstoßenden Effekt bemerkbar macht. Bei vielen Präparaten tritt diese sedierende Wirkung recht zuverlässig ein (etwa beim Amitryptilin und Doxepin), bei anderen ist sie fakultativ (beim Dibenzipin). Letztgenannte Präparate können beim Patienten sogar eine Antriebssteigerung, die in der Regel als Unruhe wahrgenommen wird, hervorrufen. Dies gilt insbesondere für die SSRI. Obwohl die Sedierung im Grunde eine Nebenwirkung darstellt, die Fahrtüchtigkeit und die Teilnahme an Aktivitäten beeinträchtigen kann, wird sie, insbesondere bei hartnäckigen Schlafstörungen und bei starker Unruhe des Patienten, therapeutisch genutzt. Mit Einschränkungen können Antidepressiva auch als Schlafmittel (Hypnotika) eingesetzt werden.

Angstlösende Wirkung Antidepressiva haben eine direkte angstlösende Wirkung, sind aber in dieser Hinsicht den Tranquilizer unterlegen. Sie eignen sich daher nur mit Einschränkungen zur Behandlung der akuten Angst. Anders ist ihre Bedeutung für die Behandlung von Angsterkrankungen, da bei der Panikerkrankung (ohne Phobie) und bei der generalisierten Angsterkrankung eine Therapie mit Antidepressiva allen anderen somatischen Behandlungsformen überlegen ist. Hier scheinen die serotonergen Antidepressiva (Clomipramin, SSRI) besonders geeignet zu sein. Außerdem ist von Einzelfällen berichtet worden, in denen MAO-Hemmer in dieser Indikation erfolgreich eingesetzt wurden. Bei der Panikerkrankung und der generalisierten Angststörung scheint die Kombination von Psychotherapie und Antidepressiva der Monotherapie überlegen zu sein (Behandlung von Angstsyndromen mit Antidepressiva). Bei phobischen Symptomen ist die Kombinationsbehandlung hingegen der Einzelbehandlung unterlegen (Behandlung von Phobien), sodass in solchen Fällen zunächst ausschließlich psychotherapeutisch gearbeitet werden sollte.

Bei der Behandlung von Angstsymptomen mit Antidepressiva ist die Latenz bis zum Wirksamkeitseintritt eventuell noch länger (bis zu 6 Wochen). Zudem ist die Non-Responder-Quote höher.

Wirkung auf Zwangssymptome Nicht nur depressive Symptome im Rahmen von Zwangserkrankungen, sondern auch die Zwangssymptome selbst werden von Antidepressiva positiv beeinflusst. Eine entsprechende Wirkung ist für das Imipramin und das Clomipramin nachgewiesen (Wirkung von Antidepressiva auf Zwangssymptome), für die SSRI anzunehmen. Obwohl die Effekte der Antidepressiva auf Zwangssymptome bei weitem nicht so eindrücklich sind wie bei anderen Anwendungsbereichen, sind auch bei Zwängen die Antidepressiva allen anderen pharmakologischen Therapien überlegen. Auch hier ist eine Kombination mit psychotherapeutischer Behandlung sicherlich der Einzelbehandlung vorzuziehen. Die Latenz bis zum Wirkungseintritt ist ähnlich wie bei der Behandlung von Angstsymptomen.

Wirkung der Antidepressiva auf Wahnsymptome Antidepressiva haben in der Regel keine oder sogar eine verstärkende Wirkung auf die Wahnsymptome. Wahnsymptome bei der Melancholie bilden sich aber bei Stimmungsaufhellung in der Regel zurück, sodass die Antidepressiva hier indirekt doch einen Effekt zeigen. Dennoch sind Wahnsymptome bei der akuten depressiven Erkrankung eine Indikation für die zusätzliche Behandlung mit Neuroleptika, die allerdings in diesen Fällen niedriger dosiert werden können als bei psychotischen Erkrankungen.

Schmerzlindernde Wirkung von Antidepressiva Eine Reihe von Antidepressiva zeigen eine schmerzlindernde (analgetische) Wirkung. Dies gilt vor allem für chronische Schmerzsyndrome (etwa Tumorschmerzen), aber auch für die Migräne. Antidepressiva führen vor allem zu einer Distanzierung vom Schmerzempfinden. Erprobt in der Schmerzbehandlung sind Imipramin, Amitryptilin, Nortryptilin und Trimipramin in einer durchschnittlichen Tagesdosis von 75 mg. Möglicherweise sind Antidepressiva bei chronischen Schmerzsymptomen dann besonders indiziert, wenn in deren Verlauf depressive Symptome auftreten (Antidepressiva bei Schmerzen).

Antidepressiva und Suizidalität Da der Suizid ein zentrales Risiko der Depression darstellt, muss bei deren Behandlung die Suizidalität in besonderer Weise beachtet werden. Ob die Suizidalität durch die Behandlung mit Antidepressiva modifiziert wird, ist umstritten. Im Zusammenhang mit dem sogenannten Kielholz-Schema (Erläuterung siehe unten) wird den nicht sedierenden Antidepressiva eine suizidalitätsfördernde Wirkung, insbesondere in der Phase, in der sich die Depression zu lösen beginnt und die Stimmungsaufhellung noch nicht mit der Antriebssteigerung Schritt hält, zugeschrieben. Ein erhöhtes Suizidrisiko unter den nichtsedierenden Antidepressiva wurde aber nie empirisch nachgewiesen. Andererseits ist bei suizidalen Patienten ein erniedrigtes Serotonin im Liquor nachgewiesen worden, was zu der Empfehlung führte suizidale depressive Patienten mit serotonergen Antidepressiva zu behandeln (z. B. SSRI).

Da es sich bei den serotonergen Antidepressiva gerade nicht um sedierende Antidepressiva handelt, widerspricht diese Empfehlung der erstgenannten diametral. Sorgfältige empirische Untersuchungen zum Zusammenhang zwischen antidepressiver Behandlung und Suizidalität haben in den USA eine leicht erhöhte Suizidrate unter serotonergen Antidepressiva ergeben (JICK u. a. 1995). Da aber gerade in den USA die Behandlung von suizidalen Patienten mit serotonergen Antidepressiva weit verbreitet ist, kann dies nicht als Bestätigung der oben genannten klinischen Erfahrung gewertet werden. Offensichtlich ist ein direkter Zusammenhang zwischen Suizid und Art der antidepressiven Behandlung nicht nachgewiesen und kann daher bei der Auswahl des Antidepressivums nicht als Kriterium verwandt werden. Die günstige Wirkung serotonerger Antidepressiva auf die Suizidalität bedarf sicherlich noch weiterer empirischer Absicherung, weil eine physiologische Erklärung alleine als Indikation unzureichend ist (EDWARDS 1995).

Antidepressiva als Erhaltungstherapie Die Gabe von Antidepressiva über das Abklingen der depressiven Symptomatik hinaus hat sich insgesamt als sinnvoll erwiesen. Die Rückfallrate im ersten Jahr nach dem Auftreten der depressiven Symptomatik kann dadurch signifikant verbessert werden. In diesem Intervall ist die Rückfallgefährdung am höchsten, wobei es sich hier sicherlich nur in Einzelfällen um ein echtes Rezidiv handelt. Vielmehr kann davon ausgegangen werden, dass die depressive Symptomatik nach ihrem Abklingen eine Zeit lang in einer gewissen Latenz weiter vorhanden ist. In vielen Fällen wird die Erhaltungstherapie mit reduzierten Dosen durchgeführt. Ein Effekt im Sinne der Erhaltungstherapie wurde aber nur nachgewiesen, wenn keine Dosisreduktion erfolgte. In der Praxis wird die Erhaltungstherapie sehr uneinheitlich durchgeführt. Mit Einschränkungen ist zu empfehlen dem Patienten eine Erhaltungstherapie mindestens drei Monate nach dem Abklingen der depressiven Symptomatik anzuraten.

Antidepressiva als Rezidivprophylaxe Anders als für die Erhaltungstherapie ist die Gabe von Antidepressiva bei der Rezidivprophylaxe umstritten (KASPER / KASPER 1994) und kann nach dem gegenwärtigen Wissensstand auch nicht als Standardtherapie empfohlen werden. Gerade bei der Langzeitbehandlung mit Antidepressiva ist der Nutzen der Therapie gegen die teilweise erheblichen Nachteile durch die Nebenwirkungen abzuwägen. Allerdings gibt es auch Beobachtungen und Hinweise, wonach den Antidepressiva bei rezidivierenden Depressionen eine prophylaktische Wirkung zukomme. Dies gilt auch für die Fälle, in denen eine Lithiumprophylaxe nicht möglich ist oder durch die Lithiumtherapie ein sogenanntes *Rapid Cycling* (rasche Abfolge von manischen und depressiven Phasen) gefördert wird. Die Dosisempfehlungen für eine Rezidivprophylaxe mit Antidepressiva sind weitgehend uneinheitlich, möglicherweise ist auch hier eine Wirkung nur bei höheren Dosen anzunehmen.

Spezifika von Antidepressiva

Antidepressiva lassen sich grob in tri- und tetrazyklische Antidepressiva, MAO-Hemmer, Selektive-Serotonin-Reuptake-Hemmer und in eine Gruppe unklassifizierter Antidepressiva unterteilen. Tabelle 41 gibt dazu eine Übersicht. Zum Einsatz für die klinische Praxis sind zusätzlich die Kombinierbarkeit der Substanzen und die Frage bedeutsam, bei welcher Symptomatik (inkl. Reihenfolge) die Medikamente einzusetzen sind.

Tabelle 41 **Eigenschaften von Antidepressiva im Vergleich**

Wirksubstanz	Handelsname (Beispiele)	Halbwertszeit in Stunden	Dosierungs- bereich mg/Tag	Wirkung auf das Neurotransmittersystem			
				anticho- linerg	noradre- nerg	seroto- nerg	dopa- minerg
1. TRIZYKLISCHE ANTIDEPRESSIVA							
Amitriptylin	Saroten®	17–40	125–300	+++	+	++ (Block)	
Amitriptylin N Oxid	Equilibrin®	2–20	80–180	+	+	++/(?)	−
Clomipramin	Anafranil®	21	100–300	+	++	+++	(+)
Desipramin	Pertofran®	14–76	75–200	(+)	+++	−	−
Dibenzepin	Noveril®		240–720				
Doxepin	Aponal®	18	150–300	+++	+(+)	+/−	
Imipramin	Tofranil®	7–26	100–300	+(+)	+(+)	+	−
Lofepramin	Gamonil®	2	140–280	(+)	+	+	−
Nortriptylin	Nortrilen®	18–93	100–300	+	++	+	−
Trimipramin	Stangyl®		150–400	++	−	−	
2. TETRAZYKLISCHE ANTIDEPRESSIVA							
Maprotilin	Ludiomil®	27–58	125–300	+	+++	−	(+)?
Mianserin	Tolvin®	6–10	60–180	−	+(ZNS)		
3. NICHTKLASSIFIZIERBARE ANTIDEPRESSIVA							
Trazodon	Thombran®	10–13	300–600	−	+(ZNS?)	Block.	(+)
Viloxazin	Vivalan®	2–5	200–500				
Reboxetin **	Edronax®	13	2–10	−	+++	−	−
Venlafaxin	Trevilor®	3–19	150–225	−	+++	++	−
Mirtazapin	Remergil®	20–40	15–45	−	++	++	−
4. MAO-HEMMER							
Tranylcypromin	Jatrosom N®	1,5–3	15–30				
Moclobemid*	Aurorix®	1,1–2,3	300–600				
5. SELEKTIVE SEROTONIN REUPTAKE HEMMER							
Fluoxetin	Fluctin®	24–96***	20–80			+++	
Sertralin	Zoloft®	25	50–200			+++	
Paroxetin	Tagonis®	10–16	20–50			+++	
Fluvoxamin	Fevarin®	15	100–300			+++	
Citalopram	Cipramil®	33	20–60			+++	

* Reversibler MAO-Hemmer
** Selektiver Noradrenalin-Wiederaufnahme-Hemmer
*** Bei Einmaldosis, sonst 2–7 Tage aktiver Metabolit 4–15 Tage

Einen klassischen Versuch hierzu stellt dazu das Kielholz-Schema dar, das anhand der Wirkkomponenten Sedierung, Aktivierung und Thymolepsie eine Kategorisierung der Antidepressiva vornimmt. Anhand dieser Einteilung wird ein differentieller Einsatz von Antidepressiva entsprechend der Antriebslage des Kranken konstruiert. Die Angaben des Kielholz-Schemas sind ausschließlich Resultat klinischer Beobachtungen, einer empirischen Überprüfung halten sie eigentlich nicht stand. Daher ist das Kielholz-Schema in seiner Gültigkeit in Zweifel gezogen worden, zumal möglicherweise wirksame Ansätze in der Therapie ungerechtfertigt behindert werden. In neuerer Zeit wird daher die Unterteilung der Antidepressiva nach ihrer Neurotransmitterspezifität favorisiert. Für diese sprechen zumindestens einige physiologische Argumente. Hierauf aufbauend wurden Therapieschemata entwickelt, die eine Abfolge von Behandlungsversuchen vorsehen, bei denen zwischen Antidepressiva mit verschiedener Neurotransmitterspezifität gewechselt wird. Ein anderer Ansatz unterteilt die Antidepressiva nach ihrem Nebenwirkungsspektrum. Dies hat vor allem bei der Behandlung von älteren Patienten, bei denen insbesondere die kardiovaskulären Nebenwirkungen der Medikamente zu beachten sind, Bedeutung.

■ Anwendungsformen des Einsatzes von Antidepressiva

Die Vielzahl der Präparate macht es in der Praxis unmöglich, mit allen Medikamenten ausreichende Erfahrungen zu sammeln. Es empfiehlt sich daher, sich auf einige Medikamente zu konzentrieren, die nach ihrer Neurotransmitterspezifität ausgesucht sein sollten.

Antidepressiva sind hinreichend hoch zu dosieren und die Behandlung soll ausreichend lange erfolgen, um die Wirkungslatenz zu berücksichtigen. Eine Reihe von Antidepressiva kann auch als Infusion gegeben werden. Obwohl diese Applikationsform in Hinblick auf den Wirkungseintritt nicht unbedingt einen Vorteil beinhaltet, kann bei schweren Depressionen zu Beginn der Behandlung die Infusionstherapie als intensive medizinische Maßnahme eine Beruhigung bewirken.

Wegen des unten beschriebenen serotonergen Syndroms sollten serotonerge Antidepressiva nicht mit MAO-Hemmern kombiniert werden. Ansonsten sind Antidepressiva kombinierbar, was gelegentlich in Form der *Zwei-Zügel-Therapie* geschehen kann. Dabei basiert die eigentliche Therapie auf einem nicht sedierenden Antidepressivum, das tagsüber gegeben wird, abends erfolgt dann die Gabe eines sedierenden Antidepressivums, um dessen schlafanstoßende Wirkung auszunutzen.

Bei den nicht sedierenden Antidepressiva kann es ratsam sein, die Gabe auf die erste Hälfte des Tages zu konzentrieren, weil die als Nebenwirkung auftretende Unruhe dann die Nachtruhe nicht stört. Ebenso kann bei einer starken Sedierung die Gabe hauptsächlich in den Abendstunden sinnvoll sein, weil damit der Schlaf unterstützt werden kann und am Tage eine ungünstige Sedierung vermieden wird. Eine Reihe von anderen Pharmaka kann die Wirkung von Antidepressiva modifizieren, insbesondere die zusätzliche Gabe von Lithium (SCHÖPF 1989). Bei depressiv Kranken, die auf eine Monotherapie mit einem Antidepressivum nicht ansprechen, ist auch eine Kombination mit Schilddrüsenhormonen zu erwägen.

Affektive Störungen

■ **Nebenwirkungen von Antidepressiva**

Antidepressiva implizieren zahlreiche Nebenwirkungen, die in der Mehrzahl durch die Wirkung auf das Neurotransmittersystem erklärt werden können. Die Nebenwirkungen können manche Patienten so stark beeinträchtigen, dass sie die Behandlung abbrechen. Auf der anderen Seite verursachen Antidepressiva im Gegensatz zu den Neuroleptika keine dauerhaften Schäden, sie zeigen keinerlei Gewöhnungseffekt oder Wirkungsverlust und sie führen nicht zur Abhängigkeit. Die wenigen Hinweise auf Abhängigkeitsentwicklung bei SSRI-Antidepressiva sind nicht gesichert. So sind die Nebenwirkungen von Antidepressiva bei sorgfältiger Handhabung kontrollierbar.

Tabelle 42 zeigt eine Übersicht über die wichtigsten Nebenwirkungen von Antidepressiva.

Tabelle 42   Unerwünschte Nebenwirkungen von Antidepressiva

Nebenwirkung	Mechanismus	Bemerkung
orthostatische Hypotonie	Blockade der Alpha-Rezeptoren	sehr häufige Nebenwirkung. Gegenmaßnahmen wie bei anderen Formen der orthostatischen Hypotonie
Tachykardie	adrenerg plus anticholinerg	Häufige Nebenwirkung, insbesondere bei cholinergen Antidepressiva. Notfalls Kompensation durch Beta-Blocker
EKG- und QRS-Veränderungen	Beeinflussung des Reizleitungssystems	meist harmlose Veränderungen. Bei Vorschäden des Myokards Vorsicht geboten. Einsatz von nichttrizyklischen Antidepressiva wird empfohlen
Drüsen-Hyposekretion: Mund, Nase, Vagina	Anticholinerg	sehr häufige Nebenwirkung, die subjektiv sehr störend sein kann. Gegenmaßnahmen durch Dehydroergotamin und künstlichen Speichel möglich
lokalisierte Hyposekretion der Schweißdrüsen	alpha adrenerg	Nebenwirkung wird oft bei serotonergen Antidepressiva beobachtet, eventuell durch leichte Dosisreduktion rückläufig
Ödeme (Lider, Gesicht)	allergisch	eher seltene Nebenwirkung. Meist rückläufig, ansonsten Präparatewechsel
Photodermatosen	allergisch unter Lichteinfluss	Präparatewechsel
Obstipation	anticholinerg	sehr häufige Nebenwirkung, die gerade bei zusätzlichen Wahnsymptomen für den Kranken zu einer großen Belastung werden kann.
Miktionsbeschwerden	anticholinerg	gelegentlich ernste Nebenwirkung mit Harnverhalt besonders bei cholinergen Antidepressiva; Gabe von peripheren Parasympathicuskomimetika (z. B. Distigmin), ansonsten Präparatewechsel

Nebenwirkung	Mechanismus	Bemerkung
leichte Hypothyreose	Reaktion des Schilddrüsenparenchyms	falls notwendig Substitution mit Schilddrüsenhormonen
Libido-Reduktion	unbekannt	falls notwendig Präparatewechsel (Viloxazin empfohlen)
Gewichtszunahme	unbekannt	Diät
Eosinophilie	allergisch	keine Maßnahmen erforderlich
Leukopenie	unbekannt	meistens harmlos, jedoch wegen sporadisch auftretenden Agranalozytosen regelmäßige Kontrollen erforderlich
Akkomodationsstörungen	anticholinerg	häufige Nebenwirkungen, vor allem Auswirkungen auf die Fahrtauglichkeit beachten. In der Regel aber im Laufe der Behandlung rückläufig
Schwindel	durch Hypotonie, auch vestibulär	häufige Nebenwirkung bei serotonergen Antidepressiva. Eventuell Präparatewechsel erforderlich
Tremor, Ataxie	unbekannt	eventuell durch Dosisreduktion reversibel. Häufige Nebenwirkung bei serotonergen Antidepressiva
Müdigkeit	antihistaminerg, serotonerg?	meist nur vorübergehende Nebenwirkung. Dosis auf den Abend verlagern
Unruhe, Schlafstörungen	catecholaminerg	eventuell Präparatewechsel notwendig
produktive Psychosen	catecholaminerg	besonders bei cholinergen Antidepressiva delirante Symptomatik. In der Regel zusätzliche Behandlung mit Neuroleptikum oder Physiostigmin und Präparatewechsel erforderlich
Hypomanie	catecholaminerg	Dosisreduktion, eventuell Umsetzen auf ein Neuroleptikum erforderlich

Affektive Störungen

Serotonerge Antidepressiva können in der Kombination mit Monoaminooxidase-Hemmern zu lebensbedrohlichen Nebenwirkungen führen, die als »Serotonin-Syndrom« bezeichnet werden. Die Nebenwirkungen sind in der Regel nach Absetzen der verdächtigen Substanzen reversibel. Wegen der gelegentlich lebensbedrohlichen Komplikationen gilt die Kombinationen beider Antidepressiva-Gruppen als kontraindiziert. Auch sollten bei Wechseln zwischen beiden Gruppen ausreichend große Zeitabstände eingeplant werden (beim Wechsel von serotonergen Antidepressiva zu MAO-Hemmern fünf Wochen, im umgekehrten Fall mindestens zwei Wochen).
Ähnliche Phänomene können im Rahmen einer Behandlung mit MAO-Hemmern nach dem Verzehr tyraminhaltiger Nahrungsmittel entstehen (Chianti, Camembert), sodass hier unbedingt bestimmte Nahrungsmittelrestriktionen beachtet werden müssen.

Tabelle 43   Symptome des Serotonin-Syndroms (Sternbach 1991)

Verhaltens- und Bewusstseinsänderungen	Neuromuskuläre Symptome	Autonome Syndrome
Agitation, Unruhe, Bewusstseinstrübung, Koma, leichte Manie, Verwirrtheit	Koordinationsstörungen, Ataxie, Myoklonus, Reflexsteigerung, Tremor	Durchfall, Fieber, Schüttelfrost, Schwitzen

■   **Vergiftungen mit Antidepressiva**

Intoxikationen mit Antidepressiva, wie sie oft im Rahmen von Suizidversuchen vorkommen, sind in jedem Fall ernst zu nehmende Notfälle, die in der Regel eine intensivmedizinische Überwachung notwendig machen. Dabei führt eine Vergiftung mit Antidepressiva zu einer Reihe von Symptomen (Tabelle 44), die bestimmte Erstmaßnahmen erfordern (Tabelle 45).

Tabelle 44   Klinische Zeichen einer Intoxikation mit Antidepressiva

Anticholinerge Effekte	Mundtrockenheit, erweiterte Pupillen, Harnverhalt, undeutliches Sehen, Verstopfung, Fieber, fehlende Darmgeräusche
zentralnervöse Symptome	Zuckungen, Krämpfe, Benommenheit, Somnolenz, Koma, Delirium, Pyramidenbahnzeichen, Halluzinationen, Starre, Choreaathetose
kardiovaskuläre Symptome	Sinustachykardie, verlängerte PQ- und QRS-Zeit, ST- und T-Wellenverlängerung, Herzstillstand, Vasodilatation, kardiogener Schock, Kammerflimmern, Asystolie.
respiratorische Symptome	Aspiration, Pneumonie, Schocklunge, Atemdepression
weitere Symptome	Elektrolytstörungen, erniedrigte Körpertemperatur, Exanthem, Störung des Säure-Basen-Haushaltes

■   **Routineuntersuchungen bei der Behandlung mit Antidepressiva**

Die Behandlung mit Antidepressiva sollte durch eine Reihe von Routineuntersuchungen überwacht werden. Obligatorisch sind regelmäßige Kreislaufkontrollen, Blutbild und Harnstatus. Wichtig ist auch die Kontrolle der Schilddrüsenparameter, schon allein weil eine Hypothyreose eine Depression verursachen kann. Wünschenswert sind Kontrollen der Leber- und Nierenwerte. Kontrovers wird die Bedeutung der Medikamentenspiegel beurteilt. In der Regel lässt sich nur für wenige Antidepressiva eine lineare Korrelation zwischen Wirkung und Plasmaspiegel nachweisen, sodass der Serumspiegel eher zur Kontrolle der Resorption (eventuell der Einnahmezuverlässigkeit), aber vor allem zur Verlaufsbeobachtung bei Intoxikationen verwendet werden kann. Die Serumspiegelkontrolle kann auch in den Fällen wertvoll sein, in denen auf Grund mangelnder Wirkung die Dosis des Antidepressivums über die herkömmliche Standarddosis hinaus erhöht werden soll.

Tabelle 45   Erstmaßnahmen bei Intoxikation

Befund	Maßnahmen
Atemstörung durch mechanische Verlegung der Atemwege	Freimachen der Atemwege
Respiratorische Insuffizienz, Aspiration	Frühzeitige Beatmung mit PEEP, eventuell Antibiotika
Kreislaufstörungen	
leicht	Infusionstherapie mit Glukose und Elektrolyten
mittelschwer	Plasmaexpander
schwer	Plasmaexpander, Dopamin, Dobutamin oder Arterenol
Bewusstseinsstörung	
Somnolenz	Seitlagerung
Koma	Intubation
Spezifische Maßnahmen	Magenspülung (auch nach Stunden), Injektion von Physostigminsalizylat und enge intensivmedizinische Überwachung.

‖ Lithiumtherapie, Carbamazepin, Valproat

Lithium (ein Salz) wurde von Schou in die Behandlung affektiver Erkrankungen einge-
führt und hat hier seither auch einen festen Platz. Die Einsatzmöglichkeiten des Lithi-
ums sind dabei vielfältig. Zunächst eignet es sich als Mittel zur Behandlung der akuten
Manie. Da Lithium zuverlässig wirkt und verträglicher als Neuroleptika ist, kann es als
Mittel der ersten Wahl bei der Behandlung der akuten Manie bezeichnet werden
(REETZ-KOKOTT / MÜLLER-OERLINGHAUSEN 1996).

Auch gegen aggressives Verhalten ist Lithium wirksam. Trotzdem wird die Behandlung mit hochpotenten Neuroleptika wegen deren besserer Kontrollierbarkeit in der
klinischen Praxis vorgezogen. Bewährt hat sich die Behandlung mit Lithium vor allem
in der Rezidivprophylaxe bipolarer Erkrankungen und rezidivierenden Manien, aber
auch bei rezidivierender Depressionen. Obwohl dem Lithium allein keine antidepressive Wirkung zukommt, kann es gerade bei therapieresistenten Depressionen auch mit
großem Erfolg in der Akutbehandlung eingesetzt werden und ist in diesem Sinn ein Teil
des Gesamtbehandlungsplanes. Die Lithiumtherapie ist in der Regel gut verträglich.
Das therapeutische Fenster (die Differenz zwischen wirksamer und toxischer Dosis) ist
jedoch beim Lithium recht klein, sodass Lithium mit Hilfe des Serumplasmaspiegels
dosiert werden muss (0,5–1 mval/l). Bei höheren Dosen kommt es schnell zu lebensgefährlichen Vergiftungen (Erregung, Verwirrtheit, Koma). Sehr beeinträchtigend kann
die Lithiumbehandlung durch einen feinschlägigen Tremor werden, der sich eventuell
durch die zusätzliche Gabe von Beta-Blockern mildern lässt.

Da Lithium ein Salz ist, ist bei der Behandlung regelmäßig und sorgfältig die Nierenfunktion zu prüfen, ansonsten können schwerwiegende Nierenschäden drohen oder
bei eingeschränkter Nierenfunktion schnell toxische Plasmaspiegel erreicht werden.

Lithium ist wasserlöslich und geht keine Eiweißbindung ein, sodass von einer linearen Dosis-Plasmaspiegel-Relation ausgegangen werden kann. Bei schwerwiegenden Hirnschädigungen sollte Lithium nicht verwendet werden. Eine latente Hypothyreose kann durch Lithium verstärkt werden und zur Bildung einer Struma führen. Der Patient muss darauf hingewiesen werden, dass bei der Behandlung mit Lithium eine ausreichende Flüssigkeitszufuhr unverzichtbar ist.

Seit einiger Zeit ist bekannt, dass Carbamazepin bei der Behandlung affektiver Erkrankungen ein ähnliches Wirkungsspektrum wie Lithium aufweist. Carbamazepin wird hauptsächlich als Antiepileptikum eingesetzt. Da Carbamazepin insgesamt sicherlich weniger gut verträglich und seine Wirksamkeit weniger deutlich als die des Lithiums ist, wird die Behandlung mit Carbamazepin als Alternative zur Lithiumtherapie dann durchgeführt, wenn eine Unverträglichkeit gegenüber Lithium angenommen werden muss oder keine ausreichende Wirkung duch eine Lithiumtherapie erreicht werden kann. In jüngster Zeit wird beschrieben, dass auch eine andere Gruppe von Antiepileptika, die Valproinsäurederivate, eine entsprechende Wirkung bei affektiven Erkrankungen hat. Schon länger ist die Wirksamkeit dieser Mittel gegen die nicht seltene epileptische Psychose dokumentiert. Der Stellenwert dieser Therapieform ist aber sicherlich noch unzureichend untermauert und sie ist daher auf Indikationen beschränkt, bei denen die Behandlung mit Lithium und Carbamazepin entweder nicht möglich oder unwirksam ist.

Neuroleptika

Die Anwendung von Neuroleptika bei affektiven Erkrankungen beschränkt sich im Wesentlichen auf die Behandlung der akuten Manie und der Wahnsymptome bei depressiven Erkrankungen. Während die Dosierung und die Auswahl der Präparate bei der akuten Manie entsprechenden Empfehlungen zur Behandlung akuter psychotischer Symptome ähneln, werden zur Therapie der depressiven Wahnsymptomatik geringere Dosen hochpotenter Neuroleptika empfohlen.

Bei der Behandlung manischer Syndrome ist in jedem Fall eine alternative Lithiumgabe zu bedenken, das gilt auch für die Therapie schizoaffektiver Psychosen.

Als Begleitmedikation kommen bei den affektiven Erkrankungen auch niederpotente Neuroleptika zur Anwendung, beispielsweise bei starker Unruhe und zur Behandlung von Schlafstörungen. Gerade bei älteren Patienten ist dabei an die Gefahr des Auftretens einer Akathisie und eines Parkinsonoids zu denken. Außerdem wird den Neuroleptika ein gewisser depressionogener Effekt zugeschrieben.

Alternative medikamentöse und somatische Behandlungen

Schlafentzug: Die Möglichkeit der Stimmungsaufhellung durch Schlafentzug bei schwer depressiven Patienten ist weitgehend gesichert. Erreichbar ist eine vorläufige Entaktualisierung der Symptomatik. Der Effekt hält aber in der Regel nur wenige Tage an, so dass der Schlafentzug allenfalls als begleitende Therapieform in Frage kommt. Besonders eignet sich der Schlafentzug zur Krisenintervention bei schweren Depressionen. Längerfristige Effekte sind möglicherweise durch eine gleichzeitige Verschiebung der Schlafphasen zu erreichen. Für die Technik der Schlafentzugsbehandlung sind mehrere Varianten beschrieben:

Totaler Schlafentzug: Bei dieser Form des Schlafentzuges wird der Patient angeleitet, die ganze Nacht und den darauf folgenden Tag zu wachen. Nach einem Intervall von einigen Tagen wird das Verfahren wiederholt. Während der durchwachten Nacht sollte der Patient von Helfern begleitet und betreut werden.

Partieller Schlafentzug: Bei dieser Form der Schlafentzugsbehandlung wird der Patient in den frühen Morgenstunden geweckt (ca. 2 Uhr). Der restliche Ablauf entspricht dem totalen Schlafentzug. Auch diese Behandlung soll nach einigen Tagen wiederholt werden.

Selektiver Schlafentzug: Beim selektiven Schlafentzug werden nur die REM-Phasen des Schlafs unterbrochen. Diese Form der Behandlung stützt sich auf Hinweise, dass bei der Depression vor allem die REM-Phasen Auffälligkeiten zeigen (RIEMANN u.a. 1994). Der selektive Schlafentzug erfordert im Gegensatz zu den anderen Formen einen nicht unerheblichen instrumentellen Aufwand, da die REM-Schlafphasen erst identifiziert werden müssen.

Alle drei Formen der Schlafentzugsbehandlung sind etwa gleich wirksam (GIEDKE u. a. 1992).

Phototherapie: In mehreren kontrollierten Studien konnte ein signifikanter Effekt der sogenannten Phototherapie mit hellem, weißem fluoreszierendem Licht mit vollem Spektrum (HWL) auf die saisonal abhängige Depression belegt werden. Die Kontrollbehandlung mit gedämpftem Licht gab hingegen keine nachweisbaren Erfolge. Diese Therapieform ist dennoch nur in den USA verbreitet. Bei der Behandlung ist weniger die Tageszeit der Therapie entscheidend als vielmehr ihre Dauer und die Lichtintensität (KASPER 1994).

Elektrokrampfbehandlung: Die Wirksamkeit der sogenannten Elektrokrampftherapie ist belegt und bei schweren Depressionen möglicherweise sogar höher als die der Antidepressiva (SAUER / LAUTER 1987). Bei dieser Behandlung wird durch einen elektrischen Impuls ein »Grand mal-Anfall« bei dem Patienten ausgelöst. Eine Zeit lang war die Elektrokrampftherapie in die Kritik geraten, weil sie bei nicht narkotisierten Patienten angewandt wurde und daher subjektiv sehr belastend wirkte. Heute wird dieses Verfahren unter Narkose und in Muskelrelaxion durchgeführt, wodurch die Belastungen minimiert werden konnten. Die im Rahmen einer Elektrokrampftherapie auftretenden Störungen des Kurzzeitgedächtnisses sind meist vorübergehender Natur und damit sicherlich nicht schwerwiegend. Vorsicht ist hingegen bei herzerkrankten Patienten geboten.

Trotz der Verbesserung des Verfahrens wird seine Anwendung auch heute noch kontrovers diskutiert (FOLKERTS 1985), es ist in Deutschland sicherlich nicht weit verbreitet, scheint aber wieder zuzunehmen.

Bei einigen Formen der schweren Depression ist die Elektrokrampfbehandlung aber die Therapie der ersten Wahl (SAUER / LAUTER 1987):

▶ bei wahnhaften Depressionen mit depressivem Stupor sowie schizoaffektiven Psychosen und depressiven Verstimmungen, wenn eine vitale Bedrohung des Patienten besteht;

▶ bei schweren Depressionen, die mit akuter Suizidalität, Nahrungsverweigerung, körperlicher Gefährdung und außerordentlichem Leidensdruck einhergehen;

▶ bei lebensgefährlichen katatonen Zuständen, unabhängig von der Genese der Katatonie.

Als Mittel der zweiten Wahl ist diese Therapieform in folgenden Fällen zu erwägen:

▸ bei therapieresistenten Depressionen – nach ineffizienter Behandlung mit zumindest zwei Antidepressiva über einen ausreichenden Zeitraum und nach wirkungslosem Schlafentzug;

▸ bei therapieresistenten, nicht lebensbedrohlichen Katatonien.

Die Elektrokrampftherapie kann grundsätzlich auch in der Schwangerschaft und bei älteren Patienten zur Anwendung kommen, auch ein Herzschrittmacher ist keine Kontraindikation. Tabelle 46 gibt Auskunft über die Kontraindikationen der Elektrokrampftherapie.

Tabelle 46   Kontraindikationen der Elektrokrampftherapie (EKT)

1. Absolute Kontraindikationen

▷ kürzlich überstandener Herzinfarkt

▷ cerebrales oder aortales Aneurysma, cerebrales Angiom

▷ erhöhter Hirndruck

2. Relative Kontraindikationen

▷ koronare Herzkrankheit

▷ schwere arterielle Hypertonie

▷ Zustand nach cerebralem Insult

▷ pulmonale Erkrankungen

Tranquilizer: In zahlreichen Untersuchungen konnte nachgewiesen werden, dass Tranquilizer bei der Behandlung der Depression den Antidepressiva weit unterlegen sind. Allerdings können sie bei der überwiegenden Zahl der Patienten Angst, Schlafstörungen und innere Anspannung günstig beeinflussen. Depressive Symptome im Rahmen von Angsterkrankungen werden durch Tranquilizer mitigiert, wobei aber die Entwicklung einer Medikamentenabhängigkeit riskiert wird. Bei der langfristigen Behandlung insbesondere depressiver Symptome bei generalisierten Angststörungen sind serotonerge Antidepressiva Tranquilizern in der Wirksamkeit weit überlegen. Die Suizidrate nimmt unter der Monotherapie depressiver Syndrome mit Tranquilizern nicht ab, sondern eher noch zu. All dies spricht dafür, dass Tranquilizer allenfalls als Zusatztherapie bei Depressionen sinnvoll sind (BECKMANN / HAAS 1984).

Johanniskraut-Präparate: Zur Behandlung leichter depressiver Syndrome wird die Therapie mit Johanniskraut- Extrakten empfohlen. Deren Wirksamkeit ist belegt, aber nicht so überzeugend, dass diese Therapieform als Alternative zur Behandlung mit Antidepressiva gelten könnte. Für ihren Einsatz spricht natürlich die geringe Nebenwirkungsrate und damit die bessere Verträglichkeit. Dies rechtfertigt aber ihre Anwendung bei mittelschweren bis schweren Depressionen nicht, da sie hier unzureichend wirksam sind.

■ **Behandlungspläne der somatischen Therapie**

Behandlung der akuten Erkrankung: Bei der somatischen Therapie der Depression sind die verschiedenen Behandlungsmöglichkeiten und die Latenz bis zum Wirkungseintritt zu berücksichtigen. Daraus lassen sich zeitlich gestaffelte Behandlungspläne entwickeln. Die Auswahl des Antidepressivums richtet sich bei den neueren Behandlungsplänen nach dessen Neurotransmitterspezifität. Uneinheitlich sind die Empfehlungen, ob beim Einsatz von tri- oder tetrazyklischen Antidepressiva zwischen cholinergen und adrenergen Antidepressiva unterschieden werden sollte. Unter Berücksichtigung dieser Unterscheidung lassen sich verschiedene Behandlungspläne formulieren (MÖLLER 1991), siehe Abbildung 26.

Abbildung 26   Behandlungsschema bei Depressionen (MÖLLER 1991)

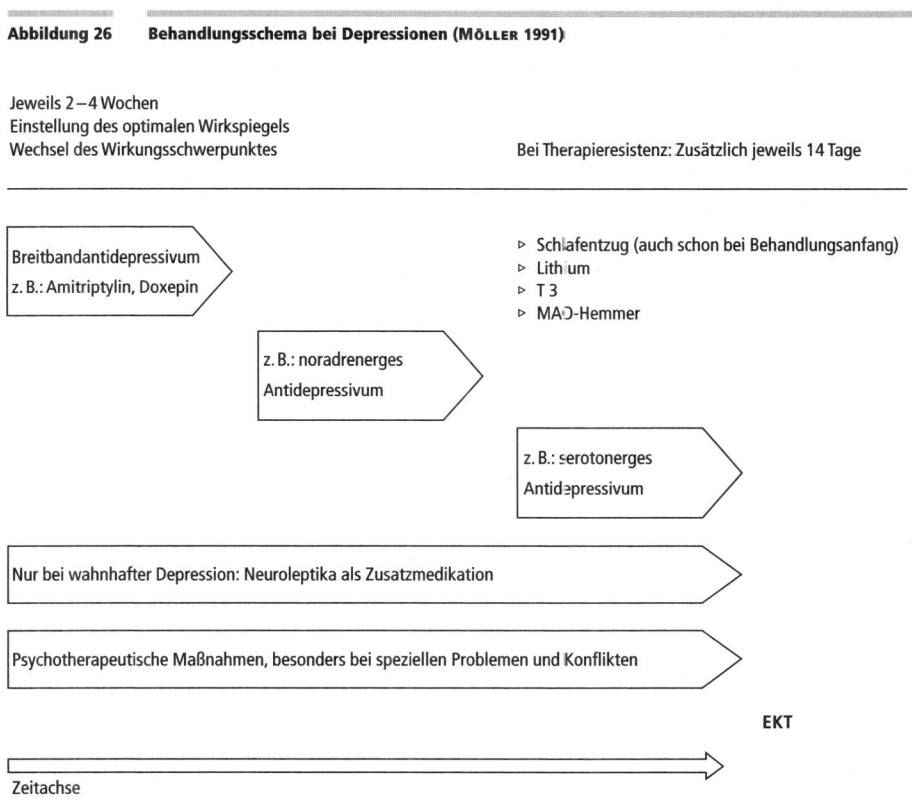

Jeweils 2–4 Wochen
Einstellung des optimalen Wirkspiegels
Wechsel des Wirkungsschwerpunktes

Bei Therapieresistenz: Zusätzlich jeweils 14 Tage

Breitbandantidepressivum
z. B.: Amitriptylin, Doxepin

▷ Schlafentzug (auch schon bei Behandlungsanfang)
▷ Lithium
▷ T 3
▷ MAO-Hemmer

z. B.: noradrenerges Antidepressivum

z. B.: serotonerges Antidepressivum

Nur bei wahnhafter Depression: Neuroleptika als Zusatzmedikation

Psychotherapeutische Maßnahmen, besonders bei speziellen Problemen und Konflikten

EKT

Zeitachse

Rezidivprophylaxe: Bei rezidivierenden Depressionen ist eine Prophylaxe mit Lithium gesichert, aber auch mit Antidepressiva möglich.

◫ Psychotherapeutische Therapie

Die Verfahren zur Behandlung depressiver Syndrome werden zunehmend elaborierter, womit sich auch ein allgemeiner Trend in der Psychotherapie widerspiegelt (HAUTZINGER 1995). Die Güte der Verfahren lässt sich nach deren Wirksamkeitsnachweis und dem Methodenstandard beurteilen. Unter diesen Gesichtspunkten sind die folgenden Methoden geeignet:

Affektive Störungen

▸ Kognitive Verhaltenstherapie
▸ Interpersonelle Therapie (IPT)
▸ Psychoanalytische Kurztherapie (mit Therapiemanualen)
▸ Familientherapie (insbesondere Paartherapie)

Die Angaben zur Wirksamkeit beziehen sich zu einem wesentlichen Teil auf die sogenannte NIMH-Vergleichsstudie, die weitgehend heutigen Ansprüchen an Therapiever-
gleichsstudien genügt (GRAWE u. a. 1994). Psychotherapeutische Verfahren sind in ihrer
Wirksamkeit insbesondere bei schwer depressiven Menschen der Behandlung mit Antidepressiva leicht unterlegen, zeigen aber gegenüber Placebo einen deutlichen Effekt. In
Kombination mit Antidepressiva haben die oben genannten Methoden sowohl auf die
Rückbildung der Symptome als auch auf die Rückfallgefährdung einen überzeugend
positiven Effekt. Zur langfristigen Modifikation depressiver Syndrome ist die Psychotherapie sicherlich effektiver als die Behandlung mit Antidepressiva allein. Inwieweit
für die einzelnen Verfahren eine differenzierte Indikationsstellung, etwa bezüglich spezieller Problemstellungen oder Persönlichkeitsstrukturen, wie sie etwa von Ch. Mundt
vorgeschlagen wird, möglich ist, bedarf noch der empirischen Überprüfung.

Der Nachweis der Wirksamkeit der oben genannten Verfahren bedeutet selbstverständlich nicht, dass andere Therapieverfahren (z. B. tiefenpsychologisch fundierte) per
se nicht erfolgreich wären. Der Wirksamkeitsnachweis steht für andere Methoden aber
noch aus. Aktivierende, an Ressourcen orientierte, zeitlich gestaffelte und im Ablauf
strukturierte Verfahren scheinen insgesamt die beste Wirksamkeit zu zeigen.

Da die Erscheinungsformen der Depression sehr variabel sind und die Ausgangs- und
Rahmenbedingungen der Betroffenen spezifischen Eigenarten unterworfen sind, muss
sich die Therapieplanung in der klinischen Praxis an den Besonderheiten der jeweiligen
Person orientieren. Dabei sind:

▸ die Persönlichkeit des Patienten,
▸ das Alter und Geschlecht des Patienten,
▸ die Art und die Schwere der Symptomatik,
▸ der Bezug der Symptomatik zu aktuellen Konflikten sowie
▸ die familiären und sozialen Bedingungen (familiäre Konflikte, Grad der sozialen Unterstützung)

angemessen zu berücksichtigen.

Wichtig für die Auswahl des anzuwendenden psychotherapeutischen Verfahrens ist
sicherlich auch der Zeitpunkt, zu dem die Therapie begonnen wird. Psychotherapeutische Interventionen haben während der gesamten Behandlung ihre Berechtigung, müssen aber nicht selten in ein zeitlich gestaffeltes Therapiereglement integriert und in
diesem Sinne miteinander kombiniert werden. Bei langfristigen Verläufen und bei rezidivierenden Depressionen ist außerdem zu berücksichtigen, dass die psychotherapeutischen Interventionen eventuell wiederholt werden müssen, um einen *Booster*-Effekt zu
erzielen. Eine zeitliche Staffelung der Therapie ist im Hinblick auf die Struktur der Behandlung in der Regel sinnvoll, dabei sollte eine rasche Symptomverbesserung nicht
dazu führen, die Behandlung zu kurzfristig anzulegen. Hohe Rezidiv- und erhöhte
Chronifizierungsraten sind die Folge. Die Behandlung, insbesondere schwerer Depressionen, sollte im Durchschnitt auf einen Zeitraum von 16 bis 20 Wochen angelegt sein.

II Spezielle Therapieformen der Depression

I Interpersonelle Psychotherapie (IPT)

In diesem in den USA von G. KLERMANN und M. WEISSMANN (1985) entwickelten Verfahren wird die Depression in einen aktuellen *interpersonellen* Kontext gesetzt. Theoretische Grundlage sind Ansätze, die die Bedeutung der psychosozialen Umwelt für psychiatrische Störungen betonen, sowie zahlreiche Befunde zur Modifikation der Depression durch Kontextvariablen (soziale Unterstützung, Bedeutung von Verlusten und ehelichen Konflikten, EE etc.). Die Symptombildung wird dabei in einem Zusammenhang mit einem suboptimalen Anpassungsversuch des Patienten an seine Umgebung gesehen.

Die Methode soll bei schweren Depressionen in Kombination mit Antidepressiva Anwendung finden. Die interpersonelle Psychotherapie der Depression ist ein fokussierendes Verfahren und orientiert sich stark an der Bewältigung des zuvor fokussierten zentralen Problems. Zu dessen Aufdeckung werden vier Hauptfelder formuliert, in denen sich der depressionsauslösende Konflikt manifestieren kann:

Abnorme Trauerreaktion als verzögerte und verzerrte Trauerreaktion bei meist ambivalenten Beziehungsmustern.

Interpersonelle Auseinandersetzung Der Patient und eine wichtige Bezugsperson haben unterschiedliche Erwartungen hinsichtlich der Beziehung.

Rollenwechsel Schwierigkeiten mit der Veränderung hinsichtlich einer gewohnten Rolle.

Interpersonelle Defizite Schwierigkeiten, Beziehungen aufzubauen und aufrechtzuerhalten.

Ziele der interpersonellen Psychotherapie sind Symptomreduktion und Hilfe bei der Bewältigung aktueller Konflikte, nicht aber eine Veränderung der Persönlichkeit. Das Basisverfahren erstreckt sich über 12–20 Einzelsitzungen, deren Verlauf in sich gegliedert ist:

1. Initialphase In dieser Phase steht die Symptombewältigung im Vordergrund. Der Patient soll entlastet und informiert werden.

2. Behandlungsphase Die Behandlungsphase beginnt, nachdem einer der vier oben genannten Problembereiche als zentral identifiziert wurde und sich Patient und Therapeut in einem Behandlungsvertrag auf diesen Behandlungsfokus einigen konnten.

3. Beendigungsphase In dieser Phase wird der Patient auf das Behandlungsende, das als Zeit potentieller Trauer gesehen wird, vorbereitet. Die Therapie wird rückblickend bewertet und ein Ausblick auf die Zukunft versucht.

Als Weiterentwicklung der interpersonellen Psychotherapie liegen inzwischen eine Reihe von Modifikationen des Basisverfahrens vor:

IPT als Langzeitbehandlung (IPT-M) Ziel dieser auf einen Zeitraum von drei Jahren angelegten niederfrequenten Therapie ist die Reduktion der Vulnerabilität gegenüber depressiven Krisen. Hierbei wird die strenge Fokussierung aufgegeben und es werden auch andere interpersonelle Probleme des Patienten in der Therapie berücksichtigt. In Kombination mit Antidepressiva können mit der IPT-M die rezidivfreie Zeit verlängert und die soziale Anpassung des Patienten deutlich verbessert werden.

Erhaltungsform für ältere Patienten (IPT-LL) Bei dieser Modifikation finden die Probleme älterer Patienten (Isolierung, Einsamkeit, vermehrte körperliche Beschwerden) eine erhöhte Aufmerksamkeit. Solange das Verfahren in Kombination mit Antidepressiva angewendet wird, lässt sich damit die Rezidivquote bei einer nur geringen Rate von Therapieabbrüchen senken.

Interpersonelle Beratung bei akuter Belastung (IPT-Counseling) Hier findet die IPT als Beratung in psychosozialen Belastungssituationen Anwendung und erstreckt sich über sechs halbstündige Sitzungen.

Interpersonelle Psychotherapie als Paartherapie (IPT-CM, Conjoint Marital) Abgesehen vom Schwerpunkt der interpersonellen Auseinandersetzung konzentriert sich diese Modifikation als Paartherapie auf die Verbesserung der Kommunikation zwischen den Partnern (KLERMAN / WEISSMAN 1993).

▪ Verhaltenstherapie und kognitive Verhaltenstherapie

Im Gegensatz zur Interpersonellen Therapie stützen sich die kognitiven und verhaltenstherapeutischen Programme auf elaborierte theoretische Depressionsmodelle. Die hier eingesetzten Techniken zielen im Kern auf die in den Modellen postulierten depressionsauslösenden und -aufrechterhaltenden Faktoren der Depression. Daher stehen im Zentrum der Behandlung:

▶ die kognitive Umstrukturierung von negativen automatischen Gedanken und typischen depressiven Denkstörungen sowie

▶ die Bereitstellung von positiven Verstärkern zur Unterbrechung des depressionserhaltenden Teufelskreises aus der Reduktion der positiven bei gleichzeitiger Produktion negativer Verstärker.

Inzwischen liegt eine Reihe gut dokumentierter Therapiemanuale (HAUTZINGER u. a. 1989; HERRLE / KÜHNER 1994), die sich alle durch ihre starke Strukturierung und einen hohen Stellenwert von Übungen auszeichnen, vor. Oft beziehen sich diese Manuale auf spezifische Fragestellungen und haben damit eingeschränkte Indikationen. Die Kombination der Verfahren mit anderen Therapien, etwa einer medikamentösen Behandlung, ist in der Regel nicht ausgeschlossen. Auch die kognitiv-verhaltenstherapeutischen Programme sind zeitlich begrenzt.

Die Übungen enthalten in allen Verfahren übereinstimmende Elemente:

▶ Der Fähigkeit, sich zu entspannen, wird großer Wert beigemessen.

▶ Die Bereitschaft für angenehme (oder antidepressive) Tätigkeiten wird gezielt gefördert.

▶ Die Potentiale, konstruktiv zu denken und Probleme zu lösen, werden – durch Identifikation depressionstypischer Denkfehler – verstärkt.

▶ Die sozialen Fähigkeiten werden entwickelt und ausgebaut.

Der kognitiv-verhaltenstherapeutische Ansatz in der Behandlung der Depression gehört mittlerweile zu den etablierten Therapieformen mit gut dokumentierter Wirksamkeit (BECK 1991). Vor allem der kognitive Aspekt der Behandlung hat dabei zu einer Bereicherung der therapeutischen Möglichkeiten beigetragen. Er erlaubt die Berücksichtigung biografischer Aspekte, ohne die gegenwartsbezogene Ausrichtung der Verhaltenstherapie zu beeinträchtigen.

▪ Tiefenpsychologisch fundierte Therapie

Unzweifelhaft konnten die objekt- und triebtheoretischen Überlegungen des psychoanalytischen Entwicklungsmodells zur Klärung einiger entscheidender Aspekte der Patient-Therapeut-Beziehung beitragen. Die Wirksamkeit der psychoanalytischen Langzeitbehandlung depressiver Erkrankungen muss jedoch bezweifelt werden. Alleine Kurztherapien, die sich an strukturierten Therapiemanualen orientieren, scheinen einen anderen Verfahren vergleichbaren Effekt zu haben. Möglicherweise ist die Wirkung tiefenpsychologischer Methoden auch deswegen weniger deutlich, weil sie vor allem die Veränderung von Persönlichkeitseigenschaften intendieren und weniger eine direkte Modifikation der Symptomatik und der sozialen Anpassung des Patienten. Persönlichkeitsfaktoren erweisen sich aber als wesentlich stabiler als die depressive Symptomatik, auch sind ihre Veränderungen in ihrer Tendenz schwerer zu erfassen.

Tiefenpsychologisch orientierte Verfahren zielen auf die Veränderung des Selbstbildes als einer Ausdrucksform der Persönlichkeit des Patienten. Drei psychodynamische Hauptfaktoren finden hierbei Berücksichtigung (REIMER 1995):

1. Abhängigkeit,
2. Selbstaggressivität,
3. gestörte Idealbildung.

Diese Faktoren realisieren sich auch in der therapeutischen Bindung und können durch sie thematisiert werden. Der Therapeut gerät dabei meist in die Rolle der dominierenden Bezugsperson, was ein Risiko, aber auch eine Chance für die Entwicklung der Persönlichkeit des Patienten darstellt. Insbesondere können auch die ambivalenten Beziehungsmuster depressiver Patienten in dieser Konstellation ihren Ausdruck finden und bearbeitet werden.

Paar- und Familientherapie

In der Depressionsbehandlung hat die Familientherapie noch keinen festen Platz, weshalb ihre Wirksamkeit in dieser Indikation auch noch nicht gesichert ist. Da aber viele psychotherapeutische Behandlungsformen der Depression familientherapeutische Elemente beinhalten – insbesondere für die interpersonelle Psychotherapie wurde eine spezielle Modifikation entwickelt –, ist die Bedeutung der Paar- und Familientherapie für die Depressionsbehandlung hoch einzuschätzen.

Innerhalb der systemischen Therapie sind diagnostische Klassifikationen unpopulär, was unter anderem die fehlende Ausarbeitung depressionsspezifischer familientherapeutischer Strategien begründet. Der Einsatz systemisch-familientherapeutischer Interventionen stützt sich vielmehr auf den Nachweis einer Beeinflussung des Krankheitsverlaufs durch soziale Unterstützung und die Reaktion wichtiger Bezugspersonen auf die Depression. So scheinen familientherapeutische Maßnahmen vor allem dann angebracht, wenn offene oder verdeckte familiäre Konflikte während der Behandlung sichtbar werden und die soziale Unterstützung unzureichend oder unpassend erscheint. Unter diesen Voraussetzungen kann die Effektivität familientherapeutischer Interventionen als gesichert gelten (REITER 1995). Über diese Hilfe zur Bewältigung der Beziehungskonflikte hinaus kann gerade die systemische Familientherapie zur Förderung antidepressiven Verhaltens, also zur Entwicklung angenehmer und erweiternder Verhaltensweisen, eingesetzt werden (MAHNKOPF 1995).

Im Zentrum der systemischen Familientherapie steht vor allem die Kommunikation des Patienten. In Verbindung hiermit werden die Erklärungsmodelle des Patienten und seiner Bezugspersonen, aus denen sich gemeinsame Handlungsmuster ableiten, hinterfragt. Gerade bei der Bewältigung lebenszyklischer Krisen können systemische Techniken (etwa zirkuläres Fragen) dem Paar Möglichkeiten erschließen, die zur Überwindung der Krise notwendigen strukturellen Änderungen in der Beziehung zu vollziehen. In diesem Sinne zielen familientherapeutische Interventionen vor allem auf:

▶ die Sicherstellung der partnerschaftlichen Unterstützung,
▶ die Bewältigung meist verdeckter Konflikte,
▶ die Ermöglichung notwendiger struktureller Veränderungen in Partnerschaft und Familie,
▶ die Entwicklung gemeinsamer positiver Bewältigungsstrategien und antidepressiver Verhaltensweisen,
▶ die gemeinsame Suche nach Erklärungsmodellen für die depressive Erkrankung.

Angehörigenarbeit

Eine Sonderform der familientherapeutischen Interventionen stellt die Angehörigenarbeit dar. Angehörigenarbeit hat sich in der Depressionsbehandlung noch nicht etablieren können, obwohl, bei Berücksichtigung verdeckter Kritik, auch hier das Verhalten der Angehörigen im Sinne einer EE-Reaktion ähnliche Auswirkungen wie bei der Schizophrenie zu haben scheint (LEEB u. a. 1993).

Auch für die Angehörigenarbeit wurden unterschiedliche Ansätze entwickelt, wobei vor allem informationszentrierte Verfahren einen günstigen Effekt zu erzielen scheinen. Hier wird dem Informationsbedürfnis der Angehörigen Rechnung getragen und es sind Hinweise möglich, wie mit depressiv Kranken hilfreich umgegangen werden kann, sodass als Sekundäreffekt die familiäre Atmosphäre beeinflusst wird. Informationen über die Symptomatik, verschiedene Erscheinungsbilder und die Entstehungsbedingungen der Depression sollten vermittelt werden. Über die medikamentöse und psychotherapeutische Behandlung soll informiert werden, Überlegungen zum Umgang mit depressiven Menschen können gemeinsam erarbeitet werden. Dieser Ansatz eignet sich auch als Filter, um bei Bedarf Familien für eine weitergehende Behandlung zu motivieren (MAHNKOPF/RAHN 1997).

Spezielle Fragestellungen in der Therapie der Depression
Indikationen für eine stationäre Therapie

Gerade bei der ambulanten Behandlung muss auch die Frage bedacht werden, ob und wann eine stationäre Therapie notwendig ist. Eine absolute Indikation bildet sicher eine nicht anders zu beherrschende Suizidalität. Aber auch bei anderen schweren Formen der Depression kann oft erst eine stationäre Therapie die Entlastung ermöglichen, die eine Voraussetzung für die Besserung der Symptomatik bildet. Wichtig bei der Entscheidung für oder gegen eine stationäre Behandlung ist, dass der Therapeut Sicherheit in seinem Urteil vermittelt. Das Signal an den Patienten sollte unbedingt sein, dass die Schwierigkeiten lösbar sind und es in jedem Fall eine Aussicht auf Gesundung und Besserung der Symptomatik gibt.

■ **Behandlung älterer depressiver Patienten**

Ein besonderes Problem stellt die medikamentöse Therapie des älteren Patienten dar, weil sie durch Begleiterkrankungen, insbesondere Nieren- und Herzerkrankungen, erschwert sein kann. Einige Autoren empfehlen eine Modifikation der Behandlungspläne dahingehend, dass bei älteren Patienten SSRI wegen ihrer geringeren kardiotoxischen Wirkungen der Vorzug vor den klassischen Antidepressiva gegeben werden sollte.

Depressionen werden von älteren Patienten oft als Erschütterung ihres ganzen Lebenskonzeptes betrachtet und stehen mit der Frage in Verbindung, ob eine Unterbringung in einem Seniorenstift angestrebt werden sollte oder gar Pflegebedürftigkeit droht. Die Bewältigung der Symptomatik ist durch körperliche Einschränkungen, gehäufte Verlusterlebnisse und fehlenden sozialen Rückhalt erschwert. Vielen älteren Patienten fehlt zudem eine positive Zukunftsperspektive. Diese besondere innere Situation interagiert mit Veränderungen in den kognitiven Funktionen. Eine geringe Plastizität der äußeren sozialen Welt und die Reduktion der sozialen Ressourcen unterstützen diesen Vorgang, der in Einsamkeit und sozialer Isolation münden kann. Häufiger als bei jüngeren Patienten können dabei mehrgenerationale Fragen eine Rolle spielen. Hier sind nicht nur die zunehmende Gebrechlichkeit oder der Verlust des Partners von Bedeutung, sondern auch Abgrenzungsbedürfnisse der jüngeren Familienmitglieder.

In der Psychotherapie müssen diese Besonderheiten Beachtung finden, etwa ist bei älteren Patienten die Berücksichtigung der Biografie als Quelle für kognitiv-affektive R e s - s o u r c e n sicherlich hilfreich, sodass der Rückschau eine wichtige Rolle zukommt.

■ **Rehabilitation von depressiven Patienten**

Es ist noch weitgehend ungeklärt, welche rehabilitativen Leistungen für die Behandlung affektiver Erkrankungen erforderlich sind. Die Notwendigkeit rehabilitativer Hilfen wird dabei oft übersehen. Dabei können gerade in der letzten Phase der Behandlung, unter dem Eindruck einer zunehmenden Aktivierung des Patienten, Fragestellungen auftreten, die nur durch rehabilitative Techniken zu bewältigen sind. Nicht selten entstehen Schwierigkeiten bei der b e r u f l i c h e n I n t e g r a t i o n. Diese sind auf mit der Erkrankung assoziierte Persönlichkeitseigenschaften zurückzuführen und wurden auch als »neurotische Arbeitsstörungen« (STEVANS/FOERSTER 1995) – aus dem Selbstbild und der Art des Sozialverhaltens herleitbare Arbeitsstörungen – bezeichnet. Obwohl systematische Untersuchungen noch fehlen, kann festgestellt werden, dass derartige Störungen bei dem Verlust des Arbeitsplatzes, der Frühberentung und der Inanspruchnahme medizinischer Hilfen zu einem großen Prozentsatz vertreten sind.

Ebenfalls ungeklärt sind die Möglichkeiten, die eine intensivere Bereitstellung sozialer Hilfen und eine Förderung der Selbsthilfe offerieren. Da depressive Patienten weitgehend aus sozialpsychiatrischen Bemühungen ausgeklammert worden sind, kann der Wert gemeindepsychiatrischer Angebote, beispielsweise von Kontaktclubs, Gesprächsgruppen, ambulanter psychiatrischer Krankenpflege etc., zur Zeit noch nicht abschließend beurteilt werden.

Manische Episoden

Vorbemerkung

Die manische Erkrankung wird oft als Gegenpol zur Depression beschrieben, zumal es viele Gemeinsamkeiten zwischen den beiden Krankheitsbildern gibt: Depressive und manische Phasen können im Rahmen einer bipolaren Erkrankung bei demselben Patienten in mehr oder weniger schnellem Wechsel auftreten oder aber die Manie wirkt wie eine abgewehrte Depression, wie eine verzweifelte Gegenwehr einer gefürchteten existentiellen Krise. Diese Abwehr gelingt in der Regel nur zeitweise und unzureichend, oft folgt nach Ende der manischen Phase ein Absturz in eine häufig tiefe depressive Verzweiflung.

Die Manie wird in der wissenschaftlichen Psychiatrie und der psychiatrischen Öffentlichkeit eher stiefmütterlich behandelt, was nicht nur an der relativen Seltenheit des Auftretens manischer Syndrome liegt. Es ist auch in der spezifischen Haltung manisch Kranker gegenüber psychiatrischen Hilfen begründet, die günstigenfalls ambivalent, häufiger aber ablehnend ist. Manische Syndrome sind oft Anlass für Akutbehandlungen, auch unter Zwangsbedingungen, sehr viel seltener Gegenstand von längerfristigen ambulanten Behandlungen. Im ambulanten Setting spielen stärker die Verarbeitung und Bewältigung der Folgen der Erkrankung eine Rolle als die Erkrankung selbst. Die Behandlung manischer Patienten ist oftmals anstrengend. Immer ist die Behandlungskontinuität bedroht, sodass den Helfern viel Geduld und Toleranz abverlangt wird.

Fallbeispiel

Herr Schön suchte im Alter von 24 Jahren seinen Hausarzt auf, weil er sich im Rahmen seines Jurastudiums vor einer wichtigen Prüfung wegen Konzentrationsmangels nicht richtig vorbereiten konnte. Es erfolgte die Überweisung an einen Psychiater. Diesem berichtete Herr Schön von einem zunehmenden Initiativmangel. Er äußerte Ängste, das Studium nicht abschließen zu können. Der Psychiater diagnostizierte eine beginnende Psychose, verordnete Neuroleptika und empfahl Herrn Schön den Abbruch des Studiums und die Aufnahme einer Ausbildung. Herr Schön kümmerte sich mit Hilfe der Eltern um einen Ausbildungsplatz als Augenoptiker, erlebte aber gleichzeitig die Verschlimmerung seiner Konzentrationsstörungen. Zusätzlich traten Schlafstörungen auf.

Die Biografie von Herrn Schön zeigte auch im Vorfeld der Erkrankung schon einige Besonderheiten. Er war als Einzelkind aufgewachsen. Der Vater, ein Norweger, hatte nach dem Krieg die Mutter kennen gelernt und war nach der Heirat, tätig als leitender Angestellter, in Deutschland geblieben. Herr Schön zeigte in der Schule eine besondere Begabung in den naturwissenschaftlichen und mathematischen Fächern. Er richtete sich im Keller des Elternhauses ein chemisches Labor ein und verbrachte viele Stunden mit chemischen Experimenten. Er hatte nur wenig soziale Kontakte mit seinen Mitschülern, Kontakte zu Frauen fehlten bis zur Erkrankung völlig. Die Sorge der Eltern über die eingeschränkten sozialen Verhaltensweisen des Sohnes wurden durch die schulischen Leistungen und auch durch die außerordentlichen Leistungen während des Studiums weitgehend zerstreut.

Auf Grund seines schlechten Befindens drängten die Eltern ihren Sohn zu einer zweiten Untersuchung bei einem anderen Psychiater. Dieser ging zunächst von einer depressiven Symptomatik aus, konnte aber den Verdacht auf eine beginnende Psychose auch nicht ganz entkräften. Herrn Schön wurde eine stationäre Aufnahme, zunächst zur diagnostischen Abklärung, empfohlen.

Bei der Aufnahme in der Klinik wirkte Herr Schön deutlich angespannt und unruhig, gab aber an, dass es ihm seit einigen Tagen sehr viel besser gehe und er sich auch wieder gut konzentrieren könne. Fast habe er den Eindruck, dass sich so etwas wie eine Überkonzentration eingestellt habe. Die Lektüre von Plato habe ihm dabei besonders geholfen. Jetzt beschäftige er sich mehr mit religiösen Themen. Er glaube, dass er in den nächsten Tagen zu Erkenntnissen kommen könne, die möglicherweise auch für die Menschheit insgesamt von Bedeutung sein könnten. Eine stationäre Aufnahme sei im Übrigen jetzt nicht mehr notwendig, er gehe davon aus, dass er gesund geworden sei und es auch bleibe. Herr Schön äußerte erstmals Kritik am Vorgehen der Psychiater, die nach seiner Meinung nichts anderes zu tun hätten, als jedem eine seelische Erkrankung anzudichten. Er war zu einer stationären Weiterführung der Behandlung nicht bereit und verließ die Klinik wieder.

In den folgenden Tagen riefen die Eltern mehrmals an und berichteten, Herr Schön habe sich völlig verändert. Zunächst habe er seine chemischen Experimente im Keller wieder aufgenommen. Im Gegensatz zu früher sei er aber plötzlich sehr kontaktfreudig und lade oft wildfremde Menschen in seine Wohnung ein. Die Eltern waren sehr besorgt und fühlten sich auf Grund einer Aussage ihres Sohnes – »mit euch habe ich auch noch ein Hühnchen zu rupfen« – bedroht. Die Einladung an Herrn Schön, sich nochmals in der Sprechstunde einzufinden, wurde von ihm zunächst ignoriert. Einige Tage später tauchte er sehr erregt bei dem Psychiater auf, der den stationären Aufenthalt empfohlen hatte. Der Patient warf ihm wütend Unfähigkeit vor und sprach ihm das Recht ab, ärztlich tätig zu sein. Er habe sich für eine Kampagne gegen Psychiater entschlossen und sei sich sicher, dass der Psychiater die nächste Woche nicht überleben werde. Er wolle aber nicht preisgeben, woher er diese Informationen habe. Daraufhin verließ er die Sprechstunde und tauchte in den nächsten Tagen unter.

Die Eltern fanden bei der Durchsuchung der Wohnung des Sohnes eine Reihe von Waffen, wie Messer, Schreckschusspistolen und Ähnliches. Einige Tage später meldete sich die Polizei aus einer anderen Stadt bei dem Psychiater und gab an, dass ein junger Mann auf die Wache gekommen sei mit der Absicht, ihn wegen Freiheitsverletzung anzuzeigen. Auf den Rat des Psychiaters hin wurde Herr Schön unverzüglich in die Klinik gebracht.

Erstaunlich war, dass sich Herr Schön zu diesem Zeitpunkt freiwillig in die stationäre Behandlung begab. In den nächsten Tagen fand er keinen Schlaf. Er ließ sich nur mit Mühe davon abhalten, überall auf der Station Kruzifixe aufzuhängen. Er gab an, die Station von den schädlichen Einflüssen der Psychiatrie befreien zu müssen und glaubte, dass nur ein Leben nach der Bibel Heil bringen könne. Der Patient ließ sich auf eine medikamentöse Behandlung ein, jedoch mit der Bemerkung, diese könne ihm nichts anhaben, weil er von Gott beseelt und letztlich auch geschützt sei.

Die Eltern des Patienten zeigten sich zunehmend von den Symptomen der Erkrankung belastet. Zunächst versuchten sie, den Sohn von seinen geäußerten Ideen abzu-

bringen und den Schaden durch die Erkrankung durch vermehrte Kontrollen zu mi-
nimieren. Zuletzt kümmerten sie sich rund um die Uhr um den Sohn und fürchteten
ständig, dass etwas passieren könnte. Bei der Aufnahme des Sohnes ins Krankenhaus
waren die Eltern völlig erschöpft, sie gaben an, zuletzt auch untereinander Spannungen entwickelt zu haben. Der Sohn habe sie bedroht und insbesondere die Mutter
hatte Angst vor aggressiven Angriffen des Sohnes entwickelt. Übereinstimmend berichteten die Eltern außerdem, wie wenig sie auf Hilfe von Freunden und professionellen Helfern hätten zurückgreifen können. Viele hätten den Ernst der Lage nicht
erkennen wollen, andere hätten sie für die Verhaltensweisen des Sohnes mitverantwortlich gemacht. Dadurch sei weder die Aufnahme in einem Krankenhaus möglich
gewesen, noch hätte man die Bedrohung durch den Sohn abwenden können.

▮▮▮ Symptome und Diagnose

Die Symptome der Manie sind nicht uniform und auch nicht auf das Vorherrschen eines
Glücksgefühls beschränkt. Die Manie beeinflusst den Aktivitätsgrad, die Stimmung,
das Denken und das Verhalten des Betroffenen. Ein höherer Aktivitätsgrad findet sich
bei allen Kranken. Im Rahmen dieser gehobenen Aktivität kommt es zu einem verminderten Schlafbedürfnis und meist zur Überschätzung der eigenen Möglichkeiten. Das
teilweise enorme Schlafdefizit trägt dazu bei, dass die Konzentrationsfähigkeit des Betroffenen nachlässt und schließlich eine konstruktive Handlung nicht mehr möglich ist.
Bei einem Teil der Fälle ist die Überaktivität mit einer gehobenen Stimmung verbunden, der Betroffene erlebt ein Glücksgefühl, glaubt sich im Besitz besonderer Erkenntnisse bis hin zu Größenideen und maßlosem Optimismus. Die Überaktivität kann aber
auch mit Reizbarkeit und Anspannung verbunden sein. Aggressivität und die Provokation zahlreicher sozialer Konflikte sind die Folge. Ähnlich wie bei der Depression sind
in der Manie auch die kognitiven Funktionen erheblich beeinträchtigt. Im Extremfall
ist der Kranke nicht in der Lage, einen zusammenfassenden Gedanken auszusprechen,
auch Ideenflucht kommt vor.
Die Überaktivität prägt das Kontaktverhalten von manischen Patienten. Im Umgang
mit ihnen entsteht leicht das Gefühl von Hektik und sinnloser Aktivität. Versuche, das
Verhalten aufeinander abzustimmen, sind schwierig oder unmöglich. Auffallend ist die
Unfähigkeit des Betroffenen, eigene Positionen und Meinungen zu relativieren und sie
so der Umgebung anzupassen. Die Fähigkeit, Dinge dialektisch zu betrachten, geht
verloren. Die Ruhelosigkeit in Verbindung mit der Reduktion der Kritikfähigkeit hat
in einigen Fällen leichtsinniges und verantwortungsloses Verhalten zur Folge, beispielsweise Anschaffungen, die eine enorme Überschuldung des betroffenen Kranken
und seiner Angehörigen nach sich ziehen. Einen guten Überblick über die Symptome
der Manie enthalten die Forschungskriterien der ICD-10 (siehe Tabelle 47).
Manische Syndrome können abrupt beginnen oder sich lange ankündigen. Sie sind
nicht in allen Fällen mit einer Krankheitsuneinsichtigkeit gekoppelt. Oft erleben sich
die Betroffenen ruhelos und ahnen krank zu sein, sind aber gegen die Überaktivität und
die damit verbundene Getriebenheit machtlos. Gerade zu Beginn der Erkrankung versuchen sich einige Patienten mit Alkohol oder anderen Drogen zu helfen. Der Alkoholkonsum kann dabei Ausmaße annehmen, die den Verdacht auf eine Alkoholkrankheit

nahe legen. Veränderungen im Aktivitätsniveau werden insbesondere bei der ersten manischen Episode von Betroffenen und Angehörigen mit Lebensereignissen in Verbindung gebracht. Ihnen fällt es dann besonders schwer, durch die Krankheit bedingtes Verhalten von »gesundem« Verhalten zu differenzieren. Die mit aggressiven, beleidigenden oder kränkenden Verhaltensweisen verbundenen Krankheitssymptome können Beziehungen oft nachhaltig und lange über das Krankheitsende hinaus stören.

Tabelle 47   Forschungskriterien der Manie nach ICD-10

1. gesteigerte Aktivität oder motorische Ruhelosigkeit
2. gesteigerte Gesprächigkeit
3. Konzentrationsschwierigkeiten oder Ablenkbarkeit
4. vermindertes Schlafbedürfnis
5. gesteigerte Libido
6. übertriebene Einkäufe oder andere Arten von leichtsinnigem oder verantwortungslosem Verhalten
7. gesteigerte Geselligkeit oder übermäßig viel Vertraulichkeit

Differentialdiagnose

Abhängig vom Schweregrad der Erkrankung ist es zunächst nicht immer einfach, die Krankheit von normalen Verhaltensweisen zu unterscheiden. Besonders hypomane Syndrome werden oft nicht als solche erkannt und bewertet. Manische und der Manie ähnliche Syndrome treten im Zusammenhang mit einer Reihe von anderen Erkrankungen auf. So kann beispielsweise die Einnahme von Drogen, insbesondere von Amphethaminen, Cocain oder LSD manische Syndrome verursachen. Diese Krankheitsbilder klingen jedoch weitgehend mit der Intoxikation ab. Wenn dies nicht der Fall ist, sollte an eine induzierte seelische Störung gedacht werden. Oft kommt es auch bei der Manie sekundär zu Substanzmissbrauch, etwa Alkoholmissbrauch. Bei somatischen Erkrankungen, beispielsweise einer Lebererkrankung, und bei hirnorganischen Störungen können manische Syndrome vorkommen. Sind manische Syndrome mit psychotischen Symptomen assoziiert, kann die Unterscheidung zu schizophrenen Psychosen äußerst schwierig sein. Manische Syndrome im Rahmen einer epileptischen Psychose kommen selten vor.

Erscheinungsbild und Unterformen

Manische Syndrome werden nach dem Schweregrad und dem Vorhandensein von psychotischen Symptomen unterschieden. Dabei sind die Übergänge zwischen den einzelnen Unterformen fließend. Zudem kann eine Hypomanie in ein manisches Syndrom übergehen und umgekehrt.
Die Kategorie manische Episode (F 30) darf nur für eine einzelne Episode verwendet werden. Wenn zuvor oder später depressive, manische oder hypomanische Episoden auftreten, muss eine bipolare affektive Störung diagnostiziert werden (F 31).

‖ Hypomanie

Bei der Hypomanie bleibt das Denken und Verhalten weitgehend geordnet, sodass vor allem die Hyperaktivität und die Veränderungen der Stimmung und des Antriebs die herausragenden Merkmale sind. Die berufliche und soziale Leistungsfähigkeit muss nicht beeinträchtigt sein. Die Fähigkeit, Entscheidungen zu treffen, verbessert sich. Dies kann von Menschen, die zuvor Schwierigkeiten bei Entscheidungen hatten, wie eine Befreiung empfunden werden. Weil die Hypomanie oft spät als Krankheit erkannt wird, die Motivation des Betroffenen Hilfe anzunehmen fehlt und die Angehörigen und professionellen Helfer keine Möglichkeit zum Gegensteuern finden, ist der soziale Schaden bei der Hypomanie oft recht groß. Da die Behandlung der Hypomanie häufig spät einsetzt, können hypomane Phasen lange andauern.

Hypomanie tritt gelegentlich auch kurz nach Abklingen einer Depression auf. Meistens sind diese Phasen kurz und erfordern nicht in jedem Fall eine spezifische Behandlung.

‖ Manische Syndrome

Beim manischen Syndrom (F 30) sind die Symptome ausgeprägter, eine mehr oder weniger ausgeprägte Störung der kognitiven Funktionen kommt dazu. In extremen Fällen kann die Störung ein Ausmaß annehmen, das den Betroffenen auf den Beobachter verworren und in seinen Handlungen vollständig unkoordiniert wirken lässt. Manische Episoden können daher auch von Laien rasch als Krankheit identifiziert werden. Eigen- und Fremdgefährdung können entstehen, sind jedoch nicht obligatorisch. Patienten mit manischen Episoden sind selten mitreißend oder unterhaltend, die Symptome werden vielmehr vom sozialen Kontext als störend empfunden. Ein Problem stellt in einigen Fällen die erhöhte Aggressivität des Betroffenen dar. Die damit verbundene geringere Frustrationstoleranz kann bei sozialen Konflikten zur Eskalation führen. In Verbindung mit Alkohol kann die Steuerungsfähigkeit möglicherweise verloren gehen. Weil der Krankheitswert der Symptome rasch deutlich wird, erfolgt der Therapiebeginn bei manischen Episoden relativ früh.

‖ Manie mit psychotischen Symptomen

Bei der Manie mit psychotischen Symptomen kommt es zusätzlich zu formalen zu inhaltlichen Denkstörungen, also wahnhaften Interpretationen. Kennzeichen dieser wahnhaften Störungen ist, dass die Wahnidee mit der Stimmung des Betroffenen übereinstimmt und die veränderte Stimmung dadurch bestätigt. Charakteristisch sind Größenideen, aber auch paranoide Wahnideen als Ausdruck verstärkter Reizbarkeit und Misstrauen. Religiöse Wahnvorstellungen sind ebenfalls möglich. Der Wahn des Manikers bezieht sich in besonderer Weise auf die Identität des Betroffenen und seine soziale Rolle. So fühlt sich der Betroffene auserwählt, für besondere Aufgaben bestimmt oder auch als Retter und Helfer. Halluzinationen können auftreten, sind jedoch eher selten. Ist der Wahn ausgeprägter, kann die Unterscheidung zwischen manischer und schizophrener Episode und einer schizoaffektiven Störung (siehe unten) schwer oder gar unmöglich sein. Klärung bringt oft erst der Verlauf der Erkrankung über einen langen Zeitraum.

ⅠⅠ Chronische Manien

Manische Episoden und die Hypomanie sind in den allermeisten Fällen zeitlich beschränkt. Die einzelne Episode dauert zwischen zwei Wochen und vier bis fünf Monaten. Über das Krankheitsbild der »chronischen Manie« wird kontrovers diskutiert. Sicher ist, dass bei einem Teil der Erkrankten, besonders bei der Hypomanie, auch zwischen den Episoden Einschränkungen zu beobachten sind. Überschneidungen ergeben sich mit der Zyklothymie und verschiedenen Persönlichkeitsstörungen, beispielsweise der paranoiden Persönlichkeit. Wegen dieser diagnostischen Schwierigkeiten ist der Begriff der chronischen Manie in die modernen Klassifikations-Systeme nicht übernommen worden. Lang andauernde manische Symptome finden sich auch bei hirnorganisch kranken Menschen. In diesen Fällen erscheinen das Denken und Handeln weitgehend fragmentiert und die Orginalität ist durch Quantität ersetzt (KRÖBER 1989).

ⅠⅠⅠ Erleben und Bewältigung der manischen Episode

Das subjektive Erleben in der manischen Episode hängt von Art und Ausmaß der Erkrankung ab. Gerade schwer Kranke ahnen, dass an ihrem Zustand etwas nicht in Ordnung ist. Viele Patienten beschreiben in der Retrospektive die Episode als nicht zu verändern oder zu kontrollieren. Im Gegensatz zur Schizophrenie ist daher nicht die Bedrohung im subjektiven Erleben vorherrschend, sondern die Unkontrollierbarkeit und die Zwangsläufigkeit des Verlaufes. Abhängig von der Persönlichkeit des Kranken und vom Ausmaß der sozialen Schäden im Rahmen der manischen Episode ist das symptomfreie Intervall durch Schuldgefühle bis hin zur Verzweiflung gekennzeichnet. Für die Betroffenen ist es schwierig, für die Manie Verantwortung zu übernehmen, sie als krankheitsbedingtes Verhalten zu verdeutlichen und vor diesem Hintergrund die sozialen Beziehungen wieder herzustellen. In der Selbstwahrnehmung sind die manischen Episoden wie ausgestanzt wirkende Lebensabschnitte, in denen bestimmte Einstellungen und Persönlichkeitsmerkmale isoliert ausgelebt werden. Schwierig wird es, wenn die Manie die Funktion einer Lösung sonst unlösbarer innerer oder äußerer Konflikte einnimmt (»was ich schon immer einmal machen wollte«). Folge ist ein Dilemma: Die Lösung eines Problems ist nur durch die Schaffung eines anderen, vielleicht größeren Problems möglich.

Die Bewältigung der Erkrankung hat viel mit der Kontrolle der Symptome zu tun. Manche Patienten deklarieren, die Probleme grundsätzlich im Griff zu haben, wobei die Gefahr besteht, dass schwierige Situationen nicht erkannt und Gefahren ignoriert werden. Andere versuchen durch Alkoholkonsum beginnende manische Symptome zu bekämpfen. Häufig ist auch die Entwicklung einer fatalistischen Haltung mit biologischen Erklärungsversuchen zu beobachten. Während der manischen Episode ergeben sich besondere Anforderungen an den Partner des Patienten; häufig kommt es zu Beleidigungen und Kränkungen mit oft lange nicht heilenden sozialen Wunden. In manchen Fällen wird die Kontrolle der Symptome an den Partner delegiert und es entsteht ein Autonomie-Abhängigkeitskonflikt; dabei wird der Partner zur ständigen Kontrolle des eigenen Verhaltens ermuntert und gleichzeitig für die daraus resultierenden Einschränkungen kritisiert. Folge sind oft unversöhnliche Haltungen der Partner untereinander. In diesen Fällen bildet sich der Konflikt des Betroffenen in seinem sozialen Kontext ab und bedingt eine auch für den Therapeuten deutlich werdende charakteristische Konstellation. Einige Betroffene führen die manische Episode auf psychosoziale Auslöser zurück; sie bringen die Manie in Verbindung mit Überforderungen, belastenden Lebensereignissen und Kränkungen.

ⅲ Auswirkungen manischer Episoden auf das soziale Netz und die soziale Integration

Viele Menschen sind nach Abklingen der manische Episode weniger durch die Folgen der Erkrankung als durch soziale Folgen beeinträchtigt. Diese können die Krankheitsbewältigung und die Integration der Episode in den Lebensentwurf sehr erschweren. Etwa kann ein in der Manie aufgehäufter Schuldenberg viele Jahre die Lebensperspektive beeinflussen.

In Partnerschaft und Familie gerät die anhaltende Sorge vor neuen Episoden manchmal zum bestimmenden Element des familiären Lebens. Verhaltensweisen des Betroffenen werden aufmerksam daraufhin beobachtet und analysiert, ob sie eine weitere manische Entgleisung ankündigen. Eine fortlaufende Auseinandersetzung über Normalität ist die direkte Folge. Vielfach sind die Betroffenen selbst, aber auch die Angehörigen davon überzeugt, dass das Krankheits- oder »Fehl«verhalten während der manischen Episode gesühnt werden müsse. Ständige Schuldgefühle gegenüber den Mitgliedern des sozialen Kontextes sind die Folge. Manische Episoden und auch die Hypomanie können zur Arbeitsunfähigkeit führen. Der Verlust des Arbeitsplatzes kann wiederum zu dauerhaften sozialen Einschränkungen führen, auch wenn die Krankheit selbst keine dauerhaften Einschränkungen der Arbeitsfähigkeit des Betroffenen nach sich zieht.

ⅲ Verlauf der Manie

Die erste manische Episode tritt meist zwischen dem 25. und dem 30. Lebensjahr auf. Nur bei 29 Prozent der Erkrankten kommt es nach der ersten manischen Episode zu keinem Rezidiv, wobei Krankheitsverläufe mit ausschließlich manischen Episoden selten sind: meist weisen sie auf eine bipolare oder schizoaffektive Störung hin. Abgesehen von der familiären Belastung finden sich vor der Erkrankung wenige charakteristische Auffälligkeiten.

Über den langfristigen Verlauf der Manie gibt es nur wenig zuverlässige Daten. Offensichtlich ist der Verlauf jedoch nicht so günstig wie früher angenommen. In einer 12-Monats-Katamnese fanden sich bei 44 Prozent der Patienten Restsymptome, abhängig von der Compliance und dem sozioökonomischen Status der Betroffenen (STRABOWSKI u. a. 1998). Wie bei der Schizophrenie scheinen die prämorbide Funktionsfähigkeit und die Persönlichkeit einen bedeutsamen Einfluss auf den Verlauf der akuten Krankheitsepisode zu haben. In einer Reihe von Fällen kommt es zur Entwicklung von seelischen Behinderungen (RAHMAN / INDRAN 1997). Die Prognose der Manie entspricht etwa der von schizophrenen Erkrankungen. Eine langfristige therapeutische Begleitung hilft bei etwa 30 Prozent der Patienten mit bipolaren Störungen den Verlauf erheblich zu verbessern. Dabei ist insbesondere die Behandlung mit Medikamenten berücksichtigt (KRÖBER u. a. 1998). Über den Einfluss psychotherapeutischer Interventionen auf den Verlauf der Erkrankung ist nur wenig bekannt.

363

▪▪▪ Therapie der manischen Episode

Bei der Therapie der Manie ist es hilfreich, medikamentöse und psychotherapeutische Therapieelemente miteinander zu kombinieren. Die Ziele der Therapie sind:

Die Bewältigung der aktuellen Krise (Akutbehandlung) Oft wenden sich nicht die Betroffenen selbst, sondern die Angehörigen an psychosoziale Helfer. Wird das von ihnen als problematisch wahrgenommene Verhalten als krankhaft identifiziert, folgen die Beratungen darüber, welche Schritte erforderlich sind, um den Schaden durch die Erkrankung möglichst klein zu halten. Auch wenn gelegentlich eine rasche therapeutische Intervention am Widerstand des Patienten scheitert, ist oft zielgerichtetes und schnelles Handeln günstiger als ein abwartendes und auf die Mitarbeit des Patienten spekulierendes Vorgehen. Hat der betroffene Patient in der Vergangenheit negative Erfahrungen mit psychiatrischen Versorgungsinstitutionen gemacht, kann dies beim Helfer Überlegungen anstoßen, ihm korrigierende und günstigere Erfahrungen zu ermöglichen. Diese Haltung kann gerechtfertigt sein, wenn damit eine Kontinuität der Betreuung einhergeht und der Helfer auch für die weiteren therapeutischen Schritte die Verantwortung übernimmt und übernehmen kann. Manchmal scheint es günstiger, mit dem Kranken einen Konflikt durchzustehen, als später die negativen Folgen manischer Episoden zu verarbeiten. Auf jeden Fall muss klar werden, dass der Helfer alles tun will, um zur Beendigung der manischen Episode beizutragen.

Die Aufklärung über die Erkrankung und die Möglichkeiten der Behandlung Weil dem Patienten, seinem Partner und den Angehörigen und Freunden die Unterscheidung zwischen krankem, bösartigem und normalem Verhalten besonders schwer fällt, ist eine sorgfältige Information des Patienten und seiner Angehörigen ein wichtiger Schritt, um den Schaden durch die Erkrankung zu verkleinern. Informiert werden soll über Erscheinungsbild und Verlauf der Erkrankung, die medikamentöse Akutbehandlung und Rezidivprophylaxe sowie das Erkennen von Frühsymptomen. Besonders bei der Hypomanie kann dies schwierig sein, weil einzelne Verhaltensweisen nicht als eindeutig krank identifiziert werden können. Wichtig ist der Hinweis, dass während der Erkrankung die Verhaltenssteuerung erheblich beeinträchtigt sein kann, um den Patienten von Schuldgefühlen zu entlasten, die eine angemessene Krankheitsbewältigung erschweren können. Günstigstes Ergebnis der Information ist, wenn der Patient und seine Angehörigen den Eindruck gewinnen, aktiv gegen die Erkrankung vorgehen zu können und wenn die nächsten konkreten Schritte gemeinsam erarbeitet worden sind.

Die Einordnung der Erkrankung in die Lebenssituation und die Erarbeitung notwendiger Entwicklungsschritte Bereits in der Akutbehandlung ist ein wesentliches Ziel der Therapie, die Erkrankung für den Patienten zu kontextualisieren. Damit ist es dem Patienten und seinen Angehörigen möglich, die Entwicklungsoption, die sich durch die Erkrankung ergibt, zu erkennen und der Erkrankung damit einen persönlichen und sozialen Sinn zu geben. Biologische Erklärungen der Erkrankung können für den Patienten entlastend sein, reduzieren jedoch auch seine Möglichkeiten, durch Verhaltens- und Einstellungsänderungen auf die Erkrankung zu reagieren.

Affektive Störungen

Die Sicherung des sozialen Netzes inklusive der Aufarbeitung von Kränkungen Nach Abklingen der akuten Symptomatik sollten die emotionalen und sozialen Folgen der manischen Episode bearbeitet werden. Wichtig ist, langfristigen Beziehungsstörungen (noch eine Rechnung offen haben) und Verhärtungen vorzubeugen, etwa dadurch, dass die Angehörigen über ihre Verletzungen und Kränkungen sprechen. Der Therapeut als Vermittler kann ermöglichen, dass über Emotionen, insbesondere Schuldgefühle gesprochen wird und Beziehungen geklärt werden. Die Frage, wie offen der Patient über seine Erkrankung (etwa mit Arbeitgebern) sprechen sollte, ist meist nicht eindeutig zu beantworten und stellt damit eine Übung dar, Ambivalenz auszuhalten und abwägende Entscheidungen zu treffen.

Die Gewährleistung von Schutz vor neuen Erkrankungen Ein zentrales Therapieziel bei manischen Erkrankungen ist die Sicherstellung der R e z i d i v p r o p h y l a x e . Dazu muss der Patient motiviert werden, psychiatrische Hilfe anzunehmen und Vertrauen zu den Behandlern aufzubauen. Hierzu ist eine gute therapeutische Beziehungen hilfreich. Während der stationären Behandlung sollte die ambulante Nachbehandlung vorbereitet werden. Die Behandlungskontinuität wird es dem Patienten später erlauben, einen Teil der notwendigen Kontrollen über seinen Gesundheitszustand an den Behandler zu delegieren und sich selbst damit zu entlasten. Eine relative Sicherheit vor weiteren manischen Episoden ist weiterhin Voraussetzung, dass dem Patienten ein kontinuierlicher Lebensentwurf möglich wird.

Maßnahmen und Absprachen zur Krisenbewältigung bei einer weiteren Krankheitsepisode Auch bei einer guten Zusammenarbeit zwischen Patient und Therapeut und der sorgfältigen Durchführung vorbeugender Maßnahmen wird es bei einem Teil der Patienten zu Rückfällen kommen. Die Maßnahmen, die bei einem Rückfall getroffen werden müssen, sollten rechtzeitig mit dem Patienten und seinen Angehörigen vorbesprochen werden. Hier kann die Vereinbarung eines B e h a n d l u n g s v e r t r a g e s sinnvoll oder die Einrichtung einer Betreuung notwendig sein. Vereinbarungen zur Krisenintervention haben das Ziel, der Entwicklung von Hilflosigkeit vorzubeugen und das Gefühl der Sicherheit bei den Betroffenen und ihren Angehörigen zu erhöhen. Trotzdem muss oft Ambivalenz akzeptiert und bearbeitet werden, ohne die Klarheit der Entscheidungen in Frage zu stellen.

Die Absprache von langfristigen Therapiezielen Die Therapie bei manischen Erkrankungen muss langfristig angelegt sein. Es ist ungünstig, wenn die Therapie auf die Vorbeugung weiterer manischer Episoden beschränkt wird, weil dadurch eine einseitige Fixierung auf die Symptomatik gebahnt wird. Bei den langfristigen Therapiezielen sollten daher auch Erwartungen des Patienten an seine individuelle Entwicklung, die Lösung von persönlichen Problemen und die Berücksichtigung persönlicher Sinnfindungen eingehen.

II **Haltungen gegenüber manischen Patienten**

In der Beziehung zum manischen Patienten werden sich all jene Konflikte und Probleme wiederfinden, die zu Entstehung und Aufrechterhaltung der Symptomatik beigetragen haben. Insbesondere in der akuten Phase muss der Helfer bereit sein, die Auseinandersetzungen auszuhalten, die der Patient eigentlich mit seinem sozialen Kontext führen will. Dabei werden die Kategorien Gut und Böse, Recht und Unrecht, Stärke und Schwäche immer eine Rolle spielen. Der Helfer wird manchmal darauf angewiesen sein, Zeit zu gewinnen. Nach Abklingen der manischen Episode können die Themen Schuld und Kontrolle im Vordergrund stehen und die Frage, inwieweit das eigene Schicksal selbstbestimmt werden kann oder nicht.

Der Dialog mit dem Patienten zielt auf Kompromisse zwischen einer *Entweder-oder-* und einer *Sowohl-als-auch-Haltung* ab. Der Umgang mit Gefühlen wie Angst, Aggressivität und Freude spielt im Hintergrund mit. Helfer haben bei Manikern oft das Problem, mit Abwertungen und Zurückweisungen zurechtkommen zu müssen. Notwendige Zwangsbehandlungen aktualisieren die Themen Macht und Zwang. Im Rahmen der akuten Erkrankung muss der Helfer darauf hinweisen, dass Lösungen Zeit brauchen, während er im symptomfreien Intervall betonen muss, dass zur Resignation kein Anlass besteht. All diese Besonderheiten erschweren die Herstellung einer kontinuierlichen und tragfähigen Beziehung und damit die Auswertung von Erfahrungen. Häufig sind stationäre und ambulante Behandlungen nicht integriert, wodurch die Helfersysteme die Trennung des Erlebens, wie sie vom Kranken selbst realisiert wird (manisch versus normal versus depressiv), nachvollziehen und möglicherweise verstärken.

Medikamentöse Behandlung

Eine manische Episode erfordert die Behandlung mit Psychopharmaka. Es stehen dafür eine Reihe wirksamer Medikamente zur Verfügung. Dazu gehören Lithium, Carbamazepin, hochpotente Neuroleptika und Valproinsäure. Als ergänzende Medikamente können eventuell niederpotente Neuroleptika und Tranquilizer bei spezieller Indikation eingesetzt werden (etwa bei Schlafstörungen). Bei der medikamentösen Therapie muss zwischen Akutbehandlung und Rezidivprophylaxe unterschieden werden. Dabei lassen sich alle Medikamente zur Prophylaxe auch in der Akutbehandlung der Manie einsetzen. Bei hypomanen Syndromen kann in Einzelfällen auf eine medikamentöse Behandlung verzichtet werden, insbesondere bei den hypomanen Nachschwankungen nach einer längerfristigen depressiven Episode.

Behandlung der akuten Erkrankung

In der Akutbehandlung der Manie werden in erster Linie hochpotente Neuroleptika und Lithium eingesetzt. Obwohl von vielen Autoren Lithium als Mittel der ersten Wahl empfohlen wird, werden häufiger Neuroleptika in der Praxis eingesetzt (ADLER u. a. 1994). Grund dafür ist die bessere Steuerbarkeit der neuroleptischen Therapie. Die Neuroleptikatherapie ist aber auf der anderen Seite durch eine höhere Nebenwirkungsrate gekennzeichnet. In der Regel wird eine Lithium-Behandlung auf jeden Fall empfohlen.

Lithiumtherapie Bei der Behandlung mit Lithium erfolgt die Dosierung nach dem Serumspiegel (empfohlener Spiegel 0,9–1,4 mmol/l). Die Lithiumtherapie ist bei ca. 80 Prozent der Patienten wirksam (SWANN u. a. 1987). Die Wirkung kann sich schon in der ersten Behandlungswoche zeigen, tritt aber meist nach der ersten Woche ein.

Neuroleptika Zur Behandlung der Manien wird die Gabe mittlerer Dosen eines hochpotenten Neuroleptikums empfohlen (z. B. 10 mg/Tag Haloperidol). Höhere Dosierungen erbringen keine bessere Wirksamkeit. Eine Wirkung tritt nach ca. drei Tagen ein. Auch hier ist bei 80 Prozent der Patienten mit einer Wirkung zu rechnen. Neuroleptika können auch intravenös verabreicht werden, was eventuell bei Patienten mit Noncompliance notwendig werden kann. Unter der intravenösen Gabe ist aber die Nebenwirkungsrate besonders hoch. Bei der neuroleptischen Therapie muss bei etwa 60 Prozent der Patienten mit Nebenwirkungen gerechnet werden, insbesondere Parkinsonoiden, Akathesien und Frühdyskinesien. Diese Nebenwirkungen sind in der Regel abhängig von der Dosis.

Carbamazepin Carbamazepin hat eine dem Lithium vergleichbare Wirksamkeit bei der Behandlung der Manie. Die Wirkung von Carbamazepin scheint rascher einzutreten, ist aber nicht so zuverlässig wie die Wirkung von Lithium. Carbamazepin kann vor allem bei Lithium-Unverträglichkeit eingesetzt werden. Die Dosierung sollte zwischen 400 und 1600 Milligramm pro Tag liegen, mit Serumkonzentrationen zwischen 9–12 Mikrogramm (FINZEN 1991; CONALVES/STOLL 1985) (Nebenwirkungen siehe das Kapitel über Psychopharmaka).

Valproat Eine weitere Möglichkeit und Alternative zum Lithium stellt das Antiepileptikum Valproat dar, das eine lithiumähnliche Wirkung hat. Wegen des geringeren Erprobungsgrades ist das Valproat aber sicher ein *Reservetherapeutikum*. Bei etwa zwei Dritteln der Patienten ist eine Wirkung zu erwarten. Der Wirkungseintritt liegt zwischen der ersten und zweiten Woche. Zur Behandlung sollte ein Serumspiegel von 50–150 µg/ml erreicht werden. Dazu sind Dosierungen von 900–1800 mg erforderlich. Die Dosis sollte in den ersten drei Behandlungstagen langsam erhöht werden, um den notwendigen Serumspiegel zu erreichen (WALDEN u. a. 1997).

Rezidivprophylaxe Da eine isolierte manische Episode selten ist, sollte bereits bei der ersten Erkrankung mit dem Patienten über die Möglichkeit diskutiert werden, weiteren Erkrankungsphasen vorzubeugen. Das Lithium ist das erprobteste Medikament zur Rezidivprophylaxe. Wegen der geringen therapeutischen Spannbreite muss die Behandlung von einer regelmäßigen Kontrolle des Serumspiegels begleitet werden. Eine langfristige Behandlung mit Lithium wird vom Patienten meist gut vertragen, wenn er sorgfältig über die Risiken einer Lithium- Behandlung aufgeklärt worden ist. Im subjektiven Erleben berichten einige Patienten nach Einstellung auf Lithium, dass ihre Stimmung nivelliert sei und sie sich nicht mehr so begeisterungsfähig fühlten.

Da Lithium ein Salz ist, erhöht sich der Flüssigkeitsbedarf des Patienten. Er sollte darauf hingewiesen werden, Durstgefühlen nachzugeben, aber dabei auf den Energiegehalt der Getränke zu achten, weil sonst eine Gewichtszunahme droht. Bei einem Teil der Patienten entwickelt sich im Rahmen der Lithium-Therapie ein Tremor, der eventuell eine Überdosierung anzeigt. Der Tremor kann durch die Gabe eines Beta-Blockers reduziert werden. Bei Operationen müssen besondere Regeln beachtet werden (siehe Kapitel Psychopharmaka).

Bei der Unverträglichkeit von Lithium wird die Behandlung mit Carbamazepin empfohlen. Unter dieser Behandlung sind Nebenwirkungen häufiger, obwohl Vergiftungen mit Carbamazepin wegen der größeren therapeutischen Breite seltener sind als unter Lithium. Zu beachten ist, dass Carbamazepin durch eine Enzyminduktion eine vorübergehende Erhöhung der Leberenzyme verursachen kann. Regelmäßige Laboruntersuchungen der Leberwerte sind dann erforderlich. Als Reservetherapeutikum im Rahmen der Rezidivprophylaxe kann das Valproat eingesetzt werden.

Fragwürdig erscheint eine längerfristige Behandlung mit Neuroleptika, da mit den anderen Therapiemethoden wirksame Verfahren zur Verfügung stehen und bei Neuroleptika Spätdyskinesien auftreten können. Daher sollte eine dauerhafte Behandlung mit Neuroleptika, eventuell in Form der Gabe von Depot-Neuroleptika, die Ausnahme darstellen.

‖ Psychotherapie bei manischen Episoden

Galt noch vor einigen Jahren die Psychotherapie der Manie schwierig oder unmöglich, wird dagegen heute von einigen Autoren ein psychotherapeutischer Zugang für möglich gehalten (KRÖBER 1988 und 1992). Psychotherapeutische Techniken können helfen, den oder die auslösenden Konflikte der Erkrankung zu identifizieren, bessere Lösungsmöglichkeiten zu erarbeiten und zur Kontextualisierung der Erkrankung beizutragen. Voraussetzung ist nach S. MENTZOS (1995), dass die Manie nicht nur als abgewehrte Depression betrachtet wird, sondern dass sie als eigenständiger Lösungsversuch eines inhaltlichen Konfliktes verstanden wird. Ziel der Behandlung sei, so Mentzos, angemessen positivierend zu intervenieren. Dies beinhaltet, dass dem Patienten Verständnis für die Aufkündigung des Gehorsams und die Revolution gegen das strenge Über-Ich signalisiert wird, ohne jedoch dabei zu vergessen, auf die Risiken und Unangemessenheit der Ausprägung dieser Revolution aufmerksam zu machen.

Ein psychotherapeutischer Zugang hilft dem Betroffenen sicherlich bei der Bewältigung seiner Erkrankung und trägt dazu bei, dass die Entwicklungsaufgaben angegangen werden, auf die durch die Erkrankung hingewiesen wird. Leider lässt sich zur Zeit nicht abschätzen, inwieweit die psychotherapeutische Behandlung die akute Manie beeinflussen kann und welcher Beitrag zur Rezidivprophylaxe damit geleistet wird. Denkbar ist, dass analog zur Behandlung schizophrener Patienten das Erkennen von Frühsymptomen möglicherweise bei der Rezidivprophylaxe genutzt werden kann. Das Setting der Behandlung muss auf den gegenwärtigen Zustand des Patienten abgestimmt werden. In der akuten Phase sind kurze Kontakte, oft gemeinsam mit den Angehörigen, sinnvoll; im symptomfreien Intervall ist ein klassisches psychotherapeutisches Vorgehen denkbar.

‖ Einzeltherapie

Für die Einzeltherapie manisch erkrankter Patienten gelten grundsätzlich die gleichen Regeln wie allgemein für Psychotherapie (siehe dort). Die Charakteristika manischer Erkrankungen legen jedoch die Bearbeitung spezifischer Themen nahe:

▶ Leistungs- und Normenorientierung (Über-Ich)
▶ Bedrohung und Bedrohungsabwehr (Kontrolle und Ressourcen)
▶ Entscheidungen und Kompromisse (Autonomie-Abhängigkeit)

Die Beschäftigung mit sozialen Normen und deren inneren Abbildungen umfasst die Auseinandersetzung mit dem eigenen Selbst und dem Selbstwert. Die Relativierung von übertriebenen Leistungsanforderungen und einem erhöhten Ich-Ideal kann helfen, Anspannungen zu reduzieren, die durch ständige innere Leistungsimpulse unterhalten werden. Im symptomfreien Intervall werden die Angst vor dem Rückfall und eventuell Schuldgefühle wegen des Verhaltens innerhalb der manischen Episode ein wichtiges Thema darstellen.

Mit der Bedrohung durch die Erkrankung ist das Thema verbunden, inwieweit der Betroffene in der Lage ist autonom zu entscheiden und ein Gefühl der Unabhängigkeit zu entwickeln. Mit diesem Thema korrespondiert die Frage, inwieweit Beziehungen ausschließlich im Sinne der Abhängigkeit erlebt werden oder aber die Entwicklungsaspekte von Beziehungen wahrgenommen werden können. Hier kann die Einzeltherapie über die Thematisierung der vorhandenen Konflikte hinaus ein Übungsfeld darstellen für einen offenen, ehrlichen und konstruktiven gemeinsamen Dialog.

▪ **Hilfen für die Angehörigen und Partner**

Die Integration der Angehörigen, insbesondere der Partner in die Therapie scheint auch empirisch gestützt eine positive Auswirkung auf den Verlauf bipolarer Erkrankung zu haben (PARIKH u. a. 1997). Die Themen Normen, Bedrohungen und Autonomie sind Bereiche, die für die Manie und die Partnerschaft eine konvergente Bedeutung haben. Ziel ist zunächst, eine Verhärtung der Standpunkte zwischen den Partnern oder innerhalb der Familie zu vermeiden und den Partnern zu ermöglichen, zu einer Lösung der Probleme und einer Bewältigung der Erkrankung beizutragen.

Bei der Arbeit mit den Familien wird der Therapeut leicht in die Rolle des Schiedsrichters, der zwischen den Parteien vermitteln soll (SIMON u. a. 1989) gedrängt. Er sollte dafür Verständnis zeigen, dabei aber die Frage des Entweder-oder, die Unterscheidung zwischen Recht und Unrecht relativieren. Ein schwieriges und wichtiges Thema für die Partner ist die Unterscheidung von durch Krankheit bedingtem und normalem Verhalten. Dieses Thema ist wichtig, weil sonst die Gefahr besteht, dass Krankheit alle Alltagsdialoge und -konflikte beeinflusst und damit das Gleichgewicht innerhalb der Partnerschaft bedroht.

Bipolare Störungen

Vorbemerkung

Rezidivierende manische Erkrankungen und das Auftreten sowohl manischer als auch depressiver Phasen gelten als Zeichen und als diagnostisches Kriterium der bipolaren Störung. Bipolare Störungen scheinen bei den affektiven Störungen eine Sonderrolle einzunehmen: Das durchschnittliche Erkrankungsalter ist niedriger als bei den depressiven Störungen und die familiäre Häufung bei den bipolaren Erkrankungen ist deutlich ausgeprägter. Das subjektive Erleben der Betroffenen wird von der Frage bestimmt, wie ein Gleichgewicht hergestellt werden kann. Die Bewältigung der Depression ist mit dem Risiko einer manischen Entgleisung verbunden, und die überwundene Manie kann den Betroffenen in ein depressives Loch stoßen. Partner und Familienmitglieder halten manchmal die Depression für das kleinere Übel, während die Betroffenen selbst die manischen Episoden als angenehmer erleben.

Erscheinungsformen der bipolaren Störung

Bipolare affektive Störungen (F 31) können in der Schwere der Symptomatik, der Abfolge der einzelnen Episoden, dem Abstand zwischen den Episoden und der Dauer der Erkrankung insgesamt erheblich variieren. Eine zuverlässige Voraussage des Verlaufes ist nicht möglich. Depressive und manische Episoden können isoliert voneinander auftreten oder auch direkt aufeinander folgen. Auch wenn der Verlauf zwischen den Betroffenen sehr variiert, kann er individuell relativ stereotyp sein und im Erleben des Erkrankten der Eindruck einer gewissen Zwangsläufigkeit entstehen lassen.

Zyklothymien

Es gibt andauernde bipolare Störungen, für die in den neueren Klassifikationen der Begriff Zyklothymie (F 34) reserviert ist. In früheren Klassifikationen wurde er auch als Synonym für bipolare affektive Erkrankungen verwendet (BRIEGER / MARNEROS 1997). Stimmungsschwankungen prägen bei der Zyklothymie dauerhaft die Situation des Patienten. Es kommen subdepressive Verstimmungszustände und hypomane Phasen vor. Der Übergangsbereich zu bipolaren Störungen auf der einen und normalen Stimmungsschwankungen auf der anderen Seite ist fließend. In den neueren Klassifikationen wird die Zyklothymie nicht als Persönlichkeitsstörung gesehen, obwohl eine hohe Komorbidität zu den Persönlichkeitsstörungen besteht. Ähnlich wie bei der Dysthymie ist die Objektivität der Diagnose nicht befriedigend, eine empirische Absicherung steht noch aus. Wie bei allen andauernden seelischen Störungen ist das Chronifizierungsrisiko hoch, obwohl die sozialen Folgen der Zyklothymie noch wenig untersucht sind. Die Folge der Chronifizierung kann Grund für die Inanspruchnahme von Hilfe darstellen.

Rapid Cycling

Bei einer kleinen Gruppe bipolar erkrankter Patienten kommt es zu einem raschen Wechsel zwischen manischen und depressiven Episoden. Von einem »Rapid Cycling« wird gesprochen, wenn innerhalb eines Jahres mehr als vier Phasen auftreten. Gelegentlich kann bei derart erkrankten Patienten die Symptomatik innerhalb eines Tages mehrfach hin und her schwanken. Da medikamentöse Interventionen immer mit einer gewissen Latenz wirken, gestaltet sich die Therapie oft schwierig. Die ständigen Stimmungsschwankungen und die damit verbundene Ungewissheit sind dabei eine große Belastung für den Patienten. Erschwerend kommt hinzu, dass insbesondere Antidepressiva im Verdacht stehen, den schnellen Wechsel der Symptomatik zu fördern (WEHR u. a. 1988). Bei Patienten und Helfern ist viel Geduld erforderlich, um eine halbwegs erträgliche Stabilisierung zu erreichen.

Ätiologische Modelle

Die ätiologischen Modelle der bipolaren Störungen entsprechen weitgehend denen der Manien, zumal manische Episoden meist im Zusammenhang mit einer bipolaren Störung stehen. Man geht von einer multifaktoriellen Genese der jeweiligen Krankheitsphase aus.

Biologische Modelle

Affektive Erkrankungen generell zeigen in allen Familienstudien eine familiäre Häufung. Das familiäre Lebenszeitrisiko (d. h. das Risiko eines Angehörigen 1. Grades, irgendwann zu erkranken) schwankt für affektive Erkrankungen in den Familien von Patienten jedoch erheblich (MAIER / PROPPING 1991).

Die überwiegende Mehrheit der publizierten Familienstudien belegt jedoch eine deutliche Erhöhung des Wiederholungsrisikos bei allen Angehörigen von Patienten mit einer bipolaren affektiven Erkrankung (3–10 Prozent). Diese Wiederholungswahrscheinlichkeit ist deutlich höher als bei unipolar depressiven Patienten (0,5–2 Prozent). In Zwillingsstudien ergab sich für die bipolaren Erkrankungen eine Konkordanzrate von 80 Prozent. Da bereits bei der zweiten manischen Episode von einer bipolaren Störung ausgegangen wird, ist auf Grund dieser familiären Häufung ein genetisch determinierter biologischer Faktor bei der Entstehung wahrscheinlich. Mittlerweile gibt es eine Reihe Untersuchungsbefunde zum Genotyp bipolarer Erkrankungen (PROPPING u. a. 1994), die aber kein konsistentes Bild ergeben. Weitgehend Unklarheit besteht über den Phänotyp der Erkrankung.

ıı Entwicklungspsychologische Modelle

In der Psychoanalyse werden manische Episoden vorwiegend als antidepressiver Mechanismus angesehen. Der Bedrohung des Selbstwertgefühls durch die Depression werde durch die Verleugnung der Realität begegnet, bei gleichzeitig regressiver Aufblähung des Ichs (MENTZOS 1995).

Klinische Beobachtungen unterstützen diese Auffassung. Einerseits stehen manische Episoden in zeitlichem Zusammenhang mit Lebensereignissen, die häufig auch depressive Erkrankungen auslösen können – manische Patienten wirken oft so, als ob ihnen eigentlich zum Weinen zumute sei. Die Manie kann andererseits auch als alternative Lösung zur depressiven Verarbeitung eines Problems angesehen werden. In beiden Fällen fußt die Manie nach der psychodynamischen Auffassung auf einem ungelösten existentiellen Konflikt. Auch der manische Lösungsversuch ist nach psychodynamischer Auffassung unzureichend und führt zu keinem Ergebnis. Es wird von einem Über-Ich-Konflikt ausgegangen, zwischen einem hohen normorientierten Ich-Ideal auf der einen und einem unzureichenden Selbstwertgefühl auf der anderen Seite. Zwischen Anspruch und Wirklichkeit klafft nach dieser Auffassung eine so große Lücke, dass keine Kompromissbildungen mehr möglich sind. Die manische Episode erscheint als Angriff auf die wenig geachteten Seiten der eigenen Persönlichkeit. Eine solche These drängt sich gerade bei den Patienten auf, die im sogenannten maniefreien Intervall durch äußere Unauffälligkeit, Leistungsorientierung und Skrupelhaftigkeit auffallen und sich große Mühe geben sich sozial anzupassen. Nach diesem Modell kommt es dann zum Ausbruch einer manischen Episode, wenn dem Patienten ein Kompromiss oder die Regulation des inneren Konfliktes auf Grund aktueller Ereignisse nicht mehr gelingt.

In der systemischen Theorie wird die Manie ebenfalls im Zusammenhang mit der Depression betrachtet. Ziel ist die Beschreibung von Mustern oder Konstellationen, die zur Entstehung der Manie beitragen oder den Fortbestand der Symptome begünstigen. Ähnlich wie bei den psychoanalytischen Vorstellungen stehen hier die Wirklichkeitskonstruktionen im Mittelpunkt des Interesses. Beispielsweise beschreibt H. STIERLIN (1989) mit seiner Arbeitsgruppe sogenannte schizoaffektive Muster nach den folgenden Kategorien:

1. Wirklichkeitskonstruktionen – hier wird zwischen einer weichen und harten Realität unterschieden;

2. logische Muster – die Unterscheidung erfolgt zwischen einem Entweder-oder- und einem Sowohl-als-auch-Muster;

3. zeitliche Muster – hier werden synchrone und diachrone Muster unterschieden;

4. Beziehungsmuster und Koalitionen – als Beschreibung von Subsystemen.

Im Vergleich zu Familien mit einem schizophrenen Mitglied streichen die Autoren für Familien mit einem manisch-depressiven Patienten heraus, dass dort eine harte klare Realität vorherrsche mit unveränderlichen Wertvorstellungen und einer um Deutlichkeit bemühten Kommunikation. Bei den logischen Mustern herrsche ein *Entweder-oder-Denken* vor. Offene Konflikte würden verleugnet oder deren Lösbarkeit bestritten. Diachrone zeitliche Muster herrschten vor, die Gleichzeitigkeit von verschiedenen Ereignissen oder Gefühlen werde geleugnet. In den Beziehungsmustern herrschten klare und feste Beziehungsdefinitionen vor. Wechsel der Koalitionen gebe es lediglich in zeitlichem Wechsel. Entsprechend gestalte sich die affektive Zuschreibung in relativ klaren und unverändert gleichen Einschätzungen.

Die so formulierte systemische Theorie im Rahmen manisch-depressiver Erkrankungen ähnelt stark psychoanalytischen Vorstellungen, nur dass der Konflikt inter- und nicht intrapsychisch gesehen wird. In beiden Fällen wird die These vertreten, dass aus verschiedensten Gründen eine Kompromissbildung oder eine dialektische Auflösung schwer oder nicht möglich sei.

ⅲ Erleben von bipolaren Störungen

Verglichen mit unipolaren Störungen hat die Auseinandersetzung mit der seelischen Stabilität eine größere Bedeutung. Der Betroffene steht vor der Aufgabe seine *gesunde* I d e n t i t ä t zu finden, sie oft ganz neu zu definieren. Es fällt schwer, im Wechselbad der Stimmungen Entwicklungsmöglichkeiten zu erkennen, denn jede innere und äußere Bewegung wird kritisch danach beurteilt, ob sie eine erneute Krankheitsphase ankündigt. Die Suche nach Festigkeit durch Entwicklung kann einen möglichen Lösungsversuch dieses Dilemmas darstellen. Die Lebensplanung ist für viele Patienten erschwert.

ⅲ Verlauf der bipolaren Störungen

Der Verlauf bipolarer Störungen ist sehr variabel. Nicht immer kommt es zwischen den Episoden zu einer vollständigen Rückbildung der Symptomatik. Die Entwicklung von psychischen Behinderungen ist möglich und nicht so selten wie früher vermutet. Zuverlässige empirische Daten darüber gibt es jedoch nicht. Inwieweit sich die bipolaren Psychosen mit dem Alter verändern, ist nicht klar. Ähnlich wie bei der Schizophrenie ist jedoch zu vermuten, dass sich der Umgang mit der Erkrankung mit der Zeit verbessert und sich der Verlauf zumindest im subjektiven Erleben des Patienten zum Guten wendet.

ⅲ Auswirkungen auf das soziale Netz

Die Auswirkungen auf das soziale Netz entsprechen denen bei der Manie. Suche nach Stabilität und Sicherheit spielt eine wichtige Rolle. Beispielsweise können bei der beruf-

Affektive Störungen

lichen Entwicklung weniger die Auswirkungen der Erkrankung als lange Ausfallzeiten zu Problemen führen. Für den Betroffenen selbst ist durch die Erkrankung die Planung von Zukunftsperspektiven erschwert; dies strahlt auch auf das soziale Netz, insbesondere die Familie aus. In der Partnerschaft geht es um die Themen Sicherheit, Stabilität und Autonomie.

ⅠⅠⅠ Bewältigung der Erkrankung

Viele Aspekte der Bewältigung affektiver Erkrankungen gelten auch für bipolare Störungen. Wenig untersucht ist, welche spezifischen Bewältigungsmuster sich bei bipolaren Erkrankungen als günstig und welche sich als weniger günstig erwiesen haben, wobei der vermehrte Konsum von Alkohol und anderen Drogen einen eher negativen Effekt auf den Erkrankungsverlauf zu haben scheint. Die Art der Bewältigung hängt auch von den Krankheitsepistemen des Kranken ab, die unter anderem die Art der Kontrollüberzeugung bestimmen. Bei bipolar Erkrankten finden sich häufig Sichtweisen, die von einem schicksalhaften Verlauf der Erkrankung ausgehen. Die Suche nach »dem richtigen Medikament« kann eine Metapher für erhoffte Stabilität und Sicherheit werden, wobei die Gefahr besteht, dass dabei erforderliche Entwicklungsaspekte zu kurz kommen. Ob Unflexibilität bei der Bewältigung der Erkrankung eine ungünstige Form darstellt, ist aber nicht sicher (HEIM 1988).

ⅠⅠⅠ Therapeutische Möglichkeiten

ⅠⅠ Behandlung der akuten Erkrankung

Die Behandlung der akuten Erkrankung richtet sich nach der jeweils im Vordergrund stehenden Symptomatik. Die Behandlung des depressiven Syndroms erfolgt in der Regel wie bei unipolaren Depressionen, ebenso die Behandlung der Manie. Der Wechsel in der Symptomatik erfordert eine hohe Flexibilität im Hinblick auf die Kooperation mit dem Patienten. Kontinuität in einer stabilen therapeutischen Beziehung, in der alle Aspekte der Krankheit und deren Bewältigung berücksichtigt werden, ist besonders wichtig. Die Behandlung sollte verschiedene Aspekte – Medikamente, Gespräche, psychoedukative Ansätze und Berücksichtigung des sozialen und familiären Kontextes – integrieren und zu einem Gesamtbehandlungskonzept zusammenfassen. Wenn der Therapeut und das therapeutische Team genügend Sicherheit vermitteln können, wird es für den Patienten einfacher sein, eigene Entwicklungsschritte anzugehen und die Angst vor der Zukunft abzubauen.

Zum Behandlungsplan gehört schon anfangs das Gespräch über die Kriseninterventionen bei auftretenden Rezidiven. Dazu sollte die gegenwärtige Krankheitsphase im Hinblick auf Auslösebedingungen und Schutzfaktoren sorgfältig ausgewertet werden. Schon während der akuten Behandlung muss dem Patienten deutlich werden, dass eine eventuell notwendige stationäre Wiederaufnahme keine Niederlage sein muss oder ein Versagen darstellt. Wenn die einzelne Episode recht lang ist, die Episoden rasch aufeinander folgen oder zwischen den Phasen keine ausreichende Stabilität erreicht werden kann, kann die bipolare Erkrankung für den Betroffenen eine außerordentliche Belastung darstellen. Hoffnungslosigkeit und erhöhte Suizidalität können die Folge sein. Da auch die Behandler und das Behandlungsteam hoffnungslos und perspektivelos werden können, muss der Behandlungsverlauf immer wieder auf solche Risiken hin überprüft werden (fehlende Behandlungskontinuität, stagnierende Hilfeleistung).

■ **Psychopharmakologische Behandlung**

Die pharmakologische Behandlung richtet sich nach der Art und dem Schweregrad der akuten Symptomatik. Depressionen werden mit Antidepressiva eventuell in Kombination mit Lithium und Manien mit Lithium und / oder Neuroleptika behandelt. Bei einem schnellen Wechsel zwischen Depression und Manie muss die medikamentöse Behandlung rasch an den aktuellen Zustand angepasst werden, weil in der manischen Episode Antidepressiva einen verstärkenden Effekt haben können und in der depressiven Episode hochpotente Neuroleptika die depressive Verstimmung vertiefen können. In den Fällen, in denen es zu keiner Verbesserung kommt, sollte auf die oben beschriebenen alternativen Verfahren zurückgegriffen werden (Carbamazepin, Valproat etc). Kombinationsverfahren sind nur in Ausnahmefällen zulässig. Beim Rapid Cycling reicht eventuell eine Behandlung mit Lithium nicht aus; eine Behandlung mit Valproat kann hilfreich sein (BENKERT / HIPPIUS 1996) und der Verzicht auf eine antidepressive Behandlung.

■ **Psychotherapeutische Behandlung**

Auch die psychotherapeutische Behandlung muss sich an der jeweiligen Symptomatik orientieren. Ziel ist der Dialog über eine gesunde Identität. Der therapeutische Dialog wird geprägt sein von der Dialektik zwischen Sicherheit und Entwicklung, Mut und Schuld, Initiative und Geduld.

II Rezidivprophylaxe

Zur Rezidivprophylaxe bipolarer Störungen stehen mittlerweile eine Reihe hochwirksamer Medikamente zur Verfügung. Eine vorbeugende medikamentöse Behandlung ist in der Regel hilfreich und oft unverzichtbar. Die medikamentöse Behandlung sollte im Kontext eines Gesamtbehandlungskonzeptes stehen, das durch eine stabile therapeutische Beziehung getragen wird. Die therapeutische Begleitung des Patienten ist in den ersten Jahren der Erkrankung intensiver, weil die Auseinandersetzung mit der Krankheit und deren Bewältigung eine große gemeinsame Anstrengung erfordert. Später reicht oft eine niederfrequente Therapie aus.

■ **Psychopharmaka**

Zur Rezidivprophylaxe eignen sich Lithium, Carbamazepin und Valproat. Eine Behandlung mit Antidepressiva zur Vermeidung von weiteren depressiven Episoden wird in der Praxis oft durchgeführt, obwohl ein entsprechender Effekt nicht unbedingt gesichert ist. Möglicherweise tritt ein vorbeugender Effekt nur bei hoch dosierten Antidepressivagaben ein, sodass der Nutzen einer solchen Behandlung sorgfältig abgewogen werden sollte. Die Dauerbehandlung mit Neuroleptika wird wegen der Behandlungsrisiken nur in wenigen Fällen indiziert sein. Für die Dauer der Rezidivprophylaxe gibt es noch keine zuverlässigen Daten. Meist wird eine »lebenslange« Behandlung empfohlen, da nach Absetzen des Lithium Rückfälle von erheblicher Schwere beschrieben wurden

Affektive Störungen

und in der Folgezeit mit der Lithiumbehandlung nicht mehr der gleiche positive Effekt erreicht werden konnte.

⁞⁞⁞⁞ Schizoaffektive Störungen

⁞⁞⁞ Vorbemerkung

Die Entwicklung von Wahnsymptomen im Rahmen depressiver und manischer Erkrankungen zeigt den großen Überschneidungsbereich zwischen schizophrenen Psychosen und affektiven Störungen. Vor allem Wahnsymptome im Rahmen der Manie können die Unterscheidung zur Schizophrenie äußerst schwer machen. Treten typische Symptome der Schizophrenie und der affektiven Störung gleichzeitig oder nur wenige Tage voneinander getrennt auf, wird von einer schizoaffektiven Störung gesprochen. Im Sinne der Einheitspsychose wurden schizoaffektive Störungen als Übergangsphänomene zwischen schizophrenen Psychosen und affektiven Störungen betrachtet und sind auch als Randpsychosen, Mischpsychosen oder Zwischenfälle bezeichnet worden. Ein anderer Ansatz sieht die schizoaffektiven Störungen als eigenständige Krankheiten, wie zum Beispiel das Modell der zykloiden Psychosen nach Leonhard (PFUHLMANN 1988; SAUER 1990). In der ICD-10 und dem DSM IV sind sie unten dem Kapitel »Schizophrenie« aufgeführt. Wir werden sie aus didaktischen Gründen im Folgenden besprechen.

⁞⁞⁞ Diagnose und Differentialdiagnose

Bei den schizoaffektiven Störungen (F 25) wird zwischen einer schizo-manischen und einer schizo-depressiven Episode unterschieden. Voraussetzung ist der enge zeitliche Zusammenhang zwischen schizophrenen und eindeutig affektiven Symptomen. Von einer schizoaffektiven Störung kann auch dann gesprochen werden, wenn die Differenzierung zwischen affektiver Störung und schizophrenieformer Störung nicht mit Sicherheit möglich ist und wenn die Wahnphänomene stimmungsinkongruent sind. Eine exakte Abgrenzung zu den schizophrenen Psychosen und den affektiven Störungen ist dabei nicht immer leicht. So kommen bei schizophrenen Patienten im Anschluss an eine akute Erkrankung durchaus im Rahmen eines postremissiven Erschöpfungssyndroms schwere depressive Verstimmungszustände vor und auch die Wahnphänomene bei depressiven Patienten und Manikern können an eine schizophrenieforme Psychose erinnern. Auch ist es nicht immer leicht den Wahn als stimmungskongruent zu identifizieren.

⁞⁞⁞ Charakteristika der schizoaffektiven Störung

Die Häufigkeit (Inzidenz) schizoaffektiver Psychosen in der Allgemeinbevölkerung ist bisher nicht untersucht. In einer Schätzung liegt die Häufigkeit schizo-manischer Syndrome bei 1,7, die schizo-depressiver bei 4,0 pro 100000 Einwohner. Das durchschnittliche Ersterkrankungsalter liegt bei ca. 25 Jahren und entspricht damit dem Wert für die Schizophrenie. Die Angaben über die Geschlechtsverteilung sind uneinheitlich, es überwiegen Frauen. Dies gilt insbesondere für die schizo-depressive Störung. Es gibt Hinweise dafür, dass schizoaffektive Störungen im Vergleich zu Schizophrenien eine bessere Prognose haben, besonders bei guter prämorbider Adaptation und plötzlichem Erkrankungsbeginn. Schizo-depressive Störungen haben möglicherweise einen deutlich schlechteren Ausgang als schizo-manische.

Auf Grund von Familienuntersuchungen ist gesichert, dass bei Verwandten 1. Grades das Risiko psychischer Störungen erhöht ist, jedoch kein erhöhtes Risiko besteht, ebenfalls an einer schizoaffektiven Störung zu erkranken. Dies spricht für die Heterogenität dieser Erkrankung. Ein bipolarer Verlauf, das Auftreten von schizo-depressiven und schizo-manischen Episoden, spricht für ein höheres Erblichkeitsrisiko. Wie bei fast allen anderen seelischen Erkrankungen finden sich auch bei den schizoaffektiven Psychosen vor der Erkrankung keine prädisponierenden Persönlichkeitsstrukturen.

Auch beim subjektiven Erleben, den Auswirkungen auf das soziale Netz und bei der Bewältigung der Erkrankung nimmt die schizoaffektive Psychose eine Mittelstellung zwischen Schizophrenie und affektiven Störungen ein. Etwa finden sich im Kommunikationsverhalten der Familien Merkmale, die für Familien schizophren wie auch für Familien affektiv Erkrankter charakteristisch sind. Für die soziale Prognose sind das durchschnittliche Ersterkrankungsalter und Störungen der prämorbiden Persönlichkeit bedeutsam. Von einer spezifischen Konstellation für schizoaffektive Erkrankungen kann nicht ausgegangen werden.

Therapie der schizoaffektiven Störungen

Die Behandlung schizoaffektiver Psychosen erfolgt in Abhängigkeit von der jeweils im Vordergrund stehenden Symptomatik. Der Gesamtbehandlungsplan und das therapeutische Team müssen eine hohe Flexibilität aufbringen, um dem Patienten in der jeweiligen Krisensituation zur Seite stehen zu können. Die Unterscheidung in akute Behandlung und Rezidivprophylaxe ist sinnvoll, wobei in jeder Behandlungsphase soziotherapeutische, psychotherapeutische und medikamentöse Behandlungsansätze miteinander kombiniert werden müssen. Wie bei den affektiven Erkrankungen und der Schizophrenie ist die Berücksichtigung des sozialen Kontextes und das Einbeziehen der Familie in die Behandlung förderlich, im Hinblick auf die Rückfallprophylaxe und die Bewältigung der Erkrankungen unerlässlich. Zur medikamentösen Behandlung kommen Antidepressiva, Lithium, Carbamazepin, Valproat und Neuroleptika in Frage, je nach vorherrschender Symptomatik. Für die Rezidivprophylaxe scheint eine Einstellung auf Lithium, eventuell in Kombination mit Carbamazepin, von Nutzen zu sein. Betrachtet man die schizoaffektiven Störungen als Zwischenform, so kann im Einzelfall auch eine Dauerbehandlung mit Neuroleptika versucht werden. Eine kritische Überprüfung des Erfolges sollte jedoch selbstverständlich sein.

Literatur

ADLER, L.; ULRICH, M. u. a. (1994): Praxis der stationären Akutbehandlung der Manie. In: *Fortschr. Neurol. Psychiat*, 62, S. 479–488.

Affektive Störungen

AMANN, G. (1991): Die Relevanz der Dauer einer Depression für das soziale Netzwerk und die soziale Unterstützung. In: *Der Nervenarzt*, 62, S. 557–564.

ANGST, J. (1993): Die depressive Verstimmung als Schaltstelle psychiatrischer Störungen. In: HELL, D. (Hg.): Ethologie der Depression. Stuttgart, Jena.

ANGST, J.; DOBLER-MIKOLA, A. (1986): Assoziation von Angst und Depression auf syndromaler und diagnostischer Ebene. In: HELMCHEN, H.; LINDEN, M. (Hg.) (1986): Die Differenzierung von Angst und Depression. Heidelberg u. a.

ARIETI, S.; BEMPORAD, J. (1983): Depression. Stuttgart.

BECK, A. (1983): Cognitive therapy of depression: New perspectives. In: CLAYTON, P.; BARRETT, J. (Hg.): Treatment of depression: Old controversies and new approaches. New York.

BECK, A. (1991): Cognitive Therapy. In: *American Psychologist*, 46, S. 368–375.

BECKMANN, H.; HAAS, S. (1984): Therapie mit Benzodiazepinen: Eine Bilanz. In: *Der Nervenarzt*, 55, S. 111–121.

BENEDETTI, G. u. a. (1983): Psychosentherapie. Stuttgart.

BENKERT, O.; HIPPIUS, H. (1996): Psychiatrische Pharmakotherapie. Heidelberg u. a.

BISCHOF, N. (1993): Zur Funktionalität von Hilflosigkeit. In: HELL, D.: Ethologie der Depression. Stuttgart / Jena.

BOWLBY, J. (1987): Verlust, Trauer und Depression. Frankfurt a. M.

BRIEGER, P.; MARNEROS, A. (1997): Was ist Zyklothymie. In: *Der Nervenarzt*, 68, S. 531–544.

BRONISCH, T. (1990): Dysthyme Störungen. In: *Der Nervenarzt*, 61, S. 133–139.

CARTER, A.; GOLDRICK, M. (1980): The Family Life Cycle. New York.

CIPS (1981): Internationale Skalen für Psychiatrie. Weinheim.

CONALVES, N.; STOLL, K. D. (1985): Carbamazepin bei manischen Syndromen. In: *Der Nervenarzt*, 56, S. 43–47.

DILLING, H.; MOMBOUR, W.; SCHMIDT, M. H. (1991): Internationale Klassifikation psychischer Störungen: ICD-10 (Kapitel V). Bern u. a.

EDWARDS, J. G. (1995): Suicide and antidepressants. Controversies on prevention, provocation and self poisoning continue. In: *British Medical Journal*, 310, S. 205–207.

ERNST, C. (1997): Epidemiologie depressiver Störungen im Alter. In: RADEBOLD, H. u. a. (Hg.): Depressionen in Alter. Darmstadt.

FELDMANN, H. (1994): Melancholie als Daseinsverfassung. In: *Der Nervenarzt*, 65, S. 11–17.

FIEDLER, P. (1991): Kritische Lebensereignisse, soziale Unterstützung und Depression. In: MUNDT, Ch.; FIEDLER, P. u. a. (Hg.): Depressionskonzepte heute: Psychopathologie oder Pathopsychologie? Heidelberg u. a

FIEDLER, P.; LEEB, B. u. a. (1994): »Verdeckte Kritik« als »Expressed Emotion (EE)« in der Partnerschaft depressiver Patienten: eine Konstruktvalidierung mittels SASB. In: *Zeitschrift für klinische Psychologie*, 23, S. 52–60.

FINZEN, A. (1991): Carbamazepin bei der Behandlung der Manie und der Rückfallprophylaxe manisch-depressiver Erkrankungen. In: *Psychiatrische Praxis*, 18, S. 1–8.

FOLKERTS, F. (1995): Elektrokrampftherapie. In: *Deutsches Ärzteblatt*, 92, S. 264–269. Diskussion zum Beitrag. In: *Deutsches Ärzteblatt*, 93 (1996), S. 160–163.

FREUD, S. (1917): Trauer und Melancholie. Band X der gesammelten Werke. Frankfurt a. M.

FRITZE, J.; DECKERT, J. u. a. (1992): Zum Stand der Aminhypothese depressiver Erkrankungen. In: *Der Nervenarzt*, 63, S. 3–13.

GIEDKE, H.; GEILENKIRCHEN, R.; HAUSER, M. (1992): The timing of partial sleep deprivation in depression. In: *Journal of Affective Disorders*, 25, S. 117–128.

GRAWE, K.; DONATI, R.; BERNAUER, F. (1994): Psychotherapie im Wandel. Von der Konfession zur Profession. Göttingen.

GRUEN, K. J. (1993): Stress and depression: Toward the development of integrative models. In: GOLDBERGER, L.; BEZNITZ, S. (Hg.): Handbook of stress. New York.

HÄFNER, H. (1985): Sind psychische Krankheiten häufiger geworden? In: *Der Nervenarzt*, 56, S. 113–119.

HAHLWEG, K. (1991): Interpersonelle Faktoren bei depressiven Erkrankungen. In: MUNDT, Ch.; FIEDLER, P. u. a. (Hg.): Depressionskonzepte heute: Psychopathologie oder Pathopsychologie? Heidelberg u. a.

HAUTZINGER, M. (1991): Das Beck-Depressionsinventar in der Klinik. In: *Der Nervenarzt*, 62, S. 689–696.

HAUTZINGER, M. (1995): Psychotherapie und Pharmakotherapie bei Depressionen. In: *Der Psychotherapeut*, 40, S. 373–380.

HAUTZINGER, M.: Antidepressives Bewältigungsverhalten. In: WOLFERSDORF, M. u. a. (Hg.): Klinische Diagnostik und Therapie der Depression. Regensburg.

HAUTZINGER, M.; STARK, W.; TREIBER, R. (1989): Kognitive Verhaltenstherapie bei Depressiven. Materialien für die psychosoziale Praxis. Weinheim u. a.

HAUTZINGER, M.; STARK, W.; TREIBER, R. (1988): Kognitive Verhaltenstherapie bei Depressiven. Materialien für die psychosoziale Praxis. Weinheim u. a.

HEIM, E. (1988): Coping und Adaptivität: Gibt es geeignetes und ungeeignetes Coping? In: *Psychoth. Med. Psychol.*, 38, S. 8–18.

HEIMANN, H. (1979): Psychophysiologie endogener Psychosen. In: *Schweizer Archiv für Neurol., Neurochi. und Psychiatrie*, 125, S. 231–252

HELL, D. (1982): Ehen depressiver und schizophrener Menschen. Heidelberg u. a.

HELL, D. (1992): Welchen Sinn macht Depression. Reinbek.

HELMCHEN, H.; LINDEN, M. (Hg.) (1986): Die Differenzierung von Angst und Depression. Heidelberg u. a.

HERRLE, J.; KÜHNER, C. (1994): Depression bewältigen. Ein kognitiv-verhaltens-therapeutisches Gruppenprogramm nach P. M. Lewinsohn. Weinheim.

JAKUBASCHK, J. (1994): Depression und Aggression bei den Amischen. In: *Der Nervenarzt*, 65, S. 590–597.

JICK, S. S.; DEAN, A. D.; JICK, H. (1995): Antidepressants and suicide. In: *British Medical Journal*, 310, S. 215–218.

JONG-MEIER, R. de (1992): Der Beitrag psychologischer Konzepte zum Verständnis depressiver Erkrankungen. In: *Zeitschrift für klinische Psychologie*, 21, S. 133–155.

KASPER, S. (1994): Diagnostik und Therapie der saisonal abhängigen Depression (SAD). In: *Der Nervenarzt*, 65, S. 69–72.

KASPER, S.; KASPER, A. (1994): Langzeitbehandlung affektiver Störungen. In: *Der Nervenarzt*, 65, S. 577–589.

Affektive Störungen

KEITNER, G. I.; MILLER, I. W. (1990): Familiy functioning and depression. An overview. In: *American J. Psychiatry*, 147, S. 1128–1137.

KLERMAN, G.; WEISSMAN, M. u. a. (1985): Interpersonal psychotherapy of depression. New York.

KLERMAN, G. L.; WEISSMAN, M. (1993): Conjoint Interpersonal Psychotherapy of Depressed Patient with marital Disputes. In: KLERMAN, G. L.; WEISSMAN, M.: New Applications of Interpersonal Psychotherapy. Washington.

KNÄUPER, B.; WITTCHEN, H. (1995): Epidemiologie der Major Depression. In: *Zeitschrift für klinische Psychologie*, 24, S. 8–21.

KÖRNER, J.; NÖTHEN, M.; PROPPING, P. (1996): Genetische Beratungen bei psychischen Erkrankungen. In: *Der Nervenarzt*, 76, S. 3–14.

KRAEPELIN, E. (1909): Psychiatrie. Ein kurzes Lehrbuch für Studierende und Ärzte. Leipzig.

KRÖBER, H. L. (1988): Bipolare Persönlichkeit und manische Aussage. In: JANZARIK, W. (Hg.): Persönlichkeit und Psychose. Stuttgart.

KRÖBER, H. L. (1989): Bedeutung der chronischen Manie. In: *Der Nervenarzt*, 60, S. 745–749.

KRÖBER, H. L. (1992): Akute Krisen bei Manien. In: *Nervenheilkunde*, 11, S. 1–3.

KRÖBER, H. L.; ADAM, R.; SCHEIDT, R. (1998): Einflüsse auf die Rückfälligkeit manisch Depressiver. In: *Der Nervenarzt*, 69, S. 46–52.

KUIPER, P. (1997): Seelenfinsternis. Frankfurt a. M.

KULAL, J.; HELLE, P. (1986): Motivational and volitional determinants of depression. In: *Journal of Abnormal Psychology*, 95, S. 247–251.

LANGER, G.; HEIMANN, H. (1983): Psychopharmaka – Grundlagen der Therapie. Wien / New York.

LEEB, H.; MUNDT, Ch. u. a. (1993): Verdeckte Kritik – Ein neues Kriterium zur Bestimmung des Expressed Emotion Index nach dem Five Minute Speech Sample bei Partnern depressiver Patienten. In: *Der Nervenarzt*, 64, S. 727–729.

LINDEN, M. (1985): Krankheitskonzepte von Patienten. In: *Psychiatrische Praxis*, 12, S. 8–12.

MAHNKOPF, A. (1995): Systemische Elemente in der Depressionsbehandlung. In: BOCK, T.; BUCK, D. u. a. (Hg.): Abschied von Babylon. Bonn.

MAHNKOPF, A.; RAHN, E. (1997): Angehörigenarbeit in der Depressionsbehandlung. In: WOLFERSDORF, M. (Hg): Depressionsstationen. Heidelberg u. a.

MAIER, W.; PROPPING, P. (1991): Die familiäre Häufung psychischer Störungen und die Konsequenzen für die psychiatrische Diagnostik. In: *Der Nervenarzt*, 62, S. 398–407.

MARNEROS, A.; DEISTER, A. (1990): Chronische Depressionen – Psychopathologie, Verlaufsaspekte und prädisponierende Faktoren. In: MÖLLER, H. J. (Hg.): Therapieresistenz unter Antidepressiva-Behandlung. Heidelberg u. a.

MATTEJAT, F. (1985): Familie und psychische Störungen. Stuttgart.

MELLER, I.; FICHTER, M.; WITZKE, W. (1989): Die Inanspruchnahme psychiatrischer Dienste in der Gesamtbevölkerung. In: *Der Nervenarzt*, 60, S. 462–471.

MENTZOS, S. (1995): Depression und Manie. Göttingen.

MÖLLER, H. J. (1988): Syndrome und Verlaufsformen affektiver Störungen sowie Probleme ihrer psychometrischen Erfassung. In: ZERSSEN, D. v.; MÖLLER, H. J. (Hg.): Affektive Störungen. Heidelberg u. a.

MÖLLER, H. J. (1991): Therapieresistenz auf Antidepressiva: Risikofaktoren und Behandlungsmöglichkeiten. In: *Der Nervenarzt*, 62, S. 658–669.

MUNDT, Ch. (1991): Endogenität von Psychosen. Anachronismus oder aktueller Wegweiser für die Pathogeneseforschung? In: *Der Nervenarzt*, 62, S. 3–15.

PARIKH, S. V.; KUSUMAKAR, V. u. a. (1997): Psychosocial interventions as an adjunct to pharmacotherapy in bipolar disorder. In: *Can. J. Psychiatry*, 42, S. 74–78.

PFUHLMANN, B. (1998): Das Konezpt der zykloiden Psychosen – Entwicklung, klinischer Stellenwert und derzeitiger Stand der Forschung. In: *Fortschr. Neurol. Psychiat.*, 66, S. 1–9.

PHILIP, M.; MAIER, W. u. a. (1986): Angst, Depression und körperliche Symptome. In: HELMCHEN, H.; LINDEN, M. (Hg.): Die Differenzierung von Angst und Depression. Heidelberg u. a.

PÖLDINGER, W.; WIDER, W. (1986): Die Therapie der Depression. Köln.

PROPPING, P.; NÖTHEN, M. u. a. (1994): Assoziationsuntersuchungen bei psychiatrischen Erkrankungen. In: *Der Nervenarzt*, 65, S. 725–740.

QUINT, H. (1984): Wege des therapeutischen Zugangs zum depressiven Patienten. In: *Psycho*, 10, S. 715–722.

RAHMAN, M.; INDRAN, S. (1997): Disability in schizophrenia and mood disorders in a developping country. In: *Soc. Psychiatry Epidemiol.*, 32, S. 387–390.

REETZ-KOKOTT, U.; MÜLLER-OERLINGHAUSEN, B. (1996): Hat sich die medikamentöse Behandlung der Manie im klinischen Alltag verändert? In: *Der Nervenarzt*, 67, S. 229–234.

REIMER, Ch. (1995): Tiefenpsychologische Zugänge zu depressiv Kranken. In: *Psychotherapeut*, 40, S. 367–372.

REITER, L. (1995): Die Rolle der Angehörigen in der Therapie depressiver Patienten. In: *Psychotherapeut*, 40, S. 358–366.

REITER, L. (1993): Paartherapie mit depressiven Patienten. In: HELL, D. (Hg.): Ethologie der Depression. Stuttgart / Jena.

RICHTER, P.; DIEBOLD, K.; SCHUTZZOLL, M. (1993): Zur Persönlichkeit unipolar depressiver Patienten. In: *Der Nervenarzt*, 64, S. 572–577.

RIEMANN, D.; SCHNITZLER, M. u. a. (1994): Depression und Schlaf – Der gegenwärtige Forschungsstand. In: *Fortschr. Neurol. Psychiatr.*, 62, S. 458–478.

ROSE, H. K. (1991): Affektive Syndrome. In: KISKER, K. P.; FREYBERGER, H. u. a. (Hg.): Psychiatrie, Psychosomatik, Psychotherapie. Stuttgart / New York.

SASS, H.; WITTCHEN, H. U.; ZAWDIG, M. (1996): Diagnostische Kriterien und Differentialdiagnosen des diagnostischen und statistischen Manuals psychischer Störungen DSM IV. Weinheim.

SAUER, H. (1990): Die nosologische Stellung schizoaffektiver Psychosen. In: *Der Nervenarzt*, 61, S. 3–15.

SAUER, H.; LAUTER, H. (1987): Elektrokrampftherapie. I. Wirksamkeit und Nebenwirkungen der Elektrokrampftherapie. In: *Der Nervenarzt*, 58, S. 201–209.

SAUER, H.; LAUTER, H. (1987a): Elektrokrampftherapie. II. Indikationen, Kontraindikationen und therapeutische Technik der Elektrokrampftherapie. In: *Der Nervenarzt* 58, S. 210–218.

SAVIOTTI, M. (1983): Der therapeutische Zugang zum depressiven Patienten. In: BENEDETTI, G. (Hg.): Psychosentherapie. Psychoanalytische und existentielle Grundlagen. Stuttgart.

SCHÖPF, J. (1989): Lithiumzugabe zu Thymoleptika als Behandlung therapieresistenter Depressionen. In: *Der Nervenarzt*, 60, S. 200–205.

SCHRAMM, E.; BERGER, M. (1995): Zum gegenwärtigen Stand der interpersonellen Psychotherapie. In: *Der Nervenarzt*, 65, S. 2–10.

SCHÜSSLER, G.; GRISCHKE, M.; RÜGER U. (1992): Krankheitsbewältigung bei depressiven Erkrankungen. In: *Der Nervenarzt*, 63, S. 416–421.

SIMON, F.; WEBER, G. u. a. (1989): Schizoaffektive Muster: Eine systemische Beschreibung. In: *Familiendynamik*, 14, S. 190–230.

STERNBACH, H. (1991): Serotonin Syndrom. In: *Am. J. Psychiatry*, 148, S. 705.

STEVANS, A.; FOERSTER, K. (1995): Diagnostik und Umgang mit neurotischen Arbeitsstörungen. In: *Der Nervenarzt*, 66, S. 811–819.

STIERLIN, H.; WEBER, G. u. a. (1986): Zur Familiendynamik bei manisch-depressiven und schizoaffektiven Psychosen. In: *Familiendynamik*, 11, S. 265–285.

STRABOWSKI, S. M.; KECK, P. u. a. (1998): Twelfth-month outcome after the first hospitalization for affective psychosis. In: *Arch. Gen. Psychiatry*, 55, S. 49–55.

STRAUSS, E. (1929): Das Zeiterleben in der endogenen Depression und in der psychopathischen Verstimmung. In: *Fortschr. Neurol. Psychiat.*, 68, S. 640–656.

SWANN, L. u. a. (1987): Lithium treatment of mania: Clinical characteristics, specifity of symptom change and outcome. In: *Psychiatr. Res.*, 18, S. 127–141.

TÖLLE, R. (1987): Persönlichkeit und Melancholie. In: *Der Nervenarzt*, 58, S. 327–339.

TÖLLE, R. (1991): Zur Tagesschwankung der Depressionssymptomatik. In: *Fortschr. Neurol. Psychiatr.*, 59, S. 103–116.

TÖLLE, R.; PEIKERT, A.; RIKE, A. (1987): Persönlichkeitsstörungen bei Melancholiekranken. In: *Der Nervenarzt*, 58, S. 227–236.

WAHL, R. (1994): Kurzpsychotherapie bei Depression. Opladen.

WALDEN, J.; HESSLINGER, B. u. a. (1997): Behandlung psychischer Erkrankungen mit dem Antiepileptikum Valproat. In: *Nervenheilkunde*, 16, S. 12–18.

WEHR, T. A.; SACK, D. A. u. a. (1988): Rapid cycling affective disorder: Contributing factors and treatment responses in 51 patients. In: *Am. J. Psychiatry*, 15, S. 31–39.

WITTCHEN, H. K.; ZERSSEN, D.v. (1987): Verlauf behandelter und unbehandelter Depressionen und Angststörungen. Heidelberg u. a.

WOLFERSDORF, M. (1992): Hilfreicher Umgang mit Depressiven. Göttingen / Stuttgart.

Affektive Störungen gehören zu den häufigsten psychischen Erkrankungen. Die Untergruppe der depressiven Störungen ist durch gedrückte Stimmung, Interessenverlust, Freudlosigkeit sowie durch Verminderung des Antriebs und der Aktivität gekennzeichnet. Zusätzlich kommt es zu zahlreichen anderen psychischen, körperlichen und interaktionellen Störungen (S. 311).

In den geltenden Klassifikationen ist die Unterscheidung der affektiven Störungen nach der vermuteten Ursache (neurotisch, endogen, reaktiv) aufgegeben worden. Unterschieden wird dagegen die Stärke der Symptomatik, der Verlauf (episodisch, langandauernd, rezidivierend) sowie das Vorhandensein von körperlichen Begleit- und Wahnsymptomen (S. 311 f.).

Affektive Störungen sind multifaktoriell bedingt. Biologische, entwicklungspsychologische und aktuelle Belastungsfaktoren tragen zu ihrer Entstehung bei.

Sie haben in vielen Fällen einen günstigen Verlauf. Während der akuten Erkrankungsphase sind aber viele Betroffene gefährdet. Insbesondere bei den langfristig verlaufenden depressiven Syndromen (S. 331) können stärkere psychosoziale Einschränkungen aus der Erkrankung resultieren.

Bei den affektiven Störungen ist eine hohe Komorbidität zu erwarten. Sie treten häufig in Folge anderer seelischer Erkrankungen auf.

Die Behandlung der affektiven Störungen orientiert sich an deren Schweregrad und ist in der Regel eine Kombinationstherapie. Verschiedene Wirkstoffgruppen von Antidepressiva stehen zur medikamentösen Behandlung zur Verfügung. Mit Lithium, Carbamazepin und Valproat kann zusätzlich noch eine Rezidivprophylaxe ermöglicht werden (besonders bei den bipolaren Erkrankungen).

Psychotherapeutisch ist eine stützende, Hoffnung vermittelnde Haltung gegenüber dem Betroffenen notwendig. Darüber hinaus sind spezifische psychotherapeutische Therapieverfahren für die Behandlung der Depression (S. 332 f.) entwickelt worden (kognitive Therapie, interpersonelle Psychotherapie).

Auch bei manischen Episoden (S. 356 f.) und bipolaren Erkrankungen ist (S. 368 ff.) neben der medikamentösen Behandlung ein psychotherapeutischer Zugang möglich, vor allem kann damit die Krankheitsbewältigung unterstützt werden.

Affektive Störungen

Abhängigkeitserkrankungen

Trotz ihrer häufigen Verbreitung haben Abhängigkeitserkrankungen in der Psychiatrie nur verzögert die Aufmerksamkeit erhalten, die ihnen eigentlich zusteht. Zunächst wurden sie nicht als eigenständige Erkrankung akzeptiert, später hinderten negative Therapieerwartungen einen rationalen Zugang zu diesem Thema. Auch die Diskussion über legale und illegale Drogen hat die Betreuung der Betroffenen erheblich geprägt und oft eine angemessene Hilfe der häufig schwer kranken Menschen behindert.

Inzwischen ist die Abhängigkeit als eigenständige Erkrankung anerkannt, die gesellschaftliche Ächtung des Abhängigkeitsproblems ist modifiziert worden und auch die Ergebnisse der Therapie haben sich deutlich verbessert. Die Relativierung des sogenannten *Abstinenzparadigmas* durch das Konzept der Harm-Reduction hat die Möglichkeiten der Suchttherapie erweitert, jedoch auch die Anforderungen an die Qualifikation des Suchttherapeuten erhöht. Die Suchtkrankenversorgung hat sich zwischenzeitlich zu einem eigenständigen Bereich innerhalb der psychiatrischen Versorgung entwickelt und bildet nun einen eigenen Schwerpunkt.

Abhängigkeitskranke Patienten sind eine Herausforderung an die interaktionelle und therapeutische Kompetenz der Helferinnen und Helfer. Dies mag auch ein Grund dafür sein, warum Suchtkranke nicht unbedingt zu den beliebtesten Patientengruppen gehören und sogar viele Therapeuten die Behandlung von Suchtkranken explizit aus ihrem Leistungskatalog herausnehmen. Gleiches gilt für viele Einrichtungen der komplementären und ambulanten psychiatrischen und psychotherapeutischen Versorgung.

Die Abhängigkeitserkrankung führt den betroffenen Menschen in der Regel in körperliches, psychisches und soziales Elend und oft in einen frühen Tod. Sie zerstört vielfach die Würde des Menschen, weil sie die Selbstachtung aufhebt und die Akzeptanz des betroffenen Menschen in seinem sozialen Netz zerrüttet. Darüber hinaus leiden unzählige Partner und Kinder an den Folgen der Abhängigkeit.

▪▪▪▪ Unterscheidung von Missbrauch und Abhängigkeit (Sucht)

Der Gebrauch potentiell schädlicher Substanzen ist ein weit verbreitetes Phänomen. Dabei können nicht nur der Konsum von Mitteln, sondern auch bestimmte Verhaltensweisen, Vorlieben und Haltungen entgleisen. Es ist üblich geworden, im Zusammenhang mit diesen Phänomenen den Begriff der »Sucht« zu verwenden: Arbeitssucht, Ess-Sucht, Liebessucht usw., obwohl »Missbrauch« das bessere Wort wäre.

Süchtiges Verhalten wird häufig als Haltlosigkeit, Ausdruck einer neurotischen Fehlhaltung im Sinne einer niedrigen Frustrationstoleranz oder als Selbstheilungsversuch interpretiert. Andere sehen Sucht in enger Verbindung mit den körperlichen Veränderungen, die beim übermäßigen Konsum eines Stoffes auftreten, und koppeln den Suchtbegriff an das Auftreten von Entzugserscheinungen oder an die Menge der konsumierten Substanz. Weder durch Ausweitung noch durch eine sehr enge und einseitige Definition wird man dem komplexen Phänomen gerecht. Aktuelle Befunde sprechen für eine mehrfaktorielle Erkrankung mit somatischen, psychischen und sozialen Auslösebedingungen. Eine genetische Mitbedingung, die relative Unabhängigkeit von spezifischen Persönlichkeitsfaktoren und vor allem ein sehr charakteristischer Verlauf der Erkrankung wurden darüber hinaus beschrieben (FEUERLEIN 1984). Insbesondere ist die Abhängigkeit nicht eng an körperliche Entzugserscheinungen und an die Höhe des Konsums gebunden.

Suchterkrankungen treten unabhängig von den somatischen Folgekrankheiten auf und sind vor allem als psychische Störungen zu verstehen. Das Krankheitskonzept der Abhängigkeit ist nicht unbestritten (FEUERLEIN 1987), wobei aber die vorgebrachten Einwände den Vorbehalten anderer psychischen Erkrankungen gegenüber ähneln. Für die Praxis bedeutsamer ist die Hypothese, dass es sich bei Abhängigkeitserkrankungen lediglich um Epiphänomene einer neurotischen oder erlebnisreaktiven Problematik handele. Gegen diese Annahme ist anzuführen, dass der Verlauf einer Abhängigkeitserkrankung nur durch Abstinenz wirklich zu stoppen ist. Ein kontrollierter Verbrauch des vormals abhängig konsumierten Mittels gelingt in der Regel auch mit psychotherapeutischer Hilfe nicht. Dann sind eine Reihe von Symptomen, die bei der Behandlung als neurotisch identifiziert werden, nicht Ursache, sondern Folge der Abhängigkeitserkrankung und der mit ihr regelhaft verbundenen Wesensveränderung.

Der Satz: »Ich trinke, weil ich Probleme habe, und ich habe Probleme, weil ich trinke«, macht das Dilemma der Suchtkranken deutlich. Ebenfalls ist der Einwand, die Sucht sei lediglich auf die körperlichen Veränderungen durch den Suchtmittelkonsum zurückzuführen, nicht haltbar. Zum einen erklärt dieser Ansatz nicht, warum für den Süchtigen auch nach einer längeren Phase der Abstinenz ein kontrollierter Konsum des Stoffes nicht möglich ist, zum anderen zeigt das Vorkommen von nicht stoffgebundenen Abhängigkeiten, dass nicht allein körperliche Faktoren bei der Entstehung wirksam sind.

Kann also zusammenfassend der Missbrauch als ein selbstschädigender Umgang mit einem Stoff, mit einer Neigung, mit einem Verhalten usw. angesehen werden, so ist die Abhängigkeitserkrankung als eine an ein Mittel oder an ein Verhalten gebundene Erkrankung zu betrachten, die im Verlauf zu erheblichen und spezifischen Schäden der körperlichen, psychischen und sozialen Funktionen führt. Tabelle 48 zeigt dazu die aktuellen Kriterien von Missbrauch und Abhängigkeit nach der ICD-10.

ᴵᴵᴵᴵ Aspekte bei Substanzmissbrauch und Abhängigkeit

Bei dem stoffgebundenen Missbrauch und der Sucht sind Aspekte zu unterscheiden, die abhängig von den pharmakologischen Eigenheiten des konsumierten Stoffes und von dessen kultureller Bedeutung sind. Tabelle 49 zeigt jene Aspekte, die hauptsächlich von den pharmakologischen Eigenheiten des Stoffes abhängig sind.

Tabelle 48   Missbrauch- und Abhängigkeitskriterien nach ICD-10

MISSBRAUCH

Die Diagnose erfordert eine tatsächliche Schädigung der psychischen oder physischen Gesundheit des Konsumenten. Schädliches Konsumverhalten wird häufig von anderen kritisiert und hat auch häufig unterschiedliche negative soziale Folgen. (Die Ablehnung des Konsumverhaltens oder einer bestimmten Substanz von anderen Personen oder einer ganzen Gesellschaft ist kein Beweis für den schädlichen Gebrauch, ebenso wenig wie etwaige negative soziale Folgen, etwa Inhaftierung oder Eheprobleme. Eine akute Intoxikation oder ein »Kater« (hang over) beweisen allein noch nicht den »Gesundheitsschaden«, der für die Diagnose schädlicher Gebrauch erforderlich ist.)

Forschungskriterien

A. Deutlicher Nachweis, dass der Substanzgebrauch verantwortlich ist für die körperlichen oder psychischen Probleme, einschließlich der eingeschränkten Urteilsfähigkeit oder des gestörten Verhaltens, das evtl. zu Behinderung oder zu negativen Konsequenzen in den zwischenmenschlichen Beziehungen geführt hat.

B. Die Art der Schädigung sollte klar bezeichnet werden können.

C. Das Gebrauchsmuster besteht mindestens seit einem Monat oder trat wiederholt in den letzten zwölf Monaten auf.

D. Auf die Störung treffen die Kriterien einer anderen psychischen oder Verhaltensstörung bedingt durch dieselbe Substanz zum gleichen Zeitpunkt nicht zu (außer akute Intoxikation F1x.0).

ABHÄNGIGKEIT

1. Ein starker Wunsch oder eine Art Zwang psychotrope Substanzen zu konsumieren.

2. Verminderte Kontrollfähigkeit bezüglich des Beginns, der Beendigung und der Menge des Konsums.

3. Ein körperliches Entzugssyndrom bei Beendigung oder Reduktion des Konsums, nachgewiesen durch die substanzspezifischen Entzugssymptome oder durch die Aufnahme der gleichen oder einer nahe verwandten Substanz, um Entzugssymptome zu mildern oder zu vermeiden.

4. Nachweis einer Toleranz. Um die ursprünglich durch niedrigere Dosen erreichten Wirkungen der psychotropen Substanz hervorzurufen, sind zunehmend höhere Dosen erforderlich (eindeutige Beispiele hierfür sind die Tagesdosen von Alkoholikern und Opiatabhängigen, die bei Konsumenten ohne Toleranzentwicklung zu einer schweren Beeinträchtigung oder sogar zum Tode führen würden).

5. Fortschreitende Vernachlässigung anderer Vergnügen oder Interessen zu Gunsten des Substanzkonsums, erhöhter Zeitaufwand, um die Substanz zu beschaffen, zu konsumieren oder sich von den Folgen zu erholen.

6. Anhaltender Substanzkonsum trotz Nachweises eindeutiger schädlicher Folgen, wie z. B. Leberschädigung durch exzessives Trinken, depressive Verstimmungen infolge starken Substanzkonsums oder drogenbedingte Verschlechterung kognitiver Funktionen. Es sollte dabei festgestellt werden, dass der Konsument sich tatsächlich über Art und Ausmaß der schädlichen Folgen im Klaren war oder dass zumindest davon auszugehen ist.

Ein eingeengtes Verhaltensmuster im Umgang mit psychotropen Substanzen wurde ebenfalls als charakteristisches Merkmal beschrieben (z. B. die Tendenz, alkoholische Getränke werktags in gleicher Weise zu konsumieren wie an Wochenenden, ungeachtet dem gesellschaftlich vorgegebenen Trinkverhalten). Als wesentliches Charakteristikum des Abhängigkeitssyndroms gilt ein aktueller Konsum oder ein starker Wunsch nach der psychotropen Substanz. Der innere Zwang, Substanzen zu konsumieren, wird meist dann bewusst, wenn versucht wird, den Konsum zu beenden oder zu kontrollieren.

Im Hinblick auf diese Unterscheidungsmerkmale, die pharmakologischen Eigenschaften des Stoffes und dessen soziale Bedeutung lassen sich verschiedene Klassen von Substanzen beschreiben, wie sie in der Kategorie *psychische* und *Verhaltensstörungen* durch *psychotrope* Substanzen in der ICD-10 (F 1) vorgenommen worden sind (Tabelle 50).

Tabelle 49   Aspekte bei Substanzmissbrauch und Abhängigkeit

- ▶ Akute Intoxikation
- ▶ Missbrauch
- ▶ Abhängigkeit
- ▶ Entzugssyndrom
- ▶ Entzugsdelir
- ▶ Demenz
- ▶ Amnestisches Syndrom (Korsakow-Syndrom)
- ▶ Psychotische Störung
- ▶ Sekundäre psychische Störungen (Psychotische Störungen, Affektive Störungen, Angststörung)
- ▶ Sexuelle Funktionsstörungen, Schlafstörungen
- ▶ Körperliche Begleiterkrankungen
- ▶ Soziale und rechtliche Folgen

Die verschiedenen Aspekte des Missbrauchs und der Abhängigkeit sind in diesen Klassen auf eine mehr oder weniger charakteristische Weise vertreten oder fehlen zum Teil (siehe Tabelle 51).

Tabelle 50   Differenzierung der Substanzklassen nach ICD-10

- ▶ F 10 Alkohol
- ▶ F 11 Opioide
- ▶ F 12 Cannabinoide
- ▶ F 13 Sedativa und Hypnotika
- ▶ F 14 Cocain
- ▶ F 15 Andere Stimulantien einschließlich Koffein
- ▶ F 16 Halluzinogene
- ▶ F 17 Tabak
- ▶ F 18 Flüchtige Lösungsmittel
- ▶ F 19 Multipler Substanzgebrauch und Konsum anderer psychotroper Substanzen
- ▶ F 55 Missbrauch von nicht abhängigkeitserzeugenden Substanzen

ⅠⅠⅠⅠ   Eigenschaften der Substanzen, bei denen Missbrauch und Abhängigkeit vorkommen

Das Sucht- und Missbrauchspotential verschiedener Substanzen ist durchaus unterschiedlich. Inwieweit ein Mittel ein Suchtpotential hat, hängt davon ab, ob die psychische Wirkung unmittelbar auftritt und es im Rahmen des Konsums zu einer Toleranzentwicklung kommt (FEUERLEIN 1984). Sicher ist auch eine Entzugssymptomatik an der Entwicklung von Abhängigkeit und Missbrauch beteiligt. Da die körperlichen und psychischen Bedingungen der Abhängigkeit noch nicht vollständig geklärt sind, scheint eine exakte Charakterisierung von Suchtmitteln nicht möglich.

Tabelle 51   Vorkommen einzelner Syndrome

	Akute Intoxikation	Missbrauch	Abhängigkeit	Entzugssyndrom	Entzugsdelir	Demenz	Amnestisches Syndrom (Korsakow)	Psychotische Störung/Halluzinose	Sekundäre psychische Störungen	Körperliche Begleiterkrankungen
Alkohol	x	x	x	x	x	x	x	x	x	x
Opioide	x	x	x	x					x	x
Cannabinoide	x	x	x					x	x	
Sedativa und Hypnotika	x	x	x	x	x	x	x	x	x	x
Cocain	x	x	x	x				x	x	x
Stimulantien einschließlich Koffein	x	x	x	x				x	x	
Halluzinogene	x	x	x					x	x	
Tabak		x	x	x						x
Flüchtige Lösungsmittel	x	x	x		x	x		x	x	x

Die pharmakologischen Eigenschaften eines Stoffes sind nicht allein für dessen Eignung zum Suchtmittel verantwortlich. Daher muss ein vermittelter und indirekter Mechanismus, der durch den Stoff quasi »getriggert« wird, für die Entstehung der Sucht angenommen werden. Wichtig scheint bei den psychischen Dimensionen der Suchtentwicklung die Ambivalenz gegenüber der Substanz – die erste Erfahrung mit dem Mittel muss keine positive sein.

Im Hinblick auf die Handhabung eines Mittels ist noch die Unterscheidung zwischen legalen und illegalen Drogen von Bedeutung. Die Entscheidung, den Verkauf und den Konsum eines Mittels unter bestimmten Umständen unter Strafe zu stellen, ist nicht allein durch die pharmakologischen Eigenschaften einer Substanz oder durch ihre Suchtpotenz begründet, sondern auch durch ihre gesellschaftliche Wertung. Die Prohibition bestimmter Drogen hat dazu geführt, dass mehr und mehr versucht wird durch die Entwicklung sogenannter Designerdrogen die gesetzlichen Auflagen zu umgehen. Bei Designerdrogen handelt es sich um Substanzen, die chemisch einer bekannten Droge ähnlich sind, aber nicht dem Katalog der Betäubungsmittel unterliegen.

ꞁꞁꞁ Alkohol

Der Konsum von Alkohol hat eine lange Tradition und war bereits im alten Ägypten und in der Antike als Stimulans, Rausch- und Heilmittel verbreitet. Bis heute ist Alkohol die am meisten verbreitete Droge.

ꞁꞁ Pharmakokinetik

Alkohol wird im Duodenum und Jejunum nahezu vollständig durch Diffusion aufgenommen. Bei gleichzeitiger Einnahme fester Nahrung und abhängig von der Aktivität der Alkoholdehydrogenase (ADH) wird zuvor bis zu 20 Prozent im Magen verstoffwechselt (bei Männern mehr als bei Frauen). Durch Erosionen der Magenschleimhaut, Vasokonstriktionen und die Lähmung der Magenmuskulatur kann bei hochprozentigen Getränken die Absorption verzögert sein. Nach der Absorption verteilt sich der Alkohol wegen seiner Lösungseigenschaften schnell.

Innerhalb von 75 Minuten nach dem Konsum ist das Maximum der Blutkonzentration erreicht. Der Anstieg und Abfall der Blutkonzentration ist zwischen den Geschlechtern unterschiedlich, was durch den unterschiedlichen Wasseranteil und den hemmenden Einfluss des Testosterons auf die ADH zurückzuführen ist. Alkohol wird fast ausschließlich durch ADH abgebaut. Der Abbau erfolgt mit einer konstanten Rate von etwa 100 mg pro Stunde und Kilogramm Körpergewicht (durch die konstante Abbaurate kann auf die Blutalkoholkonzentration zu einem bestimmten Zeitpunkt leicht rechnerisch geschlossen werden).

ꞁꞁ Wirkung des Alkohols

Alkohol wird in der Regel als alkoholisches Getränk konsumiert, ist aber auch in einer Reihe von Arznei- und Heilmitteln als Zusatzstoff enthalten. Der Alkoholgehalt der verschiedenen Getränke variiert stark. Die am häufigsten konsumierten alkoholischen Getränke sind Bier und Wein. Alkohol wird in der Regel wegen seiner Auswirkung auf die Stimmung getrunken, die als Heiterkeit, Ausgelassenheit und Reduktion von sozialen Hemmungen erlebt wird. Dabei kommt es zu einer gleichzeitigen Abnahme der intellektuellen und auch der motorischen Funktionen, die Reaktionszeit nimmt ebenso ab wie die Fähigkeit, eine Situation adäquat einzuschätzen.

Auch paradoxe Wirkungen sind bei Alkohol beschrieben worden. Beim sogenannten *pathologischen Rausch* treten nach dem Konsum einer geringen Menge Alkohol Verhaltensänderungen auf, die oft als Aggressivität und Antriebssteigerung imponieren. In der Regel sind diese Verhaltensauffälligkeiten wesensfremd.

ꞁꞁ Labornachweise und -hinweise

Der Blutalkoholspiegel lässt sich durch eine Reihe von Tests im Blut, aber auch bequem in der Ausatemluft bestimmen (Alcotest). Letztgenannter Test ist aber nur dann zuverlässig, wenn der letzte Konsum mindestens 15 Minuten zurückliegt. Zusätzlich ergeben sich aus einigen anderen Laborparametern indirekte Hinweise auf einen erhöhten Alkoholkonsum, auch wenn alle diese Merkmale nicht beweisend für einen Alkoholmissbrauch sind.

Die meisten Hinweise ergeben sich vor allem aus der lebertoxischen Wirkung, die ins-

Abhängigkeitserkrankungen

besondere für die Erhöhung der Lebertransaminasen, vor allem der γ-GT verantwortlich ist. Zudem ist bei chronischem Alkoholkonsum das MCV (mittleres corpusku-
läre Volumen) der Erythrozyten erhöht. Spezifischer scheint die Bestimmung des carbo-
hydratdefizienten Transferrins (CPT) zu sein, dessen Bestimmung sich aber
wegen der hohen Kosten und der geringen Sensitivität für Feldstudien nicht eignet
(WETTERLING / KANTIZ 1997).

III Medikamente

Eine Reihe von Medikamenten, am häufigsten Tranquilizer, werden im Sinne des Missbrauchs konsumiert oder führen zu Abhängigkeit. Dagegen tritt Missbrauch von Opioiden und Barbituraten in den Hintergrund, zumal die Verschreibung der Opioide mit
erheblichen Auflagen verbunden ist und die Barbiturate fast vom Arzneimittelmarkt
verschwunden sind. Viele Opiatabhängige nehmen vor allem Tranquilantien als Beikonsum missbräuchlich ein, ebenso Antidepressiva, um die Entzugssymptomatik zu
kaschieren.
Auch Schmerzmittel und Appetitzügler werden missbräuchlich eingenommen, im Zusammenhang mit Ess-Störungen auch Laxantien. Von Medikamentenmissbrauch und
-abhängigkeit sind nach der Alkoholabhängigkeit die meisten Menschen betroffen. Obwohl die Verschreibung von Benzodiazepinen rückläufig ist, gehören sie immer noch zu
einer der meist verordneten Substanzgruppen. Die Rezeptpflicht der Medikamente bedingt, dass bei dieser Form des Missbrauchs und der Abhängigkeit die Mitwirkung von
Ärzten Voraussetzung ist.

II Pharmakologie der Tranquilizer (Benzodiazepine)

Bekanntestes Benzodiazepin ist nach wie vor das Diazepam (Valium). Benzodiazepine
wirken vor allem auf die GABA-Rezeptoren im Sinne eines agonistischen Effektes ein.
Es gibt offensichtlich eine Reihe von Querverbindungen zum dopaminergen System
und auch zu den Morphinrezeptoren, was möglicherweise die häufig gleichzeitige Einnahme von Benzodiazepinen und Opioiden erklärt (WESSELER 1994). Tranquilizer unterscheiden sich durch ihre Halbwertszeit voneinander.
Insgesamt zeichnen sich die Benzodiazepine durch eine lange Halbwertszeit aus.

Tabelle 52   Benzodiazepine und ihre Halbwertszeiten (POSER / POSER 1996)

Substanz	Handelsname	Halbwertszeit (in Stunden)
Chlordiazepoxid	Librium	10 ± 5
Diazepam	Valium	33 ± 11
Dikaliumclorazepat	Tranxilium	Minuten
Flunitrazepam	Rohypnol	15 ± 5
Lorazepam	Tavor	11 ± 1
Lormetazepam	Noctamid	10 ± 2
Nitrazepam	Mogadan	25 ± 3
Temazepan	Remestan	8 ± 2

Bei den Benzodiazepinen kommt es zu einer schnellen (meist nach einigen Wochen) Toleranzentwicklung, die alle spezifischen Wirkungen der Benzodiazepine betrifft.

Wirkung

Benzodiazepine wirken angstlösend, sedierend, schlafanstoßend, antikonvulsiv und muskelrelaxierend. Ihre insgesamt gute Verträglichkeit und die geringe Toxizität begründen unter anderem ihre häufige Verordnung insbesondere bei Erschöpfungszuständen und Angsterkrankungen.

Tranquilizer können paradoxe Wirkungen haben und zu Erregungen, Unruhe und Desorientierung führen. Auch Gedächtnisstörungen sind beschrieben. Benzodiazepine sind vor allem bei längerer Einnahme problematisch, weil es auf Grund der Toleranzentwicklung zu Entzugssymptomen kommt, die den Beschwerden, weswegen die Mittel eingenommen worden sind, sehr ähneln. Dies zwingt die Konsumenten dazu, die Tranquilizer in der gleichen Dosierung weiterzunehmen, um diese Entzugssymptomatik zu kaschieren (sogenannte *low dose dependence*). Bei längerfristiger Einnahme führen Tranquilizer auch zu weiteren psychischen Symptomen, zu Persönlichkeitsveränderungen und zu neurologischen Schäden (Kleinhirnveränderungen).

Nachweis

Benzodiazepine sind im Rahmen des Drogenscreenings im Urin nachweisbar.

Opioide

Opium als Ausgangssubstanz wird aus dem milchigen Saft der Samenkapsel des Schlafmohns gewonnen. Das Rohopium kann dabei bereits als Tinktur und nach Aufkochen und Filtrieren als Rauchopium verwendet werden. Opium enthält eine Fülle unterschiedlicher Alkoloide, wobei die Alkoloide vom Phenanthrentyp wie Morphium und Codein rund 13 bzw. 3 Prozent ausmachen. Im Rauchopium liegt der Morphinanteil unter 10 Prozent. Anfang des 19. Jahrhunderts gelang die Isolierung des Morphins und die halbsynthetische Herstellung des Diacetylmorphins (Heroin), später die synthetische Herstellung weiterer Opioide wie das Pethindin (Dolantin) und Methadon (L-Polamidon). Mittlerweile ist eine Reihe weiterer synthetisch hergestellter Opioide hauptsächlich als Schmerzmittel entwickelt worden (Fentanyl, Sufentanil, Pritramid, Pentazocin, Tilidin, Tramadol etc.).

Opioide werden schon lange als Rauschmittel verwendet. Bereits zu Beginn des 20. Jahrhunderts war in Deutschland der Opioidabusus weit verbreitet. Die heutige Situation ist aber auf die Entwicklung der frühen siebziger Jahre zurückzuführen, als in der Jugendkultur Opioide »salonfähig« wurden. Es gibt Hinweise, dass die Drogen damals gezielt von professionellen Dealern in die Jugendszenen eingeführt wurden (BORNE-MANN/FREYE 1998).

Opioide werden in der Regel geraucht oder intravenös gespritzt. Insbesondere die intravenöse Gabe ergibt durch die rasche Anflutung im Gehirn den sogenannten »Kick«. Meist wird in der Drogenszene Heroin verwendet, wobei die durchschnittliche Dosis abhängig vom Grad der Abhängigkeit und Toleranzentwicklung stark variiert (etwa zwischen 0,1 und mehreren Gramm am Tag). Für die intravenöse Gabe muss das Heroin in Wasser aufgelöst und erhitzt werden. Heroinkonsumenten benötigen dazu ein sogenanntes Besteck, das aus Löffel (zum Erhitzen und Auflösen des Heroins) und Spritzen besteht. Die häufige und gemeinsame Benutzung diese Bestecks durch die Drogenkonsumenten ist der Hauptgrund für die Infektionen, von denen ein großer Teil der Heroinkonsumenten betroffen ist.

Pharmakologie

Die Wirkung der Opioide im menschlichen Organismus ist durch die Opiatrezeptoren bestimmt, die sich auch im Gehirn, vor allem in der limbischen Region befinden. Der Organismus produziert dabei selbst Morphine, sogenannte Endomorphine. Diese haben bei der Stressbewältigung eine wesentliche Funktion, weil durch sie etwa unter Fluchtbedingungen Angst, Schmerzen, Husten, Harn- und Stuhldrang unterdrückt werden. Die verschiedenen Morphine unterscheiden sich in ihrer Bindung an den Morphinrezeptor und hängen davon ab, wie hoch die intrinsische Aktivität des Stoffes selbst ist. Insbesondere die letzte Eigenschaft bestimmt das Abhängigkeitspotential der Substanz. Der Morphinhunger kommt dabei offensichtlich dadurch zustande, dass bei längerer Einnahme die Endomorphinproduktion rückläufig ist und es in der Folge zu einem Endomorphinmangel kommt.

Die einzelnen Opioide zeichnen sich durch variable Halbwertszeiten aus, wobei grundsätzlich die Opioide mit kürzeren Halbwertszeiten stärker suchtgefährdend sind. Eine besondere Rolle spielt dabei das Methadon, weil es sich wegen seiner langen Halbwertszeit und der Möglichkeit der oralen Einnahme besonders als Drogenersatzstoff eignet. Gleichzeitig kommt es bei einer ausreichenden Substitution nicht zu einem Kick bei zusätzlicher Einnahme von Heroin.

Wirkung

Opioide werden als Droge wegen der zentralen Wirkung eingenommen. Es kommt zu einer Sedierung und auch zu einem Gefühl des Wohlbefindens und der Euphorie, das aber bei längerer Einnahme wieder verschwindet (Toleranzentwicklung). So nehmen Drogenabhängige Opioide weniger wegen der positiven zentralen Wirkung ein, sondern um die unangenehmen Entzugssymptome zu verhindern. Die zentrale Wirkung von Opioiden betrifft aber nicht nur die Stimmung, es kommt darüber hinaus zur Abschwächung des Hustenreflexes, zu Verminderung des Schmerzempfindens und zur Atemdepression. Auch der Brechreiz wird abgeschwächt und es kommt zu einer Reduktion der Darmmotilität. Die periphere Wirkung zeigt sich vor allem durch die Erhöhung des Tonus in der Magen- und Darmmuskulatur. Aber auch die Blasenmuskulatur zeigt eine Kontraktion. Folgen sind im Extremfall Obstipation und Harnverhalt. Durch die Toleranzentwicklung, die sich allein auf die zentrale Wirkung des Morphins bezieht, und die damit verbundene Dosissteigerung kommt es bei Drogenabhängigen schnell zu Intoxikationen, die in einigen Fällen auf Grund unterschiedlicher Qualität des Stoffes tödlich verlaufen (»Goldener Schuss«). Kennzeichen der Vergiftung sind eine Miosis, Atemdepression und Kreislaufstörungen sowie Somnolenz oder Koma.

II Nachweis

Der Nachweis der Opioideinnahme kann im Rahmen des Drogenscreenings erfolgen. Geeignet zur Untersuchung sind Blut, Urin, Speichel und Haare. Durch ein Enzymimmunassay ist die Differenzierung der einzelnen Morphintypen möglich.

III Stimulantien

Stimulantien werden zur Verbesserung der Konzentration und der Leistungsbereitschaft eingesetzt. In der Regel handelt es sich um synthetisch hergestellte Stoffe, wobei das Amphetamin (Speed) eine Art Muttersubstanz darstellt. Die Entdeckung dieser Medikamente erfolgte bei der Suche nach geeigneten Appetitzüglern. Die Amphetamine sind Derivate des Phenetylamins, dies begründet ihre Nähe zu den Halluzinogenen. Das Gleiche gilt auch für die sogenannten Entaktogene (GOUZOULIS u. a. 1996), denen eine amphetaminähnliche Wirkung zugeschrieben werden muss. Heute gibt es nur noch zwei medizinische Indikationen für die Verordnung von amphetaminartigen Substanzen: die Narkolepsie und das Hyperkinetische Syndrom des Kinder- und Jugendalters.

Eine weitere Verbreitung der Stimulantien erfolgte durch ihre Anwendung als Appetitzügler, wobei schon bald von den Anwendern die aktivierende Wirkung der Substanz wahrgenommen wurde (POSER / POSER 1996). Aber auch in der Psychotherapie und in psychologischen Testungen wurden entsprechende Substanzen verwendet (Wahrheitsdrogen). Nachdem einem Teil der Stimulantien als Betäubungsmittel die legale Grundlage entzogen wurde, sank der Konsum zunächst ab. Inzwischen ist aber wieder eine deutliche Zunahme zu verzeichnen, weil insbesondere die Entaktogene als Partydroge in der *Rave*-Bewegung und in anderen Jugendszenen verwendet werden. Stimulantien werden auch im Rahmen des Beigebrauchs bei Politoxikomanie konsumiert.

In der Gruppe der Amphetamine sind inzwischen eine Reihe von Substanzen entwickelt worden, die eine große chemische Ähnlichkeit aufweisen und in der Wirkung ebenfalls vergleichbar sind (Tabelle 53).

Tabelle 53   Amphetaminartige Substanzen

Amphetamin

Phentermin (z. B. Miraprom ®)

Ephedrin (z. B. Ephetonin ®) wird heute noch in Erkältungs- und Asthmamitteln verwendet

Amphetaminil (z. B. AN 1 ®)

Methylphenidat (z. B. Ritalin ®) wird oft bei hyperkinetischen Syndromen eingesetzt

Aminorex

Fenetyllin (Captagon ®)

Morazon (z. B. Rosimon neu ®)

Phenmetrazin (Preludin ®)

Da sie sich chemisch von den Amphetaminen unterscheiden, wurde eine weitere Gruppe von Stimulantien als Entaktogene in eine gesonderte Gruppe eingeordnet. Das dieser Gruppe zugehörige Methylendioxymethamphetamin (MDMA) »Ecstasy« (auch als »Adam«, »XTC« oder »E« bezeichnet) gilt als Modedroge der neunziger Jahre. Gerade die Entaktogene wurden in den siebziger Jahren auf Grund ihrer besonderen Eigenschaften gerne in der Psychotherapie verwendet. Parallel dazu kam es zu einer Verbreitung in der Drogenszene. 1985 wurde die Herstellung und der Verbrauch zunächst in den USA und später in Europa unterbunden. Daraufhin kam der Ersatzstoff Methylendioxyethamphetamin (MDE) »EVE« auf den Markt, der eine echte Designerdroge darstellt.

Pharmakologie

Allen Stimulantien ist der sympathomimetische Effekt eigen. Insbesondere bei den Amphetaminen ist dieser Effekt auf die noradrenerge Wirkung zurückzuführen. Aber auch ein serotonerger und dopaminerger Effekt tritt auf, der bei den Entaktogenen als indirekte serotonerge Wirkung sogar im Vordergrund steht. Die Amphetamine und Entaktogene werden meist innerhalb der ersten Stunde aufgenommen. Die psychotropen Wirkungen der Substanzen nehmen in der Regel nach etwa zwei Stunden wieder ab.

Im Zusammenhang mit Ecstasy (MDMA) wurde erstmals ein neurotoxischer Effekt diskutiert, weil es im Tierexperiment bei Ratten unter MDMA zu einer Serotoninverarmung kommt. Dieser Effekt scheint bei Primaten sogar noch stärker ausgeprägt zu sein. Möglicherweise ist diese Neurotoxizität mitverantwortlich für die häufigen psychischen Folgeprobleme bei einem kontinuierlichen Konsum von Stimulantien, obwohl der Nachweis eines direkten Zusammenhangs nicht erwiesen ist. Diese Befunde und berichtete Todesfälle nach ihrem Konsum haben zu einer wesentlich kritischeren Einstellung gegenüber den Entaktogenen beigetragen.

Wirkung

Typisch für die Substanzen der Gruppe ist folgendes Wirkungsspektrum: Euphorie, motorische Stimulation, Appetithemmung, Unterdrückung des Schlafbedürfnisses, sexuelle Stimulation.

Bei der Einnahme von Entaktogenen werden noch zusätzlich positive Effekte beschrieben (THOMASIUS u. a. 1997): Empathie, erhöhte Kontaktbereitschaft, verbesserte Introspektion, intensivere Emotionalität, herabgesetzte Aggressivität, Intensivierung visueller Wahrnehmungen.

Den Wirkungen der Drogen stehen zahlreiche Nebenwirkungen entgegen, auch wenn die allgemeine Toxizität von Stimulantien eher gering ist. Zunächst kommt es unter ihrer Einnahme häufig zu psychischen Symptomen wie Panik, Depressivität und auch zu regelrechten psychotischen Entgleisungen. Diese Symptome halten in einigen Fällen auch nach dem Absetzen der Droge an (möglicherweise handelt es sich dabei aber auch um induzierte psychische Erkrankungen). Dazu gibt es zahlreiche somatische Reaktionen wie Gangunsicherheit, Mundtrockenheit, Blutdruckschwankungen, Herzrhythmusstörungen etc. Vor allem die Dysregulation der Körpertemperatur im Zusammenhang mit Flüssigkeitsmangel und körperlicher Anstrengung (etwa beim Tanzen) wird für die Todesfälle verantwortlich gemacht, die nach der Einnahme von Stimulantien beschrieben worden sind. Auch sind Krampfanfälle und Rhabdomyolyse vor allem nach der Einnahme von Entaktogenen beschrieben worden. Nach Abklingen der Wirkung entwickeln sich kurzfristige Nacheffekte wie Schläfrigkeit, Muskelkater, Kopfschmerzen oder Ähnliches.

ııı Halluzinogene

Unter dem Begriff der Halluzinogene sind Substanzen zusammengefasst, die bei Einnahme zur Veränderung der Wahrnehmung sowie zum Auftreten von Halluzinationen führen. Vor allem die natürlich vorkommenden Halluzinogene, wie etwa die Tollkirsche und der Peyotekaktus, sind seit langem vor allem im Zusammenhang mit religiösen Riten im Gebrauch. Halluzinogene erhielten in den westlichen Industrienationen im Rahmen der Hippie-Bewegung als »bewusstseinserweiternde« Drogen eine große Popularität, werden aber heute gleichzeitig mit Stimulantien als sogenannte Partydrogen konsumiert.

Halluzinogene lassen sich anhand ihrer Neurotransmitterspezifität unterteilen. Nach ihrer chemischen Struktur werden zusätzlich Halluzinogene erster Ordnung (LSD, Mescalin, Psilocybin, Psilocin und Tryptaminderivate) und stark anticholinerg wirkende Substanzen zweiter Ordnung (Tropin, Hyposyamin etc.) differenziert. Vor allem die Halluzinogene erster Ordnung können mehr oder weniger charakteristische exogene Psychosen auslösen.

Heute sind an die Seite natürlicher Halluzinogene noch halbsynthetisch und synthetisch hergestellte Substanzen getreten, die zum Teil den Charakter von Designerdrogen haben.

ıı Pharmakologie der Halluzinogene

Das verbreitetste Halluzinogen ist das LSD (Derivat der Lysergsäure), ein synthetisch hergestellter Stoff. LSD hat strukturelle Ähnlichkeiten mit dem Serotonin. Es wird überwiegend oral eingenommen und etwa in einer Stunde resorbiert. Die meist verwendeten Dosierungen liegen bei 1,5 µg/kg Körpergewicht. Die ersten Wirkungen des LSD treten rund 20 Minuten nach der Einnahme ein. Die Wirkung erreicht nach etwa 2–3 Stunden ihren Höhepunkt und ebbt nach etwa 9 Stunden ab. LSD wird in der Leber metabolisiert.

Mescalin wird aus dem Peyotekaktus gewonnen. Die Einnahme erfolgt oral oder als intramuskuläre Injektion. Eine synthetische Herstellung des Wirkstoffes ist inzwischen möglich. Mescalin hat eine strukturelle Ähnlichkeit zum Neurotransmitter Noradrenalin. Die Wirkungen auf den Serotoninrezeptor geben dieser Substanz aber die LSD-ähnliche Wirkung. Mescalin wird nach der Einnahme rasch resorbiert und erreicht nach rund anderthalb Stunden das Gehirn. Die Wirkung hält ca. sieben Stunden an.

Psilocybin und dessen Abbauprodukt Psilocin kommen in verschiedenen Pilzen aus der Gruppe der Blätterpilze vor. Der Konsum beträgt im Mittel 4–5 Pilze. Der Psilocybingehalt des Psilocibe mexicana beträgt ca. 0,3 Prozent des Trockengewichts. Auch das Psilocybin zeigt eine strukturelle Ähnlichkeit zum Serotonin.

Halluzinogene kommen noch in vielen anderen Pflanzen in einer mehr oder weniger hohen Dosierung vor.

ıı   Wirkung

Alle Halluzinogene erster Ordnung erzeugen eine e x o g e n e P s y c h o s e mit entsprechenden Veränderungen in der Wahrnehmung, aber auch im Denken und im Affekt. Alle Halluzinogene sind toxisch und gewünschte und unerwünschte Wirkungen liegen nah beieinander. Gewünscht sind in der Regel die Veränderungen der Wahrnehmung im Sinne von optischen Halluzinationen und Veränderungen im Raum- und Zeiterleben. Aber auch Angst, Depressivität und Stimmungsschwankungen kommen vor und charakterisieren den sogenannten »Horrortrip«. Bei allen Halluzinogenen treten Konzentrationsstörungen auf, die gelegentlich wochenlang fortbestehen. Mit den psychischen Veränderungen sind auch körperliche Symptome wie Schwindel, Ataxie, Mydriase, Erhöhung der Herzfrequenz, des Blutdrucks und der Körpertemperatur assoziiert.

ııı   Cocain

Cocain wird aus den Blättern des Coca-Strauches gewonnen. Die Nutzung des Strauches zu chirurgischen und kultischen Zwecken lässt sich bis 2500 v. Chr. zurückverfolgen. 1859 wurde das Cocain-Alkaloid erstmals aus den Blättern des Coca-Strauches in reiner Form gewonnen und verbreitete sich daraufhin schnell als Stimulanz und wurde bei einer Reihe von Erkrankungen als Heilmittel propagiert. Sehr bald wurden aber auch die negativen Folgen der Droge deutlich und der Verbrauch war rückläufig. Erst in den siebziger Jahren wurde das Cocain als Partydroge wieder entdeckt. Zunächst wurde Cocain(-base) durch die Nase inhaliert. In den achtziger Jahren veränderten sich die Konsumgewohnheiten. Cocain(-salze) wurden jetzt auch gespritzt oder in einer besonderen Darreichungsform (als »Crack«) eingenommen. Dabei kann der Reinheitsgrad der Substanz zwischen 20 und 80 Prozent variieren (HAASEN 1998).

ıı   Pharmakokinetische Eigenschaften

Cocain ist pharmakologisch die Muttersubstanz der Lokalanästhetika. Die lokalanästhetische Wirkung lässt sich von der zentralnervösen und der vasokonstriktorischen Wirkung unterscheiden. Die Wirkung des Cocains ist wesentlich von der Pharmakokinetik bestimmt und hängt von der Applikationsform, der Galenik, der Plasmaeiweißbindung und dem enzymatischen Abbau ab. Beim Kauen der Cocablätter wird das Cocain nur langsam und stetig aufgenommen, bei der nasalen Applikation dagegen schnell. Die Aufnahme nimmt wegen der vasokonstriktorischen Wirkung des Mittels jedoch schnell wieder ab. Beim sogenannten »free based coca« wird das Cocain in Wasser gelöst und mit starken Laugen versetzt. Das dadurch entstehende Präzipitat lässt sich in Äther lösen und so entsteht eine sehr reine Cocainbase, die auch geraucht und gespritzt werden kann.

Die intravenöse Gabe des Cocains ist weitaus gefährlicher, weil dann das Risiko kardiovaskulärer Symptome bis hin zum Herzinfarkt sehr viel höher ist.

Cocain wird in der Leber eliminiert, wobei die Serumcholinesterase eine bedeutende Wirkung hat. Die Halbwertszeit liegt zwischen 60 und 90 Minuten.

‖ Wirkung des Cocains

Cocain gehört im weitesten Sinne zu den Stimulantien. Angenehme Gefühle nehmen ebenso zu wie das Selbstwertgefühl. Insgesamt kommt es zunächst zu einer deutlichen Aktivitätssteigerung, gepaart mit Euphorie und erhöhter Aufmerksamkeit, wobei Appetit und Schlafbedürfnis reduziert sind.

Auf der anderen Seite kann der Konsum von Cocain insbesondere bei längerem Konsum zu Angst, depressiver Verstimmung und psychotischen Phänomenen führen.

‖ Nachweis

Cocain lässt sich im Blut und im Urin nachweisen. Der Nachweis gelingt wegen der relativ kurzen Halbwertszeit aber nur wenige Tage nach dem Konsum.

‖‖ Cannabis

Cannabis (Haschisch oder Marihuana) wird aus der Hanfpflanze gewonnen und gehört neben Alkohol und Nikotin zu den am häufigsten konsumierten Drogen. Hanf ist schon seit langem als Nutzpflanze bekannt. Die psychoaktive Wirkung wird bereits in der Antike beschrieben, beispielsweise bei den dionysischen Mysterien. In der Regel wird Cannabis geraucht (Joint) und nur gelegentlich in Nahrungsmitteln (Kekse) verzehrt.

‖ Pharmakokinetik

Wirksame Bestandteile des Cannabis sind die Cannabinoide, insbesondere das Δ-9-Tetrahydrocannabinol (THC). Die Wirkung der Cannabinoide hängt eng mit der Verteilung der spezifischen Cannabisrezeptoren zusammen. THC ist fettlöslich und tritt beim Rauchen durch die Alveolen in den Blutkreislauf über. Bei oraler Einnahme kommt es zu einem First-pass-Effekt in der Leber. Dabei entstehen zum Teil aktive Metaboliten. Der Abbau erfolgt über eine Hydroxylierung. Nach etwa 30–60 Minuten ist eine gleichmäßige Verteilung der Substanz erreicht. Die Halbwertszeit beträgt abhängig von der Regelmäßigkeit des Konsums wenige Stunden bis zu einigen Tagen.

‖ Wirkung

Beim Konsum von Cannabis kommt es zur Veränderung der Stimmung und der Wahrnehmung. Vom Konsumenten werden dabei eine Art Glücksgefühl, aber auch gelegentlich Angst und Unruhe wahrgenommen. Die Zeit wird verlangsamt empfunden und es entwickeln sich stark assoziativ geprägte Gedankengänge, die aber nur subjektiv als Bewusstseinserweiterung wahrgenommen werden. Bei höheren Dosierungen kommt es zusätzlich zu Trugwahrnehmungen. Bei prädisponierten Personen kann es zu psychotischen Entgleisungen kommen.

Bei längerem Konsum kann die Verbindung zur Realität verloren gehen und die Bereitschaft, Alltagsaufgaben zu bewältigen, kann sich reduzieren. Die kognitiven Funktionen sind meist beeinträchtigt, es kommt zu Konzentrations- und Gedächtnisstörungen, die aber reversibel sind. Gelegentlich kommt es viele Tage bis Monate zu sogenannten *Flashbacks* (Echoräusche), bei denen es offensichtlich nach der Freisetzung von Cannaboiden aus dem Fettgewebe zu rauschartigen Zuständen kommen kann.

Abhängigkeitserkrankungen

Zusätzlich sind eine Reihe von körperlichen Funktionen verändert. Der Appetit nimmt zu, es kommt zu einer leichten Erhöhung von Herzfrequenz und Blutdruck. Gelegentlich werden Schwindel und Übelkeit entwickelt. Cannabis senkt bei längerer Anwendung den Testosteronspiegel und kann damit die Sexualfunktionen beeinflussen. THC ist plazentagängig und immunsuppressiv (MEYER 1998). Die Toxizität von Cannabis ist eher gering. Sicher ist eine Toleranzentwicklung. Eine körperliche Abhängigkeit ist nicht beschrieben.

II   Nachweis

Cannaboide sind bei einmaligem Konsum bis zu fünf Tage nachweisbar. Bei regelmäßigem Konsum gelingt der Nachweis noch einige Wochen nach dem letzten Konsum. Cannabisabbauprodukte lassen sich im Blut, im Speichel und im Urin mit Hilfe von Teststreifen leicht nachweisen. Auch ein quantitativer Nachweis ist möglich. Bei forensischen Fragestellungen ist auch der Nachweis im Haar üblich.

III   Flüchtige Lösungsmittel

Die Inhalation flüchtiger Lösungsmittel ist vor allem in den Ländern der sogenannten Dritten Welt verbreitet. Auch in Deutschland kennen die meisten die Wirkung dieser Stoffe, zumal sie in Haushalt und Beruf häufig verwendet werden. Ein dauerhafter Missbrauch oder gar Abhängigkeit ist eher selten. Zur Inhalation werden in der Regel solche Lösungsmittel verwendet, die Bestandteile von Klebstoffen und Farben sind. Grund ist der leichte Zugang zu diesen Stoffen. Aber auch Aerosole, wie sie sich beispielsweise in Haarsprays befinden, werden zu diesem Zweck inhaliert. Anästhetika wie Chloroform und Äther eignen sich ebenfalls als »Schnüffelstoffe«, sind aber nicht leicht zugänglich.

II   Pharmakologie

Gemeinsam ist allen flüchtigen Lösungsmitteln eine hohe Fettlöslichkeit. Die Stoffe werden durch Inhalation aufgenommen und verteilen sich schnell im Körper, vor allem aber in den fettreichen Geweben und im Gehirn. Durch die teilweise langen Halbwertszeiten droht ein Kumulationseffekt. Der Abbau des jeweiligen Stoffes ist von dessen chemischer Struktur abhängig. Entweder erfolgt eine Abatmung über die Lungen, eine Metabolisierung in der Leber oder eine Ausscheidung über die Nieren.

II   Wirkung

Die Wirkung der Inhalation ist zwischen den einzelnen Stoffen kaum unterschiedlich. Es kommt zu einer Bewusstseinseinengung und zu einer Euphorie. Initial werden optische Halluzinationen beschrieben, gepaart mit einem Gefühl der Erhabenheit. Die Rauschwirkung hält nur ca. 30 Minuten an.
Den flüchtigen Lösungsmitteln ist eine hohe Toxizität eigen. Schon früh kommt es zu Sprachstörungen und zu neurologischen Ausfällen (beispielsweise Ataxien). Konzentration und Denkfähigkeit nehmen ab, es kommt zu Bewusstseins- und Orientierungsstörungen. Bei dauerhaftem Konsum kommt es zu peripheren Nervenlähmungen und zu einer frontal betonten Hirnatrophie.

||| Doping

Dopingmittel wurden zunächst zur Leistungssteigerung von Hochleistungssportlern verwendet und hatten daher keine größere Verbreitung. Durch die Verbreitung von Fitness- und Krafttraining und einem damit verbundenen Körperideal finden heute Dopingmittel auch eine breitere Anwendung im Sinne des Missbrauchs. Dabei werden vielfältige Substanzen, vor allem aber »Sexual«hormone als Dopingmittel gebraucht (sogenannte Anabolika). Je nach Substanz und Länge der Einnahme kommt es zu ernsthaften körperlichen Störungen. Ebenso sind Todesfälle unter Doping bekannt. Abhängigkeit im engeren Sinne entsteht dabei sicherlich selten.

|||| Epidemiologie von Missbrauch und Abhängigkeit

Exakte Daten zur Häufigkeit von Abhängigkeitserkrankungen sind schwer zu ermitteln: Der Übergang zwischen Missbrauch und Krankheit ist fließend, die Diagnose – zumindest in den frühen Phasen – nicht einfach. In einer aktuellen Schätzung (1995) der Deutschen Hauptstelle für Suchtgefahren wird für die BRD die Zahl der Alkoholabhängigen auf 2,5 Millionen, die der Medikamentenabhängigen auf 1,4 Millionen und die der Drogenabhängigen auf 150000 geschätzt (Deutsche Hauptstelle für Suchtgefahren 1995). Vorsichtige Vermutungen gehen von etwa 2–3 Prozent Alkoholkranken in der Gesamtbevölkerung aus. Unter den Krankenhauspatienten liegt die Zahl noch höher. Bei einer Erhebung in einem Allgemeinkrankenhaus wurden 11 Prozent der Patienten als sicher alkoholkrank diagnostiziert, weitere 5 Prozent waren gefährdet. Unter Berücksichtigung der Folgeschäden stellen somit die Abhängigkeitserkrankungen ein großes therapeutisches und soziales Problem dar.

Die Verbreitung illegaler Drogen ist sehr schwer epidemiologisch zu erfassen. Hier können indirekte Hinweise Aufschluss über die Verbreitung des Konsums geben, wie etwa die beschlagnahmte Menge und die Anzahl der Verhaftungen. Üblich sind auch Befragungen von Risikogruppen, wie etwa Schüler in einem bestimmten Alter etc. Tabelle 54 zeigt die Verbreitung einzelner Substanzgruppen.

|||| Kulturelle und soziale Aspekte der Abhängigkeit am Beispiel des Alkoholismus

Abhängigkeit und Missbrauch sind zumindest in den westlichen Industrieländern ein medizinisches, volkswirtschaftliches und soziales Problem, obwohl hier der Elendsalkoholismus, wie er in vielen Ländern noch weit verbreitet ist, seltener wird. Unabhängig von der Definition der Alkoholkrankheit ist die Gruppe der Menschen mit regelmäßigem und hohem Alkoholgenuss (Vieltrinker) mit 7 bis 10 Prozent recht groß (FEUERLEIN 1982); dem gegenüber stehen etwa 20 Prozent Abstinente. Nach den Angaben der Bundeszentrale für gesundheitliche Aufklärung trinken 52 Prozent der Bundesbürger mindestens gelegentlich Alkohol am Arbeitsplatz, davon 14 Prozent ein- oder mehrmals täglich. Vieltrinker sind zweieinhalbmal häufiger krank, sechzehnmal häufiger kurzfri-

Kulturelle und soziale Aspekte der Abhängigkeit am Beispiel des Alkoholismus

stig fehlend und dreieinhalbmal häufiger in Betriebsunfälle verwickelt. Auch bei vielen tödlich verlaufenden Verkehrsunfällen ist Alkoholkonsum beteiligt (RUSSLAND / PLOG-STEDT 1986).

Tabelle 54   **Verbreitung einzelner Substanzgruppen**

	Anzahl der Konsumenten	Abhängigkeit
Alkohol	Siehe Text	Siehe Text
Opioide	Opiatkonsum mündet nicht zwangsläufig in die Abhängigkeit. Die Zahl der nichtabhängigen Opiatkonsumenten wird aber insgesamt recht klein sein. Häufiger kommt vor, dass der Konsum nach einigen wenigen Kontakten wieder eingestellt wird.	Genaue Zahlen über die Anzahl der Opiatabhängigen sind nicht bekannt. Schätzungen gehen von 5–100000 Opiatabhängigen in Deutschland aus. Die Zahl ist nach neueren Untersuchungen eher rückläufig. Auch die Zahl der Drogentoten nimmt insgesamt ab.
Cannaboide	Schätzungen gehen von ca. 2–4 Millionen Cannabiskonsumenten aus. 5–30% der Jugendlichen zwischen 15 und 16 Jahren geben einen mindestens gelegentlichen Konsum von Cannabis an.	Offensichtlich kommt es bei regelmäßigem Cannabiskonsum zu einer Toleranzentwicklung. Abhängigkeit nach den Suchtkriterien ist bei Cannabis äußerst selten. Auch ist Cannabis keine Einstiegsdroge.
Sedativa und Hypnotika	Weit verbreitete Arzneimittel. 1995 noch 610 Millionen Tagesdosen verordnet. Tendenz auf Grund der Information der Ärzte jedoch rückläufig. Medikamente werden zusätzlich häufig in Verbindung mit anderen Suchtstoffen verwendet.	1,27% der Männer, 4,07% der Frauen manifest abhängig. 60% entfallen auf Benzodiazepine. Risiko nimmt mit dem Alter zu.
Cocain	Der Konsum von Cocain ist seit langem bekannt. Gemessen an der beschlagnahmten Menge des Cocains nimmt der Konsum der Droge zu. Exakte Daten über die Verbreitung und die Prävalenz gibt es nicht. Etwa 1% der 15- bis16-jährigen Schüler gaben an, Kontakt mit Cocain gehabt zu haben.	Etwa 3% der Cocainkonsumenten zeigen auch nach langjährigem Gebrauch noch einen hohen Konsum von Cocain. Ca. 25% geben den Konsum auf. Die Entwicklung einer Abhängigkeit ist bei intravenöser Gabe höher.
Stimulantien einschließlich Koffein	Von den meisten Konsumenten werden Anwendungshäufigkeit und Einzeldosierung über lange Zeit konstant gehalten. Bei Umfragen unter Schülern ergab sich, dass 0,2–5% bereits Kontakt zu Stimulantien hatten (nicht Koffein). Insbesondere der Konsum von Ecstasy steigt offensichtlich.	Zu einer körperlichen Abhängigkeit kommt es unter Stimulantien nicht. Auch die Entwicklung einer psychischen Abhängigkeit ist nur bei einem kleinen Prozentsatz der Konsumenten zu beobachten, unabhängig von weiteren körperlichen und psychischen Folgeerkrankungen.
Halluzinogene	Zuverlässige Angaben über die Verbreitung von Halluzinogenen gibt es nicht. Nachdem die Drogen zunächst als bewusstseinserweiternde Drogen Anwendung fanden, werden sie heute offensichtlich mehr als Beigebrauch von Stimulantien verwendet.	

	Anzahl der Konsumenten	Abhängigkeit
Tabak	Beginn des Konsums zwischen dem 10. und 20. Lebensjahr.*	
flüchtige Lösungsmittel	0,1–1% gelten als aktuelle Konsumenten. 10–30% der Bevölkerung kennt die rauscherzeugende Wirkung von Inhalantien.	In Deutschland ist die regelmäßige Inhalation von flüchtigen Lösungsmitteln selten.

*Die Prävalenzraten sind insgesamt rückläufig.

Die Häufung des Missbrauchs von Suchtmitteln ist abhängig von kulturellen Einflüssen, weniger aber die Entwicklung von Abhängigkeitserkrankungen, was die relative Unabhängigkeit der Abhängigkeitserkrankungen unterstreicht. Die Verbreitung des Missbrauchs ist abhängig von:

▶ der kulturellen und rechtlichen Bewertung des missbrauchten Mittels,
▶ der Ritualisierung des Umgangs mit dem missbrauchten Mittel und
▶ der gesellschaftlichen Bewertung von Exzessen.

Vermittler dieser gesellschaftlichen und kulturellen Normen sind in erster Linie die Familie, aber auch Schule, Arbeitswelt und Öffentlichkeit (FEUERLEIN 1984; STOSBERG 1982). In der BRD hat der Alkoholkonsum einen relativ hohen Stellenwert, vor allem bei einer Vielzahl von sozialen Anlässen erscheint er selbstverständlich. Alkohol gilt vielen als legitimes Mittel soziale Hemmungen abzubauen und die Stimmung zu verbessern. Insgesamt ist eine Abnahme ritueller Bindungen bezüglich des Konsums von Alkohol zu beobachten, etwa in der Arbeitswelt. So kann die Häufung von Vieltrinkern in bestimmten Berufen heute nicht mehr gelten, getrunken wird überall und in allen sozialen Schichten.

Wie wichtig die rituelle Bindung bezüglich des Konsums eines Suchtmittels ist, zeigt sich an der geringen Rate von Vieltrinkern unter den orthodoxen Juden, bei denen der Alkoholgebrauch strengen Regeln unterliegt. Eine gewisse Bedeutung hat auch die »Griffnähe« des Suchtmittels, also Preis, rechtliche Bewertung und Präsentation des Mittels in der Öffentlichkeit – dieser Einfluss wird aber überschätzt. Als sicher kann gelten, dass eine Prohibition von Suchtmitteln, die nicht auch durch gesellschaftliche und religiöse Traditionen getragen ist, weitgehend wirkungslos bleibt – allenfalls die damit verbundene Kriminalität fördert. Typologisch kann man im Hinblick auf den Alkoholkonsum verschiedene Kulturen unterscheiden:

▶ Abstinenzkulturen (wie der Islam und der Hinduismus);
▶ Permissivkulturen: Alkoholgenuss ist erlaubt, wird häufig ritualisiert. Alkoholexzesse sind jedoch verpönt;
▶ Ambivalenzkulturen (Konflikte zwischen koexistenten Wertstrukturen gegenüber Alkohol);
▶ Permissivkulturen und funktionsgestörte Kulturen (sowohl das normale Trinken als auch der Exzess sind erlaubt oder geduldet).

Abhängigkeitserkrankungen

Von Betroffenen wird nach Erreichen der Abstinenz betont, wie sehr die Abhängigkeitserkrankung ihren Lebensentwurf verändert hat. Dabei ist es keinesfalls so, dass der Abhängige das Suchtmittel schätzt oder dessen Wirkung als besonders positiv erlebt. Vielmehr hat er bereits zu Beginn seiner Erkrankung ihm gegenüber eine sehr ambivalente Einstellung. Der Süchtige beschäftigt sich früh mit der Frage, wie er das Suchtmittel kontrollieren kann, und bewegt sich bis zur Abstinenz in der Illusion, es unter Kontrolle zu haben oder bringen zu können.

Diese Überbetonung der Kontrolle weitet sich in der Folgezeit auch auf andere Gebiete aus, insbesondere die sozialen Beziehungen des Betroffenen. Da die Kontrolle über das Suchtmittel nicht gelingt, entstehen Schuldgefühle. Diese verstärken die Ambivalenz gegenüber dem Mittel und führen so zu einer Steigerung der Kontrollversuche. Auf diese Weise beendigt das Schuldgefühl nicht den Konsum des Mittels, sondern engt den Betroffenen noch mehr auf den Umgang mit ihm ein. Dieser Vorgang wurde so beschrieben, dass der Alkoholsüchtige die Vorstellung habe den ganzen Alkohol der Welt trinken zu müssen, um diese Geisel endgültig ablegen zu können. Dies führt in einen charakteristischen »Teufelskreis«. Es kommt zum oszillierenden Wechsel zwischen einer nüchternen Position, in der der Kampf gegen das Mittel aufgenommen wird, dann folgenden Niederlagen und einem erneuten Beginn des Kampfes.

In diesen Teufelskreis wird auch das soziale Feld einbezogen, oft in Form einer Rollenteilung, bei der einer die »nüchterne«, der andere die »nasse« Position übernimmt. Es entsteht ein unaufhörlicher Machtkampf. Eine ähnliche Interaktion kann im Übrigen auch in der therapeutischen Beziehung auftreten. Hierher lässt sich auch der *Kontrollverlust* einordnen, der für den Betroffenen eine schwere Belastung darstellt. Kontrollverlust bedeutet, dass der Süchtige mit dem Konsum des Suchtmittels oder dem gezeigten süchtigen Verhalten erst aufhören kann, wenn er körperlich und seelisch erschöpft ist, manchmal erst bei Besinnungslosigkeit. In diesem Zusammenhang sind Phänomene beobachtbar, die als »Craving« oder periodischer Suchtanfall bezeichnet werden (WANKE 1987). Hierbei handelt es sich um ein plötzlich auftretendes Verlangen, das von dem Betroffenen kaum oder gar nicht zu kontrollieren ist. Besonders Drogenabhängige können davon berichten, dass in dieser Situation jedes Mittel recht erscheint an die Droge zu kommen. Craving bleibt auch nach Erreichen der Abstinenz oft jahrelang erhalten und ist häufig Grund für einen Rückfall.

Ebenfalls typisch für die Abhängigkeitserkrankung ist der »Niedergang«, sowohl im Rahmen der psychischen als auch der körperlichen und sozialen Entwicklung. Der süchtige Spieler verliert, er kann nicht mit dem Spiel aufhören, bis er ruiniert ist, und auch dann glaubt er, dass das nächste Spiel möglicherweise den großen Gewinn bringen, die Schande der Spielsucht tilgen könne. Eines der zentralen und bedeutsamen Kennzeichen der Sucht ist die Tatsache, dass sie nur durch *Abstinenz* zu stoppen ist. In diesem Sinne bleibt der Süchtige zeitlebens abhängig, auch später gelingt ihm die Kontrolle über das Mittel nicht. Bei einigen Suchtformen kommt es zu einer charakteristischen *Toleranzentwicklung* gegenüber dem Suchtmittel. Dabei geht die eigentlich positive Wirkung des Mittels in der Regel völlig verloren und die Dosissteigerung dient allein der Vermeidung von Entzugssymptomen.

⊪ Verlaufscharakteristika als Hauptkriterium der Sucht

Abhängigkeit bezeichnet eine Störung des ganzen Menschen und führt wie kaum eine Erkrankung zu Veränderungen anderer Lebensbereiche. Die fortlaufende *Einengung* auf das Suchtmittel hat vor allem Jellinek als eines der Charakteristika der Abhängigkeit beschrieben (FEUERLEIN 1984). Bereits bei anderen Autoren sind diese Phänomene erwähnt, so bei Bleuler – im Zusammenhang mit der alkoholischen Wesensänderung – die permanenten Schuldgefühle der Suchtkranken (E. BLEULER 1983). Eindrücklich sind auch die Schilderungen der Betroffenen selbst, die die Veränderungen des Denkens, Fühlens und Verhaltens in der Zeit der Sucht (HERHAUS 1978) nach Erreichen der Abstinenz beschrieben haben.

⊪⊪ Diagnose

In den modernen operationalisierten diagnostischen Klassifikationen finden sich die oben genannten Charakteristika von Abhängigkeitserkrankungen wieder, zum Beispiel in den diagnostischen Leitlinien der ICD-10 (Tabelle 48).

Weil die Abhängigkeitserkrankungen nicht allein durch die Menge des konsumierten Suchtmittels definiert und eine Reihe von Veränderungen nur der subjektiven Betrachtung des Betroffenen wirklich zugänglich sind, erweist sich eine Kombination aus körperlichen Befunden, Fremdeinschätzungen und Selbstbeobachtungen als aussagefähigstes Mittel zur Diagnostik. Daher bestehen in der Regel die diagnostischen Verfahren aus der Kombination dieser drei Betrachtungsebenen, wie etwa der MALT für die Alkoholkrankheit (FEUERLEIN u. a. 1979). Dabei hat die Selbstbeobachtung den höchsten Stellenwert, weil sie besser zwischen Abhängigkeit und Missbrauch zu differenzieren hilft und weil die Selbstdiagnose bereits einen bedeutsamen Schritt zur Therapiemotivation darstellt.

⊪ Selbsteinschätzung

Insbesondere für den Alkoholismus sind valide Selbsteinschätzungsmanuale entwickelt worden, mit deren Hilfe eine Abhängigkeitserkrankung auch in frühen Stadien erkannt werden kann.

Da der Betroffene glaubt die abhängig machende Substanz kontrollieren zu können, ist das Fehlen einer »Krankheitseinsicht« ein fast notwendiger Bestandteil der Diagnose. Erst im Rahmen der Selbstexploration anhand von Verlaufscharakteristika der Erkrankung ist es für den Betroffenen möglich, das Wesen der Erkrankung zu erkennen und sie als Krankheit zu identifizieren. Dies kann bereits ein bedeutsamer Schritt für die Bewältigung sein, denn der Betroffene kann seine Anstrengung von der Kontrolle des Suchtmittels auf die Kontrolle und Bewältigung der Erkrankung verlagern. Das bekannteste in diesem Sinne verwendete Instrument ist der Fragebogen von Jellinek (Tabelle 55).

Tabelle 55   Alkoholkrankheit und Medikamentenabhängigkeit

Nach einem Bericht der »Weltgesundheitsorganisation« (WHO) von Prof. JELLINEK

HANDZETTEL für Arzt/Patient-Gespräche – vertraulich!

Wenn mehrere Fragen mit »Ja« beantwortet werden, ist ein Alkohol- oder Medikamentenproblem wahrscheinlich.

1. Haben Sie manchmal Gedächtnislücken nach starkem Trinken?
2. Trinken Sie alleine und auch heimlich?
3. Denken Sie häufig an das Trinken von Alkohol?
4. Trinken Sie die ersten Gläser hastig?
5. Haben Sie wegen Ihres Trinkens Schuldgefühle?
6. Vermeiden Sie in Gesprächen Anspielungen auf Alkohol und verleugnen Sie Ihre tatsächliche Trinkmenge?
7. Passiert es, dass Sie nach den ersten Gläsern ein sehr starkes Verlangen haben weiterzutrinken?
8. Gebrauchen Sie Ausreden, warum Sie trinken?
9. Zeigen Sie ein besonders aggressives Benehmen gegen die Umwelt?
10. Versuchten Sie periodenweise völlig abstinent zu leben?
11. Haben Sie ein Trinksystem versucht (z. B. nicht vor bestimmten Zeiten zu trinken oder statt Schnaps nur noch Bier zu trinken)?
12. Haben Sie häufiger den Arbeitsplatz gewechselt?
13. Richten Sie Ihre Arbeit und Ihren Lebensstil auf den Alkohol ein?
14. Haben Sie einen Interessenverlust an anderen Dingen als an Alkohol bemerkt?
15. Zeigen Sie auffallendes Selbstmitleid?
16. Haben sich Änderungen im Familienleben ergeben?
17. Neigen Sie dazu, sich einen Vorrat an Alkohol zu sichern?
18. Vernachlässigen Sie Ihre Ernährung?
19. Wurden Sie wegen des Alkoholmissbrauches in ein Krankenhaus aufgenommen?
20. Trinken Sie regelmäßig am Morgen?
21. Haben Sie mitunter tagelang hintereinander getrunken?
22. Beobachten Sie einen moralischen Abbau an sich selbst?
23. Wurde Ihr Denkvermögen beeinträchtigt?
24. Beobachten Sie morgendliches Zittern?
25. Wurde das Trinken zum Zwang?

Merke: Alkoholkrankheit und Medikamentenabhängigkeit sind austauschbar!

Es ist keine Schande, krank zu sein!

Es ist zu beachten, dass Abhängigkeitskranke fast immer soziale Abwärtsvergleiche durchführen (»Ich bin noch nicht so weit wie andere.«) und sich damit die Selbstdiagnose erschweren, was auf die Kontrollillusion von Abhängigen zurückgeführt werden kann. Selbstdiagnose bedeutet damit auch die Antizipation der Folgen und verdeutlicht dem Betroffenen die Zwangsläufigkeit der Erkrankung. Damit kann er verstehen, dass es sich nicht um eine Frage der persönlichen Schuld oder des Versagens handelt, sondern um eine Krankheit im engeren Sinne.

�III Fremdeinschätzung

Einen spezifischen Test für die Diagnose der Abhängigkeit gibt es derzeit noch nicht. Die Kriterien der Fremdeinschätzung beinhalten entweder den Nachweis der süchtig konsumierten Substanz im Rahmen eines Drogenscreenings oder Kennzeichen von somatischen Veränderungen, die als Folgeerscheinung der Abhängigkeit zu werten sind (die Erhöhung der Leberenzyme etc.). All diese Parameter lassen jedoch noch nicht zwischen einer Abhängigkeit und dem Missbrauch einer Substanz unterscheiden. Die Beobachtungen aus dem sozialen Feld des Betroffenen, einschließlich der Therapeuten, richten sich ansonsten nach den Kriterien der Selbsteinschätzung.

Diese Form der Fremdeinschätzung unterliegt den gleichen Verzerrungen wie die Selbsteinschätzung des Betroffenen. So kann die Abhängigkeitserkrankung anfänglich von den Angehörigen und Arbeitskollegen ebenso verleugnet werden wie vom Betroffenen selbst. Hilfe und Beratung werden daher oft erst recht spät in Anspruch genommen.

Formen und Besonderheiten der Abhängigkeit

Ein Mittel wird durch den Abhängigkeitskranken zum Suchtmittel. Dabei kann der Konsum zahlreicher Substanzen süchtig entgleisen. Das Suchtpotential bezeichnet die Wahrscheinlichkeit des Missbrauchs einer Droge, also das Verhältnis von normalen Konsumenten zu Suchtkranken. Es muss nicht mit der gesellschaftlichen Bewertung des Mittels übereinstimmen. So hat Nikotin ein sehr hohes Suchtpotential, Cannabis hingegen nicht.

Die Alkoholabhängigkeit

Der Alkoholismus ist in den westlichen Industrieländern das mit Abstand bedeutsamste Suchtphänomen. Daher erfolgten zur Alkoholkrankheit die meisten Forschungen, sodass der Alkoholismus als Standardmodell der Abhängigkeitserkrankung überhaupt gelten kann. Alkohol ist als Droge schon lange bekannt. Berichte über ihn stammen aus dem alten Mesopotamien, Ägypten und dem Alten Testament. Seit es den Alkohol gibt, wird auch über dessen Missbrauch gesprochen und waren die gesellschaftlich vermittelten Haltungen ihm gegenüber ambivalent. Viele berühmte Mythen wurden später in Zusammenhang mit dem Alkohol und vor allem der Alkoholsucht gebracht, so der Sisyphos-Mythos. Eine allgemeine Ächtung des Alkohols ist ungeeignet zur primären Prävention, obwohl sein Suchtpotential sicher hoch ist. Der Zusammenhang der Alkoholkrankheit mit einer Reihe von gesellschaftlichen Phänomenen gilt als erwiesen, etwa mit Gewalttaten, Unfällen, sexuellem Missbrauch, Obdachlosigkeit und Suizid. Das Ausmaß übersteigt sicher die gesellschaftlichen Folgen der Drogenabhängigkeit um ein Vielfaches.

Phasen der Alkoholabhängigkeit

Der Verlauf der Abhängigkeitserkrankung zeichnet sich durch seine Zwangsläufigkeit aus. Meist werden verschiedene Phasen unterschieden, zum Beispiel bei der Alkoholabhängigkeit:
1. Phase: Die Zeit der Ambivalenz und des Schuldgefühls In dieser Phase stehen die Versuche, das Suchtmittel unter Kontrolle zu bringen, ganz im Vordergrund. Meist nimmt

die Toleranz gegenüber dem Suchtmittel zu. Es hat oft eher die Funktion der Konflikt-lösung. Als Folge der Kontrollillusion entstehen Schuldgefühle, die ein Leitphänomen dieser Phase darstellen. Diese Schuldgefühle führen dazu, dass der öffentliche Konsum von Alkohol eher gemieden, mehr im privaten Bereich oder sogar heimlich getrunken wird. Charakteristisch sind sogenannte Filmrisse, damit sind Gedächtnisstörungen im Zusammenhang mit dem Substanzgebrauch gemeint.

2. Phase: Nach dem Kontrollverlust, die Zeit der Trinksysteme Der Kontrollverlust markiert den Übergang von der ersten zur zweiten Phase. Er wird subjektiv als erschütternde Wende wahrgenommen. Viele entscheiden sich jetzt für die Abstinenz, weil das Krankhafte dem Betroffenen dramatisch vor Augen geführt wird. Der Kontrollverlust ist dadurch gekennzeichnet, dass der Konsum des Mittels erst beendet werden kann, wenn körperliche oder psychische Erschöpfungsgrenzen erreicht sind. Zu diesem Zeitpunkt treten auch die ersten periodischen Suchtanfälle auf. Ähnlich der Drogenabhängigkeit kann das Suchtmittel nicht mehr zur Konfliktregulierung dienen, es wirkt jetzt konflikt-verstärkend. Für den Alkoholkranken, der sich nicht zur Abstinenz entscheidet, beginnt nun die Zeit der Trinksysteme. Zum Beispiel versuchen die Betroffenen phasenweise völlig abstinent zu leben, das Denken und alle Aktivitäten richten sich auf die Kontrolle des Suchtmittels. Gegenüber der Umgebung werden Rechtfertigungen notwendig, sodass jetzt oft die Angehörigen an der Kontrolle der Abhängigkeit beteiligt werden.

3. Phase: Die Depravation, die Zeit der Niederlage Diese Phase ist durch eine rasch eintretende Veränderung der psychischen, körperlichen und sozialen Situation des Betroffenen gekennzeichnet. Die Toleranz gegenüber dem Suchtmittel nimmt eher wieder ab. Es kommt zu erheblichen Veränderungen in der Persönlichkeit, während der soziale Druck deutlich zunimmt. Trifft der Abhängige in den ersten beiden Phasen oft noch auf Verständnis, so erfährt er nunmehr Abwertung und Geringschätzung. Die Suchterkrankung raubt jetzt dem Betroffenen seine Würde. Die Folge kann soziale Ausgrenzung, Krankheit und Tod bedeuten. Viele Kranke suizidieren sich. Jetzt spielen die Konflikte, die anfänglich an der Entstehung der Abhängigkeit beteiligt waren, nur noch eine untergeordnete Rolle und werden in der Regel verleugnet. Erst in der letzten Phase treten die körperlichen Entzugserscheinungen deutlich zu Tage. Dabei sind Zittern und Schwitzen weniger häufig als vielmehr morgendliche Übelkeit.

Im Folgenden sind die Merkmale der einzelnen Phasen der Alkoholkrankheit tabellarisch zusammengefasst:

Tabelle 56   Merkmale der Phasen der Alkoholerkrankung

1. Phase: Die Zeit der Ambivalenz und des Schuldgefühls

▷ Gelegentliches Erleichterungstrinken

▷ Beginn des regelmäßigen Erleichterungstrinkens

▷ Erhöhung der Alkoholtoleranz

▷ Gedächtnislücken treten auf

▷ Es wird heimlich getrunken

▷ Die Abhängigkeit vom Alkohol nimmt zu

▷ Das Erleichterungstrinken wird zum Reflex

- ▷ Schuldgefühle wegen des Trinkens treten auf
- ▷ Gespräche über den Alkohol werden vermieden
- ▷ Die Erinnerungslücken werden immer häufiger

2. Phase: Nach dem Kontrollverlust, die Zeit der Trinksysteme

- ▷ Die Fähigkeit, mit dem Trinken wie andere aufzuhören nimmt ab
- ▷ Eine Erklärung des Trinkverhaltens wird nötig
- ▷ Renommistisches, aggressives Imponiergehabe tritt auf
- ▷ Laufende Gewissensbisse
- ▷ Rückfälle nach Perioden völliger Abstinenz
- ▷ Gute Vorsätze und Entschlüsse schlagen fehl
- ▷ Gedankliche und geographische Flucht
- ▷ Verlust von anderen Interessen

3. Phase: Die Depravation, die Zeit der Niederlage

- ▷ Freunde und Familie werden fallen gelassen
- ▷ Sorgen am Arbeitsplatz und Geldsorgen
- ▷ Grundloser Unwille
- ▷ Vernachlässigung der Ernährung
- ▷ Verlust der allgemeinen Willensstärke
- ▷ Zittern und morgendliches Trinken
- ▷ Abnahme der Alkoholtoleranz
- ▷ Verschlechterung des Körperzustandes
- ▷ Verlängerte Rauschzustände
- ▷ Bemerkenswerter ethischer Abbau
- ▷ Beeinträchtigung des Denkens
- ▷ Trinken mit Personen unter dem eigenen »Stand«
- ▷ Undefinierbare Ängste
- ▷ Unfähigkeit eine Tätigkeit zu beginnen
- ▷ Das Trinken nimmt den Charakter der Besessenheit an
- ▷ Verschwommene religiöse Wünsche
- ▷ Die Alkoholalibis und das Erklärungssystem brechen zusammen
- ▷ Die vollständige Niederlage wird zugegeben

Abhängigkeitserkrankungen

■ Typen der Abhängigkeit

Für die Alkoholkrankheit versuchte vor allem J. M. JELLINEK (1960) anhand der Trinkgewohnheiten eine Typologie der Erkrankung zu entwickeln. Wie bei allen Typologisierungen leidet auch diese Einteilung unter einer mangelhaften Objektivität, zumal die einzelnen Typenklassen große Überschneidungen aufweisen und im Verlauf der Erkrankung auch ineinander übergehen können. Jellinek unterschied insgesamt fünf Typen:

- ▶ Alpha-Typ (Problem- und Erleichterungstrinker)
- ▶ Beta-Typ (Anpassungs- und Gewohnheitstrinker)
- ▶ Gamma-Typ (Exzess-Trinker)
- ▶ Delta-Typ (Spiegeltrinker)
- ▶ Epsilon-Typ (Periodischer Trinker)

Für die Selbstdiagnose kann diese Typologisierung eine ungünstige Bedeutung bekommen, da im Rahmen eines sozialen Abwärtsvergleiches die eigene Abhängigkeit mit dem Hinweis auf den jeweils anderen Typ geleugnet werden kann. Ein Spiegeltrinker könnte behaupten, nie unmäßig zu trinken, ein Anpassungstrinker denken, dass er den Alkohol nicht alle Tage brauche und deswegen nicht abhängig sei, und der periodische Trinker wird auf die Phasen völliger Abstinenz hinweisen.

ⅠⅠⅠ Die nicht stoffgebundenen Abhängigkeiten

Die Annahme, dass die Suchtentwicklung nicht auf der direkten Wirkung eines Suchtmittels beruht, lässt grundsätzlich zu, dass dieser Vorgang auch von anderen Prozessen getriggert werden kann. Dies hat zum Konstrukt der nicht stoffgebundenen Abhängigkeit geführt. Nicht stoffgebundene Abhängigkeit wird sogar von einigen als der Prototyp der Sucht aufgefasst (WANKE 1987).

Insbesondere das pathologische Glücksspiel entspricht dieser Vorstellung, es zeigt die oben beschriebenen Kennzeichen der Sucht mit Toleranzsteigerung, Kontrollverlust, Schuldgefühlen und phasischem Verlauf (KRÖBER 1985). Dostojewskij hat in seiner literarischen Darstellung die Phänomene beschrieben, die den Abhängigkeitscharakter des pathologischen Glücksspiels veranschaulichen (DOSTOJEWSKIJ 1971). In der ICD-10 wird das pathologische Glücksspiel unter den Persönlichkeitsstörungen geführt. Einwände richten sich gegen die Gefahr einer Ausweitung und damit Entwertung des Abhängigkeitsbegriffes, andere fordern einen körperlichen Mechanismus als unabdingbare Mitvoraussetzung von Sucht.

Es gibt auch beim pathologischen Glücksspiel Varianten, zum Beispiel zwischen Roulettespielern und Automatenspielern. Insgesamt wurde aber die Bedeutung des Glücksspiels eher unterschätzt, es scheint sich um ein sehr weit verbreitetes Phänomen zu handeln. Zuverlässige epidemiologische Daten liegen noch nicht vor.

ⅠⅠⅠ Die Medikamentenabhängigkeit

Die Medikamentenabhängigkeit ist weit verbreitet. Vor allem werden amphetaminhaltige Substanzen, Tranquilizer und Schmerzmittel missbraucht. Die Barbitursäure-Präparate sind mittlerweile zum größten Teil vom Markt verschwunden und wurden durch weniger suchtgefährdende Mittel ersetzt. An erster Stelle der missbrauchten Medikamente sind die Tranquilizer zu nennen, die – trotz Verschärfung der Verordnungsbestimmungen – immerhin zu den am dritthäufigsten verschriebenen Medikamenten überhaupt gehören.

Genaue Angaben über die Häufigkeit von Abhängigkeitserkrankungen im Zusammenhang mit Tranquilizern, insbesondere Benzodiazepinen, sind schwer zu erhalten, weil die Definition der Abhängigkeit auch hier unterschiedlich ist und eine klare Abgrenzung zum Missbrauch schwer fällt. Immerhin zeigten in einer Untersuchung in zwei Universitätskliniken 11,6 Prozent der wegen einer Angsterkrankung aufgenommenen Patienten Zeichen einer Tranquilizerabhängigkeit. Charakteristischerweise tritt beim Benzodiazepinabusus selten ein Kontrollverlust auf, sodass nur für einen kleinen Teil der Konsumenten alle Suchtkriterien zutreffen. Sehr viel häufiger ist die sogenannte »low dose dependence«: Der Betroffene nimmt die Medikamente über einen langen Zeitraum in der verordneten Menge, steigert die Dosis also nicht, entwickelt aber zum Teil heftigste Entzugssymptome, bis hin zu lebensgefährlichen Delirien. Weniger als Suchtmittel denn zum Kupieren der Entzugssymptomatik setzen Drogenabhängige Benzodiazepine ein, sodass gerade diese Medikamente auf dem Schwarzmarkt sehr begehrt sind.

ⅢⅠ Die Drogenabhängigkeit

Allgemein wird zwischen der Abhängigkeit von harten und weichen Drogen unterschieden. Die als harte Drogen bezeichneten Opiatabkömmlinge sind schon seit langer Zeit bekannt und fanden früher als Schmerzmittel weite Verbreitung. Daher ist auch die Abhängigkeit von ihnen ein seit langem bekanntes Problem. Die Betäubungsmittelgesetze entstanden vor allem im Hinblick auf morphinabhängige Ärzte in der Weimarer Republik.

Eine gewisse Dramatisierung hat die Morphinabhängigkeit nach dem Zweiten Weltkrieg erfahren, weil sie in Verbindung mit der Jugendbewegung auch gesellschaftliche Konflikte tangierte und ihre Bekämpfung unter dem Aspekt der Überlebensfrage westlicher Gesellschaften betrachtet wurde. Der Drogendealer wird häufig als Projektionsfläche für negative Vorstellungen über einen kriminellen Charakter benutzt. All dies hat zur Prohibition des Drogenkonsums geführt mit ähnlichen Folgen, wie sie die Alkoholprohibition in den USA gehabt hat: Aufkommen einer organisierten Kriminalität, Kriminalisierung der Abhängigen und ihr Abdrängen in eine Subkultur. Mit dieser Entwicklung hat man den Süchtigen wenig geholfen, ihnen den Zugang zu einer Therapie eher erschwert.

Mittlerweile ist die prohibitive Drogenpolitik umstritten, langsam beginnt eine Normalisierung der Einstellung zur Drogenabhängigkeit. Zu dieser Entwicklung hat die Verbreitung von AIDS unter den Drogenabhängigen als direkte Folge der Kriminalisierung stark beigetragen. Als Beispiel des Einstellungswandels können die vielerorts eingeführten Substitutionsprogramme gelten, die vor allem die negativen sozialen Folgen der Drogenabhängigkeit begrenzen sollen. Zur Normalisierung gehört auch eine realistischere Einschätzung des Suchtpotentials der verschiedenen Drogen. So ist im Rahmen der Schmerztherapie von Tumorkranken mit Opiaten deutlich geworden, dass sie nicht zwangsläufig zur Abhängigkeit führen. Seit längerem ist bekannt, dass Cannabis und LSD weniger Abhängigkeit als Persönlichkeitsveränderungen verursachen.

ⅢⅠ Nikotinabhängigkeit

Nikotin hat sicher eines der höchsten Suchtpotentiale überhaupt. Die negativen gesundheitlichen Folgen des Rauchens sind seit längerem bekannt. Trotzdem hat es lange gedauert, bis der Krankheitswert Anerkennung gefunden hat, was dann eher zu einer Verharmlosung beitrug. Zur Zeit ist vor allem in den USA ein Trend zum prohibitiven Umgang mit dem Rauchen zu beobachten; offensichtlich werden die gleichen Fehler wie bei der Prohibition von Alkohol und Drogen gemacht. Auch hier werden gesellschaftliche und kulturelle Konflikte über die Abhängigkeit ausgetragen.

¦¦¦ Abhängigkeit von mehreren Drogen (Politoxikomanie)

Die kombinierte Abhängigkeit von mehreren Mitteln ist nicht selten. Häufig tritt etwa die Kombination von Alkohol- und Nikotinabhängigkeit auf. Vor allem bei Drogenabhängigen ist sowohl die kombinierte Abhängigkeit als auch ein Wechsel des Mittels, zum Beispiel von Drogen auf Alkohol und Tranquilizer, häufig. Gerade dieser Umstand verdeutlicht nochmals, dass eine Substanz erst in den Händen des Abhängigen zum Suchtmittel wird und die Abhängigkeit sicher nicht allein auf die pharmakologische Wirkung zurückgeführt werden kann.

¦¦¦¦ Prädiktoren und Vulnerabilitätsmarker der Abhängigkeit

Spezifische Prädiktoren für die Entwicklung einer Abhängigkeit gibt es nicht. Auffällig ist die Geschlechterverteilung: Für die Alkoholabhängigkeit ergibt sich zwischen Frauen und Männern ein Verhältnis von etwa 1:10. Bei der Medikamentenabhängigkeit besteht ein umgekehrtes Geschlechterverhältnis, sodass auch hier soziale und kulturelle Faktoren als Ursache angenommen werden. Gesichert ist mittlerweile die familiäre Häufung von Abhängigkeitserkrankungen. Untersuchungen ergaben, dass die Wahrscheinlichkeit einer Abhängigkeitsentwicklung in Familien, in denen bereits solche Krankheiten aufgetreten sind, etwa siebenmal erhöht ist (MAIER / PROPPING 1991).

Auffällig ist auch die hohe Erkrankungsrate an Depressionen in diesen Familien. Als Bedingungsfaktoren dafür werden mehrere Aspekte angeführt: eine genetische Disposition (bisher ohne entsprechendes phänotypisches Korrelat), Modell-Lernen in der Familie und soziale Instabilität in der Familie, etwa im Sinne eines »broken home« (FEUERLEIN 1984). Ähnlich verhält es sich mit Entwicklungsstörungen, die einerseits auf soziale und familiäre Instabilität hinweisen, aber auch diskrete neuropsychologische Schäden indizieren können. Später abhängigkeitserkrankte Menschen zeigen in der Kindheit und Jugend vermehrt Symptome der Angst, Unsicherheit und Depression. Auch kommen psychosomatische Symptome häufiger vor (LACHNER / WITTCHEN 1995; MAIER 1995).

Die ähnlichen entwicklungspsychologischen Faktoren erklären auch die häufige Kombination von Abhängigkeitserkrankungen und Persönlichkeitsstörungen. Die oft gefundene Komorbidität mit essentieller Hypertonie und Schilddrüsenüberfunktion ist hingegen entweder ein Hinweis auf die körperlichen Bedingungsfaktoren der Alkoholkrankheit oder deren Folge. Die Häufung von Besonderheiten in der medizinischen Vorgeschichte bei später abhängigkeitserkrankten Menschen hat – wie auch familiäre Konflikte – deswegen Bedeutung, weil sie zur Instabilität der Betroffenen beiträgt.

Eine rückbezügliche Implikation hat die Häufung von Abhängigkeitskranken in Berufen mit hohen Anforderungen an die Anpassungsfähigkeit. Hier ist anzunehmen, dass sowohl die Berufswahl als auch die Auswirkungen der Berufs selbst die Entstehung beeinflussen. Andere Prädiktoren, die gefunden worden sind, können als Merkmale der Vorphase interpretiert werden, so die Häufung von Führerscheinverlusten.

Mittlerweile ist allgemein anerkannt, dass der Abhängigkeitserkrankung ein multifaktorielles Bedingungsgefüge zu Grunde liegt. Anlage und Entwicklung sowie die aktuelle Lebenssituation haben Bedeutung. Es existieren daher zur Genese der Abhängigkeit zahlreiche Forschungsbefunde und -theorien.

Lerntheoretische Ansätze

Vor allem die Entstehung des Teufelskreises der Sucht kann mit lerntheoretischen Erklärungen, insbesondere dem Prinzip positiver und negativer Verstärker, veranschaulicht werden (SCHMIDT 1986). Gerade die familiäre Häufung von Abhängigkeitserkrankungen beruht zum großen Teil auf Modell-Lernen. Eine Vertiefung der lerntheoretischen Ansätze gelang durch die Aufdeckung von Besonderheiten in der Wahrnehmung und der Bewältigung bei Abhängigen. Der sogenannte »locus of control« (Kontrollüberzeugung) liegt in der subjektiven Wahrnehmung signifikant häufiger außerhalb der eigenen Person, sodass die Umweltbedingungen schnell unkontrollierbar erscheinen. Dies ist sicher auch eine Erfahrung von Kindern abhängigkeitskranker Eltern.

Biologische Ansätze

Ein Einfluss genetischer Faktoren auf die Entstehung von Abhängigkeitserkrankungen ist gesichert. Dem Suchtmittel muss dabei eine Triggerfunktion zugeschrieben werden, denn die unterschiedlichen Abhängigkeitsformen zeigen – trotz einiger Besonderheiten – viele Parallelen. Im Tierexperiment können sowohl körperliche Entzugssymptome als auch ein Drang (Hunger) nach einer bestimmten Substanz erzeugt werden. Sogar die Züchtung sogenannter alkoholbevorzugender Trinkermäuse gelang. Der zu Grunde liegende biologische Mechanismus ist aber noch ungeklärt, möglicherweise handelt es sich um eine Kaskade biologischer Reaktionen und Veränderungen. Als verantwortliches Agens vermutete man sowohl Stoffwechselprodukte der Neurotransmitter, Endomorphine, bestimmte hormonelle Veränderungen wie auch spezifische Enzymmuster. Möglicherweise sind derartige Alterationen tatsächlich an der Entstehung der Abhängigkeit beteiligt, sie können aber lediglich Bedingungen für bestimmte Erfahrungen des jeweiligen Menschen darstellen, die eine Verhaltensentwicklung im Sinne der lerntheoretischen Modelle erleichtern. Mit biologischen Modellen kann die Unabhängigkeit der Abhängigkeitserkrankungen von spezifischen Persönlichkeitsfaktoren erklärt werden, sehr nützlich könnten sie zur Entwicklung biologischer Therapieverfahren und diagnostischer Tests sein (SCHMIDT 1986).

Bei den Untersuchungen zu den Opioiden und den Stimulantien fanden sich Hinweise zur Bedeutung des dopaminergen mesolimbischen Systems bei der Entwicklung der Abhängigkeit. Hier wird ein Art »Belohnungssystem« vermutet, mit dem das Verhalten auf die jeweilige Substanz ausgerichtet wird (HERZ 1995).

ⅠⅠⅠ Der Beitrag der Psychoanalyse

Psychoanalytische Erklärungsversuche der Sucht gingen zunächst vom Triebmodell aus und brachten die Erkrankung in Verbindung mit der Oralität und der Sexualität. Später wurde in ich-psychologischen und objekttheoretischen Ansätzen vor allem die Bedeutung der Ambivalenz herausgearbeitet und die Abhängigkeit mit der Borderline-Pathologie in Zusammenhang gebracht. Die Ansätze sind aber uneinheitlich, sodass eine in sich geschlossene psychoanalytische Theorie der Sucht noch nicht entwickelt ist (ROST 1990).

ⅠⅠⅠ Systemische Ansätze zur Erklärung der Abhängigkeit

Die grundlegenden systemtheoretischen Ansätze zur Abhängigkeit beziehen sich vor allem auf die Hypothese vom Spiel, also der Kontrolle einer Situation und der damit verbundenen Rollenverteilung auf die Mitspieler (SCHMIDT 1997). So verstand G. BATESON (1981) die Abhängigkeit als nicht enden wollenden Versuch der Kontrolle über eine objektiv nicht kontrollierbare Situation, also als eine Art Kontrollillusion. Hiermit erklärt er unter anderem auch die Wirkung des Programms der Anonymen Alkoholiker.

Auf der Basis dieses Ansatzes ist versucht worden, eine Reihe von Auffälligkeiten Abhängiger und ihrer Familien theoretisch einzuordnen. So wurde die bindende Funktion des Alkohols für die Familie beschrieben, seine Bedeutung für die familiäre Homöostase betont sowie ein Alkoholismussystem entworfen, bei dem es zu einem mehr oder weniger raschen Wechsel zwischen einer sogenannten nassen und trockenen Position kommt. Systemtheoretische Überlegungen ermöglichen auch die Dynamik des phasischen Verlaufs der Abhängigkeitserkrankungen zu erklären (VILLEZ 1986).

ⅠⅠⅠⅠ Abhängigkeit und Persönlichkeit

Eine spezifische Suchtpersönlichkeit gibt es offensichtlich nicht. Alle Merkmale der Persönlichkeit bei Abhängigen sind eher Folgen als Ursachen der Erkrankung. Vor allem männliche Abhängige zeigten in Persönlichkeitstests Besonderheiten, zum Beispiel nicht kontrollierbare Impulsivität, Extraversion, Betonung der Männlichkeit und geringe Produktivität (FEUERLEIN 1984).

Untersuchungen zu Abhängigkeit und Persönlichkeit werden nicht zuletzt dadurch erschwert, dass gerade die Sucht eine große Nähe zu grundlegenden anthropologischen Bedingungen des Menschseins schlechthin hat. So wird sie von vielen Autoren mit Sehnsucht, im Sinne eines dem Menschen innewohnenden Hangs biologische und soziale Grenzen zu überschreiten, verbunden.

Es scheint bei der suchtoffenen Persönlichkeit eine Disposition dafür zu bestehen, dass sich gewisse Prozesse von ihrer eigentlichen Bestimmung abkoppeln und in den Vordergrund von Erleben und Verhalten drängen. Haltlosigkeit oder niedrige Frustrationstoleranz allein allerdings scheinen hierfür als Erklärung nicht ausreichend. Vielmehr imponiert beim Abhängigen zunächst seine »Normalität« oder »auffällige Unauffälligkeit« (DÖRNER / PLOG 1996). In diesem Sinne sind auch die Befunde zum nach außen gelagerten »locus of control« zu interpretieren. Möglicherweise besteht die eigentliche Schwierigkeit des Abhängigen in dem Versuch, die Spannung zwischen Bindung und Autonomie erträglich zu lösen.

Nicht hilfreich waren frühere Ansätze in der Psychiatrie, die Persönlichkeit des Abhängigen, *den* Trinker und *den* Morphinisten, zu beschreiben. Hierbei wurden gesellschaftliche Vorurteile repliziert. Paradoxerweise bilden diese Vorstellungen, die vereinzelt im medizinischen Bereich auch heute noch eine Rolle spielen, ein Pendant zu den Schuldgefühlen der Abhängigen selbst. In diesem Sinne kann man das Verhalten der Medizin als ko-abhängig bezeichnen: Der »verwöhnte« Süchtige darf nicht verwöhnt werden, medizinische Hilfe ist nicht angebracht, weil der Süchtige sein Elend selbst verschulde usw.

Abhängigkeit und andere psychische Erkrankungen

Im Verlauf der Abhängigkeitserkrankung entstehen eine Reihe psychopathologisch bedeutsamer Symptome, die einen eigenen Krankheitswert erhalten können. So finden sich vor allem in späteren Phasen der Abhängigkeitserkrankung oft Depressionen, psychoseähnliche Phänomene, Angst und hirnorganische Psychosyndrome. Im engeren Sinne ist die Abhängigkeit nicht fest mit anderen seelischen Erkrankungen gekoppelt, es sei denn, die seelische Erkrankung führt zu einem Kontakt mit dem Suchtmittel, wie die Tranquilizerabhängigkeit bei primär Angstkranken.

Eine unspezifische Komorbidität von Persönlichkeitsstörungen und Abhängigkeitserkrankungen scheint gesichert. Beachtung fand in letzter Zeit das Zusammentreffen von schizophrenen Psychosen und Missbrauch: Obwohl relativ viele Schizophrene Drogen, insbesondere Cannabis, missbrauchen, ist die Kombination von Abhängigkeit im engeren Sinne und Psychose eher selten. Für diese Patientengruppe gibt es zur Zeit in der Versorgungslandschaft keinen Ort, dabei handelt es sich um besonders schwer beeinträchtigte Menschen (SCHWOON / KRAUSZ 1992). Bei einer Reihe von körperlichen Erkrankungen zeigten sich gleichzeitig Abhängigkeitserkrankungen, etwa die Analgetikaabhängigkeit bei Schmerzpatienten. Aber auch dieser Zusammenhang ist nur zum Teil spezifisch.

Verlauf und Prognose

Es liegen zur Zeit noch keine zuverlässigen Angaben über den Langzeitverlauf von Abhängigkeitserkrankungen vor. Aus den bisherigen Untersuchungen ergibt sich, dass etwa ein Drittel der Abhängigen auf Dauer abstinent wird, auch wenn immer wieder kleinere Rückfälle vorkommen. Die Übrigen tragen mehr oder weniger starke soziale, körperliche und psychische Schäden davon. Besonders schlecht scheint die Prognose der Kranken zu sein, die zwangsweise in eine psychiatrische Klinik eingewiesen werden. Die Frühsterblichkeit ist bei Abhängigen groß, exakte Zahlen dazu liegen aber nicht vor. Die Abhängigkeitserkrankungen haben daher im Gegensatz zu anderen psychischen Störungen eine eher schlechte Prognose. Inwiefern sich diese durch Therapie verbessern lässt, ist noch nicht abschließend geklärt; die Befunde deuten auf durchaus positive Auswirkungen. Unbestritten ist der Erfolg der Selbsthilfebewegung in diesem Bereich. In Tabelle 57 sind weitere Kriterien aufgeführt, die die Prognose der Abhängigkeit beeinflussen (FEUERLEIN 1984).

Tabelle 57   Prognosekriterien der Alkoholkrankheit (FEUERLEIN 1984)

Prognosevariablen	Günstiger Einfluss auf Verlauf und Behandlungserfolg
Abhängigkeit in der Familienvorgeschichte	keine
Geschlecht	männlich
Alter	mittleres bis hohes
Familienstand	verheiratet
Prämorbides antisoziales Verhalten	keines
Soziale Stabilität	hoch
Intelligenz	hoch
Persönlichkeitsstruktur	keine Persönlichkeitsstörung, eher phobische oder anankastische Struktur
Therapiemotivation	gut
Zwischenmenschliche Beziehungen	gut
Kooperationsbereitschaft für Therapie	gut

Gerade die schlechte Prognose der Abhängigkeitserkrankungen macht eine Weiterentwicklung der therapeutischen Angebote und Erarbeitung neuartiger Zugänge dringend notwendig. Dies gilt insbesondere für die Drogenabhängigkeit.

Inzwischen haben katamnestische Studien gezeigt, dass es offensichtlich im Rahmen der Abhängigkeitserkrankung auch eine Reihe von therapieunabhängigen Besserungen gibt, die auf das Vorhandensein von Selbstheilungskräften hinweist. Dies scheint nicht auf die Alkoholabhängigkeit allein zuzutreffen, sondern auch auf die Heroinabhängigkeit. Bei der Alkoholabhängigkeit hat etwa die Hälfte der Problemtrinker am Ende des vierten Lebensjahrzehnts ihre Suchtproblematik durch Abstinenz überwunden (PETRY 1996). Die Selbstheilungskräfte werden durch einige Faktoren offensichtlich gestärkt (Tabelle 58).

Tabelle 58   Verstärkung der Selbstheilungskräfte bei Alkoholkranken (PETRY 1996)

▷ Fremdkontrolle durch gerichtliche Auflagen oder Folgeerkrankungen

▷ Selbstwerterhöhung durch Verstärkung der religiösen Orientierung nach Besuch von Selbsthilfegruppen

▷ Verbesserung der sozialen Unterstützung insbesondere durch neue Partnerschaften

▷ Entwicklung von sogenannten Ersatzabhängigkeiten

Der Bewältigungsprozess der Abhängigkeit basiert offensichtlich auf den negativen Auswirkungen der Abhängigkeit. Erst wenn Leidensmotive und Lösungserwartungen stärker sind als Konsummotive und Wirkungserwartungen, kommt ein Genesungsprozess in Gang, der eng an die Motivation des Betroffenen gekoppelt ist (Abbildung 27).

Abbildung 27   Bewältigungsprozess des Alkoholismus (PETRY 1996)

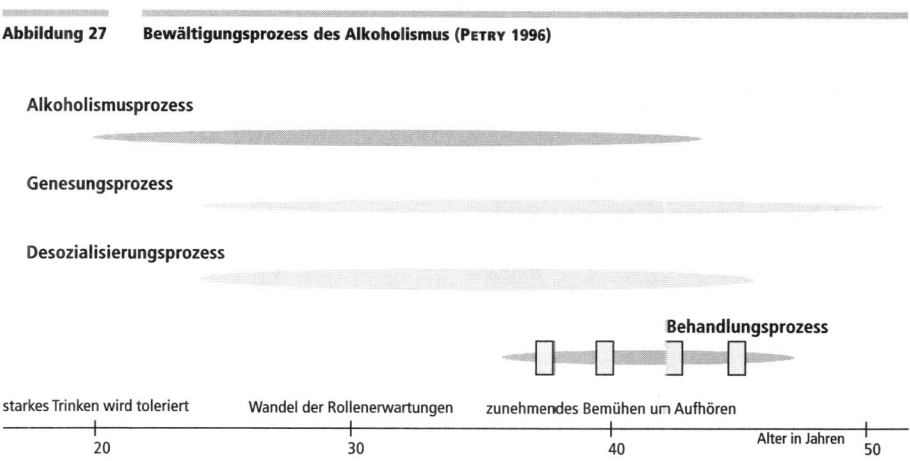

Alkoholismusprozess

Genesungsprozess

Desozialisierungsprozess

Behandlungsprozess

starkes Trinken wird toleriert   Wandel der Rollenerwartungen   zunehmendes Bemühen um Aufhören

Alter in Jahren

20   30   40   50

Folgen der Abhängigkeit

Die Abhängigkeit verändert auf die Dauer den ganzen Menschen und raubt ihm seine Würde. Die Auswirkungen auf die Seele, den Körper und die soziale Existenz sind derart vielfältig, dass sie im Detail kaum auszuführen sind. Im Folgenden sollen jedoch einige wichtige Folgen der Erkrankung zumindestens erwähnt werden.

Intoxikation und Entzugssymptomatik

Die Art der Entzugssymptomatik ist zum Teil vom Suchtmittel bestimmt. Bei allen Abhängigkeitserkrankungen werden Unruhe und Nervosität, vermehrtes Schwitzen und Zittern als Zeichen einer vasovegetativen Labilität beschrieben. Diese Phänomene sind vor allem beim Entzug von Tranquilizern sehr ausgeprägt und quälend. Alkoholkranke berichten zudem von Übelkeit, vor allem nach dem Aufstehen, die nach dem Konsum von Alkohol verschwindet, Drogenabhängige von Abdominalkrämpfen. Körperliche Entzugssymptome sind im Übrigen nicht obligatorisch, auch können dem Betroffenen die psychischen Entzugserscheinungen, z. B. der Drogenhunger, größere Schwierigkeiten bereiten. Tabelle 59 zeigt eine Übersicht über die Intoxikations- und Entzugssyndrome bei Missbrauch und Abhängigkeit verschiedener Substanzklassen.

Tabelle 59   Intoxikation und Entzugssyndrom bei verschiedenen Substanzklassen

Substanz gruppe	Intoxikation	Körperliche Merkmale	Entzugssyndrom
ALKOHOL	1. Enthemmung	1. Gangunsicherheit	1. Tremor der vorgehaltenen Hände, der Zunge oder der Augenlider
	2. Streitbarkeit	2. Standunsicherheit	
	3. Aggressivität	3. verwaschene Sprache	2. Schwitzen
	4. Affektlabilität	4. Nystagmus	3. Übelkeit, Würgen, Erbrechen
	5. Aufmerksamkeitsstörung	5. Bewusstseinsstörung	4. Tachykardie, Hypertonie
	6. eingeschränkte Urteilsfähigkeit	(z. B. Somnolenz, Koma)	5. psychomotorische Unruhe
	7. beeinträchtigte Leistungsfähigkeit	6. Gesichtsröte	6. Kopfschmerzen
		7. konjunktivale Injektion	7. Insomnie
		8. Hypotonie	8. Krankheitsgefühl oder Schwäche
		9. Hypothermie (Erfrierungsgefahr!)	9. vorübergehende optische, taktile oder akustische Halluzinationen oder Illusionen
		10. abgeschwächter Würgreflex	
			10. Krampfanfälle (Grand mal)
OPIOIDE	1. Apathie und Sedierung	1. Schläfrigkeit	1. Verlangen (Craving) nach einem Opiat
	2. Enthemmung	2. verwaschene Sprache	
	3. psychomotorische Verlangsamung	3. Miosis (Pupillenerweiterung bei Anoxie nach schwerer Überdosierung)	2. Rhinorrhoe oder Niesen
	4. Aufmerksamkeitsstörung		3. Tränenfluss
	5. eingeschränkte Urteilsfähigkeit		4. Muskelschmerzen oder -krämpfe
	6. beeinträchtigte Leistungsfähigkeit	4. Bewusstseinsstörung (z. B. Stupor, Koma)	5. abdominelle Spasmen
			6. Übelkeit oder Erbrechen
		5. Atemdepression	7. Diarrhoe
		6. Hypotonie, Hypothermie	8. Pupillenerweiterung
			9. Piloerektion oder wiederholte Schauer
			10. Tachykardie oder Hypertonie
			11. Gähnen
			12. unruhiger Schlaf
SEDATIVA HYPNOTIKA	1. Euphorie und Enthemmung	1. Gangunsicherheit	1. Tremor der vorgestreckten Hände, der Zunge oder Augenlider
	2. Apathie und Sedierung	2. Standunsicherheit	
	3. beleidigendes Verhalten oder Aggressivität	3. verwaschene Sprache	2. Übelkeit oder Erbrechen
		4. Nystagmus	3. Tachykardie
	4. Affektlabilität	5. Bewusstseinsstörung (z. B. Stupor, Koma)	4. Hypotonie beim (Auf-)Stehen
	5. Aufmerksamkeitsstörung		5. psychomotorische Unruhe
	6. anterograde Amnesie	6. erythematöse Hautschädigungen oder Blasen	6. Kopfschmerzen
	7. gestörte Psychomotorik		7. Insomnie
	8. beeinträchtigte persönliche Leistungsfähigkeit	7. Hypotonie, Hypothermie	8. Krankheitsgefühl oder Schwäche,
		8. abgeschwächter Würgreflex	9. vorübergehende optische, taktile oder akustische Halluzinationen
			10. paranoide Vorstellungen
			11. Krampfanfälle (Grand mal)

415

Substanz gruppe	Intoxikation	Körperliche Merkmale	Entzugssyndrom
CANNABINOIDE	1. Euphorie u. Enthemmung 2. Angst oder Agitiertheit 3. Misstrauen oder paranoide Vorstellungen 4. verlangsamtes Zeiterleben (Gefühl, die Zeit vergeht sehr langsam oder Gefühl des Gedankenrasens) 5. Urteilsfähigkeit eingeschränkt 6. Aufmerksamkeitsstörung 7. Reaktionszeit beeinträchtigt 8. akustische, optische oder taktile Illusionen 9. Halluzinationen bei erhaltener Orientierung 10. Depersonalisation 11. Derealisation 12. Leistungsfähigkeit beeinträchtigt	1. Appetitsteigerung 2. Mundtrockenheit 3. konjunktivale Injektion 4. Tachykardie	Schlecht definiertes Syndrom, für das zur Zeit keine definitiven diagnostischen Kriterien angegeben werden können. Es tritt nach Absetzen von Cannabis auf, das längere Zeit in hoher Dosierung konsumiert wurde. Es soll von einigen Stunden bis zu sieben Tage dauern An Symptomen und Anzeichen kommen u. a. Angst, Reizbarkeit, Tremor der vorgehaltenen Hände, Schwitzen und Muskelschmerzen vor
COCAIN	1. Euphorie und Gefühl von gesteigerter Energie 2. erhöhte Vigilanz 3. grandiose Überzeugungen oder Aktionen 4. beleidigendes Verhalten oder Aggressivität 5. Streitlust 6. Affektlabilität 7. repetitives, stereotypes Verhalten 8. akustische, optische oder taktile Illusionen 9. Halluzinationen bei erhaltener Orientierung 10. paranoide Vorstellungen 11. beeinträchtigte persönliche Leistungsfähigkeit	1. Tachykardie (manchmal Bradykardie) 2. kardiale Arrhythmie 3. Hypertonie (manchmal Hypotonie) 4. Schweißausbrüche und Kälteschauer 5. Übelkeit oder Erbrechen 6. Gewichtsverlust 7. Pupillenerweiterung 8. psychomotorische Unruhe (manchmal Verlangsamung) 9. Muskelschwäche 10. Schmerzen in der Brust 11. Krampfanfälle	1. Lethargie und Müdigkeit 2. psychomotorische Verlangsamung oder Unruhe 3. Verlangen (Craving) nach Cocain 4. Appetitsteigerung 5. Insomnie oder Hypersomnie 6. bizarre oder unangenehme Träume 7. Affektstörung (z. B. Traurigkeit oder Anhedonie)

Abhängigkeitserkrankungen

Folgen der Abhängigkeit

Substanz gruppe	Intoxikation	Körperliche Merkmale	Entzugssyndrom
STIMULANTIEN	1. Euphorie und Gefühl von gesteigerter Energie 2. erhöhte Vigilanz 3. grandiose Überzeugungen oder Aktionen 4. beleidigendes Verhalten oder Aggressivität 5. Streitlust 6. Affektlabilität 7. repetitives, stereotypes Verhalten 8. akustische, optische oder taktile Illusionen 9. Halluzinationen bei erhaltener Orientierung 10. paranoide Vorstellungen 11. beeinträchtigte persönliche Leistungsfähigkeit	1. Tachykardie (manchmal Bradykardie) 2. kardiale Arrhythmie 3. Hypertonie (manchmal Hypotonie) 4. Schweißausbrüche und Kälteschauer 5. Übelkeit oder Erbrechen 6. Gewichtsverlust 7. Pupillenerweiterung 8. psychomotorische Unruhe (manchmal Verlangsamung) 9. Muskelschwäche 10. Schmerzen in der Brust 11. Krampfanfälle	1. Lethargie und Müdigkeit, 2. psychomotorische Verlangsamung oder Unruhe 3. Verlangen (Craving) nach stimulierenden Substanzen 4. Appetitsteigerung 5. Insomnie oder Hypersomnie 6. bizarre oder unangenehme Träume 7. Affektstörung (z. B. Traurigkeit oder Anhedonie)
HALLUZINOGENE	1. Euphorie und Gefühl von gesteigerter Energie 2. akustische, optische oder taktile Illusionen oder Halluzinationen bei voll erhaltener Wachheit und gesteigerter Aufmerksamkeit 3. Depersonalisation 4. Derealisation 5. paranoide Vorstellungen 6. Beziehungsideen 7. Affektlabilität 8. Hyperaktivität 9. Impulshandlungen 10. Aufmerksamkeitsstörung 11. beeinträchtigte persönliche Leistungsfähigkeit	1. Tachykardie 2. Palpitationen 3. Schweißausbrüche und Kälteschauer 4. Tremor 5. Verschwommensehen 6. Pupillenerweiterung 7. mangelnde Koordination	Kein Entzugssyndrom definiert
TABAK	1. Insomnie 2. bizarre Träume 3. Affektlabilität 4. Derealisation 5. beeinträchtigte persönliche Leistungsfähigkeit	1. Übelkeit oder Erbrechen 2. Schweißausbrüche 3. Tachykardie 4. kardiale Arrhythmie	1. Verlangen (Craving) nach Tabak (oder anderen Nikotin enthaltenden Produkten) 2. Krankheitsgefühl oder Schwäche 3. Angst 4. dysphorische Stimmung 5. Reizbarkeit oder Ruhelosigkeit 6. Insomnie 7. Appetitsteigerung 8. Husten 9. Ulzerationen der Mundschleimhaut 10. Konzentrationsschwierigkeiten

Substanz gruppe	Intoxikation	Körperliche Merkmale	Entzugssyndrom
LÖSUNGSMITTEL	1. Apathie und Lethargie 2. Streitlust 3. beleidigendes Verhalten oder Aggressivität 4. Affektlabilität 5. eingeschränkte Urteilsfähigkeit 6. Aufmerksamkeits- und Gedächtnisstörung 7. psychomotorische Verlangsamung 8. beeinträchtigte persönliche Leistungsfähigkeit	1. Gangunsicherheit 2. Standunsicherheit 3. verwaschene Sprache 4. Nystagmus 5. Bewusstseinsstörung (z. B. Stupor, Koma) 6. Muskelschwäche 7. Verschwommensehen oder Doppelbilder 8. Hypotonie, Hypothermie 9. abgeschwächter Würgreflex	Kein Entzugssyndrom definiert

Psychische Folgen

Die Abhängigkeit drängt den betroffenen Menschen in jedem Fall in eine außergewöhnliche Position, er kommt in eine innerlich gespannte Lage, hat auf verschiedenen Ebenen Konflikte und leidet unter den typischen Schuldgefühlen. Diese Phänomene werden später durch charakteristische *Wesensveränderungen* ergänzt, wie sie etwa E. Bleuler (1983) für die Alkoholabhängigkeit sehr anschaulich geschildert hat. Der vielmals beschriebene ethische Abbau allerdings ist dabei nur ein Teilaspekt und keinesfalls obligatorisch.

Auffällig ist oft eine emotionale Instabilität, insbesondere in Form einer plötzlich auftretenden und meist wesensfremden Aggressivität. Bleuler beschreibt diese Phänomene so: »Dass den Alkoholikern bei passenden Gelegenheiten die schönsten Gefühle in voller Echtheit zu Gebote stehen, gibt ihnen das Gefährliche und Sirenenhafte; sie heucheln in dieser Beziehung nicht. Sie können noch wichtige, öffentliche Stellen, ohne aufzufallen, ausfüllen und als Ehrenmänner gelten, auch wenn sie zu Hause die Frau prügeln, nackt vor den Kindern in die Küche gehen, vor ihnen mit der Frau Geschlechtsverkehr verlangen. Sie glauben alles für die Familie tun zu wollen, können die schönste Reue zeigen und noch schönere Versprechen machen. Wer sie nicht genau kennt, muss ihnen glauben, denn sie glauben selber an ihre Aufrichtigkeit ...« Ebenfalls von Bleuler übernommen ist folgender Fallbericht, der die Labilität des Abhängigen und die Gewaltbereitschaft sehr anschaulich macht:

> Ein Alkoholiker hatte nach Genuss von Obstwein und vier Dezilitern Schnaps eines seiner Kinder missbraucht, das andere vor den Augen der Mutter zu missbrauchen versucht. Der Frau gegenüber hatte er sich gerühmt, dem Kinde am Kommunionstage die Unschuld genommen zu haben. Ein anderes Kind schickte er zur Mutter mit dem Bericht, er reiße ihm jetzt alle Haare aus den Pubes aus (in den widerlichsten Ausdrücken). Die Frau hat er am ganzen Leibe blau geschlagen, ihr eine Wunde am Kopf beigebracht, sie mit heißem Wasser verbrüht, ihr darauf ins Gesicht gepisst. Zwei Tage dauerte diese Prügelei, während der einmal die Kinder die Mutter halten

mussten, damit er sie mit einem Seil schlagen könne. Die Frau konnte sich endlich im Hemd in ein Nachbarhaus flüchten; der Mann blieb zu Hause. Nach zwei Tagen brachte ihm ein Nachbar etwas Milch: Man könne ihn doch nicht verhungern lassen. Da war der Übeltäter so reuig und vergoss so heiße Tränen, dass der Nachbar (ein Bauer) ebenfalls zu heulen anfing, die Gattin holte und die Kinder; nun weinte alles zusammen in großer Rührung. Die Sache mit den Kindern kam vor Gericht, wobei der Mann seine Frau wieder aufs Scheußlichste verleumdete. – Die erwähnte Prügelszene war gar nichts Ausnahmsweises, bloß der Missbrauch der Kinder war ein Novum.

E. Bleuler führt aus: »Natürlich macht diese Flüchtigkeit der Affekte auch die Beständigkeit im Streben und Handeln unmöglich. Die Trinker nehmen leicht neue Pläne auf, lassen die alten fallen und leisten schließlich nichts. Der Mangel an einheitlicher Stimmung beraubt sie der Ausdauer und der Nachhaltigkeit der Strebungen und verunmöglicht eine einheitliche Zielrichtung des Denkens. ... Noch regelmäßiger als zu wahnhaften Einstellungen führt das schiefe Verhältnis der Alkoholkranken zur Umwelt dazu, dass sie sich mit einem Gewebe von Lügen umgeben. ... Die Misshandlung von Frau und Kindern schafft eine Umgebung, die zu schwersten neurotischen Fehlentwicklungen der Kinder disponiert.«

Dieser historische Text über die Wesensänderung von Alkoholkranken hat nicht an Aktualität eingebüßt und zeigt die Bedeutung und die Konstanz dieses Problems auch für Diskussionen über Gewalt in Gesellschaft und Familie und sexuellem Missbrauch von Kindern.

Psychische Erkrankungen im engeren Sinne

Abhängigkeitserkrankungen führen in ihrem Verlauf auch zu psychischen Erkrankungen im engeren Sinne. Die Häufigkeit von depressiven Verstimmungen und Suiziden bei Abhängigen wurde bereits erwähnt. Die sogenannte Alkoholhalluzinose ähnelt sehr einer akuten Psychose, tritt aber sehr selten auf. Psychotische Entgleisungen sind ebenfalls im Zusammenhang mit der Einnahme von Cocain, Cannabis und Stimulantien beschrieben worden. Häufiger sind isolierte Wahnsymptome entweder als sensitiver Wahn oder in Form eines Eifersuchtswahns, insbesondere bei Entwicklung einer Impotenz.

Eine hauptsächlich im Rahmen der Alkoholkrankheit, aber auch bei der Medikamentenabhängigkeit auftretende akute körperlich begründete Psychose ist das *Delirium tremens*, das meist beim Entzug (Entzugsdelir), aber auch bei kleineren Schwankungen des Alkoholspiegels (Kontinuitätsdelir) auftreten kann. Die Übergänge zwischen Entzugssymptomatik, Prädelir und Delir sind dabei fließend (Tabelle 60). Das Delirium ist gekennzeichnet durch Orientierungsstörungen, vorwiegend optische Halluzinationen (meist Kleintiere und Insekten) und psychomotorische Unruhe. Unbehandelt ist die Mortalität sehr hoch.

Bei länger dauernder Abhängigkeit, vor allem Alkoholabhängigkeit, kommt es zu Hirnschäden und in deren Folge zu neuropsychologischen Ausfällen. Charakteristisch dafür ist das sogenannte *Mnestische Syndrom* (Korsakow-Syndrom), das durch erhebliche kognitive Defizite bis hin zu zeitlichen und räumlichen Orientierungsstörungen sowie sogenannte Konfabulationen gekennzeichnet ist. Konfabulationen beschreiben Ver-

Tabelle 60   Übergang von Entzugssymptomatik, Prädelir zum Delirium tremens

(BÖNING / HOLZBACH 1987)

Entzugssyndrom	Prädelir	Delir
Tremor, innere Unruhe		Agitiertheit, psychomotorische Unruhe
Ängstlich-dysphorische Verstimmung		Angst, Galgenhumor
Appetitlosigkeit	Erbrechen	Demineralisierungs- und Dehydrations-Syndrom
Übelkeit	Durchfall	Beginn und Akzentuierung des Delirs abends
Schlafstörungen	Schlaflosigkeit	und in der Nacht
Pulsbeschleunigung		Tachykardie
Schwankungen in der Pulsfrequenz		
Vegetative Dysregulation (feuchte und kühle Hände, vermehrter Achselschweiß)		Hyperhidrosis (profuses Schwitzen)
	Subfebrile Temperaturen	Fieber
Hyperästhetisches emotionales Syndrom	Schreckhaftigkeit	Optische (szenische) Halluzinationen
	Fehlverarbeitung	Wahnhaftes Erleben
	von Parästhesien	Suggestibilität
	Anfälle	Dysmnestisches Syndrom
		Bewusstseinseinengung
		Orientierungsstörungen

Abhängigkeitserkrankungen

suche des Betroffenen, Erinnerungslücken durch erfundene Geschichten zu verdecken. Dazu kommt bei vielen eine affektive Instabilität als Begleitsymptomatik hinzu. Die Folgen der Hirnveränderungen sind oft nicht reversibel, wenngleich nach der Herstellung von Abstinenz eine Verbesserung der hirnorganischen Störungen zu beobachten ist.

Körperliche Folgen von Abhängigkeit und Missbrauch

Die somatischen Schäden richten sich nach der Art des süchtig konsumierten Stoffes. Gelegentlich sind die körperlichen Schäden indirekte Folge der Abhängigkeitserkrankung, wie zum Beispiel AIDS bei Drogenabhängigen. Vor allem bei der Alkoholkrankheit treten direkte Schäden des Nervensystems auf, was durch die Lipophilie des Alkohols begründet ist.

Neurologische Schäden

Neurologische Schäden betreffen sowohl das periphere als auch das zentrale Nervensystem. Peripher ist vor allem die Polyneuropathie häufig, der Alkohol eine ihrer häufigsten Ursachen. Tranquilizer können hingegen bei Missbrauch Veränderungen im Kleinhirn auslösen und damit die Motorik erheblich beeinträchtigen. Meist haben die Schäden im zentralen Nervensystem aber eher globalen Charakter und sind dann in der

Regel auf eine direkte toxische Wirkung des Stoffes zurückzuführen. Sehr ausgeprägte Alterationen des Gehirns sind beim Missbrauch von Lösungsstoffen beschrieben.

Eine Besonderheit der Alkoholkrankheit ist die Wernicke-Enzephalitis, die als akute Erkrankung zum Untergang großer Teile des Hirns führt und meist auch den Sehnerv beeinträchtigt. Sie wird wahrscheinlich durch einen Mangel an Vitamin B12 verursacht, was auf eine Veränderung der Magenschleimhäute durch den Alkohol zurückgeführt werden kann.

ɪɪ Internistische Schäden

Auch die internistischen Folgeerkrankungen sind vielfältig. Bekannt sind Leberschäden bei der Alkoholkrankheit und Lungenerkrankungen durch das Rauchen; die Häufigkeit von Tumoren ist bei Abhängigen erhöht, auch Herz-Kreislauferkrankungen kommen häufiger vor. Sowohl endokrinologische Erkrankungen als auch Magen-Darm-Störungen können infolge einer Abhängigkeitserkrankung entstehen. In diesem Zusammenhang sollte die sogenannte alkoholische Embryopathie erwähnt werden, wobei es sich um eine diffuse Schädigung von Embryonen alkoholkranker Mütter handelt. Entsprechende Schäden durch die Alkoholkrankheit des Vaters sind hingegen nicht bekannt. Tabelle 61 zeigt exemplarisch für die Alkohol- und Heroinabhängigkeit die internistischen und neurologischen Folgeerkrankungen.

Tabelle 61   Körperliche Folgen von Missbrauch und Abhängigkeit

Substanzgruppe	Internistische Schäden	Neurologische Schäden
ALKOHOL	Akute Myopathie	Alkoholdemenz
	Subakute chronische Myopathie	Hepatische Enzephalopathie
	Endokrine Störungen (Schilddrüse, Nebennierenrinde, Gonaden)	Wernick-Korsakow-Syndrom
	Parotitis	Polyneuropathie (30% aller
	Entzündliche Veränderung von Rachen und Ösophagus	Abhängigen)
	Kardimyopathie (aber reduzierte Herzinfarktrate)	Marchiafava-Bignami-Syndrom
	Arterielle Hypertension	Zentrale pontine Myelinolyse
	Magen- und Duodenalulzera (15% der Alkoholkranken)	Zerebrale Krampfanfälle
	Leberfunktionsstörungen und Leberschäden	Schlaganfall (vierfach
	Alkoholfettleber	höheres Risiko)
	Alkoholhepatitis	
	Chronisch aggressive Hepatitis	
	Leberzirrhose	
	Akute und chronische Pankreatitis (bei 25%)	
	Erhöhte Gefahr von Gichtanfällen	
	Dermatologische Störungen	
	Dupuytrenkontraktur	
	Alkoholembryopathie	

Substanzgruppe	Internistische Schäden	Neurologische Schäden
OPIOIDE	Virushepatitis (A,B,C), 95% der Hepatitis-C-Betroffenen sind Drogenabhängige	
	HIV-Infektionen (ca. 15% der Neuinfektionen)	
	Haut- und Weichteilinfektionen	
	Bakeriämie	
	Infektiöse Endokarditis	
	Septische Arthritis und Osteomyelitis	
	Systemische Candidainfektion	
	Tuberkulose	
	Malaria	
	Nierenerkrankungen (Pyelo- und Glomerulonnephritis)	

‖‖ Soziale Folgen

Die sozialen Folgen der Abhängigkeitserkrankung sind gravierend. Die Drogenabhängigkeit etwa führt in der Regel in eine soziale Außenseiterposition, in Kriminalität und Prostitution. Manifest Erkrankte stoßen meist auf Ablehnung und soziale Ächtung. Vor allem für Drogenabhängige bedeutet dies, dass sie sich vollständig an den ebenfalls Abhängigen orientieren müssen. Die Kriminalisierung der Abhängigkeit durch Verbote, im Rahmen von Beschaffungskriminalität oder als direkte Folge der Substanz ist eine besonders einschneidende Konsequenz und ein gesellschaftlich noch ungelöstes Problem. Die Motivation zur Abstinenz ist durch Bestrafung offensichtlich nicht zu fördern. So entsteht eine mehr oder weniger ausgeformte Subkultur, die dem Abhängigen nur unzureichenden sozialen Schutz gewährt. Abhängigkeit führt immer zum sozialen Niedergang und häufig zum Verlust von ethischen Werten. Vor allem im sozialen Feld macht sich daher der Verlust der Würde für die Abhängigen besonders schmerzhaft bemerkbar.

‖ Familie

Hauptbetroffene einer Abhängigkeitserkrankung ist in der Regel die Familie: etwa die Eltern eines Drogenabhängigen, die sich vor seinen Diebstählen schützen müssen, oder die verprügelte Ehefrau und die missbrauchten oder misshandelten Kinder. In der Regel führt die Abhängigkeit zur Destruktion der familiären Bindungen, viele Angehörige können sich zuletzt nur noch durch einen Abbruch der Kontakte aus der Umklammerung der Sucht befreien. Dies ist erst der letzte Schritt in einer oft langen Reihe von Versuchen den Abhängigen zur retten. Auffällig ist, dass sich das Rollengefüge innerhalb der Familie von Abhängigen oft dramatisch verändert. Nach Jackson lässt sich der Verlauf der Abhängigkeit in der Familie in sieben Phasen unterteilen (VILLEZ 1986):
1. Die Familie versucht durch Verneinen und Verleugnen die Erkrankung auszublenden.
2. Es kommt zu einer sozialen Isolierung der Familie. Im Inneren versucht die Familie, die Abhängigkeit durch Kontrolle in den Griff zu bekommen.

3. Die Versuche, die Abhängigkeit des kranken Familienmitgliedes erfolgreich zu kontrollieren, werden aufgegeben.

4. Es kommt zur Rollenverschiebung, indem die anderen Familienmitglieder die soziale Rolle des abhängigen Mitgliedes kompensieren.

5. Dann kommt es in der Regel zur Trennung.

6. In der Folgezeit kann es zu einer Reorganisation der Familie kommen, aber auch beim abhängigen Familienmitglied kann jetzt eine Veränderung eintreten, wenn die Trennung zum Beginn der Abstinenzphase genutzt wird.

7. In der letzten Phase kommt es entweder zu einem Neubeginn und zur Wiederaufnahme des Abhängigen oder die Familie entwickelt sich getrennt von dem Abhängigen weiter.

■ **Beruf**

Die Abhängigkeit beeinflusst direkt die berufliche Leistungsfähigkeit des Betroffenen, aber auch häufigere Fehlzeiten, vermehrte Unfälle oder Alkoholexzesse am Arbeitsplatz gefährden seine berufliche Integration. Oftmals führen kleinere oder größere kriminelle Akte zu einer Entlassung. Nicht selten entsteht Dauerarbeitslosigkeit. Aus einem falschen Verständnis heraus werden die Probleme von Abhängigen am Arbeitsplatz lange Zeit ignoriert und verleugnet, wenn nicht sogar gedeckt. Dies schlägt aber zuweilen abrupt in strikte Ablehnung und Kündigung um.

Der Verlust des Arbeitsplatzes ist für den Abhängigen möglicherweise Anstoß zu einer Therapie. Um diese Chance zu nutzen und der Desintegration vorzubeugen, sind in letzter Zeit gute Erfahrungen mit sogenannten Betriebsvereinbarungen gemacht worden. In solchen Vereinbarungen wird der Umgang mit Alkohol und anderen Drogen im Betrieb geregelt und eine Kaskade von Hinweisen und Gesprächen für Mitarbeiter vereinbart, die wegen Alkohol- und Drogenproblemen am Arbeitsplatz auffallen (RUSSLAND/PLOGSTEDT 1986).

▌▌▌▌ Abhängigkeit und Familie

Obwohl die Auswirkungen der Abhängigkeit auf die Familie unumstritten sind, wird deren Rolle bei der Entstehung und Aufrechterhaltung der Sucht kontrovers diskutiert. Erstaunlich ist, wie sehr und wie lange Familien oft bereit sind die Abhängigkeit mitzutragen, zu decken oder den Abhängigen von seiner Sucht retten zu wollen. Dies hat zu vielfachen Überlegungen geführt, unter welchen Bedingungen die Abhängigkeit eines Familienmitgliedes besonders lange aufrechterhalten werden kann und auf welche Art und Weise die nichtabhängigen Familienmitglieder zu Mitspielern werden können. VILLEZ (1986) fasst die bisherigen Forschungsergebnisse in folgenden Thesen zusammen:

1. **Zentrale wirksame Kraft** Das Alkoholismussystem nimmt im Leben der Familie eine Position ein, die ihm das Gewicht einer zentralen organisierenden Kraft verleihen kann, ähnlich einem Ritual und oft über Generationen hinweg. Fast immer sind drei Generationen betroffen: die Herkunftsfamilie der beiden Ehepartner sowie die Kernfamilie und die Kinder.

2. Die Familiensucht Suchtfamilien wirken familiensüchtig, sie reagieren besonders sensibel auf Irritationen des gewohnten sozialen Zusammenhalts. Matakas stellt fest, dass Alkoholiker eine überaus positive Einstellung zur Familie haben. Gelingt der Familie eine Einbeziehung der Irritationen in eine neu gefundene familiäre Spielregel, kann der Alkoholismus überflüssig oder in einer neuen Weise integriert werden.

3. Kohäsion durch Selbstdestruktion Der Symptomträger übernimmt es, bei einer auftretenden Irritation die Kohäsion der Familie dadurch zu retten, dass er der Familie einen neuen Mittelpunkt verleiht. Der Alkohol bekommt dadurch eine Bedeutung für die Kohäsion der Familie, obwohl Letztere alles tut, um ihn zu beseitigen. Die Familie wirkt wie taub für außerfamiliäre Informations- und Hilfemöglichkeiten, während der Symptomträger zunehmend gesundheitliche, berufliche und familiäre Preise für seine Opferrolle bezahlt.

4. Scheidungsdrohung Scheidungsdrohungen und die Definition der Sucht als Krankheit sprengen der Familie neue Wege aus der Isolation frei. Das Krankheitskonzept kann also nicht aufgegeben werden, sondern erhält im Kontext der Familie einen neuen Stellenwert.

5. Einbezug der Familie in die Therapie Je mehr das Phänomen der Sucht an Spezialeinrichtungen und spezielle Suchttherapeuten delegiert wird, desto weniger können die in den Familien vorhandenen Hilfequellen genutzt werden, zumal die Familien meist zerbrochen sind, wenn der Indexpatient auf die spezialisierten Hilfen trifft.

ııı Ko-Abhängigkeit

»Hast du schon von der Frau gehört, die einen Frosch küsste? Sie hatte gehofft, er würde sich in einen Prinzen verwandeln – tat er aber nicht: Sie wurde auch ein Frosch!«, heißt es in Abwandlung des Märchens vom Froschkönig über die Ko-Abhängigkeit (SCHMIEDER 1992).

Eines der Hauptthemen des Abhängigen ist die Kontrolle. Nach einer Phase, in der die Abhängigkeit von der Familie und der sonstigen sozialen Umwelt eher verleugnet und beschönigt wird, beginnen meist die Kontrollversuche durch Familie und Umwelt. Sie werden in gewisser Weise vom Abhängigen selbst provoziert und führen zu dem oben beschriebenen Alkoholismussystem mit Wechseln von einer nassen zu einer trockenen Position. Die Kontrollversuche durch die Umwelt unterliegen aber meist der gleichen Dynamik wie die des Abhängigen selbst und müssen daher scheitern. Diese Ko-Abhängigkeit kann sich sowohl in einer offenen oder heimlichen Unterstützung des abhängigen Familienmitgliedes äußern als auch in ständiger, aber inkonsequenter Kritik. Es entsteht eine zyklische Interaktion, die von dem Versprechen, über die Enttäuschung, dann zur Kritik und wiederum zu einem neuerlichen Versprechen führt.

Diese Symmetrie in der Bewältigung der Abhängigkeit bei den Süchtigen und ihren Familienangehörigen hat unter anderem dazu geführt, dass die Angehörigengruppen im Rahmen der Selbsthilfebewegung ein ganz ähnliches Programm haben wie die Selbsthilfegruppen der Betroffenen. Das Konzept der Ko-Abhängigkeit ist umstritten, weil damit auch eine Verlagerung der Verantwortung vom Abhängigen auf seine Familie verbunden sei. Diese Einwände müssen sicher ernst genommen werden und sollten zur Vorsicht beim Umgang mit diesem Begriff führen. Auf der anderen Seite kann damit recht gut die Erfahrung erklärt werden, dass sich viele Angehörige schwer damit tun, in angemessener Weise auf die Abhängigkeitserkrankung zu reagieren (NEUMANN 1998).

׀׀׀׀ Therapie der Abhängigkeit

In der Therapie der Abhängigkeit gab es in den letzten Jahrzehnten deutliche Fortschritte. Dazu hat nicht zuletzt die Selbsthilfebewegung der Betroffenen beigetragen. So sind die Anerkennung der Abhängigkeit als Krankheit und spezifische Zugänge zur Behandlung zum Teil auf den Programmen der Selbsthilfeorganisationen begründet. In Deutschland hat sich die Suchtkrankenhilfe teilweise von der medizinischen Versorgung abgekoppelt und ist in den Bereich der Beratungsstellen übergegangen. Auch die stationäre Versorgung von Suchtkranken, insbesondere die langfristigen Behandlungen, wurden in Spezialkliniken verlagert, worunter allerdings eine gemeindenahe Versorgung leidet.

Die Therapie von Abhängigen ist sinnvollerweise gestuft und besteht aus einer Kombination niederschwelliger und differenzierter Angebote. In allen Stufen der Therapie ist in unterschiedlicher Intensität eine Verknüpfung von medizinischen, sozialen und psychotherapeutischen Hilfen notwendig. Daher ist eine reine medizinische Entgiftung von der Substanz (etwa in internistischen Abteilungen) alleine meist nicht ausreichend. Gerade bei der Betreuung von Abhängigkeitskranken ist die Betreuungskontinuität zur Stabilisierung wichtig, was die Vernetzung der einzelnen therapeutischen Angebote zu einer therapeutischen Kette zur Voraussetzung hat (LEUNE 1994; LESSMANN u. a. 1997).

׀׀׀ Ziele der Therapie

Die Ziele bei der Therapie der Abhängigkeitserkrankung können in folgende Stufen unterteilt werden:
1. Entgiftung,
2. Motivation und Vorbereitung weiterer Therapieschritte (zusammen mit der Entgiftung als »qualifizierte Entgiftung«),
3. Aufbau alternativer Lebensplanung (Entwöhnung),
4. Modifikation der sozialen und körperlichen Folgen der Abhängigkeitserkrankung (Harm Reduction).

Das Abstinenzparadigma erscheint aber für eine Reihe von Alkoholabhängigen eine zu hohe Schwelle darzustellen. Daher sind auch bei dieser Form der Abhängigkeit niederschwellige Angebote unverzichtbar, damit für abstinenzunfähige Betroffene die Chance für einen Zugang zur Therapie erhalten bleibt. Eine wirkliche Besserung kann aber bei der Alkoholabhängigkeit nach wie vor nur durch das Erreichen einer Abstinenz erreicht werden.

׀׀׀ Bedeutung von Selbsthilfegruppen

Ein auch für die Geschichte der Psychiatrie wichtiger Vorgang war die Gründung der Selbsthilfeorganisationen von Alkoholabhängigen, weil damit erstmals eine sehr wirksame Form entwickelt wurde die Abhängigkeit zu bekämpfen. Die Selbsthilfeidee entsprang der Erkenntnis von Betroffenen, wie ähnlich die Geschichte mit dem Alkohol bei allen war und wie wenig das Trinken auf persönliches Schicksal oder persönliches Versagen zurückgeführt werden konnte. Außerdem fiel angesichts der ebenfalls betroffenen Menschen das Gebäude von Selbstbetrug und Lügen im Sinne der Pseudokontrolle in sich zusammen und traf auf die Begegnung: »Das kenne ich auch.« Für die Betroffenen selbst war erstaunlich, dass es nach dieser Entlarvung möglich wurde, mit Hilfe der Gruppe abstinent zu leben. Bei den Anonymen Alkoholikern (AA) findet sich diese Erfahrung in den Schritten wieder, die eine Art Programmatik dieser Gruppen darstellen:

Die zwölf Schritte der AA

1
Wir gaben zu, dass wir dem Alkohol gegenüber machtlos sind und unser Leben nicht mehr meistern konnten.

2
Wir kamen zu dem Glauben, dass eine Macht, größer als wir selbst, uns unsere geistige Gesundheit wiedergeben kann.

3
Wir fassten den Entschluss, unseren Willen und unser Leben der Sorge Gottes – wie wir ihn verstanden – anzuvertrauen.

4
Wir machten eine gründliche und furchtlose Inventur in unserem Inneren.

5
Wir gaben Gott, uns selbst und einem anderen Menschen gegenüber unverhüllt unsere Fehler zu.

6
Wir waren völlig bereit all diese Charakterfehler von Gott beseitigen zu lassen.

7
Demütig baten wir Ihn, unsere Mängel von uns zu nehmen.

8
Wir machten eine Liste aller Personen, denen wir Schaden zugefügt hatten, und wurden will g ihn bei allen wieder gutzumachen.

9
Wir machten bei diesen Menschen alles wieder gut – wo immer es möglich war –, es sei denn, wir hätten dadurch sie oder andere verletzt.

10
Wir setzten die Inventur bei uns fort, und wenn wir Unrecht hatten, gaben wir es sofort zu.

11
Wir suchten durch Gebet und Besinnung die bewusste Verbindung zu Gott – wie wir Ihn verstanden – zu verbessern. Wir baten Ihn nur, seinen Willen für uns erkennen zu lassen und um die Kraft, ihn auszuführen.

12
Nachdem wir durch diese Schritte ein geistiges Erwachen erlebt hatten, versuchten wir, diese Botschaft an Alkoholiker weiterzugeben und unser tägliches Leben nach diesen Grundsätzen auszurichten.

G. BATESON (1981) hat vor allem den ersten Schritt im Programm der AA als eine Art paradoxe Intervention zu interpretieren versucht. Weil der Abhängige verzweifelt versucht das Suchtmittel zu kontrollieren, muss ihn der erste Schritt, der ihm die Fähigkeit zur Kontrolle abspricht, verwirren. Dies bedeutet im Grunde die Niederlage. Wenn er die Richtigkeit dieses Satzes widerlegen will, muss er mit ihm kämpfen – und das kann er nur mittels der Abstinenz. So beginnt er den Kampf nicht mehr mit dem Suchtmittel, sondern er kämpft mit der Gruppe und kann darüber abstinent werden und bleiben.

Hat er die Illusion, kontrolliert trinken zu können, dann widerlegt er diesen Satz nicht. Er kann es versuchen und dann zur Gruppe zurückkehren, wenn er bereit ist sich in der oben beschriebenen Art mit dieser Aussage auseinanderzusetzen. In einem weiteren Schritt wird dann die Kontrolle an Gott quasi zurückgegeben. Gott übernimmt die Kontrolle und setzt damit die Grenzen, die so nicht mehr ausgetestet und überschritten werden müssen. Dies alles geschieht in einem Rahmen, in dem Offenheit und Ehrlichkeit herrschen und unter dem Schutz der Anonymität, die als Antwort auf die Schuldgefühle gesehen werden kann.

⦀ Motivierung von Abhängigen zur Therapie

Dem Betroffenen bleibt die Abhängigkeit lange Zeit verborgen. Die Kontrollillusion gerät aber im Verlauf der Erkrankung immer wieder ins Wanken, besonders dann, wenn sich im sozialen oder körperlichen Bereich eine krisenhafte Zuspitzung ergibt. So kann der Kontrollverlust, das Zerbrechen der Familie, ein Unfall, eine Krankheit infolge der Abhängigkeit oder der Arbeitsplatzverlust zumindestens für eine kurze Zeit den Abhängigen ahnen lassen, dass etwas nicht in Ordnung ist. Gerade in diesen Situationen ist es von besonderer Wichtigkeit, dass der Abhängige eine angemessene Hilfe angeboten bekommt, die nicht in der Reparatur des sozialen oder somatischen Schadens bestehen darf, sondern vor allem in der Information, dass diese erlebte Krise auf nichts anderes als auf die Abhängigkeit zurückzuführen ist und eine Lösung nur möglich wird, wenn der Betroffene bereit ist an der Abhängigkeit etwas zu tun. Hier ist vor allem die Klarheit in der Haltung wichtig, um bei dem Abhängigen eine Motivation für die Therapie zu bahnen.

Aus nahe liegenden Gründen sind Abhängige gegenüber der Therapie ambivalent, denn Leidensmotive und Veränderungserwartung müssen mit dem Verzicht auf das Suchtmittel und der Auseinandersetzung mit den Folgen der Abstinenz (Veränderungskosten) abgewogen werden. Daher reicht das Motiv, den Konsum des Suchtmittels einzuschränken oder aufzugeben, nicht aus, sondern weitere Veränderungsmotive müssen hinzukommen (PETRY 1996):

▸ Erkennen der Veränderungsnotwendigkeit,
▸ Anerkennung der Hilfsbedürftigkeit,
▸ Akzeptanz der angebotenen Hilfe,
▸ Anerkennung der Alkoholkrankheit,
▸ Annahme des Abstinenzparadigmas,
▸ Einsicht in die Notwendigkeit einer allgemeinen Lebensveränderung.

Die Motivation zur Therapie kann als ein Prozess verstanden werden. Zu Beginn des Konsums werden dessen Konsequenzen zunächst unterschätzt. Meist beim Auftreten mehr oder weniger ausgeprägter negativer Konsequenzen werden die Vor- und Nachteile der Abhängigkeit gleichwertig wahrgenommen. Wenn der Konsum aufgegeben worden ist, stehen zunächst die verhaltensbezogenen Bewältigungsstrategien und die Reizkontrolle im Vordergrund (Konfrontation mit Alkoholregalen im Supermarkt). Erst bei längerer Abstinenz werden insbesondere die negativen Folgen der Sucht mehr in den Blick gerückt. Dies führt gelegentlich zu einer starken Ablehnung dem Suchtmittel gegenüber.

Im therapeutischen Prozess stellt die Unterstützung der Veränderungsmotivation ein zentrales Element dar. Der Abhängigkeitskranke sollte dabei da »abgeholt« werden, wo er sich im Hinblick auf seine Motivation befindet (Abbildung 28).

Abbildung 28   Drehtürschema zur Bewältigung der Sucht (PETRY 1996)

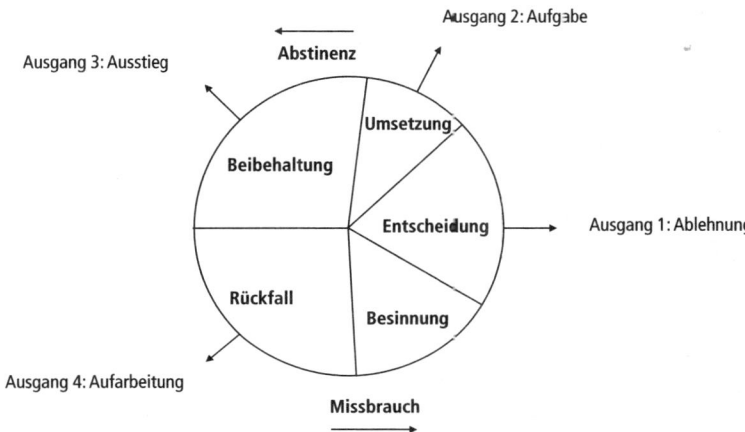

ⅲ   Rolle der Information bei der Behandlung der Abhängigkeit

Eine große Bedeutung kommt gerade in der Anfangsphase der Hilfe durch Information zu. Sie kann zum Beispiel in Beratungsstellen oder im Rahmen der meist vierzehntägigen Entgiftungsbehandlung erfolgen.

Information beinhaltet für den Betroffenen und seine Angehörigen, die Abhängigkeit als Krankheit zu erkennen und die Kennzeichen des Verlaufs im Rahmen der eigenen Geschichte zu verstehen. Information muss deutlich machen, dass es sich bei der Abhängigkeit nicht um ein persönliches Schicksal oder ein persönliches Fehlverhalten handelt und dass die Schuldgefühle und die Illusion der Kontrolle zu der Erkrankung gehören. Die Wichtigkeit der Abstinenz ist zu betonen, der Erstkontakt zu einer Selbsthilfegruppe herzustellen. So steht die Information am Anfang der Selbstdiagnose, die gerade bei abhängigen Menschen eine zentrale Rolle einnimmt.

ⅲ   Ablauf und Orte der Behandlung

Ein wesentlicher Teil der Behandlung von Abhängigen findet im ambulanten Setting statt. Besonders geeignet erscheinen dabei Gruppentherapien, in die möglichst auch die Angehörigen eingebunden werden sollten. Inzwischen hat sich in Deutschland ein weitgehend flächendeckendes Netz von Beratungsstellen und Selbsthilfeorganisationen etabliert.

Die stationäre Behandlung erfolgt in zwei Stufen. Die erste Stufe beinhaltet die Entgiftung, die in der Regel in 14 Tagen abgeschlossen werden sollte und auch nur für diesen Zeitraum grundsätzlich von den Krankenkassen getragen wird. Zusätzlich zur körperlichen Entgiftung ist die Motivation zur Therapie und die Information im oben genannten Sinne Inhalt einer sinnvoll organisierten Entgiftung. Die Entgiftungsbehandlung findet hauptsächlich in Spezialabteilungen großer psychiatrischer Kliniken statt. Nicht selten, aber mit zweifelhafter Effektivität, sind auch Entgiftungsbehandlungen in allgemeinmedizinischen Abteilungen. Hier erfolgt neben einer regelrechten somatischen Behandlung meist keine ausreichende Therapiemotivation und Information. Oft besteht eine Tendenz die Abhängigkeit hinter somatischen Diagnosen zu verbergen.

Der Entgiftungsbehandlung folgt in einzelnen Fällen eine sogenannte E n t w ö h n u n g s - b e h a n d l u n g, die sich meist über mehrere Monate erstreckt und in der Regel von den Rentenversicherungsträgern finanziert wird. Hier ist vor allem die Vorbereitung auf eine dauerhafte Abstinenz das Ziel. Meist kommen dabei außer den Elementen der Information und Beteiligung an Selbsthilfegruppen eine Reihe von Therapieverfahren zur Anwendung. Sowohl verhaltenstherapeutische als auch tiefenpsychologisch fundierte Verfahren sind eingeführt (FEUERLEIN 1984; ROST 1990). Das stationäre therapeutische Angebot besteht im Grunde aus den gleichen Elementen wie das sonstige Angebot in der psychiatrischen Versorgung, ergänzt durch eine Betonung der Gruppentherapie. Trotzdem hat es sich nicht bewährt, abhängige Patienten zusammen mit anderen psychisch Kranken zu behandeln. Dabei spielt die Tendenz von Abhängigen zum Abwärtsvergleich eine entscheidende Rolle. In ihren Augen sind die anderen Patienten nämlich viel weniger in der Lage ihre Situation zu bewältigen – dies verleitet zum Festhalten an der Kontrollillusion.

Schleppender als in den anderen Versorgungsbereichen der Psychiatrie entwickelt sich das komplementäre Angebot in der Suchtkrankenversorgung, sieht man von der Entwicklung der Beratungsstellen ab. Es gibt einen Bedarf an Wohnheimen, betreuten Wohnplätzen und Stellen zur beruflichen Rehabilitation, insbesondere für chronisch Kranke und geschädigte Abhängige. Völlig unzureichend erscheint in manchen Regionen noch das Angebot für Drogenabhängige. Gerade in der Behandlung der Drogenabhängigkeit hat es immer wieder Versuche gegeben, spezielle Therapieprogramme zu etablieren, ohne dass eines der Verfahren weite Verbreitung gefunden hätte. Hier hat auch der prohibitive Umgang mit der Drogenproblematik eher hinderlich gewirkt.

ⅠⅠⅠ Die Dynamik und die Verhütung des Rückfalls

Auch nach Herstellung von Abstinenz bleibt die Gefährdung des Abhängigen lebenslang erhalten. So besteht ein wichtiger Teil der Behandlung von Abhängigen darin, den Rückfall zu verhüten oder anschließend Abstinenz rasch wieder zu ermöglichen. Dabei kommt vor allem dem regelmäßigen Besuch von Selbsthilfegruppen eine entscheidende Bedeutung zu. Hier können, wie aus den Schritten der AA deutlich wird, die notwendig erscheinende innere Revision fortgesetzt und dem Abhängigen die Implikationen der Sucht immer wieder verdeutlicht werden. Dies ist eine Voraussetzung, um die periodischen Suchtanfälle zu bewältigen.

Die leichte Zugriffsmöglichkeit auf alkoholische Getränke erhöht die Gefahr des Rückfalls. Daher muss die Bewältigung von Risikosituationen in der Therapie thematisiert werden: Familienfeiern, Streitigkeiten in der Familie oder andere Formen psychosozialen Stresses (BIELER 1996). Gerade Drogenabhängige müssen sich von der Drogenszene distanzieren können und Hilfe erhalten, um sich ein neues soziales Netz aufzubauen. Alkoholkranke sollten sich damit beschäftigen, wie sie ihre Abstinenz anderen gegenüber begründen (kein Spielverderber sein). Medikamentenabhängige sollten ihr Verhältnis zu Ärzten und ihr Verhalten bei körperlichen Erkrankungen im Hinblick auf die Abhängigkeit reflektieren.

Die Vorgehensweisen im Umgang mit dem Rückfall während der Therapie sind nicht einheitlich. Auf der einen Seite gefährden rückfällige Patienten die suchtmittelfreie Atmosphäre einer Einrichtung, andererseits ist gerade die Bewältigung des Rückfalls und der Rückfallgefährdung ein Zielthema der Therapie. Rückfälle während der Therapie können aber nur dann sinnvoll bearbeitet werden, wenn die therapeutische Einrichtung über ein klares Konzept im Umgang mit dem Rückfall verfügt, weil sonst Spaltungsprozesse im Behandlungsteam die Folge sind (LAUER / RICHTER 1995).

Bei der komplementären Versorgung von Suchtkranken ist die Klärung der Haltung gegenüber dem Rückfall sogar eine Voraussetzung dafür, dass in derartigen Einrichtungen auch schwerstabhängige und mehrfachgeschädigte Suchtkranke überhaupt betreut werden können.

‖ Therapeutische Beeinflussung des Craving

Craving (»Suchtdruck«) tritt in erster Linie bei Alkohol- und Heroinabhängigkeit auf, wobei das Craving-Konzept nicht unumstritten ist (WETTERLING u. a. 1996), denn vom eigentlichen primären Craving müssen die Zustände differenziert werden, die als sekundäres Craving dann auftreten, wenn durch Konsum einer Substanz Entzugssymptomatik kaschiert werden soll. Primäres Craving setzt damit die Abstinenz voraus. Craving wird von den Betroffenen als Motiv für einen Rückfall genannt, kann aber nicht als alleiniger Grund für einen Rückfall gelten. In Anlehnung an die biologischen Theorien der Sucht wird angenommen, dass Craving dann auftritt, wenn das mesolimbische Belohnungssystem in einen Normalzustand gebracht werden soll. Aber auch eine Reihe von psychologischen Faktoren können das Auftreten eines Cravings beeinflussen, wie beispielsweise die momentane Stimmung und das Fehlen von alternativen Bewältigungsstrategien.

Die Therapie des Craving stimmt wegen der psychologischen Faktoren weitgehend mit den Zielsetzungen der psychotherapeutischen Ansätze überein. Zusätzlich stehen mittlerweile auch medikamentöse Behandlungsmöglichkeiten zur Verfügung, die im Einzelfall eine sinnvolle Ergänzung zur Psychotherapie sein können. Die pharmakologischen Ansatzpunkte sind unterschiedlich, wobei zur Zeit allein die Glutamat-Antagonisten (etwa Acamprosat = Campral) für diese Indikation zugelassen sind. Eine breite Anwendung dieser Medikamente scheint aber insgesamt nicht sinnvoll (Arznei-Telegramm 1997).

‖‖ Psychiatrie und Abhängigkeit

In der Geschichte der Psychiatrie erscheint die Abhängigkeit zunächst im Rahmen ihrer Folgeerkrankungen, etwa des Delirium tremens. Abhängige waren hier zunächst dankbare Patienten, weil diese Folgeerscheinungen in der Regel einer kurzfristigen Therapie zugänglich waren. Aber ähnlich den Familienangehörigen wurden auch die professionellen Helfer in die »Spiele« der Abhängigen einbezogen. Der anfängliche Optimismus helfen zu können, wich schnell tiefer Enttäuschung über das Verhalten des Abhängigen, der sich wenig an seine Versprechungen halten kann. Berne (nach SCHMIDT 1986) hat dies einmal so umschrieben: »Wer das Spiel Alkoholiker spielt, ist durchaus bereit sich jahrelang analysieren zu lassen, warum er eigentlich trinkt oder mit großem Bedauern zu erklären, warum er wieder rückfällig geworden ist – allerdings unter der Voraussetzung, dass er inzwischen weiter trinken darf.« Es ist nicht verwunderlich, dass aus dieser sich schnell einstellenden Ernüchterung zunächst Ablehnung und Ärger entstanden.

Diese Reaktion, die die anfängliche Haltung der Psychiater gegenüber Abhängigen kennzeichnete, findet sich auch heute oft als initiales Erlebnis unerfahrener Therapeuten bei der Behandlung von Abhängigen. Helfersysteme sind offensichtlich anfällig dafür, in die Dynamik der Abhängigkeit einbezogen zu werden, und die oben erwähnte Tendenz zum sozialen Abwärtsvergleich bildet eine große Schwierigkeit der Behandlung von Abhängigen in psychiatrischen Kliniken.

ⅲ Interaktion mit Abhängigen

Die Einbeziehung der Helferinnen und Helfer in die Dynamik der Abhängigkeit hat mehrere Gründe. Zunächst ist eine Voraussetzung für die Therapie, dass sich der designierte Patient in eine untergeordnete Position begibt. Der Patient muss – und das wird von ihm erwartet – einen Teil der Kontrolle abgeben. Weigert er sich, besteht die Gefahr, dass die Beziehung zwischen Behandler und Patient zu einem Kampf wird, den beide nur durch die Niederlage des anderen beenden zu können glauben. Der Behandler läuft Gefahr, in die gleiche Position wie Angehörige zu geraten. Er besteht auf der für ihn objektiven Wahrheit und löst damit beim Abhängigen Schuldgefühle aus, die diesen in seinen Kontrollversuchen eher noch bestätigen und verstärken.

Oft endet dieser Konflikt mit dem Kompromiss, dass nicht die Abhängigkeit das Problem darstelle, sondern eine andere Schwierigkeit, ein Konflikt oder eine psychische Erkrankung mit einer anderen Genese. In diesem Fall einigt man sich auf die gemeinsame Illusion, dass nur dieses identifizierte Problem gelöst werden muss und die Abhängigkeit dann wie von allein verschwindet. Gelingt dies nicht, so kann das daran liegen, dass man das Problem wohl erkannt, aber noch nicht richtig hat lösen können, sodass es nur noch einer weiteren Anstrengung bedarf, um endgültig ein neues Leben beginnen zu können, oder aber ein anderer Helfer erscheint noch viel besser in der Lage das Problem in den Griff zu bekommen usw.

Dieses Gedankenspiel macht deutlich, wie schwierig die interaktionellen Vorgänge bei der Behandlung einer Abhängigkeit sein können und in welchem Umfang der Helfer hier von sonst selbstverständlichen Haltungen Abstand nehmen muss. Wichtiger Orientierungspunkt scheint dabei immer wieder die Abstinenz zu sein. Nach ihr ist immer zu fragen und alle Überlegungen sind auf die Auswirkungen auf die Nüchternheit hin zu prüfen. Dies bedeutet, dass in der Behandlung der Abhängigkeit das Mittel als Metapher der Allmächtigkeit nie wirklich vergessen werden darf, damit auch nicht für eine kurze Zeit der Eindruck entsteht, man habe eigentlich alles unter Kontrolle.

II   Entgiftungsbehandlung

I   Alkoholentgiftung

Nur ein Bruchteil der Alkoholabhängigen findet den Weg in eine qualifizierte Entzugsbehandlung, bei der nicht nur die körperliche Entgiftung, sondern auch die ersten Schritte in ein abstinentes Leben vorbereitet werden sollen. Zur qualifizierten Entgiftung gehören damit auch die Motivationsarbeit (Tabelle 62) und die Information über die Erkrankung. Hierhin gehört ebenfalls der Kontakt zu Selbsthilfegruppen und zu Beratungsstellen und Nachsorgeeinrichtungen.

Tabelle 62   **Grundsätze bei der Motivationsarbeit bei Alkoholabhängigen im Rahmen der Entzugsbehandlung (JOHN u. a. 1995)**

1. akzeptieren, Empathie zeigen
2. Selbstwert fördern
3. Vertrauen geben
4. dem Alkoholiker Ansprüche durch das soziale Netzwerk verstehbar machen
5. Alkoholprobleme definieren und dem Alkoholiker die Entscheidung darüber lassen, sich als abhängig zu sehen oder nicht
6. Konfrontieren mit der alkoholischen Realität, wenn Akzeptanz hergestellt ist
7. dem Alkoholiker die Wahlfreiheit zu Form, Dauer und Ziel der Hilfe lassen
8. Selbstverantwortlichkeit für die zukünftige Auseinandersetzung mit der Abhängigkeit fördern
9. Ziele konkret definieren
10. die Entscheidung fördern, sich allein oder in der Gruppe mit der Abhängigkeit auseinander zu setzen
11. die Wahrnehmung von Risikosituationen für erneuten Alkoholkonsum und entsprechende Verhaltensmöglichkeiten fördern
12. Kontinuität der Hilfen gewährleisten

Weitere Elemente der qualifizierten Entgiftung sind (MANN u. a. 1995):
▶ Gruppentherapie
▶ Angehörigengespräche und Angehörigengruppe
▶ Bewegungstherapie
▶ Beschäftigungs- und kreative Therapie
▶ Selbsthilfegruppe
▶ Kognitives Training

Die körperliche Entgiftung sollte mit der sorgfältigen Abklärung der somatischen Begleiterkrankung verbunden sein.

Eine spezifische somatische Therapie des Entzugs gibt es eigentlich nicht. Nicht einheitlich erfolgt bei ausgeprägtem vegetativen Entzug die Gabe von Clomethiazol (Distraneurin). Bei drohenden Entzugskrämpfen ist die Gabe von Carbamazepin zur Vorbeugung sinnvoll. Auf eine ausreichende Flüssigkeitszufuhr ist zu achten. In Einzelfällen sollte die Gabe von Vitaminen (vor allem B1) erwogen werden. Bei entsprechenden Mangelerscheinungen ist auch die Gabe von Vitamin B12 notwendig.

Der Alkoholentzug erfordert eine regelmäßige Überwachung der Kreislauffunktionen (eventuell Gabe von Beta-Blockern oder Clonidin erforderlich).

Abhängigkeitserkrankungen

Die körperlichen Entzugserscheinungen sind etwa in einem Zeitraum von drei Tagen abgeklungen.

▪ Benzodiazepin-Entgiftung

Qualifizierte Entgiftungen von Medikamenten, insbesondere Benzodiazepinen, erfolgen nach den gleichen Grundsätzen wie die Entgiftung von Alkohol: Zusätzlich zur körperlichen Entgiftung erfolgen Informationen über die Erkrankung und deren Behandlung sowie die Motivation zu einem abstinenten Leben. Bei der Abhängigkeit von Medikamenten ist zudem noch der Umgang mit medizinischen Behandlungseinrichtungen zu reflektieren, über die sich der Abhängige in der Regel die Medikamente verschafft. Hierbei kann vor allem die Einsicht in das Krankheitsgeschehen schwierig sein, weil die Verschreibung der Medikamente als Argument für die Einnahme verwendet wird. Daher ist die Betonung der Eigenverantwortung für die Herstellung von Gesundheit und Zufriedenheit ein wichtiges Thema im Rahmen der qualifizierten Entzugsbehandlung.

Der Entzug von Benzodiazepinen ist langwierig und oft kompliziert. Dabei drohen sowohl delirante Zustände (wegen der langen Halbwertszeit mit Verzögerung) als auch Entzugsanfälle. Zur Vermeidung dieser Komplikationen und unzumutbarer Entzugssymptomatik müssen Tranquilizer fraktioniert entzogen werden. Dazu wird von der täglich eingenommenen Dosis ausgegangen und diese langsam reduziert (etwa 10 Prozent am Tag). Auch wenn Komplikationen unter den Bedingungen des fraktionierten Entzuges seltener sind, können sich für den Betroffenen subjektiv sehr quälende Unruhezustände entwickeln, die gelegentlich erst nach mehreren Wochen abklingen.

▪ Drogenentzug

Viele Drogenabhängige versuchen im Verlauf ihrer Erkrankung immer wieder selbst Entzüge. Eine Reihe nimmt dazu ambulante Hilfen in Anspruch, die aber häufig unzureichend qualifiziert durchgeführt werden (STOHLER 1994). Sinnvoller erscheint ein qualifizierter Entzug unter stationären Bedingungen über einen Zeitraum von etwa 2–3 Wochen. Die Kapazität an Plätzen für qualifizierte Entzugsbehandlungen sind aber sehr begrenzt (KUHLMANN 1994).

Die qualifizierte Entzugsbehandlung dient nicht allein der körperlichen Entgiftung, sondern steht auch im Dienste der Harm Reduction wie:

▸ Prävention der HIV- und anderer Infektionen sowie Behandlung bereits bestehender Infektionen,

▸ Hilfen zum Ausstieg aus der Drogenkriminalität und Prostitution,

▸ Unterstützung bei der psychosozialen Integration.

Zielgruppe einer qualifizierten Entgiftung sind damit nicht nur therapiewillige Patienten mit Abstinenzwunsch, sondern im Sinne des *Einstiegs in den Ausstieg* auch Patienten, die nur kurzfristig eine Distanz zum Drogenmilieu suchen, ambivalent sind oder eventuell für eine Substitution in Frage kommen. Die Zielsetzung der Therapie lässt sich somit auf verschiedenen Ebenen beschreiben, wie sie in Abbildung 29 als Zielpyramide dargestellt ist (GÖSSLING 1997).

Abbildung 29   Zielpyramide beim niederschwelligen Drogenentzug (GÖSSING 1997)

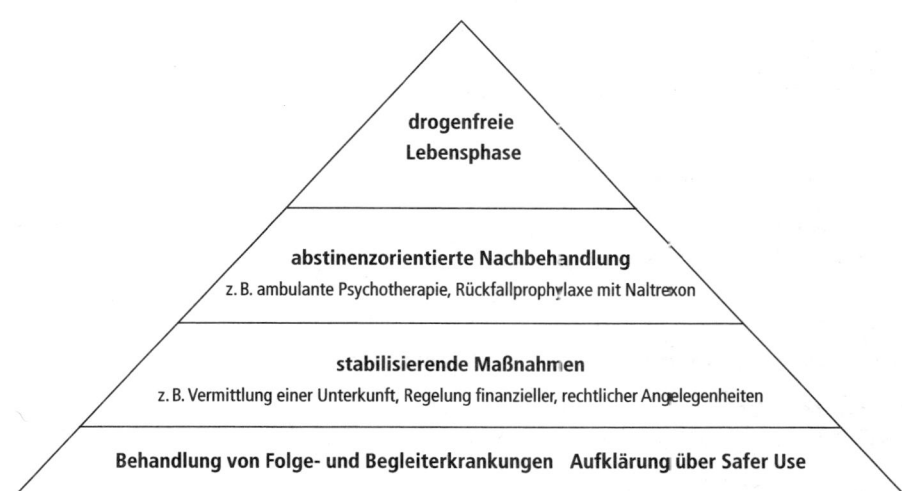

Die qualifizierte Entzugsbehandlung enthält daher neben der Entgiftung erste psychotherapeutische Schritte mit dem Ziel (KUHLMANN u. a. 1994):
- ▸ das Ausmaß der eigenen Abhängigkeitserkrankung zu erkennen, insbesondere die Rolle der Drogeneinnahme bei der persönlichen Problembewältigung,
- ▸ alternative Krisenbewältigungsstrategien zu erlernen,
- ▸ die Übernahme von sozialer Verantwortung zu üben,
- ▸ der Entwicklung eines positiven Körpergefühls,
- ▸ des Erlernens differenzierter Wahrnehmung von persönlichen Belastungsgrenzen.

Zusätzlich ist die Information und Beratung über die Möglichkeiten der therapeutischen Weiter- und Nachbehandlung wichtig und die Klärung der vielen sozialen Fragen im Zusammenhang mit der Drogenabhängigkeit.

Bei der somatischen Entgiftung bei Heroinabhängigkeit hat der sogenannte *weiche Entzug* den *kalten Entzug* weitgehend verdrängt. Beim weichen Entzug wird mit der Gabe
von Methadon die Entzugssymptomatik weitgehend unterdrückt und der Entzug für
den Betroffenen dadurch erleichtert. Wichtig ist, dass viele Drogenabhängige gleichzeitig vom Beigebrauch entgiftet werden müssen, insbesondere von Benzodiazepinen. In
Tabelle 63 finden sich Vorschläge zum Vorgehen.

■ **Nikotinentgiftung**

Obwohl die körperlichen Folgen des Rauchens seit längerer Zeit bekannt sind, sind die
Hilfen zur Abstinenz noch nicht systematisch untersucht worden. Die Bemühungen
gingen zunächst in Richtung einer besseren Information über die Folgen des Rauchens
und die Durchführung von präventiven Maßnahmen. In diesem Sinne sind auch die
Anstrengungen zu verstehen, die Werbung für Tabakprodukte einzuschränken oder
gar zu verbieten. Tatsächlich geht der Tabakkonsum in den westlichen Industrielän-

dern insgesamt zurück. Auf kognitiv-verhaltenstherapeutischer Grundlage liegen mittlerweile auch Raucherentwöhnungsprogramme vor, die meist als Gruppenaktivität angelegt sind (Bundeszentrale für gesundheitliche Aufklärung 1988).

Tabelle 63   Medikamentöse Behandlungsmöglichkeiten beim klinischen Drogenentzug

A. Fraktionierter Opiatentzug mit L-Methadon (Polamidon)

Am Aufnahmetag
mittags: 1,5 ml = 30 Trpf. = 7,5 mg Polamidon
abends: 1,5 ml

Zweiter Tag
je nach Entzugssymptomatik, in der Regel 2 × 30 – 40 Trpf. = 15 – 20 mg Polamidon

Dritter bis zehnter Tag
ausschleichend mit jeweils 10 Trpf. = 2,5 mg Polamidon täglich

B. Medikamentöse Behandlung des Entzugssyndroms

Diazepam
zum fraktionierten Benzodiazepinentzug je nach Vorkonsum etwa initial 2 – 3 × 10 mg, Reduktion um 2,5 mg täglich

Clonidin
bei stärkerer vegetativer Entzugssymptomatik initial 5 x 0,100 mg, Reduktion um 0,100 mg täglich

Carbamazepin
bei anamnestisch bekannten Krampfanfällen im Entzug 300 mg ret.
erster Tag: 0 – 1 – 2 Tbl.
zweiter Tag: 1 – 0 – 2 Tbl.
dritter bis zehnter Tag: 1 – 0 – 1 Tbl.
elfter bis zwanzigster Tag: 0 – 0 – 1 Tbl.

Triflupromazin
bei starker Übelkeit mit Erbrechen 20 mg i.m. oder 10 mg i.v.

Zur Unterstützung der Tabakentgiftung werden auch Nikotinkaugummi und Nikotinpflaster angeboten. Durch die Form der Nikotinzuführung sollen die Entzugssymptome und insbesondere das Craving reduziert werden, damit unter diesem Schutz die Unterbrechung der Konsumgewohnheiten möglich wird. Die Nikotinpflaster haben dabei gegenüber dem Kaugummi den Vorteil, dass dabei keine orale Einnahme des Nikotins erfolgt. Beide Verfahren haben aber allenfalls einen unterstützenden Wert bei der Erreichung der Abstinenz.

⁌ Therapie deliranter Syndrome

Ein Delirium im Rahmen einer Entzugssymptomatik entwickelt sich abhängig von der Halbwertzeit der zum Delir führenden Substanz meist innerhalb weniger Stunden. Dem Delir gehen Schlafstörungen und Unruhe voraus. Das Delir klingt meist innerhalb von 1–2 Wochen wieder ab. Hauptursache für ein Delir ist in der Regel ein Alkohol- oder Tranquilizerentzug (hierbei häufig komplizierte und verlängerte Verläufe). Delire kommen aber auch bei älteren Menschen ohne Substanzmissbrauch vor sowie bei Behandlung mit Dopaminantagonisten, Digitalis und Anticholinergika.

Eine spezifische Therapie des Delirs gibt es nicht. Wegen der hohen Mortalität gerade beim Entzugsdelir handelt es sich immer um einen psychiatrischen Notfall, der entsprechende Versorgung und Überwachung notwendig macht. Das Risiko resultiert dabei aus der Gefahr der vasovegetativen Entgleisung, Elektrolytstörungen und Störungen der Temperaturregulation. Nach wie vor ist aber die Gabe von Clomethiazol (Distraneurin) beim Alkoholentzugsdelir das Mittel der Wahl, weil damit vor allem die gefährliche psychovegetative Symptomatik reduziert werden kann. Im Rahmen eines Alkoholentzugsdelirs können dabei Dosen bis 24 Kps am Tag verabreicht werden (initiale Gabe von 4–6 Kps und dann weiter mit 2 Kps zweistündlich) (Tiecks / Einhäupl 1994). Clomethiazol führt zur Atemdepression und Verschleimung der Bronchien und hat selbst ein Suchtpotential. Bei intravenöser Gabe besteht die Gefahr von hypertonen Krisen.

Alternativ zum Clomethiazol kann die Gabe von Haloperidol (Haldol: Reduktion der optischen Halluzinationen, aber nur geringe Modifikation der Unruhe) erwogen werden, wenn die Gabe von Clomethiazol nicht möglich ist (Wetterling 1994). Haloperidol führt abgesehen von seinen typischen motorischen Nebenwirkungen auch zu einem erhöhten Krampfrisiko. Auch die Gabe von Clonidin (Catapressan) stellt eine Alternative dar, wenn die Gabe von Clomethiazol nicht möglich ist.

Wichtig ist die ausreichende Flüssigkeitszufuhr (möglicherweise im Rahmen eines Infusionsprogramms).

Zusätzlich wird die Gabe von Vitamin B1 wegen der Differentialdiagnose Wernicke-Enzephalopathie und der vorsichtige Ausgleich von Kalium- und Natriummangel empfohlen. Achtung: Bei einem zu schnellen Ausgleich ist die Gefahr der Entstehung einer pontinen Myolinolyse gegeben.

II Substitution

Für die gesundheitliche und soziale Stabilisierung von ansonsten abstinenzunfähigen Drogenabhängigen ist eine Substitutionsbehandlung mit Methadon mittlerweile etabliert. Diese Maßnahme der Harm Reduction kann einen der ersten Schritte in ein drogenfreies Leben bedeuten und beim Vorliegen von hoch infektiösen Begleiterkrankungen gleichzeitig andere vor Infektionen schützen. Substitution muss, um erfolgreich zu sein, durch flankierende Maßnahmen gestützt sein:

▶ eine gleichzeitig psychotherapeutische Behandlung
▶ die Distanzierung von der Drogenszene
▶ Hilfen bei der sozialen Integration

Somit stellt die Substitution einen Komplex von Hilfen dar. Indikationen für eine Substitution sind (Ärztekammer Westfalen-Lippe 1998; Bühringer u. a. 1995):

▶ Drogenabhängigkeit bei schweren konsumierenden Erkrankungen
▶ Drogenabhängigkeit bei opioidpflichtigen Schmerzzuständen
▶ Drogenabhängigkeit bei AIDS
▶ Drogenabhängigkeit bei schweren chronischen somatischen oder psychiatrischen Erkrankungen

▶ Chronifizierte Drogenabhängigkeit und Abstinenzunfähigkeit

▶ Schwangerschaft und Erziehung minderjähriger Kinder

▶ Zur Erreichung einer sozialen und beruflichen Stabilität, wenn dies nur durch Substitution gewährleistet werden kann

▶ Überbrückung vor Beginn einer Therapie

Ferner kann eine Substitution in der diagnostischen Phase erfolgen, in der nach der diagnostischen Abklärung die Motivation des Patienten überprüft werden soll.

Eine Substitution hat eine gründliche Untersuchung des Patienten und eine sorgfältige diagnostische Abklärung zur Voraussetzung. Problematisch ist vor allem der Beikonsum von anderen Drogen wie Alkohol und Medikamenten. Bei fortdauerndem problematischen Beikonsum ist die Substitution eventuell zu beenden. Regelmäßige Kontrollen und Arztkontakte sollten diesem Missbrauch der Substitution vorbeugen helfen.

Es wird empfohlen, das Substitutionsmittel als trinkfertige Lösung zu verabreichen. Die Abgabe soll kontrolliert werden. Mittlerweile ist aber eine sogenannte »take home«-Vergabe bis zu sieben Tagen möglich, aber nur an zuverlässige Patienten sinnvoll.

Die Dosierung des Substitutionsmittels sollte so erfolgen, dass durch eine zusätzliche Opioideinnahme kein Effekt mehr erreicht werden kann. Die durchschnittliche Dosis liegt zwischen 10–50 mg Levomethadon. Die Dosis richtet sich nach der individuellen Ansprechbarkeit und nach dem durchschnittlichen Opioidkonsum vor der Substitution. Auf jeden Fall sollen gerade in der Initialphase der Behandlung Entzugssymptome möglichst vermieden werden.

Eine Reihe von Gründen sollte den Ausschluss aus der Substitution nach sich ziehen, wobei der nicht kontrollierbare Beikonsum nur einen Ausschlussgrund darstellt. Vor allem ohne Beteiligung an dem begleitenden psychotherapeutischen und sozialen Hilfeprogramm ergibt die Substitution keinen Sinn.

II   Entwöhnungsbehandlung

Mit dem Ziel einer dauerhaften Abstinenz und der Vorbereitung einer möglichst weitreichenden sozialen und beruflichen Stabilisierung kann sich an die qualifizierte Entzugsbehandlung eine stationäre Entwöhnungsbehandlung anschließen. Waren anfänglich für diese Behandlung relativ starre Therapiezeiten üblich, so können mittlerweile verschiedene Varianten dieser Entwöhnungsbehandlung unterschieden werden. Die klassische Langzeittherapie von ca. zehnmonatiger Dauer ist durch eine Kurzzeittherapie von nur drei- bis sechsmonatiger Dauer und einer Rückfalltherapie von ein- bis zweimonatiger Dauer ergänzt worden.

Gegenstand der Entwöhnung ist zum einem die Lösung aus der Fixierung auf das Suchtmittel sowie der Aufbau alternativer Lebensformen. Dazu dienen Strategien zur besseren Selbstaufmerksamkeit, zur Entspannung und zum Umgang mit Belastungs- und Stress-Situationen. Der Abhängige soll Abstand finden von seinem Versuch, die Welt zu kontrollieren, und ermuntert werden, neue offene Erfahrungen zu machen, sich dabei neue Ziele zu setzen und sich ein neues soziales Netz aufzubauen oder die zerbrochenen sozialen Bindungen wieder zu aktivieren. Wichtig ist im Rahmen der Rehabilitation die Vorbereitung der beruflichen und sozialen Reintegration. Dazu müssen realistische Ziele entwickelt und Leistungsgrenzen abgesteckt, aber auch Chancen und Ressourcen wieder entdeckt und entwickelt werden.

Gerade in dieser Phase ist auch die Einbeziehung der Angehörigen von Bedeutung, um die notwendigen Veränderungen abzusichern und eine realistische Kooperation sicherzustellen. Dazu müssen auch die gegenseitig verursachten Traumen zur Sprache kommen. Zuletzt ist zusammen mit den Angehörigen zu prüfen, ob und wie eine gemeinsame positive Zukunftserwartung erschlossen werden kann.

‖ Nachsorge

Abhängigkeitskranke brauchen gerade für die Zeit nach Abschluss der Entzugs- und Entwöhnungsbehandlung eine möglichst nahtlose Nachsorge, weil sonst der Transfer der Therapieergebnisse gefährdet ist und die Rückfallgefährdung steigt. Gerade in dieser Phase ist auch die Unterstützung des sozialen Netzes von großer Bedeutung. Diese Unterstützung sollte auf die Gewährleistung der Abstinenz aufbauen. Selbsthilfe- und Angehörigengruppen erhalten auch aus diesem Grunde ihre herausragende Rolle.
Bereits bei der Entzugsbehandlung müssen die psychiatrischen, neurologischen und somatischen Begleiterkrankungen Berücksichtigung finden. Dies gilt noch viel mehr für die Entwöhnungsbehandlung, denn gerade mehrfachbehindert Suchtkranke haben Schwierigkeiten bei einer angemessenen Reintegration in die Gesellschaft. Dabei sind Selbstbild und Selbstwertprobleme die Folge. Aber vor allem die Abbauprozesse im Rahmen von Abhängigkeitserkrankungen können zu dauerhaften Einschränkungen bezüglich der sozialen Integration führen. Dies gilt in besonderer Weise für das mnestische Syndrom; Oft ist es reversibel und durch ein entsprechendes Training zu modifizieren (Hirnleistungstraining).

‖ Rehabilitation

Der Begriff der Rehabilitation wird gelegentlich mit der Entwöhnungsbehandlung gleichgesetzt, geht aber über die Zielsetzung dieser Behandlungsform hinaus, denn viele Abhängigkeitskranke brauchen zusätzlich zu den Hilfen zur Erreichung der Abstinenz auch Anstöße, sich mit den Anforderungen des alltäglichen Lebens zurechtzufinden. Es muss wieder gelernt werden, Frustrationen zu ertragen und Stress zu bewältigen. Noch mehr müssen die Ressourcen im Sozialverhalten reaktiviert werden, weil bei vielen die Sozialkontakte auf die Beschaffung des Suchtmittels und die Vermeidung von Konfrontationen beschränkt waren. Zudem müssen die Folgen der Abhängigkeit, wie Schulden, Arbeitslosigkeit und Einsamkeit bewältigt werden.

‖‖‖ Literatur

Arznei-Telegramm (1997): Acamprosat (Campral) – Hilfe für Abhängige. Berlin.

Ärztekammer Westfalen-Lippe (1998): Leitfaden für die Substitution Opiatabhängiger. In: *Westfälisches Ärzteblatt*, 8, S. 33–36.

BATESON, G. (1981): Die Kybernetik des Selbst. Eine Theorie des Alkoholismus. In: BATESON (Hg.): Die Ökologie des Geistes. Frankfurt a. M.

BIELER, J. (1996): Rückfallkritische Situationen, Rückfälle und Veränderungen der allgemeinen Lebenssituation nach einer Therapie. In: *Praxisrelevante Suchterforschung*. Forum Sucht Band 14. Landschaftsverband Westfalen-Lippe.

Abhängigkeitserkrankungen

Literatur

BLEULER, E. (1983): Lehrbuch der Psychiatrie. Heidelberg u. a.

BÖNING, J.; HOLZBACH, E. (1987): Klinik und Pathophysiologie des Alkoholismus. In: KISKER, K.-P. u. a. (Hg.): Psychiatrie der Gegenwart, Bd. 3. Heidelberg u. a.

BORNEMANN, R.; FREYE, E. (1998): Opioide. In: GÖLZ, J. (Hg.): Moderne Suchtmedizin. Stuttgart.

BÜHRINGER, G.; GASTPAR, M.; HEINZ, W. u. a. (1995): Methadon Standards. Stuttgart.

Bundeszentrale für gesundheitliche Aufklärung (1988): Eine Chance für Raucher. Nichtraucher in 10 Wochen. Köln.

Deutsche Hauptstelle für Suchtgefahren: Jahrbuch Sucht 95. Berlin.

DÖRNER, K.; PLOOG, U. (1996): Irren ist menschlich. Bonn.

DOSTOJEWSKIJ, F. (1971): Der Spieler. München.

FEUERLEIN, W. (1982): Aktuelle Probleme des Alkoholismus. In: WIECK, H. (Hg.): Krankheit Alkoholismus. Erlangen.

FEUERLEIN, W. (1984): Alkoholismus, Missbrauch und Abhängigkeit. Stuttgart u. a.

FEUERLEIN, W. (1987): Definition und Diagnose der Suchtkrankheiten. In: KISKER, K. u. a. (Hg.): Psychiatrie der Gegenwart, Band 3. Abhängigkeit und Sucht. Heidelberg u. a.

FEUERLEIN, W.; KÜFNER, H.; RINGER, C.; ANTONS, K. (1979): Der Münchner Alkoholismustest (MALT). Weinheim.

GÖSSLING, W. (1997): Klinischer Drogenentzug im Schnittpunkt zwischen akzeptierenden und abstinenzorientierten Behandlungsstrategien. In: *Sozialpsychiatrische Informationen*, 2/7, S. 6–9.

GOUZOULIS, E.; HERMLE, L.; KOVAR, K. A.; SASS, H. (1996): Die Entaktogene »Ecstasy« (MDMA), »Eve« (MDE) und andere ringsubstituierte Methaamphetaminderivate. In: *Der Nervenarzt*, 67, S. 369–380.

HAASEN, C. (1998): Cocain/Crack. In: GÖLZ, J. (Hg.): Moderne Suchtmedizin. Stuttgart.

HERHAUS, E. (1978): Die Kapitulation. München.

HERZ, A. (1995): Neurobiologische Grundlagen des Suchtgeschehens. In: *Der Nervenarzt*, 66, S. 3–14.

JELLINEK, I. M. (1960): Alcoholism, a genus and some of it's species. In: *Canadian Med. Ass. Journal*, 83, S. 1341.

JOHN, U.; VELTRUP, C.; DRIESEN, M. (1995): Motivationsarbeit mit Alkoholabhängigen. In: *Psychiatrische Praxis*, 22, S. 186–188.

KRÖBER, H. L. (1985): Pathologisches Glücksspiel. In: *Der Nervenarzt*, 56, S. 593–602.

KUHLMANN, T. (1996): Harm Reduction – zum Paradigmenwechsel in der Drogenarbeit. In: *Psychiatrische Praxis*, 23, S. 157–160.

KUHLMANN, T.; HASSE, H. E.; SAVALIES, D. (1994): Die qualifizierte Akutbehandlung Drogenabhängiger in NRW. In: *Psychiatrische Praxis*, 21, S. 13–18.

LACHNER, G.; WITTCHEN, H. U. (1995): Familiär übertragene Vulnerabilitätsmarker für Alkoholmissbrauch und -abhängigkeit. In: *Zeitschrift für Klinische Psychologie*, 24, S. 118–146.

LAUER, G.; RICHTER, B. (1995): Alkoholrückfälle während stationärer Therapie. Empirische Fakten und praktische Vorschläge zur Rückfallaufarbeitung. In: *Psychiatrische Praxis*, 22, S. 19–23.

LESSMANN, J.; SCHUHMANN, H.; SPÖHRING, W. (1997): Qualitätssteigerung in der Behandlung Suchtkranker. Freiburg.

LEUNE, J. (1994): Wege aus der Drogenabhängigkeit. In: NOWAK, M.; SCHIFMANN, R.; BRINKMANN, R. (Hg.): Drogensucht. Entstehungsbedingungen und therapeutische Praxis. Stuttgart u. a.

MAIER, W. (1995): Mechanismus der familiären Übertragung von Alkoholabhängigkeit und Alkoholabusus. In: *Zeitschrift für klinische Psychologie*, 24, S. 147–158.

MAIER, W.; PROPPING, P. (1991): Die familiäre Häufung psychischer Störungen und die Konsequenzen für die psychiatrische Diagnostik. In: *Der Nervenarzt*, 62, S. 398–407.

MANN, K.; STETTER, F.; GÜNTHER, A.; BUCHKREMER, G. (1995): Qualitätsverbesserung in der Entzugsbehandlung von Alkoholabhängigen. In: *Deutsches Ärzteblatt*, 92, S. 2217–2221.

MEYER, H. G. (1998): Cannaboide. In: GÖLZ, J. (Hg.): Moderne Suchtmedizin. Stuttgart.

NEUMANN, Ch. (1998): Ertrunkene Liebe. Geschichte einer Ko-Abhängigkeit. Bonn.

PETRY J. (1996): Suchtentwicklung und Motivationsdynamik. In: *Der Psychotherapeut*, 41, S. 225–235.

POSER, W.; POSER, S. (1996): Medikamente – Missbrauch und Abhängigkeit. Stuttgart.

ROST, W. D. (1990): Psychoanalyse des Alkoholismus. Stuttgart.

RUSSLAND, R.; PLOGSTEDT, S. (1986): Sucht – Alkohol und Medikamente in der Arbeitswelt. Frankfurt a. M.

SCHMIDT, L. (1986): Alkoholkrankheit und Alkoholmissbrauch. Stuttgart u. a.

SCHMIEDER, A. (1992): Alkohol & Co. Stuttgart.

SCHWOON, D.; KRAUSZ, M. (1992): Psychose und Sucht. Freiburg.

STOHLER, R.; PETITJEAN, S.; HÖRLER, C.; BARELEBEN, U.; LADEWIG, D. (1994): Entzugsbehandlung Drogenabhängiger mit dem Ziel der Abstinenz. In: *Psychiatrische Praxis*, 21, S. 10–12.

STOSBERG, K. (1982): Aktuelle Probleme des Alkoholismus. Soziologische Aspekte. In: WIECK, H. (Hg.): Krankheit Alkoholismus. Erlangen.

THOMASIUS, R.; SCHMOLKE, M.; KRAUS, D. (1997): MDMA (Ecstasy)-Konsum – Ein Überblick zu psychiatrischen und medizinischen Folgen. In: *Fortschr. Neurol. Psychiat.*, 65, S. 49–61.

TIECKS, F. P.; EINHÄUPL, K. M. (1994): Behandlungsalternativen des Alkoholdelirs. In: *Der Nervenarzt*, 65, S. 213–219.

VILLEZ, T. (1986): Sucht und Familie. Heidelberg u. a.

WANKE, K. (1987): Zur Psychologie der Sucht. In: KISKER, K. P.; LAUTER, H. u. a. (Hg.) Psychiatrie der Gegenwart, Band 3. Heidelberg u. a.

WESSELER, I. (1994): Pharmakologie abhängigkeitsinduzierender Substanzen. In: NOWAK, M.; SCHIFMANN, R.; BRINKMANN, R. (Hg.): Drogensucht. Entstehungsbedingungen und therapeutische Praxis. Stuttgart / New York.

WETTERLING, T.(1994): Delir – Stand der Forschung. In: *Fortschr. Neurol. Psychiat.*, 62, S. 280–289.

WETTERLING, T.; KANTIZ, R. (1997): Der neue »Alkoholmarker« carbohydrat-defizientes Transferrin. In: *Fortschr. Neurol. Psychiat.*, 65, S. 337–346.

WETTERLING, T.; VELTRUP, C.; JUNGHANNS, K. (1996): Craving – Ein ausreichend fundiertes Konzept. In: *Fortschr. Neurol. Psychiat.*, 64, S. 152–152.

Die Abhängigkeit (Sucht) ist inzwischen allgemein als eigenständige Erkrankungsform anerkannt. Sie wird abgegrenzt vom Missbrauch, bei dem man lediglich ein selbstschädigendes Verhalten vorausgesetzt.

Die Versorgung von Suchtkranken ist mittlerweile neben der Allgemeinsychiatrie, der Kinder- und Jugendpsychiatrie sowie der Gerontopsychiatrie zu einem spezialisierten Bereich geworden. Durch Erweiterung der theoretischen Ansätze und einer veränderten gesellschaftlichen Bewertung der Abhängigkeitserkrankungen haben sich die Möglichkeiten der Suchtkrankenversorgung wesentlich erweitert.

Verschiedenste Substanzen (Alkohol, Tabak, Opiate, Medikamente) können zu einer Abhängigkeitserkrankung führen (S. 383 f.). Unterschiedliche Auffassungen bestehen darüber, ob es auch nicht stoffgebundene Abhängigkeiten gibt (etwa Spielsucht).

Kriterien der Abhängigkeitserkrankungen sind: Schwierigkeiten bei der Kontrolle des Konsums, Schuldgefühle, Toleranzsteigerung, Einengung des Verhaltens und Denkens auf den Konsum, Craving (imperativer Drang zur Beschaffung des Suchtmittels) und Abstinenz als Voraussetzung zur Unterbrechung des ansonsten stereotypen Verlaufs. Aspekte von Abhängigkeitserkrankung und Missbrauch sind außerdem akute Intoxikation, Entzugssymptomatik sowie psychische und körperliche Folgeerkrankungen.

Verschiedenste Faktoren begünstigen die Entstehung der Abhängigkeit (genetische Faktoren, Lerngeschichte, Umgang der Familie mit Suchtmitteln, stressreiche Lebenserfahrungen, Selbstbildentwicklung etc.) (S. 409 ff.). Eine typische »Suchtpersönlichkeit« gibt es hingegen nicht. Auch kulturelle Faktoren spielen bei der Auswahl des Suchtmittels und der Häufigkeit der Abhängigkeit eine Rolle (S. 397). Durch Verbote und Kriminalisierung ist allein kein Einfluss auf die Abhängigkeitsentwicklung möglich.

Die Erkrankung verläuft in Phasen, wobei die typischen Erscheinungen der Abhängigkeit erst relativ spät deutlich hervortreten (S. 400 ff.). Die Diagnose der Abhängigkeit ist daher in der Frühphase der Erkrankung nicht leicht zu stellen (S. 401). Auch der Betroffene erkennt in der Regel am Anfang nicht die Gefährdung, zumal eine Kontrollillusion zur Entwicklung der Krankheit gehört.

Jede Abhängigkeitserkrankung führt zu erheblichen psychischen, sozialen und körperlichen Einschränkungen sowie in den meisten Fällen zu einer reduzierten Lebenserwartung (S. 411). Sie hat ebenso erhebliche Auswirkungen auf das soziale Netz des Betroffenen (S. 421 f.). Der Verlauf von Abhängigkeitserkrankungen kann durch Selbsthilfe und therapeutische Intervention günstig beeinflusst werden. Auch soziale Faktoren haben einen Einfluss auf den Verlauf. Ziel ist in jedem Fall das Erreichen der Abstinenz.

Bei Erkrankungen, bei denen eine Abstinenz nicht erreicht werden kann, muss sich die Therapie auf die Vermeidung der gesundheitlichen und sozialen Folgen reduzieren (Harm-Reduction). Dazu dient etwa die Substitutionsbehandlung bei der Heroinabhängigkeit (S. 435).

Die Therapie der Abhängigkeit erfolgt in den Stufen: Entgiftung und Motivation, Aufbau eines abstinenten Lebensstiles und Eingliederung in Familie und Beruf. Eine langfristige Nachsorge (im Rahmen einer Selbsthilfegruppe oder des Besuchs einer Beratungsstelle) unterstützt den Heilungsverlauf.

Persönlichkeitsstörungen

ııı Bedeutung der Persönlichkeitsstörung

Der Überschneidungsbereich zwischen den Phänomenen seelischen Krankseins und abweichenden Verhaltens ist so groß, dass deren Abgrenzung voneinander schwer fällt. Besonders deutlich treten diese Schwierigkeiten im Rahmen forensischer Fragestellungen, etwa bezüglich der Schuldfähigkeit, zu Tage. Begriffe wie »krank« oder »gestört« werden gesellschaftlich völlig anders gewertet als Ausdrücke wie »abweichend«, »störend« oder gar »kriminell« und führen zu einem grundsätzlich anderen Umgang mit dem so bezeichneten Menschen. In den Anfängen einer sich wissenschaftlich verstehenden Psychiatrie wurde mit dem Begriff der »Psychopathie« eine Bezeichnung für Phänomene in der Grauzone zwischen seelischer Erkrankung und Abweichung geschaffen, jedoch gleichzeitig unterstellt, dass es sich dabei um fast unveränderliche und nicht therapierbare Störungen handele. Dies führte dazu, dass der Begriff der Psychopathie einen ausgesprochen wertenden Charakter bekam (E. BLEULER 1983) und daher heute kaum noch verwendet wird.

Gleichwohl hat die Unterscheidung zwischen Abweichung und Krankheit in der psychiatrischen Praxis auch heute noch eine große Relevanz. So ist es unter Umständen ausgesprochen schwierig, bei schizophrenen Patienten zwischen abweichendem und krankhaftem Verhalten zu differenzieren (*mad-bad*-Problem). Oder: Therapeutinnen und Therapeuten können bei der Behandlung von Sexualstraftätern mit der Frage konfrontiert werden, ob mit der Klassifikation der Phänomene als »krank« vielleicht eine gewisse Entschuldung gemeint ist.

Die Komplexität der Begriffe Persönlichkeit und Persönlichkeitsstörungen erschwert ihre Operationalisierung erheblich, sodass bis heute der Nutzen einer Klassifikation von Persönlichkeitsstörungen nicht eindeutig geklärt ist. Trotz dieser offenen Fragen machen epidemiologische Forschungen eine Verknüpfung von seelischen Erkrankungen mit Persönlichkeitsvariablen, also die Verschränkung von lang anhaltenden Bereitschaften (JANZARIK 1993) mit aktuellen psychopathologischen Entgleisungen, wahrscheinlich. Diese Verschränkung kann auf unterschiedliche Weise begründet sein:

▶ Persönlichkeitsvariablen können eine prädisponierende Bedeutung bekommen, vor allem dann, wenn sie zu einer unzureichenden oder einseitigen Anpassung eines Menschen führen.

▶ Persönlichkeitsvariablen können die Bewältigung einer seelischen oder körperlichen Erkrankung erschweren und so an deren Chronifizierung beteiligt sein.

▶ Persönlichkeitsvariablen können, abhängig von Umweltbedingungen, selbst einen Krankheitswert haben, vor allem dann, wenn sie die Anpassung des Menschen an seine Umgebung erheblich stören oder unmöglich machen und zur Selbstdestruktion führen.

Gerade der letzte Punkt macht nochmals die Schwierigkeiten deutlich, die in der Abgrenzung von Persönlichketsvariablen zu Krankheitssymptomen bestehen; so beinhaltet etwa die Beschreibung der Dysthymie viele Elemente, die auch als Persönlichkeitsvariablen angesehen werden können.

Theoretische Dimensionen des Persönlichkeitsbegriffes

Persönlichkeit und Persönlichkeitsstörung

Persönlichkeit kann psychologisch-psychiatrisch als die Gesamtheit der Eigenschaften und Verhaltensweisen definiert werden, die dem Einzelnen eine eigene, charakteristische Individualität verleihen. Die individuellen Eigenschaften sind weitgehend stabil oder längere Zeit überdauernd und betreffen Charakter, Temperament, Intelligenz und körperliche Grundbedingungen.

Das gemeinsame Auftreten gewisser Persönlichkeitsvariablen und seelischer Erkrankungen beweist keine kausale Verknüpfung dieser Faktoren und kann auch als zufälliges Zusammentreffen von Krankheit und Normvariante interpretiert werden. Es ist aber zu beobachten, dass gerade die Persönlichkeitseigenschaften, die schon vor der Erkrankung als abweichend galten, einen besonders hohen prädisponierenden und prädiktiven Wert haben. So unterscheiden sich bei Untersuchungen mit objektiven Persönlichkeitstests psychisch Kranke in vielen Variablen von psychisch Gesunden. Die Unterschiede zwischen den einzelnen Gruppen von psychisch Kranken sind hingegen weniger deutlich ausgeprägt (SCHWENKMEZGER u. a. 1987). Inwieweit damit disponierende Faktoren angezeigt werden, die den Schutz vor Entgleisung reduzieren, oder ob die Reaktion auf diese Eigenschaften den Druck auf den Betroffenen und damit dessen Krisenanfälligkeit erhöht, muss offen bleiben.

Unabhängig vom theoretischen Ansatz ist der Übergang von Eigenheiten des jeweiligen Menschen zur Störung der Persönlichkeit fließend und erschwert die exakte Operationalisierung. Gleichwohl ist für die Diagnostik einer Persönlichkeitsstörung zu verlangen, dass:

▶ ein Ungleichgewicht einzelner Persönlichkeitsmerkmale vorhanden ist, das im Zusammenhang mit Umweltbedingungen zu mehr oder weniger permanenten Anpassungsschwierigkeiten führt mit Auswirkungen auf die soziale oder berufliche Entwicklung des Menschen oder mit subjektiven Beschwerden,

▶ die Persönlichkeitsmerkmale in einer extremen Ausprägung vorhanden sind,

▶ die Eigenschaften stabil und im Zusammenhang mit den Anforderungen durch die Umwelt nur eingeschränkt variabel sind, also weniger gut deaktualisiert werden können.

Gerade die letztgenannte Bedingung ist im Sinne eines gestaltgebenden Merkmals verstanden und kann so eine Klassifikation der Persönlichkeitsstörungen rechtfertigen.

Entwicklung der Persönlichkeit, Identität und Diathese-Stress-Modell

In den Anfängen der Psychiatrie wurde die Persönlichkeit eng mit der Prägung und der genetischen Matrix des Menschen in Verbindung gebracht. So galten Persönlichkeitsmerkmale als wenig variabel. Tatsächlich kann jeder Mensch von überdauernden Eigenschaften berichten, die sich in allen Lebenszyklen beschreiben lassen. Trotzdem ist die Stabilität von Persönlichkeitsmerkmalen anfänglich überschätzt worden. Persönlichkeit wird mit überdauernden Verhaltensbereitschaften in Verbindung gebracht (JANZARIK 1993) und mit entwicklungspsychologischen Zusammenhängen, im Sinne eines kognitiv-repräsentativen und eines emotional-dynamischen Aspektes. Dabei spielen sowohl Lernprozesse als auch Erfahrungen im Rahmen lebenszyklisch gebundener Entwicklungskonflikte eine Rolle. Die Entwicklung der Persönlichkeit steht in einem engen Zusammenhang mit dem Bindungskontext, in dem ein Mensch aufwächst und der den Prozess der *bezogenen Individuation* prägt (STIERLIN 1994). Hier ergeben sich Querverbindungen zur Identität des Menschen und deren existentieller Bedeutung für die Entfaltung und Abgrenzung seiner Persönlichkeit.

Die Persönlichkeit hat für das Individuum in mehrfacher Hinsicht Bedeutung. Zunächst vermittelt sie Sicherheit im Hinblick auf die Erwartungen der anderen, sie dient aber auch zur Unterscheidung von anderen. Das Spannungsfeld zwischen anlage- und entwicklungsbedingter Bereitschaft auf der einen Seite sowie Anforderungen der Umwelt auf der anderen Seite determiniert die Aktualisierung und Deaktualisierung von Bewältigungsprogrammen und Anpassungsmustern. So sind Persönlichkeitsmerkmale auch umweltabhängig, wobei kulturelle Faktoren vor allem für die Bewertung der Eigenschaften eine große Rolle spielen. Die Komplexität dieser Zusammenhänge wird durch die vielfältigen Wechselwirkungen zwischen den einzelnen Ebenen noch erhöht. Abbildung 30 versucht diese Wechselwirkungen zusammenfassend darzustellen.

Abbildung 30   Persönlichkeit und Persönlichkeitsstörung

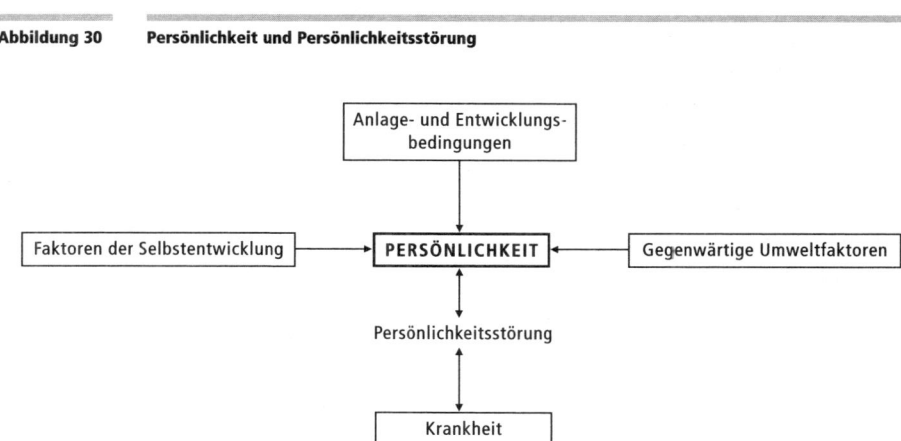

Eine Weiterentwicklung dieser Überlegungen stellt das Diathese-Stress-Modell als Erklärungsmodell zur Ätiologie von Persönlichkeitsstörungen dar. Dem allgemeinen Diathese-Stress-Konzept entsprechend werden Persönlichkeitsstörungen in Zusammenhang mit einer besonderen Vulnerabilität gesehen, die von einer diathetischen Prädisposition (Vererbung sowie prä-, peri- und postnatale Traumata) und einer psychosozialen Prädisposition (chronische Belastungen in der frühen Kindheit) abhängt.

Persönlichkeitsstörungen werden in diesem Modell vorrangig als Störungen des zwischenmenschlichen Beziehungsverhaltens aufgefasst. Krisenhafte Zuspitzungen der Persönlichkeitsstörungen ergeben sich aus einer Eskalation interpersoneller Konflikte und Krisen (FIEDLER 1995).

Herr Bruns lebt nach dem Tod der Eltern im Elternhaus, einem Reiheneigenheim in einer kleinen Siedlung. Obwohl sozial zurückgezogen, verhält Herr Bruns sich weitgehend unauffällig. Am Arbeitsplatz ist er wegen seiner Genauigkeit, die nahezu zwanghafte Züge annimmt, eher geduldet als wohlgelitten.

Aus Genauigkeit und um einer vermuteten Übervorteilung zu entgehen, lässt er eine Wasseraufbereitungsanlage im Hause überprüfen. Er hat den Verdacht, dass die Stadt fehlerhafte Rechnungen ausgestellt hat. Bei der Überprüfung stellt der Beamte der Stadt fest, dass die Anlage nicht mit den gültigen Rechtsvorschriften übereinstimmt. In der Folge wird Herr Bruns zur Umrüstung der Anlage verpflichtet. Er legt Widerspruch ein, weil ein entsprechender (einige tausend Mark teurer) Umbau nur von ihm eingefordert wird, obwohl auch Nachbarn über die gleiche Anlage verfügen. Es kommt zu einem Gerichtsverfahren, bei dem Herr Bruns letztlich unterliegt. Daraufhin beginnt er laufend Beschwerdebriefe an den Oberstadtdirektor zu schreiben. Als diese keine Beantwortung finden, wird deren Inhalt immer drastischer und ist zuletzt durch übelste Schimpfworte geprägt.

Nachdem eine Anzeige wegen Beleidigung erfolgt ist, kommt es zu einer Eskalation: Herr Bruns taucht erregt in der Stadtverwaltung auf und schlägt nach einer Auseinandersetzung auf den Beamten ein. Daraufhin wird Herr Bruns von einem Gericht wegen Beleidigung und Körperverletzung zu einer Haftstrafe verurteilt. Durch die Strafe verliert er seine Arbeit. Nach der Entlassung aus der Haft nimmt er die Versendung von Beschwerdebriefen an die Stadt wieder auf. Bei einem Besuch des Sozialpsychiatrischen Dienstes, der auf Betreiben von Nachbarn erfolgt, wird beobachtet, dass Herr Bruns sich mittlerweile in seinem Haus verbarrikadiert hat, weil er jederzeit einer weiteren Überprüfung durch die Stadtverwaltung vorbeugen will. Anlässlich einer Begutachtung fällt schließlich auf, dass Herr Bruns mittlerweile eine deutlich sensitiv paranoide Entwicklung durchlaufen hat, er fühlt sich weitgehend von Nachbarn kontrolliert und bedroht. Zum Einkaufen bewaffnet er sich mit einem Messer, um vor einem möglichen Angriff geschützt zu sein.

Ⅲ Korrespondierende Konzepte

Es gibt zahlreiche Begriffe, die mit dem Persönlichkeitsbegriff in Verbindung stehen und viele Überschneidungen bezüglich ihrer Bedeutung haben. Zunächst sind die Begriffe Identität und Individualität zu nennen, die beide funktionale Aspekte der Persönlichkeit benennen. Individualität bezeichnet den Unterschied, der sich aus der Persönlichkeit zu anderen ergibt; Identität meint die Sicherheit und Möglichkeit, ein Bild von sich selbst zu entwickeln. Die Entwicklung einer Identität ist dabei das Ergebnis eines Explorations- und Entscheidungsprozesses (KAPFHAMMER 1993) und somit erworben.

Auch der Ich-Begriff benennt einen Aspekt von Persönlichkeit. Im psychoanalytischen Denken wird das Ich vor allem als Vermittlungsinstanz zwischen den Anforderungen der Umwelt (repräsentiert im sogenannten Über-Ich) und den Triebbedürfnissen des Menschen gesehen. Instrumente des Ichs sind dabei die Abwehrmechanismen, die die Aktualisierung und Deaktualisierung im oben genannten Sinne steuern. Aus diesem Blickwinkel wird auch von Ich-Stärke gesprochen, womit die Fähigkeit gemeint ist innere und äußere Reize zu verarbeiten und in Einklang miteinander zu bringen. Ebenso wurde der Selbst-Begriff im psychoanalytischen Modell entwickelt. Das Selbst wird dabei umfassender verstanden als das Ich und bezieht sich meist auf Aspekte der Selbstversicherung oder Selbstrepräsentanz. H. STIERLIN (1994) benennt einige Aspekte des Selbst, die für die Persönlichkeitsentwicklung wesentlich sind:

1. das identitätsverbürgende Selbst,
2. das Selbst als Objekt und Subjekt von Geschichten,
3. das Selbst als Entdecker und Initiator von Überlebensoptionen,
4. das Selbst als inneres Parlament,
5. das Ressourcen-Selbst,
6. das Familien- und Gemeinschafts-Selbst

Das Selbst ist durch Erwartungen der Umwelt ebenso bestimmt wie von den Bedürfnissen und den autonomen Kräften des Individuums. Überwiegt in der Selbstentwicklung die Anpassung an die Erwartungen der Umgebung und kommt es so zu einer Vernachlässigung der Autonomieentwicklung, dann entstehen Störungen, die D. W. WINNICOTT (1974) auch als *Falsches Selbst* bezeichnet. Der strukturelle Aspekt der Persönlichkeit wird durch den Begriff des Charakters betont. Während aber die Identität mehr das Selbstbild des einzelnen Menschen prägt und vor allem als ein Identitätsgefühl imponiert, so ist mit dem Charakter meist mehr das Bild gemeint, das der jeweilige Mensch im anderen erzeugt und das die Erwartungen an ihn bestimmt.

ⅠⅠⅠ   Zusammenhang mit der Struktur

Eine Reihe von theoretischen Ansätzen in der psychologischen und psychiatrischen Forschung setzt sich mit strukturellen Aspekten der Seele auseinander, etwa das Instanzenmodell der Psychoanalyse. Verschiedene Autoren betonen dabei, dass innerhalb der seelischen Struktur emotionale und kognitive Gesichtspunkte eng assoziiert sind. CIOMPI (1982) spricht von Affektlogik.

Affektlogische Programme sind als Verhaltensbereitschaften vorhanden und bilden die Grundlage der Persönlichkeit. Im Zusammenspiel mit den Umweltbedingungen kommt es zu einem permanenten Aktualisierungs- und Deaktualisierungsdruck, der nur zum Teil einer Beeinflussung durch den Willen unterliegt. Die affektlogischen Programme sind in einen interaktionellen Bezugsrahmen eingebunden. Insbesondere psychoanalytische Autorinnen und Autoren haben die Entwicklung von Selbst- und Objektbildern (Selbst- und Objektrepräsentanzen) im Rahmen der Persönlichkeitsentwicklung eingehend betrachtet und den Ablauf dieser Entwicklung beschrieben. In den Objekt- und Selbstbeziehungen erschließt sich daher eine weitere Dimension der Beschreibung von Persönlichkeit und Persönlichkeitsstörung.

ııı   Charakterneurose, neurotische Struktur, Konstitution

Vor allem im Rahmen der psychoanalytischen Theoriebildung wurde versucht die Persönlichkeitsstörungen auf das Neurosenmodell zu beziehen. Schon frühzeitig erfolgte aus diesem Grund eine Unterteilung in Charakterneurosen und Symptomneurosen. Beiden Phänomenen wurden identische Entstehungsbedingungen zugeschrieben und ihre Ursache in einem ungelösten Konflikt vermutet, bei den Charakterneurosen aber eine habituelle, ich-syntone Fixierung angenommen (ROHDE-DACHSER 1991). Einer ähnlichen Konnotation ist der Begriff der neurotischen Struktur unterworfen. Obwohl gerade die psychoanalytischen Modelle typologische Klassifikationen bevorzugen und daher eine unzureichende Objektivität aufweisen, betonen sie doch die Veränderbarkeit von Persönlichkeitseigenschaften und erschließen damit einer großen Gruppe von Menschen Möglichkeiten der Therapie.

E. KRETSCHMER (1921/1967) unternahm den historisch bedeutsamen Versuch, die Persönlichkeits- mit einer Konstitutionslehre zu verbinden, wobei er auch körperliche Faktoren in die Bildung der Persönlichkeit integrierte. Obwohl die Verbindung von Konstitution und Disposition für bestimmte seelische Erkrankungen methodisch nicht haltbar war, ist hier schon früh ein dispositionelles Modell seelischer Erkrankungen entworfen worden, das später mit Hilfe der Stressmodelle eine methodische Weiterentwicklung erfahren hat.

ııı   Faktoren der Persönlichkeit

Im psychologischen Persönlichkeitsmodell und der aus diesem Modell entwickelten Persönlichkeitsdiagnostik wird die Persönlichkeit als Merkmalsbündel gesehen, das sich in einem mehrdimensionalen Eigenschaftsraum (Persönlichkeitsfaktoren) beschreiben lässt. Empirisch gut abgesicherte Persönlichkeitsfaktoren (»The Big Five«) sind: Extraversion, Verträglichkeit, Gewissenhaftigkeit, Neurotizismus sowie Offenheit für Erfahrung.

Auch wenn das dimensionale Persönlichkeitskonzept der Psychologie damit einem anderen theoretischen Modell als das kategoriale Konzept der Psychiatrie folgt (FIEDLER 1995), so lassen sich beide Ansätze doch in der klinischen Praxis an dem Punkt zusammenführen, an dem Störung und Ressourcen eines Menschen im Rahmen seiner aktuellen Probleme betrachtet werden müssen.

ııı   Interpersonelle Aspekte der Persönlichkeit

Persönlichkeit entwickelt sich in einem Bindungskontext und hat damit eine interpersonelle Bedeutung. In diesem Sinne ist nach H. S. SULLIVAN (1980) »Persönlichkeit das überdauernde Muster wiederkehrender interpersoneller Situationen, die ein menschliches Leben charakterisieren«. Persönlichkeit entwickelt sich aus dieser Perspektive vor allem als Bewältigungsmodus und dient im Sinne des Diathese-Stress-Modells der Entwicklung von Verhaltenssicherheit. Persönlichkeit hat daher auch eine Schutzfunktion und dient der Ausbalancierung von Bedürfnisbefriedigung und Angstbewältigung (CIOMPI 1982). Dabei lassen sich im interpersonellen Kontext die Faktoren Dominanz

versus Unterwerfung und Zuneigung versus Ablehnung beschreiben, wie L. S. BENJA-
MIN (1974) anhand der Fokusse Andere, Selbst und Introjekt bei ihrer strukturellen
Analyse sozialen Verhaltens darstellt (Abbildung 31).

Abbildung 31   **Strukturelle Analyse sozialen Verhaltens (SASB)**

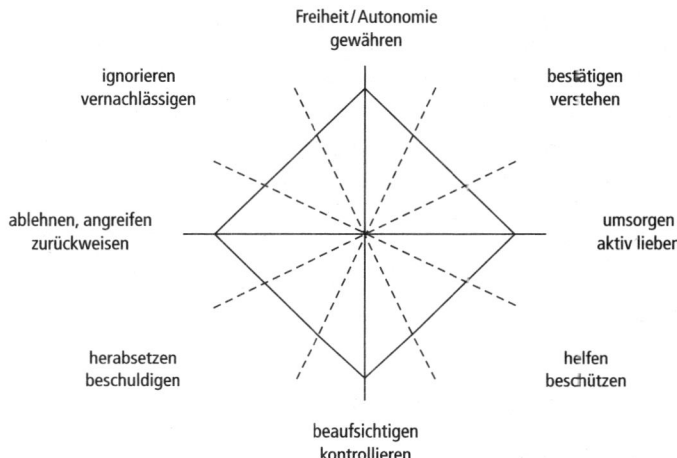

Aus diesem interpersonellen Verständnis von Persönlichkeit lässt sich ein Modell der
Persönlichkeitsstörung ableiten. Störungen können entstehen, wenn die zur Verfügung
stehenden Verhaltensweisen eine Ausbalancierung von Bedürfnissen und Angstbewältigung nicht oder nur unvollständig ermöglichen oder wenn durch einen Kontextwech-
sel der Erfolg der Bewältigungsmodi ausbleibt. So können gewisse Persönlichkeitsmerkmale in einer bestimmten Subkultur eine Art Überlebensstrategie darstellen, in
einem anderen Kontext aber zu erheblichen Problemen führen.
Im Zusammenhang mit der Persönlichkeit entwickelt sich auch die *soziale Kompetenz.*
Elemente der sozialen Kompetenz sind Selbstvertrauen, Selbstsicherheit und Selbstbe-
hauptung sowie eine positive Einstellung zur eigenen Person. Von der sozialen Kompe-
tenz ist ebenso die Fähigkeit tangiert sich abzugrenzen und im Hinblick auf die eigenen
Bedürfnisse und die Bedürfnisse anderer verantwortungsbewusst zu handeln (ULL-
RICH-DE MUYNCK / ULLRICH 1993). Störungen der Persönlichkeit haben regelhaft
Einschränkungen der sozialen Kompetenz zur Folge und bilden sich im interaktionellen
Verhalten des Betroffenen ab.

ııı   Der Einfluss genetischer Faktoren

Durch Adoptions- und Zwillingsstudien wurde der Einfluss genetischer Faktoren auf
die Ätiologie von Persönlichkeitsstörungen nachgewiesen (MAIER / PROPPING 1991).
In den vergangenen Jahren wurden zahlreiche Untersuchungen zur Familien- und Ge-
netikforschung etwa bei Borderline-Persönlichkeitsstörungen durchgeführt, jedoch mit

Persönlichkeitsstörungen

widersprüchlichen Befunden. Einerseits zeigte sich eine mögliche Verbindung der Borderline-Persönlichkeitsstörung mit Störungen der Impulskontrolle, andererseits mit affektiven Störungen (FIEDLER 1995).

Zusammenhang von Persönlichkeit und psychischer Erkrankung

Für fast alle psychischen Erkrankungen konnte die Mitwirkung von Persönlichkeitsmerkmalen bei der Entstehung, Aufrechterhaltung und Bewältigung nachgewiesen werden. So ist die prämorbide Persönlichkeit bei der Schizophrenie einer der aussagefähigsten Prädiktoren des Verlaufes. Ein enger Zusammenhang von Persönlichkeit und Krankheit ließ sich aber nicht beweisen, eher zeigt sich im Rahmen psychischer Erkrankungen eine große Variabilität der verschiedenen Persönlichkeitsstrukturen. Persönlichkeitsstörungen sind ein bedeutsamer, aber unspezifischer Risikofaktor. Psychische Erkrankungen können daher auch nicht als Extremvarianten von Persönlichkeitsstörungen gesehen werden, sondern stellen mehrfaktoriell bedingte dynamische oder strukturelle Entgleisungen dar.

Einordnung der Persönlichkeitsstörungen in die psychiatrischen Klassifikationen

Persönlichkeitsstörungen stellen eine Störungsgruppe dar, deren Konzeptualisierung kontrovers diskutiert wird. Entwickelte Erklärungsmodelle zeichnen sich durch einen unterschiedlichen Grad der Operationalisierung, Typologisierung und Faktorenstruktur aus. Zwischen den verschiedenen Beschreibungsebenen treten zahlreiche Überschneidungen, Unklarheiten und Interdependenzen auf.

Unterschiede zwischen ICD-10 und DSM IV

Bei der Diagnose der Persönlichkeitsstörungen hat es zwischen den beiden bedeutsamen Klassifikationssystemen eine deutliche Annäherung gegeben. In einem entscheidenden Punkt existiert aber nach wie vor ein Unterschied, denn das DSM IV nutzt die Mehraxialität, um die Persönlichkeitsstörungen von den eigentlichen psychischen Erkrankungen zu differenzieren. Hier sind sie Diagnosen der Achse II. Sehr konsequent werden so die Forschungsergebnisse, nach denen Persönlichkeitsstörungen einen allgemeinen Risikofaktor für psychische Erkrankungen darstellen, in die diagnostische Praxis umgesetzt.

In der ICD-10 gilt das allgemeine Prinzip der Komorbidität: Es können so viele Diagnosen vergeben werden, wie zur Beschreibung des Zustandsbildes erforderlich scheinen; Persönlichkeitsstörungen sind auf derselben Ebene wie andere klinische Syndrombereiche psychischer Störungen aufgeführt. Auch bei den spezifischen Kategorien der Persönlichkeitsstörungen gibt es zwischen beiden Systemen Unterschiede. So sind die schizotypische, die passiv-aggressive und die narzißtische Persönlichkeitsstörung im ICD-10 nicht enthalten. Sie werden hier der Vollständigkeit halber trotzdem erwähnt.

Spezifische Persönlichkeitsstörungen

Im Folgenden werden die spezifischen Persönlichkeitsstörungen in Anlehnung an die aktuelle Version der ICD-10 und des DSM IV dargestellt, zur Veranschaulichung dienen einige Fallbeispiele. Die prototypischen Merkmale sind entnommen der Übersicht von Fiedler (1995, S. 372–375).

Paranoide Persönlichkeitsstörung

Prototypische Merkmale dieser Störung sind Überempfindlichkeit gegenüber Kritik der Normorientierung eigenen Handelns sowie ein durchgängiges Misstrauen und eine Neigung, anderen bösartige Motive gegen die eigene Person zu unterstellen.

Der im oben dargestellten Fall beschriebene Herr Bruns hat eine paranoide Persönlichkeitsstörung. Charakteristisch ist die Mischung aus Misstrauen und Furcht vor Benachteiligung. Deswegen wurde diese Störung auch als querulatorische Persönlichkeit bezeichnet. Oft zeigen solchermaßen gestörte Menschen erhebliche Störungen in ihren sozialen Beziehungen. Durch die Reduktion der Beziehung auf die Frage, wer Recht hat, erfolgt eine Annäherung über Streit bei gleichzeitiger Distanzierung und Vermeidung von intimen Kontakten. Dadurch scheitert der Versuch die innere Ambivalenz sozialen Beziehungen gegenüber zu überwinden immer wieder. Oft führt dies zu einem lebenslangen Kampf gegen vermeintliche und tatsächliche Kränkungen und zu einer zunehmenden sozialen Desintegration.

Schizoide Persönlichkeitsstörung

Prototypische Merkmale der schizoiden Persönlichkeitsstörung sind Gleichgültigkeit gegenüber sozialen Situationen und sozialer Rückzug sowie eine eingeschränkte emotionale Ausdrucksfähigkeit in zwischenmenschlichen Kontexten.

Ganz im Gegensatz zur paranoiden Persönlichkeit zeichnen sich Menschen mit einer schizoiden Störung durch große Kontaktarmut und eine – zumindestens nach außen gezeigte – emotionale Indifferenz aus. Zugrunde liegen eine Unfähigkeit, die eigene Emotionalität auszudrücken, und große Angst, von anderen kontrolliert und abhängig zu werden. Dazu ein Fallbeispiel:

Herr Karl stammt aus einer sauerländischen Bauernfamilie, in der Erbstreitigkeiten traditionell eine große Rolle spielen. Er hat sechs Geschwister. Als ältester Sohn nimmt er, vor allem bei der Mutter, eine Sonderrolle ein.

Die Mutter leidet sehr unter der Alkoholkrankheit des Vaters. Diese versucht sie durch ein besonderes Pflichtbewusstsein den Kindern gegenüber auszugleichen. Eine Trennung vom Mann erwägt sie aus tradierten Vorstellungen nicht. Herr Karl studiert gegen den Willen der Mutter, die ihn gern als Nachfolger im elterlichen Betrieb gesehen hätte. Nach dem Tod des Vaters entbrennt in der Familie ein heftiger Streit um das Erbe, in dessen Rahmen Herr Karl den Kontakt zu seiner Familie abbricht. Er heiratet und macht als Verkäufer in einer großen Computerfirma zunächst eine beachtliche Karriere, avanciert zeitweise zum erfolgreichsten Verkäufer. Zu einer Krise kommt es, als er sich einer internen Prüfung seiner Geschäfte widersetzt. Er wird daraufhin in eine unbedeutende Stellung versetzt, führt seine Geschäfte aber heimlich weiter, jetzt ohne geschäftlichen Erfolg, und häuft in kürzester Zeit hohe

Schulden an, die er durch illegale Finanzmanipulationen zu überdecken versucht. Dies fällt anlässlich seiner Kündigung in der Firma auf.

Auch nach der Kündigung verheimlicht Herr Karl seine Probleme gegenüber der Familie, bis er eines Tages dabei auffällt, wie er in suizidaler Absicht versucht eine Gasleitung im Keller zur Explosion zu bringen. Erst zu diesem Zeitpunkt erfährt die Ehefrau von Herrn Karl vom ganzen Ausmaß der Katastrophe.

■ Schizotypische Persönlichkeitsstörung

Prototypische Merkmale dieser Störung sind soziale und zwischenmenschliche Defizite, die jeweils von einem akut erlebten Unbehagen und von Mängeln in der Beziehungsfähigkeit begleitet werden, sowie kognitive oder Wahrnehmungsstörungen und ein exzentrisches Verhalten.

Für die schizotypische Persönlichkeitsstörung ist die Verschrobenheit eines der wichtigsten Merkmale. Zwischen ihr und den Folgeerscheinungen chronischer Psychosen oder auch der Schizophrenia Simplex, einer eher problematischen Diagnose (MODESTIN 1987), existieren zahlreiche Überschneidungen. Dies begründet, warum sie in der ICD-10 nicht unter den Persönlichkeitsstörungen klassifiziert ist, sondern unter den Schizophrenien. Entsprechende Störungsbilder sind sehr selten, können gleichwohl gelegentlich extreme Formen annehmen, wie folgendes Fallbeispiel verdeutlichen soll:

Herr Clemens ist Sohn eines Beamten und einer Lehrerin. Nach Aussagen der Mutter war der Sohn bereits in frühen Jahren ein Sonderling. Die Ehe der Eltern ist von Streit geprägt; als Herr Clemens 12 Jahre alt ist, trennt sich der Vater von der Familie. Zum Sohn hält er aber weiterhin Kontakt, um – wie er sagt – dessen besondere Begabung weiter zu fördern: Er verfüge über das absolute Gehör. Als dieser 14 Jahre alt ist, kommt es zum ersten Eklat mit der Mutter, weil Herr Clemens die Waschmaschine auseinander baut und dies damit begründet, den Dingen auf den Grund gehen zu wollen. In der Folgezeit entwickelt Herr Clemens ein Symptom, das er selbst eine Entscheidungsschwäche nennt.

Im Rahmen von stationären Aufenthalten verlässt Herr Clemens sein Bett nur zu den Mahlzeiten, da »die Entscheidungsschwäche alles andere verhindert«. Eines Tages geht er bereits in den Morgenstunden von der Station, um später mit einem großen Ast wieder aufzutauchen, den er in seinem Zimmer aufstellt. Er gibt an, dass der Ast eine ausreichende Sauerstoffkonzentration im Zimmer garantieren soll. Bei einem anderen Aufenthalt wird Herr Clemens nach langer Suche im Schrank kauernd vorgefunden, was er mit einem »wissenschaftlichen Versuch« begründet: Er habe erforschen wollen, wie lange ein Mensch es in einem Schrank aushalten könne. Diese und ähnliche Verhaltensweisen führen frühzeitig zu der Diagnose einer hebephrenen Psychose, ohne dass Zeichen einer schizophrenen Psychose je deutlich geworden sind.

Die schizotypische Persönlichkeit entspricht am ehesten den Vorstellungen über die latente Schizophrenie, wie sie zum Beispiel von E. BLEULER (1983) formuliert worden sind. Dies findet auch insofern eine Bestätigung, als J. MODESTIN (1987) bei Patienten mit einer schizotypischen Persönlichkeitsstörung vor allem kognitive Defizite fand. Überschneidungen zu der Beschreibung einer psychischen Behinderung im Rahmen von schizophrenen Psychosen sind denkbar und werfen entsprechende differentialdiagnostische Schwierigkeiten auf.

Dissoziale Persönlichkeitsstörung

Prototypische Merkmale für dissoziale Persönlichkeitsstörungen sind kontinuierliche Missachtung und Verletzung der Rechte anderer bei fehlender Scham, fehlendem Verantwortungsgefühl und Mangel an Empathie (seit Kindheit und Jugend beobachtbar).

Die Definition einer dissozialen (antisozialen) Persönlichkeit impliziert ähnliche Schwierigkeiten wie der historische Versuch Psychopathien zu beschreiben. Es ist unklar, ob es sich hier überhaupt um psychiatrische Fragestellungen handelt und ob beim Vorliegen entsprechender Störungen eine psychiatrische oder psychotherapeutische Behandlung möglich ist. So hält O. F. KERNBERG (1993) die von ihm beschriebene expressive Psychotherapie bei Menschen mit dissozialer Persönlichkeit für kontraindiziert. In der Regel werden für die dissoziale Persönlichkeit eine ausgeprägte Unfähigkeit zur sozialen Erfahrung, ein mangelhaftes Gefühl für den anderen und für Schuld sowie Impulskontrollschwächen als charakteristische Phänomene bezeichnet. Differentialdiagnostisch ist es oft schwierig, die dissoziale Persönlichkeit von sekundären Phänomenen der Abhängigkeitserkrankung zu unterscheiden. Jedoch zeigt sie sich im Gegensatz zu diesen Phänomenen bereits recht früh, meist schon in der Schule. Der frühe Beginn ist daher ein wesentliches Kriterium für die Diagnose der antisozialen Persönlichkeitsstörung im DSM IV.

Borderline-Persönlichkeitsstörung

Prototypische Merkmale für die Borderline-Störung sind intensive und zugleich instabile zwischenmenschliche Beziehungen, impulsives und teils selbstdestruktives Verhalten, deutliche Wechsel in der Stimmungslage und im Selbstbild.

Im Rahmen der Persönlichkeitspathologie ist die Borderline-Persönlichkeitsstörung sicher eines der derzeit für die klinische Psychiatrie bedeutsamsten Konstrukte. Untersuchungen ergaben, dass bei bis zu 25 Prozent der hospitalisierten Patienten eine Borderline-Persönlichkeitsstörung gefunden werden kann (MODESTIN / TOFFLER 1985). Der Begriff geht auf E. Kraepelin zurück, der eine kleine Gruppe von Kranken im Grenzgebiet zwischen Psychopathie und Schizophrenia Simplex vermutete (SASS / KOEHLER 1983). Daraus wurde in der englischen Übersetzung der Begriff »borderline«. Auf Grund dieses Ursprungs haben psychoanalytisch orientierte Autoren den Begriff zunächst mit der Psychotherapie schizophrener Patienten in Verbindung gebracht. Im Kontext der Ich-Psychologie und der Persönlichkeitsstörungen wurde er dann zur diagnostischen Abgrenzung einer Persönlichkeitsvariante benutzt.

So sind zwei relativ unabhängige Traditionen entstanden, die unter den Hypothesen einer Borderline-Schizophrenie und einer Borderline-Persönlichkeit zu subsumieren sind. Für die klinische Praxis hat sich auf Grund der besseren Operationalisierung die Definition der Borderline-Persönlichkeit als nützlicher erwiesen und weitgehend durchgesetzt.

Höchste diagnostische Relevanz erhält bei den Hauptcharakteristika die Instabilität der Objektbeziehungen (ROHDE-DACHSER 1991), die auch das stabilste Kennzeichen zu sein scheint. Meist prägen ein Gefühl innerer Leere und ständiger Langeweile den Erlebenshintergrund der betroffenen Menschen. Folgendes Fallbeispiel soll die Symptomatik verdeutlichen:

Herr Nöth ist einziger Sohn einer Ehe, die kurz nach der Geburt zerbrach. Der Vater nahm den Sohn zu sich und siedelte entgegen der üblichen Flüchtlingsströme in die DDR um. Hier fand er eine neue Partnerin, die zu Herrn Nöth aber keine wirklich emotionale Beziehung aufbauen konnte. Der Vater wird als recht impulsiv beschrieben, er neigte zu Alkoholexzessen und starb früh. Anlässlich der Beerdigung kamen Verwandte aus dem Westen zu Besuch, die Herrn Nöth eine Übersiedlung vorschlugen. Dieser stellte tatsächlich einen Ausreiseantrag und wurde daraufhin einige Zeit inhaftiert. Kurz vor dem Fall der Mauer bekam Herr Nöth dann die Ausreiseerlaubnis und zog mit seiner Partnerin in eine westdeutsche Großstadt. Er fand rasch Arbeit und erhielt eine leitende Position, war aber mit den Aufgaben überfordert. So kam es zu ständigen Streitereien mit der Partnerin und schließlich zur Trennung.

Nach der Trennung wird Herr Nöth mit einem depressiven Syndrom in eine psychiatrische Klinik aufgenommen und wenig später wegen ungenügender Motivation von dort wieder entlassen. Beim zweiten stationären Aufenthalt gibt Herr Nöth an, dass er sich entschlossen habe, als Eremit in einen Wald zu ziehen. In der Folgezeit lehnt er jegliche Versuche der Integration mit der Begründung ab, er sei ein Versager, von den Menschen enttäuscht und erwarte von anderen nur Schlechtes. Aus demselben Grund verweigert er auch die Teilnahme an therapeutischen Gruppen. Den anderen Patienten gegenüber zeigt Herr Nöth ein sehr ablehnendes Verhalten, wirkt auf diese aggressiv und ängstigend. Symptomatisch ist, dass eine schwangere Krankenschwester sich weigert allein auf der Station zu sein, weil sie sich von Herrn Nöth bedroht fühlt. Seine Zeit verbringt er damit, in seinem Zimmer mit Hanteln Bodybuilding zu betreiben oder exzessive Waldläufe zu unternehmen.

Das Verhalten auf der Station steht im Kontrast zu den Erfahrungen in der Einzeltherapie, hier betont Herr Nöth, wie tief er zum Mitgefühl fähig sei, wie sehr er von der Therapie profitiere und wie intensiv er sich nach menschlicher Wärme und Zuneigung sehne. Er zeigt sich sogar unzufrieden mit der Zahl der Einzelgespräche und äußert wiederholt, dass er in dieser Therapie seine letzte Chance sehe weiterleben zu können. Er betont, dass er ständig daran denken müsse, sich umzubringen und keine Garantien abgeben könne, ob er am Folgetag noch am Leben sei. Nachdem es in der Einzeltherapie zu einer Kränkung gekommen ist, verlässt Herr Nöth, ohne Ankündigung und ohne seinen Aufenthaltsort mitzuteilen, die Klinik.

Die Mitarbeiter vermuten lange Zeit, dass sich Herr Nöth suizidiert habe. Viel später wird bekannt, dass er mittlerweile in eine andere Stadt gezogen ist und dort eine eigene Wohnung hat.

❚❚ Histrionische Persönlichkeitsstörung

Prototypische Merkmale für histrionische Störungen sind eine Neigung zur Emotionalisierung und Inszenierung zwischenmenschlicher Beziehungen und somit ein übermäßiges Verlangen nach Aufmerksamkeit.

Die Beschreibung der Hysterie ist eines der ältesten Gebiete der deskriptiven Psychopathologie. Im Laufe der Zeit hat das Hysteriekonzept eine deutliche Wandlung erfahren und die Begrifflichkeiten wurden mehrfach gewechselt. Bei der histrionischen Persönlichkeitsstörung steht weniger die Symptombildung im Vordergrund als vielmehr der Versuch, eine innere Unfähigkeit, etwas zu erleben, durch äußere Reize und

Dramatisierungen zu kompensieren, sodass von einer »Kernschwäche« gesprochen wird. Die Umwelt und die Bezugspersonen werden zu diesem Zweck weniger als Subjekte wahrgenommen, sondern als Objekte der Selbstbestätigung zur Inszenierung des eigenen persönlichen »Dramas«. Dies führt dazu, dass sich die Bezugspersonen missbraucht und manipuliert fühlen. Menschen mit histrionischen Persönlichkeitsstörungen lösen daher beim Therapeuten oft aggressive Gegenübertragungsreaktionen aus, die die Aufrechterhaltung einer neutralen therapeutischen Haltung erschweren (SIGMUND 1994).

▪▪ Narzisstische Persönlichkeitsstörung

Prototypische Merkmale der narzisstischen Persönlichkeitsstörung ist eine Neigung zur Selbstüberhöhung bei gleichzeitiger Überempfindlichkeit gegenüber Kritik.

Auch bei der narzisstischen Persönlichkeitsstörung wird versucht einen inneren Mangel auszugleichen. Dies geschieht jedoch nicht durch Dramatisierung wie bei der histrionischen Persönlichkeitsstörung, sondern durch eine unangemessene Selbstbewertung. Die nach außen zur Schau gestellte Großartigkeit soll die innere Schwäche und Beziehungslosigkeit verbergen helfen – und zwar auch, im Sinne der Selbstverborgenheit, nach innen. In der Interaktion fühlt sich das Gegenüber ausgenutzt und manipuliert und es kommt zu einer Häufung von negativen Gegenübertragungsreaktionen beim Helfer.

Gelegentlich wechselt bei Menschen mit narzisstischen Persönlichkeitsstörungen, ähnlich wie bei der Borderline-Persönlichkeitsstörung, eine anfängliche Idealisierung des Helfers zu einer ablehnenden und kritischen Haltung. Hieran wird deutlich, dass Menschen mit narzisstischen Persönlichkeitsstörungen an einer weitreichenden Beziehungsstörung leiden. Oft finden sich bei der kognitiven Verarbeitung Reste von magischem Denken. So beschreiben sich die Betroffenen oft wie durch eine Glaskuppel von der Welt abgeschirmt und auf diese Art über den Dingen schwebend.

▪▪ Selbstunsichere Persönlichkeitsstörung

Prototypische Merkmale sind hier soziale Gehemmtheit, Gefühle persönlicher Unzulänglichkeit und eine Überempfindlichkeit bezüglich negativer Beurteilung durch andere.

Phänomenologisch befindet sich die selbstunsichere Persönlichkeit am anderen Pol einer Achse entlang des Selbstwertgefühles hin zur narzisstischen Persönlichkeit. Ist bei der letztgenannten Störung das übersteigerte Selbstwertgefühl eine Strategie zur Kompensation eines inneren Mangels, so zeichnen sich selbstunsichere Persönlichkeiten gerade dadurch aus, dass sie kein Selbstwertgefühl entwickeln können. Es besteht in der Regel eine hohe Kränkbarkeit. Selbstunsichere Persönlichkeiten fühlen sich schnell überfordert und bestimmten Belastungen nicht gewachsen. Die nach außen getragene Selbstunsicherheit wird nicht selten konterkariert von Größenphantasien im inneren Erleben.

▪▪ Abhängige Persönlichkeitsstörung

Prototypische Merkmale dieser Persönlichkeit sind abhängiges, unterwürfiges Beziehungsverhalten und Angst vor dem Verlassenwerden.

Die Definition der abhängigen Persönlichkeitsstörung steht in der Tradition des Asthe-niekonzeptes. Angenommen wird hier eine energetische Schwäche in Kombination mit einer großen Selbstunsicherheit und Hilflosigkeit. Belastungen werden schnell als Über-forderungen wahrgenommen, wobei aber die Bereitschaft groß ist für die Zuneigung anderer unangemessene Erschwernisse zu tragen.

‖ Zwanghafte Persönlichkeitsstörung

Prototypische Merkmale der zwanghaften Persönlichkeit sind detailorientierter Per-fektionismus und übertriebene Sorgfalt auf Kosten persönlicher Flexibilität, Aufge-schlossenheit und Effizienz.

Der in diesem Zusammenhang zu erwähnende Anankasmus unterscheidet sich von der Zwangserkrankung vor allem dadurch, dass die Normorientierung im Rahmen der zwanghaften Persönlichkeit als ich-synton erlebt wird. Dabei ist Ordentlichkeit ein weit verbreitetes Phänomen und indiziert erst dann eine Persönlichkeitsstörung, wenn die Gliederung einer Aufgabe nach Prioritäten nicht mehr gelingen will. Dies bedingt eine ständige Beschäftigung mit Details oder es entsteht eine Unfähigkeit, sich von wertlosen oder belastenden Dingen zu trennen. Die reduzierte Genussfähigkeit ist dabei eine direkte Folge.

‖ Depressive Persönlichkeitsstörung

Prototypische Merkmale sind hier depressionstypische Gedanken und Verhaltenswei-sen, eine pessimistische Lebenseinstellung sowie eine Neigung zur sozialen Anpassung. In der ICD-10 wird die depressive Persönlichkeitsstörung unter den affektiven Störun-gen registriert und folgt damit der Auffassung, dass im Bereich depressiver Erkrankun-gen enge Verbindungen zwischen den episodenhaft verlaufenden affektiven Störungen und den weniger schweren, aber chronischen Verläufen bestehen, die auf Persönlich-keitsmerkmale zurückzuführen sind (Übersicht bei FIEDLER 1995).

‖ Passiv-aggressive (negativistische) Persönlichkeitsstörung

Prototypische Merkmale sind ein passiver Widerstand gegenüber sozialen Anforderun-gen sowie eine ausgesprochen negativistische Sicht auf vielfältige Aspekte des Lebens. Umstritten ist die klinische Relevanz der Definition einer passiv-aggressiven Persön-lichkeit, wobei hiermit vor allem eine Tendenz zu oppositionellem Trotzverhalten ge-meint ist. Aufgaben werden aufgeschoben oder verlangsamt erledigt und es kommt zu Konflikten mit Autoritäten, die gelegentlich regelrecht provoziert werden.

‖‖ Veränderungen der Persönlichkeit durch psychische Erkrankungen

Von den Persönlichkeitsstörungen im engeren Sinne sind jene Veränderungen der Per-sönlichkeit abzugrenzen, die man im weitesten Sinne als erworbene Störungen ansehen kann. Es handelt sich um Persönlichkeits- und Verhaltensstörungen, die sich bei Perso-nen ohne vorbestehende Persönlichkeitsstörung nach extremer oder übermäßig anhal-tender Belastung entwickelt haben oder nach schwerer psychiatrischer Krankheit

(ICD-10: F 62). Eine andere Gruppe bilden Persönlichkeits- und Verhaltensstörungen, die sich auf Grund einer Krankheit, Schädigung oder Funktionsstörung des Gehirns entwickeln (F 07), und sonstige psychische Störungen, die auf Grund einer Schädigung oder Funktionsstörung des Gehirns oder einer körperlichen Krankheit entstehen (F 06). Die letztgenannte Gruppe wird in der ICD-10-Klassifikation unter organische, einschließlich symptomatischer psychischer Störungen eingeordnet (F 06, F 07). Da viele ihrer Störungsbilder denen des Abschnitts Persönlichkeits- und Verhaltensstörungen ähneln, werden sie hier im folgenden Kapitel angeführt.

Tatsächlich hat eine Vielzahl von psychischen und somatischen Erkrankungen Auswirkungen auf die Persönlichkeit des Betroffenen, die weit über eine Reaktionsbildung hinausgehen. So können in der Folge hirnorganischer Erkrankungen derartige Persönlichkeitsveränderungen festgestellt werden, etwa bei Epileptikern und Abhängigkeitskranken, aber auch nach idiopathischen Psychosen. Diese Persönlichkeitsveränderungen sind nicht zu verwechseln mit akuten oder chronischen organischen Psychosyndromen, die als sogenannte exogene Reaktionstypen ebenfalls unterschiedliche Ursachen haben können. Anzumerken ist, dass die klinische Symptomatik dieser Störungen ausgesprochen stark wechselt und von einer großen Zahl von intervenierenden Variablen, insbesondere dem Erkrankungsalter, beeinflusst werden kann, sodass sich diese Störungen einer operationalisierten Klassifikation weitgehend entziehen.

Die große Zahl der möglichen Einflussfaktoren auf das Störungsprofil bedingt, dass vor allem bei den organisch verursachten Persönlichkeitsveränderungen eine Zuordnung zu bestimmten Hirnarealen im Sinne eines funktional-topografischen Systems nur unzureichend gelingt. Offensichtlich spielt nicht allein die Störung, sondern auch die Fähigkeit des Gehirns zur Kompensation von Ausfällen eine Rolle für die Symptomkonstellation. So sind globalere Störungen – meist in Form einer Nivellierung – die Regel, wie es auch der multizentrischen Organisation des Gehirns und dessen programmatischer Funktion entspricht.

Persönlichkeitsveränderungen bestehen in den allermeisten Fällen nicht aus Veränderungen der Persönlichkeit im engeren Sinne, sondern äußern sich häufig dadurch, dass eine bestimmte Eigenschaft prononcierter hervortritt. Insbesondere die Persönlichkeitsveränderungen bei idiopathischen Psychosen dienen zusätzlich oft dem Schutz vor Überforderung im Sinne einer Restriktion (KICK 1991).

IIII   Formen von Persönlichkeitsveränderungen

Persönlichkeitsveränderungen setzen sich meist aus einer Veränderung des Affektes, des energetischen Niveaus und der Kognition zusammen. Sie sind eingebettet in die meist chronifizierte Grunderkrankung. Bei den organischen Psychosyndromen trennen G. HUBER und G. GROSS (1993) die Persönlichkeitsveränderungen im engeren Sinne von den pseudoneurasthenischen Syndromen und den Demenzen, wie es Tabelle 64 zeigt.

Persönlichkeitsstörungen

Tabelle 64	Chronisch körperlich begründete Psychosyndrome (HUBER / GROSS 1993)
Pseudoneurasthenisches Syndrom	Prägnanztypen: Reizbare Schwäche: Veränderung der affektiven Reaktivität (u.a. gesteigerte Erregbarkeit) und Asthenie (u.a. Konzentrations- schwäche, abnorme Ermüdbarkeit)
Organische Persönlichkeitsveränderungen	Zuspitzung: Abschwächung differenzierter Züge Veränderung von Grundstimmung und Antrieb, Verlangsamung, Haften Typen: Apathisch, antriebsarm, langsam, schwerfällig Euphorisch, umständlich, aufdringlich, treuherzig, hypersozial Reizbar, explosibel, enthemmt
Demenz	Gedächtnisstörungen (besonders Merkfähigkeit und Gedächtnis) Intellektueller Abbau (Kritik, Begriffsbildung, Logik, Kombinationsfähigkeit, Auffassung)

▪▪▪ Typen der sekundären organisch bedingten Persönlichkeitsveränderungen

Insbesondere im Rahmen der Persönlichkeitsveränderungen bei Epilepsien zeigen sich zwei Grundkonstellationen: der *enechetisch-hyperstabile Typ* und der *pseudopsychopathi-sche-hyperlabil-dissoziale Typ*, deren Besonderheiten Tabelle 65 zeigt.

Diese Persönlichkeitsveränderungen können zum Teil zu erheblichen Problemen bei der Bewältigung von Alltagsanforderungen führen, wie an der folgenden Fallskizze gezeigt werden soll:

> Herr Zenn leidet seit seiner Kindheit an einer Epilepsie. Seine Entwicklung ist zum Teil durch diese Erkrankung, aber auch durch eine Minderbegabung gestört und verzögert, eine Berufsausbildung daher nicht möglich. Durch die Fürsorge der Eltern bleibt er aber lange Zeit, bis zu deren Tod, sozial unauffällig. Danach erfolgen mehrere psychiatrische Hospitalisierungen, bei denen sowohl depressive als auch psychotische Symptome geschildert werden. Zuletzt wird Herr Zenn im Langzeitbereich einer Klinik untergebracht. Hier fällt er vor allem durch seine Sammelleidenschaft für Modellautos auf.
>
> Während des jahrelangen Aufenthaltes in der psychiatrischen Klinik kommt es immer wieder zu heftigen Krisen, in deren Zusammenhang Herr Zenn Aggressionsausbrüche zeigt, die zum Teil als Dämmerattacken im Rahmen der Epilepsie gedeutet werden. Auf den meisten Stationen ist Herr Zenn nach einiger Zeit nicht mehr tragbar und landet zuletzt auf einer geschlossenen Langzeitstation. Dort fällt auf, dass es ihm sehr schwer fällt, einen für ihn entwickelten Tagesplan einzuhalten. Deutlich wird, wie sehr er auf einen genauen Ablauf angewiesen ist. So können falsch gestellte Schuhe Herrn Zenn völlig aus dem Konzept bringen. Aggressivität entsteht

dann, wenn er irritiert ist und obendrein unter Druck gesetzt wird. Nachdem ein strenger und häufig eingeübter Tagesablauf geplant wird, der möglichst keine Besonderheiten enthält, kommt es über Monate zu keinem aggressiven Ausbruch mehr.

Tabelle 65   Typen organisch bedingter Persönlichkeitsveränderungen (HUBER / GROSS 1993)

Organische Persönlichkeitsveränderungen vom enechetisch-hyperstabilen Typ

Psychopathologische Deskription

Enechetisch:

Verlangsamung, zähflüssiger Sprach- und Gedankengang, Haften am Detail und Perseverationstendenz, Umstellungserschwernis, Rigidität und Umständlichkeit

Hyperstabil:

Ordentlichkeit und Pedanterie

Eigensinn und Aufdringlichkeit

Neigung zu Vertraulichkeit, Distanzlosigkeit

Hypersozial:

Autoritätsgefühl und Unterwürfigkeit, Treuherzigkeit und Lenkbarkeit

Testpsychologische Analyse

Rorschach-Test:

sogenanntes Rorschach-Epilepsie Syndrom mit unterschiedlichen Perseverationsformen, koartiertem Erlebnistyp u.a.

Kombinierte Testbatterie:

(d2-Aufmerksamkeitsbelastungstest, Tappingversuch, Perseverationstest u.a.) Stereotypietendenz, Herabsetzung von Aufmerksamkeitsspannung, allgemein motorischer und verbaler Flüssigkeit, Behinderung von visomotorischer Koordination und Zielmotorik

Organische Persönlichkeitsveränderungen vom pseudopsychopathischen-hyperlabil-dissozialen Typ

Psychopathologische Deskription

Pseudopsychopathisch: Reizbarkeit, Explosibilität

Hyperlabil: Getriebenheit, Stimmungsschwankungen

Dissozial: Neigung zu Leichtsinn und Haltlosigkeit

Testpsychologische Analyse

Rosenzweigtest, Rorschach-Test

extratensiver, explosiv-unbeherrschter Erlebnistyp

ⅲ   Typen der Persönlichkeitsveränderungen bei idiopathischen Psychosen

Die Auswirkungen verschiedener seelischer Erkrankungen auf die Persönlichkeit des betroffenen Menschen sind seit langem bekannt, wurden aber, zumindest zu Anfang der sich wissenschaftlich verstehenden Psychiatrie, sicher überschätzt. Inwiefern ihre

Abgrenzung gegenüber Modellen der seelischen Behinderung überhaupt sinnvoll ist, kann noch nicht abschließend beurteilt werden. Diese Persönlichkeitsveränderungen sind nicht so krankheitstypisch, als dass man von spezifischen Veränderungsmustern sprechen könnte. In ihrer Symptomatik unterscheiden sie sich erheblich von Persönlichkeitsveränderungen im Rahmen organischer Erkrankungen. Insgesamt erscheint es sinnvoll, die Persönlichkeitsveränderungen bei chronifizierten psychischen Erkrankungen als Schäden im Rahmen des WHO-Krankheits- und Behindertenmodells zu betrachten.

Im Unterschied zu den Wesensänderungen bei organisch bedingten Psychosen sind die Folgen für die Persönlichkeit bei nichtorganischen chronifizierten psychischen Erkrankungen vor allem durch ihre spezifischen Auswirkungen auf den Affekt und die Kognition gekennzeichnet. Dabei sind die Veränderungen in der Kognition weniger quantitativer als qualitativer Natur, wohingegen die Alterationen des Affektes von organisch und nicht-organisch bedingten Erkrankungen oft ähnlich sind.

A. MARNEROS u. a. (1991) haben mit den Variablen persistierende psychotische Symptome, Aktivitätsniveau, qualitative und quantitative Veränderungen im Affekt versucht Cluster der Persönlichkeitsveränderungen im Rahmen nichtorganischer Störungen zu bilden. Alterationen in der Kognition und in der Art der Bewältigung wurden hier weniger berücksichtigt. Anders als bei den organisch begründeten Persönlichkeitsveränderungen findet sich eine hohe Variabilität der Symptome. Mit Hilfe dieser Methodik finden die Autoren im Wesentlichen acht Cluster von Persönlichkeitsveränderungen in einer Gruppe von Patienten mit chronifizierten psychischen Erkrankungen, deren wichtigste Merkmale in Tabelle 66 zusammengefasst sind:

Tabelle 66   Residualsyndrome idiopathischer Psychosen

1. Entleerungssyndrom

Starke Verminderung des Antriebes, ausgeprägter Mangel an Energie und Initiative, Fehlen von Interesse an allen Bereichen, affektive Verarmung, Verflachung von Mimik und Gestik, »kühle Isolierung«, deutliche Störung der Konzentrationsfähigkeit, gestörte Auffassungsfähigkeit. Alle diese Einbußen werden vom Patienten selbst kaum wahrgenommen. Anhaltende produktiv psychotische Symptomatik ist nicht vorhanden.

2. Apathisch paranoides bzw. apathisch halluzinatorisches Syndrom

Anhaltende produktiv-psychotische Symptomatik, deutliche Verlangsamung und affektive Verarmung, ausgeprägte Störungen der Kontaktfähigkeit und sozialer Rückzug. Fehlen von Interesse in fast allen Bereichen, deutliche Verminderung von Energie und Initiative. Alle diese Einbußen werden subjektiv kaum wahrgenommen.

3. Adynam defizitäres Syndrom

Mäßige Reduktion des psychischen energetischen Potentials, Verminderung der Affektivität – aber keine völlige Verflachung – geringe Variationsbreite von Verhalten und Ausdruck, kein Eindruck einer »kühlen Isolierung« und keine durchgehende depressive oder gehobene Stimmungslage, ohne produktiv psychotische Phänomene.

4. Chronifizierte Psychose

Chronifizierte produktiv psychotische Symptome, keine wesentliche Störung der Affektivität, des Ausdrucks oder der Kontaktfähigkeit, allenfalls Auftreten leichterer Stimmungsschwankungen.

5. Stukturverformung

Anhaltende Verformung des Charakters in Form des »Sonderlingshaften«, des Orginellen, des Eigenbrötlerischen; wenn produktiv psychotische Symptome vorhanden, dann nicht im Vordergrund, keine wesentliche Störung der Affektivität und keine Verlangsamung. In Anlehnung an Janzarik und Huber wird diese Konstellation als Strukturverformung bezeichnet.

6. Leichtes asthenisches Insuffizienzsyndrom

Leichte, subjektiv wahrgenommene Konzentrationsstörungen und leichte affektive Verstimmung, die aber nicht im Vordergrund des klinischen Bildes stehen. Keine anhaltenden produktiv psychotischen Symptome.

7. Chronifiziertes subdepressives Syndrom

Chronifizierte subdepressive Symptomatik ohne wesentliche Affektverarmung, Verlangsamung und ohne produktiv-psychotische Symptomatik.

8. Chronifiziertes hyperthymes Syndrom

Chronifizierte hyperthyme Symptomatik ohne Affektverarmung, Verlangsamung oder produktiv psychotische Symptome.

Therapie von Persönlichkeitsstörungen am Beispiel der Borderline-Persönlichkeitsstörung

Diagnose, Kennzeichen und ätiologische Modelle

Die Klassifikation der Borderline-Persönlichkeitsstörung unterscheidet sich zwischen ICD-10 und DSM IV. In der ICD erfolgt die Einordnung unter dem Oberbegriff der emotional instabilen Persönlichkeit (F 60.3). Zusätzlich zur Borderline-Klassifizierung findet sich hier noch der sogenannte impulsive Typ. Bei der Subklassifikation der Borderline-Störung finden sich aber Kriterien, die dem DSM ähneln. Im DSM IV sind deutlich präziser die Kriterien benannt, die eine diagnostische Einordnung erlauben (Tabelle 67).

Alle aufgeführten Kriterien erweisen sich in der klinischen Praxis als nicht sonderlich beständig und können auch im Rahmen von anderen Persönlichkeitsstörungen auftreten. Die Instabilität in den Beziehungen scheint dabei das stabilste Merkmal zu sein (stabile Instabilität) (HUBER / GROSS 1993; MARNEROS u. a. 1991). Vor allem psychoanalytische Autorinnen und Autoren haben zur weiteren Differenzierung der Störung noch psychodynamische Aspekte ergänzt, die sich vor allem auf die Objektbeziehungstheorie beziehen. Demnach entwickeln sich die Objekte als Objektrepräsentanzen dadurch, dass sie mit Affekten in Verbindung gebracht werden. Weil die integrierenden Funktionen zunächst nicht ausreichen, werden die Objekte als nur gut oder nur schlecht erlebt. Erst später erfolgt die Integration zu stabilen und realistischen Objektrepräsentanzen. Diese Integration gelingt aber nach dieser Vorstellung bei der Borderline-Persönlichkeitsstörung nicht, sodass die Einordnung der Umgebung nach dem Muster der Idealisierung und Polarisierung erhalten bleibt. Wird der Betroffene auf diese Widersprüche hingewiesen, entsteht Angst.

O. F. KERNBERG (1993) hat unter dem Begriff der Borderline-Persönlichkeits-Organisation die Merkmale dieser Konstellation nach drei strukturellen Kriterien zusammengefasst.

Tabelle 67   Borderline-Diagnostik nach DSM IV

Mindestens fünf der folgenden Kriterien müssen erfüllt sein:

1. Ein Muster von instabilen, aber intensiven zwischenmenschlichen Beziehungen, das sich durch einen Wechsel zwischen den beiden Extremen der Überidealisierung und der Abwertung auszeichnet;

2. Impulsivität bei mindestens zwei potentiell selbstschädigenden Aktivitäten, z.B. Geldausgeben, Sexualität, Substanzmissbrauch, Ladendiebstahl, rücksichtsloses Fahren und Fressanfälle (außer Suizid oder Selbstverstümmlung, siehe dazu 5.);

3. Instabilität im affektiven Bereich, z.B. ausgeprägte Stimmungsänderungen von der Grundstimmung zu Depression, Reizbarkeit, Angst, wobei diese Zustände gewöhnlich einige Stunden oder, in seltenen Fällen, länger als einige Tage andauern;

4. Übermäßige, starke Wut oder Unfähigkeit, die Wut zu kontrollieren, z.B. häufige Wutausbrüche, andauernde Wut oder Prügeleien;

5. Wiederholte Suiziddrohungen, -andeutungen oder -versuche oder andere selbstverstümmelnde Verhaltensweisen;

6. Ausgeprägte und andauernde Identitätsstörung, die sich in Form von Unsicherheit in mindestens zwei der folgenden Lebensbereiche manifestiert: dem Selbstbild, der sexuellen Orientierung, den langfristigen Zielen und Berufswünschen, in der Art der Freunde oder Partner oder in den persönlichen Wertvorstellungen;

7. Chronisches Gefühl der Leere und Langeweile;

8. Verzweifeltes Bemühen, ein reales oder imaginäres Alleinsein zu verhindern (außer Suizid oder Selbstverstümmlung, siehe dazu 5.);

9. Vorübergehende, durch Belastungen ausgelöste paranoide Vorstellungen oder schwere dissoziative Symptome

1. Die Identitätsdiffusion

Der Begriff der Identitätsdiffusion wird verstanden als mangelnde Integration des Selbstkonzeptes und des Konzeptes über die bedeutsamen Objekte, die sich in Widersprüchen zwischen Wahrnehmung, Einschätzung und Verhalten zeigt. Diese Widersprüche werden nicht durch eine aktive Exploration aufgelöst, sondern führen eher zur Passivität und zu einem Gefühl der inneren Leere. In diesem Sinne weist die Definition der Identitätsdiffusion von Kernberg Ähnlichkeiten mit der von Marcia auf (KAPF-HAMMER 1993), der hier die fehlende Exploration und Entscheidung als Kennzeichen definiert. Die Angebundenheit dieser Vorgänge an Reifungsprozesse des Menschen bedingt deren Instabilität, erklärt aber auch, warum Menschen mit Borderline-Persönlichkeitsstörungen gerade in ihren sozialen Beziehungen ein Defizit der korrigierenden Erfahrungsbildung zeigen.

2. Niveau der Abwehroperationen

Auch bei der Beschreibung der Abwehroperationen spielt die unzureichende Integration von Wahrnehmungen und Bewertungen eine bedeutsame Rolle. O. F. Kernberg spricht von »primitiven« Abwehroperationen, weil der Betroffene konflikthafte Inhalte und widersprüchliche Erfahrungen dadurch bewältigt, dass er dieses Material voneinander trennt. Eine Bewusstwerdung der Widersprüche löst in der Regel Angst aus, die für den Betroffenen nur schwer auszuhalten ist. Die einzelnen Abwehrmechanismen sind:

▸ Spaltung: die Trennung des Selbst und der äußeren Objekte in absolut gut und absolut böse.

▸ Primitive Idealisierung: Negative Eigenschaften eines anderen werden nicht wahrgenommen, die positiven werden pathologisch übertrieben. Umgekehrt kann es zu einer vollständigen Entwertung des anderen kommen.

▸ Frühe Formen der Projektion: Der anderen Person wird nicht nur ein bestimmter Impuls zugeschrieben, sondern es wird versucht, diesen Impuls auch beim anderen auszulösen. Die Beziehung wird daher vom anderen oft als kontrollierend und manipulativ erlebt.

▸ Verleugnung: Besonders die Verleugnung dient der Angstabwehr bei Menschen mit Borderline-Persönlichkeitsstörungen. So werden die Widersprüche im Verhalten und in der Wahrnehmung eventuell noch kognitiv erfasst, deren emotionale Relevanz aber nicht erlebt.

▸ Omnipotenz und Entwertung: Hier sind unterschiedliche *Ich-Zustände* gemeint, die als Derivate der Spaltung betrachtet werden. An dieser Stelle wird die Verwandtschaft einiger Phänomene der Borderline-Persönlichkeitsstörungen mit Formen des pathologischen Narzissmus deutlich (KERNBERG 1983).

❙❙ 3. Fähigkeit zur Realitätskontrolle

Bei Borderline-Persönlichkeitsstörungen bleibt, im Unterschied zu den Wahnphänomenen, die objektive Realitätskontrolle erhalten. Charakteristisch sind jedoch Schwankungen in der subjektiven Bewertung der Realität.

Obwohl die letztgenannten psychodynamischen Aspekte der Borderline-Persönlichkeitsstörungen weniger objektiv sind, haben sie für die Beziehungsgestaltung der Betroffenen und damit für die therapeutische Beziehung große Bedeutung.

❙❙ Affektregulation bei der Entstehung der Borderline-Störung

Aus einer anderen Perspektive wird die Borderline-Persönlichkeitsstörung vor allem auf eine Dysfunktion der Affektregulation zurückgeführt. Nach diesem Modell ist eine höhere Empfindlichkeit mit einer hohen Intensität der Affekte und einer verzögerten Rückbildung verbunden. Das dysfunktionale Verhalten im Rahmen der Störung dient der Affektregulation und wirkt in diesem Sinne als negativer Verstärker, was zu einer Aufrechterhaltung der Verhaltensweisen beiträgt.

Diese Auffälligkeiten der A f f e k t r e g u l a t i o n scheinen im Rahmen eines biopsychosozialen Modells konstitutionell angelegt. Aber erst durch eine entsprechende Reaktion der Umwelt entwickelt sich die Störung. In diesem Umfeld werden angemessene Wahrnehmungen und Emotionen des Kindes missachtet oder das Kind erfährt unangemessene Reaktionen der Bezugspersonen. Alles in allem hilft das Umfeld dem Kind nicht mit seiner unzureichenden Affektregulation umzugehen. Die Versuche des Kindes, die Störung zu kompensieren, führen dazu, dass das innere Erleben weniger Beachtung findet. Dieser Prozess wird dann verstärkt, wenn die Bezugspersonen nicht nur intolerant gegenüber Affektäußerungen sind, sondern auch selbst starke Affekte provozieren, wie es beispielsweise bei Familien, in denen es physischen und sexuellen Missbrauch gibt, der Fall ist.

Gerade in diesen Familien sind ambivalente Beziehungsmuster anzutreffen, bei denen Bezugspersonen gleichzeitig Täter und Beschützer sind. Bei solchen Beziehungsmustern ist die Tendenz, eigene Emotionen zu missachten und umzuleiten, zum Überleben notwendig. Die so verfestigten Verhaltensweisen werden dann aber später zum Problem, weil damit eine angemessene Bewältigung von Anforderungen und die Entwicklung von sozialer Kompetenz behindert werden. In Tabelle 68 sind einige dieser charakteristischen Verhaltensmuster benannt.

Tabelle 68   Verhaltensmuster bei Borderline-Persönlichkeitsstörungen (LINEHAM 1989)

Aktive Passivität

Damit ist eine passiv-hilflose Herangehensweise an Probleme gemeint, gekoppelt mit der aktiven Einforderung von Hilfe bei den Bezugspersonen

Scheinbare Kompetenz

Der oftmals zu beobachtende erste Eindruck von Kompetenz täuscht darüber hinweg, dass die tatsächlich vorhandene Problemlösungskompetenz enormen Schwankungen unterliegt

Permanente Krise

Damit wird die Unfähigkeit bezeichnet, aus Krisensituationen auf ein stabiles Grundniveau neutralen emotionalen Funktionierens zurückkehren zu können

Gehemmte Trauer

Es besteht eine andauernde Überforderungssituation vor dem Hintergrund einer verhinderten Trauerarbeit beim Umgang mit Krisenerfahrungen

ııı   Die Klinische Bedeutung der Störung

Nach einer Erhebung von MODESTIN und TOFFLER (1985) zeigen etwa 25 Prozent der klinisch behandelten Patienten eine Borderline-Persönlichkeitsstörung als Diagnose auf der Achse 2. In einer anderen Untersuchung wird dies für 10 Prozent dieser Patienten angegeben (PFITZER u. a. 1990). Die Gründe für die stationäre Behandlung (Diagnose auf der Achse 1) sind dabei vielfältig. Es finden sich in dieser Gruppe schizophrene, depressive und abhängigkeitskranke Patienten. Meistens führt nicht die Instabilität in den Beziehungen zum Aufsuchen eines Therapeuten, sondern eher die Neigung zur Depressivität, das selbstschädigende Verhalten oder die chronische Suizidalität.

Aber nicht nur quantitative Dimensionen bestimmen die klinische Bedeutung der Störung, sondern auch qualitative Aspekte spielen eine große Rolle. So beeinflussen die Besonderheiten der Borderline-Persönlichkeitsstörung sowohl die Motivation des Betroffenen zur Behandlung und die möglichen (psycho-)therapeutischen Zugänge als auch die Rückwirkungen der Therapie auf den Behandler oder das Behandlerteam. Damit stellt die Behandlung der Borderline-Störung eine komplexe und schwierige, vorrangig psychotherapeutische Aufgabe dar. Im stationären Setting erfolgt in der Regel – abgesehen von der Therapie der Krankheit auf Achse 1 – eine Krisenintervention (KERNBERG 1983). An manchen Orten wurden Spezialstationen für diese Gruppe von Patientinnen und Patienten eingerichtet, hier werden auch längerfristige Behandlungen durchgeführt. Der Schwerpunkt der Therapie liegt jedoch sicherlich im ambulanten Bereich.

ꞮꞮꞮ Spezifische klinische Problemstellungen

Bei der Behandlung von Patienten mit Borderline-Störungen kommt es in der Regel zur projektiven Identifizierung. Hierdurch wird vor allem die Instabilität des Patienten in seinen Objektbeziehungen in den Behandler und das therapeutische Team transponiert, in denen sie sich wie eine Inszenierung abbildet und zu heftigen, aber zwiespältigen Affekten führt. Diese affektive Dramatisierung, oft verbunden mit der Spaltung von Mitgliedern des Teams in gute und schlechte, ist eines der Hauptcharakteristika in der Betreuung dieser Patientengruppe. Obwohl in dieser Konstellation die Aufrechterhaltung einer therapeutischen Neutralität schwierig ist und oft genug den Therapeuten oder das Team überfordert, stellt sie für den Betroffenen eine wesentliche Chance dar. Für Patienten mit einer Borderline-Persönlichkeitsstörung ist die Überwindung und Integration der Widersprüche in den Beziehungen ja eine der Hauptschwierigkeiten; gelingt es nun dem Behandler, eben diese – vom Patienten projizierten – Probleme zu lösen, kann dies zu einer hilfreichen und korrigierenden Erfahrung für den Betroffenen werden.

> Frau Fahrt wird nach einem Suizidversuch bei weiter bestehender Suizidalität in die psychiatrische Klinik überwiesen. Der Parasuizid hat zu erheblichen gesundheitlichen Folgen, einer bleibenden Nierenschädigung, geführt. Den zuvor behandelnden Ärzten war aufgefallen, dass Frau Fahrt diese Schäden wenig zu beeindrucken schienen, sie aber gleichzeitig betonte froh zu sein, den Parasuizid überlebt zu haben. Probleme im engeren Sinne habe sie keine.
>
> Bei der Aufnahme in die psychiatrischen Klinik macht Frau Fahrt nur spärliche Angaben. Auch in den folgenden Interviews schweigt sie meist oder äußert, dass sie keine Probleme habe bzw. sich an ihrer Situation nichts ändern werde. Allenfalls beklagt sie sich über das grenzverletzende Verhalten ihrer Eltern. Von diesen, wie auch von den Eltern des Ehemannes, werde sie dauernd kritisiert und »heruntergemacht«.
>
> Nach einiger Zeit ergibt sich im Rahmen der stationären Behandlung folgende Konstellation: Bei den therapeutischen Gesprächen zeigt sich Frau Fahrt sehr wechselhaft, gelegentlich erzählt sie ausführlich über ihr als sinnlos empfundenes Leben, dann wieder schweigt sie mit dem Argument, dass sie keinerlei Probleme habe und nichts zu sagen wisse. Genau diese Antwort gibt sie auch dem leitenden Arzt bei seinen Visiten. Hier schweigt sie beharrlich, um sich an anderer Stelle über die Neugier des Arztes zu beschweren. Die auf Grund der vermuteten Suizidalität eingeführte Ausgangsregelung wird von Frau Fahrt nicht eingehalten, sie verschwindet ohne Ankündigung und wird von Mitpatienten beobachtet, wie sie lachend und gut gelaunt mit Bekannten in einem Cafe sitzt. Auf ihren Verbleib angesprochen gibt sie auf der Station keine Antwort.

Auffällig ist, dass Frau Fahrt in der Nacht regelmäßig scharfe Gegenstände relativ auffällig auf ihren Nachttisch legt, sodass die Nachtwache vermuten muss, dass sie sich verletzen möchte. Der behandelnde Therapeut erfährt dabei immer wieder aus den Aufzeichnungen der Nachtwache über die potentielle Gefährdung. Frau Fahrt selbst gibt tagsüber an, dass sie von der Nachtwache an einem geregelten Schlaf gehindert werde. Als im Laufe der Therapie der Ehemann zu einem klärenden Gespräch eingeladen wird, ist die Patientin wiederum spurlos verschwunden. Einige Tage später gibt sie an, dass ihre Familie das Hauptproblem für sie sei, sich an diesem Problem aber sicherlich nichts ändern lasse; den Gesprächstermin allerdings habe sie vergessen.

Zu einem Eklat kommt es, als der leitende Arzt während einer Besprechung die Therapiemotivation von Frau Fahrt in Frage stellt und der Therapeut daraufhin versucht, mit ihr nochmals die Ziele der Behandlung festzulegen: Am Folgetag begeht die Patientin einen Suizidversuch. Frau Fahrt gibt dazu an, dass sie befürchtet habe, sie werde disziplinarisch aus der Klinik entlassen. Der Therapeut spricht daraufhin ein »Machtwort«, konfrontiert sie mit den Widersprüchen, betont, dass er unter diesen Bedingungen keine Behandlung machen könne, und besteht auf einer Veränderung. In der Folge gelingt die Zusammenarbeit besser.

Gerade die Spaltung und die Konflikte im Team, die durch Patienten mit Borderline-Persönlichkeitsstörungen hervorgerufen werden, lassen den Nutzen einer langfristigen stationären Behandlung fragwürdig erscheinen. Die Gefahr einer Symptomverstärkung droht, da gerade eine stationäre Behandlung ein Übungsfeld für ungünstiges Verhalten bilden kann. Zudem führen die erforderlichen tiefgreifenden strukturellen Veränderungen zu langfristigen Behandlungen mit der Gefahr der Hospitalisierung. Auf der anderen Seite sind eine Reihe von Patientinnen und Patienten zu einer kontinuierlichen ambulanten Behandlung nicht in der Lage. Bei einem Großteil sollte sich die stationäre Behandlung daher auf die Abwendung akuter Suizidalität sowie auf die Entgiftung und die Therapie schwerer Depressionen beschränken. Borderline-Störungen können aber auch derart ausgeprägt sein, dass eine längerfristige stationäre Behandlung unumgänglich ist.

Besonderheiten in der Behandlung

Die Therapie von Patienten mit Borderline-Persönlichkeiten erfordert insgesamt viel Erfahrung und therapeutisches Wissen. Nicht zu vergessen ist auch, dass zusätzlich eine Behandlung der Erkrankung auf der Achse 1 erfolgen muss, so etwa einer Alkoholabhängigkeit. Abgesehen von den oben beschriebenen Besonderheiten gelten für diese Erkrankungen natürlich die gleichen Behandlungsregeln wie für andere Patientengruppen.

Die Beziehungsgestaltung

Vor allem O. F. KERNBERG (1993) hat Vorschläge zur Therapie von Borderline-Störungen gemacht, die zum Teil auch für die stationäre Behandlung dieser Patientengruppe Relevanz haben und sich auf die Beziehungsgestaltung auswirken. Mit Bezug auf die zu beobachtende Instabilität betont er, dass gerade bei dieser Behandlung auf die Einhaltung von Grenzen geachtet werden und der sekundäre Gewinn des »Ausagierens« systematisch unter Kontrolle gebracht werden müsse.

Dies ist eine Voraussetzung für den Erhalt der notwendigen therapeutischen Neutralität (Kernberg spricht von »technischer Neutralität«) und die Vermeidung einer »primitiven« Idealisierung des Therapeuten. Die Integration, so sein Vorschlag, solle vor allem durch einen ständigen Prozess der Klärung, Konfrontation und Deutung erfolgen. Dabei rät er, immer die augenblickliche Beziehung, das Hier und Jetzt, zu betrachten und nicht auf biografische Inhalte auszuweichen. Zur Einhaltung der Grenzen empfiehlt er zu Beginn der Therapie einen Behandlungsvertrag zu erarbeiten, der folgende vier Elemente enthält.

1. Klärung der Motivation

Idealerweise sollte der Patient signalisieren, dass er nicht nur eine Veränderung möchte, sondern dass er selber sich verändern will. Lebensziele (z. B. der Wunsch abzunehmen) sind notwendigerweise noch keine legitimen Therapieziele. Antisoziale Persönlichkeiten eignen sich in der Regel nicht für eine psychodynamische Therapie.
Die Behandlungsziele sollten realistisch sein und durch Mechanismen, die dem Patienten erklärt und mit ihm diskutiert werden können, erreichbar sein.

2. Bestehen auf Offenheit und Ehrlichkeit

Es ist wichtig, die Verantwortung des Patienten für eine aufrichtige Kommunikation mit dem Therapeuten zu betonen. Die anfängliche Instruktion an den Patienten sollte diese Erwartung vermitteln und zu freier und offener Kommunikation während der Sitzung einladen.
Beispiel: »Ich erwarte von ihnen, dass sie so offen wie möglich über die Probleme und Schwierigkeiten sprechen, die sie während unserer Sitzung beschäftigen. Dies können Gedanken, Erinnerungen und Wahrnehmungen, Träume, Gefühle und Fragen sein. Wenn jemand offen über das spricht, was ihm in den Sinn einfällt, tauchen die wichtigen Fragen von ganz allein auf. Egal, was ihnen kommt, mag es wichtig oder trivial erscheinen, es wird ihnen auf Dauer helfen, wenn sie damit fortfahren und darüber reden.«
Auch der Therapeut soll seine Rolle offen legen.
Beispiel: »Ich möchte sie daran erinnern, dass es meine Aufgabe ist, immer dann etwas zu sagen, wenn ich das Gefühl habe zu ihrem Verständnis über sich selbst etwas beitragen zu können. Das tue ich; und wenn ich schweige, tue ich dies, weil ich dann nicht das Gefühl habe, irgendetwas beitragen zu können. Wenn ich etwas beizutragen habe, werde ich es sagen.«

3. Ausschluss von Faktoren, die die Kontinuität der Behandlung bedrohen

Der Behandlungsvertrag soll einen Rahmen geben, in dem die Behandlung möglich wird. Dabei wird die Gefahr umgangen, dass wesentliche Inhalte außerhalb der Therapie ausagiert werden. Dies gilt insbesondere bei jeder Gefahr für das Leben des Patienten oder einer anderen Person, bei Bedrohung der Fortsetzung der Behandlung und bei Unehrlichkeit auf der Seite des Patienten. Lässt sich der Patient nicht auf diese Vereinbarung ein oder bricht er zwischenzeitlich die Vereinbarung, muss die Behandlung unterbrochen und der Vertrag durch eine zusätzliche Strukturierung erneuert werden.

Persönlichkeitsstörungen

▪ 4. Betonung der Eigenverantwortung des Patienten

Der Vertrag soll verdeutlichen, dass der Patient die Verantwortung für die Therapie trägt. Der Vertrag stellt nicht nur das Gefühl des Patienten, etwas Besonderes zu sein, und seinen Wunsch, Verantwortung zu vermeiden, in Frage, sondern spricht auch die Heilung suchenden Anteile in ihm an, die die Zusammenarbeit mit dem Therapeuten wünschen.

Der Behandlungsvertrag, der eine Art Therapievereinbarung darstellt und die Begrenzung und Erklärung der therapeutischen Ziele beinhaltet, ist im Rahmen der Grenzsetzung bereits ein wichtiger Bestandteil der Therapie. Er verdeutlicht und erleichtert damit auch die therapeutische Konstanz, die einen Kristallisationspunkt einer verbesserten Objektkonstanz darstellen kann. Es ist auf Grund der Störung nicht zu erwarten, dass der Patient diesen Vertrag über die ganze Strecke der Therapie einhalten wird, charakteristischerweise wird er sogar versuchen diese Grenzziehung zu durchbrechen oder zu relativieren. Aber immer dann kann der Behandler auf diesen Vertrag verweisen, kann in neue Verhandlungen eintreten und erneut betonen, dass sowohl der Behandler als auch der Klient nur bei der Einhaltung von Grenzen die Therapie erfolgreich abschließen kann.

Auf der Basis dieses Vertrages kann die eigentliche Integration der verschiedenen Fragmente in einen affektiv-kognitiven Bezugsrahmen stattfinden. Für O. F. Kernberg ist dabei das zentrale therapeutische Werkzeug die Deutung, also die fortlaufende Bewusstmachung von Widersprüchen und den dahinter vermuteten Konflikten. Diese kann auf verschiedenen Ebenen erfolgen. Tabelle 69 zeigt dazu Beispiele.

Tabelle 69   Die Deutung und ihre Bestandteile: Psychodynamische Therapie bei Borderline-Patienten (Kernberg 1993)

	Klärung	Konfrontation	Deutung
	Die Klärung hat die Funktion, die wesentlichen Inhalte zu erklären und herauszufinden, inwieweit der Patient das Material versteht.	Die Konfrontation soll dem Patienten etwas von den latent vorhandenen, konflikthaften und unvereinbaren Aspekten des Materials bewusst machen	Die Deutung verbindet bewusstes und unbewusstes Material. Ziel ist, die Konflikthaftigkeit des Materials aufzulösen.
Hier und Jetzt	Ich bemerke, dass sie jedes Mal, wenn ich meinen Stuhl bewege, auf die Uhr gesehen haben. Fällt ihnen dazu etwas ein?	Sie haben all meine Beobachtung in dieser Stunde sofort zurückgewiesen – fast ohne einen Moment darüber nachzudenken – und gleichzeitig behauptet, dass Sie nichts von mir bekommen. Was denken Sie dazu?	Ich denke, Sie haben versucht mich in einen Streit zu verwickeln, um sich gegen das Auftauchen sexueller Phantasien über mich zu schützen. Was denken Sie darüber?

	Klärung	Konfrontation	Deutung
Die äußere Realität	Ich verstehe nicht ganz, was Sie veranlasst hat, sofort vom Liebesspiel mit Ihrem Freund abzulassen, als er lächelte. Was meinen sie damit, dass sie gehemmt wurden? Wie fühlten Sie sich?	Ich bin beeindruckt von hrer Erzählung, dass Sie Ihre neuen Arbeitsunterlagen genau mit der Person ausgetauscht haben, die Sie verdächtigen, von der Arbeit anderer Forscher abzuschreiben.	Incem Sie Ihres Freundes überdrüssig wurden, gerade als er so glücklich mit ihnen schien, entwerteten sie ihn, um sich vor Ihrem Neid auf seine Liebesfähigkeit schützen zu können.
Die Vergangenheit	Verstehe ich das richtig, dass all diese schrecklichen Kämpfe mit Ihrem Vater immer dann statt-fanden, wenn Sie mit ihm alleine weggingen? Ist das ein Muster, was Sie bemerkt haben?	Sie erzählten mir, dass Sie auf Ihre Mutter immer dann wütend waren, wenn sie Sie in Familiengeheim-nisse einweihen wollte und so Ihre Vorliebe für Sie zeigte. Wie verstehen Sie das?	Ihre Angst vor den Geräuschen aus dem Schlafzimmer der Eltern resultiert daraus, dass Sie denen die gleichen sadistischen Phantasien zuschreiben, die Ihre Phantasien auszeichnet.
Abwehr-mechanismen	Sie haben mir wiederholt erzählt, dass jede Frau so reagieren würde, wie Sie es getan haben, und dass Sie in all diesen Reaktionen von Abscheu Männern gegenüber nichts Bedeutsames sehen. Beharren Sie auf diesem Punkt?	Ihr Bedürfnis, sich nach einer neuen Frau umzusehen, scheint immer dann aufzutauchen, wenn Ihre gegenwärtige Freundin Sie mit unerwartet netten Eigenschaften überrascht.	Könnte es sein, dass Sie die verborgenen Attacken gegen Sie in diesem Bericht verleugnen, weil Sie vor der Intensität Ihrer Wut gegen Ihren politischen Rivalen Angst haben?
Genetische Rekons-truktion			Das Peitschen von Prostituierten und das harte Umgehen mit mir haben ähnliche Funktionen. Sie verhalten sich in der Macho-Art Ihres Vaters, statt Ihren Wünschen nachzugeben, von mir umsorgt und sexuell penetriert zu werden. Darin wiederholt sich der Wunsch, die Mutter zu ersetzen.

Persönlichkeitsstörungen

▪ Das Therapieprogramm

Abhängig von dem ätiologischen Konzept sind eine Reihe von Konzeptionen zur The-rapie der Borderline-Störung entwickelt worden (DULZ / SCHNEIDER 1996), von denen die *Dialektisch Behaviorale Psychotherapie* (DBT) von M. LINEHAM (1993) als Manual vorliegt. Bei der DBT ist die Dysfunktion der Affektregulation der zentrale Ansatzpunkt, auf den sich die therapeutischen Schritte beziehen.

Die Hinwendung zu dialektischen Prozessen, also zum Umgang mit Widersprüchen im Rahmen dieses therapeutischen Ansatzes, zeigt viele Analogien zu den Perspektiven, die sich von der Objektbeziehungstheorie herleiten. Ziel der Therapie ist es, die von Widersprüchen erzeugte Spannung zu ertragen und zu akzeptieren, um damit Hinder-nisse für Veränderungen zu überwinden. Die DBT ist als ambulante Therapie konzi-piert und enthält die Elemente:

▸ Einzeltherapie

- ► Fertigkeitstraining (in der Gruppe)
- ► Telefonberatung

Zudem wird eine regelmäßige Supervision für die Therapeuten vorgeschlagen. Die Behandlung erstreckt sich über mehrere Phasen (Tabelle 70).

Tabelle 70 Therapiephasen und Hierarchie der Problembereiche

Vorbereitungsphase
Aufklärung über die Behandlung, Zustimmung zu den Behandlungszielen, Motivation und Zielanalyse

Erste Therapiephase
I. Suizidales und parasuizidales Verhalten
II. Therapiegefährdendes Verhalten
III. Verhalten, das die Lebensqualität beeinträchtigt
IV. Verbesserung der Verhaltensfertigkeiten:
   innere Achtsamkeit
   zwischenmenschliche Fähigkeiten
   bewusster Umgang mit Gefühlen, Stresstoleranz
   Selbstmanagement

Zweite Therapiephase
Bearbeitung des Posttraumatischen Stress-Syndroms
   Akzeptanz des Traumas
   Verminderung der Stigmatisierung und der Selbstbeschuldigung
   Arbeit mit der Verleugnung
   Umgang mit der Missbrauchsdichotomie

Dritte Therapiephase
Steigerung der Selbstachtung, Entwicklung und Umsetzung individueller Ziele

Innerhalb der DBT kommen verschiedene therapeutischen Techniken zur Anwendung:
Dialektische Strategien: Entweder-oder-Sichtweisen werden in Sowohl-als-auch-Sichtweisen umgewandelt.
Validierungsstrategien: Strategien, die das Verhalten und die Empfindungen des Patienten verständlich machen.
Problemlösungsstrategien: Klärung von Problemlösungsstrategien und ihre Flexibilisierung.
Strategien zur Kompetenzerweiterung: Erwerb von Fähigkeiten im Umgang mit anderen und mit sich selbst.
Beratungsstrategien: Anregungen, sich in der real existierenden Welt zurechtzufinden.
Strategien der respektlosen Kommunikation: Die Aussagen des Patienten zunächst nicht zu interpretieren, sondern sie »für bare Münze« zu nehmen.
Kontingenzstrategien: Klärung von Zusammenhängen, Verhaltensbereitschaften und Verhaltensmustern.
Beziehungsstrategien: Bearbeitung der therapeutischen Beziehung.

ıı   Medikamentöse Behandlung von Borderline-Störungen

Eine spezifische medikamentöse Behandlung dieser Störungen ist nicht bekannt. Ein positiver Effekt einer Medikation lässt sich nur bei einzelnen Symptomen erwarten. So reagieren Impulskontrollschwächen gelegentlich auf eine Behandlung mit Lithium oder Carbamazepin, depressive Symptome lassen sich manchmal erfolgreich mit serotonergen Antidepressiva und Derealisationsphänomene durch hochpotente Neuroleptika in niedrigster Dosierung positiv beeinflussen (DULZ 1994; LEITNER / SERFLING 1993).

ııııı Literatur

BENJAMIN, L. S. (1974): Structural analysis of social behavior. In: *Psychological Review*, 81, S. 392–425.

BLEULER, E. (1983): Lehrbuch der Psychiatrie. 15. Auflage. Heidelberg.

CIOMPI, L. (1982): Affektlogik. Stuttgart.

DULZ, B. (1994): Pharmakotherapie der Borderline-Störung. In: *Der Nervenarzt*, 65, S. 755–761.

DULZ, B.; SCHNEIDER, A. (1996): Borderline-Störungen. Theorie und Therapie. Stuttgart.

FIEDLER, P. (1995): Persönlichkeitsstörung. Weinheim.

FROMMER, J.; REISSER, V. (1997): Neuere Ansätze zum Verständnis der Borderline-Persönlichkeitsstörung. In: *Fortschr. Neurol. Psychiatrie*, 65, S. 34–40.

HUBER, G.; GROSS, G. (1993): Psychopathologie der organischen Psychosyndrome. In: SCHÜTTLER, R. (Hg.): Organische Psychosyndrome. Heidelberg u. a.

JANZARIK, W. (1993): Seelische Struktur als Ordnungsprinzip in der forensischen Anwendung. In: *Der Nervenarzt*, 64, S. 427–433.

KAPFHAMMER, H. P. (1993): Zur psychosozialen Entwicklung und Problematik im jungen Erwachsenenalter. In: *Fortschritte der Neurologie und Psychiatrie*, 61, S. 338–353.

KERNBERG, O. F. (1993): Psychodynamische Therapie bei Borderline-Patienten. Bern.

KERNBERG, O. F. (1983): Borderline-Störungen und pathologischer Narzissmus. Frankfurt a. M.

KICK, H. (1991): Das schizophrene Residualsyndrom. In: *Der Nervenarzt*, 62, S. 32–40.

KRETSCHMER, E. (1921, 1967): Körperbau und Charakter. Berlin.

LEITNER, P.; SERFLING, R. (1993): Die Stellung der Psychopharmaka in der Behandlung der Borderline Persönlichkeitsstörungen. In: *Psychiatrische Praxis*, 20, S. 207–210.

LINEHAM, M. (1989): Dialektische Verhaltenstherapie bei Borderline-Störungen. In: *Praxis der Klinischen Verhaltensmedizin und Rehabilitation*, 2, S. 220–227.

LINEHAN, M. (1993): Dialektische Verhaltenstherapie bei Borderline-Persönlichkeitsstörungen. In: ZIELKE, M.; STURM, J. (Hg.): Handbuch der stationären Verhaltenstherapie. Weinheim.

MAIER, W.; PROPPING, P. (1991): Die familiäre Häufung psychischer Störungen und die Konsequenzen für die psychiatrische Diagnostik. In: *Der Nervenarzt*, 62, S. 398–407.

MARNEROS, A.; DEISTER, A.; ROHDE, A. (1991): Phänomenologische Konstellationen von persistierenden Alternativen bei idiopathischen Psychosen. In: *Der Nervenarzt*, 62, S. 676–681.

Persönlichkeitsstörungen

MODESTIN, J. (1987): Welche sind die wichtigsten Borderline-Charakteristika? In: *Der Nervenarzt*, 58, S. 374–378.

MODESTIN, J.; TOFFLER, G. (1985): Borderline-Pathologie bei hospitalisierten Patienten. In: *Der Nervenarzt*, 56, S. 673–681.

PFITZER, E.; ROSEN, E.; ESCH, E.; HELD, T. (1990): Stationäre Behandlung von Borderline-Patienten. In: *Der Nervenarzt*, 61, S. 294–300.

RHODE-DACHSER, C. (1991): Psychodynamik der Neurosen und Persönlichkeits-störungen. In: KISKER, K. P.; FREYBERGER, H.; ROSE, H. K.; WULFF, E.(Hg.): Psychiatrie, Psychosomatik, Psychotherapie. Stuttgart.

SASS, H.; KOEHLER, K. (1983): Borderline-Syndrome: Grenzgebiet oder Niemandsland? In: *Der Nervenarzt*, 54, S. 221–230.

SCHWENKMEZGER, P.; SCHMIDT, L. R.; WERNER, W.; HÄCKER, H. (1987): Zur Deskription einiger psychiatrischer Klassen mittels objektiver Persönlichkeitstests. In: *Der Nervenarzt*, 58, S. 349–357.

SIGMUND, D. (1994): Die Phänomenologie der hysterischen Persönlichkeitsstörung. In: *Der Nervenarzt*, 65, S. 18–25.

STIERLIN, H. (1994): Ich und die anderen. Psychotherapie in einer sich wandelnden Gesellschaft. Stuttgart.

SULLIVAN, H. S. (1980): Die interpersonelle Theorie der Psychiatrie. Frankfurt a. M.

ULLRICH-DE MUYNCK, R.; ULLRICH, R. (1993): Aufbau sozialer Kompetenz. In: LINDEN, M.; HAUTZINGER, M. (Hg.): Verhaltenstherapie. Heidelberg u. a.

WINNICOTT, D. W. (1974): Reifungsprozess und fördernde Umwelt. München.

Persönlichkeit kann psychologisch-psychiatrisch als die Gesamtheit der Eigenschaften und Verhaltensweisen definiert werden, die dem Einzelnen eine eigene, charakteristische Individualität verleihen (S. 442).

Der Persönlichkeitsbegriff hat vielfältige Verbindungen zu den Begriffen Selbst, Ich, Identität und Charakter (S. 444 f.).

Die Persönlichkeit eines Menschen hat einen Einfluss auf die Entstehung und noch stärker auf den Verlauf psychischer Erkrankungen.

Führen Persönlichkeitsmerkmale zu Anpassungsstörungen an die Umgebung (interpersoneller Aspekt der Persönlichkeit), kann das Ausmaß den Charakter einer Persönlichkeitsstörung, sogar einen eigenständigen Krankheitswert bekommen (S. 448).

Die Formen der Persönlichkeitsstörungen (S. 449 ff.) lassen sich in drei Gruppen aufteilen, abhängig davon, ob auffallendes, störendes oder zurückgezogenes Verhalten im Vordergrund steht. Die unterschiedlichen Formen der Persönlichkeitsstörungen bedingen eine spezifische Inanspruchnahme psychiatrischer Hilfen. Für die klinische Psychiatrie sind insbesondere die Störungen der Impulskontrolle (etwa bei der Borderline-Störung) von Bedeutung (S. 449 ff.).

Persönlichkeitsstörungen können auch im Rahmen von psychischen und körperlichen Erkrankungen erworben werden (Beispiel Hirntraumata). Derartige Störungen zeichnen sich unter Umständen durch eine geringe Variabilität der Reaktionsmöglichkeiten der betroffenen Person aus. Die Art dieser Störungen ist relativ unabhängig von der Störungsursache (S. 456 f.).

Zur Behandlung von Persönlichkeitsstörungen sind aus verschiedenen therapeutischen Perspektiven spezifische Behandlungsstrategien entwickelt worden (S. 464 ff.). Die Therapie der Persönlichkeitsstörungen hat dabei offensichtlich ein stark strukturiertes Vorgehen zur Voraussetzung.

Persönlichkeitsstörungen

Ess-Störungen

Ess-Störungen (F 50) unterliegen einem besonders deutlichen kulturellen Einfluss, da sie an die Erreichbarkeit einer großen Nahrungsmenge gebunden sind. Bei ihrer ohnehin starken Häufung in den westlichen Industrienationen lässt sich gerade dort auch eine Häufigkeitszunahme beobachten (CSEF 1997). Die verbreitetste Form der Ess-Störung ist die Hyperphagie mit folgendem Übergewicht (Adipositas oder psychogenes Übergewicht), die wegen der körperlichen Folgeerkrankungen und Risiken ein sozialmedizinisches Problem darstellt. Das psychogene Übergewicht hat aber in der psychiatrischen und psychotherapeutischen Praxis und Forschung noch wenig Aufmerksamkeit gefunden. Im Zentrum der Betrachtungen standen eher die klassischen Ess-Störungen Anorexia nervosa (Magersucht) und Bulimia nervosa (Fress-Sucht). Von diesen sind hauptsächlich Frauen der mittleren und höheren sozialen Schichten betroffen, die Krankheiten gehen häufig ineinander über.

ⅢⅢ Diagnostische Einordnung

In der psychiatrischen Klassifikation der Ess-Störungen bilden die Anorexie und die Bulimie die zentralen Krankheitseinheiten (Tabelle 71). Das psychogene Übergewicht ist hier nicht als gesonderte Kategorie aufgeführt. Für beide Erkrankungen sind mittlerweile recht brauchbare diagnostische Kriterien entwickelt worden (Tabelle 72 und Tabelle 73).

Tabelle 71   Ess-Störungen nach der ICD-10

▷ Anorexia nervosa

▷ Atypische Anorexia nervosa

▷ Bulimia nervosa

▷ Atypische Bulimia nervosa

▷ Essattacken / Erbrechen bei anderen psychischen Störungen

Die Trennung zwischen diesen beiden Erscheinungsformen der Ess-Störungen ist erst in den letzten Jahren vollzogen worden. Tatsächlich weisen sie eine Reihe von Gemeinsamkeiten auf. Diese betreffen die Bevorzugung von jungen Frauen und einige psychologische Variablen. In beiden Fällen ist den Erkrankten eine ständige Beschäftigung mit Essen und Kalorien zueigen. Meist verfügen Essgestörte über differenzierte Kenntnisse von Nahrungsmitteln und deren Nährgehalt. Viele unterscheiden regelrecht zwischen

»guten« (kalorienarmen) und »schlechten« Nahrungsmitteln. Die ständige Beschäftigung mit dem Essen kann so weit führen, dass alle anderen sozialen Aktivitäten vernachlässigt werden oder die Betroffenen gedanklich völlig auf dieses Thema eingeengt sind. Charakteristischerweise ist die Kontrolle über die Ernährung ein zentrales Anliegen, jedes Zuviel an Nahrung wird als schamauslösender Kontrollverlust erlebt. Fressattacken (Aufnahme großer Nahrungsmengen in kurzer Zeit) kündigen sich in der Regel schon beim Einkaufen der Lebensmittel an, gewinnen aber dann einen fast zwangsläufigen Charakter. Sie werden zumeist verheimlicht und sind von starken Schuld- und Schamgefühlen begleitet.

Meist versuchen Essgestörte ihre Symptome zu verbergen. Bei starkem Untergewicht sollen weite Kleider und Kosmetika die Abmagerung kaschieren. Im Gespräch werden das Essen oder die Figur betreffende Themen ausgeklammert, Probleme nicht selten negiert. Dabei zeigen sich die Patientinnen zu Beginn der Erkrankung oftmals als »Genießer«, tauschen sich gerne über Kochrezepte aus und versuchen das Bild eines Menschen, der »das Essen überlegen genießt, ohne zuzunehmen« zu erwecken. Erst im Verlauf – und mit zunehmender Sorge »ertappt« zu werden – beginnt das oben beschriebene Verhalten.

Tabelle 72   Diagnostische (Forschungs-)Kriterien der Anorexia nervosa (Magersucht) nach der ICD-10

A. Gewichtsverlust oder bei Kindern fehlende Gewichtszunahme. Dies führt zu einem Körpergewicht von mindestens 15 %* unter dem normalen oder dem für das Alter und die Körpergröße erwarteten Gewicht.

B. Der Gewichtsverlust ist selbst herbeigeführt durch Vermeidung von »fett machenden« Speisen.

C. Selbstwahrnehmung als »zu fett« verbunden mit einer sich aufdrängenden Furcht zu dick zu werden. Die Betroffenen legen für sich selbst eine sehr niedrige Gewichtsschwelle fest.

D. Umfassende endokrine Störung der Achse Hypothalamus-Hypophyse-Gonaden; sie manifestiert sich bei Frauen als

E. Amenorrhoe, bei Männern als Interessenverlust an Sexualität und Potenzverlust. Eine Ausnahme stellt das Persistieren vaginaler Blutungen bei anorektischen Frauen dar, die eine Hormonsubstitution erhalten (meist als kontrazeptive Medikation).

F. Die Kriterien A. und B. für eine Bulimia nervosa (F 50.2) werden nicht erfüllt.

G. Folgende Symptome bestätigen die Diagnose, sind aber nicht notwendig: selbstinduziertes Erbrechen, selbstinduziertes Abführen, übertriebene körperliche Aktivitäten und Gebrauch von Appetitzüglern und/oder Diuretika.

H. Bei Beginn der Erkrankung vor der Pubertät ist die Abfolge der Pubertätsentwicklung verzögert oder gehemmt (Wachstumsstop, fehlende Brustentwicklung und primäre Amenorrhoe bei Mädchen; bei Jungen bleiben die Genitalien kindlich). Nach Remission wird die Pubertätsentwicklung bei verspäteter Menarche häufig normal abgeschlossen.

* Dies entspricht dem Quetelets-Index < 17,5.
Body Mass Index (BMI) entspricht dem Quetelets-Index

$$\text{Quetelets-Index:} \quad \frac{\text{Körpergewicht in kg}}{(\text{Körpergröße in m})^2}$$

Die Selbstdarstellung steht bei den Patienten im Kontrast zu dem oft fehlenden Selbstwertgefühl. Essgestörte Patientinnen sind meist ehrgeizig und leistungsorientiert, häufig auch erfolgreich, fühlen sich selbst aber minderwertig, schwach und verabscheuungswürdig. Insbesondere Anorektikerinnen haben große Angst davor zuzunehmen, wobei in der Regel die Körperwahrnehmung und das Körperschema gestört sind. Nicht wenige neigen zur körperlichen Hyperaktivität, treiben aktiv Sport oder exzessiv Fitness-Training. Dieses dient dem Kalorienverbrauch, ist aber auch als ein Versuch zu werten, die Kontrolle über den eigenen Körper nicht zu verlieren.

Tabelle 73   Diagnostische (Forschungs-)Kriterien der Bulimia nervosa (Fress-Sucht) nach der ICD-10

A. Häufige Episoden von Fressattacken (in einem Zeitraum von drei Monaten mindestens zweimal pro Woche), bei denen große Mengen an Nahrung in sehr kurzer Zeit konsumiert werden.

B. Andauernde Beschäftigung mit dem Essen, eine unwiderstehliche Gier oder ein Zwang zu essen.

C. Die Patienten versuchen, der Gewichtszunahme durch die Nahrung mit einer oder mehreren der folgenden Verhaltensweisen entgegenzusteuern:

1. selbstinduziertes Erbrechen,

2. Missbrauch von Abführmitteln,

3. zeitweilige Hungerperioden,

4. Gebrauch von Appetitzüglern, Schilddrüsenpräparaten oder Diuretika. Wenn die Bulimie bei Diabetikern auftritt, kann es zu einer Vernachlässigung der Insulinbehandlung kommen.

D. Selbstwahrnehmung als »zu fett«, mit einer sich aufdrängenden Furcht zu dick zu werden (was meist zu Untergewicht führt).

Trotz der vielen Gemeinsamkeiten finden sich zwischen Anorexie und Bulimie einige Unterschiede, die vor allem den Umgang mit anderen Menschen, die Sexualität, aber auch die Erwartungen an die Therapie betreffen. Die Bulimie scheint auf der Achse Kontrolle eine größere Flexibilität und größere Verhaltensheterogenität als die Anorexie zu erlauben – um den Preis einer höheren emotionalen Instabilität (HABERMAS / MÜLLER 1986) (Tabelle 74). Die stärksten Gegensätze zwischen Anorexie und Bulimie zeigen sich aber im Krankheitserleben der Betroffenen (PAUL u. a. 1987), wobei die Bulimie subjektiv viel stärker als Störung erlebt wird.

⁏⁏⁏⁏   Krankheitserleben

Das Denken anorektischer und bulimischer Patientinnen wird von der Beschäftigung mit der Nahrung und dem Körper dominiert, auch die Affekte werden hierauf umgelenkt. Charakteristisch für das subjektive Erleben sind ein Gefühl der Ohnmacht und der Gewissheit, dass alle Handlungen nur Reaktionen auf die Forderungen anderer sind (SELVINI-PALAZZOLI 1986). Dabei ist die Gewichtsabnahme meist kein Zeichen von Todessehnsucht, sondern Spiegel eines alles durchdringenden Insuffizienzgefühls und des Bedürfnisses nach Anerkennung und Unterstützung, als Ausdruck tiefer Selbstzweifel.

Der ständige Kampf gegen den Hunger vermittelt den Betroffenen eine Illusion von Autonomie. Diese *Pseudoautonomie* reicht jedoch nicht aus, um das Gefühl der eigenen Schwäche aufzulösen. In der Binnenwahrnehmung ist die Unfähigkeit, Körpersignale angemessen zu spüren, an Schwierigkeiten im Umgang mit Affekten gekoppelt. Diese

werden verleugnet (etwa wird die Bedrohung durch die Abmagerung nicht wahrgenommenen oder durch die Angst zuzunehmen überdeckt) und Konflikte harmonisiert.
Im Hinblick auf die familiären Beziehungen finden sich häufig Zeichen einer überdauernden Abhängigkeit, auch wenn in der Interaktion mit den Eltern aggressive Auseinandersetzungen zu beobachten sind.

Tabelle 74   Magersucht und Bulimia nervosa im Vergleich

	Anorexia nervosa	Bulimia nervosa
Prävalenz in Risiko-gruppen (15–30 J.)	0,8%	4,0%
Appetit	reduziert (Anorexie)	gesteigert (Hyperorexie)
Essverhalten (Nahrungszufuhr)	Hypophagie, Nahrungsrestriktion, »Hungern«, Essensverweigerung	Hyperphagie, Heißhungerattacken, »Fressanfälle«, Bulimie=»Ochsenhunger«, griech. »bous« (Ochse), »limos« (Hunger)
Verhaltensziel (finaler Aspekt) Impulskontrolle	abnehmen wollen, schonungsloses Streben nach Abmagerung (relentless pursuit of thinness) verstärkt, »Kontrollzwang«	nicht zunehmen wollen, Angst vor Gewichtszunahme, »weight phobia« vermindert, Kontrollverlust (»Impulsdurchbruch« im Fressanfall)
Körpergewicht	immer Untergewicht, mindestens 15% unter Normalgewicht	meist Normalgewicht, leichtes Untergewicht oder Übergewicht möglich, Übergänge zur Magersucht und Adipositas, große Gewichtsschwankungen
Erbrechen	bei 15–30 %	bei ca. 85 %
Amenorrhoe	60–100 % je nach Untergewicht	40–50 %
Leidensdruck	gering, starke Verleugnungstendenzen	groß
Therapieverlangen	gering	groß
Körperideal	subjektives Idealgewicht, weit unter Normalgewicht	subjektives Idealgewicht im für junge Frauen normalen Bereich (leichtes Untergewicht)
Sexualität	▷ geschlechtslos, asketisch-leistungsfähig, Ideal der Selbstkontrolle, Autonomie und Askese ▷ keine sexuelle Partnerschaft, erste sexuelle Erfahrung als Auslöser	▷ schlank, weiblich-attraktiv ▷ Ideal konventioneller Weiblichkeit und Attraktivität ▷ sexuelle Partnerschaften bleiben häufig bestehen bei mangelnder Erlebnisfähigkeit
Loslösung von der Familie	eng gebunden an Familie	vorschnelle Autonomie
Soziale Haltung	▷ Abgrenzung von anderen und Machtaus-übung über andere ▷ Furcht vor Überwältigung und Vereinnahmung	▷ Orientierung am anderen, um zu gefallen ▷ Furcht vor Ablehnung und Verlassenwerden
Erstkontakt	werden von Familienmitgliedern zum Arzt »geschleppt«	sucht Arzt nach jahrelangen gescheiterten Selbstheilungsversuchen z.T. unter Verschweigen des Symptoms auf
Konfliktkonstellation	»Komm mir nicht zu nahe«	»Hilf mir, aber verändere nichts«

Ess-Störungen

Nicht nur das Denken der betroffenen Patienten wird durch die Erkrankung zunehmend bestimmt, sondern auch die interpersonellen – insbesondere die familiären – Beziehungen. Die Beschäftigung mit Essen, Abmagerung und Gewichtszunahme prägt die Gesprächsinhalte. Die vergeblichen Versuche, durch Kontrolle, Ermunterung und Appell das essgestörte Verhalten zu verändern, stoßen in vielen Familien aggressive Auseinandersetzungen an. Die Eltern entwickeln im weiteren Verlauf ein Gefühl der Hilflosigkeit und Verzweiflung.

Wie viele andere seelische Erkrankungen führen Ess-Störungen im Verlauf zur relativen sozialen Isolation. Das hohe Zeitbudget, das Essgestörte auf Auseinandersetzungen mit der Nahrung verwenden, und die Tendenz, die Störung zu kaschieren und zu verleugnen, tragen hierzu bei.

Ess-Störungen entwickeln sich im Rahmen der sexuellen Entwicklung und beeinflussen ihrerseits die sexuelle Reifung, sie sind im Kontext einer Entwicklungskrise zu sehen. Der Mangel an Autonomie und die Orientierung auf die meist dominierenden Bezugspersonen führen dazu, dass die Patienten bereits frühzeitig Ängste entwickeln, möglichen Erwartungen nicht zu entsprechen. Die Angst »das Falsche« zu tun und ein Gefühl der fatalen Machtlosigkeit bestimmen das Leben. In dieser ohnehin schwierigen psychologischen Situation werden die Betroffenen von der – mit der Pubertät verbundenen – körperlichen und sexuellen Entwicklung überwältigt. Die als unkontrollierbar erlebte Sexualität verstärkt das Gefühl der Machtlosigkeit und Insuffizienz. Oft wird in diesem Zusammenhang die eigene Unfähigkeit, mit der beginnenden sexuellen Entwicklung zurechtzukommen, dem Körper angelastet und Autonomie mit der Kontrolle biologischer Impulse gleichgesetzt. Bei einigen Patientinnen korrespondieren diese Schwierigkeiten mit früheren sexuellen Traumata.

Frau Stohr (18 Jahre) kommt in Begleitung ihrer Eltern als Notfall zu Aufnahme. Die Eltern sind sehr besorgt darüber, dass die Tochter mittlerweile bei einer Körpergröße von 1,69 m nur noch 38 kg wiegt. Auch Frau Stohr selbst problematisiert die Gewichtsabnahme, deklariert aber klar, nur auf Wunsch der Eltern der stationären Aufnahme zuzustimmen. Sie glaubt nicht daran, dass man ihr durch eine Therapie helfen könne. Die Eltern berichten auf die Frage des Überweisungskontextes über sehr unterschiedliche und letztlich verwirrende Erfahrungen. Der Hausarzt habe den Zustand der Patientin für nicht so dramatisch gehalten und die Bedeutung des freien Willens von Frau Stohr betont. Ein niedergelassener Psychotherapeut sei sehr vorwurfsvoll gewesen, weil sie bislang noch nichts unternommen gehabt hätten. Die Patientin ergänzt, dass sie vor einem Jahr über etwa acht Monate in einer kinder- und jugendpsychiatrischen Abteilung behandelt worden sei. Dort habe sie bis auf 49 kg zugenommen, anschließend dieses Gewicht aber nicht halten können.
Nach ihrer Volljährigkeit sei eine neuerliche Aufnahme in die Kinder- und Jugendpsychiatrie abgelehnt worden, weshalb sie sich kurzzeitig in eine psychosomatische Fachklinik begeben habe. Hier aber sei ein für die Patientin zu freier Umgang mit dem Essen gepflegt worden. Sie sei damit nicht zurechtgekommen, weil sie ständig die Befürchtung gehabt habe, zuzunehmen. In der Behandlung vorher habe sie ein Standardessen bekommen, bei dem die Gewichtszunahme für sie kalkulierbar gewesen sei. Frau Stohr hatte daher die Behandlung in der Psychosomatik abgebrochen.
Die Patientin berichtet, dass sie im Alter von 15 Jahren erkrankt sei. Das Fasten habe

mit einer Diät begonnen, die sie zusammen mit einer Freundin geplant habe, um ihren »Babyspeck« zu verlieren. Nach einiger Zeit habe sie festgestellt, dass sie nicht mehr mit dem Fasten habe aufhören können, ihr Denken sei zunehmend vom Essen bestimmt gewesen. In der Schule habe sie sich nicht mehr konzentrieren können, die Leistungen seien stark abgefallen und sie habe auch den Kontakt zu den Freundinnen verloren. Zu Jungen unterhalte sie ohnehin keine Beziehungen.

Nach der ersten Behandlung habe sie eine Ausbildung als Krankenschwester angefangen. Sie arbeite sehr gerne in diesem Beruf, sei aber zur Zeit körperlich zu schwach dazu. Außerdem finde sie nur wenig Austausch mit den Kollegen.

Frau Stohr ist die jüngste von vier Kindern, sie hat zwei Brüder und eine Schwester. Alle Geschwister haben – wie die Mutter – mit Übergewicht zu kämpfen. Der Vater, ein Beamter, ist nach einer Magenerkrankung extrem abgemagert und muss sich an eine Diät halten. Die Mutter nennt ihre Tochter ihre »engste Vertraute« und betont die Abhängigkeit ihres Lebensgefühls von der Tochter (»Nur wenn es meiner Tochter gut geht, fühle ich mich richtig wohl.«). Der Vater hat versucht Frau Stohr zu einer in seinen Augen vernünftigen Ernährung anzuhalten, sie gelegentlich sogar zum Essen gezwungen. Das Verhältnis zwischen Vater und Tochter ist seitdem äußerst gespannt. Trotzdem betont der Vater bei der Aufnahme, dass er alles für die Tochter zu tun bereit sei.

Da es der Patientin in den ersten Tagen körperlich sehr schlecht geht, wird sie zu permanenter Bettruhe angehalten und der Besuch eingeschränkt. Trotz dieser Restriktionen erscheinen die Eltern regelmäßig und bringen jedes Mal besonders schmackhafte Nahrungsmittel mit. Frau Stohr nimmt trotz dieser Fürsorge und einem Essplan zunächst weiter ab. Erst durch ein strengeres Reglement im Hinblick auf die Bettruhe und die Besuchsregelung wird eine Gewichtszunahme erreicht.

ⅠⅠⅠⅠ Verbreitung und Erscheinungsformen

Die Anorexia nervosa hat eine Prävalenzrate von 0,5–0,8 Prozent, die Bulimie von 2–4 Prozent. Insbesondere Frauen sind betroffen, das Geschlechterverhältnis beträgt für die Anorexie 10:1, für die Bulimie 20:1. Das Ersterkrankungsalter liegt in der Regel zwischen dem 13. und 30. Lebensjahr. Beide Störungen zeigen abgesehen davon, dass sie häufig ineinander übergehen, eine hohe Komorbiditätsrate. Bei der Bulimie etwa finden sich gehäuft Alkohol-, Medikamenten- und Drogen-Missbrauch, auch -sucht (9–60 Prozent), Zwangsstörungen (3–80 Prozent) und affektive Störungen (24–88 Prozent). Sehr oft werden gewichtsreduzierende Substanzen wie Laxantien und Diuretika missbräuchlich verwendet (KRÜGER / BRÄUNING 1995).

Im Verlauf der Anorexie und der Bulimie treten gehäuft affektive Erkrankungen, aber auch schizophrene Psychosen (JOOS / STEINERT 1997), Zwangs- oder Angsterkrankungen auf. Bei einem Teil der Patientinnen und Patienten muss mit internistischen Folgeschäden gerechnet werden (Knochenentkalkung, Amenorrhoe, Arrhythmien, Zahnschäden, Lanugobehaarung etc.).

Ess-Störungen

Die Mehrzahl der Erkrankungen nehmen einen günstigen Verlauf, sie sind durch eine psychotherapeutische Behandlung in ihren negativen Auswirkungen gut zu begrenzen und sogar zu heilen. Somatische Therapieverfahren können den Behandlungserfolg zusätzlich verbessern. Spontanremissionen sind in beiden Fällen selten, eine ausschließlich somatische Behandlung verbessert den Verlauf nicht. Rund 5–15 Prozent der Patienten sterben infolge der Störung. Bei bis zu 20 Prozent der Erkrankten entsteht eine Chronifizierung, die sich auch durch die Entwicklung zusätzlicher Symptome zeigen kann (Suchterkrankung, Zwangssymptome etc.; siehe auch Tabelle 75 (CSEF 1997).

Für eine relativ große Gruppe der Betroffenen bleibt auch nach Überwindung der Krankheitssymptome die Lebensqualität eingeschränkt, vor allem die subjektive Zufriedenheit. Patientinnen beschreiben das Gefühl eines quälenden inneren Unvermögens und Versagens, Einsamkeit und den Eindruck, nur für andere, nicht für sich selbst zu »funktionieren«.

Tabelle 75   Prognostisch negative Faktoren bei psychogenen Ess-Störungen

- ▶ Genetische Disposition
- ▶ Hereditäre psychopathologische Belastung
- ▶ Schwere prämorbide Entwicklungsstörung
- ▶ Große Zeitspanne zwischen Krankheitsbeginn und Therapie
- ▶ Mangelhafte Therapiebereitschaft
- ▶ Geringe Introspektionsfähigkeit
- ▶ Kombination mit anderen Krankheiten und Süchten
- ▶ Ausgeprägte psychische Symptomatologie
- ▶ Zwänge, Selbstbeschädigung, Suizidversuche
- ▶ Abbrüche der Therapie
- ▶ Somatische Folgen der Krankheit
- ▶ Sozialmedizinische Folgen der Krankheit
  - ▷ Sozialer Abstieg
  - ▷ Keine berufliche Perspektive
  - ▷ Rentenverfahren
  - ▷ Hospitalisation
- ▶ Fehlende Kontinuität der Langzeittherapie
- ▶ Therapieunterbrechung nach stationärer Behandlung

ııı Erklärungsansätze

Man geht bei Ess-Störungen von einer multifaktoriellen Genese aus, wobei biologische, psychologische und soziokulturelle Aspekte eine Rolle spielen (Abbildung 32). Der Verlauf ist von der Bewältigung der Erkrankung durch den Betroffenen abhängig, vor allem von der Lösung der für die Entstehung relevanten intra- und interpersonellen Konflikte. Es scheint eine genetisch vermittelte Vulnerabilität vorzuliegen, die vor

allem an die Art des Essverhaltens und der Sättigungsgefühle gebunden ist. Phänoty-
pisch ist insbesondere die Bulimie mit einem zentralen Serotoninmangel in Verbindung
gebracht worden (NUTZINGER u.a. 1991); dieser kann aber auch Folge der Erkrankung sein. Offensichtlich ist der Hypothalamus wesentlich an der Regulation des Essverhaltens beteiligt.

Die körperlichen Parameter sind nur ein Verursachungsfaktor einer Ess-Störung.

Abbildung 32   Erklärungsansätze für Ess-Störungen (CSEF 1997)

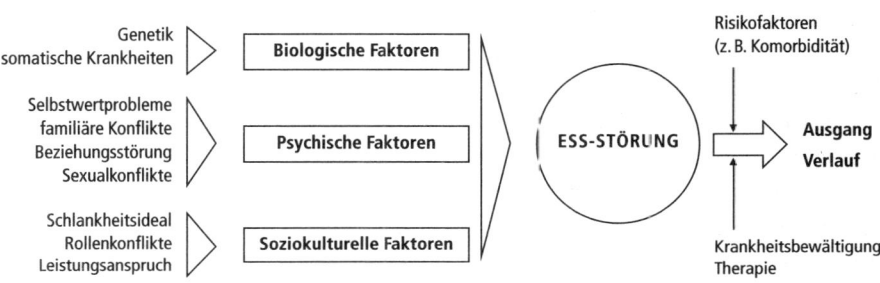

Anorexie und Bulimie entstehen oft im Zusammenhang mit der Pubertät und können
deshalb auch als Entwicklungskrisen gesehen werden. In der prämorbiden Phase finden
sich eine Reihe von Besonderheiten. Die Kindheit der meist geschätzten und oft ver-
wöhnten Patientinnen prägt ein auffallender Mangel an emotionaler Unterstützung und
Verhinderung spontaner Aktivität durch die Eltern. Die tiefen Bedürfnisse, Gefühlsre-
gungen und die Individualität dieser Menschen sind durch mangelndes Verständnis und
den durch die Eltern ausgeübten Druck beeinträchtigt worden (Entwicklung eines
falschen Selbst nach Winnicott).

Im psychologischen Bereich korrespondieren diese Entwicklungsbedingungen mit
einer Anzahl spezifischer Merkmale (SELVINI-PALAZZOLI 1986):

1. Eine ungewöhnliche Empfindlichkeit für die Forderung unserer modernen Kultur,
dass junge Frauen eine höchst zwiespältige (passiv-aktive) Rolle zu spielen haben – eine
Forderung, die sie schweren Konflikten zwischen Traditionen und dem zeitgenössi-
schen Ruf nach aktiveren Verhaltensformen aussetzt.

2. Eine besondere Beziehung zu der Person (oder den Personen), die für ihr Leben am
wichtigsten ist und war. Diese zwischenmenschliche Beziehung ist dadurch gekennzeichnet, dass diese Person übermäßig dominiert, worauf die prospektive Patientin mit
passiver Willfährigkeit reagiert, zumal sie daran gehindert wurde ein Bewusstsein wirk-
licher A u t o n o m i e zu entwickeln, das heißt eines Wissens um ihre Macht, Menschen
und Dinge zu beeinflussen, unabhängig davon, was andere von ihr erwarten.

Neben diesen entwicklungspsychologischen Bedingungen trägt auch die aktuelle familiäre Konstellation zur Entstehung von Ess-Störungen bei. Sie weist eine Reihe von Besonderheiten auf, die nahe legen, dass die Erkrankung auch als ein Element der familiären Spannungsregulation gewertet werden kann.

Zunächst fallen, besonders in den Familien von Anorektikerinnen, die massiven intrafamiliären Spannungen auf (oft in Folge der Erkrankung). Sie zeigen häufig den Charakter einer symmetrischen Eskalation, wobei die Familienmitglieder ritualisierte Streitgespräche führen und trotz Austausch von Argumenten keine Einigung erzielen. Dabei findet sich in den Familien eine einseitige Rollenverteilung und Machtballung (KÖHLE / SIMONS 1986). Die Aufrechterhaltung dieser Machtballung gelingt durch die ausgeprägte Kontrolle und die herausragende Rolle der Sicherheit innerhalb der Familie. Sie wird unterstützt durch Besonderheiten in der Struktur der Kommunikation: Der eigene Standpunkt wird vehement vertreten, der Standpunkt des anderen wird zurückgewiesen. Obwohl die Machtverhältnisse einseitig verteilt sind, fällt es den einzelnen Familienangehörigen schwer, Führungsverantwortung zu übernehmen. Das bedingt, dass häufig Außenmotive als Begründung für Handlungen herangezogen werden (abstrakte Prinzipien wie Anstand, Moral etc.).

Die Wertvorstellungen in der Familie sind von Leistungsidealen geprägt, wobei die engen Beziehungen oft als notwendiges Opfer gerechtfertigt werden. Die Werte werden von allen mit einer gewissen Rigidität vertreten, was die Erarbeitung angemessener Konfliktlösungsstrategien behindert. Die Kontrolle, das Festhalten an Werten und die Art der Beziehungen werden in der Familie oft über die Ernährung abgehandelt, aber auch über andere Themen, wie beispielsweise den Umgang mit finanziellen Ressourcen (SCHIMPF 1998).

IIII Therapeutische Ansätze

Bezüglich der Behandlung der Ess-Störungen zeichnen sich in den letzten Jahren deutliche Fortschritte ab. Die Krankheiten haben eine größere Aufmerksamkeit in der Öffentlichkeit gefunden, sodass die Betroffenen schneller Zugang zu professioneller Hilfe finden. Diese positive Entwicklung gilt zunächst für die stationären Angebote, fast jede psychosomatische Klinik verfügt heute über ein differenziertes Behandlungskonzept für Ess-Störungen. Die Etablierung ergänzender ambulanter Verfahren erfolgte nicht mit der gleichen Geschwindigkeit, hier bestehen daher noch eine Reihe quantitativer und qualitativer Defizite.

III Grundsätze in der Therapie

Bei der Behandlung einer Ess-Störung werden verschiedene Maßnahmen miteinander kombiniert und in einen Gesamtbehandlungsplan integriert. Die Betreuung durch konstante Bezugspersonen scheint wichtig und ist im Hinblick auf die Kontinuität ambulanter und stationärer Hilfen erforderlich. Noch vor einigen Jahren standen bei der Behandlung die Kontrolle des Gewichts und des Essverhaltens im Mittelpunkt. Dies allein führte zunächst dazu, dass die Interaktionen in der Therapie denen in den Familien der Patientinnen ähnelten (FRANK 1994) und eher zu einer Verfestigung des Verhaltens führten. Erst die Mitberücksichtigung der familiären Probleme, der Defizite im Bereich der Selbstsicherheit und des Selbstbildes sowie die Aktivierung von Ressourcen und Selbsthilfepotentialen stellen sicher, dass die Betroffenen in die Lage versetzt werden

Alternativen zur Ess-Störung zu entwickeln. In der Behandlung sind verschiedene Aspekte zu beachten.

Informationen über die Erkrankung und deren Erscheinungsformen Essgestörte Patientinnen sind in der Regel gut über alle Aspekte der Ernährung informiert. Im Grunde – auch bei starker Verleugnungstendenz – wissen die Betroffenen über den Krankheitscharakter der Symptome Bescheid. Trotzdem ist es wichtig, gerade zu Beginn der Therapie über die Erkrankung zu informieren; hierdurch wird Sicherheit vermittelt und zur Behandlungspartnerschaft eingeladen. Die meisten Patientinnen haben bereits eine Reihe von Arztkontakten hinter sich, in denen sie unterschiedliche Erfahrungen gemacht haben. Einige fürchten (und wünschen insgeheim), dass ihnen während der Therapie die Kontrolle über das Essen entzogen wird. Information hilft hier Ängste zu relativieren und der Tendenz vorzubeugen, sich mit dem Behandler in einen versteckten Machtkampf zu verstricken.

Informationen über die Möglichkeiten der Behandlung Essgestörte Patientinnen sind zunächst misstrauisch gegenüber der Behandlung oder haben nur geringe Erfolgserwartungen. Für viele ist die Ess-Störung das kleinere Übel, sie fürchten das drohende Gefühl innerer Leere und Unruhe. Vor allem die Angst vor dem unkontrollierten Zunehmen oder die Befürchtung, während der Therapie »gemästet« zu werden, schrecken viele ab. Die Information über die Behandlung hilft, diese Ängste zu begrenzen und Sicherheit zu vermitteln. Durch das Benennen von Behandlungszielen wird die Strategie überschaubar.

Sicherstellung der körperlichen Unversehrtheit Vor allem bei der Anorexie können sich Patientinnen in einen Zustand bringen, der die körperliche Unversehrtheit bedroht, ohne dass der potentielle Tod eigentlich gewollt wird. Der Bereich der Gefährdung ist vor dem Hintergrund der übrigen körperlichen Verfassung der Patientin nicht immer einfach zu bestimmen. Der Therapeut soll der Patientin verdeutlichen, dass er bei der Gefahr ihres potentiellen Todes auf Zwangsernährung besteht. Um Sicherheit bezüglich der körperlichen Unversehrtheit der Patientin herzustellen, sind zwei unterschiedliche Strategien denkbar: Die Vereinbarung eines Stufenplans mit den entsprechenden Gewichtsstufen oder die Benennung einer Gewichtsgrenze, unterhalb derer Zwangsmaßnahmen durchgeführt werden. Wegen der Ängste vor dem Zunehmen ist es wichtig, dass klare Vereinbarungen zu diesem Punkt getroffen werden, damit kein versteckter Kampf zwischen Patientin und Therapeut entsteht. Die Formulierung eines Grenzgewichtes hat den Vorteil, dass innerhalb der Behandlung nicht ständig über das Gewicht und die Essgewohnheiten diskutiert und verhandelt werden muss.

Behandlungsvertrag, Behandlungsziel und die Betonung der Eigenverantwortung Die Behandlungsziele beschränken sich nicht auf die Beseitigung der gestörten Nahrungsaufnahme, sollten aber auf jeden Fall ein Zielgewicht und die Normalisierung des Essverhaltens beinhalten. Nur, wenn die Patientinnen in der Lage sind, den Teufelskreis von Hungern und Freßattacken zu durchbrechen, gewinnen sie genügend Raum, um andere Aspekte ihres Lebens zu reflektieren. Das Zielgewicht dient nicht nur der Gewichtszunahme, sondern soll die Erkrankten auch vor der Befürchtung schützen unkontrolliert zuzunehmen. Die Betonung der Eigenverantwortung dient der Stärkung der Autonomie. Der Behandlungsvertrag bildet den Rahmen für die Therapie und regelt auch die Auseinandersetzungen und Konflikte, die sich unweigerlich ergeben. Im günstigen

Falle ermöglicht der Vertrag (oder die Behandlungsvereinbarung), dass über die Störung offen und ehrlich kommuniziert werden kann.

Erweiterung des therapeutischen Feldes In der stationären Therapie hat die Patientin nicht nur mit dem Bezugstherapeuten zu tun, sondern ist in ein komplexes interaktionelles Netz eingebunden. Dabei lässt sich gerade in der Auseinandersetzung mit anderen Betroffenen und im Umgang mit verschiedenen Rollen der Grundkonflikt zwischen Autonomie und Sicherheit angemessen darstellen und damit bearbeiten. Die Konsequenzen aus den Veränderungen des Verhaltens, der Umgang mit sozialen Konflikten und emotionalen Reaktionen können so auf eine neue Art erfahren und eingeübt werden. Die Erschließung verschiedener Wahrnehmungs- und Verhaltensmodalitäten gehört hierhin.

Berücksichtigung des sozialen Netzes und Behandlungskontinuität Bei Essgestörten ist der Transfer der Therapieergebnisse in den Alltag und in das soziale Netz von zentraler Bedeutung; gelingt dies nicht, werden die negativen Erwartungen der Patientin, dass alle Anstrengungen vergeblich seien, nochmals bestätigt. Dabei dürfen die sozialen Rollen jenseits der Erkrankung und die Anforderungen an eine »normale« Entwicklung nicht außer Acht gelassen werden. Dies betrifft die Integration in Schule und Beruf, aber auch die Ermöglichung von altersgemäßem Freizeitverhalten und sozialen Kontakten.

ꞮꞮꞮ   Haltung gegenüber essgestörten Patientinnen

Durch die Tendenz essgestörter Patientinnen zu symmetrischen Eskalationen und heimlicher Rebellion ist der Umgang mit Kontrolle ein wichtiges, aber auch das schwierigste Thema innerhalb der Therapie, zumindest in der Anfangsphase der Behandlung. Der Therapeut bzw. die Therapeutin muss auf der einen Seite auf Veränderungen bestehen und eventuell sogar Zwang ausüben, andererseits möchte er die Autonomie der Patientin fördern. Hier entsteht die Gefahr von Übergriffen des Therapeuten (Zwangsernährung und Fixierung), verbunden mit Abwertungen des Behandlers durch die Patientin. Die therapeutische Neutralität kann bedroht sein mit der Gefahr einer aggressiven Entgleisung der Beziehung.

Empfehlungen im Umgang mit diesem Konflikt sind unterschiedlich. Einerseits wird die Notwendigkeit einer harten kompromisslosen Haltung propagiert, andererseits die Bedeutung der verständnisvollen Zuwendung betont. Da das therapeutische Ziel die Förderung der Autonomie und der Selbstsicherheit ist, kann gerade eine klare, die eigenen Grenzen akzeptierende Haltung ein wichtiges Mittel sein, die Grundlagen der Autonomie zu verdeutlichen.

ꞮꞮꞮ   Spezielle Therapieformen und Therapieelemente

Mittlerweile sind eine Reihe von unterschiedlichen und effizienten Therapieformen zur Behandlung der Ess-Störungen entwickelt worden, sie liegen zum Teil in manualisierter Form vor. Zu unterscheiden sind dabei verhaltenstherapeutische, psychodynamische, fokussierende (als Abwandlung der interpersonellen Psychotherapie bei Depressionen) und familientherapeutische Techniken. Zu diesen Ansätzen gibt es Vorschläge zur stationären und ambulanten Behandlung (CSEF 1997; FRANKE 1994), bewährt haben sich gruppenpsychotherapeutische Techniken (SCHMITZ u. a. 1994), Selbsthilfe (THIELS u. a. 1998) und psychoedukative Ansätze.

Die vorgeschlagenen Therapieprogramme sind in der Regel multimodal, sie setzen sich aus verschiedenen Behandlungselementen zusammen. Alle enthalten Formen der psychotherapeutischen Einzel- und Gruppenarbeit, körperorientierte Techniken (etwa konzentrative Bewegungstherapie), Verfahren, die die Selbstwahrnehmung fördern (Entspannungsverfahren, Musiktherapie etc.) und pflegerische Techniken (Essenspläne etc.). Die Programme sind in der Regel durch rehabilitative Elemente abgerundet.

◌ Somatische Therapieverfahren

Bei den somatischen Therapieformen steht die Behandlung der internistischen Begleitphänomene der Esserkrankungen im Vordergrund. Zudem können die psychischen Begleiterkrankungen, wie Depression, Zwang und Psychose auch psychopharmakologisch angegangen werden. Bei der Bulimie kann eine Reduktion der Essmenge, der Dauer der Mahlzeiten und der Häufigkeit von Fressattacken mit serotonergen Antidepressiva (SSRI) erreicht werden. Diese positive Wirkung ist aber nicht von Dauer und verschwindet bald nach Absetzen der Medikamente. Beim Vorliegen einer depressiven Symptomatik ist aus diesem Grunde eine Behandlung mit serotonergen Antidepressiva vorzuziehen. Da insbesondere die Magersucht zu einer vitalen Bedrohung werden kann, bedürfen einige somatische Parameter einer mehr oder weniger fortlaufenden Kontrolle. Gefährdet sind die Patientinnen dann, wenn sie stark abmagern (Quetelets Index oder BMI), es zu einer schnellen Gewichtsabnahme kommt oder die Ernährung zu einseitig ist. Komplikationen im Rahmen der Ess-Störung sind Elektrolytentgleisungen, insbesondere Kalium- und Calziummangel (eventuell durch einen Laxantienabusus unterstützt) mit der Gefahr von Herzrhythmusstörungen und Osteoporose sowie eine erhöhte Gefahr von Leber- und Nierenversagen.

◌ Verhaltenstherapeutische Techniken

Die verhaltenstherapeutischen Techniken basieren zunächst auf dem Verstärkerkonzept und heben die Bedeutung des klassischen und operanten Konditionierens hervor. Die Ess-Störung wird in diesem Sinne als ein kontraphobisches Verhalten interpretiert. Alle Strategien gehen nach diesem Ansatz dahin, ein normales Essverhalten positiv zu verstärken. Dieses Modell, aus dem sich vor allem Essenspläne und -programme entwickelten, ist aber nur dann wirklich hilfreich, wenn Elemente der kognitiven Therapie ergänzt werden. Mit ihrer Hilfe kann sich das Selbstbild der Patientin verbessern und können sich dysfunktionale Einstellungen verändern. Durchgehend wird die Einbeziehung des sozialen Umfeldes empfohlen. Die therapeutischen Programme beinhalten in der Regel eine Selbstbeobachtung des Essverhaltens, Informationen über die Erkrankung, Modifikationen dysfunktionaler Einstellungen, Selbstsicherheitstraining und Exposition mit verbotenen Nahrungsmitteln und psychosozialen Konfliktsituationen (CSEF 1997).

◌ Analytische Psychotherapie

Auch die analytischen Verfahren sind multimodal und meist als Kurzzeitpsychotherapien konzipiert (HERZOG / SANDHOLZ 1998). Die Störung wird hier im Kontext innerpsychischer und interpersoneller Konflikte gesehen, in deren Folge die Autonomieentwicklung der Patientin nicht gelingt, insbesondere die Entwicklung eines authentischen Selbst. Die Therapie zielt auf eine:

▸ verbesserte Wahrnehmung des Essverhaltens,
▸ Normalisierung des Essverhaltens,
▸ Verbesserung der inneren und der situativen Wahrnehmung,
▸ (emotionale) Einsicht in die Funktion der Symptomatik,
▸ erste Überarbeitung der relevanten Konflikte,
▸ Vorbereitung auf die Zeit nach Abschluss der Therapie.

Auch bei psychoanalytischen Therapieansätzen haben Essenpläne und das Führen eines Ernährungstagebuches einen wichtigen Stellenwert. Abgezielt wird hier auf Erkenntnisse über die Kopplung des Essverhaltens an spezifische emotionale Befindlichkeiten; in der Konsequenz ist eine Erhellung der dahinter zu vermutenden Konflikte intendiert.

‖ Familientherapie

Bei jüngeren essgestörten Patientinnen, die noch stark an die Familie gebunden sind, hat die familiäre Interaktion einen sehr engen Bezug zu und einen großen Einfluss auf die Erkrankung. Hier besteht die Chance, durch die familientherapeutisch unterstützte Revision der Kommunikationsstörungen auch die Störung selbst zu beeinflussen. In der Familientherapie ist die familiär ausgehandelte Werte- und Bindungsstruktur Gegenstand der Betrachtung (WEBER/STIERLIN 1998; SCHIMPF 1998), ohne dass dabei Schuldgefühle bei den Eltern der Betroffenen ausgelöst werden sollen. Ziel ist die Förderung der Autonomie aller Familienmitglieder und der Abbau der Ängste vor Trennung und Verlusten.

‖ Fokussierende Verfahren

Wegen der großen Bedeutung interpersoneller Faktoren bei der Entstehung von Ess-Störungen wurden mittlerweile auch Varianten der interpersonellen Psychotherapie von Depressionen zur Behandlung von Ess-Störungen entwickelt. Wie bei der Therapie der Depression wird ein Fokus formuliert, der sich entweder auf eine unbewältigte Trauerreaktion, Unterschiede in den gegenseitigen Erwartungen, sozialen Rollenwechsel oder auf Bindungslosigkeit bezieht. Anhand dieses Fokusses wird in einer festgelegten Stundenzahl das Problemlösungsverhalten thematisiert und gefördert.

‖ Selbsthilfeformen

An vielen Orten sind Selbsthilfegruppen für Essgestörte entstanden. Wie bei anderen Selbsthilfeformen haben der Austausch von Erfahrungen und die sozio-emotionale Unterstützung eine wichtige ressourcenaktivierende Funktion. Mittlerweile wurden regelrechte Selbstbehandlungsprogramme entwickelt, die an den Selbstheilungskräften der Patientinnen anknüpfen und in diesem Sinne hilfreich sein können (THIELS u. a. 1998).

CSEF, H. (1997): Psychotherapie der Magersucht und Bulimia nervosa.
In: *Psychotherapeut*, 42, S. 381–392.

FRANKE, A. (1994): Grundsätze bei der Behandlung von Patientinnen mit Anorexia
nervosa in einer verhaltensmedizinischen Klinik. In: ZIELKE, M.; STURM, J. (Hg.):
Handbuch der stationären Verhaltenstherapie. Weinheim.

HABERMAS, T.; MÜLLER, M. (1986): Das Bulimie-Syndrom: Krankheitsbild, Dynamik
und Therapie. In: *Der Nervenarzt*, 57, S. 322–331.

HERZOG, T.; SANDHOLZ, A. (1998): Störungsspezifische konflikt- und symptom-
zentrierte Kurzpsychotherapie der Bulimia nervosa. In: *Psychotherapeut*, 42, S. 106–115.

JOOS, A.; STEINERT, T. (1997): Komorbidität von Schizophrenie und bulimischer
Anorexie. In: *Der Nervenarzt*, 68, S. 417–420.

KÖHLE, K.; SIMONS, C. (1986): Anorexia nervosa. In: UEXKÜLL, T. v. (Hg.):
Psychosomatische Medizin. München.

KRÜGER, S.; BRÄUNING, P. (1995): Abusus gewichtsreduzierender Substanzen bei der
Bulimia nervosa. In: *Der Nervenarzt*, 66, S. 66–69.

NUTZINGER, D. O.; ZWAAN, M.; SCHÖNBECK, G. (1991): Serotonin und Ess-Störungen.
In: *Der Nervenarzt*, 62, S. 198–201.

PAUL, Th.; MEYER, J. E.; PUDEL, V. (1987): Bulimia nervosa – Das Krankheitsbild und
die Frage seiner nosologischen Zuordnung. In: *Der Nervenarzt*, 58, S. 461–470.

SCHIMPF, M. (1998): Mütter rotieren verzweifelt – Väter verharren gequält …
Ess-Störungen von Mädchen als Versuch, die destruktiven Bindung beider Eltern an
einige Werte ihrer Herkunftsfamilien aufzulösen und sich selbst zu befreien.
In: *System Familie*, 11, S. 10–22.

SCHMITZ, B.; ECKER, D.; HOFFMANN, C. (1994): Stationäre Gruppentherapie bei
Patientinnen mit Anorexia und Bulimia nervosa. In: ZIELKE, M.; STURM, J. (Hg.):
Handbuch der stationären Verhaltenstherapie. Weinheim.

SELVINI-PALAZZOLI, M. (1986): Magersucht. Stuttgart.

THIELS, C.; SCHMIDT, U.; TREASURE, U. u. a. (1998): Wie wirksam und akzeptabel ist
ein Selbstbehandlungsmanual mit begleitender Kurztherapie bei Bulimia nervosa? In:
Der Nervenarzt, 69, S. 427–436.

WEBER, G.; STIERLIN, H. (1989): In Liebe entzweit. Reinbek.

IIII Zusammenfassung

Die beiden wichtigsten Formen der Ess-Störung sind die Anorexie und die Bulimie
(S. 472). Zusätzlich ist noch das psychogene Übergewicht zu berücksichtigen. Frauen
sind sehr viel häufiger von Ess-Störungen betroffen als Männer. Der Verbreitung unterliegt starken kulturellen Schwankungen.
Bei den Symptomen der Ess-Störung ist die Beschäftigung mit der Kontrolle des Kör-
pergewichts in Verbindung mit einem veränderten Körperbild charakteristisch. Die

Erkrankungen können zu einer vitalen Gefährdung des Betroffenen führen. In jedem Fall kommt es zu einer mehr oder weniger ausgeprägten Reduktion des Denkens und des Verhaltens auf die Beschäftigung mit der Nahrung (S. 473).

Das Selbsterleben der Betroffenen ist durch Schwierigkeiten im Umgang mit Affekten, einer Selbstwertproblematik und oft durch eine Abhängigkeit von der Herkunftsfamilie geprägt (S. 474 f.).

Ess-Störungen führen in vielen Fällen zu sekundären psychischen Störungen wie Abhängigkeits-, Zwangs- und Angsterkrankungen. Auch nach Abklingen der Ess-Störung im engeren Sinne leiden viele Patienten noch an Selbstwertproblemen, mangelnder sozialer Kompetenz und Depressivität.

Die Ess-Störungen haben häufig einen positiven Verlauf (S. 478). Bei ca. 80 Prozent der Patientinnen kommt es zu einer Heilung. Allerdings sterben über 5 Prozent der Betroffenen an den Folgen der Erkrankung, bei einem Teil kommt es zu einer Chronifizierung. Der Verlauf lässt sich durch geeignete therapeutische Maßnahmen günstig beeinflussen.

Die Therapie von Ess-Störungen setzt eine umfassende Imformation über die Erkrankung und die Förderung der Motivation der Betroffenen voraus (S. 480 ff.). Ziel der Therapie ist die Analyse und die Veränderung des spezifischen mit den Störungen assoziierten Verhaltens und die Veränderung der Lebenseinstellung der Patientinnen (Selbstbildmodifikation, Sicherstellung von Lebensqualität etc.). Die Einbeziehung der Familie in den therapeutischen Prozess zur Lösung von Abhängigkeiten und Konflikten ist hilfreich.

Erlebnisreaktive Störungen

⁍ Vorbemerkung

Auf keinem anderen Gebiet haben sich seit der Einführung der operationalisierten Diagnostik so viele Veränderungen ergeben wie bei den erlebnisreaktiven Störungen. Zuvor wurden diese Erkrankungen zu einem großen Teil unter dem Begriff »Neurosen« zusammengefasst, aber auch Ausdrücke wie »larvierte Depression«, »Neurasthenie«, »depressive Neurose« waren weit verbreitete Bezeichnungen für spezifische erlebnisreaktive Störungen.

Mittlerweile ist deutlich geworden, dass auch für diese Gruppe von Störungen multifaktorielle ätiologische Modelle anzunehmen sind. Die Reduktion allein auf einen neurotischen Mechanismus ist inhaltlich nicht begründet. Dafür spricht die erstaunliche Wirksamkeit von pharmakologischen Therapieverfahren bei einer Reihe dieser Erkrankungen. Insbesondere ist aber die völlig unzureichende Objektivität alter Systematisierungen ein Argument die Gruppe dieser Störungen neu zu ordnen.

In einer solchen Neuordnung kommt der Begriff der depressiven Neurose nicht mehr vor. Die Angsterkrankungen sind durch eine Unterscheidung in Panik-Erkrankungen und generalisierte Angststörungen neu geordnet. Dazugekommen ist die Definition der Posttraumatischen Belastungsstörung und der Somatisierungsstörung. Beide Kategorien ergeben interessante, wenn auch noch nicht ausgereifte Modelle weit verbreiteter Probleme. Offen ist, ob die unter der Kategorie erlebnisreaktive Störungen zusammengefassten Krankheitsbilder tatsächlich einen Zusammenhang haben, oder aber ob es sich um im Grunde eigenständige Störungen handelt. Die Zusammenfassung hat einerseits vor allem historische Gründe. Auf der anderen Seite gibt es tatsächlich viele Überschneidungen zwischen den einzelnen Störungen, wenn etwa eine Depression zusätzlich und sekundär auftritt.

In der Psychiatrie und in der psychiatrischen Versorgung sind diese Krankheiten lange unterschätzt worden. Gründe dafür sind deren seltenere stationäre Behandlungsnotwendigkeit und dass die Kranken oft erst spät (wenn überhaupt) psychiatrische oder psychotherapeutische Hilfen in Anspruch nehmen. Epidemiologische Untersuchungen zeigen, dass die Störungen jedoch weit verbreitet sind und eine große Zahl der Erkrankten unter erheblichen gesundheitlichen, sozialen und beruflichen Handicaps leidet (siehe Kapitel zur Epidemiologie). Darüber hinaus nehmen viele Kranke andere medizinische Hilfen in Anspruch: Ein hoher Anteil der Patienten somatischer Kliniken, Allgemeinarztpraxen etc. haben erlebnisreaktive Störungen. Abgesehen von der dann nur unzureichend geleisteten Hilfe entstehen dadurch gesellschaftlich gesehen enorme Kosten.

Die Beschäftigung mit erlebnisreaktiven Erkrankungen war lange Zeit eine Domäne psychoanalytisch orientierter Therapeuten. Inzwischen sind wirksame verhaltenstherapeutische und kognitionspsychologische Verfahren für diese Krankheiten entwickelt worden, die die psychoanalytische Therapie ergänzen und teilweise sogar verdrängt haben. Ebenso hat es Fortschritte bei den Möglichkeiten der pharmakologischen Behandlung einiger Störungen gegeben.

ⅢⅢ Angsterkrankungen

Ⅲ Vorbemerkung

Körperliche Funktionen und Prozesse sowie deren Steuerung und Wahrnehmung sind eng mit seelischen Vorgängen verschränkt. Denken und Fühlen (als affektlogische Vorgänge) haben damit immer auch einen körperlichen Ausdruck. Die Trennung von Leib und Seele ist daher ein Kunstgriff. S. Freud nannte Denken einen Ersatz für Handlungen. Affektlogische Vorgänge werden umgekehrt auch durch die Wahrnehmung körperlicher Prozesse beeinflusst und führen in der Umkehrung wiederum zu körperlichen Reaktionen (das Herz klopft vor Aufregung, Angstschweiß bricht aus usw.). Wahrnehmung als Orientierung ebenso wie Körperreaktionen als Bereitstellungsprozesse zum Handeln sind damit integrierte Vorgänge, die ein zielgerichtetes logisches Handeln überhaupt erst möglich machen.

Ein derart integriertes seelisch-körperliches Muster ist die *Angst*. Angst dient zunächst dem Erkennen von Gefahren und ist somit eine Orientierungsreaktion. Angst stellt eine der elementarsten Emotionen dar. Die Habitualisierung von Angst hat die Vermeidung bedrohlicher Ereignisse in der Zukunft zum Ziel. So wird aus spontanen Reaktionen erfahrungsgeleitetes Handeln. Später, wenn in der kognitiven Entwicklung formale Operationen möglich werden, können ängstigende Situationen vorweggenommen (antizipiert) werden. Angst wird dann zur Furcht vor Arbeitslosigkeit, Sterben und Tod, Krankheit usw.

Erst die Habitualisierung von Angst erlaubt die Umkehrung der Angsterzeugung, das heißt, die Angst entsteht nicht mehr als Reaktion auf eine äußere Gefahr, sondern ist Ergebnis einer gedanklichen Operation. Der äußere Anlass ist dann lediglich Auslöser (Trigger) dieses innerpsychischen Vorgangs. Die auslösende Situation kann dabei zufällig mit den angsterzeugenden Prozessen verbunden sein oder aber eine starke Kopplung zu der inneren Angstbereitschaft oder der ängstigenden Lebenserwartung aufweisen. Im letzteren Fall verweist (symbolisiert) der Auslöser auf das Muster, aus dem die Angst gespeist wird. Bei den phobischen Ängsten ist die Kopplung eines bestimmten Reizes und einer Reizkonstellation mit der Angstreaktion besonders eng.

Angst ist ein komplexer Vorgang, bei dem der Affekt mit:

▶ körperlichen Reaktionen (Herzfrequenzbeschleunigung, vermehrte Schweißsekretion, Mundtrockenheit etc.) und

▶ kognitiven Reaktionen (Vereinfachung der Wahrnehmungen, Denkbeschleunigung, spezifische kognitive Muster u. a.)

gekoppelt ist.

Die Schwelle, ab der eine Körperreaktion als Alarm gewertet wird, ist individuell recht unterschiedlich. Auch beim einzelnen Menschen selbst kann die Angstbereitschaft erheblich schwanken. Dadurch erhält die Angstreaktion ihre Unberechenbarkeit.

Angst steht am Anfang eines komplexen Verhaltensprogramms zur Kontrolle und Abwendung von Gefahren.

Ergebnisse können sein:

▶ Das angstauslösende Moment wird bei genauerer Betrachtung als harmlos eingestuft und eine Reaktion bleibt aus.

▶ Das auslösende Element wird als bedrohlich eingestuft und führt zu einer aktiven Bewältigungsreaktion (Kampf oder ähnliche Verhaltensweisen).

▶ Die Bedrohung wird als unkontrollierbar eingestuft, sodass eine Fluchtreaktion erfolgt. In solchen Fällen wird die Situation in Zukunft gemieden.

Angst und Kontrolle sind also aufeinander bezogene Intentionen, um die Bewältigung von Bedrohung zu regulieren. Ist eine aktive Bewältigung in diesem Sinne nicht möglich, dann kann die Angstreaktion entgleisen und dysfunktional werden. Die Panik ist eine solche extreme Form einer unkontrollierbaren Angstreaktion, die begleitet ist von:

▶ erheblichen vegetativen Phänomenen,

▶ fehlender Abstimmung des Verhaltens auf die Umgebung,

▶ Veränderungen in den kognitiven Funktionen (keinen klaren Gedanken fassen können, Entfremdungserleben etc.).

Aber nicht nur Panik kann die Entgleisung der Angstreaktion anzeigen, auch das Ausbleiben einer emotionalen Reaktion ist möglich. Unter funktionalen Gesichtspunkten kann die Angstreaktion in vielfacher Weise dysfunktional werden:

▶ die innere Bahnung der Angstreaktion kann zu einer falschen Kopplung führen,

▶ die Auswahl der Reaktion zur Angstkontrolle kann ungünstig oder unangemessen sein,

▶ die Schwelle, ab der eine potentiell bedrohliche Situation wahrgenommen wird, kann zu hoch oder zu niedrig sein.

Nur wenigen Menschen sind solche dysfunktionalen Angstreaktionen völlig fremd. Das Auftreten ist jedoch meist sporadisch und situationsabhängig. Auch kann es sein, dass eine dysfunktionale Angstreaktion ohne wesentliche Beeinträchtigung des Alltags bleibt (etwa eine Angst vor Spinnen). Erst wenn die Angstreaktionen in ihrer Häufigkeit und Intensität eine Schwelle überschritten haben und Leidenscharakter annehmen, kann von einer Angsterkrankung gesprochen werden.

ⅠⅠⅠ Entstehung und Entstehungsbedingungen der Angst

Die Beschäftigung mit Angsterkrankungen ist eines der zentralen Anliegen der psychoanalytischen Neurosenlehre. Motor der angstneurotischen Entwicklung ist nach dieser Auffassung ein unbewusster Konflikt zwischen Wunsch auf der einen Seite und Gefühlen von Schuld und Bedrohung auf der anderen Seite. Aus dieser Perspektive schwankt der Betroffene zwischen Annäherung und Vermeidung hin und her. Das zentrale Problem ist daher die *Ambivalenz*.

Die Erkrankung bricht aus, wenn ein aktueller stressreicher Anlass strukturell an die Entstehungsbedingungen dieses unbewussten Konflikts erinnert und dann im Sinne der Beunruhigung vom Betroffenen nicht mehr entaktualisiert werden kann. Im *genetischen Modell* der Psychoanalyse wird die Entstehung der Angst an die sogenannte ödipale

Phase gekoppelt, weil in dieser entwicklungspsychologisch bedeutsamen Phase die Beschäftigung mit Wünschen und Verboten Ambivalenzkonflikte geradezu herausfordert. Derartige Konflikte können durch das Verhalten der Eltern gefördert werden. So kann eine enge Bindung an eine Bezugsperson (etwa die Mutter) zu Schwierigkeiten bei der Autonomieentwicklung führen. Die starke Bindung an einen Elternteil führt bei dem Kind eventuell zu Schwierigkeiten, eine ausgewogene Beziehung zu beiden Eltern herzustellen.

Die familiäre Häufung von Ängsten weist abgesehen von einer sicherlich bestehenden genetischen Disposition auf die prägende Rolle der innerfamiliären Angstbewältigung hin. Lerntheoretisch kann eine unangemessene Bewältigung ängstigender äußerer und innerer Zustände auch im Sinne des Modelllernens erworben sein. Da Angst immer auch mit körperlichen Phänomenen assoziiert ist, handelt es sich insbesondere bei der Panik um eine kognitive Interpretation innerer Befindlichkeit. Dazu kann eine gewisse vegetative Labilität (als somatische Disposition) beitragen. Der kognitionspsychologische Ansatz weist daher auf die Bedeutung von kognitiven Reaktionsmustern im Sinne einer unangemessenen Kopplung hin. Diese Kopplung hat ihre Wurzeln in der langen Geschichte des Menschen, kann aber auch aktuell durch besonders stressreiche Lebensbedingungen mitverursacht werden. Dabei spielt die Reaktion des Umfeldes eine bedeutsame Rolle.

Die verhaltenstheoretischen Ansätze haben auf die Bedeutung von eskalierenden Wahrnehmungs-Reaktions-Zirkeln hingewiesen, wie sie beispielsweise im sogenannten Angstkreis (Abbildung 33) verdeutlicht werden. Diese Eskalation erscheint jedoch nur im Rahmen einer fehlgeleiteten affektlogischen Kopplung möglich.

Abbildung 33   Der Angstkreis (MARGRAF / SCHNEIDER 1990)

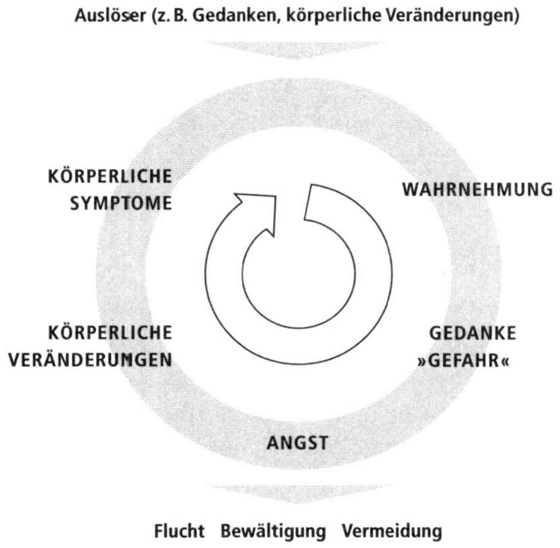

Auslöser (z. B. Gedanken, körperliche Veränderungen)

KÖRPERLICHE SYMPTOME

WAHRNEHMUNG

KÖRPERLICHE VERÄNDERUNGEN

GEDANKE »GEFAHR«

ANGST

Flucht Bewältigung Vermeidung

Wie nicht anders zu erwarten finden sich auch biologische Merkmale der Angst. Panik-attacken werden als spontane und unvorhersehbar auftretende physiologische Ereignisse betrachtet. Die Provozierbarkeit von Panikattacken durch biologische Stimuli und Auffälligkeiten im PET sowie der Kernspintomografie unterstützen biologische Auffälligkeit bei Angstkranken. Die biologischen Modelle leiten sich unter anderem von der Beobachtung einer noradrenergen Überfunktion, dem antipanischen Effekt serotonerg wirksamer Substanzen und der höheren CO_2-Sensitivität von Panik-Patienten her. Auch hormonelle Systeme wie die Wachstumshormon-Regulation sind offensichtlich gestört. Der Nachweis einer Spezifität für die biologischen Befunde fehlt jedoch (FROMM-BERGER u. a. 1995)

Fasst man die unterschiedlichen Ansätze zur Angstentstehung zusammen, so spielen offensichtlich dispositionelle (auch genetische) Faktoren, langfristig wirksame entwicklungspsychologische Elemente und aktuelle Belastungsfaktoren eine Rolle. Die Angsterkrankung ist damit multifaktoriell zu verstehen.

Herr Hartmann ist 40 Jahre alt und wird von seinem Vater als Notfall zur stationären Behandlung gebracht. Er berichtet, dass er am Vortag mit Verdacht auf Herzinfarkt auf eine Intensivstation aufgenommen worden sei. Beim Kaffee trinken habe er plötzlich ein Engegefühl in der Brust empfunden und keine Luft mehr bekommen. Die körperlichen Untersuchungen in der Klinik hätten jedoch eine akute Herzerkrankung nicht bestätigt. Er sei daraufhin beruhigt zu den Eltern zurückgekehrt.

Wenige Stunden nach der Ankunft zu Hause habe sich der gleiche Zustand wieder eingestellt. Er sei dann zusammen mit dem Vater zum Notarzt gegangen, der wiederum keine körperlichen Erkrankungen habe finden können. Der Arzt habe die Vermutung geäußert, es könne auch »etwas Seelisches« sein, und ihm geraten, nervenärztlichen Rat zu suchen. Herr Hartmann gibt an, dass er sich die Entstehung der Symptomatik nicht habe erklären können, weil er sich erstmals nach einer belastenden Lebensphase wieder sehr wohl fühle. Die Belastung begründet er damit, dass er seine Doktorarbeit zu Ende gebracht habe und jetzt eine neue, sehr lukrative Stelle anstrebe. Gleichzeitig sei sein zweites Kind, ein Sohn, geboren. Die Schwangerschaft der Ehefrau sei durch eine Infektion zur Risiko-Schwangerschaft geworden und man habe befürchten müssen, dass das Kind mit einer Behinderung geboren würde. Diese Befürchtung habe sich aber nicht bestätigt. Die Ehefrau befinde sich zur Zeit in Mutterschutz, arbeite ansonsten als Lehrerin.

In der Partnerschaft habe Autonomie eine große Rolle gespielt. Er selbst habe viel Zeit für sportliche Aktivitäten verwandt. Später erwähnt Herr Hartmann, dass die Vergrößerung der Familie und der Beginn einer neuen Arbeit Befürchtungen in ihm wachgerufen hätten einen großen Teil seiner Selbstständigkeit zu verlieren. Über seine Eltern berichtet er, dass diese eine sehr traditionelle Partnerschaft lebten. Der Vater sei sehr dominierend und versuche durch genaue Planungen den Familienalltag zu steuern. Der Vater glaube, so Gefahren für die Familie entgegenwirken zu können. Die Mutter orientiere sich sehr stark an ihrem Ehemann und sei ansonsten recht unselbstständig. Seine eigene Entwicklung sei durch die große Fürsorge der Mutter geprägt, aber auch durch die hohen Leistungsanforderungen des Vaters.

Erlebnisreaktive Störungen

||| Diagnose der Angsterkrankung

Die Symptome der Angst können im Hinblick auf ihre thematische Ausgestaltung, ihre Intensität und ihre sozialen Folgen erheblich variieren. In der neuen standardisierten Diagnostik ist der Begriff der Angstneurose durch den der Angsterkrankung ersetzt worden. Die Angsterkrankung wird in Unterformen differenziert, sodass von einer Gruppe von Erkrankungen gesprochen werden kann. Angsterkrankungen weisen untereinander ein hohes Maß an Überschneidungen auf. Panikerkrankungen sind häufig mit Agoraphobie verbunden oder gehen in ihrem Verlauf oft in eine generalisierte Angsterkrankung über. Angst wird nach ihrem episodischen Charakter und nach der Kopplung mit der angstauslösenden Situation unterschieden.

|| Panikerkrankung (F 41.0)

Wenn Angst unkontrollierbar wird, können die begleitenden körperlichen und psychischen Symptome sich derart steigern, dass Panik entsteht. Panik bedeutet für den Betroffenen Todesangst, ein Gefühl der Ausweglosigkeit und Hilflosigkeit. Panik kann episodisch auftreten und dann mit dem sogenannten Hyperventilations-Syndrom gekoppelt sein. Dabei wird bei einem zu schnellen und zu tiefen Atmen durch Abatmung von Kohlendioxid der Säuregehalt (pH-Wert) des Blutes verändert, wodurch es sekundär zu einer Verminderung des freien Kalziums und in der Folge zu muskulären Verspannungen (»Pfötchenstellung« der Hände) kommt.
Stehen Panikattacken im Vordergrund der Symptomatik, wird von einer Panikerkrankung gesprochen. Panik kann sich im Rahmen spezifischer Situationen und Konstellationen entwickeln. In solchen Fällen ist von einer phobischen Komponente der Panikerkrankung auszugehen. Innerhalb der Panikattacke kommt es zu einer charakteristischen Kopplung von Körpersymptomen und deren kognitiver Interpretation. So entsteht etwa die Verknüpfung von Engegefühl mit einem drohenden Herzinfarkt. Die Interpretation des Körpergefühls verstärkt die Körpersymptome im Sinne einer positiven Rückkopplung. Panikattacken klingen jeweils nach einer gewissen Zeit ab. Diese Eigenschaft wird bei der therapeutischen Beeinflussung ausgenutzt.

|| Phobie (F 40)

Von phobischen Ängsten kann gesprochen werden, wenn eine stabile Kopplung zwischen Angst und angstauslösender Situation vorhanden ist. Bei der Agoraphobie tritt beispielsweise Angst dann auf, wenn der Betroffene das Haus verlässt oder sich in einer Menschenmenge aufhält. Weit verbreitet sind Ängste, mit Bahn, Bus oder Flugzeug zu reisen. Es gibt spezielle Tierphobien oder Ängste, öffentliche Toiletten zu benutzen und Ähnliches. Ebenso verbreitet sind phobische Störungen im Hinblick auf einen Zahnarztbesuch, der Konfrontation mit Blut oder Verletzungen, der Benutzung eines Aufzuges oder dem Aufenthalt in geschlossenen Räumen.
Eine Sonderform bildet die sogenannte Soziale Phobie, weil diese mit Schamgefühlen assoziiert ist. Hiermit sind Ängste vor prüfenden Betrachtungen durch andere Menschen gemeint, die zur Vermeidung sozialer Situationen führen. Charakteristische auslösende Situationen von Sozialen Phobien sind das Stehen in einer Warteschlange, das Vortragen einer Ansprache und der Weg zu einem öffentlichen Ereignis.

II   Generalisierte Angststörungen (F 41.1)

Prägen Ängste oder eine ängstliche Grundhaltung den größten Teil des Alltages, handelt es sich um eine generalisierte Angststörung. Bei dieser Unterform der Angsterkrankung ist die Angst oder Ängstlichkeit nicht auf bestimmte Umgebungsbedingungen beschränkt. Symptome wie Nervosität, Schwitzen, Herzklopfen, Schwindelgefühle oder Ähnliches treten ständig auf. Weil die Angst anhaltend und generalisiert ist, können die Auswirkungen auf den Alltag besonders gravierend sein. Das Risiko einer Chronifizierung ist groß.

II   Psychometrische Testverfahren im Zusammenhang mit Angsterkrankungen

In Zweifelsfällen kann die Diagnose der Angsterkrankung durch ein psychometrisches Verfahren gestützt werden (BANDELOW / MARGRAF 1994).
Tabelle 76 enthält einige Beispiele für spezifische Fragestellungen.

Tabelle 76   Beispiele für Messinstrumente zu Angsterkrankungen

1. **Instrument zur Sicherung der Diagnose**
   DIPS: Diagnostisches Interview bei psychischen Störungen

2. **Fremdbeurteilungsskala**
   Hamilton Anxiety Scale

3. **Selbstbeurteilungsskala**
   Beck-Angst-Inventar

4. **Fremdbeurteilung von Panik und Agoraphobie**
   Panic Associated Symptom Scale

5. **Selbstbeurteilung von Panik und Agoraphobie**
   Panik- und Agoraphobieskala

6. **Agoraphobieskala**
   Mobilitätsinventar

7. **Erfassung der Erwartungsangst**
   Fragebogen zu angstbezogenen Kognitionen

8. **Erfassung spezifischer Phobien**
   Fear Survey Schedule

9. **Erfassung der sozialen Phobie**
   Symptom-Check-Liste

Nähere Literaturangaben finden sich in BANDELOW / MARGRAF 1994.

III   Erscheinungsformen und Verbreitung

Angsterkrankungen sind bei Frauen die häufigsten und bei Männern nach den Suchterkrankungen die zweithäufigsten seelischen Störungen. Frauen erkranken rund doppelt so häufig wie Männer. Da Angstkranke, insbesondere bei geringer ausgeprägten

Erlebnisreaktive Störungen

Symptomen, keine psychotherapeutische Hilfe in Anspruch nehmen, ist die Dunkelziffer gerade hier hoch. Fundierte Schätzungen gehen von einer Morbidität von 10 Prozent aus.
Angst, insbesondere die generalisierte Angststörung, aber auch die Agoraphobie, können erhebliche Folgeschäden verursachen. Nicht selten haben Angstkranke monatelang die eigene Wohnung nicht mehr verlassen und sind weitgehend auf fremde Hilfe angewiesen. Ein weiteres Risiko ist die Entwicklung einer Medikamentenabhängigkeit durch Tranquilizer. Problematisch erscheint bei Angstkranken das Inanspruchnahmeverhalten. Viele suchen zunächst ihren Hausarzt auf. Die Angsterkrankung wird dabei nicht selten übersehen oder die Erkrankten lassen sich nicht von der Notwendigkeit psychotherapeutischer Hilfen überzeugen. So steht die Inanspruchnahme in einem Gegensatz zu den sicherlich guten therapeutischen Beeinflussungsmöglichkeiten. Obwohl einerseits die Quote spontaner Remissionen der Angsterkrankungen hoch ist, ist andererseits ihr Chronifizierungsrisiko in der Vergangenheit eher unterschätzt worden.

Differentialdiagnose und Komorbidität

Angstsymptome treten bei einer Reihe anderer seelischer Störungen auf. So erleben depressive Patientinnen und Patienten gelegentlich Panik. Die Borderline-Persönlichkeitsstörung ist häufig mit Angstsymptomen assoziiert. Auch das paranoide Wahnerleben von Psychosekranken ist in der Regel mit starken Angstgefühlen verbunden.
Die Angstsymptome lassen sich insbesondere von psychotischen Phänomenen gut unterscheiden. Schwieriger kann die Differenzierung von Angsterkrankungen und Depressionen oder auch zu Suchterkrankungen sein. Die Abgrenzung zu diesen beiden Krankheitsgruppen ist auch deswegen schwierig, weil sich infolge von Angsterkrankungen häufig depressive Verstimmungszustände bis hin zu schweren Depressionen und Suchterkrankungen entwickeln. Depressionen treten bei länger andauernden Angsterkrankungen fast regelhaft auf und sind dann Grund für die Inanspruchnahme von psychotherapeutischen Hilfen. Suchterkrankungen können die Angsterkrankung völlig verdecken. Im Rahmen der Entgiftungs- oder Entwöhnungsbehandlung können die ursprünglich vorhandenen Angstsymptome jedoch wieder auftauchen.

Subjektives Erleben, Auswirkungen und Bewältigung

Das subjektive Erleben einer Angststörung hängt sicherlich von deren Art und der persönlichen Haltung gegenüber Gefahren ab. Unter Angst verändert sich aber in jedem Fall das Verhältnis zur Umgebung und damit auch die Interaktion mit anderen. Die Umgebung wird sorgfältiger nach bedrohlichen Elementen durchforstet, Informationen werden unter dem Aspekt Angstverstärkung oder Angstlösung beurteilt. Angst kann dazu führen, dass der Betroffene sich von sozialen Kontakten zurückzieht, aber auch zur Aufforderung, bei der Angstbewältigung zu helfen. Angstkranke erfahren dabei nicht immer Verständnis von anderen, insbesondere wenn es sich um besonders irrationale und ungewöhnliche Ängste handelt.
Auch andere Personen, beispielsweise Partner und Familienangehörige, können regel-

recht in Mitleidenschaft gezogen werden, vor allem wenn sie in die Kontrollversuche einbezogen werden. Ein Gefühl, manipuliert zu werden, kann die Folge sein. Ohnehin beschäftigen sich Angstkranke zwangsläufig mit der Kontrolle der Symptomatik. Dazu stehen grundsätzlich zwei Verhaltensoptionen zur Verfügung: Flucht und Vermeidung oder Kampf und aktive Auseinandersetzung. Die aktive Auseinandersetzung mit der Angst wird dadurch erschwert, dass angstauslösende Faktoren irrational oder unangemessen bzw. unkontrollierbar erscheinen (etwa die Angst vor einem Herzinfarkt). Daher ist es nahe liegend, dass viele Angstkranke zunächst den Weg der Vermeidung und Flucht wählen. Problematisch ist, dass ihre Vermeidung nicht wirklich zur Reduktion der Ängste führt. Vielmehr kommt es zu dem Phänomen, dass bereits das Denken an die Möglichkeit der Angstauslösung die Angst auslöst (Angst vor der Angst).

So neigt die Angstsymptomatik dazu, sich auf andere Bereiche des täglichen Lebens auszuweiten. Wenn die Angehörigen in dieses Muster miteinbezogen werden und durch ihr Verhalten nicht zu einer Deaktualisierung der Ängste beitragen, kann es zu einem regelrecht angstdeterminierten System kommen. Alle Verhaltensweisen und Interaktionen dienen in einem solchen Falle dazu, möglicherweise auftretenden angstauslösenden Situationen aus dem Weg zu gehen. Dauert die Beschäftigung mit der Angst länger an, so stellen sich Resignation und Frustration ein.

Frau Köhler hat mit ihrem Mann zusammen einen kleinen Textilbetrieb aufgebaut. Die beiden Söhne haben die Firma übernommen und die Tochter kümmert sich um den Haushalt. Nach dem Tod des Mannes entwickelt Frau Köhler Angst vor dem Alleinsein. Sie fürchtet einen Schlaganfall zu bekommen und dass ihr dann niemand helfen kann. Will die Tochter beispielsweise Besorgungen erledigen, kommt es zu einer Diskussion, in deren Verlauf sich Frau Köhler an die Tochter hängt und sie mit lautem Flehen darum bittet, nicht allein gelassen zu werden. Zusammen mit den Brüdern entwickelt die Tochter daraufhin ein System, bei dem die Mutter jederzeit Kontakt zu einem der Familienangehörigen haben kann.

Da die Symptomatik einige Monate anhält, sind alle Beteiligten durch die Gewährleistung einer ständigen Aufsicht angestrengt und auch genervt. Reichte Frau Köhler zunächst die Möglichkeit eines telefonischen Kontaktes, werden ihre Bedürfnisse nach Präsenz eines Angehörigen immer umfangreicher. Geben die Familienangehörigen den Forderungen nach, kommt es zu einer kurzfristigen Beruhigung. Aber wenig später treten die Ängste mit gleicher Vehemenz wieder auf.

Die Tochter fühlt sich nach einiger Zeit durch die Versorgung der Mutter überfordert und an ihrer eigenen Entwicklung gehindert. Sie wird wütend auf die Mutter, was sie jedoch zu verbergen sucht. Die Mutter bemerkt die Ressentiments und beklagt sich, dass diese ihr sicher den Tod an den Hals wünsche. Tatsächlich stellt die Tochter fest, dass sie insgeheim den Tod der Mutter wünscht. Dies löst bei der Tochter Schuldgefühle aus, die dazu führen, dass sie die Fürsorge für die Mutter verstärkt. Es kommt auch zu Klinikaufenthalten. Die Ängste von Frau Köhler verschwinden regelmäßig, nachdem sie in die Klinik aufgenommen wird. Ihre eigene Begründung dazu ist, dass die Nähe des ärztlichen Notdienstes sie beruhige. Ebenso pflegt sie umfangreiche Kontakte zu Mitpatienten. Sie ist beliebt und keiner kann sich die häuslichen Spannungen erklären.

Da während der stationären Behandlung kaum Ängste auftreten, wird Frau Köhler mehrfach in angeblich gut gebessertem Zustand entlassen. Jedes Mal nach der Entlassung treten die Angstsymptome nach wenigen Tagen mit der gleichen Stärke wieder auf.

III Therapeutische Hilfen bei Angsterkrankungen

Aus mehreren Perspektiven sind Strategien zur therapeutischen Beeinflussung der Angsterkrankung entwickelt worden. Die Möglichkeiten der Behandlung hängen eng mit der Art der Störung zusammen. So eignen sich konfrontative Verfahren besonders zur Behandlung von phobischen und Panikstörungen, mehr auf Gesprächen basierende Verfahren sind bei der Behandlung generalisierter Ängste nahe liegend. Die Behandlung der Angsterkrankung kann in Phasen unterteilt werden.

Am Beginn sollte die Information über Erscheinungsformen und Auswirkungen der Angsterkrankung stehen. Die Herstellung einer therapeutischen Beziehung, die Formulierung von Therapiezielen und die Rahmenbedingungen der Behandlung gehören hierher. Wie bei allen Behandlungen können die Therapieziele zwischen symptomorientierten und langfristig lebensverändernden Absichten unterschieden werden.

Je nach Aktualität der Symptomatik empfiehlt es sich, zunächst mit einer symptomorientierten Behandlung zu beginnen. Die aufmerksame Beobachtung der Symptome und die (selbst-)kritische Reflexion des Behandlungsverlaufs helfen Tendenzen der Verleugnung und Vermeidung zu berücksichtigen.

Bei der Auseinandersetzung mit den Symptomen, den angstauslösenden Situationen und den Fragen der Bewältigung der Erkrankung ergeben sich in der Regel Hinweise auf den lebensgeschichtlichen Kontext der Angstsymptomatik. In der jetzt anstehenden Therapiephase können Fragen betrachtet werden, welche Veränderungen in der Lebenseinstellung und Lebensführung sich aus den Erfahrungen mit der Angst ergeben. Möglicherweise werden die Themen Autonomie und Entwicklung an Bedeutung gewinnen. In anderen Fällen wird es um Entscheidungen gehen. Gerade in dieser Phase der Behandlung können lebensgeschichtliche Wurzeln der Erkrankung im Sinne einer Bilanz primärer Erfahrungen sinnvoll sein. Therapie kann an dieser Stelle entscheidend zur Entwicklung eines Selbst und eines Selbst-Gefühls beitragen.

Ein wichtiger Aspekt der Therapieplanung ist die Frage, in welchem Setting die Therapie stattfinden sollte. Eine stationär psychotherapeutisch-psychiatrische Behandlung sollte der Krisenintervention oder der zeitlich begrenzten Durchführung eines Therapieprogramms dienen. Auf die Gefahr, dass der stationäre Aufenthalt eher der Vermeidung dient, ist zu achten. Es kann sinnvoll sein, bereits am Anfang der Behandlung den Behandlungszeitraum genau festzulegen. Die Erfahrung in der stationären Angstbehandlung, dass entscheidende Auseinandersetzungen und Konflikte oft erst am Ende, also in der Trennungsphase der Behandlung auftreten, motiviert diesen Schritt. Die Beendigung der Therapie darf nicht aus den Augen verloren werden.

II Therapeutische Haltungen

In der Behandlung und im Umgang mit Angstkranken spielen die Kontrolle der Beziehung und die Vergeblichkeit von Anstrengungen oft eine große Rolle. Therapeutische

Beziehungen können weitgehend konfliktfrei sein, solange keine emotional belastenden Inhalte besprochen werden oder Trennung zum Thema wird. Der Betroffene wird beim Therapeuten zunächst die Sicherheit suchen, die ihm selber fehlt. Wenn er diese findet, wird Angst unnötig und nicht mehr auftreten.

Diese Sicherheit ist jedoch trügerisch, wenn es nicht gelingt, die Erfahrung aus der Therapie in den Alltag zu transferieren. Die Vermittlung von Sicherheit und das Bestehen auf Autonomie und Selbstverantwortung müssen in ein ausgewogenes Verhältnis zueinander gebracht werden. In der Interaktion spielt die Frage eine Rolle, welchen Fokus das Gespräch haben soll: Soll über die Symptomatik oder deren Verweisungszusammenhang gesprochen werden? Beides kann in die Irre führen.

Angst im Rahmen einer Angsterkrankung wirkt für andere immer irrational und unangemessen. Panik tötet nicht. Trotzdem quält eine Angsterkrankung den Betroffenen erheblich. Für diesen Leidensaspekt der Erkrankung verdient der Betroffene Verständnis. Die rückversichernde Frage an den Therapeuten: »Bin ich bedroht?«, kann nicht immer mit »Nein« oder »Sicher nicht« beantwortet werden. Vielmehr kann der Hinweis, dass die wiederholte Beantwortung einer solchen Frage nicht hilfreich ist, weiterhelfen. In diesem Sinne muss der Therapeut zwischen Zuwendung und Forderung einen für den Patienten tragfähigen Kompromiss finden.

Psychoedukative Behandlungselemente

Auseinandersetzungen über Formen und Erscheinungsbilder der Angst können einen hilfreichen Einfluss auf die Bewältigung der Erkrankung haben. Psychoedukative Behandlungselemente sollten daher bei keiner Therapie einer Angsterkrankung fehlen. Dazu können Patienten-Ratgeber, Schautafeln und Ablaufdiagramme eingesetzt werden. Durch ein psychoedukatives Element kann erreicht werden, dass der Betroffene einen konkreten Anhaltspunkt für die Bewältigung bekommt. Dies kann Ausgang für eine aktive Auseinandersetzung mit der Angstsymptomatik sein.

Insbesondere beim Umgang mit Panik haben sich Verhaltensregeln bewährt. Ebenfalls können Informationen über den Mechanismus der Angstentstehung und die Entwicklung der Angst bei einer Panikattacke den Patienten auffordern sich der Angstsymptomatik auf eine andere Weise zu nähern. Tabelle 77 zeigt ein Beispiel für Regeln, die dem Patienten als Hilfe zur Verfügung gestellt werden können.

Spezielle Therapieverfahren

Psychotherapie

Zu der Behandlung von Angsterkrankung haben verschiedene therapeutische Schulen Beiträge geleistet. Insbesondere zur Beeinflussung der Panik und der Phobie liegen manualisierte Therapiemodelle vor (MARGRAF/SCHNEIDER 1990; BECK/GARY 1981).

Die psychoanalytische Perspektive beschreibt die Interaktion mit Angstkranken und hilft bei der Definition von Konflikten, welche die Angstsymptomatik unterhalten können. Die lebensgeschichtliche Konstellation wird sich aus diesem Verständnis heraus in der therapeutischen Beziehung abbilden. Die Fragen zur Ambivalenz, Autonomie und Abhängigkeit werden in einen Zusammenhang gesetzt zur Lebensperspektive und zu notwendigen Entscheidungen. In der Behandlung und im Verhältnis zum Therapeuten wird sich der Konflikt in Form von Kontrollversuchen und Auseinandersetzungen mit Abhängigkeit widerspiegeln.

Tabelle 77   Regeln im Umgang mit Angst

▶ Denken Sie immer daran, dass Ihre Angstgefühle und die dabei auftretenden körperlichen Symptome nichts anderes sind als eine »Übersteigerung« der normalen Körperreaktion in einer Stresssituation.

▶ Solche Gefühle und Körperreaktionen sind zwar sehr unangenehm, aber weder gefährlich noch in irgendeiner Weise schädlich. Nichts Schlimmes wird geschehen!

▶ Steigern Sie sich in Angstsituationen nicht selbst durch Gedanken wie »Was wird geschehen?« in noch größere Ängste hinein.

▶ Konzentrieren Sie sich nur auf das, was um Sie herum und mit Ihrem Körper geschieht – nicht auf das, was in Ihrer Vorstellung noch alles geschehen könnte.

▶ Warten Sie ab und geben Sie der Angst Zeit vorüberzugehen. Bekämpfen Sie Ihre Angst nicht! Laufen Sie nicht davon! Akzeptieren Sie Ihre Angst!

▶ Beobachten Sie, wie die Angst von selbst wieder abnimmt, wenn Sie aufhören, sich in Ihre Gedanken (Angst vor der Angst) weiter hineinzusteigern.

▶ Denken Sie daran, dass es beim Üben nur darauf ankommt zu lernen, mit der Angst umzugehen – nicht, sie zu vermeiden. Nur so geben Sie sich selbst eine Chance Fortschritte zu machen.

▶ Halten Sie sich innere Ziele vor Augen, welche Fortschritte Sie schon – trotz aller Schwierigkeiten – gemacht haben. Denken Sie daran, wie zufrieden Sie sein werden, wenn Sie auch dieses Mal Erfolg haben.

▶ Wenn Sie sich besser fühlen, schauen Sie sich um und planen den nächsten Schritt.

▶ Wenn Sie sich in der Lage fühlen weiterzumachen, dann versuchen Sie ruhig und gelassen in die nächste Übung zu gehen.

Aus der Perspektive der Kognitionspsychologie steht die Kopplung von Angstgefühlen und Angstinterpretationen im Zentrum der Betrachtung. Mit der Technik der kognitiven Umstrukturierung und einem sokratischen Fragestil soll die Suche nach sinnvolleren affektlogischen Mustern aufgenommen werden.

Die verhaltenstherapeutische Perspektive zeigt Wege zur aktiven Bewältigung der Angst auf. Unterschieden wird die Technik der systematischen Desensibilisierung (dem Patienten wird mit Hilfe einer Entspannungstechnik im Rahmen einer stufenförmigen Auseinandersetzung mit dem ängstigenden Reiz eine Verhaltensänderung ermöglicht) von Techniken der Reizkonfrontation (der Patient wird einem angstauslösenden Reiz so lange ausgesetzt, bis die Angstreaktion nachlässt).

▮ Psychopharmaka zur Angstbehandlung

Die Behandlung von Angsterkrankungen durch Psychopharmaka ist möglich. Anwendung finden verschiedene Antidepressiva, Tranquilizer und andere Medikamente. Die positive Wirkung von Antidepressiva ist durch viele Studien belegt. Auf Grund des günstigeren Nebenwirkungsspektrums und der gesicherten Wirksamkeit sind serotonerge Antidepressiva vorzuziehen. Eine Wirkung ist vor allem für Panikerkrankungen und für die Agoraphobie belegt. Die positiven Effekte sind allerdings erst nach einer Latenz zu erwarten. Empfohlen werden bei der Behandlung mit Antidepressiva mittlere Dosen, wie sie auch bei der Behandlung depressiver Syndrome üblich sind. Wirksam sind zudem MAO-Hemmer bei Panikerkrankungen und Agoraphobie, sie können ebenso soziale Phobien positiv beeinflussen. Tranquilizer können Ängste, etwa im Rahmen von Panikattacken, reduzieren. Sie sind zur Akutbehandlung der Panik wegen ihres raschen Wirkungseintritts geeigneter als Antidepressiva. Bei einer längerfristigen Anwendung von Tranquilizern besteht jedoch ein erhebliches Risiko der Abhängigkeitsentwicklung, sodass sie sich nur zur Krisenintervention eignen.

Nicht ausreichend belegt ist die Wirksamkeit von Beta-Blockern, Clonidin und niedrig dosierten Depotneuroleptika. Letztere haben auch in niedriger Dosierung das Risiko extrapyramidal-motorischer Nebenwirkungen. Auch Spätdyskinesien können vorkommen, eine Akathisie kann sogar die Angstsymptomatik verstärken. Wegen der fehlenden Wirksamkeit sollten daher hochpotente Neuroleptika bei Angsterkrankungen nicht verwendet werden. Die Langzeiteffekte der pharmakologischen Behandlung sind wenig untersucht. Eine längerfristige Behandlung beispielsweise mit Antidepressiva erscheint deswegen nur in solchen Fällen gerechtfertigt, bei denen ein hohes Chronifizierungsrisiko zu beobachten ist und Depressionen als Begleitphänomene auftreten. Die Wirksamkeit der Behandlung ist aber auch in solchen Fällen zu prüfen.

Im Gegensatz zur Behandlung der Depression scheint eine Kombination von Antidepressiva und Psychotherapie nicht unbedingt einen synergistischen Effekt zu haben. Insbesondere bei der Phobie kann eine begleitende Behandlung mit Psychopharmaka das Ergebnis der Psychotherapie verschlechtern. Möglicherweise ist dies dadurch zu erklären, dass die Konfrontation mit der angstauslösenden Situation und die konsekutive Erfahrung der Angstreduktion durch die Wirkung der Psychopharmaka nicht in der gleichen Prägnanz provoziert werden kann (FROMMBERGER u. a. 1995).

Wirksamkeitsnachweise für die Behandlung der Panikstörung und der Agoraphobie liegen für die medikamentöse Behandlung mit Antidepressiva, die Krisenintervention mit Tranquilizern, die kognitive Verhaltenstherapie und die Reizkonfrontation bei Agoraphobie vor. Medikamentöse und psychotherapeutische Verfahren sind dabei etwa gleich wirksam.

Zum langfristigen Effekt der verschiedenen Behandlungen fehlen noch zuverlässige Daten. Von den psychotherapeutischen Verfahren scheint die Reizkonfrontation wirksamer zu sein als die systematische Desensibilisierung. Dies gilt insbesondere für die Phobie und die Panikstörung. Wirksamkeitsnachweise für die psychoanalytische Therapie liegen leider nicht vor. Ebenso ist die Auswirkung von Therapie auf die generalisierte Angststörung noch unklar. Die Auswirkung der Therapie auf das Chronifizierungsrisiko der Erkrankung ist schwer abzuschätzen, eine positive Wirkung ist jedoch wahrscheinlich. Ein Großteil der langfristig beeinträchtigten Patienten wird sich aus der Gruppe rekrutieren, die keine psychotherapeutische Hilfe erhält (BANDELOW u. a. 1995).

Erlebnisreaktive Störungen

Zwangserkrankungen

ⅼⅼⅼ Vorbemerkung

Ritualisierte Verhaltensweisen und einschießende dysfunktionale Gedanken sind weit verbreitete Phänomene. Ordnungsliebe gilt vielen als positive Eigenschaft. Auch Gesunde stellen gelegentlich fest, dass sie gegen einen unangenehmen Gedanken mit Wiederholung von Handlungen reagieren oder bestimmte gedankliche Formulierungen wiederkehrend verwenden. Wiederholungen und Rituale sind somit bekannte Bewältigungsstrategien. So kennen viele aus ihrem Alltag das Dilemma, zwischen zwei Übeln wählen zu müssen, das sich bei Zwangserkrankten bis ins Unermessliche steigern kann. Zwang steht in einer engen Beziehung zu Angst. Anders aber als bei Angstkranken ist das Verhältnis zur angstauslösenden Situation beim Zwangskranken nicht ambivalent, sondern aversiv. Von Anfang an bedeutet der Zwang daher für den betroffenen Patienten einen hohen Leidensdruck. Einem Teil gelingt es, die affektive Komponente des Rituals mit der Zeit zurückzudrängen. Für die meisten bleibt der Zwang jedoch vor allem qualvoll.

Die Zwangserkrankung erhielt lange nur wenig Aufmerksamkeit, weil überzeugende therapeutische Verfahren fehlten und die Betreuung von Zwangskranken als schwierig galt. Dies hat dazu beigetragen, dass die Verbreitung von Zwangsstörungen eher unterschätzt worden ist.

ⅼⅼⅼ Symptomatik und Diagnose

Zwang kann sich in Handlungen und in Gedanken manifestieren. Zwangserkrankungen werden danach differenziert, ob Zwangsgedanken oder Zwangshandlungen im Vordergrund stehen. Kennzeichen der Zwangserkrankung ist in jedem Fall, dass der Zwangsgedanke oder die Zwangshandlung dysfunktional ist, wiederholt wird und als aversiv erlebt wird. Zwangshandlungen sind hauptsächlich Kontrollzwänge und Waschzwänge. Es kommen aber auch viele andere, manchmal sehr ungewöhnliche Formen von Zwangshandlungen vor. Bei den Zwangsgedanken spielen sorgenvolle, aber auch unangenehm aggressive Gedanken eine große Rolle. Mütter befürchten ihre Kinder umzubringen, Autofahrer glauben Unfälle zu provozieren und Einzelhändler ihre Waren vergiften zu müssen. Die Wiederholungen können ein solches Ausmaß annehmen, dass der größte Teil des Tages mit dem Zwang ausgefüllt ist. Körperliche Schäden, beispielsweise bei Waschzwängen, sind nicht selten. Zwangssymptome sollten nicht mit Ordnungssinn oder Pedanterie verwechselt werden, auch wenn diese Eigenschaften den Charakter einer Persönlichkeitsstörung (Anankasmus) annehmen können.

ⅼⅼ Psychometrische Verfahren

Im Zweifelsfall kann die Diagnose durch ein psychometrisches Verfahren oder ein standardisiertes Interview gestützt werden. Messinstrumente zu Zwangserkrankungen sind:
- DIPS: Diagnostisches Interview bei psychischen Störungen (MARGRAF 1991)
- Yale Brown Obsessive Compulsive Scala (Y-BOCS) (BÜTTNER / HAND 1993)
- Hamburger Zwangs-Inventar (KLEPSCH 1993)

II   Zwang als Element anderer Erkrankungen (Differentialdiagnose)

Zwangssymptome treten häufig im Zusammenhang mit anderen seelischen Erkrankungen auf und haben dann meist den Charakter von Bewältigungsstrategien. So können beispielsweise schizophrene Patienten (bei ca. 12 Prozent) mit Zwangssymptomen ihre sonst chaotische Wahrnehmung zu ordnen versuchen. Zwanghafte Verhaltensweisen im Rahmen schizophrener Psychosen sind weniger systematisiert als bei der Zwangserkrankung. Ein Zurückdrängen der Zwänge erhöht in solchen Fällen das Rezidivrisiko der Psychose. Zwangssymptome können außerdem Anzeichen von hirnorganischen Störungen wie dementielle Erkrankungen, Hirntumore oder Schlaganfälle sein.

Der Übergang zum normalen Verhalten ist fließend und durch den Verlauf zu unterscheiden. Sehr viele Parallelen zeigen die Zwangs- mit den Tic-Störungen, etwa dem Gilles de la Tourette-Syndrom. Bei Patienten mit Störungen der Lernfähigkeit (geistig behinderte oder minder begabte Patienten) können Tics und Zwangssymptome die Behinderung begleiten. Darüber hinaus wurde anhand von Komorbiditätsstudien ein gehäuftes Auftreten von Zwangssymptomen bei Patienten mit Störungen der Körperwahrnehmung und Impulskontrolle gefunden (GRABE u. a. 1998). Zum Beispiel finden sich bei 25 Prozent der Anorexie-Kranken Zwangssymptome. Dieses häufige Zusammentreffen mit bestimmten psychischen Krankheiten hat zur Entwicklung des Konzeptes der *Zwangsspektrumerkrankungen* geführt (HOLLANDER 1993).

III   Epidemiologie

Bis vor einigen Jahren wurde die Zwangsstörung als seltene psychiatrische Erkrankung angesehen. Neuere Daten ergeben jedoch höhere Prävalenzraten. Für die Zwangsstörungen muss von einer Morbidität von rund zwei Prozent und einer Prävalenz von ein bis zwei Prozent ausgegangen werden. Die Störung ist zwischen den Geschlechtern etwa gleich verteilt, nicht aber die Art der Zwänge. Zwangsstörungen beginnen im Durchschnitt zwischen dem 20. und 30. Lebensjahr. Ein Großteil der Betroffenen erkrankt bis zum Alter von 30 Jahren. Der erste Kontakt zu therapeutischen Einrichtungen findet durchschnittlich sieben Jahre nach Beginn der Störung statt. Viele Zwangskranke, die eine therapeutische Einrichtung aufsuchen, sind daher schon chronifiziert. Die Störung ist bei einem großen Anteil der Kranken ständig in gleicher oder steigender Intensität vorhanden, bei einem kleineren Anteil schwankt sie. Bei 9 Prozent kommt es zur stetigen Verschlechterung der Symptome. Belastende Lebensereignisse scheint es bei bis zu zwei Dritteln der Patienten innerhalb von sechs Monaten vor Auftreten der Zwänge zu geben. Sehr viel häufiger sind jedoch dauernde oder länger andauernde stressreiche Belastungen zu finden (REINECKE / ZAUDIG 1995; STEIN u.a. 1997).

> Herr Först entwickelt nach einem Herzinfarkt im Alter von 45 Jahren ein schweres depressives Syndrom. Als dieses auch in der anschließenden Heilbehandlung nicht abklingt, wird ihm ein stationärer Aufenthalt in der Psychiatrie empfohlen. Er willigt eher widerstrebend ein. Im Rahmen der depressiven Symptomatik äußert er starke Zukunftsängste und glaubt sich dem beruflichen Stress nicht gewachsen. Er arbeitet als Vertreter für Textilien in einer renommierten Firma. Sein Arbeitsplatz ist auf

Grund seiner langjährigen Firmenzugehörigkeit nicht gefährdet. Die Schilderungen des Arbeitsablaufes lassen dabei zunächst keine außergewöhnlichen Belastungen erkennen. In den psychotherapeutischen Gesprächen entsteht beim Therapeuten schnell ein Missbehagen, weil Herr Först Schwierigkeiten hat sich über emotionale Befindlichkeiten zu äußern.

Im Laufe der Behandlung kommt es zu einem gemeinsamen Gespräch mit der Partnerin. Herr Först ist seit mehr als 20 Jahren verheiratet und hat eine 13-jährige Tochter. Die Ehefrau überlegt derzeit ihre Berufstätigkeit wieder aufzunehmen, weil sie sich mit der Erziehung der Tochter und dem Haushalt nicht mehr ausgelastet fühlt. Während des Gesprächs kommt die Ehefrau auf Herrn Försts »Ordnungsliebe« zu sprechen. Diese sei für sie ein zentrales Problem. Der Patient unterbricht die Ehefrau an diesem Punkt mit der Bemerkung, dass diese Phänomene doch sicherlich zu persönlich seien und nicht in dieses Gespräch hinein gehörten.

Die Ehefrau besteht aber auf der Schilderung und berichtet, dass ihr Mann, wenn er von der Arbeit zurückkehre, zunächst den gesamten Haushalt danach überprüfe, ob nicht Staub- oder Dreckreste zu finden seien. Entsprechenden Kontrollen würde auch das Auto regelmäßig unterzogen. Sie schildert als Beispiel, dass der Patient gelegentlich eine halbe Stunde dafür aufbrächte, das Gewürzregal zu ordnen. Diese Kontrollen würde er in der Regel durchführen, ohne seinen Mantel abzulegen. Er sei dann immer erregt, gerate auch gelegentlich aus der Fassung. Erst nach Abschluss der Kontrollen sei er beruhigter und könne sich der Familie widmen. Zusätzlich habe der Ehemann die Eigenschaft bei den unmöglichsten Gelegenheiten über Sexualität zu sprechen. Beispielsweise könne es vorkommen, dass Herr Först plötzlich während eines gemeinsamen Einkaufs in der Stadt von ihr einen Beischlaf verlange.

Im Laufe des Gesprächs wird das Ausmaß der Zwänge immer deutlicher. Herr Först versucht die Symptome zunächst zu bagatellisieren. Die Frau neige zu Übertreibungen und ohnehin seien ihr die Wünsche nach Autonomie und Selbstständigkeit zu Kopf gestiegen. Mit allem, was er von der Ehefrau verlange, wolle er nicht mehr erreichen, als dass sie ihren Haushalt ordentlich erledige.

Im weiteren Verlauf der Therapie beginnt Herr Först davon zu berichten, dass er seit vielen Jahren unter multiplen Zwangssymptomen leide. Die berufliche Belastung sei auch dadurch zu erklären. Er wähle für die Besuche bei den Kunden bestimmte, viel längere Autorouten, weil er die Vorstellung habe damit Unfällen aus dem Weg gehen zu können. Immer wieder habe er Ängste entwickelt, in den Abrechnungen mit den Kunden falsche Angaben gemacht zu haben und juristische Konsequenzen befürchtet. Ihm sei die Unsinnigkeit dieser Gedanken und Handlungen bewusst, er könne jedoch eigentlich nicht wirklich etwas dagegen tun. Tatsächlich sei es im Rahmen dieser Symptomatik auch zu einer Entfremdung innerhalb der Partnerschaft gekommen. Er verlange von der Ehefrau immer wieder Bestätigung, dass sie sich nicht von ihm trennen wolle. Sie sei durch die ständigen Fragen, die sie zunächst geduldig beantwortet habe, mittlerweile derart genervt, dass sie gelegentlich türeknallend das Haus verließe. Er verspreche in solchen Fällen, mit dem Fragen aufzuhören, könne diesen Vorsatz jedoch nur wenige Tage aufrechterhalten.

Im Rahmen der Zwangserkrankung wird die Auseinandersetzung mit unangenehmen eigenen Impulsen in einer besonders intensiven Form thematisiert. Dabei sind unangenehme und unangemessene Impulse meist als einschießende Gedanken weit verbreitet: Dem Partner wird eine bösartige Erkrankung gewünscht, dem ungeliebten Vorgesetzten ein tödlicher Verkehrsunfall. Die Bedrohlichkeit eines derartigen Gedankens ist abhängig von der Normorientierung des Patienten. Werden strengere Normen angelegt, sind erschreckte Reaktionen wahrscheinlicher. Es besteht also eine enge Verbindung zwischen aversiv erlebten Gedanken und dem Gewissen.

Psychoanalytisches Modell

Auf die enge Verbindung von vermittelten Normen, der Entwicklung von Skrupeln und einem strengen Gewissen haben psychoanalytische Autoren immer wieder hingewiesen. Dabei gilt die Sauberkeitserziehung als Prototyp der Normvermittlung an das Kind. Die Entwicklung von Zwangsstörungen war in diesem Sinne innerhalb der psychoanalytischen Theorie eng an die anale Phase gekoppelt. Im Gegensatz zur Entstehung der Angst spielt die Ambivalenz bei der Entwicklung der Zwangssymptome eine geringere Rolle. Im Sinne der Psychoanalyse dient der Zwang vielmehr der Abwehr aggressiver und sadistischer Impulse.

Verhaltens- und kognitionspsychologisches Modell

In der Verhaltenstheorie gelten die Zwänge als konditionierte Verhaltensweisen im Sinne einer Reiz-Reaktion-Konstellation. Die Wirksamkeit klassischer und operanter Konditionierung wird dabei diskutiert (REINECKE / ZAUDIG 1995). Im kognitionspsychologischen Modell der Zwangsentstehung finden sich einige Anknüpfungspunkte zu den psychoanalytischen Vorstellungen. Der vermutete kognitionspsychologische Mechanismus geht ebenfalls von einem aufdringlichen und unangenehmen Gedanken aus, der in einer inneren Bewältigungskette (Verkettungsmodell) nicht ausreichend deaktualisiert werden kann. Der aufdringliche Gedanke bleibt dadurch bestehen und es wird eine eskalierende kognitive Spirale ausgelöst (Abbildung 34).

Das kognitionspsychologische Modell erklärt nicht, warum die Deaktualisierung des unangenehmen Gedankens letztlich nicht gelingt. In der Psychoanalyse wird hier von einem ungelösten und unbewussten Konflikt ausgegangen.

Biologische Modelle

In neuropsychologischen Testuntersuchungen zeigen Zwangspatienten in der Regel Normalbefunde. Lediglich bei komplexen Untersuchungsdesigns sinkt ihre Leistung gegenüber Kontrollprobanden. Es gibt Hinweise auf Probleme der visio-perzeptiven Gestalterfassung (HÄRTING / MARKOWITSCH 1997).

Bei der Entstehung von Zwangsstörungen sind neben biografischen und lerntheoretischen Faktoren möglicherweise auch biologische Mechanismen von Bedeutung. Die biologischen Modelle der Zwangsstörungen umfassen im Wesentlichen zwei Hypothesen:

Erlebnisreaktive Störungen

Abbildung 34   **Verkettungsmodell zur Erklärung von Zwängen (REINECKE/ZAUDIG 1995)**

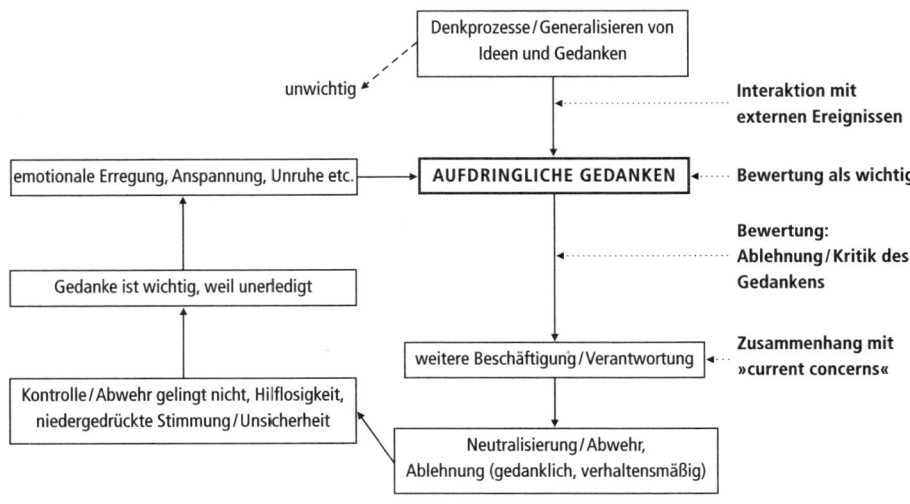

Abbildung 34   **Verkettungsmodell zur Erklärung von Zwängen (REINECKE/ZAUDIG 1995)**

▸ die Serotonin-Mangel-Hypothese
▸ das neuroethologische Modell

Die Serotonin-Mangel-Hypothese stützt sich auf den Nachweis niedriger Serotonin-Plasmaspiegel bei den Zwangskranken und der Wirksamkeit serotonerger Antidepressiva bei Zwangsstörungen. Die Zusammenhänge zwischen Serotonin-Haushalt und Zwangserkrankung sind jedoch komplexer Natur, sodass die Zwangsstörung keinesfalls als reine Serotonin-Mangel-Erkrankung verstanden werden kann.

Im neuroethologischen Modell der Zwangsstörung wird von der Dyskonnektion eines Schleifensystems ausgegangen, welches den präfrontalen Kortex, die Basalganglien und den Thalamus verbindet. Das neuroethologische Modell geht von der Beobachtung aus, dass bei mehreren Basalganglienerkrankungen gehäuft Zwangsphänomene auftreten. Dafür sprechen auch einige neurophysiologische, tierexperimentelle und neuroradiologische Untersuchungsergebnisse. Diese Ergebnisse sind jedoch insgesamt noch heterogen und widersprüchlich (WURTHMANN/BONDICK 1995).

ⅲ   Subjektives Erleben und Folgen der Zwangserkrankung

Auch wenn der Zwangsgedanke oder die Zwangshandlung als quälend erlebt wird, erscheinen sie vielen Kranken als das kleinere Übel. Vielmehr werden gar nicht so sehr die Zwangssymptome selbst, sondern die diesen vorausgehenden Ängste als quälend wahrgenommen. Daraus kann sich ein oft über Jahre andauernder Teufelskreis entwickeln, weil der Zwang quantitativ und qualitativ gesteigert werden muss, um diese Angstgefühle zu kompensieren. Dazu trägt die Tendenz bei, Zwänge zu verheimlichen und zu verbergen, weil damit verbundene Schuldgefühle Angstreaktionen wahrscheinlicher machen.

Zwangserkrankte können zur Bewältigung der Krankheit regelrechte Verhaltenssysteme entwickeln, in die häufig auch die Angehörigen eingebunden werden. Sind Zwangskranke nicht in der Lage den Symptomen ausreichend Widerstand entgegenzusetzen und darauf angewiesen, dem Zwang nachzugeben, laufen sie Gefahr, dass sich die Zwangssymptomatik im Alltag ausweitet. Ähnlich kann es den Angehörigen ergehen und im Extremfall kann sich im Rahmen einer Zwangserkrankung ein regelrechtes »Terrorsystem« entwickeln: Es darf etwa die Wohnung nicht mehr durch die Haustür betreten werden, sondern nur durch das Kellerfenster. Nachdem das Haus betreten wird, muss die Kleidung vollständig gewechselt und muss geduscht werden.

Mit der Zeit kann sich im Hinblick auf die Zwangssymptome eine gewisse Gewöhnung bei den Betroffenen und ihren Angehörigen einstellen. Der Zwang wird dann weitestgehend in den Alltagsablauf integriert und letztendlich auch nicht mehr in Frage gestellt. Da Zwangskranke oft erst viele Jahre nach Auftreten der Symptomatik in eine Behandlung kommen, ist nicht bekannt, in welchem Prozentsatz sich die Symptomatik spontan zurückbildet und welche Bewältigungsstrategien günstig sind. Bei einem ungünstigen Verlauf beginnen Zwangskranke zunehmend ihre Verhaltensweisen auf die Zwangssymptome einzustellen und andere Verpflichtungen und Interessen zu vernachlässigen. Konsequenzen bezüglich der sozialen Kompetenz, des sozialen Netzes und der beruflichen Leistungsfähigkeit sind dann unvermeidlich.

ⅲ Therapie

Die Therapie der Zwangserkrankung gilt gemeinhin als schwierig und nur in einem kleinen Prozentsatz als erfolgversprechend. Möglicherweise wird diese negative Haltung durch die Vermutung beeinflusst, dass es sich bei Zwangssymptomen um abgewehrte aggressive und sadistische Impulse handelt. Sicherlich trägt die zu Beginn der Therapie oft bereits bestehende Chronifizierung zu den Schwierigkeiten bei, weil die Behandlung erst Jahre nach Entstehung der Symptome beginnt. Zwangserkrankte sind darüber hinaus oft durch andere zum Besuch eines Therapeuten motiviert worden und brechen die Therapie überdurchschnittlich häufig ab.

ⅱ Therapeutische Haltung

Die Patienten erwarten zunächst von den Therapeuten die Reduktion der Angst und weniger die Reduktion des Zwangs. Aus dieser Einstellung heraus können unterschiedliche Erwartungen von Therapeut und Patient resultieren, insbesondere dann, wenn der Therapeut vor allem die Reduktion der Zwangssymptome beabsichtigt. Diese Konstellation ist in der Regel mit aggressiven Affekten unterlegt. Zur Klärung der Erwartung ist es unerlässlich, sich am Anfang der Therapie auf gemeinsame, realistische und auch positive Therapieziele zu verständigen. Voraussetzung für die Therapie ist Kooperation, die in vielen Phasen der Behandlung durch einen kritischen Dialog mühsam erarbeitet werden will. Die Therapeutinnen und Therapeuten werden mit der Frage konfrontiert, inwieweit sie Zwangssymptome akzeptieren wollen. Sie geraten dabei in das Dilemma, der Zwangssymptomatik ausreichend Widerstand entgegenzusetzen, ohne in einen Machtkampf mit dem Patienten verstrickt zu werden.

Ein wesentliches Element der Behandlung von Zwangskranken ist die Herstellung von

Offenheit. Den Versuchen der Bagatellisierung des Zwangs muss entgegengetreten werden. Dies wird dazu führen, dass Patient und Therapeut immer wieder in extreme, emotional belastende Situationen geraten. Nur wer bereit ist, diese emotionalen Belastungen zu ertragen, den Umgang mit Wut und Enttäuschung durchzustehen, kann im Sinne des Modelllernens einen hilfreichen Beitrag zur Zwangsbewältigung leisten.

Die Behandlung des Zwangs erfordert zudem ein enormes Maß an Geduld. Rückschläge sind die Regel, nicht die Ausnahme. Es kann schon ein Erfolg sein, wenn die Auswirkungen der Zwangserkrankung auf den Alltag reduziert werden und dem Patienten dadurch eine höhere Lebensqualität ermöglicht wird.

Alles in allem erscheint es in der Behandlung wesentlich, dass eine therapeutische Beziehung zwischen Patient, Therapeut und dem therapeutischen Team entsteht, die konstruktiv und offen ist, aber nicht die Notwendigkeit der kritischen Auseinandersetzung mit der Symptomatik außer Acht lässt.

Diese Grundhaltungen lassen sich in Verbindung mit praktischen Erfahrungen zu Regeln im therapeutischen Umgang mit Zwangsstörungen zusammenfassen (ECKER 1994):

1. In der Behandlung sind Machtkämpfe unbedingt zu vermeiden. Der Patient soll den Verlauf der Therapie mitbestimmen können und ein ständiger Dialog über den Verlauf der Therapie sollte möglich sein.

2. Frühzeitige Neutralisierungen und Vermeidungen angsterzeugender und störender Gedanken sind zu vermeiden. Zwang kann nur dann bewältigt werden, wenn die Probleme, die zum Zwangsgedanken oder zur Zwangshandlung führen, während der Therapie auftauchen.

3. Therapeut und Patient müssen ein Maß für all das entwickeln, was man sich gegenseitig zumuten kann.

4. Immer wieder muss der Zwang als Symptom angesprochen werden. Zur Unterscheidung von Normalität und Krankheit sollte im Dialog ein Konsens hergestellt werden.

5. Der Transfer der Therapieergebnisse in den Alltag erfordert eine fortlaufende kritische Überprüfung. Der Kooperation innerhalb der Therapie darf eine kritische Auseinandersetzung mit der Wirklichkeit und den Ergebnissen der Behandlung nicht geopfert werden. Im Laufe der Therapie sollten sich Patient und Therapeut fragen, inwieweit ein offener Dialog über die Probleme hergestellt und aufrechterhalten werden konnte. Es ist darauf zu achten, ob sich nicht im Verlauf der Therapie Vermeidungsverhalten entwickelt hat.

6. Zur Offenheit gehört, dass auch über starke negative Emotionen gesprochen wird. Die therapeutische Beziehung darf nicht Objekt der Kontrolle werden.

7. Ziel der Therapie ist die Erweiterung der Sichtweisen und die Aufhebung der Reduktion der Lebensperspektive auf die Inhalte des Zwangs. Zwischentöne im emotionalen Befinden sind für die Entwicklung besonders wertvoll.

8. Niederlagen und Rückschläge sind während der Therapie zu erwarten. Eine Symptomzunahme ist nicht unbedingt ein Zeichen der Verschlechterung, sondern kann eine grundlegende Veränderung ankündigen.

■ Bestandteile und Ziele der Therapie

Der Erfolg einer Behandlung von Zwangssymptomen ist in besonderer Weise von einer guten therapeutischen Beziehung abhängig. Da Zwangssymptome mit Schuld- und

Schamgefühlen verbunden sein können, ist zur Entlastung des Patienten anfangs ein psychoedukativer Abschnitt in der Therapie unerlässlich. In diesem sollte über die Symptome, die Auswirkungen und die Verbreitung von Zwangskrankheiten informiert und die einzelnen Behandlungsschritte und Behandlungsziele erläutert werden. Der Hinweis, dass der Erfolg der Behandlung eine gute Kooperation voraussetzt, gehört an diese Stelle. Ebenfalls am Anfang sollte erwähnt werden, dass im Rahmen der Behandlung negative Gefühle entstehen können, über die offen diskutiert werden sollte.

Auf der Basis dieser Behandlungsvorbereitung ist die Erarbeitung eines Therapieplans möglich. Ziel des Therapieplans ist die Entwicklung einer Strategie, wie den Zwangssymptomen begegnet werden soll. Merkmale, an denen Fortschritte in der Bewältigung der Zwänge deutlich werden, müssen identifiziert werden. In einem zweiten Schritt können die Zwänge (re-)kontextualisiert werden. Insbesondere bei der Chronifizierung erscheinen Zwänge in der Wahrnehmung des Betroffenen als willkürlich und haben keinen oder nur geringen Bezug zum alltäglichen Erleben. Die Kontextualisierung dient dann einer Aktivierung eigener Ressourcen, in deren Rahmen die Frage aufgeworfen werden kann, auf welchen Normen und Normerwartungen die Zwänge aufbauen. Normen und Normerwartungen können dann eventuell gemeinsamen kritisch hinterfragt und gegebenenfalls relativiert werden. Innerhalb der Therapie dürfen Überlegungen nicht vergessen werden, welche Veränderungen in der Lebensgestaltung nach der Überwindung der Zwangssymptome für den Patienten sinnvoll sind. Was geschieht mit der gewonnenen Zeit, welchen Interessen will der Patient folgen usw. (Tabelle 78).

Tabelle 78   Bestandteile der Therapie von Zwangsstörungen

- ▶ Herstellung einer tragfähigen, offenen und kooperativen Beziehung
- ▶ umfangreiche Informationen über das Erscheinungsbild, die Auswirkungen und die Verbreitung von Zwangssymptomen
- ▶ Erarbeitung von gemeinsamen Wegen zur Bewältigung der Erkrankung und zum Umgang mit negativen Emotionen; Erarbeitung von Therapiezielen
- ▶ Kontextualisierung der Zwangssymptomatik
  - ▷ im Hinblick auf die auslösenden Situationen
  - ▷ im Hinblick auf die lebensgeschichtliche Bedeutung
- ▶ Dialog über die und Infragestellung der den Zwängen zu Grunde liegenden Normen und Normerwartungen
- ▶ Dialog über die möglichen Änderungen in der Lebensführung und in der Lebenseinstellung; Neugestaltung der familiären und sonstiger sozialer Beziehungen

▪ Spezielle Therapieverfahren

Psychoanalytische Autoren weisen bei der Behandlung von Zwangskranken auf spezielle Übertragungs- und Gegenübertragungsmuster hin. Vor allem der Zusammenhang mit unbewältigten aggressiven Impulsen ist nach dieser Auffassung bei der Psychotherapie zu berücksichtigen. Die Relativierung von Normen (im psychoanalytischen Sinne Über-Ich-Strukturen) und die Rebellion gegen und Befreiung von repressiven Über-Ich-Strukturen kann helfen, den Angst-Zwangs-Kreislauf zu durchbrechen.

In der Verhaltenstherapie wird zwischen der Behandlung von Zwangshandlungen und der von Zwangsgedanken unterschieden. Mit der Technik der Exposition und Reaktionsverhinderung (ERP) steht im Rahmen der Verhaltenstherapie ein effektives Verfahren zur Behandlung von Zwangshandlungen zur Verfügung. Hierbei wird der Patient auf der Basis einer guten therapeutischen Beziehung in eine Situation gebracht, in der üblicherweise die Zwangshandlung erfolgt. Die Ausführung der Handlung aber wird dann durch den Therapeuten verhindert. Bei der Behandlung von Zwangshandlungen ist die ERP sicherlich das wirksamste Mittel.

Schwieriger erscheint die verhaltenstherapeutische Modifikation von Zwangsgedanken. Auch hier werden, mit weniger Aussicht auf Erfolg, Konfrontationsverfahren favorisiert. Bei der Behandlung von Zwangsgedanken erscheint jedoch eine Kombination mit kognitionspsychologischen Therapieverfahren (z. B. der kognitiven Umstrukturierung und einem Selbst-Instruktions-Training) sinnvoll zu sein. Während Konfrontationsverfahren eher für angstauslösende Gedanken geeignet sind, ist bei Zwangsgedanken, die die Angst senken, eine konsequente Reaktionsverhinderung erforderlich mit anschließender Löschung und Habituation. Auch die den Gedanken folgenden Bewertungen werden zum Gegenstand der Betrachtung gemacht.

Verschiedene Gruppen von Psychopharmaka sind zur Behandlung von Zwangssymptomen eingesetzt worden. Als überzeugend wirksam haben sich allein die serotonergen Antidepressiva erwiesen. Die meisten Wirksamkeitsnachweise liegen für das Clomipramin (Anafranil) vor. Eine entsprechende Wirksamkeit ist aber auch für alle anderen serotonergen Antidepressiva anzunehmen (etwa SSRI).

Inwieweit die Kombination von psychotherapeutischer und psychopharmakologischer Behandlung einen ergänzenden Effekt hat, ist noch ungeklärt. Wenn mit Konfrontation gearbeitet werden soll, ist eine psychopharmakologische Behandlung eventuell erst dann sinnvoll, wenn die psychotherapeutische Behandlung keinen ausreichenden Erfolg erbringt, weil sonst der Effekt der einzelnen Techniken nicht ausreichend differenziert werden kann.

Ergebnisse der Behandlung von Zwängen

Im Hinblick auf die häufig anzutreffende Chronifizierung beim Beginn der Behandlung sind Erfolgszahlen von bis zu 60 Prozent eigentlich ermutigend. Unter Patienten, mit denen in einer ERP-Behandlung gearbeitet wurde, werden sogar Erfolge bei bis zu 90 Prozent berichtet. Dabei handelt es sich sicherlich um eine Positivauswahl. Nimmt man eine Symptomreduktion von mindestens 70 Prozent als Ausgangspunkt, werden Zwangssymptome bei über der Hälfte der Patientinnen und Patienten durch eine Behandlung reduziert.

Somatisierungsstörung

Vorbemerkung

Der Zusammenhang zwischen Affekt und Körpererleben ist eine Alltagserfahrung. Freude, Ärger und Erschöpfung haben körperliche Dimensionen. Die Wahrnehmung von körperlichen Vorgängen kann die Befindlichkeit ebenso beeinflussen, wie umgekehrt affektive Zustände Körperfunktionen zu steuern vermögen. Die Beachtung von körperlichen Symptomen hat insbesondere für die Wahrnehmung von Belastung, Überforderung und Erschöpfung eine wesentliche Signalfunktion.

Die Verbindungen zwischen Körper, Affekten und sozialen Faktoren werden bei kaum einer anderen Krankheitsgruppe so deutlich wie bei den Somatisierungsstörungen (auch »somatoforme Störung«). Unter diesem Begriff sind mehrere Syndrome zusammengefasst, bei denen sich die seelischen Erkrankungen durch körperliche Symptome und durch ein spezifisches Krankheitsverhalten äußern.

Der Zusammenhang zwischen affektiven Zuständen und spezifischen Körperwahrnehmungen ist in der Psychiatrie seit langem bekannt, insbesondere die enge Verbindung von negativen Affekten und körperlichen Symptomen. In diesem Kontext sind Begriffe wie larvierte Depression, vegetative Dystonie oder Neurasthenie geprägt worden. Durch die Definition der Somatisierungsstörung wird einem Teil dieser Phänomene ein eigenständiger Charakter gegeben.

Patienten mit somatoformen Störungen suchen zunächst in der somatischen Medizin Hilfe. Die Diagnose und Beratung des Patienten ist daher eine wichtige Aufgabe der somatischen Medizin und gehört damit zur Aufgabe der psychosomatischen Grundversorgung. Der Anteil von Patienten mit somatoformen Störungen ist in der ambulanten und stationären somatischen Medizin erheblich (5 bis 15 Prozent). Insbesondere in der Neurologie werden somatoforme Störungen beobachtet (Schätzungen sprechen von einem Anteil bis zu 40 Prozent). Durch eine unzureichende Behandlung und im Grunde unnötige somatische diagnostische und therapeutische Verfahren entstehen neben hohen Kosten auch erhebliche psychische Folgeschäden bei den betroffenen Patienten. Die somatoforme Störung ist allerdings keine psychosomatische Störung im engeren Sinne, sondern kann nur durch einen psychologisch-psychotherapeutischen Zugang verstanden und auch therapiert werden.

Innerhalb der somatischen Medizin ist eine Reihe von Synonymen für die Somatisierungsstörung entstanden. Die Bezeichnungen »psychogen« und »funktionell« oder »phobischer Schwankschwindel« können so verstanden werden (HUPPERT u. a. 1994).

Somatoforme Störungen sind einer der Hauptgründe für psychiatrisch-psychosomatische Konsilien in der somatischen Medizin. Hieraus ergeben sich Fragen, die die Zusammenarbeit von Körpermedizin und Psychiatrie betreffen. Dies hat deswegen eine hohe Relevanz, weil das Verhalten von Medizinern bei der Entstehung und Aufrechterhaltung der Somatisierungsstörung eine entscheidende Bedeutung hat (iatrogener Faktor). Damit ist auch die soziale Dimension der somatoformen Störungen angedeutet. Das Gesundheitswesen ist sehr auf körperliche Faktoren festgelegt. Deren Beachtung entspricht den Erwartungen von Arzt und Patient. Hilfe, Zuwendung und Beachtung wird durch das Vorhandensein von körperlichen Beschwerden verstärkt. Entlastung, Schonung und Unterstützung sind eng an körperliche Symptome gebunden.

Inwieweit körperliche Befindlichkeit psychologisiert oder umgekehrt seelisches Befinden somatisiert wird, hängt auch von der Entwicklungsgeschichte und Lerngeschichte eines Menschen ab. Die primären Bezugspersonen und erste Erfahrungen beispielsweise im Umgang mit Medizinern prägen entscheidend die Episteme, mit denen Menschen Körperwahrnehmungen attribuieren. Dies macht den interaktionellen Aspekt der Somatisierung aus. Zuwendung, Nichtbeachtung und Kränkung (im Rahmen der Fürsorge und Bindung) werden im Rahmen der Somatisierung in Beziehungen aktualisiert.

Abbildung 35   Somatisierungsstörung (KRIEBEL u. a. 1996)

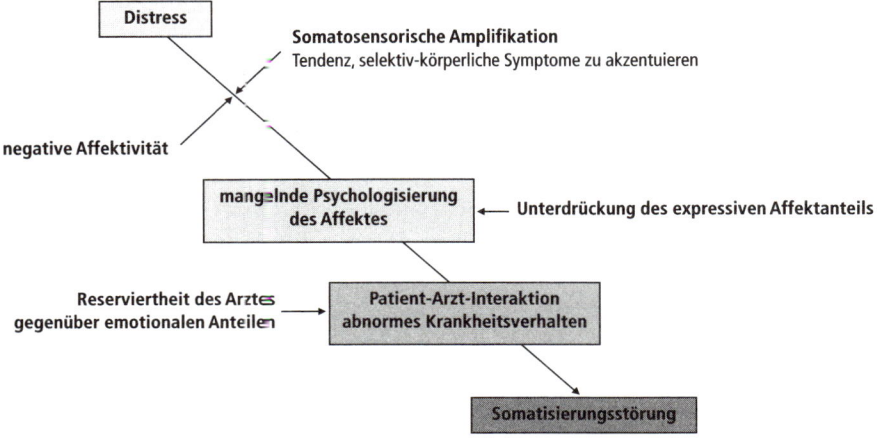

Herr Neubert wird wegen einer depressiven Episode in eine psychiatrische Klinik eingewiesen. Bei der Aufnahme bestreitet er die Depression, vielmehr gibt er an unter Rückenschmerzen zu leiden. Die Schmerzen im Rücken hätten nach einer sportlichen Aktivität in der Freizeit begonnen. Er habe einen Arzt aufgesucht, der die Schmerzen mit mehreren Injektionen zu lindern versucht habe. Diese Injektionen habe er jedoch nicht vertragen und in der Folgezeit habe sich um die Injektionsstelle herum ein brennender Schmerz eingestellt.

Heute, viele Jahren nach diesem Ereignis, glaube er, dass diese Spritzen ihn »kaputt« gemacht hätten. In der Zwischenzeit habe es eine Reihe von Behandlungsversuchen gegeben. Nie habe sich die Symptomatik wirklich gebessert. Mittlerweile sei er resigniert und auf Grund der lang andauernden Schmerzsymptomatik sicherlich auch deprimiert. Nach der Behandlung habe er nur noch kurz arbeiten können und er sei mittlerweile wegen der Rückenschmerzen berentet. Er verbringe den größten Teil des Tages zu Hause, weil er auf Grund der Schmerzen schlecht laufen könne. Seine Ehefrau habe wieder begonnen zu arbeiten und so sei er den ganzen Tag alleine. Er habe wegen der Schmerzen auch alle Hobbys aufgeben müssen. Außerdem könne er die Ehefrau bei Besuchen nicht mehr begleiten. So sei sein Leben insgesamt recht leer und ereignislos geworden. Eigentlich habe er auf den Arzt, der ihm die Spritzen gegeben habe, eine große Wut. Gelegentlich habe er mit dem Gedanken gespielt, ihn zu verklagen. Er glaube jedoch nicht, dass man etwas gegen die Mediziner ausrichten könne. Nach den Schmerzen befragt, gibt Herr Neubert einen diffusen Schmerz im Rücken an, der in die Beine ausstrahlt und sich neurologisch nicht nachvollziehen lässt.

Auffällig ist, dass er sein Verhalten spontan ändert, wenn er auf die Symptomatik angesprochen wird: Sofort wirkt er gebeugt und leidender. Unbeobachtet und im Kontakt zu Mitpatienten zeigt er sich deutlich beweglicher und weniger körperlich beeintächtigt. Bei einem Gespräch mit der Ehefrau teilt diese die Auffassung, dass die Probleme mit der medizinischen Behandlung begonnen hätten. Sie sieht keinerlei Schwierigkeiten innerhalb des sozialen Kontextes außer der starken Passivität des Ehemannes. Gemeinsame Unternehmungen seien so gut wie nicht mehr möglich. Die Ehepartner haben keine Idee, wie ihr gemeinsames Leben in Zukunft gestaltet werden kann. Eine positive Erwartung in Hinblick auf die psychiatrische Behandlung haben weder der Patient noch die Ehefrau.

ⅠⅠⅠ Diagnose

Unter dem Begriff Somatisierung werden zusammenfassend Störungen verstanden, bei denen körperliche Leiden vorherrschen, die medizinisch nicht hinreichend begründbar sind und für die dennoch in hohem Maße medizinische Hilfen in Anspruch genommen werden.

Diese Definition benennt die Komponenten der Somatisierung: eine spezifische Körperwahrnehmung im Rahmen eines negativen Affektes und ein darauf bezogenes charakteristisches Krankheitsverhalten. Die Somatisierungsstörungen sind in ihrer klinisch relevanten Ausprägung unter der Gruppe der somatoformen Störungen im ICD-10 zusammengefasst. Diese neue diagnostische Kategorie beinhaltet sowohl klassische neurotische Störungen wie die Hypochondrie als auch stressgebundene Reaktionen im Sinne autonomer Funktionsstörungen. Gemeinsames Kriterium ist die wiederholte Darbietung körperlicher Symptome in Verbindung mit hartnäckigen Forderungen nach medizinischen Untersuchungen, trotz wiederholter negativer Ergebnisse und Versicherungen der Ärzte, dass die Symptome nicht körperlich begründbar sind. Nicht direkt den somatoformen Störungen zugeordnet sind dissoziative Störungen, die Neurasthenie, Körperstörungen bei Panikerkrankungen und körperliche Symptome bei depressiven Syndromen. Die Symptome können sich auf mehrere Organsysteme beziehen, auf spezielle Organsysteme abzielen, vegetative oder Schmerzsymptome in den Vordergrund stellen (Tabelle 79).

Die diagnostischen Klassifikationen nennen die Formen der Symptomschilderungen und deuten das spezifische interaktionelle Verhalten von Patienten mit somatoformen Störungen an. Die Erscheinungsformen der Störung sind dabei recht variabel. Die diagnostische Klassifikation leidet zur Zeit noch darunter, dass die Somatisierungsstörung eigentlich eine Ausschlussdiagnose darstellt. Die Formulierung »die nicht körperlich begründbar sind« impliziert, dass vorher körperliche Ursachen der Symptomatik ausgeschlossen wurden.

Notwendige Untersuchungen zur Klärung körperlicher Beschwerden sind selbstverständlich. Das Verhalten von Patientinnen und Patienten mit somatoformen Störungen ist jedoch so charakteristisch, dass eine Diagnose auch dann möglich ist, wenn noch nicht alle somatischen diagnostischen Befunde erhoben sind. Außerdem nehmen Somatisierungsstörungen von körperlichen Erkrankungen ihren Ausgang oder sind mit ihnen assoziiert.

Somatoforme Störungen haben eine hohe K o m o r b i d i t ä t mit anderen seelischen Erkrankungen, insbesondere mit Depressionen und Persönlichkeitsstörungen. Auch Angsterkrankungen kommen im Zusammenhang mit somatoformen Störungen vor. Außer-

Erlebnisreaktive Störungen

dem können sie einen Zusammenhang mit seelischen Traumata haben. Vor allem beim somatoformen Schmerzsyndrom finden sich in der Vor- und Entwicklungsgeschichte der Betroffenen Erfahrungen mit körperlicher Gewalt.

Tabelle 79   Somatoforme Störungen F 45 nach ICD-10

Untergruppe	Kriterien (vereinfacht)
Somatisierungsstörung (F 45.0)	Mindestens 6 über die Organsysteme wechselnde somatoforme Symptome aus einer Liste von 14; ausgeschlossen sind alle unter das Paniksyndrom fallende Angststörungen
Undifferenzierte Somatisierungsstörung (F 45.1)	Weniger als 6 wechselnde Symptome
Hypochondrische Störung (F 45.2)	Überzeugung von körperlicher Krankheit; Nichtakzeptanz entlastender medizinischer Rückversicherung
Somatoforme autonome Funktionsstörung (F 45.3)	Nach Organsystemen spezifizierte psychovegetative Symptome, die auf autonome Überaktivität verweisen
Anhaltende somatoforme Schmerzstörung (F 45.4)	Überwiegend chronische Schmerzen ohne hinreichende organische Begründbarkeit
Sonstige somatoforme Störungen (F 45.8)	Stressbedingte, nicht durch das vegetative Nervensystem vermittelte Störungen
Nicht näher bezeichnete somatoforme Störungen (F 45.9)	Heterogene stressbedingte Beschwerdebilder (Restkategorien)

▪ Hypochondrische Störung

In der Gruppe der somatoformen Störungen nimmt die Hypochondrie wegen ihrer Nähe zu den Angststörungen eine Sonderrolle ein. Das hypochondrische Syndrom ist durch die Befürchtung eines Menschen gekennzeichnet, an einer bestimmten Krankheit zu leiden (z. B. Krebs oder eine Infektion) bzw. daran erkranken zu können. Ausgedehnte diagnostische Verfahren, welche die befürchtete Erkrankung ausschließen, beruhigen den Betroffenen nicht, sondern stoßen Gedanken an, dass es sich bei den Ergebnissen um falsche handeln könne. Wie bei den Angsterkrankungen dominiert bei der Hypochondrie ein ausgeprägtes Vermeidungsverhalten. Das Angstniveau ist in der Regel hoch.

▪▪ Sonderformen, verwandte Störungen und Differentialdiagnosen

Somatoforme Störungen haben einige Parallelen zu Krankheitsbildern, die in der somatischen Medizin definiert wurden.

▪ Chronic fatigue syndrom (CFS)

Ein Beispiel hierfür ist das *Chronische Müdigkeitssyndrom* (Chronic fatigue syndrom, CFS). Das CFS ist charakterisiert durch eine schwere und lang andauernde Müdigkeit in Kombination mit weiteren Symptomen wie Konzentrations- und Gedächtnisstörungen, Lymphknotenschwellungen und Muskelschmerzen. Solche und artverwandte

Symptome finden sich bei 1 Prozent der Normalbevölkerung, ohne dass eine körperliche Ursache für die chronische Müdigkeit gefunden werden kann. Da gelegentlich Menschen mit CFS gefunden werden, bei denen keine psychiatrischen Störungen nachgewiesen werden können, gibt es Argumente, dieses Syndrom als eigene Krankheitsbezeichnung zu verwenden. Das CFS ist in 60 bis 80 Prozent mit Schlafstörungen assoziiert. Da in der Regel keine körperlichen Erklärungen gefunden werden können und auf Grund der Wirksamkeit von kognitiver Verhaltenstherapie handelt es sich hier möglicherweise um eine Form der somatoformen Störungen (LIEB u. a. 1996).

■ **Artifizielle Störungen**

Eine Verwandtschaft zu den somatoformen Störungen haben die artifiziellen Störungen, obwohl sie in der ICD-10 nicht den somatoformen, sondern den Persönlichkeits- und Verhaltensstörungen zugeordnet sind (F 68.1). Die Verwandtschaft mit den somatoformen Störungen ergibt sich aus dem Beleg, dass beide Störungen im Einzelfall ineinander übergehen können, wobei die artifiziellen Störungen eine Zwischenstellung zwischen Konversionsstörungen und somatoformen Störungen haben. Als artifizielle Störungen werden Phänomene benannt, bei denen sich Patienten absichtlich Schäden zufügen oder psychiatrische und körperliche Erkrankungen vortäuschen.

Eine Sonderform der artifiziellen Störung ist das sogenannte *Münchhausensyndrom* (in 11 Prozent der artifiziellen Störungen), das durch eine heimliche Selbstmisshandlung, bizarre Körpersymptome, Züge einer Pseudologia phantastica gekennzeichnet und mit einer Reihe von Beziehungsabbrüchen kombiniert ist. Beim Münchhausensyndrom kommt es zudem zu einem extensiven Wandern von Krankenhaus zu Krankenhaus. Artifizielle sind bedeutend seltener als somatoforme Störungen. Sie sind in der Regel mit erheblichen Persönlichkeitsauffälligkeiten verbunden (KAPFHAMMER u.a. 1998). Artifizielle Störungen können im Extremfall zu drastischen Selbstverstümmelungen führen. Unnötige Operationen sind nicht selten. Beim *Münchhausen by proxy Syndrom* wird die Symptomatik nicht beim Betroffenen selber, sondern bei einem anderen Abhängigen erzeugt: Meist erzeugen oder erfinden Mütter Krankheiten am Körper des Kindes (GÜNTER / BOOS 1994).

III Entstehung und ätiologisches Modell

Somatoforme Störungen entstehen in der Regel im Kontext einer belastenden Lebenssituation, die an negative Affekte gekoppelt ist. Sie betreffen insbesondere Menschen, die eine Tendenz zeigen körperliche Symptome akzentuiert wahrzunehmen. Hierbei spielen entwicklungspsychologische Faktoren, etwa die Attribuierung von Affekten und Körpersymptomen, eine große Rolle. Auffällig ist, dass es auf Grund dieser Disposition im Rahmen der belastenden Lebenssituation zu keinen expressiven Affekten kommt. Ebenso fehlt ein Psychologisieren der Affekte.

In dieser Situation führen die spezifischen Körperwahrnehmungen den betroffenen Menschen in die ärztliche Praxis. Das Risiko der Entstehung einer somatoformen Störung wird durch das Verhalten des Arztes in dieser Situation erheblich vergrößert, wenn er sich gegenüber dem emotionalen Anteil des Problems reserviert verhält. Die Interaktion wird von dem Patienten dann als Kränkung, Zurückweisung und Unverständnis wahrgenommen. Seine Reaktion kann darin bestehen, die eigene Glaubwürdigkeit zu versuchen wiederzugewinnen. Eine sich anschließende Kette von Klärungsversuchen und Zurückweisungen kann letztendlich zu einer Somatisierungsstörung führen.

Somatisierungen von Affekten kommen als spontane Ereignisse bei vielen Menschen vor. Erst das Verhalten von Medizinern oder anderen psychosozialen Helfern stößt die Entwicklung einer somatoformen Störung an. Dieser sogenannte iatrogene Faktor ist später für die Akzeptanz psychotherapeutischer Interventionen von großer Bedeutung. Der Betroffene wird jedem Mediziner mit Skepsis und der Erwartung begegnen nicht verstanden und ernst genommen zu werden. Auch die Behandlung durch einen Psychologen wird als »jetzt halten sie mich für verrückt« verstanden. In der Regel verbleiben Patienten mit somatoformen Störungen jedoch zunächst eine mehr oder weniger lange Zeit im Versorgungssystem der somatischen Medizin. Erst nach einer Reihe von somatischen Behandlungsversuchen und gescheiterten diagnostischen Prozeduren wird an eine mögliche seelische Verursachung der Probleme gedacht. Zu diesem Zeitpunkt können Chronifizierungsprozesse und Verhärtungen im Interaktionsverhalten des Patienten die psychotherapeutische Behandlung erschweren. Oft haben die Patienten bereits eine depressive Verstimmung entwickelt und sind sozial desintegriert.

❙❙❙ Verwandte Konzepte

❙❙ Chronisches Krankheitsverhalten

Ein Krankheitsverhalten, das dem bei somatoformen Störungen entspricht, findet sich auch bei anderen chronisch verlaufenden und chronifizierten Krankheitsprozessen. In diesem Zusammenhang ist analog zum Verhalten bei Somatisierungsstörungen das Konzept des *chronischen Krankheitsverhaltens* entwickelt worden (ZIELKE / STURM 1994; BRODA 1995). Auch hier zeigt sich, mitverursacht durch das Vorgehen von Ärzten und anderen medizinischen Helfern, im Laufe der Erkrankung eine zunehmende Passivität und Hilflosigkeit des Betroffenen. Die Einbuße an Selbsthilfemöglichkeiten steht im umgekehrten Verhältnis zur vermehrten Inanspruchnahme medizinischer und diagnostischer Maßnahmen. Es kommt zum Verlust des Vertrauens in die Funktionstüchtigkeit des eigenen Körpers und der Seele. Körperlicher Trainingsmangel im Rahmen eines Schonverhaltens, der Missbrauch von Medikamenten und die Einschränkung der individuellen Erholungsmöglichkeiten sind die Folge (ZIELKE / STURM 1994).

Die Wahrscheinlichkeit, dass ein chronisches Krankheitsverhalten entsteht, wird erhöht, wenn durch die Krankenrolle die sozialen Beziehungen des Betroffenen stabilisiert werden. Dies gilt insbesondere für die lebenszyklischen Krisen, in denen Beziehungen in Frage gestellt werden. Das chronische Krankheitsverhalten kann dann zur Stabilisierung der Beziehungen beitragen.

❙❙ Pathologisches Rentenbegehren

Ein weiteres Phänomen, das eine Verbindung zu somatoformen Störungen aufweist, ist das sogenannte *pathologische Rentenbegehren*. Der früher dafür benutzte Begriff der *Rentenneurose* ist missverständlich, weil der sehr komplexe Sachverhalt allein mit dem Neurosemodell nicht erklärt werden kann und sich eine Reihe von unterschiedlichen psychischen Störungen dahinter verbergen (FOERSTER 1984).

Von einem pathologischen Rentenbegehren kann dann gesprochen werden, wenn ein Betroffener die Zahlung von Rentenleistungen verlangt, ohne dass körperliche oder seelische Erkrankungen eine frühzeitige Berentung rechtfertigen. Der Betroffene lässt sich letztlich jedoch nicht von seiner Forderung nach Rente abbringen und führt oft einen verbissenen Kampf um deren Erhalt. In der Regel kommt es zu langen sozialgerichtlichen Auseinandersetzungen. Die Begutachtung in solchen Verfahren stellt dabei hohe Anforderungen an den Gutachter (ZEIT / WIESTER 1995; FOERSTER 1993). Auch hier sind belastende Lebensereignisse, oft in Form von Kränkungen am Arbeitsplatz, bei der Entstehung der Störung beteiligt.

Auch wenn Einschränkungen der Arbeitsfähigkeit nicht unbedingt offensichtlich sind, können Defizite, vor allem der sozialen Kompetenz, die Arbeitsfähigkeit des Betroffenen beeinträchtigen. Der Umgang mit Vorgesetzten, das Einstellen auf nachlassende Leistungsfähigkeit, ein Karriereknick in Verbindung mit den Einschränkungen der sozialen Kompetenz können den Betroffenen in eine schwere persönliche Krise stürzen. Die Zahlung einer Rente wird dann als mögliche Bestätigung und Gratifikation eines vermeintlichen oder tatsächlichen Unrechts empfunden. Verlaufsuntersuchungen zum pathologischen Rentenbegehren zeigen, dass die betroffenen Menschen ein ähnliches Schicksal haben wie diejenigen, die an somatoformen Störungen leiden (SANDWEG u.a. 1992). Chronifizierungen sind häufig; auch nach der Gewährung einer Rente stellt sich keine wirkliche Besserung ein. Die Wahrscheinlichkeit ist sogar groß, dass die entwickelten Verhaltensweisen auf andere Lebensbereiche übertragen werden.

▮▮▮   Krankheitserleben und Auswirkungen auf das soziale Netz

Somatoforme Störungen sind immer auch Indikatoren für ungelöste lebenszyklische Krisen. Ihre Entstehungsgeschichte und die Auswirkungen der Erkrankung auf den sozialen Kontext verweisen auf eine nicht gelöste existentielle Frage und tangieren das identitätsverbürgende Selbst (STIERLIN 1994) und den Entwurf der Zukunft des betroffenen Menschen. Menschen mit somatoformen Störungen sind dadurch in einer besonders tragischen Situation. Vor dem Hintergrund unzureichender körperlicher und seelischer Kräfte sowie einer Reihe von körperlichen, seelischen und sozialen Problemen gelingt es nicht, auf eigene Ressourcen zurückzugreifen oder auch von Helfern wirklich zu profitieren. Die Hilfe des anderen, insbesondere die des Arztes, reicht nie dazu aus, der Lösung der anstehenden Probleme eine positive Wendung zu geben.

Die Krise bedroht auch die Stabilität des eigenen sozialen Netzes. Anstrengungen, dieses Netz zu erhalten und zu sichern, bedeuten zusätzliche Belastungen. Wenn andere Menschen ähnliche Probleme besser bewältigen oder ihr Leben in den Griff bekommen, kann das eine weitere Kränkung bedeuten. Die Freude und der Lebensmut des anderen werden zum Ausgangspunkt eigener Neidgefühle und Resignation. Die Lösung der erheblichen inneren und sozialen Konflikte kann erschwert sein, weil eine angemessene gemeinsame Sprache fehlt (McDANIEL u. a. 1995).

Das Eingeständnis eigener Unzulänglichkeit und Hilflosigkeit kann außerdem Schamgefühle auslösen und Neidgefühle verstärken, was zusätzlich eine offene Interaktion behindert. Die Grundgefühle im Rahmen einer somatoformen Störung sind daher die der Kränkung, der Bedrohung der Identität und der Eindruck, von anderen nicht verstanden zu werden. Auch ein verzweifelter Kampf um Unterstützung und Anerkennung hilft dabei nicht weiter. Der Partner lässt sich eventuell dazu bewegen, den Kampf mitzutragen und zu trösten. Mit der Zeit wird aber sein Engagement nachlassen, was das Gefühl der Einsamkeit verdichtet.

Therapie der somatoformen Störung

Therapeutische Haltungen

Gerade bei somatoformen Störungen ist der Erstkontakt wichtig. Der Patient muss für einen psychotherapeutischen Zugang zu den Problemen gewonnen werden. Allzu schnell vorgetragene psychologische Erklärungen werden den Patienten eher verunsichern und sein ganzes bisheriges Lösungsverhalten in Frage stellen. Möglicherweise haben der Betroffene und die Angehörigen in einer Reihe von Situationen die Erfahrung machen müssen, lediglich Objekt medizinischer und diagnostischer Überlegung zu sein. Vielfach kommen die Patienten nicht aus eigenem Antrieb, sondern sind geschickt worden.

Vielleicht lebt der Patient mit der Sicherheit, dass wenigstens seine psychische und soziale Situation intakt ist. Der Kontakt mit einem Psychiater kann dann den Effekt haben, dass diese letzte Bastion von Gesundheit ins Wanken gerät. Ein seelisches Leid zu haben ist gleichbedeutend mit der Unterstellung, die Symptome seien vorgetäuscht oder nur eingebildet. Will man den Patienten unter diesen Voraussetzungen für eine Psychotherapie gewinnen, empfiehlt sich ein vorsichtiges und langsames Vorgehen.

In der Reflexion geht es darum, den Patienten einen sprachlichen Zugang zu emotionalen Zuständen zu erschließen und über subjektive Positionen zu reflektieren. Zu Anfang können hier Information, Aufklärung und Beratung über den Charakter und die Auswirkungen von somatoformen Störungen hilfreich sein. In der gemeinsamen Arbeit ist der Wiedererwerb von Vertrauen in die Integrität des eigenen Körpers und der Seele das Ziel. Ein aktiver Rückgriff auf vorhandene Ressourcen, der Umgang mit Gefühlen in kritischen sozialen Situationen und das Aufgeben der Krankenrolle sind Anliegen der Therapie. Der Zuwachs an eigener Stärke und Problemlösungskompetenz sollte zu einem kritischen Umgang der Inanspruchnahme von medizinischen Hilfen beitragen. Hierzu gehört der Umgang mit Medikamenten und Suchtmitteln (Zielke / Sturm 1994).

Der soziale Kontext, insbesondere Partner und andere Familienangehörige, können einen wichtigen Beitrag zur Wiedererlangung psychosozialer Kompetenz leisten. Die Erarbeitung tragfähiger Zukunftsperspektiven und die Beantwortung von aktuellen Fragen (etwa die weitere berufliche Entwicklung) sind eine gemeinsame Aufgabe. Die Einbeziehung von Partnern und anderen Familienmitgliedern, die gemeinsame Reflexion belastender Faktoren und die Suche nach Lösungsmöglichkeiten erweitern das Repertoire zur Erschließung einer positiven, gesundheitsfördernden Perspektive erheblich.

Auch der psychotherapeutische Helfer ist ein Mitglied und Repräsentant des gesundheitlichen Versorgungssystems und wird von dem Patienten entsprechend wahrgenommen. Ist der Patient zuvor durch medizinische Helfer gekränkt und zurückgewiesen worden, so werden Auswirkungen auf den psychotherapeutischen Kontakt wahrscheinlich. Der Psychotherapeut kann das in Form von Angriffen, Zurückweisungen und Abwertung zu spüren bekommen, was sich darin äußern kann, dass der Therapeut zu weiteren diagnostischen Untersuchungsverfahren aufgefordert wird. Diese Nachfragen können sehr irritierend wirken und den Eindruck vermitteln, dass keine Entwicklung stattgefunden hat. Oftmals verbergen sich hinter derartigen Interaktionsmustern Informationen darüber, wie der Patient mit dem eigenen Selbst und Selbstwert umgeht. Die Verachtung subjektiver Schwäche und die Entwicklung negativer Affekte (Weinerlichkeit, Ratlosigkeit) spiegeln sich darin wider.

▪▪ Therapeutische Ziele und Therapieverlauf

Die therapeutische Beeinflussung somatoformer Störungen lässt sich in drei Phasen unterteilen.

1. Kontaktaufnahme und Motivation

Die Erhebung der Krankengeschichte und der biografischen Anamnese hat über die reine Informationsgewinnung hinaus die Funktion, in dieser Phase dem Patienten lebensgeschichtliche Zusammenhänge, insbesondere solche mit sozialen Belastungen, zu verdeutlichen. Erste Hinweise auf den Zusammenhang von Lebensereignissen und Beginn der Symptomatik können deutlich werden. Der Therapeut sollte vorsichtig in diese Richtung intervenieren und den Patienten auf mögliche Verbindungen aufmerksam machen. Am Ende dieses Prozesses kann eine vorläufige Diagnose stehen, die Anlass für Information und Aufklärung über die somatoformen Störungen bietet. Das Angebot einer zeitlich befristeten psychotherapeutischen Intervention steht am Ende dieser Phase. Im Rahmen der Therapievereinbarungen sollte der Umgang mit weiteren diagnostischen Verfahren berücksichtigt werden.

2. Die Bearbeitung des Krankheitsepistems, der Vorstellung von Gesundheit und die Förderung des Problemlöseverhaltens

In dieser Phase der Behandlung steht das Gespräch über die Vorstellungen zu Gesundheit, Krankheit und dem gesundheitsfördernden Verhalten im Mittelpunkt des Interesses. Die Diskussion über die Faktoren, die zum Gefühl von Gesundheit und Krankheit beitragen, dient der Erweiterung des Krankheitsmodells des Patienten. Die Bedeutung subjektiver Faktoren kann hervorgehoben werden. Das Wiedererlangen von Kompetenz, die Abnahme von Schonverhalten und eine aktive Bewältigung stellen Schwerpunkte dieser Behandlungsphase dar.

3. Die Kontextualisierung und die Erarbeitung einer positiven Lebensperspektive

Konnte der Patient seine Probleme im Laufe der Therapie auch mit psychologischen und sozialen Faktoren in Verbindung bringen, ist in der abschließenden Therapiephase ein Gespräch über die psychologischen Muster und Auslöser der Erkrankung möglich. Zusammen mit dem Partner und anderen Familienangehörigen können jetzt angemessenere Lösungen der Probleme angestrebt werden. Ebenso wichtig erscheint das Erschließen einer positiven Zukunftsperspektive. Dabei kann der Verlust von Lebensinhalten (z.B. der Verlust der beruflichen Existenz) Trauerprozesse auslösen, die bearbeitet werden müssen.

Abbildung 36 zeigt für den mittleren Teil der Therapie somatoformer Störungen Vorschläge.

Erlebnisreaktive Störungen

Abbildung 36   **Behandlungsrichtlinien der somatoformen Störungen (Rief 1996)**

Organische Abklärung ausreichend?	⇨⇨ Nein ⇨⇨	Nötige Untersuchungen veranlassen
⇩		
Empathische Besprechung der Anamnese und Vorerfahrungen		
⇩		
Psychodiagnostik		
⇩		
Zusammenfassung der Befunde, auf Bias achten, Patient wiederholen lassen		
⇩		
Für Psychotherapie bereit?	⇨⇨ Nein ⇨⇨	Motivation für zeitlich befristete Psychotherapie
⇩		
Vorerst keine Arztkontakte notwendig?	⇨⇨ Ja ⇨⇨	Zeitkontingent vereinbaren
⇩		
Bild von »gesund sein« entwerfen; Gesundheitsbegriff hinterfragen		
⇩		
Mehrdimensional abgestufte Zieldefinition (Symptommanagement, Beruf, Familie und Freundeskreis, Freizeit)		
⇩		
Zu enger Gesundheitsbegriff	⇨⇨ Ja ⇨⇨	Gesundheitsbegriff erweitern, *gesunde körperliche Empfindungen* erarbeiten und provozieren
⇩		
Körperliches Schonverhalten	⇨⇨ Ja ⇨⇨	Motivation und Durchführung von Aufbautraining
⇩		
Checking Behaviour	⇨⇨ Ja ⇨⇨	Funktion durch Provokationstest verdeutlichen, Möglichkeiten zur Reduktion erarbeiten
⇩		
Weiteres Vermeidungs- und Schonverhalten	⇨⇨ Ja ⇨⇨	Funktion verdeutlichen, langfristige Folgen herausarbeiten, Reduktion von Vermeidungsverhalten
⇩		
Weiterhin stark organmedizinisches Krankheitsmodell	⇨⇨ Ja ⇨⇨	Umattribution: ▷ langsam psychologische Begriffe einführen (Angst, Belastung, Stress, Depressivität, Aufmerksamkeit) ▷ Informationen und Beispiele für Verbindungsglieder Seele – Körper, Kognition – Physiologie geben, Provokationstests, Biofeedback
Selbstbild als schwach und wenig belastbar	⇨⇨ Ja ⇨⇨	Belastungsgrenzen erhöhen, realistische Zielsetzungen und Bewertungen fördern
⇩		

Hypochondrische Kognitionen (Krankheitsangst, Krankheitsüberzeugung)	⇨⇨ Ja ⇨⇨	Kognitive Therapie zur realistischen Bewertung, Relativierung, Selbstinstruktionstraining
⇩		
Weitere irrationale Kognitionen bzgl. Körper und Gesundheit	⇨⇨ Ja ⇨⇨	In kognitive Therapie einbeziehen
⇩		
Bedürfnisse nach Rückversicherung über Unbedenklichkeit der Beschwerden	⇨⇨ Ja ⇨⇨	Funktionen verdeutlichen, auf eigene kognitive Strategien hinweisen
⇩		
Aufmerksamkeitsfokussierung auf Beschwerden	⇨⇨ Ja ⇨⇨	Effekt verdeutlichen; Experiment: Ablenkungsstrategien (kognitive, Verhalten) ausprobieren und üben, Umgebungswahrnehmung schärfen, Genusstraining, Raushören statt Reinhören
⇩		
Weiterhin Krankheitsverhalten	⇨⇨ Ja ⇨⇨	Konflikte zwischen Krankheitsverhalten und Selbstständigkeit herausarbeiten, aktive Alternativen zum Krankheitsverhalten ausprobieren
⇩		
Verstärkungsbedingungen durch Familie, Arbeit, Freunde	⇨⇨ Ja ⇨⇨	significant others in die Therapie einbeziehen
⇩		
Kommunikationsstörung, Monotonie, fehlende soziale Kontakte und Genussfähigkeit, Kommunikation	⇨⇨ ⇨⇨	Risikofaktoren für Rückfall reduzieren

ıı Spezifische Behandlungsverfahren

Auch bei den somatoformen Störungen ergeben sich aus den unterschiedlichen therapeutischen Ansätzen und Perspektiven Aspekte für die Behandlung. Aus der Sicht der Psychoanalyse sind es vor allem die interaktionellen Besonderheiten, die das Arzt-Patient-Verhältnis bei somatoformen Störungen prägen. Den Bemühungen des Behandlers, dem Patienten Hilfe anzubieten, setzt der Patient Hilflosigkeit, Klagen über Symptome oder eine mehr oder weniger offen feindselige Entwertung entgegen. Das Verhältnis des Patienten zum Arzt ist einerseits durch Idealisierung, andererseits durch Funktionalisierung gekennzeichnet. Diese Übertragungskonstellationen können das Gleichgewicht des Behandlers empfindlich stören, zumal es dem Patienten gelingen mag, den Arzt auf eine überaktive Rolle zu fixieren oder ihn zu kränkenden, zurückweisenden Reaktionen zu provozieren. Die Hauptaufgabe innerhalb der Interaktion mit dem Patienten ist es daher, eine Art empathischer Neugierde zu erhalten. Die Realisierung von Verständnis auch gegenüber den körperlichen Beschwerden ist dabei ein notwendiger Bestandteil. Ziel der Interaktion ist die Überwindung von Schamgefühlen und die Förderung der Fähigkeit über innere subjektive Befindlichkeiten zu sprechen. Neue Sprach- und Erlebensräume gilt es zu erschließen.

Die kognitionspsychologische Perspektive fokussiert die Krankheitsepisteme des Patienten. Diese Vorstellungen über Gesundheit, Krankheit und gesundheitsförderndem Verhalten werden als affektlogische kognitive Muster verstanden und mit der Technik der kognitiven Umstrukturierung bearbeitet.

Verhaltenstherapeutisch stehen die Fähigkeit zur Entspannung, die aktive Bewältigung von psychosozialem Stress sowie Strategien im Umgang mit medizinischen Hilfen im Blickpunkt. Je nach Problematik und Fragestellung können innerhalb der Therapie einer somatoformen Störung die Technik und der Fokus variieren. Positive Auswirkungen auf den Verlauf der Erkrankung können auch familientherapeutische Interventionen haben (MC DANIEL u. a. 1995). Familienangehörige haben oft einen recht intimen Zugang zur inneren Welt des betroffenen Patienten, sie stehen in einem anderen Verhältnis zum Patienten. Zudem kennen sich Familienangehörige in den Konstellationen aus, die als psychosoziale Stressfaktoren am Anfang der Erkrankung standen. Die Entwicklung einer anderen Sprache im Zusammenhang mit Gesundheit und Krankheit kann darüber hinaus als gemeinsames Anliegen der Familie verstanden werden. Die familientherapeutische Perspektive dient aber vor allem der Entwicklung einer positiven Zukunft, die einen Ausgleich für erlebte soziale Verluste bilden kann.

ⅠⅠⅠⅠ Dissoziative Störungen

ⅠⅠⅠ Vorbemerkung

Dissoziation und Konversion sind Bestandteile der Hysterie. Die Auseinandersetzung mit dem Phänomen Hysterie reicht in die frühen Phasen der wissenschaftlichen Psychiatrie (SPITZER u. a. 1996). Hysterische Symptome sind immer aktive Produktionen des Patienten, mit denen er auf einen inneren seelischen Zustand hinweist. Die aktive Symbolisierung eines Konflikts unterscheidet die Hysterie von anderen seelischen Erkrankungen, die mit Körpersymptomen assoziiert sind. Eine somatische Begründung für die Symptome findet sich nicht, obwohl viele Phänomene oder hysterische Symptomausgestaltungen von Körperwahrnehmungen und anderen Krankheiten ihren Ausgang nehmen. Die Ausgestaltung der Symptome ist stark von soziokulturellen Einflüssen abhängig.

Unter Dissoziation wird eine Abspaltung bestimmter Erlebnisanteile aus dem Bewusstsein verstanden. Die in diesem Sinne dissoziierten Vorstellungen entziehen sich damit der Kontrolle durch das Bewusstsein. Der Affekt, der die Dissoziation begleitet, wird ebenfalls nicht bewusst, aber in Handlungen symbolisch ausgedrückt. Dies geschieht durch die Konversion, einem weiteren zentralen Mechanismus der Hysterie. Damit ist die Umsetzung eines intrapsychischen Konflikts in ein Verhalten gemeint. Bei der Entstehung hysterischer Syndrome und Ausgestaltungen spielen suggestive Elemente eine Rolle. Dieser Aspekt der psychosozialen Beeinflussung ist der Grund dafür, dass regelrechte Epidemien von hysterischen Störungen auftreten können.

Wie viele andere Begriffe innerhalb der Psychiatrie ist der Begriff der Hysterie im Laufe der Zeit mit einem negativen Beigeschmack versehen worden. Dies mag der Grund sein, warum die Störung auch Konversion (Konversionsneurose) und heute dissoziative Störung genannt wird, auch wenn die beiden Begriffe nur Teilphänomene des hysterischen Syndroms benennen.

> Frau Wolter wird nach einem Suizidversuch von einer internistischen Klinik in stationäre psychiatrische Behandlung überwiesen, weil sie keine Gründe für ihre Handlungen angeben will. Sie hatte, nachdem sie auf Grund einer Räumungsklage ihre Wohnung verloren hatte, in suizidaler Absicht Tabletten eingenommen.

Bei der Aufnahme berichtet sie, dass ihr Freund ohne sie zu informieren offensichtlich einen großen Schuldenberg angehäuft habe. Deswegen habe er die Miete nicht
mehr bezahlen können. Für sie sei die Räumung der Wohnung völlig überraschend
gekommen. Der Freund habe zur Begründung seiner Unoffenheit angegeben, er
habe sie nicht belasten wollen. Während einer Visite äußert Frau Wolter ihre Wut
auf den Freund und thematisiert Gefühle der Verlassenheit und Einsamkeit. Auf die
Frage, welche Konsequenzen sie aus dem Erlebten ziehen wolle, sinkt sie in ihrem
Bett in sich zusammen, antwortet nicht mehr und äußert sich nur noch in unver-
ständlichem Kauderwelsch. In den folgenden Tagen ist kein geordnetes Gespräch
mit Frau Wolter mehr möglich und es treten zusätzliche Symptome auf wie motorische Störungen, Versagen der Stimme und Ohnmachtsanfälle.

Frau Wolter ist das jüngste von insgesamt zehn Kindern eines Schrotthändlers. Als
Nesthäkchen erhielt sie während ihrer Entwicklung die besondere Aufmerksamkeit
und Fürsorge sowohl der Eltern als auch der älteren Geschwister. Sie blieb als letz-
tes Kind bei den Eltern, bis sie in die Wohnung des Freundes zog, womit die Eltern
im Prinzip nicht einverstanden waren. Sie hatte eine schwierige schulische Entwicklung. Zuletzt arbeitete sie als Verkäuferin. Es fehlte ein größerer Freundes-
kreis, die meisten sozialen Kontakte hatte Frau Wolter über die Familie. Hier hatte
sie es jedoch schwer, von den älteren Geschwistern als Erwachsene anerkannt zu
werden.

Im Laufe der stationären Behandlung und nach Abklingen der oben umschriebenen
Symptomatik verhielt sich Frau Wolter ausgesprochen provokant; es wurde etwa
beobachtet, wie sie aus dem Fenster der Station Gegenstände auf eine nahe gelegene
Wiese warf. Auf dieses Verhalten angesprochen gab sie an, sie wisse nicht, warum sie
so handle. Auch nach der Entlassung kam es mehrfach zu Verhaltensauffälligkeiten.
So stahl sie in einem Einkaufszentrum Passanten die Handtasche, öffnete sie und
schüttete den Inhalt auf die Straße. Es kam zu körperlichen Auseinandersetzungen.
Die Aufnahme in die Psychiatrie erfolgte daraufhin per Zwangseinweisung.

ꟷ Diagnose

Es liegt in der Natur der Sache, dass die Hysterie sehr variable Erscheinungsformen hat.
Die Symptome können die Wahrnehmungen, das Interaktionsverhalten und die körperliche Beweglichkeit betreffen. Als multiple Persönlichkeit kann auch das Identitätsgefühl eines Menschen dissoziativ verändert sein. Ebenso sind Trance und Besessen-
heitszustände beschrieben und häufig kommen dissoziative (psychogene) Krampfanfälle vor. Tabelle 80 zeigt eine Übersicht über die unterschiedlichen in der ICD-10 aufgenommenen dissoziativen Störungen. Mit dem Begriff Ganser-Syndrom ist ein
dissoziativ bedingtes Vorbeireden gemeint. Bei der dissoziativen Fugue kommt es unter
Aufrechterhaltung der sonstigen psychosozialen Kompetenz zur zielgerichteten Orts-
veränderung über den täglichen Aktionsradius hinaus, ohne dass dies dem Betroffenen
bewusst wird.

Die Diagnose der dissoziativen Störungen kann je nach Ausprägung nicht immer einfach sein. Hinweise auf eine Hysterie ergeben sich aus dem Ausdrucksverhalten des Patienten, den klinischen Charakteristika der einzelnen Störungen (diese halten sich nicht

Erlebnisreaktive Störungen

an bestimmte Organ- oder Bewegungssysteme) und dem Nachweis eines zeitlichen Zusammenhangs vom Beginn der Symptome und psychosozialen Belastungssituationen.

Tabelle 80   Dissoziative Störungen (Konversionsstörungen) F 44 nach ICD-10

Untergruppe	Kriterien (vereinfacht)
dissoziative Amnesie F 44.0	Erinnerungsverlust für meist wichtige aktuelle Ereignisse
dissoziative Fugue F 44.1	Zielgerichtete Ortsveränderung mit geordnetem Verhalten, ohne Erinnerung
dissoziativer Stupor F 44.2	Beträchtliche Verringerung oder Fehlen willkürlicher Bewegungen und norma- ler Reaktionen auf äußerer Reize
Trance und Besessenheitszustände F 44.3	Zeitweiliger Verlust der persönlichen Identität und der vollständigen Wahrnehmung der Umgebung
dissoziative Bewegungsstörungen F 44.4	Vollständiger oder teilweiser Verlust der Bewegungsfähigkeit eines oder mehrerer Körperglieder
dissoziative Krampfanfälle F 44.5	Psychogene Krampfanfälle
dissoziative Sensibilitäts- und Empfindungsstörungen F 44.6	Empfindungsstörungen und der Verlust verschiedener sensorischer Modalitäten, beispielsweise Verlust der Sehkraft
gemischte dissoziative Störungen F 44.7	Kombination von F 44.1–6
Andere F 44.8	
Ganser-Syndrom F 44.80	Vorbeiantworten
multiple Persönlichkeit F 44.81	Vorhandensein von zwei oder mehreren Persönlichkeiten
Vorübergehende dissoziative Störungen (Konversionsstörungen) in der Kindheit und Jugend F 44.82	
Andere näher bezeichnete F 44.88	Beispiel: psychogener Dämmerzustand
nicht näher bezeichnete F 44.9	Ersatzkategorie

Die Hysterie beeinflusst als ein komplexes Störungsmuster Wahrnehmung, Denken,
Affektivität und Verhalten. Bei der Wahrnehmung imponiert das hohe Maß an Verleugnung, insbesondere in Situationen, in denen Realität und Phantasiewelt stark voneinander abweichen. Andererseits besteht die Fähigkeit die Umgebung und das Verhältnis anderer zur eigenen Person sensibel aufzunehmen. Das Denken hat häufig einen
vorbegrifflich-symbolischen Charakter und mangelt an Logik. Phantasie und Tagträume haben eine besondere Bedeutung und zeigen ein Festhalten an magischen Denkvor-
stellungen. Konzentration und Gedächtnis können im Rahmen des dissoziativen Erlebens erheblich beeinträchtigt sein. Im affektiven Erleben zeigt sich ein Mangel an »wah-
rem, innerem Affekt« im Sinne einer inneren Leere. Um das Gefühl der inneren
Leere aufzulösen, kommt es im Rahmen der Hysterie zu Verhaltensweisen, die durch

Dramatisierung Alltagssituationen emotionalisieren. Dadurch entsteht in der Interaktion das Gefühl des »Unechten«. Dies mag ein Hinweis dafür sein, dass Menschen mit dissoziativen Störungen darauf angewiesen sind, durch Dramatik ihre innere Leere gleichsam zu überstehen.

Bezüglich der Ich-Identität benennt der Mechanismus der Dissoziation das Auseinanderhalten von Erlebnisinhalten und der darauf bezogenen affektiven Reaktion. Die innere Verbindung bleibt jedoch im Gegensatz zur Psychose erhalten und wird in der Konversion symbolisiert und damit aus dem Bewusstsein verbannt. Bei der Beobachtung von Konversionssymptomen ergeben sich daraus Informationen über den auslösenden Konflikt.

Die Ich-Bezogenheit des Denkens findet ihre Entsprechung im Verhalten. Dieses verlangt nach Publikum, einem Betrachter. Fehlt der Beobachter, fühlen sich Menschen mit Konversionssymptomen unwohl oder die Symptome treten nicht auf. Dem Beobachter wird eine Rolle zugeteilt, so wird er in die Szene einbezogen. Gelegentlich kommt es zu raschen Szenenwechseln mit entsprechenden Veränderungen in der Rollenverteilung der agierenden und beobachtenden Personen. Im Hinblick auf das Thema und die Ausgestaltung der Szene ist der Patient einer hohen Suggestibilität unterworfen. In der Szene bildet sich der Erlebnishunger des Patienten ab, sie wird vom Beobachter oft als aufdringlich und unangenehm empfunden. Trotz aller Anstrengungen führt das Verhalten nicht zu einer wirklichen Lösung.

Die Besonderheiten im interaktionellen Verhalten werden ergänzt durch einen Hang zur Abhängigkeit. Der betroffene Patient macht sich in einer kindhaften Weise von anderen abhängig, ohne jedoch den Anspruch auf Aktivität und Initiative abzutreten (Sigmund 1994).

Die Diagnose einer dissoziativen Störung setzt voraus, dass zuvor mögliche körperliche Ursachen der Erkrankung ausgeschlossen worden sind. Dies ist nicht immer leicht, weil die Störungen oft von körperlichen Erkrankungen ihren Ausgang nehmen. Ebenfalls ist es gelegentlich schwierig, dissoziative Störungen von anderen seelischen Erkrankungen zu unterscheiden. Dissoziative Störungen können Psychosen ähnlich sein und zu einer entsprechenden Fehldiagnose führen (Sigmund 1997). Hier sind die oben beschriebenen interaktionellen Besonderheiten bei dissoziativen Störungen wegweisend.

Auf der anderen Seite können bei schweren depressiven Störungen Verhaltensweisen auftreten, die an eine dissoziative Störung erinnern (Pseudohysterie), vor allem dann, wenn von dem Patienten eine ausgeprägte Verarmung an Affekten (depressiver Stupor) erlebt wird.

Seit einigen Jahren ist eine intensive öffentliche und wissenschaftliche Diskussion über die multiple Persönlichkeitsstörung zu beobachten. Es gibt viele Hinweise dafür, dass es sich bei dieser Störung um ein hysterisches Syndrom handelt. Die Behauptung, dass bei der multiplen Persönlichkeitsstörung voneinander unabhängige Identitätsgefühle entstehen, geht derweil an der Realität der Patienten vorbei (Stübner u. a. 1998).

Verbreitung und Komorbidität

Dissoziative Störungen werden häufig bei psychiatrischen Konsiliaruntersuchungen beobachtet (Kapfhammer u. a. 1992). Insgesamt sind sie aber eher selten. Dissoziative Störungen sind überzufällig häufig mit Persönlichkeitsstörungen assoziiert. Auch finden sich bei Patienten mit dieser Erkrankung psychische Traumata in der Entwicklung. Es ergeben sich somit eine Reihe von Querverbindungen zur Borderline-Persönlichkeitsstörung.

⫿ Entstehungsbedingungen

S. Freud, der sich sehr mit der Konversion beschäftigte, brachte die Hysterie mit dem Ödipus-Komplex in Verbindung. Er vermutete einen Zusammenhang mit der Abwehr sexueller Impulse. Als Hauptgrund für die Entstehung der Hysterie nahm er einen ungelösten Konflikt an, der im Rahmen der Konversion symbolisiert werde. Damit sei dessen vorübergehende Lösung möglich.

Tatsächlich finden sich zu Beginn der Symptomatik oft psychosoziale Belastungssituationen. Die daraus entstehenden Konflikte stehen aber nicht selbstverständlich in Zusammenhang mit einer unbewältigten Sexualität. Ebenso kommen Autonomie-Abhängigkeits-Konflikte und Schwierigkeiten mit Aggressionen vor. Die Entwicklung von Konversionssymptomen scheint an eine gewisse Unreife der betroffenen Patienten gebunden zu sein. Ein Mangel an innerer Autonomie erzeugt eine größere Abhängigkeit von äußerer Bestätigung und Absicherung. Die Unfähigkeit, etwas mit sich selbst anfangen zu können, führt direkt zu einer Inszenierung als Ersatz für fehlende innere Ausgewogenheit. Phantasien sind bedeutsam, befriedigen die dahinter verborgenen Wünsche aber nicht wirklich.

Die Entwicklung dissoziativer Störungen ist eng mit entwicklungspsychologischen Faktoren verbunden, die zusammenfassend als Lernen am Modell verstanden werden können. Auch der Einfluss genetischer Faktoren kann nicht ausgeschlossen werden (SCHULTE-KÖRNE/REMSCHMIDT 1996).

⫿ Therapie

⫿ Therapeutische Haltungen

Durch die hohe interaktionelle Präsenz dissoziativer Störungen hat die therapeutische Beziehung in der Behandlung zentrale Bedeutung. Der manipulative Charakter, der die Konversionssymptomatik auszeichnet, macht den Aufbau einer tragfähigen therapeutischen Beziehung gelegentlich schwierig. Die wiederholten Dramatisierungen und der damit verbundene Eindruck der Leere und des Unechten können Aggressionen beim Therapeuten hervorrufen. Patienten mit dissoziativen Störungen gelten nicht zuletzt aus diesem Grunde als »schwierig«. In der Haltung ist es daher wichtig zu überlegen, wie der Helfer die Beziehung zum Patienten krisensicher machen kann und nach Faktoren zu fragen, welche die Beziehungskontinuität eventuell stören könnten. Der Therapeut kann zunächst nicht davon ausgehen, dass der Patient zu einer Mitarbeit überhaupt in der Lage ist. Da die dissoziativen Störungen meist mit anderen Persönlichkeitsstörungen verbunden sind, erfordert die Behandlung in der Regel die Berücksichtigung eines komplexen Bedingungsgefüges.

Therapieziele und Therapieverlauf

Die Art der dissoziativen Störungen erfordert, dass zu Beginn der Behandlung große Sorgfalt auf die Erarbeitung eines Behandlungsvertrages gelegt wird. Der Beitrag des Patienten sollte ebenso besprochen werden wie die Absichten und Vorgehensweisen des Therapeuten sowie die Faktoren, welche die Behandlungskontinuität in Frage stellen können. Die Beratung des Behandlungssettings sollte selbstverständlicher Bestandteil des Vertrages sein. Ziele der Behandlung sind:

▸ Herstellung einer tragfähigen und krisensicheren therapeutischen Beziehung und der Kooperationsbereitschaft des Patienten

▸ Erhöhung der sozialen Kompetenz im Umgang mit psychosozialen Krisensituationen

▸ Wahrnehmung der sozialen und inneren Realität und der damit verbundenen Affekte

▸ Überlegungen zur eigenen Autonomieentwicklung und zur persönlichen Verantwortung

▸ Verbesserung des inneren Erlebens und aktive Umsetzung von Interessen und Wünschen

Spezifische Therapieverfahren

Die große Bedeutung der Patient-Therapeut-Interaktion bedingt die ausgesprochene Abhängigkeit des Behandlungserfolges von der Erfahrung des Therapeuten. Dies erklärt auch, warum für die dissoziativen Störungen keine speziellen Therapieverfahren entwickelt worden sind.

Lange Zeit galt die Psychoanalyse als Methode der Wahl, da durch das »Bewusstmachen« innerer Konflikte dem Dissoziations- wie auch dem Konversionsmechanismus quasi der Boden entzogen wird. Obwohl die Anwendung dieser therapeutischen Haltung nahe liegend erscheint, werden bei tiefenpsychologisch orientierten Verfahren gerade Patienten mit Konversionssymptomen ausgeschlossen. Dies mag unter anderem daran liegen, dass die Neigung dieser Menschen zum Agieren das spezielle Setting der Psychoanalyse sprengt und der Therapeut Schwierigkeiten hat die verlangte Neutralität aufrechtzuerhalten.

Aber auch kognitionspsychologische und verhaltenstherapeutische Ansätze werden insbesondere durch Patienten mit dissoziativen Störungen ad absurdum geführt, weil die Voraussetzungen für die Anwendung dieser Verfahren nicht gegeben sind. Bei beiden Ansätzen ist nämlich die Analyse kognitiver Muster und die Kopplung von Verhalten und Gedanken eine wesentliche Voraussetzung für die gemeinsame Arbeit. Gerade diese Kopplung ist es aber, die bei Patientinnen und Patienten mit dissoziativen Störungen beeinträchtigt ist.

Anpassungs- und Belastungsstörungen

Vorbemerkung

Unvorhergesehene bedrohliche Ereignisse, die Konfrontation mit Unfällen und Naturkatastrophen, das Erleben von Verlusten sowie der Umgang mit dem eigenen Sterben und dem Sterben anderer nahe stehender Personen gehören zu den Erfahrungen eines jeden Menschen. Die Bewältigung derart dramatischer Ereignisse beansprucht in erheblichem Maße die seelische Energie des betroffenen Menschen. Je nach Ausmaß des Traumas, der persönlichen Vulnerabilität und der Art der Unterstützung durch das soziale Netz können dabei schwerwiegende seelische Krisen entstehen. Einige psychische Krankheiten, insbesondere depressive Verstimmungszustände, nehmen von traumatischen Ereignissen ihren Ausgang. Der Übergang von einer normalen seelischen Reaktion zur Entwicklung einer seelischen Erkrankung ist dabei fließend.

Seelische Reaktionen auf Traumata können ein erhebliches Ausmaß erreichen. Beispielsweise kann die Reaktion eines Menschen auf eine Trennung zu schweren depressiven Verstimmungen, Schlafstörungen und Arbeitsunfähigkeit führen. Grübelzwänge, sozialer Rückzug und viele andere Irritationen von Erleben und Verhalten sind im Rahmen von Belastungen möglich. Die Reaktionen sind meist zeitlich beschränkt. Psychische Reaktionen auf Traumata sind in dieser Hinsicht nicht per se »Störungen«, sondern in ihrem überwiegenden Anteil normale und notwendige Verarbeitungsprozesse. So ist T r a u e r ein notwendiger Vorgang, um Verluste in angemessener Weise zu überstehen. Das Risiko einer seelischen Erkrankung steigt sogar, wenn derartige Bewältigungsreaktionen ausbleiben.

In diesem Sinne ist die Klassifikation solcher Phänomene als Störung nur dann gerechtfertigt, wenn die Art und das Ausmaß der Erscheinungen eine gewisse Grenze überschritten haben und dem betroffenen Mensch und seinen Angehörigen aus eigener Kraft eine Bewältigung nicht gelingt.

Da die Reaktion auf Belastungen und Traumata auch von der Fähigkeit des Betroffenen abhängt, das dramatische Ereignis zu bewältigen, besteht eine direkte Verbindung zwischen Trauer und Belastungs- und Anpassungsstörung. Eine weitere Einflussgröße ist, in welchem Lebenszyklus das Trauma erlebt wird. Ein Kind erleidet den Tod der Eltern in einer anderen Art als Erwachsene. Beim Verlust eines Menschen oder in Trennungssituationen hängt die Reaktion des Betroffenen auch von der Qualität der Beziehung ab, die er zur verlorenen Person hatte. Offensichtlich sind Verluste von Menschen besonders schwer zu verarbeiten, zu denen eine ausgesprochen a m b i v a l e n t e B e z i e - h u n g bestanden hatte. Insbesondere bei Kindern und Jugendlichen hängt die Bewältigung wesentlich von der Art der sozialen Unterstützung ab.

ⅠⅠⅠ Die Bedeutung von traumatischen Störungen

Die Rolle von Traumata bei der Entstehung seelischer Störungen wurde in der Geschichte der Psychiatrie unterschiedlich bewertet. Reaktionen auf Belastungen, Traumata und Trauer, aber auch Anpassungs- und Belastungsstörungen begleiten die Menschheitsgeschichte. Seit langem ist der Zusammenhang von außergewöhnlichen, extremen Belastungen und seelischen Störungen bekannt, so beschrieb Da Costa 1871 ein psychovegetatives Syndrom bei Soldaten des amerikanischen Bürgerkriegs (Da Costa-Syndrom).

S. Freud hat die Bedeutung seelischer Traumata für die Entwicklung von psychischen Störungen erstmals systematisch beschrieben. Er sprach von einer traumatischen Situation dann, wenn von außen Anregungen auf das Ich einstürmen, die stark genug sind, das Reizschild zu durchbrechen (FREUD 1921). In solchen Situationen werde das Ich von Außenreizen überschwemmt und die bisher erreichte Adaptation gestört. Das

Trauma werde später in Situationen aktualisiert, die an das ursprüngliche Ereignis erinnern.

Das Interesse an der Bedeutung seelischer Traumata für die Entwicklung des Menschen fand in der Folgezeit wenig Beachtung, weil längerfristig wirksamen Entwicklungseinflüssen größere Bedeutung beigemessen wurde. Gerade in letzter Zeit, vor allem durch die aktuelle Diskussion über die Folgen des sexuellen Missbrauchs von Kindern und Jugendlichen und durch den Nachweis einer Häufung von Traumata bei einer Reihe von seelischen Erkrankungen, ist das Interesse an den Folgen seelischer Traumatisierungen wieder angewachsen (DRESSLING / BERGER 1991).

Normale und pathologische Trauerreaktion

Die Überlegungen zur normalen und pathologischen Trauer sind eng mit den Bindungstheorien verknüpft (BOWLBY 1983), weil die emotionalen Vorgänge bei einem Verlust hauptsächlich von der Art der Bindung an das verlorene Objekt bestimmt sind. Beispielsweise bedeutet der Verlust eines Elternteils für ein Kind nicht nur den Verlust einer mehr oder weniger geliebten Person, sondern auch eine Veränderung der eigenen Lebensperspektiven und des sozialen Kontextes. In der Regel lässt sich der Verlust instrumenteller Rollenanteile leichter ersetzen als sozio-emotionale Funktionen, die vom verlorenen Objekt besetzt waren. Bei ambivalent besetzten Objekten kann die Trauer durch die Entwicklung von Schuldgefühlen erschwert sein.

Trauerphasen

Der Trauerprozess ist gekennzeichnet durch eine zeitliche Abfolge von unterschiedlichen psychischen Reaktionen. Es handelt sich nicht um ein lineares Geschehen mit festen und konkreten zeitlichen Grenzen, sondern die Phasen variieren und überschneiden sich stark. Es gibt unterschiedliche Einteilungen der Trauerphasen. J. Bowlby unterscheidet folgende Phasen:

▶ Betäubung
▶ Suche nach dem verlorenen Objekt
▶ Desorganisation und Verzweiflung
▶ Reorganisation und Hinwendung zur Zukunft

Während dieser Phasen sind verschiedene emotionale Haltungen zu beobachten. Insbesondere in der zweiten und dritten Phase können Aggression und Wut auftreten.

Trauerreaktionen können auf verschiedene Weise entgleisen, wobei die Unterscheidung zwischen normaler und pathologischer Trauer nicht immer einfach ist. Zunächst können die einzelnen Phasen der Trauer ungewöhnlich lang sein oder es kann insgesamt ein Abschluss ausbleiben. Auf der anderen Seite können Phasen übersprungen werden, sodass die Verarbeitung des Verlustes nur unvollständig gelingt. Schließlich können einzelne Phasen erhebliche Ausmaße annehmen, wodurch die Ausgestaltung der emotionalen Reaktionen Krankheitswert gewinnt: In der Betäubungsphase können sich dissoziative Symptome entwickeln.

Besonderheiten von Verlusten in Kindheit und Jugend

Bei Kindern und Jugendlichen, die in der Regel zur einer Trauerreaktion im oben beschriebenen Sinne nicht in der Lage sind, ist auch die Reaktion der Bezugspersonen für die Verarbeitung des Verlustes entscheidend. Möglich ist, dass die Bezugspersonen wegen ihrer eigenen Betroffenheit die emotionale Situation des Kindes nicht ausreichend wahrnehmen oder dem Kind Eigenschaften zugeschrieben werden, die es noch nicht ausreichend besitzt. Tabelle 81 zeigt ausgehend von der normalen Trauer mögliche pathologische Intensivierungen, wie sie von Horowitz vorgeschlagen wurden (zit. n. KRAUSE 1994).

Tabelle 81   **Häufige Erfahrungen während der Trauer und ihre pathologische Intensivierung** (HOROWITZ 1990)

Phase	normale Reaktion	pathologische Intensivierung
Sterben	Emotionsausdruck und unmittelbares Coping mit dem Prozess des Sterbens	Vermeiden, Überwältigung, Konfusion, Selbstbestrafung, unangemessene Feindseligkeit
Tod und Aufschrei	Aufschrei von Emotionalität bei Nachricht vom Tod und Suche nach Hilfe bei anderen oder Isolation mit Selbstzerstörung	Panik, dissoziative Reaktionen, reaktive Psychosen
Abwehr (Verleugnung)	Vermeidung von Erinnerungen, sozialer Rückzug, Fokussieren auf anderes, emotionale Vertaubung, nicht an die Implikationen für das Selbst oder an bestimmte Themata denken	unangepasste Vermeidungsreaktionen, Drogen- und Alkoholmissbrauch, kontraphobische Verzückung, Promiskuität, Abwesenheitszustände, phobische Vermeidung; Todes- und Unwirklichkeitsgefühle
Wiedererfahrung (Intrusion)	eindringende Erfahrungen einschließlich Wiedererinnerung negativer Beziehungserfahrungen mit dem Toten, schlechte Träume, reduzierte Konzentrationsfähigkeit, zwanghaftes Agieren	Überfluten mit negativen Imagines und Emotionen, unkontrollierbare Vorstellungen, selbstbehindernde, zwanghafte Reinszenierungen, nächtliche Terroranfälle, Alpträume, Bestürzung über das Eindringen von Angst, Verzweiflung, Scham- oder Schuldthemen; physiologische Erschöpfung durch Übererregung
Durcharbeiten	Wiedererinnerung an den Toten und Kontemplation über das Selbst mit reduzierter Intrusion von Erinnerungen und Phantasien; zunehmende rationale Akzeptanz; reduzierte Taubheit und Vermeidung; bessere Dosierung der Erinnerungen und ein Gefühl, sie durchzuarbeiten	Gefühl der Unfähigkeit, den Tod mit einem Selbstgefühl zu integrieren unter Fortführung des Lebens; fortdauerndes Verdrängen von Themata, die sich als ängstliche, depressive, wütende, schamvolle und Schuldgefühle sowie psychophysiologische Syndrome manifestieren
Vervollständigung Beendigung	Reduktion der emotionalen Pendelbewegungen mit einem Gefühl der Selbstkohärenz und der Bereitschaft, neue Beziehungen einzugehen; Befähigung, positive innere Zustände zu erleben	Unfähigkeit, den Trauerprozess zu beenden, der mit einer Arbeitsunfähigkeit, schöpferischer Reduktion und einer Unfähigkeit, positive emotionale und mentale Zustände zu erleben, verbunden ist

Seit langem sind seelische Folgen nach außergewöhnlichen traumatischen Ereignissen bekannt und insbesondere im Rahmen von Kriegsereignissen beschrieben. Die Folgen des nationalsozialistischen Faschismus mit seinen unzähligen Opfern machten es notwendig, sich mit den seelischen Konsequenzen staatlichen Terrors auseinanderzusetzen. Bei den Verfolgten des Nationalsozialismus fanden sich deutliche Zusammenhänge zwischen der Traumatisierung und dauerhaften psychopathologischen Auffälligkeiten wie Angstneurosen, chronischen Depressionen und Persönlichkeitsstörungen. Diese Beobachtungen führten zur Formulierung des »Posttraumatischen Stresssyndroms«, wobei Ereignisse Berücksichtigung finden, die außerhalb der üblichen menschlichen Erfahrung liegen. Das belastende Ereignis kann einmalig sein (Katastrophe) oder sich über einen bestimmten Zeitraum erstrecken (Folter, Lagerhaft etc.).

III Diagnostische Kriterien

Die Symptomatik der Posttraumatischen Belastungsstörung entwickelt sich in der Regel nach einer kurzen Latenz und ist durch das häufige Wiedererleben des ursächlichen T r a u m a s in Form stark belastender Tagträume und sich aufdrängender Erinnerungen geprägt. Die Erinnerungen können zu einem dissoziativen Zustand führen, sind von unterschiedlicher Dauer und bedeuten, dass das Ereignis emotional wiedererlebt wird. Die Erinnerung des Traumas ist daher selbst traumatisierend, sie kann durch äußere banale Anlässe aktiviert werden, wie etwa Menschen in Uniform. Sozialer Rückzug und Vermeidungsverhalten sind häufige Bewältigungsmuster.
Bei Kindern kommt es abhängig vom Entwicklungsstand zu unterschiedlichen Symptomatiken. Hier ist eventuell ein generalisierter oder partieller M u t i s m u s die Folge, die Reinszenierung des Traumas geschieht in Form von Wiederholungsspielen (Kriegsspiele von Kindern in Kriegsgebieten); in Alpträumen erscheinen bedrohliche Fabelwesen und die Kinder versuchen ihre Hilflosigkeit durch magisches Denken zu kompensieren. Wie bei Erwachsenen entwickeln sich im Rahmen dieser Posttraumatischen Belastungsstörungen psychosomatische B e g l e i t s y m p t o m e wie Schlafstörungen, Bauch- und Kopfschmerzen, Schreckhaftigkeit, Reizbarkeit und Aggressionsneigung.

III Gewalterfahrung

Eine besondere Form seelischer Traumatisierung ist die Erfahrung von Gewalt durch andere, weil spezifische interaktionelle Prozesse hierbei eine Rolle spielen. Die Erfahrung von Gewalt bedeutet gleichzeitig auch das Erleben von Hilf- und Wehrlosigkeit. Der Aggressor kontrolliert die Situation und erlebt damit Macht über das Opfer. Im Gegensatz dazu nimmt das Opfer Ohnmacht und den Verlust von Kontrolle wahr. Um die eigene Handlungsfähigkeit zumindest in der Phantasie wieder herzustellen, kann es im Rahmen von Gewalterfahrung zu einer Identifikation mit dem Aggressor kommen, insbesondere wenn das Opfer sich eine längere Zeit in der Gewalt des Täters befindet. Eine ähnliche Form der Wiederbemächtigung kann es sein, wenn das Opfer beginnt, sich für die Gewalttätigkeit selbst verantwortlich zu fühlen. Damit wird die Urheberschaft gewalttätigen Verhaltens umgedreht: »weil« das Opfer sich so verhalte, bleibe dem Aggressor keine andere Wahl. Das Gefühl der Unkontrollierbarkeit kann sich später in ein allgemeines Gefühl von Bedrohung wandeln. Jede weitere soziale Begegnung wird dann auf die Möglichkeit einer erneuten Gewalterfahrung überprüft.

Kinder erfahren körperliche Gewalt hauptsächlich innerhalb der Familie. Kinder sind in einer besonderen Form von den Eltern abhängig und geraten in einen Konflikt zwischen dem Wunsch nach einer fürsorglichen Beziehung zu den Eltern und Angst vor weiterer Gewalt. Für die Kinder resultiert daraus ein Ambivalenzkonflikt.

‖‖ Missbrauchserfahrung

Der sexuelle Missbrauch ist eine weitere Sonderform seelischer Traumatisierung. Auch hier sind meist Familienangehörige die Täter. Nicht selten erstreckt sich die Phase des sexuellen Missbrauchs über mehrere Wochen, Monate und sogar Jahre. Die Beziehung zum Täter ist insbesondere bei Kindern immer ambivalent, weil sie in der Wahrnehmung des Kindes auch Aufmerksamkeit, Anerkennung und Zuwendung enthält. Außerdem hat die Durchführung des Missbrauchs oft die Passivität und Ignoranz anderer Familienmitglieder (etwa der Mütter) zur Voraussetzung. Das missbrauchte Kind muss daher nicht nur mit der Ambivalenz gegenüber dem Täter kämpfen, sondern fühlt sich in einer besonderen Weise von anderen wichtigen Bezugspersonen allein gelassen. Verarbeitungsmodi wie Identifikation mit dem Aggressor und Übernahme der Verantwortung für die Tat können Folgen sexuellen Missbrauchs sein (WÖLLER 1998).

‖‖ Verbreitung der Posttraumatischen Belastungsstörung

Die Symptomatik der Posttraumatischen Belastungsstörung setzt üblicherweise während der ersten drei Monate nach dem Trauma ein, ein späterer Beginn ist möglich. Das weniger auffällige Vermeidungsverhalten geht meistens dem Vollbild der Störung voraus. Die Störung kann in wechselnder Intensität auftreten und ist von Triggerstimuli abhängig. Posttraumatische Belastungsstörungen treten zudem in Kombination mit anderen psychischen Erkrankungen auf. Komorbide Störungen, insbesondere Depression und Angsterkrankungen, werden in 77 Prozent der Fälle gefunden. Der Missbrauch von psychotropen Substanzen und Alkohol ist gehäuft.

Etwa 20 Prozent der Menschen entwickeln nach objektivierbaren, schweren Traumata eine Posttraumatische Belastungsstörung. Die Entstehung ist abhängig von der Intensität und Brutalität, in der der Betroffene mit Leid, Tod und Verstümmelung konfrontiert wurde. Die Beziehung zwischen Opfer und Täter trägt zur Entwicklung der Störung bei. Das Risiko für die Erkrankung an einer Störung ist erhöht bei Menschen niedriger Bildung und männlichen Geschlechts, bei hoher Extraversion und vorliegenden Abhängigkeitserkrankungen in der Familie. Auch geringes Alter erhöht die Wahrscheinlichkeit der Entstehung einer Posttraumatischen Belastungsstörung. Frühe Erfahrungen mit Trennung innerhalb der Familie verstärken die Vulnerabilität für die Erkrankung.

Die Verbreitung der Posttraumatischen Belastungsstörung hängt selbstverständlich von dem Vorhandensein potentiell traumatischer Ereignisse ab. Die Morbidität liegt bei rund 1,8 Prozent. Posttraumatische Belastungsstörungen finden sich bei stationären und ambulanten psychiatrischen Patienten wesentlich häufiger (18 Prozent). Nicht alle Menschen, die ein außergewöhnliches Trauma erleben, entwickeln eine Posttraumatische Belastungsstörung. Bei Opfern ziviler Gewalttaten ist in 3,5 Prozent der Fälle die Entwicklung einer Posttraumatischen Belastungsstörung zu erwarten. Unter den Veteranen des Vietnamkrieges fanden sich bei ca. 15 Prozent der Frauen und 8,5 Prozent der Männer Posttraumatische Belastungsstörungen.

Die Entwicklung einer Posttraumatischen Belastungsstörung kann auch durch andere, vor und nach dem Ereignis eintretende Belastungen gebahnt werden. Die Bewältigungsstrategien des betroffenen Menschen scheinen zudem einen bedeutsamen Einfluss auf die Entstehung der Störung zu haben. Es werden problemorientierte Strategien im Sinne einer aktiven B e w ä l t i g u n g von emotional fokussierenden Strategien, die eine Reduktion der inneren Spannung zum Ziel haben, unterschieden. Letztgenannte Strategien erhören die Wahrscheinlichkeit für eine Posttraumatische Belastungsstörung.

Ⅲ Therapie der Posttraumatischen Belastungsstörung

Ⅱ Therapeutische Haltung

Die Kenntnis der Posttraumatischen Belastungsstörung stößt zunächst Überlegungen an, wie deren Entstehung präventiv begegnet werden kann. Opfer von Gewalt, sexuellem Missbrauch, aber auch von Unfällen und Katastrophen sollten die Möglichkeit haben psychotherapeutisch-psychologische Hilfen zur erhalten. Zu den Menschen, denen Unterstützung angeboten werden sollte, gehören auch Katastrophenhelfer und Beobachter von Katastrophen. Hier wird in der Regel schon die Möglichkeit, die emotionalen Erfahrungen nochmals zu reflektieren, als Prävention dienen.

Die Beziehungsgestaltung bei Posttraumatischen Belastungsstörungen hängt vor allem von der Bedeutung der T ä t e r - O p f e r - I n t e r a k t i o n ab. Bei Gewalt- und Missbrauchsopfern kann die Aktualisierung der Täter-Opfer-Dynamik innerhalb der therapeutischen Beziehung ein hilfreiches Mittel sein die Haltung des Patienten zu revidieren und das eigene Bewältigungsverhalten zu überdenken. Dies erfordert, dass die Therapeutin oder der Therapeut sich über seine Haltung gegenüber Gewalt und Missbrauch im Klaren ist. Dies ist eine Voraussetzung dafür, die Balance zwischen Verständnis und Solidarität auf der einen sowie der Forderung nach Entwicklung und Lösung auf der anderen Seite zu halten.

Im Sinne der Übertragung kann es im Laufe der Behandlung durchaus vorkommen, dass der Behandler in die Rolle des Täters gedrängt wird. Solche interaktionellen Sequenzen stellen hohe Anforderungen an den Therapeuten. Die Gefahr eines ängstlichen Zurückweichens ist ebenso vorhanden wie die einer höheren Verleugnungstendenz. Diese Problematik kann etwa die Behandlung eines Opfers sexuellen Missbrauchs durch einen männlichen Therapeuten prägen. Die Inszenierung der Täter-Opfer-Dynamik innerhalb der therapeutischen Beziehungen stellt auf der anderen Seite eine Chance dar das Trauma zu überwinden und zu anderen Lebenshaltungen zu kommen.

Erlebnisreaktive Störungen

ııı **Spezielle Therapieverfahren**

Bei den in der Regel zurückgezogenen Patienten ist der Aufbau einer vertrauensvollen therapeutischen Beziehung sehr wichtig. Die Interaktion mit dem Therapeuten beinhaltet die Chance einer korrigierenden Erfahrung. Innerhalb der therapeutischen Beziehung kann die Patientin oder der Patient Wege finden, sich angesichts der traumatisierenden Erinnerungen aktiv und nicht hilflos zu fühlen. Die Anteilnahme gegenüber den Patienten darf jedoch nicht dazu führen, notwendige Entwicklungsschritte nicht einzufordern.

Sinnvollerweise erfolgt die Behandlung von Patienten mit Posttraumatischen Belastungsstörungen in einer Kombination von Einzel- und Gruppentherapie. Bei bestimmten Störungsformen (etwa Folteropfern) wird die Behandlung in entsprechend spezialisierten Zentren erprobt. In der Gruppentherapie sind die Überwindung der Einsamkeit und Isolation sowie die Erarbeitung gemeinsamer Problemlösungsschritte das Ziel. Gute Erfahrungen bestehen bei Opfern von Katastrophen, aber auch Gewaltopfern und Opfern sexuellen Missbrauchs.

Weil in der Regel das soziale Netz des von der Posttraumatischen Belastungsstörung Betroffenen in vielfältiger Weise tangiert ist, bietet sich das Einbeziehen der Angehörigen in die Therapie an. Bei der Behandlung von Opfern sexuellen Missbrauchs kann dies jedoch insofern ein Problem darstellen, als hier eine gemeinsame Behandlung mit dem Täter entstehen könnte. Solche gemeinsamen Behandlungsversuche in einem familientherapeutischen Setting sind beschrieben, stellen aber an die Behandler große Anforderungen. Eine derartige Behandlung ist nur dann möglich, wenn weiterer sexueller Missbrauch ausgeschlossen und die Strafverfolgung des Täters sichergestellt ist.

Bei den speziellen Therapien sind kognitionspsychologische Verfahren, Imaginationstechniken, verhaltenstherapeutische Methoden und Entspannungstechniken erfolgreich. Im Rahmen des kognitionspsychologischen Ansatzes ist das »Reframing« ein möglicher Ansatz. In der Verhaltenstherapie geht es insbesondere um die Reduktion des dysfunktionalen Vermeidungsverhaltens. Die verhaltenstherapeutische Beeinflussung der Posttraumatischen Belastungsstörung ähnelt damit der Behandlung von Angsterkrankungen. Bei den imaginativen Techniken geht es darum, im Rahmen der Imagination für den Patienten Rettungsphantasien zu erarbeiten. Der Patient soll also ermuntert werden Gegenideen zu den sich aufdrängenden traumatischen Erinnerungen zu entwickeln. Dabei kann im Rahmen der Imagination ein System von inneren Helfern und Schutzmöglichkeiten entwickelt werden.

ıııı **Literatur**

BANDELOW, B.; MARKGRAF, J. (1994): Empfehlungen für die Verwendung von Meßinstrumenten zur klinischen Angstforschung. In: *Fortschr. Neurol. Psychiat.*, 62, S. 361–365.

BANDELOW, B.; SIVERT, K.; RÖTHEMEYER, M.; HAJAK, G.; BROOCKS, A.; RÜTHER, E. (1995): Panikstörung und Agarophobie: Was hilft? In: *Fortschr. Neurol. Psychiat.*, 63, S. 451–464.

BECK, A.; GARY, E. (1981): Kognitive Verhaltenstherapie bei Angst und Phobie. Tübungen.

BOWLBY, J. (1983): Verlust, Trauer und Depression. Frankfurt a. M.

BRODA, M. (1995): Chronisches Krankheitsverhalten – ein hilfreiches Paradigma für die psychosoziale Rehabilitation. *Praxis der Klinischen Verhaltensmedizin und Rehabilitation.* 31, S. 180–186.

BÜTTNER, M.; HAND, I. (1991): Die Yale-Brown Obsessive Compulsive Scale. In: *Verhaltenstherapie,* 1, S. 226–233.

DRESSLING, H.; BERGER, M. (1991): Posttraumatische Streßerkrankungen. In: *Der Nervenarzt,* 62, S. 16–26.

ECKER, W. (1994): Stationäre Verhaltenstherapie bei Zwangsneurosen. In: ZIELKE, STURM (Hrsg.) Handbuch der stationären Verhaltenstherapie. Weinheim.

FOERSTER, K. (1984): Neurose und Sozialrecht. In: *Der Nervenarzt,* 55, S. 335–341.

FOERSTER, K. (1993): Die psychiatrische Beurteilung von Patienten mit neurotischen und somatoformen Störungen im Rahmen der gesetzlichen Krankenversicherung. In: *Psychiatrische Praxis,* 20, S. 15–17.

FREUD, S. (1921): Jenseits des Lustprinzips. Wien u. a.

FROMMBERGER, U.; ANGENENDT, J.; BERGER, M. (1995): Die Behandlung von Panikstörungen und Agoraphobie. *Der Nervenarzt,* 66, S. 173–136.

GRABE, H. J.; HARTSCHEN, V.; WELTER-WERNER, W.; THIEL, A.; FREYBERGER, H. J.; KATHMANN, N.; BOERNER, R.; HOFF, P. (1998): Entwicklung eines AMDP Moduls zur Erfassung von Zwangssymptomen. In: *Fortschr. Neurol. Psychiat.,* 66, S. 201–206.

GÜNTER, M.; BOOS, R. (1994): Bedeutung der »abnormen Reaktionsbereitschaft« beim Münchhausen by proxy Syndroms. In: *Der Nervenarzt,* 65, S. 307–312.

HÄRTING, C.; MARKOWITSCH, H. J. (1997): Neuropsychologische Befunde der Zwangsstörung. In: *Fortschr. Neurol. Psychiatr.,* 65, S. 509–515.

HOLLANDER, E. (1993): Obsessive-compulsive spectrum disorders. An overview. In: *Psychiatr. Ann.,* 23, S. 355–358.

HUPPERT, D.; BRANDT, Th., DIETERICH, M.; STRUPP, M. (1994): Phobischer Schwankschwindel. Zweithäufigste Diagnose in einer Spezialambulanz für Schwindel. In: *Der Nervenarzt,* 65, S. 421–423.

KAPFHAMMER, H. P.; BUCHHEIM, P.; BOVE, D.; WAGNER, A. (1992): Konversionssymptome bei Patienten im psychiatrischen Konsiliardienst. In: *Der Nervenarzt,* 63, S. 527–538.

KAPFHAMMER, H. P.; ROTHENHÄUSLER, H. B.; DIETRICH, E.; DOBMEIER, P.; MAYER, C. (1998): Artifizielle Störungen – Zwischen Täuschungen und Selbstschädigungen. In: *Der Nervenarzt,* 69, S. 401–409.

KLEPSCH, R. u. a. (1993): Das Hamburger Zwangsinventar. Weinheim.

KRIEBEL, R.; PAAR, G.; STÄCKER, K. H. (1996): Somatisierung. In: *Der Psychotherapeut,* 41, S. 201–214.

KRAUSE, R. (1994): Verlust, Trauer und Depression: Überlegungen auf der Grundlage der Emotionsforschung. In: *Zsch. psychosom. Med.,* 40, S. 324–340.

LIEB, K.; DAMMANN, G.; BERGER, M.; BAUER, J. (1996): Das chronische Müdigkeitssyndrom. In: *Der Nervenarzt,* 67, S. 711–720.

MARGRAF, J.; SCHNEIDER, S. (1990): Panik, Angstanfälle und ihre Behandlung. Heidelberg u. a.

MARGRAF, J. u. a. (1991): DIPS. Diagnostisches Interview bei psychischen Störungen. Weinheim.

MC DANIEL, S.; HEPWORTH, J.; DOHERTY, W. (1995): Medical Family Therapy with Somaticizing Patients: The Co-Creation of Therapeutic Stories. In: *Family Process*, 34, S. 349–360.

REINECKE, H.; ZAUDIG, M. (1995): Langzeiteffekte bei der Behandlung von Zwangsstörungen. Lengerich.

RIEF, W. (1996): Die somatoformen Störungen- Großes unbekanntes Land zwischen Psychologie und Medizin. In: *Zeitschrift für klinische Psychologie*, 25, S. 173–189.

SANDWEG, R.; SÄNGER-ALT, C.; RUDOLF, G. (1992): Psychopathologischer Befund und Behandlungsergebnisse bei Rentenantragstellern. In: *Der Nervenarzt*, 63, S. 539–544.

SCHULTE-KÖRNE, G.; REMSCHMIDT, H. (1996): Familiär gehäuftes Auftreten einer Konversionsstörung. In: *Der Nervenarzt*, 67, S. 794–798.

SIGMUND, D. (1994): Die Phänomenologie der hysterischen Persönlichkeitsstörung. In: *Der Nervenarzt*, 65, S. 18–25.

SIGMUND, D. (1997): Phänomenologie der hysterischen Pseudopsychosen. In: *Fortschr. Neurol.Psychiat.*, 65, S. 387–3951.

STÜBNER, S.; VÖLKL, G.; SOYKA, M. (1998): Zur Differentialdiagnose der dissoziativen Identitätsstörung (multiple Persönlichkeit.) In: *Der Nervenarzt*, 69, S. 440–445.

SPITZER, C.; FREYBERGER, H.; KESSLER, C. (1996): Hysterie, Dissoziation und Konversion. Eine Übersicht zu Konzepten, Klassifikationen und diagnostischen Erhebungsinstrumente. In: *Psychiatrische Praxis*, 23, S. 63–68.

STEIN, M. B.; WALKER, H. R.; ANDERSON, G.; FORDE, D. R. (1997): Obsessive-compulsive disorder in the community: an epdemilogic survey with clinical reappraisal. In: *Am. J. Psychiatry*, 8, S. 1120–1126.

STIERLIN, H. (1994): Ich und die anderen. Stuttgart.

WÖLLER, W. (1998): Die Bindung des Mißbrauchsopfers an den Mißbraucher. Beiträge aus der Sicht der Bindungstheorie und der Psychoanalyse. In: *Der Psychotherapeut*, 43, S. 117–120.

WURTHMANN, C.; BONDICK, J. (1995): Zur Gültigkeit des neuroethologischen Modells der Zwangsstörung. In: *Fortschr. Neurol.Psychiat.*, 63, S. 121–25.

ZEIT, T.; WIESTER, W. (1995): Die psychiatrische Anamnese, der psychische Befund und ihre Relevanz für die Beweisfragen im psychiatrischen Gutachten vor dem Sozialgericht. In: *Der Nervenarzt*, 66, S. 197–206.

ZIELKE, M.; STURM, J. (1994): Chronisches Krankheitsverhalten: Entwicklung eines neuen Krankheitsparadigmas. In: ZIELKE, M.; STURM, J. (Hg.): Handbuch der stationären Verhaltenstherapie. Weinheim.

Der Nachweis multifaktorieller Verursachung hat zu einer Neuordnung der vormals als »neurotische Störungen« klassifizierten Krankheitsformen geführt, die jetzt unter dem Oberbegriff neurotische-, Belastungs- und somatoforme Störungen zusammengefasst werden (S. 487 f.).

Bei allen Formen besteht ein erhöhtes Chronifizierungsrisiko und die Komorbiditätsrate ist hoch. Bei der Behandlung kommt der therapeutischen Beziehung ein besonderer Stellenwert zu. In der Gruppe der erlebnisreaktiven Störungen finden sich Angststörungen, Posttraumatische Störungen, Zwangserkrankungen, Somatoforme Störungen und Dissoziative Störungen.

Angste werden in Panikerkrankungen und generalisierte Angststörungen subdifferenziert (S. 492 f.). Zudem wird unterschieden, ob die Angst einen phobischen Charakter hat. Bei der Therapie der Angst ist die Identifizierung und Bewältigung der angstauslösenden Situationen sowie die Aufarbeitung angstauslösender innerer Konflikte notwendig (S. 496 f.). In einigen Fällen kann zusätzlich eine Behandlung mit serotonergen Antidepressiva hilfreich sein (S. 498 f.).

Die Symptome einer Zwangserkrankung (S. 500 ff.) können das Denken und das Handeln des Betroffenen beeinflussen. Bei einer Reihe von Zwangskranken ist es erforderlich, sie zunächst zur Durchführung einer Therapie zu motivieren. Die Therapie zielt auf die Beseitigung des Zwangs und auf die Lösung unbewältigter Konflikte (S. 505 f.). Voraussetzung für eine erfolgreiche Therapie ist eine tragfähige therapeutische Beziehung, bei der darauf geachtet werden muss, dass sie nicht Objekt der Kontrolle wird.

Die verschiedenen Ausdrucksformen der Somatisierungsstörung (S. 508 ff.) haben gemeinsam, dass der Betroffene unter verschiedensten körperlichen Symptomen leidet, deren psychische Verursachung nicht erkannt werden.

Der Erkrankung liegen unrealistische Erwartungen an die Gesundheit, unbewältigte Konflikte und Kränkungserlebnisse zu Grunde (S. 514). Häufig korrespondiert die Erkrankung mit somatischen Vorerkrankungen, was die Diagnose erschwert.

Bei der Behandlung dieser Störungen ist beim Betroffenen zunächst der Zugang zu psychologischen Erklärungen der Probleme zu ebnen, wozu in vielen Fällen erst die Motivation geschaffen werden muss. In weiteren Schritten sind Maßnahmen zur Verbesserung der Problembewältigung und besseren Lebensgestaltung möglich.

Bei den dissoziativen Störungen (S. 520) kommt es zu einer Verlagerung von emotionalen Konflikten auf körperliche Symptome. Von dieser Verlagerung (Konversion) kann die Motorik, die Wahrnehmung, die Erinnerung, das Identitätsbewusstsein oder die unmittelbare Empfindung betroffen sein. Der Symptomatik kommt gelegentlich auch eine symbolische Bedeutung für den zu Grunde liegenden Konflikt zu.

Im Kontakt mit Betroffenen ist das Gefühl des »Unechten« charakteristisch, was gleichzeitig die Entwicklung einer tragfähigen therapeutischen Beziehung erschweren kann.

Im Rahmen von Belastungen können sich eine Reihe von Störungen entwickeln, wobei vor allem der posttraumatischen Belastungsstörung ein bedeutsamer Stellenwert zukommt (S. 525 ff.). Bei ihr tritt ein höheres Chronifizierungsrisiko auf. Durch Erinnerung an das auslösende Trauma kann es zu fortwährenden Re-Traumatisierungen kommen.

Suizidales Syndrom

ıııı Vorbemerkung

In der psychiatrischen Praxis lassen sich eine Reihe von Problemen beschreiben, aus denen außerordentlich hohe Anforderungen für den psychiatrisch Tätigen erwachsen. Solche Anforderungen entstehen immer dann, wenn aktuelle Gefahren von dem Patienten oder anderen abgewendet werden sollen, ein schnelles Handeln erforderlich ist, eine besondere Kreativität oder Souveränität zur Problemlösung nötig ist, eine Entscheidung ohne ausreichende Absprachemöglichkeiten getroffen werden soll oder aus der Situation erhebliche Konflikte zwischen wichtigen Handlungsmotiven resultieren (etwa ein Konflikt zwischen der Selbstbestimmung des Patienten und einer notwendigen therapeutischen Maßnahme). In jeder dieser Situationen ist meist schnelles und sicheres, gleichwohl reflektiertes Handeln erforderlich. Auch verbleibt trotz großer Sorgfalt und Verantwortungsbewusstsein bei vielen dieser Probleme noch ein mehr oder weniger ausgeprägtes Restrisiko übrig, das von den psychiatrisch Tätigen getragen werden muss. Eine Vielzahl der potentiellen Probleme entsteht aus selbst- oder fremdgefährdendem Verhalten. Da die psychiatrische Arbeit hier insbesondere durch ihre ordnungspolitische Funktion gefordert wird, sollen die Themen aggressives Verhalten und Gewalt sowie Suizidalität dargestellt werden.

ıııı Suizidalität als Krise

Ein Mensch, der Suizidgedanken oder -wünsche entwickelt, durchlebt verschiedene Aspekte einer Krise. Er glaubt den Ansprüchen seiner Umgebung und des Lebens allgemein nicht mehr gerecht werden zu können und bezieht sich dabei in der Regel auf akute oder chronische Belastungen. Er ist zutiefst hoffnungslos. Die üblichen Bewältigungsmöglichkeiten versagen, es kommt zur Entgleisung, die wiederum eine Eigendynamik entwickelt und sich verselbstständigt. Es entsteht ein Schwebezustand, an dessen Ende die völlige Aufgabe des Lebens steht oder aber ein Neuanfang und eine Reifung.

ıııı Epidemiologie des Suizids

In Deutschland nehmen sich nach der Statistik der Todesursachen etwa 13000−14000 Menschen jährlich das Leben. Berücksichtigt man eine gewisse Dunkelziffer, ist die Zahl tatsächlich erfolgter Suizide noch höher. Insgesamt sterben mehr Menschen durch

Suizid als durch Verkehrsunfälle. In der Altersgruppe der 20- bis 30-Jährigen ist der Suizid die häufigste Todesursache.

Die Häufigkeit von Suiziden hat im Gebiet der ehemaligen BRD und DDR nach den Zahlen des Statistischen Bundesamtes von Beginn der fünfziger Jahre nach einem deutlichen Anstieg in den achtziger Jahren bis Mitte der neunziger Jahre wieder etwas abgenommen. Diese Änderungen sind vorsichtig zu bewerten, da unter anderem bei »weichen« Suizidmethoden ein Rückgang verzeichnet wurde, hier aber auch die vermutete Dunkelziffer hoch ist. Eine seelische Erkrankung erhöht das Risiko suizidaler Handlungen erheblich (SCHMIDTKE u. a. 1998). Die Suizidrate (vollendete Suizide pro 100 000 Einwohner jährlich) unterscheidet sich zwischen den Nationen und den Geschlechtern – so ist die Suizidrate bei Männern höher als bei Frauen. Sie hängt zudem vom Alter (Häufung bei älteren Menschen) und von sozialen Merkmalen (z. B. Familienstand) ab. Die höchsten Suizidraten werden bei Geschiedenen festgestellt (KREITMANN 1986). Die Art des Suizids wird durch die Verfügbarkeit von Mitteln beeinflusst, die zur Selbsttötung dienen können.

Verschiedene Autoren unterscheiden harte (Erschießen) von weichen Suizidmethoden (Medikamentenvergiftung). Diese Unterscheidung kann irreführend sein, denn sie darf nicht zu der Annahme führen, die weichen Suizidmethoden seien nicht mit einer ernsthaften Suizidabsicht verbunden. In enger Beziehung zu den vollendeten Suiziden stehen Suizidversuche (Parasuizide). Parasuizide sind vor allem bei jüngeren Menschen häufig. In diesen Altersgruppen wird das Verhältnis Suizid zu Parasuizid auf etwa 1:10 geschätzt. Im Alter nimmt die Häufigkeit der Parasuizide eher ab (geschätztes Verhältnis 1:2).

Ein Vergleich bestimmter Charakeristika von Suizid und Parasuizid findet sich in Tabelle 82. Häufig tritt Suizidalität im Rahmen einer psychischen Erkrankung auf. Dies hat zur Folge, dass die Suizidrate unter psychiatrischen Patienten zehn- bis zwanzigmal höher liegt als in der Allgemeinbevölkerung (FINZEN 1988). Ab Mitte der siebziger Jahre nahmen vor allem in den westlichen Ländern die Suizide stationär behandelter psychiatrischer Patienten deutlich zu (WOLFERSDORF 1996). Eine Reihe wissenschaftlicher Untersuchungen konnte die Ursachen für diese negative Entwicklung nicht abschließend klären. Folgende Einflussgrößen wurden dabei betrachtet:
- ▶ die Veränderungen im Behandlungsstil im Sinne einer offeneren und liberaleren Psychiatrie,
- ▶ die Intensivierung von Therapie und Rehabilitation,
- ▶ die Einführung der Neuroleptika und Antidepressiva,
- ▶ die Zunahme des Personals in der psychiatrischen Versorgung.

Diese vermuteten Einflussgrößen waren für manche Anlass, die Errungenschaften der Reformpsychiatrie in Frage zu stellen.

Bei erfolgten Suiziden in psychiatrischen Kliniken bilden die schizophrenen Patienten die größte Gruppe. Aus diesem Grund ist beim Kliniksuizid die Gruppe der 30- bis 40-Jährigen und die Gruppe der Ledigen überrepräsentiert. Patienten mit affektiven Erkrankungen bilden die zweitgrößte Risikogruppe, auch hier liegt die Suizidrate deutlich über dem Erwartungswert. In ambulanter Behandlung sind vor allem Patienten mit affektiven Erkrankungen besonders gefährdet, aber auch Abhängigkeitserkrankte. Die Suizidrate von stationär behandelten Patienten ist nach der Entlassung etwa sechsmal so hoch wie während des stationären Aufenthalts.

Tabelle 82   Vergleichende Zusammenfassung von Parasuizid und Suizid

	Parasuizid	Suizid
Epochaler Trend	Anstieg während der letzten Dekaden(?) Jetzt stabil	Wird häufiger
Geschlecht	häufiger bei Frauen	häufiger bei Männern
Altersgruppe	meist unter 45 Jahre	meist über 45 Jahre
Personenstand	höchste Rate bei Geschiedenen und Ledigen	höchste Rate bei Geschiedenen, Ledigen und Verwitweten
Sozialschicht	höher in Unterschichten	kein erkennbarer Gradient
Urban / rural	häufiger in Städten	häufiger in Städten (gewöhnlich)
Erwerbsstatus	verbunden mit Arbeitslosigkeit	verbunden mit Arbeitslosigkeit und Berentung
Kriegsauswirkungen		niedriger in Kriegszeiten
Jahreszeitliche Variation	nicht evident	Frühlingsgipfel
Broken home in der Kindheit	gewöhnlich	gewöhnlich
Körperkrankheiten	keine offenkundige Verknüpfung	wahrscheinliche Verknüpfung
Psychiatrische Hauptdiagnosen	Situationsreaktion, Depression, Alkoholismus	affektive Erkrankung, Alkoholismus
Persönlichkeitstyp	häufig Psychopathie	kein spezieller Typ

''''' Risikofaktoren des Suizids

In der Regel kann man davon ausgehen, dass psychosoziale Krisen Auslöser suizidaler Handlungen sind. Mit Krisen sind hier Ereignisse gemeint, die vom Betroffenen gemäß seiner subjektiven Bewertung (im Sinne der Stresstheorie) nicht mehr bewältigt werden. Da nicht alle psychosozialen Krisen suizidales Verhalten auslösen, wurde versucht Risikogruppen zu bestimmen. Dies ist aus methodischen Schwierigkeiten nur unvollständig gelungen (EGMOND / DEIKSTRA 1984). Es scheint Unterschiede zwischen den Suizidenten mit und jenen ohne psychische Erkrankungen zu geben sowie zwischen suizidalem und parasuizidalem Verhalten. Abgesehen von Alter und Geschlecht scheint eine Vielzahl von sozialen Faktoren die Suizidalität zu begünstigen. Menschen, die parasuizidales Verhalten zeigen, sind häufiger unverheiratet oder geschieden, leiden öfter unter depressiven Störungen sowie interpersonellen Konflikten. Ebenso kommen in dieser Gruppe Gefühle von Aggression, Feindseligkeit, Hoffnungslosigkeit und Hilflosigkeit vor.

Charakteristisch ist bei suizidalen Patienten eine problematische Arbeitsvergangenheit bis hin zu langen Phasen von Arbeitslosigkeit. Oft spielen Alkohol- und Medikamentenmissbrauch eine Rolle. In der Familie suizidaler Menschen findet man häufiger Familienangehörige, die einen Suizidversuch unternommen haben oder an einem Suizid starben. Im sozialen Netz zeigen sich in der Gegenwart und Vergangenheit Störungen im Sinne eines »broken home«.

539

Suizidalität und Gesellschaft

Die Tatsache, dass die Suizidrate in verschiedenen Ländern erheblich variiert, zeigt, dass der Suizid von gesellschaftlichen und kulturellen Faktoren abzuhängen scheint. E. DURKHEIM (1951) formulierte früh ein soziologisches Erklärungsmodell für diesen Zusammenhang. Er sah den Suizid in enger Verbindung mit Krisen, die mit dem Verlust von Werten in einer Gesellschaft zusammenhängen (anomisch) oder mit der Entfernung des Individuums aus seiner sozialen Gruppe (egoistisch). Nach diesem Modell sind Suizidraten eng mit der Wertebildung in einer Gesellschaft, ihren Rahmenbedingungen für soziale Netze und ihrem Umgang mit Randgruppen verbunden. Für seelisch kranke Menschen spielen diese Faktoren eine wichtige Rolle.

Umgang der Öffentlichkeit mit dem Suizid: Der Werther-Effekt

Im psychiatrischen Krankenhaus zeigen Patientinnen und Patienten nach dem erfolgten Suizid eines Mitpatienten oft vermehrt Suizidideen und -handlungen, manchmal häufen sich Suizide regelrecht. Diese Häufung wird, wenn sie durch suggestive Momente beeinflusst wurde, »Werther-Effekt« genannt. Der Begriff geht darauf zurück, dass es nach J. W. v. Goethes Veröffentlichung *Die Leiden des jungen Werther* zu einem Anstieg der Suizide junger Männer gekommen war. A. SCHMIDTKE und H. HÄFNER (1986) konnten zeigen, dass suggestive Elemente nicht nur auf die Suizidmethode, sondern auch auf die absolute Häufigkeit von Suiziden einen Einfluss haben; dies lässt sich auch für die Häufigkeiten in einzelnen Familien zeigen (WELZ / HÄFNER 1984).

Suizidserien

Die suggestiven Elemente bei der Entstehung von Suizidalität zeigen sich besonders augenfällig in Suizidserien mit einer ähnlichen Methode (FINZEN 1988). A. Finzen berichtet, dass eine Suizidserie in seiner Klinik nur durch eine Reihe von einschneidenden Veränderungen beendet werden konnte, zum Beispiel wurden die offen geführten Aufnahmestationen in geschlossene Stationen umgewandelt. Hier zeigte sich, dass die Bemühungen um Öffnung der psychiatrischen Kliniken durch Aspekte der Sicherung und Bewahrung – zum Schutz jedenfalls der gefährdeten Patientengruppen – begrenzt werden müssen.

Nach einer Erhebung von A. FINZEN (1988) hat jeder dritte Patient in der psychiatrischen Klinik einen Suizidversuch hinter sich. Es ist zu erwarten, dass die Patienten untereinander ihre Parasuiziderlebnisse austauschen. Die Möglichkeit des Suizids ist nach diesen Ergebnissen ein – offen oder verdeckt – wiederkehrendes Thema in der stationären Therapie.

Massensuizid

Es gibt einige besonders eindrückliche Beispiele für Massensuizide, z.B. der der Juden in der Festung Massada, der der ca. 1000 Mitglieder des *Volkstemplerordens* 1978 in Guayana, der kürzlich in den Medien berichtete Massenselbstmord einer Sekte in der

Schweiz, sowie der kollektive Selbstmord der Davidaner-Sekte in den USA nach einer Belagerung durch das Militär. STEPIEN (1984) zeigt am Beispiel eines Massensuizids unter Kosaken nach dem Zweiten Weltkrieg, dass beim Massensuizid kollektive Panik eine besondere Rolle spielt. Dabei ereignen sich Massensuizide im Zusammenhang mit ernsten Konflikten, die für die betroffene Gruppe mit einer vermeintlichen oder tatsächlichen Aussichtslosigkeit verbunden ist. In der Gruppe besteht eine hohe Gruppenkohärenz, meist beginnt die Führungsschicht mit dem Suizid, die anderen Mitglieder folgen im Rahmen der entstehenden Panik und der verloren gegangenen Orientierung.

ⅢⅡ Suizidalität und Familie

Bei der Bedeutung der Familie für die Suizidalität wird zusätzlich zu dem gehäuften Auftreten von Suiziden in Familien – was durch Nachahmung und suggestive Elemente erklärt wird – die Broken-Home-Situation als mitverursachender Faktor genannt (SCHALLER/SCHMIDTKE 1991). Die empirischen Befunde zu dieser Frage sind nicht einheitlich und methodisch fragwürdig. Ein spezifischer Effekt von ungünstigen Entwicklungsbedingungen auf Suizidalität ist eher unwahrscheinlich, eine allgemeine Zunahme von Verhaltensabweichungen hingegen zu erwarten.

ⅢⅡ Lebensereignisse und lebenszyklische Krisen

Auslöser für Suizidalität werden im Kontext besonderer Lebensereignisse und im Rahmen eines Stressmodells erklärt. Im Rahmen von Scheidungen, drohenden Gefängnisstrafen und größeren finanziellen Problemen erhöht sich die Wahrscheinlichkeit für Suizidalität. Für einen Teil der Suizidenten (ca. 40 Prozent) lassen sich belastende Lebensereignisse im Vorfeld nachweisen. Die subjektive Einschätzung des Betroffenen bestimmt in hohem Maße, ob ein Lebensereignis Suizidalität auslöst oder nicht (HIJORTSJÖ 1984). Dabei spielen das Element der Hoffnungslosigkeit, verbunden mit einer empfundenen Zurückweisung, eine Vielzahl von Verlusten und ein erlebter sozialer oder funktioneller Abstieg eine Rolle. Der Kontext suizidaler Krisen sind oft langfristige Konflikte und lebenszyklische Veränderungen. Dazu ein Fallbeispiel:

Die 66-jährige Frau Schneider kommt wegen einer Major Depression zu Aufnahme. Sie lebt seit vielen Jahren kinderlos mit ihrem Ehemann, einem Rechtsanwalt, zusammen, der sich bei der Aufnahme sehr besorgt gibt. Schnell werden jedoch die ehelichen Spannungen deutlich, die bis zur Eheschließung zurückreichen. Die Patientin, einzige Tochter eines Maschinenbauunternehmers, war unter sehr behüteten Bedingungen aufgewachsen. Sie wurde vom Vater sehr geliebt und verwöhnt. Der Vater sorgte auch dafür, dass der Ehemann der Patientin beruflich erfolgreich wurde und übertrug ihm unter anderem die Verwaltung der Liegenschaften, die nach dem Verkauf des Unternehmens übrigblieben. Die Patientin war nur kurzfristig berufstätig und wurde dann für den Haushalt zuständig.

Im Laufe der Ehe kam es zu unterschiedlichen Entwicklungen: Der Mann hatte erheblichen beruflichen und gesellschaftlichen Erfolg, die Frau litt zunehmend unter Langeweile, begann zu trinken und wurde mehrfach angetrunken wegen überhöhter

Geschwindigkeit von der Polizei bestraft. Der Ehemann erreichte aber im Rahmen seiner Tätigkeit immer wieder, dass die Strafen für die Patientin entweder erheblich gemildert oder ganz aufgehoben wurden. Später begann die Patientin den Mann bei öffentlichen Anlässen zu kompromittieren, wobei offene Drohungen mit Suizid immer wieder eine Rolle spielten. In der Folgezeit entwickelte die Patientin heftige Eifersuchtsgefühle dem Ehemann gegenüber, dem sie ein Verhältnis mit einer Kollegin nachsagte. Der Ehemann bestritt dies aber.

Während der stationären Behandlung ist der Umgang zwischen den Eheleuten für die Beobachter von großen Spannungen und Wechseln geprägt, oft macht der Ehemann der Patientin Vorwürfe, fordert sie auf sich doch zusammenzunehmen, dann wieder überschüttet er sie mit Blumengeschenken. Während des mehrmonatigen Aufenthalts wird die Patientin jeden Tag vom Ehemann besucht.

Auffallend ist, dass die Patientin sich lange weigert Besuche zu Hause zu machen. Beim ersten Urlaub springt die Patientin aus suizidaler Absicht in einen Fluss und muss wegen Unterkühlungen intensivmedizinisch betreut werden. Nach der Rückverlegung ändert auch ein sehr enges therapeutisches Reglement nichts daran, dass die Patientin immerfort über ihre suizidalen Impulse berichtet. Im Team wird diskutiert, ob die Patientin möglicherweise mit ihrer Suizidalität »agiert«, um damit Beurlaubungen zu verhindern. Alle Versuche, mit der Patientin eine andere Sinnschöpfung zu erschließen, scheitern. Die Konflikte spitzen sich in gewisser Weise noch zu, nachdem der Ehemann die Absicht äußert das Firmengelände zu verkaufen, mit dessen Verwaltung die Patientin sich noch bis zu ihrer Erkrankung beschäftigt hatte. Sie ist gegen den Verkauf, fühlt sich aber auf der anderen Seite außer Stande die Verwaltung wieder zu übernehmen. Der Verkauf scheitert an ihrem Veto, woraufhin der Mann ihr Vorwürfe macht, dass sie alles Unangenehme auf ihn abwälze. Nach vielen Wochen der Stagnation kommt es überraschend zu einer Besserung des Befindens der Patientin. Der erste Wochenendurlaub wird geplant, Frau Schneider scheint sich darauf zu freuen. Sie vereinbart mit dem Ehemann, dass sie bereits etwas früher in den Wochenendurlaub gehen wolle, um ein gemeinsames Essen vorzubereiten. Als der Ehemann nach Haus kommt, findet er seine Frau erhängt im Keller.

Drei Monate später heiratet der Ehemann jene Kollegin, wegen der die Patientin immer wieder starke Eifersucht entwickelt hatte.

Im Fallbeispiel wird deutlich, wie sich die ursprüngliche Beziehung der Patientin zu ihrem Mann zunehmend entleerte. Die Patientin versuchte einige Schritte der Rebellion, die sie jedoch nicht als Erfolg erlebte. Sie kam in eine immer hoffnungslosere Lage und sah schließlich keine Perspektive mehr.

ⅲ Suizid und Persönlichkeit

Einen Zusammenhang zwischen spezifischen Persönlichkeitseigenschaften und Suizidalität scheint es nicht zu geben (CASEY 1989). Persönlichkeitsstörungen scheinen nur einen globalen Risikofaktor darzustellen. Eine Untersuchung weist auf unterschiedliche Persönlichkeitsdimensionen bei Suizidenten mit harten und weichen Suizidmethoden (STRAUB u. a. 1992) hin.

Ein erweiterter Suizid liegt dann vor, wenn der eigene Suizid mit der Tötung anderer verbunden wird. In der Regel werden beim erweiterten Suizid Familienangehörige in die Suizidhandlung einbezogen, meist im Zusammenhang mit affektiven Erkrankungen. Wahnsymptome, beispielsweise ein Verarmungswahn, können die Bereitschaft eines affektiv Erkrankten erhöhen, Familienangehörige vor dem eigenen Suizid zu töten. Oft wird die Abwehr von vermeintlich unabwendbaren Gefahren als Grund genannt. Erweiterte Suizide kommen aber auch im Kontext narzisstischer Krisen vor. Dabei ereignen sich gelegentlich spektakuläre Amokläufe, bei denen auch völlig Unbeteiligte in die Suizidhandlung einbezogen werden. Psychosoziale Fehlentwicklungen in Kombination mit meist länger andauernden narzisstischen Kränkungen der Betroffenen sind die Grundlage, auf denen sich solche Katastrophen entwickeln.

Silkair-Absturz. Ursache war vermutlich Selbstmord im Cockpit. (ap)
Presseberichten zufolge gibt es schwerwiegende Hinweise dafür, dass der Absturz eines Verkehrsflugzeugs aus Singapur im Dezember darauf zurückführen ist, dass der Pilot Selbstmord beging. Das *Asian Wall Street Journal* berichtete am Freitag, Kapitän Tsu Way Ming sei hoch verschuldet gewesen und habe wenige Tage vor dem Unglück noch eine Lebensversicherung im Wert von mehreren Millionen US-Dollar abgeschlossen. Er hinterließ eine Ehefrau und drei Kinder. Die Maschine der Fluggesellschaft Silkair war am 19. Dezember über Sumatra abgestürzt; alle 104 Passagiere wurden getötet. Zu den verwirrenden Umständen des Unglücks zählt die Tatsache, dass das Stimmenaufzeichnungsgerät im Cockpit der Boeing 737 unmittelbar vor dem Absturz aufhörte zu arbeiten. Tsu war der Zeitung zufolge schon einmal verwarnt worden, weil er ein entsprechendes Gerät abgeschaltet hatte, um einen Fehler zu verschleiern. (*Frankfurter Rundschau* vom 1. 8. 1998.)

׀׀׀׀ Suizidalität und psychische Erkrankung

Seelische Erkrankung erhöht das Suizidrisiko erheblich. Depressive Syndrome sind hierbei die wichtigste Moderatorvariable. Da Depressivität auch in einem hohen Prozentsatz (bis zu 60 Prozent) bei Suchtkranken und Schizophrenen vorkommt, ist sie damit das seelische Syndrom mit der höchsten Mortalität. Schon bei Patienten mit affektiven Erkrankungen sterben 15 Prozent durch Suizid im Laufe der Erkrankung (WOLFERSDORF 1992). Während der stationären Behandlung stellen nicht depressive, sondern schizophrene Patienten die gefährdetste Gruppe dar (40—60 Prozent), besonders junge schizophrene Männer.

Der Suizid bei psychisch kranken Menschen ist nicht alleine auf die Symptomatik der Erkrankung zurückzuführen, denn die Gründe für Suizid unterscheiden sich nicht von denen psychisch Gesunder (FINZEN 1988). Eine Risikosituation liegt vor, wenn der Patient nach langem Krankheitsverlauf die ungünstige Prognose seiner Erkrankung wahrnimmt oder wenn er in der Remissionsphase über seine Lebenssituation nachdenkt. Die besondere Konstellation soll an zwei Fallbeispielen erläutert werden.

Tabelle 83 Suizid und Suizidversuche bei psychischer Krankheit (Zusammenfassung nach Literatur)

	Depression %	Alkoholkrankheit %	Schizophrenie%
Anteil der Diagnosegruppe am Suizid	40–70	20–30	2–12
Anteil an Suizidversuchen in der Allgemeinbevölkerung	10–50	30–50	2–17
Suizidversuch im Krankheitsverlauf	20–60	3–25	20–30
Suizidmortalität im Krankheitsverlauf	12–18	5–10	10–15
Anteil am Suizid in psychiatrischen Kliniken	20–30	0–7	40–60

Fall 1: Eine junge Patientin mit einem hebephrenen Syndrom zeigt über Monate erhebliche Verhaltensauffälligkeiten, die ihr eine Reihe von sozialen Konflikten eintragen. Zunehmend wird sie von den Mitpatienten und vom Behandlungsteam gemieden. Alle Behandlungsversuche führen zu keiner Veränderung.

Die Erkrankung begann im Rahmen der Ausbildung zur Bürokauffrau. Der Ausbildungsplatz wurde während des stationären Aufenthalts gekündigt. Bei der Visite trägt die Patientin immer wieder das gleiche Anliegen vor: Sie möchte auf eine Langzeitstation verlegt werden. Der behandelnde Arzt lehnt das mit Hinweis auf das Alter der Patientin ab und weist immer wieder darauf hin, dass die Behandlung noch nicht abgeschlossen sei. Aber auch im therapeutischen Team sinkt die Hoffnung auf eine mögliche Verbesserung der Symptomatik, viele reagieren gereizt auf die ständigen Verhaltensexzesse der Patientin.

In der Folgezeit wächst im Team die Auffassung, dass man dem Wunsch der Patientin nachgeben sollte, möglicherweise habe die Verlegung auf eine Langzeitstation eine pädagogische Wirkung. Als man ihr daraufhin den Vorschlag unterbreitet sie am nächsten Tag zu verlegen, verlässt die Patientin die Station und stürzt sich von einer Eisenbahnbrücke in den Tod. Beim Nachforschen in den Unterlagen der Patientin wird deutlich, dass sie sich in ihrem Denken auf eine Beschreibung aus einem Gesundheitslexikon bezog, in dem die Hebephrenie mit der Ausbildung einer Demenz in Verbindung gebracht wurde. Die Patientin versuchte ihre Befürchtung offensichtlich immer wieder mit Kontrollen über ihre Intelligenz zu zerstreuen. In diesem Sinne konnte nachträglich ihre Frage nach der Verlegung verstanden werden, weil sie die Verlegung auf eine Langzeitstation damit assoziierte, dass in ihrem Fall keine Hoffnung mehr auf Heilung bestehe.

Fall 2: Ein Patient, Mitte 50, wird wegen einer Depression in die Klinik eingewiesen. Er äußert sich ausgesprochen ambivalent gegenüber dem stationären Aufenthalt und glaubt nicht, dass er eine so intensive Behandlung braucht. Er wird aber vor allem von der sich sehr besorgt zeigenden Ehefrau gedrängt die Behandlung aufzunehmen. Als Anlass für die Depression nennt der Patient berufliche Schwierigkeiten. Er war als Abteilungsleiter tätig und bekam im Rahmen einer Umstrukturierung des Betriebes nahe gelegt den Arbeitsplatz zu kündigen. Die Kündigung wurde ihm durch eine hohe Abfindung erleichtert, die ihm ermöglichte die Zeit bis zur Berentung finanziell zu überstehen. Der Mann gab an, dass er den Arbeitsplatzverlust eigentlich nicht als Problem sehe, sondern eine Vertigo (weiße Flecken), die nach seiner Auffassung zunehme und ihn sehr entstelle.

Im Verlauf der Behandlung werden eheliche Spannungen deutlich; die Frau hat eine Ballettschule gegründet und ist im Gegensatz zum Patienten derzeit beruflich sehr erfolgreich. Der Neid des Patienten wird deutlich, er fühlt sich emotional von der Ehefrau abhängig und thematisiert dies bis hin zu einer depressiven Wahnsymptomatik: Er sei für den finanziellen Ruin der Ehefrau verantwortlich. Die ersten Wochen der Behandlung sind geprägt von einer fortwährenden Verhandlung mit dem Patienten über die Notwendigkeit des stationären Aufenthaltes. Vor einem Wochenende, für das ein Besuch des Patienten zu Hause geplant ist, kommt es zu einer krisenhaften Zuspitzung, der Patient zeigt deutliche paranoide Symptome, glaubt sich von den Therapeuten bespitzelt und abgehört. Es erfolgt eine Umstellung der medikamentösen Behandlung. Am Folgetag bereits wirkt der Patient deutlich besser, er beteiligt sich an einer Aktivität auf der Station, lacht mit Mitpatienten und distanziert sich von der paranoiden Symptomatik. Am folgenden Morgen jedoch wird der Patient erhängt in seinem Zimmer aufgefunden.

▮▮▮▮ Risikofaktoren des Suizids bei Patienten

Bei der Entstehung von Suizidalität spielen neben den schon erwähnten Gründen der Krankheitsverlauf und insbesondere der Verlauf der Therapie eine große Rolle, etwa wenn es dabei zu resignierten Haltungen von Patient und Therapeut kommt und Hoffnungslosigkeit entsteht. Tabelle 84 zeigt die wichtigsten Ergebnisse aus der Forschung zum Kliniksuizid.

Tabelle 84 **Zusammenfassung wichtiger Ergebnisse zum Kliniksuizid während stationärer psychiatrischer Behandlung (WOLFERSDORF u. a. 1993)**

▶ Zunahme der Kliniksuizide national und international in den letzten 3 – 4 Dekaden in Kliniken mit Vollversorgung

▶ Zunahme besonders deutlich bei schizophrenen Männern (ICD – 9: 295.3) mit Mehrfachaufnahmen

▶ Hochrisikogruppen für Kliniksuiz d sind Schizophrene und Depressive: Schizophrene überwiegen absolut, Depressive relativ zur Klinikpopulation

▶ Jüngere Patienten und Männer überwiegen

▶ Alte Patienten und Suchtkranke in Entgiftung/Entwöhnung sind selten

▶ Drei Viertel der Suizide geschehen außerhalb der Behandlungsstationen bzw. Klinik, zwei Drittel während des genehmigten Ausgangs bzw. Urlaubs

▶ Häufung der Suizide in den ersten 5 Jahren nach Erkrankungsbeginn

▶ Häufung der Suizide zwischen der 2. und 5. stationären Aufnahme – rasche Wiederaufnahme (1 – 6 Monate nach vorheriger Entlassung) ist ein Risikoindikator

▶ Höchstes Risiko bei Depressiven in der Akutphase

▶ Höchstes Risiko bei Schizophrenen: akut, postremissiv und chronisch (Verlaufsaspekt)

▶ Suizdversuche vor und während Indexaufnahme sind Risikozeichen

▶ Rund 40 % der Patienten sind nach klinischer Beobachtung im Zeitraum vor Suizid unauffällig in Symptomatik und Verhalten

▶ Präsuizidale Symptomatik bei Schizophrenen und Depressiven: depressive Verstimmung, Angst und Panik, Hoffnungslosigkeit und Resignation, Agitiertheit oder Hemmung, paranoide Ideen von Bedrohtheit bzw. depressiver Wahn

Bei kritischer Würdigung der Risikofaktoren wird deutlich, dass der notwendige Reformprozess in der Psychiatrie die starke Zunahme der Kliniksuizide sicher begünstigt. Betrachtet man die Besonderheiten von schizophrenen Suizidenten (Tabelle 85), ist zu erkennen, dass die erhebliche Verkürzung der Aufenthaltsdauer in Verbindung mit dem sogenannten Drehtüreffekt die Risiken für den Patienten vergrößert.

Tabelle 85   Vergleich schizophrene Suizidenten versus schizophrene Kontrollgruppe ohne Suizid
(WOLFERSDORF u. a. 1993) (n = 115; parallelisiert nach Alter, Geschlecht, ICD-9: 295). Ausgewählte Variablen zu Verlauf und Psychopathologie (S = Suizidenten, NS = Nicht-Suizidenten)

	S%	NS%	Signifikanz
Anzahl Erstaufnahmen	9	13	n. s.
Zeitraum seit letzter Entlassung			
Bei Wiederaufnahme			
< 6 Monate	59	33	**
6–12 Monate	20	26	
>12 Monate	21	41	
Einschätzung des Therapieergebnisses seit Index-Aufnahme			
sehr verschlechtert	0	0	
verschlechtert	22	2	
unverändert	44	24	
gebessert	33	55	
sehr gebessert	1	18	
Suizidversuch in Vorgeschichte bis Aufnahme	55	17	**
Suizidversuch während stationärer Therapie	20	3	**
akustische Halluzinationen: imperative Stimmen zum Suizid	3	4	n. s.
paranoide Beziehungsideen	29	56	**
Alkohol-, Tablettenmissbrauch	6	23	**
depressive Verstimmung	27	18	n. s.

Es sind mehrere institutionelle Einflussgrößen für die Zunahme der Kliniksuizide diskutiert worden. Von vielen Autoren wird auf die Notwendigkeit intakter Rituale hingewiesen (FINZEN 1988). Wichtig scheint zu sein, dass die Mitarbeiter wissen, was sie zu tun haben, und dass die Patienten wissen, was im institutionellen Bezugsrahmen von ihnen erwartet wird. Die Schwierigkeit von Übergangssituationen – Therapeutenwechsel, Verlegung etc. – wird hervorgehoben. Diese verschiedenen Annahmen sind jedoch empirisch noch nicht gesichert. »Klinische Hypothesen« im Zusammenhang mit der Zunahme von Patientensuiziden sind:

Erlebnisreaktive Störungen

▸ Struktur- und Konzeptveränderungen der psychiatrischen Kliniken,
▸ Veränderungen von Therapiekonzepten und Therapeutenselbstbild,
▸ Unstrukturiertheit von Stationen,
▸ Veränderungen in der Patientengruppe (schwieriger),
▸ Diagnostikfehler, Therapiefehler, Rehabilitationsdruck, pharmakogene Depression,
▸ Liberalität von Ausgang, Beurlaubung.

Kontrovers wird die Bedeutung der Liberalisierung der Psychiatrie für die Zunahme der Patientensuizide diskutiert, insbesondere die Öffnung der Stationen. Eine große Zahl von Suiziden ereignet sich während des Ausgangs oder genehmigter Urlaube. Andererseits schützt eine geschlossene Station den suizidalen Patienten nicht wesentlich mehr als eine offene Station (WOLFERSDORF 1991 a). Vor diesem Hintergrund scheint es wichtig, Ausgänge und Beurlaubungen sorgfältig vorzubereiten.

ⅢⅢ Suizidalität und das Verhalten von Therapeuten

Der Suizid oder Parasuizid eines Patienten stellt sicherlich eine der schwerwiegendsten Krisen in der beruflichen Laufbahn eines Therapeuten dar. Therapeuten beschreiben Schuld- und Versagensgefühle und eine allgemeine Verunsicherung bezüglich ihrer beruflichen Rolle. A. FINZEN (1989) betont, dass Suizide von Patienten während der Behandlung auch bei sorgfältigster Arbeit zum Teil unvermeidbar sind, dass aber auch das Therapeutenverhalten einen Risikofaktor darstellt. Die von verschiedenen Autorinnen und Autoren identifizierten Fehler der Therapeuten lassen sich in aller Regel auf Beziehungs- und Kommunikationsstörungen zurückführen. Eine zentrale Rolle bei der Prophylaxe der Suizidalität spielt die Vermittlung von Hoffnung durch den Therapeuten. Diese ist gefährdet, wenn die Therapeutin oder der Therapeut

▸ selbst eine resignierende Haltung gegenüber dem Patienten einnimmt und diese Haltung entsprechend vermittelt,
▸ eher verunsichert und mit Verständnis auf die Suizidwünsche des Patienten reagiert,
▸ den Patienten wegen seiner Suizidalität ablehnt und eine entsprechende Kritik äußert,
▸ zu hohe Erwartungen an den Patienten richtet und ihn damit überfordert,
▸ nicht vermitteln kann, dass er in der Lage ist, bei der Lösung der anstehenden Probleme zu helfen.

Gerade in der somatischen Medizin werden suizidale Patienten oft nicht als Kranke akzeptiert und treffen auf offene oder verdeckte Ablehnung. Helfer sind zudem überzufällig oft selbst von Suizidalität betroffen (REIMER 1986), was man als Hinweis auf eigene unbewältigte und abgewehrte Konflikte werten kann. Möglicherweise liegt hier ein Grund für Fehler im Umgang mit suizidalen Patienten. Tabelle 86 gibt einen Überblick (REIMER 1991).

A. FINZEN (1988) hat darauf hingewiesen, dass Suizidalität auch dadurch entstehen kann, dass Diagnose, Therapie und Therapieziele entweder falsch angelegt oder unausgewogen gestaltet worden sind. Weit verbreitet ist die Unterscheidung zwischen sogenannten ernsten und demonstrativen Suizidversuchen, wobei der ernste Suizidversuch oft Hilflosigkeit, der demonstrative Ablehnung auslöst. Diese Unterscheidung lässt jedoch nicht auf das tatsächliche Gefährdungspotentials des Patienten schließen (REIMER 1991).

Tabelle 86   Häufige Fehler im Umgang mit Suizidpatienten (REIMER 1991)

▶ Trennungsängste übersehen (z. B. Urlaub, Stationswechsel, Entlassungen)

▶ Provokationen persönlich nehmen (Agieren von Ablehnung)

▶ Bagatellisierung des Patienten mitmachen (Abwehr)

▶ Einseitige Betonung der Aggressionsproblematik

▶ Suizid-Pakte

▶ Mangelnde Exploration der jetzigen und eventuell früheren Umstände, die zur Suizidalität geführt haben

▶ Zu rasche Suche nach positiven Veränderungsmöglichkeiten (Abwehr)

▪▪▪   (Gegen-)Übertragungskonstellationen

Die psychoanalytische Schule beschreibt spezifische Übertragungs- und Gegenübertragungskonstellationen zwischen dem suizidalen Patienten und seinem Therapeuten. Angst vor dem Tod und der Wunsch, diese Angst zu kontrollieren, stellen nach psychoanalytischer Sicht ein Motiv für Menschen dar einen helfenden Beruf zu ergreifen. Der suizidale Patient konterkariert die therapeutischen Anstrengungen, stellt sie und die damit verbundenen Motive in Frage. Suizid und Parasuizid sind oft Ausdruck einer narzisstischen Krise des Betroffenen (HENSELER 1974) als Reaktion auf einen Objektverlust oder eine zugefügte Kränkung. Dies erhöht die Bereitschaft des Betroffenen Hilfeangebote abzulehnen oder diese sogar zu bekämpfen.

Als Folge ist die Beziehung des Helfers zum suizidalen Patienten oft von kämpferischen Elementen durchzogen. In der Sprache der Psychoanalyse startet der Patient auf den Helfer einen Übertragungsangriff, der eigentlich dem Objekt gilt, von dem der Patient sich verlassen oder enttäuscht fühlt. Dabei wirken die Größenphantasien des Helfers verstärkend, weil sie zu einer Kränkung des Patienten beitragen können. Beispielsweise kann der Satz »Aber darum nimmt man sich doch nicht das Leben« eine an die Normen des Helfers gebundene Zurückweisung und Kränkung für den Patienten bedeuten. Wenn der Helfer die Angriffe des Patienten nicht als Ausdruck dessen innerer Konstellation und seinen Kampf als Vehikel für die Wiederherstellung stabiler Objektbeziehungen versteht, besteht die Gefahr, dass er mit »Gegenübertragungshass« reagiert. Dabei ist es nicht selten, dass diese Gefühle in den Patienten projiziert und als Aggressivität gedeutet werden. Die Folge ist, dass dem Thema Aggressivität in der Therapie eine zu große Bedeutung beigemessen wird. Tabelle 87 zeigt einige typische Konstellationen des Gegenübertragungsgeschehens.

Die Arbeit mit suizidalen Patientinnen und Patienten stellt also hohe emotionale Anforderungen an die Helfenden. Ratschläge für den Umgang mit suizidalen Patienten gehen jedoch selten über allgemein gehaltene Empfehlungen hinaus, wenn überhaupt, werden Konzepte zur therapeutischen Intervention in akuten Krisen vorgeschlagen. Da Patienten nach einem Suizidversuch meist nicht mit psychotherapeutisch geschulten Helfern in Kontakt kommen, ergibt sich hier ein erheblicher Entwicklungs- und Fortbildungsbedarf.

Erlebnisreaktive Störungen

Tabelle 87   Aufbau und Wirkung von Gegenübertragungshass bei der Behandlung suizidaler Patienten
(REIMER 1991)

Abwehr	Bewusste Phantasie des Therapeuten	Erlebter Affekt	Potential für Acting Out
Keine	Mord, Marter, Abweisung	Hass	Gering
Verdrängung von Hass	Wunsch, irgendwo anders zu sein, Konzentrationsschwierigkeit auf das, was der Patient sagt	Ruhelosigkeit, Angst, Schläfrigkeit, Erfahrung eines geringen Affektes gegenüber dem Patienten	Tendenz, auf die Uhr zu sehen, ungeduldig sein, indirekte Übermittlung einer Abweisung
Wendung des Hasses gegen sich selbst	Impuls, aufzugeben, Phantasien von Selbstentwertung und Degradierung, Suizidgedanken	Gefühl von Wert- und Hoffnungslosigkeit; deutliches Gefühl von Unfähigkeit	Patienten irgendwo anders hinschicken, in masochistischer Weise die Entwertung durch den Patienten ohne weitere Nachforschungen akzeptieren
Verkehrung des Hasses ins Gegenteil (Reaktionsbildung)	Wunsch, den Patienten von der Bindung an ihn zu lösen	Gefühl von ängstlicher Einsamkeit, Drang zu helfen und zu heilen	Einmischung in die Angelegenheiten des Patienten, zu häufiges Nachfragen nach Suizidimpulsen.
Projektion des Hasses	Der Patient ist dabei sich selbst zu töten, der Patient will mich töten	Furcht, leichter Hass	Verstoßung des Patienten; Versuche, suizidales Verhalten durch aufgezwungene Kontrollen zu kontrollieren
Verschiebung und Verleugnung	Patient ist jenseits jeder Hilfe	Gleichgültigkeit, Mitleid, Resignation	Verstoßung des Patienten

⁞⁞⁞   Besonderheiten des Suizids im Alter

Im Alter nimmt die Suizidgefährdung kontinuierlich zu, der Quotient von Parasuizid zu Suizid erniedrigt und die Dunkelziffer erhöht sich wahrscheinlich. Die Assoziation des Alters mit Verlust und Verfall prägt oft den Umgang mit suizidalen alten Menschen. Älteren Menschen wird unter der Vorstellung des Bilanzsuizides häufiger das Recht auf einen Freitod eingeräumt. Dem steht entgegen, dass drei Viertel aller älteren suizidalen Patienten an behandlungsbedürftigen depressiven Erkrankungen leiden. J. MO-DESTIN (1993) fasst die Besonderheiten der Suizidalität des älteren Menschen unter folgenden Oberbegriffen zusammen:

▸ **Psychische Erkrankungen**

Im Alter nimmt das Risiko von Hoffnungslosigkeit im Kontext psychischer Erkrankungen zu, vor allem bei der Depression. 74 Prozent der suizidalen alten Patienten leiden an affektiven Störungen. Dabei haben die affektiven Erkrankungen auch psychoreaktive Determinanten.

▸ **Körperliche Erkrankungen**

Häufig sind schwerwiegende körperliche Erkrankungen im Vorfeld der depressiven Verstimmung und der Suizidalität zu finden. Körperliche Erkrankungen verursachen um so mehr Suizidalität, je mehr die Erkrankung mit einer fehlenden Heilungsaussicht gekoppelt wird.

▸ **Isolation und Einsamkeit**

Bei älteren suizidalen Patienten finden sich signifikant mehr Einsamkeit und soziale Isolation als in vergleichbaren Gruppen.

▸ **Interpersonelle Konflikte**

Interpersonelle Konflikte stellen bei jüngeren Patienten den häufigsten Anlass für Suizidalität dar. Dies gilt nicht im gleichen Maß für ältere Suizidenten. Möglicherweise sind hier häufiger chronifizierte Konflikte zu finden.

▸ **Selbstentwertung**

Das narzisstische Potential eines Menschen nimmt im Alter ständig ab. Dies ist nicht selten Anlass für Selbstentwertungen. Hierzu kommt noch die Angst früher oder später von der Hilfe anderer abhängig zu sein.

▸ **Existentielle Faktoren**

Hier ist das Nichtwissen, wie man stirbt, von Bedeutung, vor allem im Zusammenhang mit somatischen Erkrankungen. Dies erhöht die Angst vor dem Tod, aber noch mehr die Angst vor dem Leiden.

▸ **Makrosoziale Faktoren**

Oben wurde bereits erwähnt, dass der Suizid alter Menschen auf eine höhere Akzeptanz stößt als der jüngerer. Dies führt dazu, dass dem älteren Menschen weniger Hilfeangebote gemacht und damit ernstere psychische Probleme nicht erkannt werden.

Neben den Besonderheiten des Suizids im Alter gibt es auch Ähnlichkeiten mit jüngeren Suizidalen: Ebenso wie diese suchen ältere Menschen vor ihrem Suizid einen Helfer auf, mit dem sie versuchen – gelegentlich verdeckt – über ihre Sorgen zu sprechen (SCHABACKER 1984). Der ältere Patient trifft dabei aber oft auf einen jüngeren Helfer, der die Schwierigkeit haben kann einem Menschen, der in einem Erfahrungsraum lebt, der ihm selbst noch nicht zugänglich ist und mit dem er möglicherweise eigene Ängste vor dem Altwerden verbindet, Motivation zum Leben zu vermitteln. Daraus ergeben sich ganz spezifische Formen der Interaktion in der Therapie (RADEBOLD 1992) (siehe auch Kapitel Gerontopsychiatrie).

ⅢⅢ Wiederholung des Suizidversuchs und Verlauf nach dem Suizidversuch

Die Rückfallgefährdung bei Parasuiziden ist sehr hoch. Studien weisen darauf hin, dass bis zu 30 Prozent der Suizidenten im Laufe der nächsten 12 Monate einen weiteren Suizidversuch unternehmen (SCHABACKER 1984). Die Rückfallgefährdung erhöht sich, wenn keine angemessene Behandlung nach dem Suizidversuch durchgeführt wurde und wenn der Anlass, der zum Parasuizid führte, aufrechterhalten bleibt. Dies verdeutlicht den Stellenwert einer angemessenen therapeutischen Reaktion nach einem Parasuizid für die Präventionsarbeit. Da bisher keine zuverlässigen Kriterien für eine erhöhte

Rückfallgefährdung extrahiert werden konnten, muss jeder Parasuizid als ernst zu nehmendes Risiko behandelt werden.

ⅠⅠⅠ Abschätzung der Suizidalität

Tabelle 88 fasst die wichtigsten Ergebnisse der Suizidforschung für die Abschätzung der Suizidalität zusammen (WOLFERSDORF 1991a).

Tabelle 88   Abschätzung der Suizidalität

A. Eigentliche Suizidthematik und Suizidhinweise

1. Eigene frühere Suizidversuche und Suizidhinweise
2. Vorkommen von Suiziden in Familie und Umgebung (Suggestivwirkung)
3. Direkte oder indirekte Suiziddrohungen
4. Äußerung konkreter Vorstellungen über die Durchführung oder Vorbereitungshandlungen
5. Unheimliche Ruhe nach vorheriger Suizidthematik und Unruhe
6. Selbstvernichtungs-, Sturz- und Katastrophenträume

B. Spezielle Symptome oder Syndrombilder

1. Ängstlich-agitiertes Gepräge
2. Lang andauernde Schlafstörung
3. Affekt- und Aggressionsstauung
4. Beginn oder Abklingen depressiver Phasen, Mischzustände
5. Biologische Krisenzeiten (Pubertät, Gravidität, Puerperium, Klimakterium)
6. Schwere Schuld- und Insuffizienzgefühle
7. Unheilbare Krankheiten oder Krankheitswahn
8. Alkoholismus oder Toxikomanie

C. Umweltverhältnisse

1. Familiäre Zerrüttung in der Kindheit
2. Fehlen oder Verlust mitmenschlicher Kontakte
3. Berufliche und finanzielle Schwierigkeiten
4. Fehlen eines Aufgabenbereiches oder Lebensziels
5. Fehlen oder Verlust tragfähiger religiöser Bindungen

D. Klinische Hinweise auf Suizidalität

1. Diagnose einer Schizophrenie oder einer Major Depression
2. Vermehrte Wiederaufnahme in kurzer Zeit (insbesondere von der 3. Aufnahme an)
3. Wiederaufnahme innerhalb von 3 Monaten nach der letzten Entlassung
4. Schleppender Behandlungsverlauf bei Kranken mit schizophrenen Psychosen

Die aufgeführten Risikofaktoren erweisen sich bei näherer Betrachtung als relativ unspezifisch und erlauben in der Regel noch nicht, in der Praxis eine bestehende Suizidalität zuverlässig einzuschätzen. Daher ist nach wie vor der Kontakt zum suizidalen

Menschen und das empathische Nachfragen das sicherste diagnostische Element bei der Abschätzung der Suizidalität und gleichzeitig auch die wichtigste Stütze in der Prävention. Viele suizidale Menschen sprechen zunächst nicht offen über ihre Suizidabsichten, vor allem dann nicht, wenn der Entschluss zum Suizid schon relativ fest steht. In diesem Fall ist der Helfer auf indirekte Zeichen angewiesen, denen er trotz der gelegentlich abwehrenden Haltung des Patienten klärend nachgehen sollte. Ein bedeutsamer Hinweis ist die Hoffnungslosigkeit. Viel Beachtung haben die Überlegungen von E. RINGEL (1969) gefunden (FINZEN 1989), die Entwicklung des Menschen vor dem Suizid in einem *präsuizidalen Syndrom* (Tabelle 89) zusammenzufassen.

Tabelle 89   Präsuizidales Syndrom (RINGEL 1969)

1. **Zunehmende Einengung**
   ▷ situative Einengung
   ▷ dynamische Einengung
   (einseitige Ausrichtung der Apperzeption, der Assoziation, der Verhaltensmuster, der Affekte und der Abwehrmechanismen)
   ▷ Einengung der zwischenmenschlichen Beziehungen
   ▷ Einengung der Wertewelt
2. **Aggressionsstauung und Wendung der Aggression gegen die eigene Person**
3. **Selbstmordphantasien (anfangs aktiv intendiert, später passiv sich aufdrängend)**

W. Pöldinger (HAENEL / PÖLDINGER 1986) hat, basierend auf dem präsuizidalen Syndrom Ringels und einigen anamnestischen Hinweisen auf eine erhöhte Suizidalität, einen Fragenkatalog (Tabelle 90) entwickelt, der als Einschätzung für die Basissuizidalität dienen kann. Aber auch er wird das klärende Gespräch nicht ersetzen können.

Das Modell des präsuizidalen Syndroms geht davon aus, dass die verschiedenen Wurzeln der Suizidalität in eine gemeinsame Endstrecke münden, und zwar mit den Hauptcharakteristika der Einengung und der passiv sich aufdrängenden Suizidgedanken. Eine gewisse Bestätigung hat diese Annahme dadurch gefunden, dass spezifische biochemische Parameter vor allem im Serotonin-Haushalt bei Suizidalen gefunden werden konnten, insbesondere bei solchen Suizidenten, die harte Suizidmethoden wählten (HAENEL / PÖLDINGER 1986). Hieraus lassen sich jedoch noch keine diagnostischen und therapeutischen Strategien ableiten.

Mit der im präsuizidalen Syndrom zentral beschriebenen Einengung beschäftigt sich auch J. MODESTIN (1990). Er weist darauf hin, dass gerade bei suizidalen Patienten im Gegensatz zu parasuizidalen die Einengung darin bestehen kann, dass ein angemessener dysphorischer Affekt nicht gebildet werden kann und die Patienten deswegen vor dem Suizid unauffällig wirken. In der Praxis hat es sich als sinnvoll erwiesen, anhand der allgemeinen Merkmale suizidaler Menschen eine Art Basissuizidalität zu beschreiben, die eine höhere Aufmerksamkeit für Risikogruppen ermöglicht. Die Angehörigen eines Patienten können oftmals sehr hilfreich bei der Einschätzung der Suizidalität sein, weil sie vor allem die Veränderungen vor dem Suizid eher wahrnehmen und beschreiben können als die Helfer, die den Patienten meist nur kurze Zeit kennen.

Tabelle 90   Fragenkatalog zur Abschätzung der Suizidalität

Je mehr Fragen im Sinne der angegebenen Antworten beantwortet werden, um so höher muss das Suizidrisiko eingeschätzt werden

1. Haben Sie in der letzten Zeit daran denken müssen, sich das Leben zu nehmen?	ja	
2. Häufig?	ja	
3. Haben Sie auch daran denken müssen, ohne es zu wollen? Haben sich die Selbstmordgedanken aufgedrängt?	ja	
4. Haben Sie konkrete Ideen, wie Sie es machen würden?	ja	
5. Haben Sie Vorbereitungen getroffen?	ja	
6. Haben Sie schon zu jemandem über die Selbstmordabsichten gesprochen?	ja	
7. Haben Sie einmal einen Selbstmordversuch unternommen?	ja	
8. Hat sich in Ihrer Familie oder in Ihrem Freundes- und Bekanntenkreis schon jemand das Leben genommen?	ja	
9. Halten Sie Ihre Situation für aussichts- und hoffnungslos?	ja	
10. Fällt es Ihnen schwer, an etwas anderes als an Ihre Probleme zu denken?	ja	
11. Haben Sie in letzter Zeit weniger Kontakt zu Ihren Verwandten, Bekannten und Freunden?	ja	
12. Haben Sie noch Interesse daran, was in Ihrem Beruf und in Ihrer Umgebung vorgeht? Interessieren Sie noch Ihre Hobbys?		nein
13. Haben Sie jemand, mit dem Sie vertraulich und offen über Ihre Probleme sprechen können?		nein
14. Wohnen Sie zusammen mit Familienmitgliedern oder Bekannten?		nein
15. Fühlen Sie sich unter starken familiären oder beruflichen Verpflichtungen stehend?		nein
16. Fühlen Sie sich einer religiösen bzw. weltanschaulichen Gemeinschaft verwurzelt?		nein
Anzahl der entsprechenden Antworten:		
Summe:		

Entwicklungsstadien des Suizids

Vor der Suizidhandlung werden nach W. Pöldinger drei Entwicklungsstadien durchlaufen (Abbildung 38), deren Berücksichtigung von großer Bedeutung bei der Einschätzung der Suizidalität ist. Dies sind:

1. Erwägung
2. Ambivalenz
3. Entschluss

Mit jeder Phase sind charakteristische Phänomene verbunden. Nach diesem Modell erfolgen nur in der 2. Phase direkte Suizidankündigungen, vor der eigentlichen suizidalen

Handlung ist oft eine »Ruhe vor dem Sturm« zu beobachten. Wenn der Patient sich über seine Suizidalität nicht mehr äußert, kann das daher unter Umständen eher auf eine Erhöhung des Risikos hinweisen. Wichtig erscheint es deshalb, auf direkte oder indirekte Ankündigungen jederzeit zu achten und entsprechend zu reagieren.

Abbildung 37   Phasen suizidalen Verhaltens (PÖLDINGER 1988)

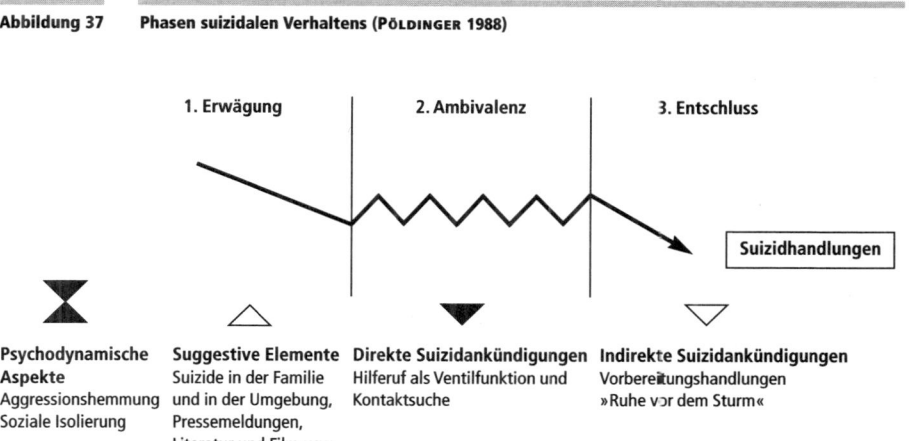

Ⅲ Motivstruktur des Suizids

Die Phasen des präsuizidalen Syndroms beschreiben nur zum Teil die komplexen Vorgänge, die sich vor einem Suizid in einem Menschen ereignen. Die psychoanalytische Theorie betont die Wirkung unterschiedlicher Motive und die Beziehung des Suizidalen zu inneren und äußern Objekten. S. Freud sah einen Zusammenhang zu ambivalenten Objektbeziehungen, denen gegenüber sowohl Liebe als auch Hass eine Rolle spielen. Gehen solche Objekte verloren, löst vor allem der Hass Schuldgefühle aus, die dann als Wendung der Aggression gegen das eigene Ich »aufgelöst« werden. Andere psychoanalytische Autoren (z. B. HENSELER 1974) betonen den Zusammenhang des Objektverlustes mit einer narzisstischen Krise, die Hilflosigkeit, Einsamkeit und Wut auslöst. Der Suizid kann vor diesem Hintergrund als Lösung der narzisstischen Krise verstanden werden – im Sinne eines Appells oder als Flucht in eine imaginäre trostreiche Welt. Tatsächlich geben viele Patienten nach dem Suizidversuch an, dass sie eigentlich nur ihre Ruhe haben wollten, sich nach Geborgenheit und Sicherheit sehnten. Der Entschluss zum Suizid bedeutet für viele eine besondere Form der Gottesnähe und Erlösung. Die bei einer Suizidhandlung komplex ineinander verschachtelten Motive versuchte H. HENSELER (1974) in einem Schema darzustellen (Abbildung 38).
In vielen Fällen wird die Bilanzziehung als Motiv für den Suizid erwähnt und dass mit dem Suizidversuch ein Gottesurteil provoziert werde (»Wenn ich den Versuch überlebe, weiß ich, dass mein Leben gewollt ist.«). Die beschriebenen Modelle gehen von einer mehr oder weniger bewussten Abwägung des Suizids aus. Die Fortdauer und Verstärkung des Suizidwunsches ist in der Regel nicht dadurch begründet, sondern

durch die Hoffnungslosigkeit und das Fehlen einer angemessenen Hilfe. Obwohl bei allen Theorien die Bedeutung der Aggressivität für die Entstehung der Suizidalität betont wird, ist sie für den Betroffenen selbst meist nicht spürbar oder wird verleugnet. Die Frage nach aggressiven Impulsen erleben suizidale Menschen deshalb oft als indirekten Schuldvorwurf. Aggressivität im Zusammenhang mit dem Suizid würde man im psychoanalytischen Modell als Unfähigkeit, mit aggressiven Impulsen im Rahmen von ambivalenten Objektbeziehungen umzugehen, verstehen. Aggressive Impulse in Verbindung mit heftigen Schuldgefühlen treten aber auch bei den Helfern und den Angehörigen von Suizidalen auf.

Abbildung 38   **Motivationsstruktur der Suizidalität (HENSELER 1974)**

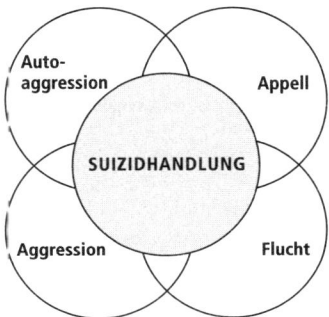

ⅠⅠⅠ   Interaktionstypologie des Suizids

Da Suizidalität eng an Objektbeziehungskrisen gekoppelt ist, sind Beziehungen des Suizidalen bei der Entstehung und bei der Behandlung der Suizidalität von zentraler Bedeutung. Wenn der Verlust eines ambivalent besetzten Objekts eine der Hauptquellen der Suizidalität ist, dann ist zu erwarten, dass die Beziehungsmuster, die suizidale Menschen zum Beispiel im Rahmen therapeutischer Beziehungen zeigen, ebenfalls von dieser Ambivalenz geprägt sind.

Der Helfer wird sich vom suizidalen Menschen geprüft, zum Teil angenommen und auch abgelehnt fühlen. Das verlorene ambivalent besetzte Objekt kann der Helfer meist nur unvollständig ersetzen, was eventuell in ihm Gefühle der Unvollkommenheit und des Nichtgenügens auslöst, aber auch andere starke Affekte wie Aggressivität, Angst und Sorge. Der Helfer kann mit diesen Beziehungsmustern besser umgehen, wenn er sicher und nicht ambivalent ist, wenn er Hoffnung und Sicherheit und eine positive Einstellung zum Leben vermittelt. So kann er als Modell für den suizidalen Menschen dienen. Hilfreich für den Helfer ist auf seine eigene Sicherheit zu achten, nicht unverhältnismäßige Risiken einzugehen und auf Regeln zu bestehen, die die Sicherheit des betroffenen Menschen gewährleisten. Bei recht verschlossenen Menschen ist diese Haltung schwierig (KIND 1990), weil die Affekte nicht offen in der Interaktion abgebildet werden können. Aber auch suizidale Patienten, die ihre Ambivalenz gegenüber den Helfern ausagieren, können oft große Schwierigkeiten bereiten, weil es sehr schwer ist, die Ernsthaftigkeit der Suizidalität über längere Zeit zu beobachten, auszuhalten und zu würdigen. Wenn der Suizid nicht abgewendet werden konnte, kann der Helfer in tiefe Trauer und Hilflosigkeit stürzen, sofern dies einen zentralen Angriff auf sein Selbstbild darstellt.

ⅢⅢ Therapie des suizidalen Menschen

Wenn man das geschätzte Verhältnis von Parasuiziden zu Suiziden von 1:10 berücksichtigt, sind jährlich in Deutschland etwa 180000 suizidale Menschen behandlungsbedürftig. Eine spezifische Therapie suizidaler Menschen wurde noch nicht entwickelt, es wird deshalb empfohlen, den allgemeinen Regeln psychotherapeutischer Behandlung und denen der Krisenintervention zu folgen. Dabei sollte die Behandlung über die Erfassung und Bearbeitung des Krisenanlasses hinausgehen, weil meist auch lebensgeschichtlich verankerte Konflikte mit der Krise verbunden sind.

Zu Beginn der Therapie ist es wichtig, dass der Helfer sich auf die Ambivalenz des Betroffenen einstellt, die sich auch in Angriffen äußern kann (REIMER 1986), bei denen die Beziehung auf ihre Tragfähigkeit hin überprüft wird. Anschließend gelingt in der Regel eine vertrauensvolle Zusammenarbeit. Ziel der Zusammenarbeit sollte sein, eine lebenszugewandte Haltung zu vermitteln, ohne den Eindruck zu erzeugen, dass für die Motive für den Suizidversuch kein Verständnis vorhanden ist. Die Behandlung sollte nicht bei der Freude stehen bleiben, dass der Suizidversuch überlebt wurde, sondern sollte neue und tragfähige Sinnfindungen erarbeiten und den Suizidversuch als Anlass für eine generelle Revision des Lebens nutzen.

C. REIMER (1986) entwirft für den Umgang mit suizidalen Patienten folgende Regeln:

1. Die vom Patienten angegebenen bewussten Motive für eine Suizidhandlung sind häufig nicht die eigentlichen Gründe. Die Suche nach den unbewussten Gründen kann schwierig sein, sollte aber unternommen werden, um Abwehrvorgängen und Bagatellisierungstendenzen nicht Vorschub zu leisten.

2. Bei vielen Suizidpatienten ist mit einer spezifischen Übertragung zu rechnen, mit einer Provokation, die auf verschiedene Weise erfolgen kann und den Charakter eines Tests hat, nämlich als wie stabil sich der Therapeut erweist. Ist dieser Teil bestanden, findet die Krisenintervention häufig in einem wesentlich entspannteren Klima statt.

3. Eine einseitige Bearbeitung von Aggressionsproblemen bei Suizidpatienten ist zu vermeiden. Die Technik, gehemmte Aggressionen des Patienten irgendwie nach außen zu kanalisieren, kann Schuldgefühle wecken und vor allem am Hauptproblem entschieden vorbeigehen.

4. In der Arbeit mit Suizidgefährdeten ist es für den Behandler unumgänglich, seine eigenen Einstellungen zum Thema Suizid zu kennen. Ohne eine Kenntnis derer und damit verbundene eigene mögliche suizidale, narzisstische und depressive Anteile kommt es leicht zu Gegenübertragungsreaktionen.

5. Suizidalität ist bei entsprechenden Patienten häufig und offen anzusprechen. Ängste, mit einem solchen Vorgehen latente Suizidalität erst bewusst zu machen, sind unbe-

rechtigt. Die meisten Suizidpatienten sind deutlich entlastet, wenn sie mit ihren quälenden Gedanken nicht allein bleiben müssen.

6. Wenn in einer laufenden Behandlung oder auch kurz nach Entlassung aus stationärer Therapie Suizide oder Suizidversuche vorkommen, sollte das nicht nur im Team, sondern auch regelhaft mit den Angehörigen besprochen werden. Hier sollte die zuletzt behandelnde Instanz aktiv ein Gespräch anbieten, in dem nicht nur der behandelnde Stationsarzt, sondern auch der zuständige Oberarzt anwesend ist. Häufig ist gerade dies in der praktischen Anwendung in verschiedenen Kliniken ein ernstes Problem: Die betroffenen Kollegen fühlen sich allein gelassen, oft auch mit abwehrenden Rationalisierungen. Etwa: Suizide hat es immer gegeben und wird es immer geben.

ⅠⅠⅠ Suizidprävention

Bei der Prävention des Suizids sind unterschiedliche Arten zu differenzieren: die primäre Prävention (pädagogische und sozialpsychologische Maßnahmen), die sekundäre (Betreuung nach einem Suizidversuch) und die tertiäre (Vorbeugung vor weiteren Versuchen).

ⅠⅠ Primäre Prävention

Wie auch in anderen Bereichen der psychiatrischen Versorgung stößt die primäre Prävention auf erhebliche Schwierigkeiten. Eine besondere Verantwortung tragen Schulen und Kirchen, Beratungsstellen, Telefonseelsorge und Kriseninterventionsdienste. Die unterschiedlichen Modelle zur primären Prävention unterscheiden sich sowohl in der Spezifität als auch in der Professionalität. So wird die Telefonseelsorge durch Laienhelfer getragen, die sich aber nicht nur für die Suizidprävention im engeren Sinne verantwortlich fühlen. In Amerika haben sich für diese Fragestellung an vielen Orten sogenannte Suizid-Präventions-Zentren etabliert. Die Wirksamkeit dieser Angebote für die primäre Prävention ist insgesamt noch ungeklärt.

Da vor allem niedergelassene Ärzte von suizidalen Menschen aufgesucht werden, sind viele Versuche unternommen worden, gerade deren Kompetenz im Umgang mit suizidalen Personen zu erhöhen, beispielsweise über Balint-Gruppen. Diese Möglichkeiten haben sich jedoch noch nicht in dem notwendigen Umfang durchgesetzt, obwohl das Interesse von Ärztinnen und Ärzten an psychiatrischen und psychologischen Fragestellungen insgesamt deutlich gewachsen ist. Eine statistisch signifikante Veränderung ist durch all diese Maßnahmen noch nicht spürbar geworden (REIMER 1986).

ⅠⅠ Sekundäre Prävention

Auch bei der sekundären Prävention sind verschiedene Modelle erprobt worden, die sich in ihrer Spezifität und Professionalität unterscheiden. Die spezialisierten Dienste haben meist Schwierigkeiten eine ausreichende Inanspruchnahme zu sichern, was vor allem mit ihrer fehlenden Akzeptanz erklärt wird. Die Kriseninterventionsdienste, -stationen und -zentren haben vor allem aus diesem Grund nur an einzelnen Orten Bedeutung gewonnen. Die weniger spezialisierten Formen leiden im Gegensatz dazu meist an einer unzureichenden Professionalität. Dies gilt vor allem für die somatischen Krankenhäuser, die meist erste Anlaufstelle für Menschen nach Suizidversuchen sind. Hier stoßen suizidale Patienten oft auf offene oder verdeckte Ablehnung, die Informationen über die möglichen Behandlungen und Beratungen sind unzureichend und die Patienten werden nicht selten entlassen, ohne dass die notwendige Nachbetreuung gesichert ist.

Eine Verbesserung stellt hier die Einrichtung von psychiatrischen Konsiliardiensten dar, die vor allem in den Krankenhäusern zu finden sind, die über eigene psychiatrische Abteilungen verfügen. Andernorts wird der psychiatrische Konsiliardienst von niedergelassenen Nervenärzten geleistet. Eine Variante des Konsiliardienstes stellen die sogenannten Liaisondienste dar. In diesem Modell arbeiten Psychiater oder Psychotherapeuten teilweise auf den somatischen Stationen mit, führen Beratungen der Behandlungsteams durch und führen diagnostische und therapeutische Gespräche mit den Patienten. Hiermit wird nicht nur eine bessere Versorgung der suizidalen Patienten erreicht, sondern auch eine zunehmende Professionalität der somatischen Helfer. Leider haben sich die Liaisondienste nicht flächendeckend durchsetzen können, sie finden sich vor allem in den Universitätskliniken.

ıı Tertiäre Prävention

Bei der tertiären Prävention stellt die Herstellung und Sicherung einer Behandlungsmotivation beim betroffenen Menschen die wichtigste Aufgabe dar. Die Compliance ist davon abhängig, wie lückenlos der Betroffene in eine seinen Problemen angemessene Behandlungsform vermittelt werden kann, die ihn erkennen lässt, dass er in einer behandlungsbedürftigen psychischen Krise steckt, die ggf. gelöst werden kann. Dies kann eine Beratungsstelle leisten, eine psychotherapeutische Behandlung oder gegebenfalls eine Paartherapie. In der Regel sind Kurzzeit-Therapien und Beratungen ausreichend zur Nachbehandlung.

ııı Regeln im Umgang mit suizidalen Patienten

Die Betreuung von suizidalen Patienten stellt hohe Anforderungen an die betreuenden Helferinnen und Helfer. Die Betreuung muss dabei einigen Regeln folgen (WOLFERSDORF 1989)

▶ Allen verschiedenen Psychotherapieformen einschließlich der Krisenintervention ist gemeinsam, dass sie an das Gespräch gebunden sind. Zur Behandlung einer akuten suizidalen Krise genügen meist fünf bis zehn Sitzungen, in denen der spezielle Suizidkonflikt bearbeitet werden soll.

▶ Gespräche mit Suizidgefährdeten erfordern einen räumlichen, zeitlichen und situativen Rahmen; der Therapeut muss frei von äußerem und innerem Zeitdruck sein.

▶ Suizidgedanken sollen offen und unbefangen angesprochen werden; dies entlastet den Patienten und klärt die Situation.

▶ Zuhören ist wichtiger als Ausfragen! Der Patient hat Probleme, die ihm in seiner augenblicklichen Situation übermächtig und unlösbar erscheinen. Diese Schwierigkeiten gilt es verstehen zu lernen und ernst zu nehmen. Der Patient soll sich nicht dafür verteidigen müssen, dass er seine Lage als ausweglos empfindet. Erst wenn er sich mit seinen Gedanken – auch den suizidalen – anerkannt fühlt, kann er sich auf andere Lösungswege einlassen.

▶ Der Therapeut soll als Übersetzer wirken, denn hinter der Todessehnsucht verbergen sich andere Wünsche. Es gilt herauszufinden, welche es sind und was den Patienten hindert, diese direkt auszudrücken. Gefühle (Ärger, Wut, Gekränktheit etc.) müssen ausgesprochen werden, denn sie geben wichtige Hinweise auf die tiefer liegenden Motive.

▸ Ein Zeitplan sollte konkret und ausführlich gemeinsam besprochen, Termine und Absprachen sollten mit den nächsten Bezugspersonen ausgemacht werden. Wenn die Suizidalität anhält, muss der Therapeut seine Sorge offen äußern. Er kann versuchen mit dem Patienten eine Abmachung zu treffen: Er solle sich selbst eine Frist geben, sich nicht umbringen, erst noch eine Veränderung seines Lebens – mit ärztlicher Hilfe – versuchen.

▸ Derartige Absprachen sollen aber nicht bedingungslos getroffen werden, denn sie beinhalten die Gefahr, dass der Patient vom Therapeuten abhängig wird. Sobald wie möglich sollen aktuelle Konfliktpartner, auf die sich die Suizidhandlung richtet, mit einbezogen werden. Die Angehörigen sollen offen über die Krisensituation und das Suizidrisiko sprechen lernen.

▸ Psychotherapie und Psychopharmakotherapie schließen sich heute nicht mehr aus: Eine medikamentöse Unterstützung der Krisenbehandlung kann hilfreich sein!

▸ Bleibt ein Patient während der Krisenintervention von einem Termin fern, muss man aktiv nachforschen, was los ist (anrufen oder jemanden vorbeischicken).

Es ist wichtig, enge Termine zu setzen, den Abschluss der Krisenintervention von Anfang an mit einzubeziehen oder den Übergang in eine mittel- oder langfristige Psychotherapie zu besprechen. Der Patient soll angeregt werden sich Zukunftsperspektiven vorzustellen und über deren Verwirklichung zu sprechen.

▌▌▌ Der Umgang des Teams mit suizidalen Patienten und Suiziden

Der Umgang mit suizidalen Patienten stellt spezifische Anforderungen an das Behandlungsteam. Das rechtzeitige Erkennen von Suizidalität und die Durchführung gemeinsamer prophylaktischer Maßnahmen setzt bei den einzelnen Mitgliedern des Teams Kenntnisse über Erscheinungsformen von Suizidalität und den Umgang mit den Patienten voraus. Die Gewährleistung der Sicherheit durch vereinbarte Kontrollen, die Herstellung eines kontinuierlichen Kontakts zum suizidalen Patienten und die Erarbeitung einer gemeinsamen Haltung gegenüber der Suizidalität haben eine durch Klarheit und Offenheit gekennzeichnete Kommunikation im Team zur Grundlage. Günstig ist, wenn ein Behandlungsteam im Vorfeld seinen Umgang mit suizidalen Patienten reflektiert im Hinblick auf das Erkennen von Suizidalität sowie für den Umgang mit suizidalen Patienten Regeln und einen Maßnahmenkatalog vereinbart. Darin sollten auch Vereinbarungen zur Dokumentation von Suizidalität enthalten sein.

Meistens sind die Möglichkeiten der Betreuung suizidaler Patienten durch das Behandlungsteam begrenzt. Auch über diese Grenzen sollten sich die Teammitglieder im Klaren sein. In der Praxis kommt der Kontinuität der Beziehung, dem Vorhandensein von klaren und optimistischen Behandlungszielen und einer transparenten Behandlungsstruktur eine größere Bedeutung bei der Abwendung der Suizidgefahr zu als Kontrollen und sichernden Maßnahmen im engeren Sinne. So ist die Unterbringung suizidaler Patienten auf geschlossener Stationen keine primäre Maßnahme zur Abwendung von Suizidalität und sollte auf jene Patienten beschränkt bleiben, bei denen eine Weglauftendenz besteht.

Der Patientensuizid gehört sicher zu den belastendsten Ereignissen im Rahmen therapeutischen Handelns. Fragen von Schuld und Versagen, Zweifel an der eigenen beruflichen Identität und Kompetenz, Angst vor Konfrontation mit möglichen Versäumnissen und deren Konsequenzen, Irritationen bezüglich des eigenen Lebens und Sterbens sind dabei nur einige Themen, die durch einen erfolgten Suizid eine akute, bedrängend nahe und oft schmerzlich erlebte Bedeutung bekommen. Die hohe emotionale Betroffenheit durch einen Patientensuizid kann die offene Reflexion über die Ereignisse um den Suizid herum und die Diskussion der Konsequenzen erschweren. Die Verarbeitung des Suizides (oder schweren Suizidversuches) durch ein gemeinsames Gespräch und durch Reflexion ist eine Voraussetzung derartigen Verleugnungstendenzen entgegenzuwirken. Diese Verarbeitung kann durch Supervision oder durch eine Suizidkonferenz (ABELER u. a. 1997) unterstützt werden. Bei Patientensuiziden im stationären Setting sollten die anderen Patienten der Station in die Auseinandersetzung einbezogen werden, weil in der Patientengruppe ähnliche Prozesse ablaufen wie im Team. Auch dort können Schuldgefühle, Betroffenheit und Unsicherheit vorherrschen und emotional belastend wirken.

▪▪▪ Rechtliche und ethische Rahmenbedingungen der Krisenintervention

In Deutschland hat die Willensbekundung des Menschen einen hohen Stellenwert. Auch die Entscheidung sich zu suizidieren fällt darunter. Zudem ist in Deutschland der assistierte Suizid unter bestimmten Bedingungen möglich (wenn nicht eine unterlassende Hilfeleistung vorliegt). In anderen Ländern sind die rechtlichen Rahmenbedingungen teilweise noch viel weiter gefasst. Assistierte Suizide bei Depression sind beschrieben (FUCHS/LAUTER 1997). Einschränkungen des Primats des freien Willens ergeben sich aus den Besonderheiten seelischer Erkrankungen, die ja gerade die Willensentscheidungen eines Menschen maßgeblich verändern können. Hieraus ergibt sich die Verpflichtung bei dem Vorliegen einer seelischen Erkrankung zu intervenieren.
Die Möglichkeiten hier im Rahmen einer akuten Eigen- und Fremdgefährdung einzugreifen sind in erster Linie im Psychisch Kranken-Gesetz (PsychKG) festgelegt. Meist wird zusätzlich zur Gefährdung das Vorliegen einer ernsthaften seelischen Erkrankung vom Rang einer Psychose oder Suchterkrankung gefordert. Da aber auch Störungen erfasst sind, die einer Psychose gleichkommen, sind im PsychKG Ermessensspielräume vorhanden, um auch bei anderen seelischen Erkrankungen zu intervenieren. Das PsychKG beinhaltet darüber hinaus die Möglichkeiten der Nachsorge und der Prävention. Beim Vorliegen einer psychischen Erkrankung kann bei Eigengefährdung auch das Betreuungsrecht eine Rolle spielen, wenn zum Wirkungskreis der Betreuung die Gesundheitsfürsorge gehört. Bei der rechtlichen Absicherung der Krisenintervention spielen die strafrechtlichen Bestimmungen zur Schuldunfähigkeit und zur verminderten Schuldfähigkeit eher eine untergeordnete Funktion, ihnen kann aber bei der Aufarbeitung etwa eines erweiterten Suizids Bedeutung zukommen.
Schon auf Grund der gesetzlichen Rahmenbedingungen ergibt sich für den psychiatrisch Tätigen beim Vorliegen von Suizidalität eine Interventionsverpflichtung, woraus sich auch strafrechtliche und haftungsrechtliche Konsequenzen ergeben. Vor allem aber aus ethischen Gründen sollte der Schutz psychisch Kranker vor Suizidalität und

Erlebnisreaktive Störungen

Suizid selbstverständlich sein, gerade bei diesem Thema manifestiert sich die Vermittlung von Hoffnung und Unterstützung wie in kaum einem anderen Feld.

ⅢⅢ Literatur

ABELER, M.; DIA, M. L.; FRÖHLICH, J.; FUCHS, G.; MAHNKOPF, A.; RÖHRIG, A. (1997): Die Suizidkonferenz. In: *Psychiatrische Praxis*, 24, S. 231–234.

CASEY, P. R. (1989): Personality disorder and suicide intent. In: *Acta Psychiatr. Scand.*, 79, S. 290–295.

DURKHEIM, E. (1951): Suicide: A Study in Sociology. New York.

EGMOND, M. VAN; DEIKSTRA, R. (1984): Die Vorhersagbarkeit von suizidalen Verhaltensweisen: Die Ergebnisse einer Meta-Analyse herausgegebener Studien. In: WELZ, R.; MÖLLER, H. J. (Hg.): Bestandsaufnahme der Suizidforschung. Regensburg.

FINZEN, A. (1988): Der Patientensuizid. Bonn.

FINZEN, A. (1997): Suizidprophylaxe bei psychischen Störungen. Bonn.

FRITZ, U.; MACK, B.; RAVE-SCHWANK, M. (1991): Gewalt in der Psychiatrie. In: *Psychiatrische Praxis*, 18, S. 162–166.

FUCHS, T.; LAUTER, H. (1997): Der Fall Chabot. In: *Der Nervenarzt*, 68, S. 878–883.

HAENEL, Th.; PÖLDINGER, W. (1986): Erkennung und Beurteilung der Suizidalität. In: KISKER, K.P.; LAUTER, H.; MEYER, J. E.; MÜLLER, C. (Hg.): Psychiatrie der Gegenwart. Band 2. Heidelberg u. a.

HENSELER, H. (1974): Narzisstische Krisen. Zur Psychodynamik des Selbstmordes. Reinbek.

HIJORTSJÖ, T. (1984): Suicide in Relation to »Life Events«. In: WELZ, R.; MÖLLER, H. J. (Hg.): Bestandsaufnahme der Suizidforschung. Regensburg.

KIND, J. (1990): Zur Interaktionstypologie suizidalen Verhaltens. In: *Der Nervenarzt*, 61, S. 153–158.

KREITMANN, N. (1986): Die Epidemiologie des Suizids und Parasuizids. In: KISKER, K. P.; LAUTER, H.; MEYER, J. E.; MÜLLER, C. (Hg.): Psychiatrie der Gegenwart. Band 2. Heidelberg u. a.

PÖLDINGER, W. (1998): Erkennen und Beurteilen der Suizidalität. In: HIPPIUS, H. u. a. (Hg.): Aktuelle Aspekte der Psychiatrie in Klinik und Praxis. München.

MODESTIN, J. (1990): Über die präsuizidale Verfassung. In: *Der Nervenarzt*, 61, S. 159–163.

MODESTIN, J. (1993): Suizidalität im Alter. In: HELL, D. (Hg.): Die Depression des alten Menschen. Heidelberg u. a.

RADEBOLD, H. (1992): Psychodynamik und Psychotherapie Älterer. Heidelberg u. a.

REIMER, Ch. (1986): Prävention und Therapie der Suizidalität. In: KISKER, K. P.; LAUTER, H.; MEYER, J. E.; MÜLLER, C. Psychiatrie der Gegenwart. Band 2. Heidelberg u. a.

REIMER, Ch. (1991): Problem im Umgang mit Suizidgefährdeten. In: FELBER, W.; REIMER, C. (Hg.): Klinische Suizidologie. Heidelberg u. a.

RINGEL, E. (1969): Selbstmordverhütung. Bern.

RUPP, M. (1998): Gewalt Notfall. Im Notfall Gewalt? – Krisenintervention zwischen Zwang und unterlassener Hilfeleistung. In: *Soziale Psychiatrie*, 22, S. 12–15.

SCHABACKER, P. (1984): Spätdepression – Depression im Alter. Ein qualitativ zu unterscheidender Begriff. In: WELZ, R.; MÖLLER, H. J. (Hg.): Bestandsaufnahme der Suizidforschung. Regensburg.

SCHALLER, S.; SCHMIDTKE, A. (1991): Strukturell und funktional abweichende Familienverhältnisse und suizidales Verhalten. In: FELBER, W.; REIMER, C. (Hg.): Klinische Suizidologie. Heidelberg u. a.

SCHMIDTKE, A.; HÄFNER, H. (1986): Die Vermittlung von Selbstmordmotivation und Selbstmordhandlung durch fiktive Modelle. In: *Der Nervenarzt*, 57, S. 502–510.

SCHMIDTKE, A.; WEINACKER, B.; FIRCKE, S. (1998): Epidemiologie von Suiziden und Suizidversuchen in Deutschland. In: *Suizidprophylaxe* (Sonderheft), S. 37–48.

STEPIEN, S. (1984): Massenselbstmord – Ein vernachlässigter Aspekt der Suizidforschung. In: WELZ, R.; MÖLLER, H. J. (Hg.): Bestandsaufnahme der Suizidforschung. Regensburg.

STRAUB, R.; WOLFERSDORF, M.; KELLER, F.; HOLE, G. (1992): Persönlichkeit, Motivation und Affektivität als modulierende Faktoren suizidalen Verhaltens bei depressiven Frauen. In: *Fortschr. Neurol. Psychiat.*, 60, S. 45–53.

WELZ, R.; HÄFNER, H. (1984): Imitation und Kontagiosität bei Selbstmordhandlungen. In: WELZ, R.; MÖLLER, H. J. (Hg.): Bestandsaufnahme der Suizidforschung. Regensburg.

WOLFERSDORF, M. (1989): Krisenintervention und Psychotherapie. In: FINZEN, A. (Hg.): Suizidprophylaxe bei psychischen Störungen. Bonn.

WOLFERSDORF, M. (1991): Kliniksuizide nehmen weltweit zu. In: *Psycho*, 17, S. 155–168.

WOLFERSDORF, M. (1991a): Suizidproblematik in der psychiatrischen Klinik – Zunahme der Kliniksuizide und Konsequenzen. In: FELBER, W.; REIMER, C. (Hg.): Klinische Suizidologie. Heidelberg u. a.

WOLFERSDORF, M. (1992): Hilfreicher Umgang mit Depressiven. Göttingen / Stuttgart.

WOLFERSDORF, M. u. a. (1993): Ausgewählte Ergebnisse der Patientensuizidforschung an psychiatrischen Großkrankenhäusern. Schizophrene als neue Risikogruppe. In: *Psychiatrische Praxis* (Sonderheft), 20, S. 38–41.

WOLFERSDORF, M. u. a. (1996): Suizidalität im psychiatrischen Krankenhaus. In: *Nervenheilkunde*, 18, S. 507–514.

Erlebnisreaktive Störungen

ⅢⅢⅠ Zusammenfassung

Jährlich kommen in Deutschland mehr als 10.000 Menschen durch Suizid ums Leben. Suizidversuche (Parasuizide) sind noch um ein Vielfaches häufiger. Das Suizidrisiko wird durch psychische Erkrankungen generell erhöht. Zusätzlich haben soziale Faktoren Einfluss auf die Entstehung von Suizidalität (S. 537 f.).

Suizidalität steht immer im Zusammenhang mit einer krisenhaften Zuspitzung im Leben (S. 536). Somit ist die psychische Erkrankung nicht der einzige vorausgehende Belastungsfaktor.

Insgesamt ist bei psychisch Kranken eine Zunahme der Suizide zu beobachten.

Suizidalität und Suizid haben jeweils eine mehr oder weniger typische Entwicklungsge-schichte (präsuizidales Syndrom) und nehmen in der Regel ihren Ausgang von Hoff-nungslosigkeit.

Während einer stationären psychiatrischen Behandlung stellen schizophrene Patienten die größte Gruppe der Suizidenten (S. 544 f.). Bei anderen Gruppen besteht aber ein mindestens ebenso hohes Risiko (beispielsweise Suchtkranke).

Bei der Suizidalität ist ein hohes Rezidivrisiko zu beachten (S. 556). Der Erfolg einer psychiatrischen Intervention hängt auch von einem möglichst zeitnahen Beginn der Be-handlung ab (S. 546 ff.).

Aggressives Syndrom

Vorbemerkung

Ähnlich wie der Suizid ist der Umgang mit Aggressivität und gewalttätigem Verhalten ein Aspekt der psychiatrischen Versorgung, der mit erheblichen Belastungen für Patienten und psychiatrisch Tätige verbunden ist. Von psychisch Kranken kann aus unterschiedlichen Gründen gewalttätiges Verhalten ausgehen, wenngleich sie sehr viel häufiger noch selbst Opfer von Gewalttätigkeiten werden. Ebenso sind psychiatrisch Tätige Opfer und Täter zugleich. Sie sind Objekt von Angriffen, aber im Rahmen psychiatrischer Behandlung auch gelegentlich Durchführende gewalttätiger Maßnahmen (beispielsweise Fixierung).

Es können verschiedene Formen von Gewalt differenziert werden: Sowohl die Anwendung körperlicher Gewalt als auch die Anwendung von Psychopharmaka können Gewaltaspekte beinhalten. Die unterschiedlichen Arten und Formen von Gewalt erschweren die Diskussion über die Gewaltentstehung und die Verhinderung von Gewalt. Die Begriffe »Gewalt« und »Aggressivität« werden in unterschiedlichen definitorischen Zusammenhängen verwendet. Bei dem Begriff Aggressivität wird meist der Aspekt der Schädigung betont und von Gewalt ist dann die Rede, wenn eine Absicht gegenüber einem anderen mit mehr oder weniger zwingenden Mitteln durchgesetzt werden soll.

Gewalt und gewalttätiges Verhalten bilden zudem eine Schnittstelle zur Kriminalität, was Fragen der Zuständigkeit psychiatrischer Institutionen für gewalttätige Menschen aufwirft. Diese Schnittstelle ist zunächst im Rahmen der forensischen Psychiatrie (siehe dort) von Bedeutung, gewinnt aber insbesondere im Rahmen der Gemeindepsychiatrie an Bedeutung, weil es zu einer Zunahme von Berührungspunkten zwischen psychisch Kranken und mehr oder weniger Unbeteiligten kommt. Diese Kehrseite der Psychiatriereform kann vor allem in den integrierten Versorgungsformen zu Problemen führen (etwa im Betreuten Wohnen) und kann zu einer größeren Unsicherheit der psychiatrisch Tätigen im Umgang mit gewalttätigem Verhalten führen.

Gewalt in Form von freiheitsbeschränkenden Maßnahmen gehörte lange Zeit zur selbstverständlichen Wirklichkeit psychiatrischer Versorgung. Die Sicherung der Rechte psychisch kranker Menschen war aus diesem Grund eines der Hauptanliegen psychiatrischer Reformbewegungen. Die Entwicklung der Psychopharmaka erleichterte im Grunde diese Reformschritte. Eine gänzlich gewaltfreie Psychiatrie ist aber auch heute noch eine Utopie, sodass die Auseinandersetzung mit diesem Thema unausweichlich ist. Trotzdem gehört nach wie vor Gewalt zu den eher tabuisierten Themen, zumal es eine Verschiebung zu subtileren Formen gegeben hat (EINK 1997).

Angesichts der psychiatrischen Praxis und auf Grund der Erscheinungsformen seelischer Erkrankungen ergibt sich ein natürlicher Zusammenhang von Hilfe und Gewalt.

Allein die Berücksichtigung dieses Themas in der Psychiatrie und der damit verbundenen Ermessensräume ermöglicht einen Teil der psychisch Kranken vor Selbstschädigung und Kriminalisierung zu bewahren. Die in der Praxis auftretenden Konflikte zwischen Selbstbestimmung des Patienten und Verantwortung des Therapeuten erfordern in der Regel von Seiten des Therapeuten eine hohe Verantwortlichkeit und eine ethisch begründete Grundhaltung gegenüber seelisch Kranken. So können sich hinter dem Postulat einer sanften und gewaltfreien Psychiatrie subtile Ausgrenzungen von schwer gestörten Patienten auf der einen (ZEILER 1996) und hinter medizinischen Begründungen verbrämte Gewalttätigkeiten auf der anderen Seite des Spektrums verbergen. Aber auch psychiatrischen Patienten kommt im Rahmen gewalttätigen Verhaltens Verantwortung zu.

''''' Psychiatrisch Tätige als Opfer von Gewalttätigkeit

Auch heute noch gelten psychisch Kranke in der Allgemeinbevölkerung als potentiell gewalttätig, was eine Vielzahl von Bürgerprotesten gegen Einrichtungen der psychiatrischen Versorgung motiviert. Diese Einschätzung wird noch durch von der Öffentlichkeit wahrgenommene spektakuläre Gewalttätigkeiten psychisch Kranker genährt. In der Tat findet sich aber bei psychisch Kranken keine Häufung schwerer Gewalttaten gegenüber seelisch Gesunden (BÖKER / HÄFNER 1973).

Bei der Analyse schwerer Gewalttaten von seelisch Kranken überwiegen als Täter schizophrene Patienten, bei denen sich besonders bei einem systematisierten Wahn das Risiko von schweren Gewalttaten gegenüber Gesunden erhöht (STEINERT 1995). Wie bei anderen Gewalttaten auch, so sind bei seelisch Kranken Familienangehörige die häufigsten Opfer. Die Häufung leichter aggressiver Handlungen in der Vorgeschichte des Patienten unterscheidet seelisch Kranke nicht von anderen Tätern.

Psychiatrisch Tätige sind nur ausnahmsweise Opfer schwerer Gewalttaten (SPAZIER 1985). Aus der spezifischen Situation seelisch Kranker in psychiatrischen Einrichtungen resultiert jedoch eine Vielzahl kleinerer Gewalttätigkeiten. Zwischen 10 und 20 Prozent der Patienten sind gegen ihren Willen untergebracht. Fast 10 Prozent der Patienten befinden sich bei der Aufnahme in einer außergewöhnlichen und angespannten emotionalen Situation bis hin zum Erregungszustand. Viele akut Kranke, insbesondere beim Vorliegen einer Psychose, stehen durch die Ereignisse vor der Aufnahme unter erhöhtem Stress und sind auf Grund der Erkrankung kaum in der Lage, die auf sie einstürmenden Informationen angemessen zu verarbeiten.

Hinzu kommt, dass der psychiatrischen Versorgung auch heute noch neben ihrem therapeutischen Auftrag eine Ordnungsfunktion zukommt. Daraus resultiert eine Reihe von Konfliktfeldern zwischen Therapeuten und Patienten. In einem solchen Kontext sind die psychiatrisch Tätigen oft Objekte von gewalttätigen Verhaltensweisen. Mehr als 50 Prozent der psychiatrisch Tätigen haben Gewalterfahrung, annähernd 30 Prozent noch innerhalb des letzten Jahres (STEINERT u. a. 1995). Meist handelt es sich um gezielte Schläge oder Tritte. Angriffe mit einer Waffe sind die Ausnahme. Relativ häufig sind Drohungen, wobei gelegentlich auch Morddrohungen vorkommen.

Die Aggressionen von Patienten richten sich aber nicht nur gegen psychiatrisch Tätige, sondern in einem fast gleichen Prozentsatz gegen Mitpatienten und Gegenstände (STEINERT u. a. 1991).

▪▪▪▪▪ Häufigkeit und Art von Zwangsmaßnahmen in der Psychiatrie

Das Spektrum von Zwangsmaßnahmen im Rahmen psychiatrischer Behandlung umfasst eine Reihe von verschiedenen Maßnahmen, welche die Entscheidungs- und Bewegungsfreiheit der Patientinnen und Patienten in unterschiedlichem Maße einschränken. Etwa 10 bis 20 Prozent der Patienten eines psychiatrischen Krankenhauses sind im Rahmen des Betreuungsrechts und des PsychKG gegen ihren Willen in einem psychiatrischen Krankenhaus untergebracht. Die Unterbringung auf einer geschlossenen Station ist dabei die mildeste Form der Einschränkung.

Auch eine Behandlung kann gegen den Willen des Patienten erfolgen, dies gilt hauptsächlich für die pharmakologische Behandlung, aber auch für andere Maßnahmen wie etwa die Zwangsernährung. Die Durchsetzung der Behandlung kann durch verbalen Druck oder durch körperlichen Zwang geschehen. Sehr viel einschneidender ist die Fixierung des Patienten im Bett oder auf einem Stuhl oder die Einschränkung der Bewegungsfreiheit durch Zwangsjacken oder andere mechanische Hilfsmittel (was jedoch nur noch selten praktiziert wird). Weiterhin ist als Zwangsmaßnahme die Isolierung von Patienten in geschlossenen Räumen (Isolierzimmern) zu nennen. Im rechtlichen Sinn sind auch Bettgitter, die beispielsweise einen gerontopsychiatrischen Patienten am Verlassen des Bettes hindern, eine freiheitsbeschränkende Maßnahme.

Obwohl die hier beschriebenen Zwangsmaßnahmen zum Alltag der psychiatrischen Versorgung gehören, sind Publikationen zu diesem Thema rar (EINK 1997a). Eine Untersuchung über Fixierungen in einem psychiatrischen Krankenhaus ergab, dass ca. acht Prozent der aufgenommenen Patienten während des stationären Aufenthalts fixiert wurden. Meist ist fremdgefährdendes Verhalten der Fixierungsgrund, aber auch autoaggressive Handlungen. Im gerontopsychiatrischen Bereich sind zusätzlich ausgeprägte Bewegungsunruhe, Fallneigung und die damit verbundene Selbstgefährdung Gründe für die Fixierung. Lediglich in vier Prozent der Fälle erfolgte die Fixierung auf Wunsch des Patienten (STEINERT u. a. 1991). In der Regel dauern Fixierungen weniger als eine Stunde, können sich jedoch auch über mehrere Tage und in sehr seltenen Einzelfällen über mehrere Monate oder Jahre erstrecken. Nimmt man alle Zwangsmaßnahmen zusammen, dann ergibt sich, dass doch ein erheblicher Teil der Patienten psychiatrischer Krankenhäuser Zwangsmaßnahmen ausgesetzt ist. All die hier beschriebenen Maßnahmen erfordern eine entsprechende rechtliche Absicherung, die entweder durch das Betreuungsrecht, das PsychKG oder das Maßregelvollzugsgesetz erfolgen kann. Eine lückenlose Dokumentation und die Beschränkung der Maßnahmen auf den unbedingt notwendigen Zeitraum ist selbstverständlich. Für die Sicherheit des Patienten ist eine kontinuierliche Überwachung notwendig.

Psychisch Kranke sind aber nicht nur innerhalb der psychiatrischen Versorgung und hier vor allem in der stationären Psychiatrie Zwangsmaßnahmen unterworfen. Im Vorfeld einer stationären Behandlung kann es im Kontakt mit der Polizei, Feuerwehr oder Ordnungsbeamten zu Zwangsmaßnahmen kommen. In solchen Situationen hängt es sehr von den Erfahrungen der jeweilig Beteiligten ab, inwieweit die Gewalt eskaliert. Unzureichende Kenntnis über Erscheinungsformen und Risiken psychischer Erkrankung erhöht die Eskalationsgefahr.

Weitgehend ungeklärt ist die Häufigkeit von Zwangsmaßnahmen im Rahmen der komplementären Versorgung. Betroffen ist hier vor allem die Versorgung psychisch kranker alter Menschen in Heimen und im Rahmen ambulanter Pflege. Auch wenn zuverlässige Daten fehlen, scheinen Zwangsmaßnahmen und Grenzverletzungen hier nicht selten zu sein.

ⅢⅢ Entstehungsbedingungen von gewalttätigem Verhalten

Verschiedene Einflüsse tragen zur Entstehung aggressiven Verhaltens bei und weisen auf eine multifaktorielle Entstehung von Aggressionen hin. Zunächst ergibt sich die Aggression aus der aktuellen Situation, sie ist abhängig von Merkmalen an der Aggression beteiligter Personen und hängt zudem von Milieuvariablen ab. Die Aggression psychisch Kranker ergibt sich dabei nicht allein aus der Art der Erkrankung, sondern wird beeinflusst durch entwicklungspsychologische und dispositionelle Faktoren. Eine Übersicht ergibt sich aus der Tabelle 91.

Tabelle 91   Entstehungsbedingungen aggressiven Verhaltens (HOLLWEG / NEDOPIL 1997)

Ätiologische Faktoren	Beispiele	Psychische Auffälligkeiten	Zusätzliche Faktoren
Biologische Basis	Reduzierte serotonerge Aktivität, erhöhter Testosteronspiegel	Verminderte Impulskontrolle, aggressives Sexualverhalten	Krankheit
Entwicklungsbedingte Einflüsse	Aggressive Vorbilder (Eltern, Peergroup)	Dissozialität, Mangel an Empathie	Alkoholmissbrauch, Anabolikamissbrauch
Aggressionsförderndes Umfeld	»Crowding«, Isolation, autorisierte Aggression	»Sensation seeking«, Angst, Ärger	Alkoholisierung, Benzodiazepine, Amphetamine
Situative Faktoren	Beleidigung, Kränkung, günstige Gelegenheit	Wut, Hilflosigkeit, Ohnmacht	

Zur Erklärung der Entstehung aggressiven Verhaltens ist eine Reihe theoretischer Modelle entwickelt worden (STEINERT 1995; KRUPINSKI / NEDOPIL 1997). Im ethologischen Modell dient die Aggression der Sicherung des Territoriums und der Ausbildung von chaosvermeidenden Rangordnungen. Aggressionen entstehen nach diesem Modell aus dem Konflikt zwischen Flucht und Annäherung, vor allem dann, wenn in der frühen Entwicklung kein Ausgleich zwischen diesen beiden Motiven erlernt worden ist. In der Frustrations-Aggressions-Hypothese ist Aggression Folge von Frustrationen, wobei aggressives Verhalten bei Frustrationen im Sinne des Modelllernens erworben wird. Aggressive Problemlösungen entstehen damit im Kontext frühkindlicher Bindungserfahrungen. Aggressionen stehen in einem Zusammenhang mit Angst, aber auch mit Rivalität. Nicht zuletzt können Aggressivität und Gewalttätigkeit als instrumentelles Verhalten entwickelt werden, um bestimmte Ziele zu erreichen.

‖‖ Risikosteigernde Patientenmerkmale

Beim größten Teil der gewalttätigen Patienten in psychiatrischen Krankenhäusern handelt es sich zwar um Patienten mit einer Schizophrenie (62 Prozent), aber auch andere Erkrankungen wie organisch bedingte psychische Erkrankungen, geistige Behinderungen, Persönlichkeitsstörungen und Suchterkrankungen können aggressivem Verhalten zu Grunde liegen. Außerhalb des Krankenhauses kommen Aggressionen hauptsächlich im Rahmen von Suchterkrankungen vor und sind dort ein Merkmal der chronischen Phase. Wenn bei der Schizophrenie oft Angst der Auslöser von Aggressivität ist, sind Aggressionen bei Suchtkranken als elementares Symptom der Erkrankung zu verstehen.
Im Vorfeld der aggressiven Handlungen im Krankenhaus finden sich soziale Ereignisse, insbesondere Konflikte mit Mitarbeitern und mit Patienten. Aber auch disziplinarische Maßnahmen, die Verweigerung von Medikamenten und anderes erhöhen die Wahrscheinlichkeit aggressiver Handlungen, ebenso der vorherige Konsum von Alkohol und anderen Drogen. Geplante aggressive Akte sind bei psychisch Kranken eher die Ausnahme und stehen dann eher im Zusammenhang mit chronischem psychotischen Erleben. Hier hat das aggressive Verhalten oft eine lange Vorgeschichte, bei der vor allem Rat- und Initiativlosigkeit der Umgebung eine wesentliche Rolle spielt. Tabelle 92 zeigt eine Übersicht über die Merkmale psychisch kranker Patienten mit aggressivem Verhalten (KNECHT 1997).

Tabelle 92   **Charakteristika psychisch kranker Aggressionstäter (KNECHT 1997)**

- ▸ männlich
- ▸ jung
- ▸ häufig schizophrene Störungen (paranoider Subtyp)
  - ▹ affektive Störungen (manisch, mischbildhafter Subtyp)
  - ▹ organische, alkoholinduzierte und wahnhafte Störungen
- ▸ chronifizierter Krankheitsverlauf
- ▸ systematisierte Wahnideen (Verfolgung/Beeinträchtigung, Eifersucht)
- ▸ verminderte Krankheitseinsicht und Therapiekooperation
- ▸ Komorbidität mit Persönlichkeitsstörungen, Substanzmissbrauch, Intelligenzdefizite
- ▸ zunehmend aggressiver Kontakt zu Bezugspersonen (Streit, Drohungen, Tätlichkeiten)
- ▸ ambivalente bis feindselige Beziehung zum prospektiven Opfer

Aggressives Syndrom

Insbesondere im Rahmen der stationären psychiatrischen Behandlung trägt eine Fülle von Faktoren dazu bei, die Gefahr aggressiven Verhaltens zu erhöhen. Zunächst führt die Aufnahme in einer psychiatrischen Klinik dazu, dass der betroffene Mensch plötzlich in einer durch große Nähe zu anderen Menschen geprägten sozialen Welt leben muss. Mitpatienten sind in der Regel ebenfalls mehr oder weniger beeinträchtigt und den komplizierten gruppendynamischen Abläufen nicht immer ausreichend gewachsen. Wenn die Station zudem noch überfüllt ist, sind meist keine Rückzugsmöglichkeiten vorhanden. Angst, Rivalität und Frustrationen im Rahmen von Konflikten sind fast unausweichlich. Ebenso ändert sich mit der Aufnahme die soziale Rolle des Kranken: Er wird zum Patienten. Diese neue Rolle erfordert einen spezifischen sozialen Anpassungsprozess und die Konfrontation mit mehr oder weniger einschränkenden Regeln. Gerade auf Aufnahmestationen herrscht zudem eine komplexe Reizsituation durch Lärm und andere Umweltreize, wobei räumliche Enge oder ungünstige architektonische Voraussetzungen (Unübersichtlichkeit, keine Rückzugsmöglichkeiten etc.) diesen Effekt verstärken.

Zu diesen »natürlichen« Faktoren, die gewalttätiges Verhalten wahrscheinlicher werden lassen, können zusätzliche Milieumerkmale treten, die die Gefahr erhöhen und die auf einer unzureichenden konzeptionellen Gestaltung und unklaren Struktur der therapeutischen Betreuung gründen. Aggression kann vor dem Hintergrund des oben beschriebenen ethologischen Modells soziale Ordnung herstellen und damit die fehlende Ordnung in der konzeptionellen Gestaltung der Station ersetzen. Ein derart unzureichend strukturiertes Behandlungsmilieu zeichnet sich dann durch eine zyklische Abfolge von Chaos und ordnungsschaffender Aggression aus. Der aggressiven Auseinandersetzung folgt eine Phase von Erschöpfung und Ruhe, bei der aber meist schon die nächste Auseinandersetzung erwartet wird. Der Handlungsablauf aller ist dann von einem Wechsel zwischen hektischer Betriebsamkeit und relativer Untätigkeit gekennzeichnet.

Obwohl dabei selten eine explizite Ordnung im Sinne eines strukturierten Behandlungsprogramms vorgegeben worden ist, entzünden sich die Auseinandersetzungen meistens an Regelverstößen und damit verbundenen Frustrationen. Auch kann Aggression auf Angst folgen, die durch unklare Handlungsabläufe und einer damit verbundenen sozialen Orientierungslosigkeit unterhalten wird. Unklarheiten auf Seiten des Patienten können zu dieser Angst führen, aber auch eine Handlungsunsicherheit des therapeutischen Teams. Angst wiederum kann aus einer aus Vorinformationen entwickelten Erwartung heraus entstehen: Patienten geht gelegentlich der Ruf voraus zu Gewalttätigkeit zu neigen. Dieser Ruf kann auf Ereignissen beruhen, die Jahre zurückliegen.

Ungeregelte Nähe zu anderen Menschen und eine ungünstige Struktur des sozialen Feldes – Über- oder Unterstrukturierung (ZEILER 1993) – sind daher die Hauptmerkmale eines Milieus, in dem aggressives Verhalten wahrscheinlicher wird (Tabelle 93).

Tabelle 93 **Risikofaktoren des therapeutischen Milieus im Hinblick auf aggressive Auseinandersetzung** (ZEILER 1993)

- Überfüllung
- hohe Patientenfluktuation, kurze Verweildauer
- gemischtgeschlechtliche Belegung
- unübersichtliche Räumlichkeiten
- ungeregelter, freier Zugang zu allen Räumen
- Mangel an strukturierter Aktivität
- »Belohnung« von Gewalttätigkeit (beispielsweise durch besondere Zuwendung oder verdeckte Zustimmung)
- Patientengewalttätigkeiten von Mitarbeitern erwartet (selbsterfüllende Prophezeiung)

Der Mangel an Struktur äußert sich durch das Fehlen von strukturierter Aktivität, zumal gerade aggressive oder unruhige Patienten häufig von therapeutischen Aktivitäten ausgeschlossen werden. Oft ist das Milieu durch einen hohen Aktivitätsgrad des Teams und relativer Inaktivität und Langeweile der Patienten gekennzeichnet. Diese Diskrepanz erhöht die Unzufriedenheit auf beiden Seiten und damit die Wahrscheinlichkeit von aggressiven Auseinandersetzungen.

Die therapeutische Haltung gegenüber den Patienten beeinflusst maßgeblich die Atmosphäre und ist daher auch ein Aspekt des Milieus, der auf die Wahrscheinlichkeit aggressiver Auseinandersetzung Einfluss nimmt. Durch die therapeutische Haltung wird dem Patienten soziale Orientierung, Klarheit bei den Verhaltensabläufen und Sicherheit in den sozialen Beziehungen vermittelt. Eine Haltung, die durch Unsicherheit und Angst von Seiten des therapeutischen Teams geprägt ist, macht aggressive Auseinandersetzungen wahrscheinlicher. Aber auch rigide, an starren Normen orientierte Haltungen führen über Frustrationen zur Steigerung der Aggressionsbereitschaft bei Patienten und therapeutischem Team. Zur Reduktion von Gewalttätigkeiten ist die Reflexion über Arbeitsroutinen, Patient-Mitarbeiter-Beziehungen, therapeutisches Regime und Teamorganisation erforderlich (ZEILER 1993).

Die einzelnen Teammitglieder sind in ihren unterschiedlichen Funktionen Träger der therapeutischen Haltung, wobei die Vermittlung dieser Haltung insbesondere vom Interesse der Hauptbezugsperson des Patienten abhängig ist. Die Gefahr von Gewalttätigkeit hängt auch mit Erfahrung und Persönlichkeit der einzelnen Teammitglieder zusammen. Die Beschreibung von Mitarbeitermerkmalen, die gewalttätiges Verhalten wahrscheinlicher machen, ist hingegen problematisch, da diese Eigenschaften nicht unabhängig vom situativen Kontext gesehen werden können. So sind männliche Mitarbeiter grundsätzlich einer höheren Gefahr ausgesetzt in aggressive Auseinandersetzungen einbezogen zu werden, weil sie wegen ihrer körperlichen Konstellationen öfter zu Situationen gerufen werden, in denen gewalttätige Auseinandersetzungen drohen. Ist der Mitarbeiter bzw. die Mitarbeiterin älter oder kleiner als der Patient, droht ebenfalls eine größere Gefahr. Sicherlich sind auch weniger erfahrene Mitarbeiter stärker bedroht. Die Bewältigung aggressiver Auseinandersetzungen sollte innerhalb des Teams und der Organisation daher grundsätzlich zunächst als gemeinsame Aufgabe verstanden werden.

Eine auslösende Rolle für gewalttätiges Verhalten kann aggressiven Hinweisreizen zukommen. Dienstkleidung, Hinweise auf Zwangsmaßnahmen (Bett mit Fixiergurten) oder Demonstrationen von Überlegenheit erhöhen das Risiko von Aggressivität. Auf der anderen Seite kommt es bei vielen gewalttätigen Patienten zur Beruhigung, wenn durch eine Übermacht die Sinnlosigkeit aggressiver Verhaltensweisen demonstriert wird.

ᵐᵐ Umgang mit aggressivem Verhalten

Aggressionstheorien, Patientenmerkmale, Mitarbeitermerkmale und Milieuvariablen geben eine Vielzahl von Hinweisen, wie die Gefahr von Gewalteskalationen gemindert werden kann. Dabei sollte zunächst zwischen Prävention von Gewalt und Umgang mit Gewaltsituationen unterschieden werden. Direkte Interventionen (Medikamente, Fixierungen etc.) sind mit indirekten Interventionen (Organisation der Aufnahmesituation etc.) zu kombinieren. Unverzichtbare Voraussetzung für alle diese Interventionen ist der möglichst offene Umgang mit diesem Thema sowie die Klärung der Haltung aller Teammitglieder gegenüber Gewalt. Sachliche Fragen (Welche Verhaltensabfolgen werden bei Gewalt vereinbart?) sind ebenso zu diskutieren wie emotionale Aspekte beim Umgang mit Gewalt (Wie kann die Angst in solchen Situationen kontrolliert werden?). Auch wenn eine möglichst »gewaltfreie« Psychiatrie das Ziel ist, wird die Verleugnung von Gewalt der spezifischen Situation vieler psychisch kranker Menschen nicht gerecht. Hier ergeben sich Ermessensspielräume, die sich zwischen Selbstbestimmung und Fürsorge bewegen und die von den psychiatrisch Tätigen jeweils auch eine Auseinandersetzung mit der Handlungsethik erfordern. Ziel sollte die Entwicklung von angemessenen Reaktionen der psychiatrisch Tätigen auf gewalttätiges Verhalten sein.

ᵐ Verhalten im Umgang mit aggressiven Patienten

In der Regel steht das aggressive Verhalten eines Patienten in direktem oder indirektem Zusammenhang zu seiner seelischen Erkrankung. Die erfolgreiche Behandlung führt somit auch zur Reduktion der Aggressivität. In vielen Fällen müssen darüber hinaus spezifische Strategien entwickelt werden, die gewalttätiges Verhalten verhindern oder eine situative Eskalation vermeiden helfen. In einer Aufnahmesituation werden andere Faktoren – etwa Angst und Erregung – wirksam sein als im Rahmen einer langfristigen Behandlung. Die Sicherheit des Helfers trägt zur Vermeidung der Eskalation bei und hängt direkt von den Kontextbedingungen ab. Hier zeigt sich eine hohe Verantwortung der Leiter psychiatrischer Versorgungseinrichtungen (HUBSCHMID 1996).

Die Sicherheit der Mitarbeiter im Umgang mit Gewalt hängt mit der Einübung von Verhaltensroutinen und der Bewältigung von Angst zusammen. Die Klarheit der Organisationsabläufe und die Sicherstellung der Kooperation aller Teammitglieder tragen dazu bei, die Verhaltenssicherheit jedes Einzelnen zu erhöhen. Der Mitarbeiter muss sich darauf verlassen können, dass andere ihm beistehen und dass die Maßnahmen koordiniert sind.

Darüber hinaus ergeben sich noch weitere Regeln für den Umgang mit Konflikten (RUPP 1998):

Gewaltdrohungen sollen ernst genommen werden Die meisten Gewalttaten werden vorher angekündigt oder die späteren Opfer oder ihre Angehörigen hatten vor dem Täter Angst. Zur Erfassung der Gefahr ist empfehlenswert, vor Ort die Gefährlichkeit der Situationen abzuschätzen.

Der Helfer sollte sich seiner eigenen Angst bewusst sein Das Schaffen einer möglichst angstfreien Situation reduziert die Gefahr der Gewalttätigkeit und stellt sicher, dass der Helfer zu keiner unnötigen strukturellen oder gar physischen Gewalt gezwungen ist. Um den notwendigen Hilfebedarf abschätzen zu können, müssen dem Helfer seine eigenen Grenzen klar sein und er muss auf Hilfe zurückgreifen. Als Regel gilt, dass Angst ein wichtiges Indiz für Gefahr ist und keinesfalls als unprofessionell gelten kann. Helfer sollten sich nur in Ausnahmefällen gefährlichen Situationen aussetzen.

Die Sicherheit des Patienten und die des Helfers haben höchste Priorität In vielen Fällen reichen Argumente und Appelle nicht aus, um eine drohende Eskalation zu vermeiden. Die Sicherstellung einer Übermacht ist dann als klares Signal dafür zu werten, dass mit Gewalt keine Ziele durchgesetzt werden können. Der Einsatz von Schutzmaßnahmen zeigt dem gewaltbereiten Patienten außerdem, dass sein drohendes Gebaren oder seine Unberechenbarkeit ernst genommen werden. Oft deeskaliert die Situation, wenn die Aussichtslosigkeit gewalttätigen Verhaltens deutlich wird.

Medikamentöse Behandlungsmöglichkeiten

Unabhängig von der medikamentösen Behandlung der Grunderkrankung kann die Therapie von Aggressivität durch eine spezifische pharmakologische Behandlung ergänzt werden. Dabei sollte zwischen Prophylaxe und Akutbehandlung unterschieden werden. Das Ziel einer medikamentösen Therapie der Aggression ist die Gefahr von aggressivem Verhalten zu reduzieren, ohne den Patienten in einem anderen Bereich einzuschränken. Das Vermeiden von Nebenwirkungen ist dabei selbstverständlich. Vor Beginn einer medikamentösen Behandlung der Aggressivität sollte geklärt sein, ob (Steinert 1992):

- die Grunderkrankung ausreichend behandelt ist,
- keine Substanzen eingenommen werden, die aggressives Verhalten provozieren können (Alkohol, Amphetamine, Cocain, Antidepressiva etc.),
- keine körperlichen Krankheiten bestehen, bei deren Behandlung eine Besserung oder Reduktion der Aggressivität zu erwarten ist (z. B. Schmerzen) und
- die Behandlung ethisch gerechtfertigt werden kann.

Gerade bei der pharmakologischen Behandlung aggressiven Verhaltens ist die Dokumentation des Behandlungsergebnisses wichtig, insbesondere wenn längere Intervalle zwischen den einzelnen aggressiven Eskalationen liegen. Sonst ist gerade hier die Gefahr groß, dass eine nicht effiziente Behandlung beibehalten wird.

In der Behandlung von Aggressivität wird eine Reihe unterschiedlicher Medikamente eingesetzt:

1. Neuroleptika Neuroleptika sind in der Behandlung aggressiven Verhaltens die am häufigsten verwendeten Medikamente. Insbesondere in der Akutbehandlung haben sie sich bewährt. Hochpotente Neuroleptika eignen sich besonders zur Behandlung psychotischer Symptome. Bei Patienten ohne psychotische Symptome ist der Einsatz hochpotenter Neuroleptika nur ausnahmsweise gerechtfertigt. Günstige Wirkungen, meist jedoch nur bei niedriger Dosierung, zeigen sich bei organisch bedingten psychischen Störungen auch im Rahmen der Behandlung akuter Manien. Clozapin (Leponex) nimmt wie andere atypische Neuroleptika bei der Behandlung aggressiven Verhaltens eine Sonderstellung ein, weil gerade bei chronisch psychotisch Kranken mit einer Verbesserung auch im Hinblick auf die Aggressionsbereitschaft gerechnet werden kann.

Auch niederpotente Neuroleptika werden häufig zur Reduktion der Gewaltbereitschaft eingesetzt. Mit Hilfe ihres sedierenden Effektes führen niederpotente Neuroleptika hauptsächlich zu einer Reduktion der Erregung. Dieser Effekt ist vor allem in der Akutsituation hilfreich, langfristig beeinträchtigt aber die Sedierung auch die Ressourcen des Patienten. Daher sind niederpotente Neuroleptika als mittel- und langfristiges Therapeutikum nicht sinnvoll.

2. Benzodiazepine Auch Benzodiazepine können mit Hilfe ihres sedierenden Effektes Erregung abbauen helfen. In der Regel sind sie daher in der Akutsituation hilfreich, auch wenn paradoxe Reaktionen mit gesteigerter Erregung vorkommen können. Bei akut-psychotisch kranken Patienten sind Benzodiazepine ein Mittel der zweiten Wahl. Gänzlich ungeeignet ist eine mittel- oder langfristige Behandlung der Aggressionsbereitschaft mit Benzodiazepinen, weil es zu einem Wirkungsverlust kommt und eine Abhängigkeitsentwicklung eintreten kann.

3. Beta-Rezeptorenblocker Betarezeptorenblocker eignen sich besonders zur Behandlung von aggressivem Verhalten bei chronischen hirnorganischen Schädigungen. Dies gilt auch für Kinder und Jugendliche sowie bei geistiger Behinderung. Bei diesen Gruppen werden Verbesserungen in bis zu 85 Prozent der Fälle beschrieben. Die Dosisempfehlungen variieren stark, wobei hohe Dosierungen beträchtliche Nebenwirkungsraten nach sich ziehen. Insbesondere Bradykardien und hypotone Kreislaufdysregulation sind zu befürchten. Das bewährteste Mittel für diese Indikation stellt das Propanolol (Dociton) dar.

4. Lithiumsalze Die antiaggressive Wirkung von Lithium ist vielfach belegt. Diese Wirkung beschränkt sich nicht allein auf affektiv Erkrankte; auch bei impulsiv aggressiven Strafgefangenen und geistig behinderten Patienten konnte eine Besserung aggressiver Verhaltensweisen belegt werden. Ebenfalls kann bei chronisch schizophrenen Patienten die Behandlung mit Lithiumsalzen zur Abnahme der Aggressionsbereitschaft beitragen.

5. Antiepileptika Antiepileptika können ähnlich wie Lithium zu einer Abnahme von Aggressionen führen. Günstige Erfahrungen sind insbesondere für Carbamazepin und Valproinsäure beschrieben. Die Behandlungsergebnisse sind jedoch unzuverlässiger als beim Lithium.

■■■ Milieutherapeutische Maßnahmen

Zur Prophylaxe gewalttätiger Auseinandersetzungen können zahlreiche milieutherapeutische Schritte unternommen werden. Zunächst sind hier Maßnahmen gemeint, die als strukturelle Voraussetzungen zur Bewältigung von Akutsituationen dienen, worunter vor allem die Schaffung kleiner Aufnahmestationen, die nicht überbelegt werden sollten, zu fassen wäre. Architektonisch ist auf Übersichtlichkeit zu achten und auf das

Vorhandensein von Rückzugsmöglichkeiten. Wichtig ist die Reduktion von Störreizen wie Lärm, starkem Publikumsverkehr, ständiger Musikberieselung, Telefonklingeln etc.

Entscheidender für die Milieutherapie sind jedoch die Gestaltung der Patient-Therapeut-Beziehungen und die konzeptionelle Gestaltung der Arbeit. Die Patienten brauchen relativ zuverlässige und kompetente Ansprechpartner und die Station sollte eine variable Zahl von strukturierten Aktivitätsmöglichkeiten für sie vorhalten. Gelegentlich kann auf Stationen die Bildung von »sozialen Brennpunkten« beobachtet werden. Dies sind Orte, die für die Patienten eine hohe Attraktivität haben, aber zu relativ dichten sozialen Beziehungen führen, etwa vor der geschlossenen Stationstür oder im Raucherzimmer. Durch milieutherapeutische Veränderungen kann hier die Gefahr der Eskalation reduziert werden.

Durch die Auswertung von Gewalterfahrungen und die Analyse der Bedingungen, die zur Eskalation beitrugen, kann eine fortlaufende Verbesserung des Stationsmilieus erreicht werden. Regelmäßige Teambesprechungen, eventuell unterstützt durch Supervision, können diesen Prozess fördern. Gerade auf Akutstationen ist die Beachtung der Sicherheit der Mitarbeiterinnen und Mitarbeiter schon eine Maßnahme, um die Angst im Umgang mit aggressiven Patienten zu reduzieren.

ⅢⅢ Literatur

BÖKER, W.; HÄFNER, H. (1973): Gewalttaten Geistesgestörter. Eine psychiatrisch epidemiologische Untersuchung in der Bundesrepublik Deutschland. Berlin.

BRUNS, G. (1993): Ordnungsmacht Psychiatrie? Psychiatrische Zwangseinweisungen als soziale Kontrolle. Opladen.

EINK, M.(1997): Rehabilitation: Der Zwang, ein anderer werden zu müssen. In: EINK, M. (Hg.): Gewalttätige Psychiatrie. Ein Streitbuch. Bonn.

EINK, M. (Hg.) (1997a): Gewalttätige Psychiatrie. Ein Streitbuch. Bonn.

HOLLWEG, M.; NEDOPIL, N. (1997): Die pharmakologische Behandlung aggressiv impulsiven Verhaltens. In: *Psycho*, 23, S. 308–318.

HUBSCHMID, T. (1996): Erfahrungen im Umgang mit Gewalttätigkeit in der psychiatrischen Klinik. In: *Psychiatrische Praxis*, 23, S. 26–28.

KNECHT, G. (1997): Erfahrung mit psychisch kranken Aggressionstätern – Therapieindikationen. In: *Psycho*, 23, S. 299-306.

KRUPINSKI, M.; NEDOPIL, N. (1997): Aggressionstheorien und ihre Implikationen für die therapeutische Haltung. In: *Psycho*, 23, S. 290–296.

RUPP, M.(1998): Gewalt Notfall. Im Notfall Gewalt? Kriseninterventivon zwischen Zwang und unterlassener Hilfeleistung. In: *Soziale Psychiatrie*, 22, S. 12–15.

SPAZIER, D. (1985): Der Tod des Psychiaters. Frankfurt a. M.

STEINERT, T. (1992): Neuere Tendenzen in der Pharmakotherapie aggressiven Verhaltens bei psychisch Kranken. In: *Fortschr. Neurol. Psychiat.*, 60, S. 393–400.

STEINERT, T. (1995): Aggression bei psychisch Kranken. Stuttgart.

STEINERT, T.; BECK, M.; VOGEL, W. D.; KEHLMANN, S. (1991): Aggressionen psychiatrischer Patienten in der Klinik. In: *Psychiatrische Praxis*, 18, S. 155–161.

Aggressives Syndrom

STEINERT, T.; BECK, M.; VOGEL, W. D.; WOHLFAHRT, A. (1995): Gewalttätige
Patienten. In: *Der Nervenarzt*, 66, S. 207–211.

STIERLIN, H. (1956): Der gewalttätige Patient. Eine Untersuchung über die von
Geisteskranken an Ärzten und Pflegepersonal verübten Angriffe. Basel u. a.

ZEILER, J. (1993): Der aggressive Patient – Anmerkungen zur Sozialpsychologie der
Gewalt. In: *Psychiatrische Praxis*, 20, S. 130–135.

ZEILER, J. (1996): Sanfte Psychiatrie – Metamorphosen der Gewalt. In: *Psychiatrische
Praxis*, 23, S. 209–221.

ⅠⅠⅠⅠ Zusammenfassung

Psychisch Kranke sind sowohl häufig Ausgangspunkt als auch Opfer gewalttätigen Verhaltens. Es besteht gleichwohl keine direkte kausale Verknüpfung zwischen Gewalt und psychischer Erkrankung.

Die Erhöhung der Gewaltbereitschaft ist von psychischen und sozialen Voraussetzungen des Täters, aber auch von situativen Einflüssen abhängig (S. 566 f.).

Innerhalb des psychiatrischen Versorgungssystems kommt es relativ oft zu gewaltassoziierten Situationen, wobei psychiatrisch Tätige und Patienten Opfer wie Täter sein können (S. 564 f.).

Durch eine strukturierte und übersichtliche Milieugestaltung und durch entsprechende Haltungen des therapeutischen Teams lässt sich die Gefahr von Gewalttätigkeit entscheidend verringern (S. 568 f.).

Aggressives Verhalten von Patienten lässt sich durch psychopharmakologische Verfahren sowie durch psychotherapeutische Maßnahmen günstig beeinflussen (S. 570 ff.).

BESONDERE ANWENDUNGSGEBIETE

Die Besonderheiten der Kinder- und Jugendpsychiatrie und -psychotherapie

|||| Vorbemerkung

Die Kinder- und Jugendpsychiatrie ist noch ein relativ junges Spezialgebiet in der Medizin, das sich durch einige Besonderheiten auszeichnet: Sie ist kein »besonderes Anwendungsgebiet« der Psychiatrie der Erwachsenen, so wie die Entwicklungspsychologie des Erwachsenen kein Anwendungsgebiet der Entwicklungspsychologie des Kindes und Jugendlichen sein kann.

Schon eher zeigt sich, dass Entwicklungen in der Erwachsenenpsychiatrie durch Innovationen in der Kinder- und Jugendpsychiatrie angestoßen wurden (HELD 1990). Dies gilt zum Beispiel für die Bedeutung der Psychotherapie in der Psychiatrie, besonders der systemischen Familientherapie, die in der Arbeit mit Kindern, Jugendlichen und Eltern schon immer eine große praktische Bedeutung hatte.

Das gilt weiterhin für eine multidimensionale Betrachtungsweise aller psychischen Störungen, die sich bereits 1977 (REMSCHMIDT / SCHMIDT) im Multiaxialen Klassifikationssystem niederschlug. Und das gilt für die entwicklungspsychopathologische Betrachtung der Problementwicklung (RESCH 1996).

|||| Die Arbeit des Kinder- und Jugendpsychiaters

Der Kinder- und Jugendpsychiater arbeitet im Schnittpunkt vieler Berufsgruppen und Versorgungsangebote, insbesondere mit der Kinder- und Jugendhilfe, den Kinder- und Jugendheimen, den Erziehungsberatungsstellen sowie den Schulen und Sonderschulen. Die gegenwärtige Versorgungssituation zeichnet sich durch eine eklatante Unterversorgung aus. Die geringe Versorgung durch niedergelassene Kinder-, Jugendpsychiater und -psychotherapeuten führt zu einer »Ersatzversorgung« in der Kinder- und Jugendhilfe durch Erziehungsberatungsstellen (ambulant), Heime (stationär) oder durch Erwachsenenpsychiater. Der Bedarf an Kinder- und Jugendpsychiatern in der Niederlassung wird daher in den nächsten Jahrzehnten noch nicht gedeckt werden können.

Die meisten Probleme von oder mit Kindern und Jugendlichen bedürfen jedoch keiner psychiatrisch-psychotherapeutischen Hilfe (KLATEZKI u. a. 1993). Veränderungen der sozialen und / oder pädagogischen Bedingungen sind oft vorrangig.

Um die Probleme von Kindern, Jugendlichen und ihren Eltern besser verstehen und behandeln zu können, arbeitet der Kinder- und Jugendpsychiater ständig mit folgenden Berufsgruppen zusammen: Psychologen, Heil- und Sozialpädagogen, Sozialarbeitern (etwa in Jugendämtern), Ergotherapeuten (Beschäftigungs- und Arbeitstherapeuten), Bewegungstherapeuten, Kunst-, Musik-, Tanz-, Gestaltungstherapeuten, Krankenschwestern und -pflegern, Erziehern und (Sonderschul-)Lehrern.

Zur diagnostischen Klärung zieht der Kinder- und Jugendpsychiater Ergebnisse der Untersuchungen der assoziierten Berufsgruppen heran und wertet diese in einer Gesamtschau. Nach Vereinbarung mit dem Patienten und seinen Sorgeberechtigten entwirft er einen Behandlungsplan. Einzelne Teile des Behandlungsplans werden wieder an die assoziierten Berufsgruppen delegiert und regelmäßig gemeinsam besprochen.

Mit allen therapeutischen Maßnahmen ist auch eine pädagogische Einflussnahme auf die Entwicklung der Kindes oder Jugendlichen verbunden.

Nach dem Multiaxialen Klassifikationssystem der Kinder- und Jugendpsychiatrie besteht eine vollständige D i a g n o s e aus folgenden Achsen:

Achse I: Psychische Störungen
Achse II: Umschriebene Entwicklungsrückstände
Achse III: Intelligenz
Achse IV: Somatische Störungen
Achse V: Akute psychosoziale Belastungen
Achse VI: Globale Anpassung

ⅢⅢ Tiefgreifende Entwicklungsstörungen und autistische Störungen

Seit der Erstbeschreibung des frühkindlichen Autismus durch Kanner 1943 und der autistischen Psychopathie durch Asperger 1944 haben die sehr seltenen (ca. 0,05 Prozent) autistischen Störungen Menschen fasziniert und entsetzt.

Die Not der Eltern autistisch gestörter Kinder über die »Unerreichbarkeit« ihres Kindes ist immer groß (»Der unheimliche Fremdling«). Sie provoziert heroische Hilfeversuche wie zum Beispiel die Festhaltetherapie (PREKOP 1989), die wiederum von anderen (FEUSER 1989) als ethisch nicht gerechtfertigte Folter des Kindes gesehen werden.

Die Etablierung von speziellen Selbsthilfevereinen hat geholfen, die Hilfemöglichkeiten zu versachlichen und den betroffenen Eltern ebenfalls eine angemessene Hilfe zukommen zu lassen.

> Daniel ist 20 Jahre alt und wird zur Klinikbehandlung von der Mutter, die die Pflegschaft über ihn hat, vorgestellt. Er hatte zwei Wochen zuvor in dem Heim, in dem er sich seit drei Wochen befindet, ein Zimmer zertrümmert. Als die Betreuer ihn daran hindern wollten, hatte er mit Gegenständen nach ihnen geworfen, sie getreten und gebissen. Seitdem hätten alle große Angst vor ihm.
>
> Auf direkte Befragung von Daniel zu der Schilderung der Betreuer greift die Mutter ein: Daniel könne das nicht beantworten, er sei Autist. Es sei schwierig zu beurteilen, was Daniel könne und was er nicht könne. Bei ihm sei ein IQ von »ca. 70, leicht geistig behindert« festgestellt worden.
>
> Bereits im Alter von 15 und 16 Jahren habe er sich in psychiatrischer Klinikbeobachtung befunden. Diese Aufenthalte seien für die Mutter »schrecklich« gewesen. Auf die Frage, was die Mutter als Hilfe erwarte, meint sie: »Am besten eine Kugel in den Kopf!«; sie möchte nicht, dass ihr Sohn sein ganzes Leben in der Psychiatrie verbringe.

Daniel sitzt während des Gesprächs auf seinem Stuhl und schaukelt hin und zurück, dabei schaut er am Behandler vorbei. Auf Aufforderung spricht er, indem er das Gesagte wiederholt oder kurze Sätze äußert, deren Zusammenhang mit der Frage nicht eindeutig erscheint.

Auf einfache Aufforderung geht er mit auf die Station. Wenig später liegt er auf dem Kuschelkissen im Tagesraum, wirft ständig den Kopf hin und her und hält dabei die Augen geschlossen. Auf Berührung und Ansprache schaut er einem in die Augen und gibt Antwort. Nach wenigen Minuten des Gesprächs schließt er wieder die Augen und wirft erneut seinen Kopf hin und her, antwortet aber auch dann noch mit geschlossenen Augen.

Daniel ist das einzige Kind seiner verheirateten Eltern. Der Vater ist ganztägig in einer Verwaltung tätig, die Mutter ist nicht berufstätig. Beide Eltern beklagen, von ihren eigenen Eltern früh im Stich gelassen worden zu sein. Daniel sei im Alter von acht Monaten auffällig geworden, er habe sich gegen das Schmusen mit der Mutter gewehrt.

Im Alter von zweieinhalb Jahren sei bereits die Diagnose »Autist« genannt worden, da Daniel »Veränderungsängste« gezeigt habe.

Er habe die Sonderschule für geistig Behinderte besucht. Bis zur Pubertät sei es gegangen. Dann habe er in der Schule und auch zu Hause Unruhe und aggressives Verhalten gezeigt. Er sei ein richtiger »Haustyrann« gewesen, habe sich die Kleider zerrissen und die Mutter angegriffen, allerdings »nie richtig«. Sie habe ihn meist aufgefordert sich hinzulegen und sich zu beruhigen. Wenn dies nichts genutzt habe, habe sie ihren Mann angerufen, der zeitweise immer einen Piepser bei sich trug. Der Vater sei aus dem Dienst gekommen und dann sei Daniel wieder ganz lieb gewesen.

Im Alter von 18 Jahren habe Daniel angefangen nur unregelmäßig in die Schule zu gehen, schließlich sei er ganz zu Hause geblieben.

Zu Hause habe er alle paar Wochen einen Erregungszustand gehabt. Er habe überhaupt nicht mehr aus der Wohnung hinausgehen wollen. Man habe ihn nie allein gelassen.

Das Grundproblem von Daniel sei, dass er sich nie eingeordnet, dass er immer alles von außen betrachtet und sich meist in sein Schneckenhaus zurückgezogen habe.

ııı Symptome und Diagnose

Zur Gliederung der vielfältigen Symptomatik bieten sich die Hauptkriterien der ICD-10 und des DSM IV (F 84.0 frühkindlicher Autismus bzw. Autistische Störung 299.00) an:
1. qualitative Beeinträchtigung der sozialen Interaktion (z. B. Blickkontakt, Mimik, Beziehungen, Freude);
2. qualitative Beeinträchtigung der Kommunikation (Sprache, entwicklungsgemäße Rollenspiele);
3. beschränkte, repetitive und stereotype Verhaltensweisen, Interessen und Aktivitäten (Sammelsucht, Rituale, Manierismen);
4. Beginn vor dem dritten Lebensjahr.

Tabelle 94   Differentialdiagnose bei Entwicklungsstörungen

F 84.1 atypischer Autismus

F 84.2 Rett-Syndrom

F 84.3 andere desintegrative Störung des Kindesalters

F 84.4 hyperkinetische Störung mit Intelligenzminderung und Bewegungsstereotypien

F 84.5 Asperger-Syndrom

Wenn die genannten Kriterien des frühkindlichen Autismus nur zum Teil erfüllt sind, spricht man vom »atypischen Autismus« (F 84.1).

Beim Rett-Syndrom (F 84.2), das bisher nur bei Mädchen beobachtet wurde, bilden sich die motorischen Fähigkeiten (der Hand und der Sprache) nach dem 7. Lebensjahr zurück. Bereits vor dem 4. Lebensjahr kommt es zu einem verlangsamten Kopfwachstum.

Ist die Entwicklung bis zum Alter von mindestens zwei Jahren offensichtlich normal und kommt es dann zu einem Verlust bereits erworbener Fähigkeiten (Sprache, Spielfähigkeiten, häufig Darm- und Blasenkontrolle) spricht man von einer desintegrativen Störung des Kindesalters (F 84.3). Der Abbau hat eher die für Autismus typischen Merkmale als die einer Intelligenzminderung.

Fast alle autistischen Störungen sind mit einer intellektuellen Beeinträchtigung mehr oder minder großen Ausmaßes verbunden. Auch Unruhe und mangelnde Erregungsregulierung sind häufige Begleiter autistischer Störungen. Stehen Unruhe, Intelligenzminderung und Stereotypien im Vordergrund und die Einschränkung der kommunikativen Fähigkeiten eher im Hintergrund wird eine entsprechende Diagnose kodiert (F 84.4).

Während der frühkindliche Autismus fast immer mit einer Intelligenzbeeinträchtigung verbunden ist, sind die kognitiven Beeinträchtigungen außerhalb der sozialen Interaktionskompetenzen beim Asperger-Syndrom (F 84.5) nicht klinisch bedeutsam. Auch die Sprache zeigt keinen Entwicklungsrückstand.

Patienten mit dieser Störung leiden nicht selten sichtbar unter ihrer sozialen Inkompetenz. Die Patienten sind meist auffallend motorisch ungeschickt.

ⅠⅠⅠ   Ätiologische Modelle

Ein schlüssiges, anerkanntes ätiologisches Modell gibt es vorläufig nicht.

Wesentliche Faktoren scheinen erblich determiniert. Diese können in hirnorganischen Funktionsstörungen (Teilleistungsstörungen) oder auch neurochemischen Störungen bestehen.

Beim Kanner-Autismus finden sich gehäuft neben genetischen Hinweisen Epilepsie, frühkindliche Infektionen, zerebrale Bewegungsstörungen und das Marker-X-Syndrom (NISSEN u. a. 1998). Beim Asperger-Autismus findet sich familiäre Häufung, besonders bei männlichen Verwandten.

Psychogenetische Faktoren dürften nicht unwichtig sein. In der Interaktion kann der Rückzug Reaktion auf eine überfordernde Anforderungshaltung sein.

R. LEMPP (1992) hat die interessante Theorie von der mangelnden Überstiegsfähigkeit zwischen Haupt- und Nebenrealität formuliert: Der autistische Mensch bleibt in einer Nebenrealität. Der Autismus sei gewissermaßen eine angeborene Schizophrenie bzw. die Schizophrenie sei ein sekundärer Autismus.

Von den verschiedenen entwicklungspsychologischen Theorien, über die M. KUSCH und F. PETERMANN (1990) einen guten Überblick geben, scheint das »Theory of Mind«-Konzept besonders interessant. Wenn die Kommunikation bedeutungsvoll sein soll, müssen beide Kommunikationspartner den geistigen Zustand des jeweils anderen berücksichtigen. Unsere Vorstellungen über die Vorstellungen, die unser Kommunikationspartner von der Welt hat (Metarepräsentation), ermöglichen erst eine sinnvolle Verständigung. S. BARON-COHEN (1988) und Mitarbeiter gehen davon aus, dass die Fähigkeit zur Metarepräsentation bei autistischen Kindern stark beeinträchtigt ist.

Ⅲ Erleben und Bewältigung

Auch wenn der autistische Patient uns mit Worten kaum mitteilt, wie er sich in der Welt erlebt, können wir uns empathisch an seiner Sichtweise beteiligen.

Eine ängstlich-misstrauische Haltung gegenüber der wechselnden Welt lässt den autistischen Menschen den Brückenschlag zum anderen vermeiden. Erregungspotentiale können nur wenig symbolisiert (oder gar sublimiert) werden und müssen stattdessen in »Ereignissen« (Happenings) sich entladen und wieder gebunden werden. Die »Ereignisse« scheinen sich besonders dann zu etablieren, wenn die »Berechenbarkeit« der Umgebung zusammenbricht (Veränderungsängste). Die Kommunikation mit der Umwelt und der Kontakt mit den Menschen sind »motorisch-taktil« und weniger auditiv-visuell möglich. Sie bleiben konkret.

Für den Umgang mit dem Patienten scheint das Erleben der Eltern häufig vordergründig wichtiger.

Die Enttäuschung über die mangelnde emotionale Antwort des Kindes auf die Fürsorgeangebote der Eltern frustriert diese existenziell. Es werden häufig archaische Todeswünsche für das Kind wach (Eine Mutter sagte mal: »Warum haben wir uns den überhaupt in die Welt gesetzt?«), die in aller Regel eine massive Über-Ich-Reaktion provozieren und meist als geschäftige Überfürsorge ausgelebt werden. Chronisch depressive Störungen der Eltern sind nicht selten. Das »Experten-Hopping« ist weit verbreitet. Nicht selten erscheinen die Eltern mit einem gefüllten Ordner von Vorbefunden. Gleichzeitig wird eine irreale Hoffnung auf Heilbarkeit lebendig gehalten.

Ⅲ Verlauf, Prognose und soziale Integration

Je schwerer die Intelligenzbeeinträchtigung, um so ungünstiger ist die Entwicklung. Soweit psychogenetische Faktoren zur Aufrechterhaltung der Störung beitragen, kann deren Beseitigung die Prognose allerdings verbessern. Die soziale Integration ist meist mit der Entwicklung der intellektuellen Fähigkeiten gekoppelt.

Kanner-Autisten sind im Erwachsenenalter meist auf Heimbetreuung angewiesen.

ⅲ Therapie

Eine ursächliche Behandlung ist nicht bekannt. Es wurden unterschiedliche »Behandlungsmethoden« von Laien und Pädagogen propagiert, die im Einzelfall möglicherweise positive Effekte zeigten, jedoch für eine Generalisierung nicht hinreichen. Hierzu gehören etwa die Vitamintherapie oder die Magnesiumtherapie. Die Festhaltetherapie hat sich nicht als Standardverfahren etabliert, wohl auch deshalb, weil die ungünstigen Effekte nicht unerheblich waren.

Heilpädagogische Fördermaßnahmen sind bei allen Entwicklungsrückständen angezeigt. Ihre Spezifität ergibt sich stärker aus einer konkreten Verhaltensanalyse (etwa PAC nach GÜNZBURG 1977) des Kindes als aus der Diagnose.

Psychopharmaka werden eher symptomatisch indiziert: Ein hohes Erregungs- oder (Auto-)Aggressionspotential spricht am ehesten auf niederpotente Neuroleptika an (Pipamperone, Chlorprothixen). Eher passive oder antriebsschwache Kinder haben auf Sulpirid und Pimozid günstig reagiert.

Die begleitende Therapie der Eltern und Geschwister ist wesentlich! Ihre Enttäuschung über das »fremde« Kind ist ggf. in einem eigenständigen psychotherapeutischen Prozess zu bearbeiten, um einen Trauerprozess zu initiieren, der das Schicksal des Kindes vom eigenen Schicksal löst und somit den Eltern ermöglicht ihr Kind in seinem »Anderssein« zu akzeptieren und mit ihm »auszuhandeln«, welche Hilfe die Eltern bereit sind zu geben.

Damit einher geht ein Abgrenzungsprozess, der die Eltern von dem Gefühl der Schuld für die Störung des Kindes befreit und sie befähigt pädagogisch auf ihr Kind einzuwirken, der also dem Kind hilft, Verantwortung für sein »So-Sein« zu übernehmen. Gegenüber dieser idealistischen Sichtweise bleibt die Praxis natürlich meist zurück.

Elternselbsthilfegruppen und psychoedukative Elternbegleitung haben sich als nützlich erwiesen. Eine Aufnahme des Kindes in eine Klinik ist selten sinnvoll, kann aber zur akuten Entlastung der Eltern angezeigt sein.

Die diagnostische Klärung ist auch ambulant möglich. Eine »medikamentöse Einstellung« – wie oft gewünscht – ist im ambulanten Setting häufig sicherer durchzuführen, da die Einflüsse in der stationären Behandlung deutlich andere sind als die im Alltagssetting.

Eine Klinikaufnahme als Ersatz für eine Fremdunterbringung (etwa in einem Wohnheim) ist kontraindiziert. Die Lebenswelt einer Klinik mit häufigen Veränderungen und Beziehungsabbrüchen ist eher geeignet das Leiden des Kindes zu verstärken. Zur Vorbereitung einer Fremdunterbringung kann die Klinikbehandlung helfen die Interaktion zwischen Eltern und Kind so zu verändern, dass sie auch nach der Fremdunterbringung weiter für beide Seiten »konfliktfreier« bleibt bzw. wird. Hier sind häufig konkrete heilpädagogische Elterntrainings angezeigt.

ⅳ Hyperkinetische Störungen

Hyperkinetische Störungen gehören zu den häufigsten diagnostizierten psychischen Störungen im Kindesalter. Bei Schulkindern wird die Prävalenz auf 3 bis 5 Prozent geschätzt (NISSEN u. a. 1998). Knaben sind rund siebenmal häufiger als Mädchen betroffen.

Es handelt sich einerseits um die »Zappelphilippe«, die der Umgebung auf die Nerven gehen, andererseits um die Unaufmerksamen, denen ständig irgendeine Tolpatschigkeit passiert, ohne dass sie das eigentlich wollen.

Gerade diese Störung hat zu vielen Diskussionen angeregt, ob hier nicht ein natürliches Verhalten des Kindes, seine motorische Aktivität, seine Ausprobier- und Entdeckerfreude, durch die Genervtheit der Umgebung oder die mangelnde Kindgerechtheit der Wohnsituation von Kindern pathologisiert werde.

In der Tat sind es meist die Lehrer und Eltern, die meinen, mit dem Kind stimme etwas nicht. Die Kinder selbst sind sich meist keiner Schuld bewusst bzw. finden sich toll oder cool!

Der 7-jährige Fritz stellt sich mit seinem Vater, seiner Großmutter mütterlicherseits und zwei Damen des Jugendamtes vor.

Er gibt an, er spiele, haue ab und klaue manchmal Briefe. Der Vater ergänzt, ein Kollege habe die Ansicht geäußert, Fritz müsse in ein »pädagogisch streng geführtes Heim«. Fritz sei unnahbar und meine, er wäre der Größte und Stärkste. Zu Hause sei er »wibbelig« und höre schlecht.

Die Lehrer würden sagen, Fritz würde nicht mitmachen, er könne sich nicht konzentrieren, er haue in der Schule mit Mitschülern ab. Der Vater erhalte dann Briefe. Fritz ergänzt, die Lehrerin sei lieb, wenn sie mit ihm basteln würde, und böse und bescheuert, wenn sie brülle, wenn andere etwas falsch gemacht hätten. Er müsse sich dann die Ohren zuhalten.

Die Großmutter fügt hinzu, Fritz sei immer nur unter Erwachsenen gewesen. Vielleicht sei er ein bisschen von ihr verwöhnt worden.

Zur Vorgeschichte wird berichtet:

Der Vater (32 Jahre) sei das neunte von insgesamt zwölf Geschwistern und von Beruf Bäcker. Sein Vater sei bereits vor 16 Jahren an Speiseröhrenkrebs verstorben, er sei immer kränklich gewesen.

Die Mutter (29 Jahre) sei das dritte von insgesamt vier Geschwistern.

Beide hätten ungefähr zwei Jahre vor der Geburt von Fritz geheiratet. Angeblich sei die Mutter vorher wegen eines Selbstmordversuchs in einer psychiatrischen Klinik gewesen.

Die Schwangerschaft mit Fritz sei gewollt gewesen. Die Mutter habe während der Schwangerschaft Valium genommen, wegen ihrer Schilddrüse (sic!). Geburt und frühkindliche Entwicklung seien unauffällig gewesen.

Die Eltern hätten sich getrennt, als Fritz rund zwei Jahre alt gewesen sei. Die Mutter sei mit ihrem 10-jährigen Sohn aus einer nicht ehelichen Beziehung zu einem anderen Mann ausgezogen. Der Vater habe Fritz nicht herausgeben wollen.

Beim ersten Besuchswochenende, ca. anderthalb Jahre nach der Trennung, habe der Halbbruder Fritz die Treppe hinuntergestürzt, sodass er einen Oberschenkelhalsbruch erlitt und deshalb zwei Monate im Krankenhaus hatte bleiben müssen.

Seit dem 3. Lebensjahr habe Fritz den Kindergarten besucht, dort habe man ihn gerne gehabt. Seit einem Jahr besuche er den Schulkindergarten; man habe ihnen dort gesagt, er könne es schulisch nicht schaffen, er schmeiße schnell alles hin.

Auf Nachfrage meint Fritz, seine Mutter habe ihn schon lieb. Sie besuche ihn nur nicht wegen der Scheidung.

Während des gesamten Gesprächs nimmt Fritz keinen Blickkontakt zum Untersucher auf. Er spricht recht schnell und quasselt dazwischen. Der Vater hat eine auffallend nuschelige Aussprache. Fritz ist recht unruhig, umarmt während des Gesprächs impulsiv den Vater und die Großmutter und lehnt sich an sie an.

Die Fallgeschichte demonstriert, dass hyperkinetische Störungen häufig eingebettet sind in schwierige familiäre Verhältnisse und ungünstige Entwicklungsbedingungen. Darüber hinaus sind die Bewertungen durch die Umwelt von Bedeutung.

ⅲ Symptome und Diagnose

Die diagnostischen Hauptkriterien (F90 in der ICD-10 und 314.0x im DSM IV) der Aufmerksamkeits- bzw. Hyperaktivitätsstörung sind schlicht:
1. Unaufmerksamkeit (beeinträchtigte Aufmerksamkeit),
2. Hyperaktivität (erheblich gesteigerte motorische Unruhe) und Impulsivität (gestörte Impulskontolle).

Da alle diese Kriterien auch bei nicht gestörten Kindern vorliegen können, wird erst dann von einer Störung gesprochen, wenn die Intensität der einzelnen Kriterien deutlich über der entwicklungstypischen Norm liegt. In der Praxis hat sich eine Einschätzung nach Skalen bewährt (z. B. C o n n e r s - S k a l e n).

Der Unterschied zwischen »Lebendigkeit« und hyperkinetischer Störung ist, bei aller Unsicherheit im Grenzbereich, häufig evident. Vor allem Kinder, die deutlich Opfer ihrer Hyperaktivität sind, die darunter leiden, dass ihnen wieder etwas »passiert« ist, werden für Hilfe dankbar sein. Abzugrenzen sind jene Fälle, in denen die Umgebung (Elternhaus, Schule etc.) eine motorische Ruhe erwarten, die nicht nur nicht altersgemäß wäre, sondern eher pathologischer Apathie entspräche.

Unterschieden werden zudem Unterformen, je nachdem ob sich eine Verhaltensstörung deutlich abzeichnet (F 90.1 hyperkinetische Störung des Sozialverhaltens) oder nicht (F 90.0 einfache Aktivitäts- und Aufmerksamkeitsstörung).

ⅲ Ätiologie

Obwohl die Ätiologie und Pathogenese nicht abschließend geklärt sind, kann davon ausgegangen werden, dass immer biologische Faktoren maßgeblich beteiligt sind. Genetische Faktoren sind wahrscheinlich – Väter hyperkinetischer Kinder waren als Kind häufig selbst hyperkinetisch.

Ob Nahrungszusätze (Salizylate etc.) oder Allergene ursächlich oder auslösend sind, ließ sich bisher wegen widersprüchlicher Forschungsergebnisse nicht endgültig klären. Psychogenetisch darf nicht vergessen werden, dass Unruhe und die Einengung der Aufmerksamkeit ein archaischer Mechanismus ist, mit dem der Mensch auf bestimmte Situationen wie Belastungen und Bedrohungen reagieren kann. Insofern sind psychosoziale Belastungen insbesondere in den jeweiligen Familien für die Ausprägung der Störung wesentlich.

▪▪▪ Erleben und Bewältigung, soziale Integration

Die Auswirkungen auf das Kind sind erheblich! Hyperkinetische Kinder werden meist mehrfach stigmatisiert und isoliert. In der Schule werden sie aussortiert und einer Sonderbeschulung (für Verhaltensgestörte oder Erziehungsschwierige) zugewiesen. Dies gilt vor allem dann, wenn die Unaufmerksamkeit auch die intellektuelle Leistungsfähigkeit tangiert. Die Gleichaltrigen wenden sich in aller Regel ebenfalls ab – meist bleiben nur wenige »Freunde«, die sich eher in einer negativen Identifikation zur Normgruppe definieren: »Die Kids, die Scheiß machen!«

Die Isolation draußen, verbunden mit einem deutlich negativen Selbstbild, wird kaum vom Elternhaus kompensiert werden können: Hyperkinetische Kinder sind erziehungsschwierige Kinder, weil sie nur unzureichend eine altersentsprechende Selbststeuerung und Kontinuität aufbauen können. Sie benötigen ein hohes Maß elterlicher Kontrolle bei Alltagsaktivitäten und zeigen gleichzeitig eine verstärkte Tendenz zu Selbstverletzungen und Unfällen. Dies erschöpft elterliche Ressourcen schneller. Die soziale Umgebung hyperkinetischer Kinder ist häufig in der Gefahr, sich aggressiv gegen die »Nervereien« zu wehren und damit die Sicherheit des haltenden Milieus aufzugeben, was wiederum zu einem Teufelskreis der Verstärkung der Symptomatik des hyperkinetischen Kindes führt.

▪▪▪ Verlauf und Prognose

Bezogen auf die Gesamtgruppe hyperkinetischer Kinder ist die Prognose günstig: Mehr als drei Viertel der Kinder, die als hyperkinetisch diagnostiziert wurden, zeigen im Erwachsenenalter keine Auffälligkeit mehr.

Der Rest zeigt eine dramatisch ungünstige Prognose: Fremdunterbringungen (Heime etc.), Entwicklung von Drogen- und Alkoholabhängigkeit, Entwicklung dissozialer Persönlichkeitsstörungen verbunden mit chronischer Delinquenz und fast lebenslänglicher erheblicher Beeinträchtigung.

▪▪▪ Therapie

Als therapeutische Möglichkeiten stehen verschiedene Maßnahme zur Verfügung, auch hier müssen die E l t e r n einbezogen werden.

1. Elternberatung, ggf. heilpädagogisches Elterntraining mit Vermittlung von Entspannungstechniken für Eltern, Psychoedukation über die Modelle der hyperkinetischen Störung. Ziel ist es, die Vermittlung einer entspannten, wohlwollenden, freundlichen, gleichwohl bestimmten, führenden Haltung (Ersatz-Ich?) gegenüber dem Kind zu erreichen.
2. Bewegungs-, Musik- und Beschäftigungstherapien für die Kinder
3. Verhaltenstherapeutische Methoden: Aufbau impulsregulierender Techniken etc.
4. Diät: Eine oligoantigene Diät ist in rund 10 Prozent erfolgversprechend (NISSEN u. a. 1998)
5. Psychopharmaka:
   ▷ Stimulanzien: Methylphenidat (1. Wahl; ca. 20–40 mg/die), Amphetamin, Pemolin; non-responder ca. 10–20 Prozent

▷ Trizyklisches Antidepressivum: Imipramin 50–100 mg/die (NISSEN u. a. 1998)

▷ Niederpotentes Neuroleptikum: Pipamperon

Eine Klinikbehandlung sollte eher vermieden werden, kann aber zur diagnostischen Abgrenzung sinnvoll sein. Sie ist vor allem dann zu vermeiden, wenn sie nur als »Elternerholung« genutzt werden soll, ohne dass dem Kind wirkliche Hilfe vermittelt wird. Der Strafcharakter der Klinikaufnahme schädigt sonst das Selbstvertrauen des Kindes unnötig zusätzlich.

Die Behandlung sollte dort ansetzen, wo die größten Probleme vorliegen und das Kind am ehesten Hilfe anfordert. Sie sollte pragmatisch auf eine Symptomreduktion zielen und nicht die Änderung des Temperaments des Kindes zum Ziel haben. Eine Verordnung von Stimulanzien oder anderer Psychopharmaka ohne psychotherapeutische Behandlung muss als Kunstfehler gelten!

ⅢⅢ Störungen des Sozialverhaltens

Vielleicht die häufigste Störung im Kindes- und Jugendalter ist die Störung des Sozialverhaltens. Prävalenzraten von 6 bis 16 Prozent für Jungen und 2 bis 9 Prozent für Mädchen werden berichtet. Sie scheint in den Städten höher zu sein als auf dem Land. Die Störung scheint insgesamt zuzunehmen (DSM IV).

Während im Erwachsenenalter die Störung des Sozialverhaltens eine selten gebrauchte Ausschlussdiagnose ist, wird sie im Kindes- und Jugendalter als typisch deskriptive Diagnose genutzt, um eine vorschnelle ätiologische Klassifikation zu vermeiden: ein großer diagnostischer Topf also, in den viele hineinfallen können, wenn sie andauernd »über die Stränge« schlagen.

Im Gegensatz zu dieser scheinbar milden diagnostischen Zuordnungspraxis steht die recht ernste Prognose der Kinder und Jugendlichen, die diese Diagnose erhalten: Mehr als die Hälfte zeigen auch im Erwachsenenalter schwerwiegende psychische Störungen bis hin zu Psychosen!

> Der 14-jährige Mike stellt sich mit seiner Mutter und seinem Stiefvater vor. Die Mutter berichtet, sie komme mit ihrem Sohn, weil vom Jugendamt aus gesagt worden sei, Mike habe »Mist« gemacht. Er sei weggelaufen und habe geklaut, unter anderem ein großes Auto, das er kaputt gefahren habe. Das sei vor zwei Jahren passiert. Vor drei Jahren seien Ladendiebstähle vorgekommen; Polizei und Jugendamt hätten sich eingeschaltet. Über Karneval sei er nun drei Tage weg gewesen. Er habe die Eltern der Mutter telefonisch malträtiert. Er habe wohl »geistige Aussetzer« und mache Sachen, die für einen 15-Jährigen (sic!) nicht richtig seien.

> Mike ergänzt, er laufe querfeldein, hänge rum, übernachte in einem Schuppen und trinke aus einem Bach. In der Schule solle er sitzen bleiben.

> Zur Vorgeschichte: Mike ist das erste Kind aus der ersten Ehe der Mutter. Die Schwangerschaft sei »ein Unfall« gewesen. Schwangerschaft, Geburt und frühkindliche Entwicklung seien unauffällig verlaufen.

> Der Vater starb durch einen Motorradunfall, als Mike knapp vier Jahre alt war. Als Mike 5 Jahre war, heiratete die Mutter erneut. Aus dieser Ehe stammen zwei Halbbrüder. Der Stiefvater ist inzwischen seit sieben Jahren arbeitslos und zu 50 Prozent

erwerbsgemindert. Vor sechs Jahren habe Mike durch einen vom Stiefvater mitverursachten Unfall eine Gehirnerschütterung erlitten.

Ab dem 6. Lebensjahr habe Mike den Kindergarten besucht, ab dem 7. die Grundschule, zur Zeit besuche er die 8. Klasse Hauptschule. In der Grundschule habe er gute Leistungen gezeigt, jedoch angefangen zu stehlen und zu bummeln. Zur Zeit habe er in fünf Nebenfächern eine 5.

Nach dem Tod des leiblichen Vaters sei »alles Männliche« für Mike ein Fixpunkt gewesen. Am Stiefvater habe er wie eine Klette gehangen. Als dann aus der zweiten Ehe Nachwuchs gekommen sei, habe der Stiefvater keine Zeit mehr für Mike gehabt, woraufhin dieser wohl »eifersüchtig« reagiert und alles geklaut habe, was nicht niet- und nagelfest gewesen sei.

Der Stiefvater ergänzt, Mike lüge »zu 95 Prozent«.

Derzeit sei die Situation zu Hause sehr gespannt; der Stiefvater und Mike würden sich »nur auf den Keks« gehen, beide könnten sich gegenseitig »eine reinhauen«. Mike tue grundsätzlich das Gegenteil von dem, was der Stiefvater von ihm verlange.

Mike bastele sich zur Zeit einen Führerschein mit dem Bild des Vaters und hänge sich Bilder des leiblichen Vaters auf.

Symptome und Diagnose

Die diagnostischen Kriterien des DSM IV (312.8) und der ICD-10 (F 91.8) präzisieren die Einordnung: Wiederholendes und andauerndes Verhaltensmuster, durch das die grundlegenden Rechte anderer und wichtige altersentsprechende gesellschaftliche Normen oder Regeln verletzt werden. Das können sein:

- Aggressives Verhalten gegenüber Menschen und Tieren
- Zerstörung von Eigentum
- Betrug oder Diebstahl
- Schwere Regelverstöße

Die Einbettung in die sozialen Normen ist wesentlich. Wir gehen davon aus, dass die Orientierung an den Gleichaltrigen, ggf. auch einer Subkultur entwicklungsfördernd ist. Die sozialverhaltensgestörten Jugendlichen zeigen eine deutlich geringere Orientierung an diesen Normen als der Durchschnitt.

Tabelle 95 Differentialdiagnose bei Störungen des Sozialverhaltens

Immer wenn die Verhaltensstörung als »soziales Ausagieren« einer anderen psychischen Störung erkannt wird, sollte diese andere Störung gewählt werden. Dies gilt etwa für schwere depressive Störungen, wenn die aggressive Wendung nach außen die Gefahr der Selbsttötung abwenden soll. Auch schizophrene Störungen können in ihren etwas unspezifischen Vorläufern bei oberflächlicher Betrachtung nicht erkannt werden. Im Erscheinungsbild gibt es vier Unterformen, die sich klinisch deutlich unterscheiden:

F 91.0 auf den familiären Rahmen beschränkte Störung des Sozialverhaltens

F 91.1 Störung des Sozialverhaltens bei fehlenden sozialen Bindungen

F 91.2 Störung des Sozialverhaltens bei vorhandenen sozialen Bindungen

F 91.3 Störung des Sozialverhaltens mit oppositionellem, aufsässigem Verhalten

Wenn die Störung sich auf den familiären Rahmen beschränken, gibt es Konstellationen, die sado-masochistischen Beziehungsgestaltungen ähneln. Die meist äußerst intensiven Beziehungen in der Familie mit tätlichen Übergriffen, auch von Seiten des Kindes, korrelieren mit eher spärlichen Beziehungen außerhalb der Familie. Außerhalb der Familie erweisen sich die »Haustyrannen« meist als ängstliche, sozial inkompetente, eher aggressiv-gehemmte Jugendliche.

Sozial gestörte Jugendliche, die eher einzelgängerisch ihre Störung ausleben, unterscheiden sich wesentlich von denen, die in Gruppen (Banden, Gangs) auffällig werden. Im Hinblick auf ihre Persönlichkeitsentwicklung müssen die nicht an eine Gruppe gebundenen Jugendlichen als schwerwiegender gestört angesehen werden. Gruppendelinquente zeigen meist eine bessere Beziehungsfähigkeit als die Einzelgänger und sind daher auch korrigierender Einflussnahme eher zugänglich.

Hinter der Störung mit oppositionell-aufsässigem Verhalten verbirgt sich meist eine fehlgelaufene Pubertätsrebellion. Hier zeigt sich die Fixierung auf das Verhalten der Erwachsenen und der Mangel an Selbstdifferenzierung besonders deutlich. Nicht selten wird dieses Verhalten durch eine bedingungslose Unterstützung und Verzicht auf erzieherischen Einfluss durch die Eltern verstärkt.

ııı Ätiologische Modelle

So vielfältig die Probleme, die unter diese Diagnose gefasst werden, so vielfältig sind auch die Erklärungskonzepte.

Auf der biologischen Ebene sind genetische Faktoren nicht zu übersehen. Insbesondere wiederholte schwerere Delikte sind wahrscheinlich stärker genetisch bzw. konstitutionell als milieureaktiv determiniert (NISSEN u. a. 1998).

Tiefenpsychologisch werden häufig frühe Störungsanteile angeführt. Dies gilt vor allem für die jugendlichen Delinquenten mit fehlender sozialer Bindung, deren Beziehungsfähigkeit auf dem Entwicklungsniveau narzisstischer bzw. Borderline-Persönlichkeitsstörungen fixiert zu sein scheint. Wesentlich ist dabei das Konzept einer Über-Ich-Schwäche.

Meist fehlt der regel-setzende Einfluss einer (männlichen) Bezugsperson bzw. diese erscheint in der Wahrnehmung des Jugendlichen keine ausreichende Autorität für sein eigenes Leben.

Lerntheoretische Überlegungen weisen auf die Vorbild-Funktion bedeutsamer Bezugspersonen hin. A. BANDURAS (1971) Theorie des sozialen Lernens scheint häufig vor allem für Gruppendelinquenz bei eher weniger strukturell gestörten Jugendlichen ein gutes Erklärungsmodell.

Dies leitet über zu den sozialen Erklärungstheorien, die meist eine emotionale oder erzieherische Verwahrlosung als wesentlich ansehen.

Gerade in diesem Störungsfeld ist die Versuchung groß, das Erzieherverhalten der Eltern als »Ursache« der jugendlichen Störung anzusehen. Man darf aber nicht übersehen, dass es kaum einen sozialen Konsens über die »richtige« Erzieherhaltung gibt und die Anforderungen, die Kinder und Jugendliche an ihre Eltern stellen, individuell sehr extrem sein können.

⁙ Erleben und Bewältigung, soziale Integration

Das subjektive Erleben, von den Erwachsenen als gestört oder unangepasst angesehen zu werden, variiert beträchtlich. Häufig erlebt sich der Jugendliche subjektiv im Recht, ist sein aus Erwachsenen-Sicht scheinbar sinnloses Verhalten auf Grund seiner subjektiven Wahrnehmung und Möglichkeiten durchaus sinnvoll. Zwischen einem Messen der eigenen Kräfte mit denen der Erwachsenen sowie einer Entwicklung antisozialer Eigengesetzlichkeit gibt es keine scharfe Grenze. Diese wird erst im Sozialisationsprozess vermittelt und schrittweise internalisiert.

Nicht jede Familien- oder Subgruppen-Moral entspricht den Normen der Gesellschaft. Nicht selten müssen daher Sozialisationsdefizite der Familie durch andere Instanzen bearbeitet werden. Hier spielen zunächst Kindertagesstätten und die Schule eine wesentliche Rolle. Die Schule wird jedoch zunehmend nur als Ort der Wissensvermittlung und weniger als Ort sozialen Lernens gewünscht.

Ergänzend tritt die Kinder- und Jugendhilfe auf, die Hilfe zur Erziehung anbietet, die in ambulanter (sozialpädagogische Familienhilfe etc.) oder stationärer (Heimerziehung) Form geleistet wird.

Schließlich treten Familien- und Jugendgerichte auf, wenn die Einflussnahme der vorherigen Instanzen nicht ausreicht: Familiengerichte genehmigen den Eltern unter Umständen eine geschlossene Unterbringung ihres Kindes oder andere Maßnahmen, die eine Abwägung der Rechte des Kindes und der Eltern erfordern.

Die Jugendgerichte haben die Möglichkeit, bei Vorliegen entsprechender Straftaten erzieherische Maßnahmen anzuordnen oder auch eine Jugendstrafe zu verhängen.

Alle diese Maßnahmen können im günstigen Fall dem Jugendlichen helfen sich mit den Regeln seiner Umgebung vertraut zu machen und diese zu internalisieren, was mithilft, seine Über-Ich-Strukturen zu stärken.

⁙ Verlauf und Prognose

Der Verlauf und die Prognose bei diesen Störungen sind uneinheitlich. Je höher der konstitutionelle Faktor, um so ungünstiger ist die weitere Entwicklung.

K. HARTMANN (1970) stellte fest, dass von den aus öffentlicher Erziehung Entlassenen zwei Drittel später straffällig wurden und drei Viertel Arbeitsschwierigkeiten zeigten. Die Inzidenz für Schizophrenien liegt ca. fünfmal höher als beim Bevölkerungsdurchschnitt. Drogen- und Abhängigkeitsprobleme treten ebenfalls überdurchschnittlich häufig auf.

⁙ Therapie

Grundlage jeder Therapie muss eine gesicherte soziale Einbettung sein.

Wenn unklar ist, ob der Jugendliche in eine Heimeinrichtung geht, wo er wohnt (zum Beispiel bei sogenannten Straßenkindern), ob er in einem anstehenden Strafverfahren zu einer Jugendstrafe verurteilt wird und welche Bezugspersonen für ihn derzeit und in nächster Zukunft zuständig sind, dann ist eine Therapie eher kontraindiziert und sollte verschoben werden.

Die psychiatrisch-psychotherapeutische Intervention kann pädagogische Maßnahmen nicht ersetzen und ist niemals eine »bessere Pädagogik«!

Eine systemische Vorgehensweise in der Akutphase hat sich zur Klärung der meist sehr verwickelten sozialen Situation der Jugendlichen bewährt (SCHWEITZER 1987; ROTT-HAUS 1990). Dabei wird versucht die Positionen des Jugendlichen, der Eltern und aller Helfer im System zu klären und zu verdeutlichen. Hieraus kann sich ableiten, wem welche speziellere Hilfe nützlich sein kann.

Die Eltern sind meist zentraler Angelpunkt im Problemsystem. Ihr Einfluss auf das Verhalten des Jugendlichen bleibt entscheidend. Die Beratung der Eltern zielt auf eine Stärkung ihrer Vorbild- und Führungsposition, auf psychoedukative Vermittlung der Gründe des problematischen Verhaltens ihres Kindes sowie auf konkrete Anleitung zu verändertem Erzieherverhalten und Entlastung ihrer häufig von romantischen Erziehungsidealen geprägten Eigenbeurteilung.

Die Jugendlichen profitieren nicht selten von Interaktionsgruppen, in denen soziales Verhalten thematisiert sowie Eigen- und Fremdwahrnehmung eingeübt werden. Soziale Rollenspiele befördern diesen Prozess. Vermittlung von Selbstkontrolltechniken und Entspannungsmöglichkeiten können von einigen Jugendlichen gut genutzt werden (JUNGLAS 1987).

Die Akzeptanz für psychopharmakologische Interventionen ist meist gering. Jugendliche mit Drogenerfahrung sind aber in der Lage, niederpotente Neuroleptika zur Erhöhung der Eigensteuerung zu nutzen.

Nicht selten sind dissoziale Jugendliche feinfühlige Beziehungsbeobachter! Dieser Ansatz zur therapeutischen Spaltung kann für einen tiefenpsychologisch fundierten (analytisch orientierten) Behandlungsansatz genutzt werden, wenn der Therapeut sich auf das dissoziale Agieren des Patienten einlassen kann.

▐▐▐▐ Kombinierte Störung des Sozialverhaltens und der Emotionen

Ob es wirklich verhaltensgestörte Kinder und Jugendliche gibt, die emotional ungestört sind, wird vielfach bezweifelt. Die lärmende, vordergründige Verhaltenssymptomatik lenkt nicht selten von der zu Grunde liegenden emotionalen Problematik ab und soll dies auch häufig. Es erscheint gerade männlichen Jugendlichen akzeptabler, mit einem problematischen Handeln in Verbindung gebracht zu werden als mit problematischen Empfindungen, deren Integration nicht gelingt: Ein Indianer kennt keinen Schmerz, ein Junge weint nicht, aber er handelt.

Bei genauerem Hinsehen, also gründlicherer Diagnose, findet man fast bei jedem Jugendlichen, der einem den Kontakt trotz der Verhaltensstörung erlaubt, emotionale Störungen, vor allem depressiver oder ängstlicher Tönung und mit narzisstischer Problematik.

Insofern kann die Störung des Sozialverhaltens alleine meist nur eine orientierende Diagnose sein, die das Interesse des Jugendpsychiaters wecken sollte, eine weiter gehende Diagnostik zu betreiben, die meist neben der üblichen neurologischen, psychopathologischen und testpsychologischen sowie Familien- und Sozialdiagnostik in einer »Probetherapie« besteht, einem Versuch, in eine therapeutische Beziehungsverwicklung mit dem Jugendlichen zu geraten und so die emotionale Dynamik seines Verhaltens zu begreifen.

Man kann grundsätzlich davon ausgehen, dass das gemeinsame Strukturieren einer emotionalen Konfliktlage, die hinter dem Verhaltensproblem liegt, den Weg zu einer lösungsorientierenden Vorgehensweise ebnet. In aller Regel ist die therapeutische Arbeit an einem emotionalen Konflikt – wenn er denn gefunden werden und vom Patienten mitgetragen werden kann – erfolgreicher als die, die nur an der Verhaltenssteuerung ansetzt.

Die Mehrzahl der verhaltensgestörten Jugendlichen zeigt sich jedoch zu einer konfliktorientierten Vorgehensweise nicht in der Lage. Hier sind pragmatische Arbeitsweisen angezeigt.

In diesem Bereich finden sich vor allem weibliche Jugendliche, die ihre depressiv-ängstliche Grundstimmung sowohl in Verhaltensexzessen (weglaufen, streunen etc.) als auch in autoaggressiven Akten (autodestruktivem Drogengebrauch, Alkoholräuschen etc.) mit suizidnahem Agieren (Schnippeln der Haut, gefährlichem Verhalten im Straßenverkehr etc.) und ernsten Suizidversuchen (Tabletteningestionen etc.) bekämpfen wollen.

Emotionale Störungen des Kindesalters

Die Wichtigkeit emotionaler Störungen im Kindes- und Jugendalter wird allgemein unterschätzt. Zu sehr steht das verhaltensauffällige Kind im Vordergrund und ist Problem der Erwachsenenumgebung. Das stille Kind, das sich einsam mit seinen inneren Problemen auseinander setzt oder auf Grund dieser inneren Probleme auf Entwicklungsschritte verzichtet, ist meist das »brave« Kind, das »keine Sorgen macht« (machen darf?). Zeigt dieses Kind dann eine »Verzweiflungstat«, ist die Umgebung meist überrascht und irritiert; sie merkt, dass sie Wesentliches beim Kind nicht erfasst hat.

Birgit, 13 Jahre alt, stellt sich mit ihren Eltern vor. Diese berichten, dass Birgit abends Angstzustände habe. Sie räume das ganze Zimmer ihres Bruders aus und schlafe dann bei ihm. In ihrem eigenen Zimmer wolle sie nicht mehr schlafen, weil dort ein großer Baum vor dem Fenster stehe, der ihr Angst mache.

Vor einem Jahr sei sie mit einer Klassenkameradin bei einer Klassenfahrt auf einem Zimmer gewesen. Die Mitschülerin habe sich aus dem Fenster stürzen und sich selbst verletzen wollen. Seitdem spreche Birgit immer wieder von diesem Ereignis. Davor habe sie allerdings schon Dunkelängste und Angst vor Gewittern gehabt.

Seit zwei Monaten sei es mit den Ängsten extrem geworden. Früher habe sie nur spitze Gegenstände aus dem Zimmer ihres Bruders geräumt, jetzt räume sie das ganze Zimmer aus. In den letzten zwei Nächten habe sie bei den Eltern geschlafen.

In der Schule sei sie immer hundertprozentig. Gegenüber ihrem Bruder glaube sie sich immer im Rückstand, sie meine immer, dieser werde ihr vorgezogen.

Birgit ist während der Schilderung der Eltern sehr zurückhaltend, schüchtern, spricht leise mit ihrer neben ihr sitzenden Mutter, äußert Ängste in die Klinik zu müssen. Bei Nachfragen zeigt sie sich zunächst etwas ratlos, wird dann jedoch zunehmend lockerer und kann gut affektiv mitschwingen.

Zur Vorgeschichte heißt es: Die Eltern sind beide in erster Ehe verheiratet. Birgit hat noch einen drei Jahre jüngeren Bruder. Bis zur Geburt von Birgit sei die Mutter als kaufmännische Angestellte beschäftigt gewesen. Die Schwangerschaft mit Birgit sei gewollt gewesen und Schwangerschaft und Geburt seien komplikationslos verlaufen. Als Kleinkind sei sie lebhaft gewesen, habe aber erst mit 18 Monaten frei laufen können, mit der Sprache sei sie allerdings sehr schnell gewesen; sie habe keine Babysprache gezeigt. Mit ca. zwei Jahren sei sie auch nachts sauber gewesen.

Vom 4. bis 7. Lebensjahr habe sie den Kindergarten besucht und sei dort »wisselig« gewesen. Ab dem 7. Lebensjahr habe sie für vier Jahre die Grundschule besucht und sei dort gut bis sehr gut gewesen. Zur Zeit besuche sie die 7. Klasse der Hauptschule und sei dort sehr gut.

Sie sei aufgeklärt, auch durch den Schulunterricht. Ihre Periode habe sie bisher nicht gehabt. Die Mutter ergänzt, Birgit habe vor Jungen Angst, sie mache um diese einen großen Bogen. Nach möglichen Ursachen der Angst befragt schweigen Eltern und Kind lange. Der Vater versucht die Tochter immer wieder zu ermuntern: »Sprich frei weg!«

Birgit erläutert, wenn sie Angst habe, würden ihre Eltern sie trösten. Sie habe Angst vor dem, was mit dem anderen Mädchen passiert sei. Diese habe im Zusammenhang mit ihren Selbstmorddrohungen geäußert, keiner würde sie lieben und ihre Schwester würde ihr zu Hause vorgezogen.

▮▮▮ Symptome und Diagnose

Nicht jede P h o b i e , etwa Dunkelängste, Angst vor Gewittern oder Angst vor Tieren im Kindesalter, kann als pathologisch gelten.

Wenn jedoch das Ausmaß der Angst klinisch abnorm ist, nicht dem Entwicklungsalter entspricht und ein altersentsprechendes Leben beeinträchtigt, geht man von einer Störung aus.

Tabelle 96   **Differentialdiagnosen und Unterformen bei emotionalen Störungen**

F 93.0 emotionale Störung des Kindesalters mit Trennungsangst
F 93.1 phobische Störung des Kindesalters
F 93.2 Störung des Kindesalters mit sozialer Überempfindlichkeit
F 93.3 emotionale Störungen mit Geschwisterrivalität
F 93.8 andere emotionale Störungen des Kindesalters

Liegt eine übermäßig ausgeprägte Angst vor der Trennung von den Eltern oder anderen wichtigen B e z u g s p e r s o n e n vor, ohne dass Symptome anderer Angststörungen vorliegen, wird von einer »emotionalen Störung mit Trennungsangst des Kindesalters« gesprochen. Diese Kinder äußern etwa Ängste, den Eltern könnte etwas passieren, wenn sie weggehen, oder dass ihnen selbst etwas passiere, wenn die Eltern nicht da sind. Die betroffenen Kinder (manchmal auch Jugendliche) lassen ihre Eltern nie allein, können nicht allein zu Hause bleiben, weigern sich unter Umständen in die Schule oder ins Bett zu gehen, ohne dass eine Bezugsperson dabei ist. Sie unterstreichen ihre Angst mit vielfältigen körperlichen Symptomen und zeigen eine dramatische emotionale Veränderung in der Trennungssituation (Angst, Wutausbrüche, Verzweiflung etc.). Häufig berichten sie über Alpträume von Trennungen.

Zeigten sich eine durchgehende und wiederkehrende Furcht vor Fremden und konstante Vermeidung des Kontakts zu Fremden, die weit über das normale Maß hinausgehen und vor dem sechsten Lebensjahr deutlich werden, so wird von einer »Störung mit sozialer Überempfindlichkeit des Kindesalters« gesprochen.

Zur normalen Entwicklung gehört bei Vorhandensein von Geschwistern auch eine gewisse Geschwisterrivalität, die manchmal durch das Verhalten der Eltern unterstützt wird. Die Bedeutung der Geschwisterbeziehung für die gesunde psychische Entwicklung ist bisher wenig erforscht worden.

Zeigt sich in den Monaten nach der Geburt eines Geschwisters eine abnorme Eifersuchts- bzw. Rivalitätshaltung, wird das als »emotionale Störung mit Geschwisterrivalität« bezeichnet.

In den leichten Formen kommt es lediglich zu einer Verhaltensregression, bereits erworbene Fähigkeiten wie die Darm- und Blasenentleerung, das eigenständige Essen und die Sprache gehen teilweise wieder verloren. Das Kind wünscht sich von den Eltern, besonders der Mutter, die gleiche Zuwendung wie für das neugeborene Geschwister und verzichtet dafür auf bereits erworbene Autonomie.

In schweren Fällen kann es zu heftigen Eifersuchtsäußerungen mit Wutanfällen und aggressiven Attacken gegen das jüngere Geschwister kommen, bis hin zu Tötungsdrohungen und Verletzungen.

Unter den anderen emotionalen Störungen des Kindesalters werden »abnorme Rivalitäten mit Gleichaltrigen« (nicht Geschwistern), »Störungen mit Überängstlichkeit« und »Identitätsstörungen« gefasst.

ⅲ Ätiologische Modelle

Die Bewältigung emotionaler Spannungszustände ist zentrales Thema der Ich-Entwicklung. Hierzu müssen wir Abwehrmechanismen (A. FREUD 1936) entwickeln, um die allfälligen Unlustspannungen handhaben zu können.

In der frühen Kindheit gelten die Eltern, nach wie vor allem die Mutter, als zentrale soziale Referenz zur Bewältigung angstvoller Erregungen. Während die erwachsene Mutter oft ihre ebenfalls vorliegende Angst noch gerade so bewältigen kann, dass sie nicht handlungsrelevant wird, zeigt sie dennoch die affektiven Signale, die das Kind angstvoll mitschwingen lassen, ohne dass ihm zunächst die gleichen Abwehr- und Bewältigungsmechanismen zur Verfügung stehen.

Sicher kann davon ausgegangen werden, dass wir uns konstitutionell unterscheiden in der Fähigkeit, angstvolle Erregung zu binden.

ⅲ Erleben und Bewältigung, soziale Integration

Das geängstigte Kind und auch der geängstigte Jugendliche befinden sich in ständiger misstrauischer Anspannung. Sie zeigen sich meist überwach für Signale, die Bedrohliches anzeigen könnten.

Zur Bewältigung stehen ihnen meist nur wenige Möglichkeiten zur Verfügung: Rückzug, emotionale Ausbrüche als Appelle an die Umgebung etc. Die soziale Integration ist mehr oder weniger selektiv beeinträchtigt.

Diese Beeinträchtigung hat jedoch meist noch eine andere Seite: den Krankheitsgewinn. Dieser besteht zunächst darin, dass das Kind soziale Situationen, an denen es zu scheitern droht, vermeiden kann bzw. nur sehr dosiert ausgesetzt ist. Bei Vorliegen einer Schulphobie etwa liegt nicht selten eine schulische Überforderung vor, die von allen Beteiligten (Kind, Eltern, Lehrer) einhellig verleugnet wird. Dies auch dann, wenn eindeutige Intelligenzbefunde dringend zu einer angemesseneren Beschulung mahnen. Bedrohlicher, als als ängstlich zu gelten, erscheint die Aussicht, als »dumm« zu gelten.

ꞁꞁꞁ   Verlauf und Prognose

Die Prognose ist meist günstig. Nur wenige, im Klein- und Schulkindalter extrem ängstliche Kinder zeigen eine lebenslängliche Tendenz zur Entwicklung von Angstzuständen und anderen psychischen Störungen.

Die Kindheit ist, auf den gesamten Lebenslauf bezogen, die Zeit mit den größten Angstbedrohungen. Die Entwicklung zum Erwachsenen besteht wesentlich in der Beherrschung von Ängsten.

ꞁꞁꞁ   Therapie

Die Therapie ist meist eine reine Psychotherapie. Sie zielt auf die Entwicklung von Angst-Abwehr- und -Bewältigungsmechanismen beim Kind *und* bei den Eltern!

Günstig ist hier zunächst ein getrenntes Vorgehen: Beim Kind haben sich aktive Auseinandersetzungen mit den Angstinhalten bewährt (WHITE / EPSTON 1989).

Die Eltern benötigen meist ebenfalls eine angstreduzierende therapeutische Unterstützung. Dabei können die Angst um das Kind, die nicht bewältigten eigenen Kinderängste, aber auch die Ablehnung des Kindes Thema sein. Die eigene Bedeutung als wesentliche emotionale Referenz des Kindes ist den meisten Eltern nicht bewusst.

Eine psychopharmakologische Behandlung ist wegen der Gefahr der Externalisierung der Angstbewältigung grundsätzlich eher kontraindiziert.

Angst ist immer ein Phänomen, dass die Neigung zur Ausbreitung und Beherrschung weiterer Alltagssituationen in sich birgt. Angst kann nur direkt, gleichwohl dosiert bekämpft werden. Der Therapeut ist dabei ein Verbündeter im Kampf mit der Angst – er ist selbst nicht angstfrei, aber er kann mit der Angst umgehen!

Auf die Besonderheiten der Verläufe depressiver Störungen und Zwangsstörungen bei Kindern und Jugendlichen kann hier nicht eingegangen werden (siehe die Kapitel in diesem Buch).

Tics sind unwillkürliche, rasche, wiederholte, nichtrhythmische motorische Aktionen oder eine Lautproduktion, die plötzlich einsetzt und keinem erkennbaren Zweck dient. Einfache motorische Tics sind zum Beispiel Blinzeln, Kopfwerfen, Schulterzucken und Grimassieren. Einfache vokale Tics sind Räuspern, Bellen, Husten, Schnüffeln und Zischen. Komplexe Tics können sein: Sich-selbst-Schlagen, Springen, Hüpfen oder An- und Ausziehen von Kleidungsstücken.

Die Variationsbreite des Schweregrads von Tics ist sehr groß. 10 bis 20 Prozent aller Kinder zeigen vorübergehende Tics, die meist als Ausdruck nervöser Anspannung imponieren, ohne dass diesen ein eigenständiger Krankheitswert zugeschrieben wird.

Am anderen Pol steht das Gilles-de-la-Tourette-Syndrom (F 95.2 kombinierte vokale und multiple motorische Tics) mit Beginn in der Kindheit oder Adoleszenz und primärer Chronifizierung, deren soziale Beeinträchtigung den Grad einer Psychose erreicht.

III Diagnose

Die Diagnose ist meist augenfällig. Die Tics verstärken sich in aller Regel in Anforderungs- und Stress-Situationen.

Halten die Tics nicht länger als 12 Monate an, wird von einer »vorübergehenden Ticstörung« (F 95.0) gesprochen, die meist im Alter von vier oder fünf Jahren auftritt. Dauern motorische oder auch vokale Tics länger als ein Jahr an, sprechen wir von »chronischer motorischer oder vokaler Ticstörung« (F 95.1).

III Ätiologie

Eine familiäre Häufung ist auch für leichtere Ticstörungen bekannt. Die psychopharmakologische Wirkung spricht für die Dopaminhypothese, ebenso die Verstärkung der Symptomatik bei Gabe von Methylphenidat, weshalb eine gute Differentialdiagnose zum Hyperkinetischen Syndrom möglich ist.

III Therapie

Vorübergehende Ticstörungen bedürfen oft keiner spezifischen Behandlung. Wesentlich ist hier, die Bezugspersonen zu beraten, alles zu unterlassen, was eine sekundäre Verstärkung der Tics bewirken könnte: Hinweise auf den Tic, Ermahnungen etc.

Während leichte Ticstörungen gut auf Entspannungsverfahren ansprechen, ist beim Tourette-Syndrom eine pharmakologische Behandlung meist unerlässlich. Als Mittel der Wahl gilt Tiaprid. Zeigt dies keine Wirkung, kommen Haloperidol, Fluphenazin und Pimozid in Betracht.

Beim chronisch verlaufenden Tourette-Syndrom hat sich zur langfristigen medikamentösen Behandlung Haloperidol in niedriger Dosierung (bis 4–8 mg/d) als effektivste Substanz erwiesen. Bei den ggf. auftretenden extrapyramidalen Symptomen ist Biperiden angezeigt.

Störungen sozialer Funktionen mit Beginn in der Kindheit und Jugend

Hierunter werden verschiedene alterstypische Störungen, deren Einordnung in das übliche psychiatrische Raster nicht gelingt, zusammengefasst.

ııı Elektiver Mutismus

Beim elektiven Mutismus (F 94.0) weigert sich das Kind konstant in bestimmten sozialen Situationen (Schule, Fremde) oder gegenüber bestimmten Personen zu sprechen, obwohl die Sprachfähigkeit nicht beeinträchtigt ist. Typischerweise spricht das Kind zu Hause sehr wohl mit engen Familienangehörigen.

Die Diagnose wird nur gestellt, wenn eine Zuordnung der Symptomatik zu anderen Störungen nicht möglich ist! Hier kommen insbesondere in Frage: Angststörungen, emotionale Störung mit Trennungsangst und soziale Phobie. Eine Entwicklungsstörung des Sprechens und der Sprache (F 80) ist natürlich auszuschließen, jedoch wegen der Weigerung des Kindes zur Kommunikation nicht immer sicher möglich. Im Hinblick auf die Schwere der Prognose ist eine »tiefgreifende Entwicklungsstörung« (F 84) oder eine »präschizophrene Entwicklung« (F 20) sicher auszuschließen.

Eine spezifische Therapie, das Kind zum Reden zu bringen, ist nicht angezeigt. Eher indirekte Einflussnahmen durch ein akzeptierendes, entängstigendes Milieu, zum Beispiel ist die Beratung von Erzieherinnen und Lehrerinnen und Lehrern am ehesten Erfolg versprechend. Die Prognose ist günstig.

ııı Bindungsstörungen

ıı Reaktive Bindungsstörung des Kindesalters (F 94.1)

Mit dieser Diagnose sind Kleinkinder und junge Kinder gemeint, die ein auffälliges Muster der sozialen Beziehung etwa zu Betreuungspersonen zeigen. Ihre sozialen Reaktionen sind stark widersprüchlich und ambivalent.

Die Kinder reagieren mit ihrem Verhalten auf eine inadäquate Kinderbetreuung. Diese kann in Missbrauch, Misshandlung oder Vernachlässigung bestehen. Die Diagnose sollte daher nicht gestellt werden, wenn es keinen Hinweis auf erhebliche Beeinträchtigung der Kinderbetreuung gibt. Andererseits reagiert nicht jedes Kind auf die genannten Belastungen im Sinne dieser Diagnose.

ıı Bindungsstörung des Kindesalters mit Enthemmung (F 94.2)

Es handelt sich hierbei um distanzlose Kinder, die bereits in den ersten fünf Lebensjahren ein eher wahlloses Bindungsverhalten zeigen und ein altersentsprechendes Misstrauen gegenüber und Distanz zu Unbekannten vermissen lassen.

Nicht selten handelt es sich um Kinder, die häufig wechselnden Betreuungspersonen oder sogar wechselnden Fremdplatzierungen ausgesetzt sind.

ıı Therapie und Prognose

Bei beiden Formen der Bindungsstörung ist die wesentliche therapeutische Maßnahme verlässliche Bezugspersonen zu etablieren. Dies ist häufig schwierig, da die Kinder dazu neigen die Belastungsfähigkeit jeder Bezugsperson auszutesten und die bisher internalisierten Beziehungsformen auch in den neuen Beziehungen zu leben, da sie zunächst noch keinen anderen Beziehungshorizont kennen. Eine solche Aufgabe stellt an die Betreuungspersonen hohe Anforderungen. Dabei ist die Auseinandersetzung mit den leiblichen Eltern, sofern diese sich nicht wieder selbst der Betreuungsaufgabe stellen, eine weitere schwierige Dauerbelastung für das Kind und die Bezugspersonen.

Die Entwicklung des Kindes ist nicht selten durch eine »frühe Störung« belastet.

ıııı Andere Verhaltens- und emotionale Störungen mit Beginn in der Kindheit und Jugend

Auch hier liegt eine heterogene »Restgruppe« von alterstypischen Störungen vor, die anderen psychischen Störungen schwer zuzuordnen sind und häufig einen eigenen Krankheitswert haben.

ııı Enuresis

Wenn Kinder nach dem vierten Lebensjahr noch einnässen, gilt dies als gestört (Enuresis F 98.0). Da die Sphinkterkontrolle an die Hirnreife gebunden ist, gilt für Intelligenzgeminderte nicht das kalendarische Alter, sondern das Entwicklungsalter als Orientierung.

Trockenwerden hat zwar eine auch familiär determinierte breite Varianz, wenn jedoch ein bestimmtes Alter erreicht wurde und noch weiter eingenässt wird, hat dies sowohl Auswirkungen auf die soziale Integration (in den Kindergarten kommen nur »trockene« Kinder, andere Kinder wenden sich im Spiel wegen des Geruchs ab) als auch auf das Selbstwertgefühl (die anderen sind schon trocken, ich »verunglücke« immer wieder).

Wir unterscheiden primäre und sekundäre Enuresis, je nachdem, ob das Kind noch nie oder schon längere Zeit trocken war. Weiter wird Einnässen »über Nacht« (häufiger) und »über Tag« (seltener) unterschieden.

ıı Ätiologie

Eine organische Ursache ist immer auszuschließen. Die wesentlichste Quelle dürfte konstitutionell sein. Nächtliches Einnässen wird häufig mit dem Gefühl nach uteriner Geborgenheit verbunden; Einnässen über Tag eher als Wutäquivalent verstanden.

Die Frequenz zeigt eine breite Varianz von täglich bis einmal im Monat.

Selten ist die Störung singulär; meist ist sie in andere emotionale Störungen (depressivängstlich) eingebettet.

⊪ Therapie und Prognose

Der therapeutischen Unterstützung der Gesamtpersönlichkeit des Kindes ist der Vorzug vor einer symptomorientierten Behandlung zu geben. Leidet das Kind allerdings selbst unter dem Einnässen oder führt das Einnässen zu einem entwicklungshemmenden Familienklima ist eine stärkere Zentrierung auf die Symptomatik geboten.

Weit verbreitet sind Konditionsmethoden, wie die Klingelmatratze, die ein akustisches Signal setzt, wenn der erste Tropfen »in die Hose geht«. Das Kind wird wach und es entwickelt sich ein bedingter Reflex, der ihm helfen soll die Sphinkterkontrolle zu stärken. Vor dieser nicht immer akzeptierten Maßnahme sind einfache Lebensführungsveränderungen sinnvoll: Abends nicht mehr so viel Flüssigkeit zu sich nehmen, nach der ersten Tiefschlafphase auf die Toilette, tagsüber Blasentraining, in dem der Zeitpunkt des imperativen Harndrangs verlängert wird.

Psychopharmakologisch wird das trizyklische Antidepressivum Imipramin eingesetzt. Die berichteten hohen Erfolgsquoten des Peptidhormons Vasopressin werden durch akute schwerwiegende Nebenwirkungen (Hirnödem nach NISSEN u. a. 1998) getrübt.

⊪ Enkopresis

Das Einkoten wird analog dem Einnässen beurteilt und klassifiziert.

Die andere Psychodynamik zeigt sich unter anderem an der Tendenz, eingekotete oder beschmierte Unterwäsche zu verstecken (etwa hinter der Heizung) und über die Geruchsentfaltung zu wirken. Dies zeigt sich ebenso an der großen Gelassenheit, mit dem beim köstlichen Mittagessen massiv eingekotet wird, sodass alle anderen von Übelkeit geplagt das Weite suchen, während das einkotende Kind, meist Jungen, ungerührt seinen Teller füllt.

⊪ Ätiologie und Diagnose

Organische Ursachen (z. B. Megacolon) müssen selbstverständlich immer ausgeschlossen werden.

Die psychische Betrachtung sollte nicht am Symptom stehen bleiben, sondern die darunter liegende Psychodynamik erhellen. Es handelt sich meist um männliche Kinder, die eher aggressiv gehemmt sind und über das Einkoten sozusagen »hinten herum« aggressiv sein können.

⊪ Therapie und Prognose

Auch hier ist der Behandlung der Gesamtperson der Vorzug vor einer am Symptom orientierten Behandlung zu geben.

Spezifisch bezüglich der Einkotproblematik haben sich Behandlungsmethoden bewährt, die das Beschmutzen und Beschmieren in einer sozial akzeptierten Weise fördern: Malen mit Fingerfarben, Matschtherapie etc.

In einigen Fällen kann eine Abführbehandlung (Microclist) schlagartig die Symptomatik zum Verschwinden bringen.

Ⅲ Fütterstörungen im frühen Kindesalter

»There is no thing like a baby«, sagte D. W. WINNICOTT (1965/1984). Fütterstörungen gehören zu den früh diagnostizierbaren Störungen. Bis zu einem Alter von drei Jahren ist jedoch die Klassifikation nach ICD-10 oder DSM IV wenig zutreffend. Hierfür ist das Instrumentarium ZERO TO THREE 0-3 aus den USA (National centre ... 1998) besser geeignet.

Fütterstörungen (F 98.2) sind so gut wie immer Interaktionsstörungen zwischen Mutter und Kind. Jungen Müttern, unsicheren Müttern und Müttern, die ihr Kind ablehnen, gelingt es meist nicht, eine ruhige, entspannte, auf das Kind konzentrierte Füttersituation zu schaffen.

Zu Störungen in den ersten Lebensmonaten gehören auch die »Schreibabys«, die von der Mutter nicht beruhigt werden können. Auch hier zeigt sich häufig eine überforderte Mutter, die sich wegen mangelnder Vermittlung der Kleinkindpflege oder anderweitiger Überforderung nicht ausreichend und gelassen auf die Bedürfnisse des Kindes einstellen kann.

Natürlich müssen organische Gründe für die Symptomatik immer ausgeschlossen werden. Der therapeutische Ansatz besteht in konkreter Anleitung und Hilfe für die Eltern. Bei früher Inanspruchnahme kompetenter Hilfe ist die Prognose günstig.

Ⅱ Pica im Kindesalter (F 98.3)

Hierunter verstehen wir einen anhaltenden Verzehr nicht essbarer Substanzen, zum Beispiel Erde, Haare, Spielsteine etc.

Meist tritt die Symptomatik in Verbindung mit anderen psychischen Störungen wie Autismus oder Intelligenzminderung auf. Selten scheint sie auch isoliert aufzutreten und erfordert dann eine genauere Diagnostik der Entwicklungsbeeinträchtigung. In extremen Fällen können Operationen etwa zum Entfernen von Gabeln nötig sein.

Auszuschließen ist eine mit dem Verzehr verbundene selbstschädigende Absicht.

Ⅱ Stereotype Bewegungsstörung (F 98.4)

Unter diesen Bewegungsstörungen werden willkürliche, wiederholte, stereotype, nicht funktionale und oft rhythmische Bewegungen verstanden.

Auch hier kommt diese Symptomatik meist in Verbindung mit anderen psychischen Störungen vor, vor allem bei Intelligenzminderung.

Ⅲ Sprechstörungen (F 98.5 und 98.6)

Sprechstörungen sind Störungen der Artikulation, ohne dass die Sprachfähigkeit grundsätzlich beeinträchtigt ist.

Das Stottern zeigt sich durch häufige Wiederholungen und Dehnungen von Lauten, Silben und Wörtern, das Poltern durch eine erhöhte Sprechgeschwindigkeit mit beeinträchtigter Sprechflüssigkeit.

Die soziale Relevanz der Sprechstörungen ist groß, soziale Isolierungen sind häufig die Folge.

Es kann eine sekundäre Problematisierung des physiologischen Stotterns im Alter von rund vier Jahren vorliegen. Beim Sprechenüben treten Fehler auf, die oft durch ein betont hinweisendes Verhalten der Eltern sekundär verstärkt und dadurch habituiert werden.

Die Prognose ist nicht immer günstig. Therapeutische Hilfe wird häufig erst spät in Anspruch genommen. Übende Verfahren können die Symptomatik recht günstig beeinflussen.

ꞮꞮꞮ Andere Störungen (F 98.8)

Nägelkauen, Nasebohren, Daumenlutschen und (exzessive) Masturbation können unter F 98.8 (andere näher bezeichnete Verhaltens- und emotionale Störungen mit Beginn in der Kindheit und Jugend) klassifiziert werden, wenn sie isoliert auftreten. In der Praxis geschieht dies im Hinblick auf die geringe therapeutische Inanspruchnahme selten.

ꞮꞮꞮꞮ Umschriebene Entwicklungsstörungen

Die umschriebenen Entwicklungsstörungen sind ein zentrales Konzept in der Kinder- und Jugendpsychiatrie und -psychotherapie.

Wir kennen zwei Grundformen der intellektuellen Beeinträchtigung: Wenn die Intelligenzkapazität generell beeinträchtigt ist, wird von Intelligenzminderung (früher: geistige Behinderung) gesprochen. Das Gehirn besteht jedoch aus ungezählten physiologischen Apparaten, die selektiv in ihrer Funktion beeinträchtigt sein können. Wenn also eine Teilfunktion des Gehirns deutlich unter der Gesamtleistungsfähigkeit des Gehirns liegt, meint dies »umschriebene Entwicklungsrückstände oder Teilleistungsstörungen oder Teilleistungsschwächen«. Das positive Konzept hierzu nennen wir Talent oder Begabung.

Die Bedeutung der Teilleistungsstörungen für die Entwicklung psychischer Störungen ist groß. Im von R. LEMPP (1992) modifizierten Vulnerabilitäts-Stress-Modell der Schizophrenie besteht die organische Vulnerabilitätskomponente aus einer nicht näher definierten Teilleistungsstörung, die in aller Regel dem Patienten und seiner Umgebung nicht bekannt ist, aber einen großen Einfluss auf die alltägliche Kommunikation hat.

Aber nicht nur bei der Schizophrenie kann von einer Mitbeteiligung von Teilleistungsstörungen ausgegangen werden. Teilleistungsstörungen sind einem Menschen nicht anzusehen. Sie sind meist erst durch entsprechend konstruierte Tests nachzuweisen. Da sie aber von Geburt an die Kommunikation des Kindes mit seiner Umgebung beeinträchtigen, setzen früh sekundäre Prozesse ein, die das Anderssein in der Interaktion mit der Umwelt »erklären« sollen. Diese Meta-Anpassungen imponieren dann als psychische Störungen unterschiedlicher Art.

Umschriebene Entwicklungsstörungen haben den Charakter von Behinderungen. Sie sind in aller Regel nur begrenzt durch Trainings auszugleichen. Da das Gehirn aber plastisch ist, setzen früh Kompensationsmechanismen ein: Schwächen eines hirnphysiologischen Apparates werden durch einen anderen ausgeglichen. Diese »Ersatz«mechanismen sind natürlich begrenzt; sie begrenzen auch die Gesamtleistungsfähigkeit des Gehirns. Oder anders ausgedrückt: Ein motorisch ungeschicktes Kind kann zwar durch

Ersatzmechanismen etwas geschickter werden, muss hierfür jedoch eine erhebliche psychische Energie aufbringen, die ihm zur weiteren Entwicklung nicht ohne weiteres zur Verfügung steht.

Bei allen umschriebenen Entwicklungsstörungen besteht die wesentliche therapeutische Arbeit darin, eine gute Diagnose zu erstellen und dem Kind und seiner Umgebung so intensiv wie möglich zu vermitteln, was dies für den Alltag bedeutet. Die Vermittlung dieses relativ abstrakten Konzepts ist schwierig und braucht daher Zeit.

In einem weiteren Schritt ist dann vor übertriebenen Erwartungen an Ausgleichsmöglichkeiten zu warnen, um das Kind von unangemessenen Anforderungen zu entlasten.

Es lohnt sich, schon früh Überlegungen mit dem Kind und seinen Eltern anzustellen, welche Bedeutung die umschriebene Entwicklungsstörung für das weitere Leben hat. Zum Beispiel ist es nicht unwichtig, wenn ein selbstständiger Dachdeckermeister weiß, dass sein einziger Sohn auf Grund seiner motorischen Beeinträchtigung niemals in der Lage sein wird den Beruf eines Dachdeckers auszuüben.

ⅠⅠⅠ Umschriebene Entwicklungsrückstände des Sprechens und der Sprache

Organische Sprachstörungen (Aphasien) sind definitionsgemäß Störungen der Hirnrinde. Sprechstörungen sind Störungen der peripheren Innervation, die der Lautbildung dienen.

Die Entwicklungsrückstände der Sprache und des Sprechens sind nicht direkt neurologischen oder sensorischen Beeinträchtigungen zuzuordnen. Entsprechen die Rückstände der Sprache einer vorliegenden Intelligenzminderung, so liegt kein umschriebener Entwicklungsrückstand vor.

Ⅰ Artikulationsstörung (F 80.0)

Die sprachlichen Fähigkeiten sind unbeeinträchtigt. Die Artikulationsfehler liegen deutlich außerhalb der Normvarianz. Das Kind ist schwer zu verstehen. Es kommt zu Auslassungen, Verzerrungen oder Ersetzen von Lauten und inkonsistenten Lautfolgen. Hierzu gehört das Lallen und die Dyslalie.

Das Lispeln wird unter F 80.8 »Andere Entwicklungsstörungen des Sprechens und der Sprache« erfasst.

Liegt die Fähigkeit, gesprochene Sprache zu verwenden, deutlich unter dem Intelligenzniveau des Kindes, wird von »expressiver Sprachstörung« (F 80.1) gesprochen. Liegt das Verständnis gesprochener Sprache deutlich unter dem Intelligenzniveau, heißt das »rezeptive Sprachstörung« (F 80.2).

ⅠⅠ Erworbene Aphasie mit Epilepsie (Landau-Kleffner-Syndrom) (F 80.3)

Hierbei verliert das Kind trotz zuvor normaler Sprachentwicklung seine expressive und rezeptive Sprachfähigkeit, wobei jedoch die übrigen Intelligenzleistungen erhalten bleiben.

Zu Beginn treten typische paroxysmale Auffälligkeiten im EEG (meist Temporallappen, bilateral) und häufig auch epileptische Anfälle auf.

Die Diagnose wird in der Regel durch eine hirnpathologische Untersuchung vor dem Hintergrund der Kenntnis der allgemeinen intellektuellen Kapazität gestellt.

Im Psycholinguistischen Entwicklungstest (PET) nach Angermeier liegen zwei Unter-tests vor, »Laute verbinden« und »Wörter ergänzen«, die eine normierte Einschätzung dieser Basisfähigkeiten erlauben.

Angezeigt ist eine Betreuung in einem Sprachheilkindergarten und später eine Beschu-lung in einer Sonderschule für Sprachgestörte.

Eine therapeutische Sprachförderung wird ambulant durch Sprachheillehrer und Lo-gopäden geleistet. Manchmal sind stationäre Behandlungen angezeigt und können die Entwicklung deutlich fördern. Eine stationäre Therapie umfasst meist viele indirekte Förderungen, vor allem motorischer Grundfunktionen, und aktiviert das soziale Umfeld durch Anleitung der Eltern die Sprachförderung des Kindes im Alltag fortzusetzen.

ǀǀǀ   Umschriebene Entwicklungsstörungen schulischer Fertigkeiten

Die Schule ist für fast alle Kinder und Jugendlichen der Ort persönlicher Erfolge und persönlichen Versagens. Umschriebene Schwächen, die den S c h u l e r f o l g beeinträch-tigen, werden daher oft zur Quelle persönlichen Misserfolgs und narzisstisch-depressi-ver Reaktionen oder Entwicklungen.

Es handelt sich bei Kindern mit umschriebenen Entwicklungsstörungen in diesem Be-reich nicht um solche, denen »Mathe« oder »Sprachen« schwer fällt, sondern um die, die trotz erheblichen Lernaufwandes in bestimmten Anforderungsbereichen das Leis-tungsniveau ihrer übrigen Intelligenzbereiche nicht erreichen können!

In einigen Bundesländern kann der Nachweis einer dieser Störungen dazu führen, dass eine schlechte Note im entsprechenden Schulfach nicht versetzungsrelevant ist.

ǀǀ   Lese- und Rechtschreibstörung (F 81.0)

Sowohl die Lese- als auch die Rechtschreibleistung des Kindes liegt hier deutlich (mehr als zwei Standardabweichungen) unter dem Niveau, das auf Grund seines Alters, seiner allgemeinen Intelligenz und seiner Beschulung zu erwarten ist. Die Einschätzung er-folgt auf Grund eines standardisierten Tests.

A. WARNKE (1990) hat deutlich gezeigt, dass es sich sowohl beim Lesen als auch bei der Rechtschreibung um hirnphysiologisch komplexe Leistungen handelt, die an sehr unterschiedlichen Stellen gestört sein können.

Bei dem einen Kind ist die akustische Differenzierung ähnlicher Worte gestört, sodass sie nicht richtig geschrieben werden, beim anderen ist die Erkennung eines Buchsta-bens als Zeichen gestört oder die Speicherung dieses Zeichens, um es wieder zu erken-nen, oder die motorische Umsetzung beim Schreiben gelingt nicht.

Die Diagnose sollte im Einzelfall so genau wie möglich differenzieren, welche Hirnleis-tung beeinträchtigt ist. Aus den Ergebnissen können dann ggf. Trainingsprogramme abgeleitet werden.

Liegt die Störung nur in der Rechtschreibung und ist das Lesen ungestört, sprechen wir von einer isolierten Rechtschreibstörung (F 81.1).

Bei einer Rechenstörung (F 81.2) liegen Schwierigkeiten in grundlegenden Rechenfer-tigkeiten wie Addition, Subtraktion, Multiplikation oder Division vor.

Die Abweichung von der Norm kann durch standardisierte Tests gemessen werden.

Hier liegt eine schwerwiegende Beeinträchtigung motorischer Funktionen vor, die nicht allein durch eine neurologische Störung oder eine Intelligenzminderung erklärt werden kann.

Beeinträchtigungen der Motorik sind basal und für die soziale Integration oft entscheidend. Die Ungeschickten werden oft gehänselt, sie werden beim gemeinsamen Spiel eher ausgeschlossen und geraten eher in eine beobachtende als eine mitmachende Position.

Diagnostisch sind Störungen der Grobmotorik und der Feinmotorik unterscheidbar.

Grobmotorische Störungen werden durch den Körperkoordinationstest für Kinder (KTK) nach Schilling ermittelt. Diese Kinder haben häufig Probleme das Fahrradfahren zu erlernen.

Feinmotorische Störungen kann man durch den »Frostig-Test« (FEW) erfassen. Man sieht sie aber auch, wenn man sich eine Zeichnung oder die Handschrift eines Kindes ansieht.

Therapeutisch ist eine motorische Förderung, am besten in der Gruppe, immer günstig.

IIII   Literatur

ANGERMAIER, M. (1974): Psycholinguistischer Entwicklungstest (PET). Weinheim.

ASPERGER, H. (1944): Die »autistischen Psychopathen« im Kindesalter. In: *Arch. Psychiat. Nervenkrankenh.*, 117, S. 76 f.

BANDURA, A. (1971): Social Learning Theory. Morristown.

BARON-COHEN, S. (1988): Social and pragmatic deficits in autism: Cognitive oder affective? In: *J. Autism Developmental Disorder*, 18, S. 379–402.

DILLING, H.; MOMBOUR, W.; SCHMIDT, M. H. (1991): ICD-10, Bern u. a.

EGGERS, C.; LEMPP, R.; NISSEN, G.; STRUNK, P. (1989): Kinder- und Jugendpsychiatrie. Berlin.

FEUSER, G. (1989): Festhaltetherapie im Widerspruch. Vortrag beim 2. Neuenkirchener Autismus-Workshop, 26. Oktober 1989. Unveröfftl. Manuskript.

FREUD, A. (1936): Das Ich und die Abwehrmechanismen. In: Die Schriften der Anna Freud, Band I. München.

FROSTIG, M. (1973): Bewegungserziehung. München.

GÜNZBURG, H. C. (1977): Pädagogisches-Analyse-Curriculum (PAC) der sozialen und persönlichen Entwicklung des geistig behinderten Menschen. Stratfort-upon-Avon.

HARTMANN, K. (1970): Theoretische und empirische Beiträge zur Verwahrlosungsforschung. Berlin

HELD, T. (1990): Frankreich oder: Die Unverzichtbarkeit der Ideologie. In: THOM, A.; WULFF, E. (Hg.): Psychiatrie im Wandel. Bonn.

JUNGLAS, J. (1987): Training zum Abbau aggressiven Verhaltens bei Patienten einer kinder- und jugendpsychiatrischen Klinik. In: PETERMANN, F. (Hg.): Verhaltensgestörtenpädagogik. Berlin.

KANNER, L. (1943): Autistic disturbance of affective contact. In: *Nervous Child*, 2, S. 217–250.

KLATEZKI, Th. u. a. (1998): Jugend – Verlieren, ohne besiegt zu werden. In: BOCK, Th.; WEIGAND, H. (Hg.): Hand-werks-buch Psychiatrie. Bonn, S. 519–538.

KÖTTGEN, Ch, (Hg.) (1998): Wenn alle Stricke reißen. Kinder und Jugendliche zwischen Erziehung, Therapie und Strafe. Bonn.

KUSCH, M.; PETERMANN, F. (1990): Entwicklung autistischer Störungen. Bern.

LEMPP, R. (1992): Vom Verlust der Fähigkeit sich selbst zu betrachten. Eine entwicklungspsychologische Erklärung der Schizophrenie und des Autismus.

NISSEN, G.; FRITZE, J.; TROTT, G. E. (1998): Psychopharmaka im Kindes- und Jugendalter. Ulm.

PREKOP, J. (1989): Hättest Du mich festgehalten … Grundlagen und Anwendung der Festhaltetherapie. München.

REMSCHMIDT, H.; SCHMIDT, M. H. (1977): Multiaxiales Klassifikationsschema für psychiatrische Erkrankungen im Kindes- und Jugendalter nach Rutter, Shaffer und Sturge. Bern.

RESCH, F. (1996): Entwicklungspsychopathologie des Kindes- und Jugendalters. Weinheim.

ROTTHAUS, W. (1990): Stationäre systemische Kinder- und Jugendpsychiatrie. Dortmund.

SASS, H.; WITTCHEN, H. U.; ZAUDIG, M. (1996): DSM IV. Göttingen.

SCHILLING, F.; KIPHARD, E.J. (1977): Ziele und differentialdiagnostische Möglichkeiten des Körperkoordinationstests für Kinder (KTK). In: *Psychomotorik*, 2, S. 148 ff.

SCHWEITZER, J. (1987): Therapie dissozialer Jugendlicher. Weinheim.

WARNKE, A. (1990): Legasthenie und Hirnfunktion. Neuropsychologische Befunde zur visuellen Informationsverarbeitung. Bern.

WHITE, M.; EPSTON, D. (1989): Die Zähmung der Monster. Heidelberg.

WINNICOTT, D. W. (1965/1984): Reifungsprozesse und fördernde Umwelt. Frankfurt a. M.

National centre for infants, toddlers, and families (1998): Diagnostische Klassifikation ZERO TO THREE 0–3. Wien u. a.

Die Kinder- und Jugendpsychiatrie sowie die Psychotherapie bei Kindern unterscheidet sich von der allgemeinen Psychiatrie Erwachsener in wesentlichen Punkten. Sie integriert neben biologischen, (entwicklungs)psychologische, pädagogische und soziale (systemische) Erkenntnisse in ihre Betrachtungen durch eigene diagnostische Achsen (S. 578).

Sie weist einen eigenen Diagnosebereich auf von Störungen, die nur im Kindes- und Jugendalter vorkommen (F8 und F9 in der ICD-10). Die psychischen Störungen, die auch im Erwachsenenalter auftreten, zeigen im Kindes- und Jugendalter typischerweise andere Verläufe und auch charakteristische Vorläufer.

Die therapeutischen Angebote sind grundsätzlich multidimensional, wobei die biologischen Interventionen hinter psychotherapeutischen und sozialpädagogischen Maßnahmen zurücktreten.

Psychiatrie und Psychotherapie mit Kindern und Jugendlichen stehen immer »unter Aufsicht« der Eltern oder anderer Sorgeberechtigter (S. 596 ff.).

Die Eltern oder wesentliche andere Bezugspersonen eines gestörten Kindes genießen Patientenstatus in dem Sinne, dass sie meist von der Störung des Kindes mitbetroffen sind und selbst Hilfe bedürfen.

Psychiatrische Störungen im engeren Sinne, neurologische Störungsbilder (Epilepsien, Sprachstörungen etc.) sind im Kindes- und Jugendalter noch deutlich enger verzahnt als im Erwachsenenalter (S. 599 f.).

Die Diagnosen bleiben häufig beschreibend und vermeiden eine vorschnelle Etikettierung eines Kindes und Jugendlichen als »psychisch gestört«. Sie begründen eher die psychiatrisch-psychotherapeutische Hilfemöglichkeit auch bei schwerer verlaufenden alterstypischen Krisen.

Früherkennung und Frühbehandlung gilt in vielen Fällen als wesentlichster Faktor zur Verbesserung der evtl. lebenslang andauernden Prognose eines psychisch vulnerablen Menschen.

Die Besonderheiten der Kinder- und Jugendpsychiatrie und -psychotherapie

Forensische Psychiatrie

Gegenstand der forensischen Psychiatrie ist der Überschneidungsbereich von Recht und Psychiatrie. Dabei ergeben sich eine Reihe von Berührungspunkten zwischen Jurisprudenz und Psychiatrie, wie die rechtlichen Grundlagen psychiatrischen Handelns, die psychiatrischen Aspekte rechtsrelevanten Verhaltens und der Umgang mit Rechtsfragen bei psychisch kranken Menschen. Hierbei sind alle Bereiche des Rechts tangiert: Straf-, Zivil- und Sozialrecht.

Die Zusammenarbeit von Juristen und Psychiatern ist trotz dieser Überschneidungsbereiche nicht immer leicht, weil jeweils unterschiedliche Denk- und Theoriegebäude den beiden Arbeitsfeldern zu Grunde liegen und sich der Sprachgebrauch deutlich unterscheidet. Dabei sind vor allem die Kausalitäts- und Begründungszusammenhänge unterschiedlich. Dies kann etwa bei der Erklärung von Fremd- oder Eigengefährdung im Rahmen einer Unterbringung zu Kommunikationsschwierigkeiten zwischen Psychiater und Richter führen.

Psychiater und Richter sind in diesem Sinne auf verschiedenen Feldern auf eine Zusammenarbeit angewiesen:

1. bei der Begutachtung,
2. im Rahmen von Unterbringungen und Betreuungen,
3. im Umgang mit psychisch kranken Straftätern.
4. bei Haftungsfragen im Rahmen ärztlicher Maßnahmen.

Psychiatrisches Gutachten

Gutachterliche Stellungnahmen werden in der Regel als schriftliches Gutachten, als mündlicher Vortrag vor dem Gericht oder als Aussage als sachverständiger Zeuge von Psychiatern erwartet. Gegebenenfalls werden auch psychologische Gutachten angefordert. Gutachten erfolgen meist im Auftrag eines Richters und beziehen sich auf eine mehr oder weniger umrissene Fragestellung, zu der Stellung genommen werden soll. Gutachten im Auftrag von Rechtsanwälten sind möglich, geraten aber schnell in den Verdacht der Parteilichkeit. Daher ist es sinnvoll, dass der Gutachter in der Regel auf einen Auftrag durch ein Gericht besteht.

Die Erstellung eines Gutachtens hat eine möglichst neutrale Haltung des Gutachters gegenüber dem Begutachteten zur Voraussetzung (Objektivitätsgebot). Auf diese Besonderheiten muss der zu Begutachtende hingewiesen werden, ebenso darauf, dass der begutachtende Arzt nicht der Schweigepflicht unterliegt.

Die Gutachten werden von den Gerichten als Hilfe für die Beurteilung eines Sachverhalts herangezogen. Eine Voraussetzung dafür ist, dass sie in einer Sprache formuliert werden, die von Juristen und psychiatrischen Laien verstanden werden kann, damit diese die Beurteilungen und Schlussfolgerungen auch nachvollziehen können.

Gerade Begutachtungen im Rahmen des Strafrechts erfordern vom Gutachter ein hohes Maß an Erfahrung und Hintergrundwissen. Dies gilt etwa bei der Beurteilung von Affektdelikten, aber auch bei der Beurteilung der Prognose der Störung.

ⅲ Grundzüge der Begutachtung

Grundlage eines Gutachtens ist zunächst der Gutachtenauftrag, in dem in der Regel auch die Fragestellungen benannt werden, die gutachterlich bearbeitet werden sollen. Mit dem Auftrag wird dem Gutachter meistens ein wesentlicher Teil der Akten zur Verfügung gestellt. Nach deren Studium kann die Exploration und Untersuchung des zu Begutachtenden erfolgen. Die gutachterliche Exploration ähnelt einer psychiatrischen Untersuchung, sollte sich aber in wesentlichen Teilen auf den Gegenstand der Begutachtung beziehen: Straftat, Rentenbegehren, Unterbringungsgründe etc. (ZEIT / WIESTER 1995). Erst nach Aktenstudium und Untersuchung kann die Erstellung des schriftlichen Gutachtens erfolgen. Im schriftlichen Gutachten sollten Angaben über die Art des Gutachtenauftrags, die Methode der Datensammlung, eine kurze Zusammenfassung der Informationen aus den Akten, die Vorgeschichte, die Untersuchungsbefunde, eine Zusammenfassung und die Beantwortung der gutachterlichen Fragen enthalten sein. Gerade die Beurteilung erfordert vom Gutachter subtile Kenntnisse über die gesetzlichen Rahmenbedingungen, in deren Kontext das Gutachten erstellt wird.

ⅲ Gutachten im Sozialrecht und Zivilrecht

Psychiatrische Gutachten werden zunehmend im Rahmen sozialrechtlicher Streitfälle angefordert, insbesondere bei Entscheidungen über eine Frühberentung und der Berechtigung der Zahlung bestimmter sozialer Leistungen. Auch kann eine psychiatrische Beurteilung bei Kündigungen relevant sein.

Ein weiterer Gegenstand psychiatrischer Gutachten sind Streitfälle über die Unterscheidung von Behandlungs- und Pflegefall sowie die Einstufung in eine Pflegestufe. Rechtsstreitigkeiten im Rahmen des Schwerbehindertengesetzes können gutachterliche Bedeutung bekommen. Im Zivilrecht sind Schadensersatzansprüche bezüglich Zusammenhangsfragen gutachterlich relevant, insbesondere wenn seelische Schäden und Spätfolgen begutachtet werden sollen.

Gerade bei Menschen mit erlebnisreaktiven, somatoformen und Persönlichkeitsstörungen fällt es dem Gutachter oft schwer, bei diesen Fragen direkte kausale Zusammenhänge nachzuweisen. Im sozialrechtlichen Sinne ist eine Krankheit oder eine krankheitsbedingte Behinderung nur dann relevant, wenn dadurch eine erhebliche und dauerhafte Einschränkung der Erwerbsfähigkeit folgt (FOERSTER 1993). Auf Grund der Würdigung des Einzelfalls muss entschieden werden, welche konkreten Tätigkeiten ausgeführt werden können und ob diese Tätigkeiten vollzeit oder mindestens halbtags ausgeübt werden können. Diese Kriterien können auch bei chronischen Formen der oben genannten psychischen Erkrankungen erfüllt sein. Schwierigkeiten können entstehen, wenn der Effekt von Behandlungen nicht eingeschätzt werden kann, weil der

Betroffene nicht zu einer Behandlung motiviert ist oder noch keine psychiatrisch-psychotherapeutische Behandlung angeboten wurde. Die Durchführung einer regelmäßigen ambulanten Therapie und die Ergebnisse mindestens zweier stationärer Behandlungsangebote sollte in den meisten Fällen daher in die Beurteilung einbezogen werden können.

Zu den schwierigsten Fragen gehören die Fälle, bei denen der Betroffene den Kampf um die Rente zum Gegenstand des innerpsychischen und interpersonellen Konfliktes gemacht hat (FOERSTER 1984). Daraus resultieren oft jahrelange Rechtsstreitigkeiten, die – oft unabhängig vom rechtlichen Ausgang – den Betroffenen zunehmend isolieren und verbittern, weil tatsächlich oder vermeintlich begründete Ansprüche nicht erfüllt werden. Diese Kränkung verhindert in vielen solchen Fällen therapeutische Fortschritte bei den angesetzten ambulanten und stationären Behandlungen.

III Gutachten im Strafrecht

Im Strafrecht dienen Begutachtungen in der Regel der Beurteilung der Schuldfähigkeit oder eingeschränkter Schuldfähigkeit (§ 20 und 21 StGB). Dazu sind insbesondere die Einsichtsfähigkeit und die Steuerungsfähigkeit von Bedeutung. Zusätzlich müssen bei schweren Straftaten die Rückfallgefährdung und die Behandlungsprognose (im Sinne der Kriminalprognose) gutachterlich geklärt werden. Dies dient als Grundlage für die Entscheidung einer Unterbringung nach § 63 und 64 des Maßregelvollzugsgesetzes.

Zur Beurteilung der Schuldfähigkeit reicht natürlich eine sorgfältige diagnostische Einordnung des Patienten allein nicht aus. Ebenso müssen die Entwicklungsbedingungen und die Situation der Tat in die gutachterliche Bewertung einfließen. Dies gilt insbesondere für Affektdelikte. Dabei spielen in der Regel Tatmerkmale eine wichtige Rolle (Tabelle 97).

Tabelle 97   Tatmerkmale, die gegen eine tiefgreifende Bewusstseinsstörung sprechen (SASS 1983)

1. Aggressive Vorgestalten in der Phantasie
2. Ankündigung der Tat
3. Aggressive Handlungen in der Tatanlaufzeit
4. Vorbereitungshandlungen zur Tat
5. Konstellierung der Tatsituation durch den Täter
6. Fehlender Zusammenhang von Provokation-Erregung-Tat
7. Zielgerichtete Gestaltung des Tatablaufes vorwiegend durch den Täter
8. Lang hingezogenes Tatgeschehen
9. Komplexer Handlungsablauf in Etappen
10. Erhaltene Introspektionsfähigkeit bei der Tat
11. Exakte, detailreiche Erinnerung
12. Zustimmende Kommentierung zum Tatgeschehen
13. Fehlen von vegetativen, psychomotorischen und psychischen Begleiterscheinungen heftiger Affekterregung

ⅲ Gutachten zur Unterbringung und zu Betreuungsgutachten

Ein im psychiatrischen Alltag häufiger Berührungspunkt zwischen Psychiatern und Juristen ist die Praxis der Unterbringung nach PsychKG und Betreuungsrecht sowie die Einrichtung einer Betreuung. Betreuung soll dazu beitragen, gezielt Hilfen und Unterstützungen anzubieten und Eingriffe in die persönliche Freiheit möglichst stark zu begrenzen. Gerade bei der Unterbringung können die verschiedenen theoretischen Bezugssysteme und die unterschiedliche Sprache zu Reibungspunkten führen. So kann das vordringlich therapeutische Interesse des Psychiaters mit den juristischen Begriffen Eigen- und Fremdgefährdung in Widerspruch geraten, zumal die Einschätzung der Gefährdung große Ermessensspielräume hat. Diese Unsicherheiten führen gelegentlich dazu, dass die ärztlichen Begründungen für eine Unterbringung den juristischen Anforderungen nicht genügen.

ⅲ Begutachtung der Fahrtauglichkeit

Die Aufklärung des Patienten über eine eventuelle Einschränkung seiner Fähigkeit am Straßenverkehr teilzunehmen, gehört zu den unbedingten Verpflichtungen des behandelnden Arztes. Der Psychiater wird dabei bestrebt sein, zum einen den Patienten nicht länger als notwendig in seinen Freiheitsgraden zu beschränken, also eine mögliche Ausgrenzung aus der Gesellschaft und Minderung des Selbstwertgefühls zu fördern, zum anderen aber muss er ebenso verhindern, dass von dem Patienten eine Gefahr für die Allgemeinheit und ihn selbst ausgeht.

Die Fahrtauglichkeit seelisch kranker Menschen unterliegt dem Einfluss unterschiedlicher Variablen. Sie kann durch die Erkrankung an sich aufgehoben sein und wird durch die meisten Psychopharmaka zunächst negativ beeinflusst. Andererseits kann eine medikamentös bedingte Verbesserung der Grunderkrankung auch zum Wiedererlangen der Fahrtüchtigkeit führen.

Eine verminderte oder aufgehobene Fahrtauglichkeit muss nicht immer über einen längeren Zeitraum bestehen. Eine Beeinträchtigung kann durch ein aktuelles Ereignis (etwa eine Auseinandersetzung) bedingt sein und dann rasch wieder abklingen. So muss aber auch bei bzw. nach ambulanten Behandlungen deren mögliche Auswirkung auf die Verkehrstüchtigkeit des Patienten im Auge behalten werden. In den letztgenannten Fällen sollte das Thema mit dem Betroffenen angesprochen werden, gegebenenfalls kann ein Spaziergang oder eine andere Ablenkung eine sicherere Heimfahrt ermöglichen.

Die Abschätzung der Fahrtauglichkeit ist insgesamt alles andere als einfach. Der Gutachter muss dabei in der Lage sein, seine Entscheidung adäquat zu begründen, gegebenenfalls auch vor dem Juristen plausibel zu erläutern und getroffene Einschätzung zu verifizieren. Die oft gehandhabte Standardmethode, jeden Patienten, der zur stationären Behandlung kommt, eine sogenannte »Fahruntüchtigkeitserklärung« auf einem vorgedruckten Formblatt unterschreiben zu lassen, erscheint dabei unzureichend. Hierdurch erfolgt lediglich eine vage haftrechtliche Absicherung des Arztes bzw. der Klinik: Sollte der Patient dennoch Auto fahren und an einem Unfall beteiligt sein, ist er persönlich für den Schaden verantwortlich. Der Arzt kann dennoch wegen einer unzureichenden Aufklärung des Patienten belangt werden.

Um die Compliance des Patienten zu gewinnen, ist es sicherlich günstiger, mit ihm die Fahrtauglichkeit gesondert zu reflektieren und die zur Absprache der Fahrtüchtigkeit führenden Gründe zu erläutern. Dieses Gespräch sollte dann dokumentiert werden (mit Unterschrift des Arztes), eventuell kann sich hieran die Unterschrift einer entsprechenden Erklärung durch den Patienten anschließen. Als günstig hat sich erwiesen den Patienten direkt anzusprechen, ob er sich an das Fahrverbot halten wird. So können Verständnislücken und Widerstände besprechbar gemacht und aus dem Weg geräumt oder aber alternative Methoden entwickelt werden, etwa die vorübergehende und freiwillige Abgabe des Autoschlüssels und des Führerscheines.

Das Gutachten »Krankheit und Kraftverkehr« des Bundesverkehrsministeriums (LEWRENZ/FRIEDEL 1992) empfiehlt bei Patienten mit schizophrenen oder affektiven Störungen – unabhängig von einer Therapie mit Psychopharmaka – wie folgt zu verfahren:

> »Die Eignung zum Führen von Kraftfahrzeugen ... kann nach einer ersten entsprechend schweren psychotischen Episode in der Regel wieder angenommen werden, wenn sich 6 Monate nach Abklingen der akuten Symptomatik keine das Realitätsurteil erheblich beeinträchtigenden Störungen mehr nachweisen lassen. Die Begutachtung durch einen Arzt für Psychiatrie ist erforderlich. Besonders günstige Umstände (als ein Beispiel sei die unipolar verlaufende erste depressive Phase genannt) rechtfertigen nach psychiatrischer Begutachtung ... früher als sechs Monate nach Abklingen der akuten Krankheitserscheinungen eine positive Beurteilung.«

> »Ist innerhalb von 10 Jahren eine erneute entsprechend schwere psychotische Episode aufgetreten, so ist vor einer positiven Beurteilung der Eignung je nach den Umständen eine längere Zeit (in der Regel drei bis fünf Jahre) abzuwarten. Auch hier erlauben besonders günstige Umstände eine positive Beurteilung nach kürzerer Zeit.«

> »Eine Wiedererkrankung nach zehn oder mehr Jahren ist als Neuerkrankung anzusehen und entsprechend zu beurteilen.«

Da nicht festgelegt wird, welche Kriterien eine »entsprechend schwere« Krankheitsepisode oder »besonders günstige Umstände« bedingen, bleibt dem Psychiater ein großer Entscheidungsspielraum – und ein hohes Maß an Verantwortung. Dabei erscheint es praxisfern, jeden akut schizophren oder affektiv Erkrankten über mehrere Monate für fahruntauglich zu erklären, wie es das Gutachten nahe legt. Ein solches Vorgehen behindert die soziale und berufliche Wiedereingliederung der Erkrankten und wird den tatsächlichen Fähigkeiten der Patienten sicher nicht gerecht – psychisch Kranke, namentlich Schizophrene, verursachen relativ gesehen weniger Verkehrsunfälle als Gesunde.

Im Weiteren wird in dem oben genannten Gutachten zur Beeinflussung der Fahrtauglichkeit durch Psychopharmaka Stellung genommen:

> »Die Beurteilung der Kraftfahreignung im Zusammenhang mit der Arzneimittelbehandlung muss in jedem Falle sehr differenziert gesehen werden. Vor allem ist zu beachten, dass eine ganze Reihe Erkrankungen, die von sich aus die Eignung zum Führen von Kraftfahrzeugen ausschließen können, durch Arzneimittelbehandlung so weit gebessert oder sogar geheilt werden, dass erst durch die Behandlung die Voraussetzungen zum Führen von Kraftfahrzeugen wieder erreicht werden können. Entscheidend für die Beurteilung ist aber, ob eine Arzneimitteltherapie, insbesondere auch die Dauertherapie, zu schweren und für das Führen von Kraftfahrzeugen wesentlichen Beeinträchtigungen der psychophysischen Leistungssysteme führt ...«

»Bei der Behandlung mit Psychopharmaka sind einerseits deren stabilisierende Wirkung, andererseits die mögliche Beeinträchtigung psychischer Funktionen zu beachten. Langzeitbehandlung schließt die positive Beurteilung nicht aus. Die Begutachtungen können nur durch einen Arzt für Psychiatrie erfolgen. Bei Fahrerlaubnisinhabern und -bewerbern, die mit Arzneimitteln behandelt werden, darf keine zentralnervöse Nebenwirkung dieser Mittel erkennbar sein ...«

Auch hier erscheinen die Empfehlungen des Gutachtens unpraktikabel eng, insbesondere durch die im letztzitierten Satz gemachten Einschränkungen, wobei ein weiter Raum unterschiedlicher Interpretationsmöglichkeiten auch den Entscheidungsspielraum vergrößert.

In der Praxis hat es sich bewährt, eine Fahruntüchtigkeit anzunehmen

▸ bei jeder akuten Manifestation einer schizophrenen Psychose, insbesondere wenn sie mit produktiven Symptomen wie optischen oder akustischen Halluzinationen oder Wahn einhergeht,

▸ bei chronisch produktiven Formen der Schizophrenie,

▸ bei den meisten mittelgradigen und allen schweren depressiven Episoden,

▸ bei akuten manischen Episoden,

▸ bei organischen Hirnschäden,

▸ bei der Neueinstellung auf Psychopharmaka, insbesondere solche mit sedierenden (Neben-)Wirkungen.

Bei suizidalen Patienten oder solchen mit hier nicht erwähnten seelischen Erkrankungen (etwa Angst- und Panikstörungen) muss die Fahrtauglichkeit Beachtung finden.

Im Falle einer psychopharmakologischen Behandlung ist in der Phase der Neueinstellung bis zum Erreichen eines (ausreichend gut tolerierten) »steady state« das Führen eines Kraftfahrzeuges zu unterlassen. Auch bei der Verabreichung von Psychopharmaka, die laut Herstellerangaben die Fahrtauglichkeit nicht tangieren (es handelt sich vornehmlich um neuere Antidepressiva) sollte, wenn möglich, zunächst nicht am Straßenverkehr teilgenommen werden. Grundsätzlich muss ohnehin bei *jeder* Dosisänderung die Frage der Fahrtauglichkeit erneut aufgeworfen werden. Nicht nur können bei Erhöhung eines vordem gut vertragenen Medikaments zusätzliche Nebenwirkungen auftreten, auch bei der Reduktion kann es zur Manifestation unerwünschter Erscheinungen (z. B. Auftreten von EPS auch nach Absetzen von Neuroleptika oder bei bestimmten Antidepressiva) kommen. Der Patient sollte zumindest aufgefordert werden sich in dieser Beziehung vermehrt selbst zu beobachten. Darüber hinaus muss jeder Patient darauf aufmerksam gemacht werden, dass die Applikation zusätzlicher Pharmaka und von Drogen (Alkohol!) die Fahrtauglichkeit negativ beeinflussen kann.

Grundsätzlich sollte bei Thematisierung der Verkehrstüchtigkeit versucht werden den Patienten zu stärken, seine Kompetenz und Selbstbeurteilungsfähigkeiten zu fördern und ihn nicht durch eine zu rigide Haltung zusätzlich zu verunsichern. In der Regel neigen die Betroffenen dazu, ihre Fähigkeiten zu unterschätzen, und trauen sich kaum am Straßenverkehr teilzunehmen.

Forensische Psychiatrie

Im Kapitel über Aggressivität und Gewalt wurde dargelegt, dass psychische Erkrankung das Risiko für Straftaten nicht prinzipiell erhöht und seelisch kranke Menschen ebenso auch häufiger Opfer von Straftaten sind. In vielen Fällen, beispielsweise bei sexuellem Missbrauch, sind die Täter oft auch gleichzeitig frühere Opfer von sexuell motivierter Gewalt.

Die Einschätzung, inwieweit Straftaten bei seelisch Kranken häufiger sind, hängt wesentlich von dem Maßstab und der Methode ab, wie seelische Erkrankung und Straffälligkeit definiert werden. So ist etwa die Gewaltbereitschaft bei Schizophrenen um das Dreifache erhöht, ohne dass es zwangsläufig zu einer im entsprechenden Verhältnis gesteigerten Zahl von Straftaten im engeren Sinne kommen muss (STEINERT 1998).

Delikte von psychisch Kranken unterscheiden sich zunächst nicht von denen Gesunder. Auch finden nicht alle Straftaten von psychisch Kranken unter den Bedingungen der Schuldunfähigkeit oder eingeschränkten Schuldunfähigkeit statt. Auf der anderen Seite weist die Art der Straftat gelegentlich auf das Vorliegen einer seelischen Störung hin. Beispiele hierfür sind der erweiterte Suizid bei Depressiven, Fahren unter Alkoholeinfluss bei Alkoholabhängigen und die Beschaffungskriminalität bei Drogenabhängigen. In den allerwenigsten Fällen aber ist die Straftat allein auf die seelische Krankheit zurückzuführen. Meist finden sich auch Auffälligkeiten in der prämorbiden Entwicklung und im Grad der sozialen Einbindung. Oft spielen zusätzlich zur seelischen Erkrankung Alkohol- und Drogenmissbrauch im Vorfeld des Deliktes eine Rolle. Die Häufigkeit von zusätzlichen Persönlichkeitsstörungen ist erhöht, zum Beispiel Störungen der Impulskontrolle.

ııı Delikttypen

Auch wenn keine strenge Verbindung zwischen seelischer Erkrankung und bestimmten Delikttypen besteht, ist die Wahrscheinlichkeit für bestimmte Straftaten bei dem Vorliegen verschiedener seelischer Erkrankungen unterschiedlich erhöht.

ııı Gewaltdelikte

Bei den Gewaltdelikten können Mord und Totschlag sowie einfache und schwere Körperverletzungen unterschieden werden. Tötungen kommen auch im Zusammenhang mit sexueller Gewalt vor, meistens um die Entdeckung der Tat zu verhindern. Tötungsdelikte kommen im Rahmen fast aller psychischen Erkrankungen vor, wobei die krankheitsbedingten Motive durchaus unterschiedlich sein können. Bei der Kindstötung etwa im Sinne eines erweiterten Suizides können Erlösungsphantasien eine Rolle spielen. Bei schizophrenen Patienten kann die Tötung einen verzweifelten Versuch darstellen unerträglich erscheinende paranoide Ängste zu bewältigen. Bei Borderline-Patienten entsteht die Tötungsabsicht gelegentlich aus zwischenmenschlichen Kränkungen und Ängsten vor dem Alleinsein. Alkoholkranke töten gelegentlich aus wahnhaft gesteigerter Eifersucht oder im Rahmen nicht zu kontrollierender Impulsdurchbrüche.

Eine gesonderte Rolle spielen in diesem Zusammenhang die sogenannten *Affektdelikte* (Sass 1983), die im Zusammenhang mit der im Gesetz postulierten *tiefgreifenden Bewusstseinsstörung* bei der Beurteilung der Schuldfähigkeit eine Bedeutung haben. In einem weiteren Sinne gehört zu den Affektdelikten eine Vielzahl von unterschiedlichen Vorgängen, da Affekte ebenso bei einer spontanen Prügelei eine Rolle spielen wie die Gewalt innerhalb einer durch andauernde Konfliktspannung gekennzeichneten Beziehung. Affektdelikte können aber im Rahmen kurzfristiger emotionaler Belastungen auch bei ansonsten psychisch gesunden Menschen vorkommen.

Bei Affektdelikten ist in der Regel eine spezifische Vorgeschichte zu erheben. Der Tat geht meist eine durch Kränkungen und Traumatisierungen unterhaltene Affektspannung voraus, die der Betroffene mühsam zu zügeln versucht. Diese Anstrengung zur Affektkontrolle führt zu einer typischen Erlebniseinengung. Die Situation mündet dann in eine charakteristische Ausgangssituation vor der Tat, die durch eine spezifische Gestimmtheit und das Gefühl des Ausgeliefertseins gekennzeichnet ist. Der Zustand der Tatbereitschaft führt zu einer nahezu ausgelöschten Entschlussfähigkeit und die Tat läuft wie automatisch ab. Dieser Vorgang entwickelt sich vor dem Hintergrund von Persönlichkeitseigenschaften wie Labilität, dysphorischer Gereiztheit und Stimmungsschwankungen. Als weitere Merkmale finden sich außerdem bestimmte Konstellationen wie Alkoholgenuss, Übermüdung und Ähnliches. Auch bildet sich die charakteristische Stimmung meist so schnell, dass dem Täter die Kontrolle entgleitet. Nach der Tat erfolgt dann oft im Sinne einer Ernüchterung ein emotionales Zusammenbrechen.

Zur Beurteilung von Affektdelikten werden gelegentlich noch weitere Merkmale zugerechnet, wie eine Einengung, ein Missverhältnis zwischen Auslöser und Reaktion, Erinnerungsstörungen und eine Persönlichkeitsfremdheit.

Viele Gewaltdelikte finden innerhalb der Familie statt. Die häufigsten Opfer familiärer Gewalt sind Kinder, aber auch ältere Familienmitglieder und Ehefrauen. Auch hier spielt Alkoholgenuss oft im Vorfeld der Gewalt eine Rolle. Die Dunkelziffer ist hier sehr hoch. Häufig hält die Familienloyalität die Opfer von einer Anzeige ab.

III Sexualdelikte

Sexualdelikte bilden nach den Körperverletzungen die zweite große Gruppe der schweren Straftaten, die in einem Zusammenhang mit psychischen Störungen stehen können. Zunächst können Straftaten im Zusammenhang mit sexueller Devianz auftreten, wobei hier gesellschaftliche Normerwartungen eine bedeutsame Rolle spielen (etwa bei der lange geltenden Strafbarkeit von Homosexualität). Sehr viel bedeutsamer sind aber aggressive Sexualdelikte wie Vergewaltigung, sexuelle Nötigung und sexueller Missbrauch von Kindern.

Bei den Tätern ist die Gruppe der Personen mit einer dissozialen Persönlichkeitsstörung die größte, die ohnehin zu einer höheren Gewaltbereitschaft neigen und meist unter Alkoholeinfluss handeln. Dies gilt auch für eine große Gruppe von Männern, die innerhalb der Familie Kinder sexuell missbrauchen. Eine wesentlich kleinere Gruppe bilden die Täter, die aus sadistischen Motiven handeln (etwa 10 Prozent). Aus dieser Gruppe rekrutieren sich allerdings die meisten Wiederholungstäter.

Sexuell motivierte Tötungen sind relativ selten, sollten aber eine besondere Beachtung finden, weil hier die Wiederholungsgefahr besonders groß ist. Meist stammen diese Täter aus bereits gestörten und isolierten Familien und waren als Kinder selbst Gewalt und Missbrauch ausgesetzt. Als Kinder werden die späteren Täter als Einzelgänger beschrieben. Oft wird schon von früh einsetzenden gewalttätigen Phantasien berichtet. Meist werden sadistische Mörder eher als einsame und stille Menschen beschrieben.

Sexueller Missbrauch von Kindern erfolgt ebenfalls wie viele Gewaltdelikte innerhalb der Familie und bleibt daher oft unentdeckt. Zudem war die Strafverfolgung von aggressiven Sexualdelikten innerhalb der Familie lange Zeit schwierig. Auch heute noch ist die Strafverfolgung zum Teil von der Bereitschaft der Opfer, Anzeige zu erstatten, abhängig.

ⅲ Eigentumsdelikte, Sachbeschädigung und Brandstiftung

Eigentumsdelikte und Sachbeschädigungen kommen im Zusammenhang mit einer Vielzahl von psychischen Erkrankungen vor. Beispielsweise kommt es im Rahmen einer schizophrenen Psychose oft zu eigentlich sinnlos wirkenden Sachbeschädigungen. Im Rahmen von Suchterkrankungen sind Beschaffungskriminalität, aber auch Sachbeschädigungen möglich. Mangelnde Impulskontrolle kann im Rahmen des pathologischen Stehlens zur Straffälligkeit führen oder als Ausdruck innerer Anspannung und Leere bei Borderline-Persönlichkeitsstörungen aufgefasst werden. Die Bedeutung der psychischen Erkrankung für die Straftaten ist jeweils im Einzelfall zu klären.

Eine besondere Rolle nimmt die Brandstiftung ein, weil hier meist aggressive Impulse und Rache die leitenden Motive sind. Brandstifter sind in der Mehrzahl Männer, bei denen gelegentlich eine Unfähigkeit zu beobachten ist soziale Konflikte auf eine angemessene Art zu lösen. Außerdem kann eine Art von »sensation seeking« die Brandstiftung zusätzlich motivieren.

ⅲ Folgen für die Opfer

Gerade in der letzten Zeit findet das Schicksal der Opfer zunehmend Aufmerksamkeit. Mittlerweile sind bei einer Vielzahl von Opfern körperlicher und sexueller Gewalt langfristige Auswirkungen beschrieben, die meist in der Art eines Posttraumatischen Belastungssyndroms imponieren (siehe dort). Zudem haben Opfer (insbesondere Kinder) ein hohes Risiko später selbst zu Tätern zu werden.

ⅲⅰ Maßregelvollzug und Therapie von psychisch kranken Rechtsbrechern

ⅲ Grundlagen des Maßregelvollzuges

Wenn bei einer vorhandenen Schuldunfähigkeit oder verminderten Schuldfähigkeit eines psychisch kranken Menschen im Zusammenhang mit seiner psychischen Erkrankung weitere Straftaten befürchtet werden müssen (Wiederholungsgefahr), kann bei einer entsprechenden Schwere der Straftat durch einen richterlichen Beschluss die Unterbringung im sogenannten Maßregelvollzug (§63 StGB) erfolgen. Die Unterbringung in einer Maßregelvollzugseinrichtung nach §63 ist prinzipiell unbegrenzt und hängt in der Länge wesentlich von der Beurteilung des Rückfallrisikos (Deliquenzrisiko, Legalprognose) ab (Begutachtung nach §67 Abs. 2 StGB). Die Aufenthaltsdauer im Maßregelvollzug sollte aber grundsätzlich im Verhältnis zur Schwere der begangenen oder drohenden Straftat stehen. Während die Aufnahme und Entlassung bundeseinheitlich geregelt ist, sind die Unterbringungsbedingungen durch Maßregelvollzugsgesetze auf Länderebene geregelt. Daraus ergeben sich insbesondere bei den Rahmenbedingungen für Lockerungen und Beurlaubungen erhebliche Unterschiede zwischen den einzelnen Bundesländern (NEDOPIL/MÜLLER-ISBERNER 1995).

Bei dem Vorliegen einer verminderten Schuldfähigkeit kann zusätzlich zur Unterbringung im Maßregelvollzug eine Freiheitsstrafe verhängt werden. Grundsätzlich sollte die Therapie aber vor der Verbüßung der Haftstrafe erfolgen. Die Unterbringung im Maßregelvollzug wird dabei auf die Freiheitsstrafe angerechnet (§67 Abs. 1 StGB). Mit einer besonderen Begründung kann dieser Ablauf auch umgekehrt werden.

Nach dem §126a StPO ist auch eine der Untersuchungshaft entsprechende vorläufige Unterbringung psychisch kranker Straftäter im psychiatrischen Krankenhaus und in einer forensischen Klinik möglich. Bei der vorläufigen Unterbringung spielt der Sicherungsgedanke selbstverständlich eine größere Rolle als die Therapie.

Im Maßregelvollzug steht die Therapie in Beziehung zu dem Sicherheitsinteresse der Gesellschaft. Er dient daher sowohl der Besserung als auch der Sicherung. Beide Aufgabenstellungen des Maßregelvollzuges stehen nicht in einem Widerspruch zueinander (in vielen Fällen ist eine erfolgreiche Therapie ein Garant für die Sicherheit), bilden aber auch ein Spannungsfeld, mit dem sich im Maßregelvollzug arbeitende Mitarbeiter auseinander zu setzen haben (z.B. bei der Einschätzung von Risiken im rehabilitativen Prozess).

Für den Umgang mit suchtkranken Straftätern sind weitere spezifische gesetzliche Grundlagen zu berücksichtigen. Bei alkoholkranken Patienten im Maßregelvollzug ist eine Unterbringung in einer *Entziehungsanstalt* nach § 64 StGB möglich. Die Unterbringung ist aber an die Erwartung geknüpft, dass durch die Behandlung eine ausreichende Besserung der Suchterkrankung erzielt werden kann. Außerdem ist die Behandlung in der Regel zeitlich begrenzt. Diese Regelung folgt dem Prinzip *Therapie statt Strafe*. In einem ähnlichen Sinne ist der §35 BtmG zu verstehen, der es Drogenabhängigen unter bestimmten Voraussetzungen ermöglicht, statt einer Strafe eine Therapie durchzuführen. Dabei ist auch für den Betroffenen eine grundsätzliche Wahlmöglichkeit erhalten.

▮▮▮ Zur Situation des Maßregelvollzuges

Gesellschaftliche und politische Prozesse tangieren den Maßregelvollzug noch mehr als die psychiatrische Versorgung insgesamt. Die Einflüsse ergeben sich aus der Dialektik zwischen den Sicherheitsbedürfnissen einer Gesellschaft (bei denen auch irrationale Motive wirksam sein können) und dem Ruf nach einer angemessenen therapeutischen Versorgung von seelisch kranken Straftätern (auch unter Berücksichtigung der sozialen und rechtlichen Situation der Klientel). Die öffentliche Meinung ist dabei entsprechenden Schwankungen unterworfen, wobei die tatsächliche Qualität der forensischen Versorgung fatalerweise nicht unbedingt Berücksichtigung findet.

Forensische Psychiatrie

Die Unterbringung nach dem Maßregelvollzugsgesetz kann auch in einem psychiatrischen Krankenhaus der Regelversorgung erfolgen. Da diese aber in der Regel keine ausreichenden Sicherheitsstandards vorhalten, erfolgt der Maßregelvollzug zum größten Teil in speziellen forensischen Kliniken oder Abteilungen. Analog der Diskussion über Zentralisierung und Regionalisierung der psychiatrischen Versorgung werden im Maßregelvollzug deren Vor- und Nachteile kontrovers diskutiert. Eine Regionalisierung mit der Angliederung forensischer Kliniken als Abteilungen an psychiatrische Fachkrankenhäuser würde die Belastungen und Risiken für die Regionen gleichmäßig verteilen und die Möglichkeiten der gesamten psychiatrischen Versorgung auch für forensische Patienten besser erschließen. Auf der anderen Seite können kleinere Abteilungen nicht immer angemessene Therapiestandards für dar gesamte Spektrum der forensischen Klientel bereithalten und die Gewährleistung der Sicherheitsstandards ist aufwendiger (etwa müssen alle therapeutischen Aktivitäten und entsprechenden Sicherheitsbedingungen möglich gemacht werden). Durch zentrale Einrichtungen lassen sich einige dieser Nachteile umgehen. Hier ist aber die Reintegration der Patienten erschwert.

Die Anzahl und die Aufenthaltsdauern von Patienten in forensischen Kliniken werden, abgesehen von krankheitsspezifischen Faktoren, auch von unterschiedlichen gesellschaftlichen und rechtlichen Rahmenbedingungen geprägt; etwa erhöht ein größeres Sicherheitsbedürfnis die Aufenthaltsdauern und die Zahl der untergebrachten Patienten. Die Anzahl wird aber auch durch die erweiterten therapeutischen Möglichkeiten mitbestimmt. In diesem Sinne sank die Zahl der Einweisungen in den Jahren 1963–1986, danach stieg sie wieder an. Die Aufenthaltsdauern sind insgesamt rückläufig (von durchschnittlich 8 auf 4 Jahre; NEDOPIL / MÜLLER-ISBERNER 1995), wobei aber durch die gleichzeitig erhöhte Zahl von Patienten mit schwersten Delikten die Senkung der Aufenthaltsdauer nur auf einen Teil der forensischen Patienten zutrifft (KONRAD 1997). Durch die steigende Zahl der Patienten für den Maßregelvollzug ergibt sich insgesamt ein Mangel an Plätzen.

Die Möglichkeiten der Rehabilitation und insbesondere die der ambulanten Nachsorge forensischer Patienten sind in der BRD noch unzureichend, weil spezialisierte Einrichtungen hierfür weitgehend fehlen und forensische Patienten nicht überall selbstverständlich in entsprechend qualifizierten Einrichtungen der psychiatrischen Standardversorgung betreut werden, gelegentlich dort sogar ausgegrenzt werden.

ııı Patienten im Maßregelvollzug

Psychisch kranke Straftäter lassen sich nach den Merkmalen der jeweiligen Erkrankung und nach der Art der Straftat unterscheiden, die zur Einweisung führte. Den größten Teil der forensischen Patienten stellen nach wie vor Patienten mit schizophrenen Psychosen (ca. 40 Prozent), gefolgt von Patienten mit Persönlichkeitsstörungen (ca. 35 Prozent). Auch Patienten mit hirnorganischen Störungen und geistigen Behinderungen stellen jeweils mit ca. 10 Prozent eine relevante Untergruppe dar. Mehr als andere psychiatrische Patienten sind psychisch kranke Straftäter durch Komorbidität und ungünstige Sozialisationsbedingungen gehandicapt, was die soziale Reintegration und den therapeutischen Zugang zusätzlich erschwert. In der Regel werden Patienten des Maßregelvollzuges im Alter zwischen 20 und 30 Jahren eingewiesen, sodass durch die Unterbringungszeit zudem noch Entwicklungsmöglichkeiten (beispielsweise die berufliche Entwicklung) zusätzlich gestört werden.

Die Delikte, die zu einer Einweisung in eine forensische Klinik führen, werden immer schwerwiegender. Vor allem nehmen die Einweisungen wegen Tötungsdelikten und Brandstiftung zu. Aber auch der Anteil von Patienten mit gewaltbegleitenden Sexualdelikten ist mit ca. 24 Prozent inzwischen relativ hoch. Hierbei handelt es sich um eine besonders problematische Gruppe forensischer Patienten.

Die Zuweisungspraxis von psychisch kranken Straftätern in den Maßregelvollzug wird aus verschiedenen Perspektiven kritisch betrachtet. Die Beurteilung der Schuldunfähigkeit oder der verminderten Schuldfähigkeit wird maßgeblich von der Qualität des psychiatrischen Gutachtens bestimmt, wobei vor allem die Steuerungsfähigkeit von Straftätern durchaus unterschiedlich beurteilt wird (JÖCKER / MÜLLER-ISBERNER 1997). Zudem wird die Prognose der Therapie oft unterschiedlich eingeschätzt (LESSMANN u. a. 1997).

Besonders schwer wiegen Fälle, in denen es während oder nach der Beendigung des Maßregelvollzuges zu Rückfällen kommt. Auch wenn es nur wenige Untersuchungen dazu gibt, ist das Rückfallrisiko nicht allein von der Art der psychischen Störung abhängig, sondern auch von der prämorbiden Persönlichkeit, den Sozialisationsbedingungen und auch weiteren Delikten im Vorfeld der zur Einweisung führenden Straftat (FREESE u. a. 1995).

III Besonderheiten im therapeutischen Kontakt

Die Behandlung von straffällig gewordenen psychisch Kranken weist in mehrfacher Hinsicht Besonderheiten auf. Zunächst stellt sich für den Therapeuten die Aufgabe, angesichts der Straftat zum Patienten eine tragfähige therapeutische Beziehung aufzubauen. Unweigerlich wird dabei die Haltung des Therapeuten gegenüber dem Delikt in das Verhältnis zum jeweiligen Patienten einfließen. Dabei kann es durchaus vorkommen, dass sich der Therapeut selbst durch den Patienten bedroht fühlt. Um in der Therapie zu einer realistischen und fördernden Haltung zu kommen, ist schon aus dieser Perspektive ein hohes Maß an Selbstreflexion notwendig. Ansonsten droht, dass der Patient offen oder verdeckt Ablehnung erfährt oder das Delikt und das Rückfallrisiko nicht bearbeitet werden. Auch in der Umsetzung des therapeutischen Kontaktes stehen die Elemente psychische Krankheit und Straftat in einer Beziehung zueinander. Krankheitseinsicht und Auseinandersetzung mit der eigenen Deliquenz sind dabei mehr oder weniger gleichberechtigte Themen in der Therapie. Im Hinblick auf die Erkrankung entsprechen die Ziele weitgehend denen bei nicht straffälligen psychisch Kranken. Im Hinblick auf das Delikt sind abhängig vom Ausmaß der seelischen Störung Schuldbewusstsein und Mitgefühl mit den Opfern zentrales Ziel der therapeutischen Arbeit. Darauf beziehen sich auch die therapeutischen Schritte zur Verbesserung der Steuerungsfähigkeit.

Eine weitere Besonderheit in der Behandlung forensischer Patienten resultiert aus dem Sicherungsauftrag des Therapeuten. Insbesondere rehabilitative Schritte sind nie ohne Risiken. Gegenüber dem Patienten befinden sich in der Forensik tätige Therapeuten damit in einer Doppelrolle. Sie tragen bezüglich ihrer Entscheidungen eine nicht unerhebliche Verantwortung.

Nicht zuletzt gibt es bei forensischen Patienten Besonderheiten in der Therapiemotivation. Bei einer Reihe von Patienten fehlt jegliche Therapiemotivation, bei anderen wird die Motivation durch die Vermeidung von Bestrafung genährt. Die Kopplung von therapeutischen Fortschritten mit Lockerungsmaßnahmen kann auch die Offenheit des Patienten tangieren.

Diese Themen machen deutlich, unter welchen hohen sozioemotionalen Anforderungen Mitarbeiter in der forensischen Psychiatrie stehen. Diese Belastungen erhöhen sich dann noch erheblich, wenn auf die forensischen Einrichtungen zusätzlich ein verstärkter öffentlicher Druck ausgeübt wird.

⠇⠇⠇ Therapeutische Programme im Maßregelvollzug

Therapeutische Programme im Maßregelvollzug unterscheiden sich zunächst in vielen Aspekten nicht von denen in der sonstigen psychiatrischen Versorgung. Auch hier dominieren meist pharmakologische, verhaltenstherapeutische und psychoanalytische Verfahren. Die Therapie in der forensischen Psychiatrie wird durch die notwendigen Sicherungsmaßnahmen und durch die langen Verweildauern geprägt. Zudem sind die eingeschränkten Möglichkeiten zur Belastungserprobung und Rehabilitation zu bedenken.

Die Auseinandersetzung mit dem Delikt und den Opfern ist eine Besonderheit in der forensischen Psychiatrie und zeichnet vor allem die Behandlung von Patienten mit Persönlichkeitsstörungen und aggressiven Sexualdelikten aus.

Ähnlich wie in der allgemeinen Psychiatrie scheinen gewisse Subdifferenzierungen bei den therapeutischen Programmen auch für die forensischen Kliniken einen Sinn zu haben. Dabei können die Behandlungsprogramme vertikal (nach Behandlungsfortschritt) und horizontal (nach Störungsart) differenziert sein. Wegen der Bearbeitung des Rückfallrisikos benötigt die Übergangsphase von der stationären zur ambulanten Behandlung besondere Sorgfalt, weil in vielen Fällen das Risiko unter Belastungssituationen steigt. Auf der anderen Seite kann das Rückfallrisiko nur unter realistischen Bedingungen zuverlässig eingeschätzt und die Bewältigung von Belastungen geübt werden.

⠇⠇⠇ Sicherung und Therapie

Der Sicherungsauftrag der forensischen Psychiatrie erfordert eine Reihe von baulichen und konzeptionellen Überlegungen und erhöht auch den Personalbedarf der entsprechenden Kliniken und Abteilungen erheblich. Die Gewährleistung von Sicherheit sollte aber in keinem Fall allein mit der Einhaltung mehr oder weniger rigider Freiheitsbeschränkungen und Sanktionen verbunden werden, weil allzu rigide Regelungen die Gewaltbereitschaft von Patienten erhöhen können. Es empfiehlt sich ein differenziertes Sicherungskonzept, auch wenn die Identifizierung von Risikopersonen noch nicht befriedigend gelungen ist (FREESE u. a. 1995). Während des Maßregelvollzuges sind schwerwiegende Zwischenfälle selten, auch wenn die Reaktionen der Öffentlichkeit auf derartige Zwischenfälle oft heftig sind.

ⅲ Kriminalprognose

Insbesondere bei der Unterbringung nach §63 ist die Kriminalprognose ein zentrales Kriterium für die Beendigung oder Fortsetzung der Maßnahme. Zur Entscheidung darüber benötigen die Gerichte aussagefähige Prognosen von den Therapeuten und Gutachtern, denen in diesem Zusammenhang eine hohe Verantwortung zukommt.

Im Gegensatz zum Grad der Verantwortung sind die wissenschaftlichen Daten zur Prognose bei seelisch kranken Straftäter noch unzureichend (NEDOPIL 1996).

Zur Prognosestellung können der intuitive Eindruck, Untersuchungsergebnisse empirischer Untersuchungen und Informationen über den klinischen Verlauf herangezogen werden. Dabei können Kriterienkataloge die Prognosestellung erleichtern, wobei die prämorbide Entwicklung, das Delikt und die Deliktverarbeitung, der Krankheitsverlauf und die Art des *sozialen Empfangsraums* für die Prognose bedeutsam sind.

ⅲ Diagnostische und therapeutische Fragestellungen im Strafvollzug

Die Unterbringung im Maßregelvollzug hat den Zusammenhang zwischen seelischer Erkrankung und Straftat zur Voraussetzung. Psychische Störungen sind aber auch bei einer Reihe von Strafgefangenen zu beobachten, bei denen die Straftat nicht mit der psychischen Störung assoziiert war oder die Erkrankung erst später beobachtet wurde. Eine Behandlung dieser Gruppe ist nach § 65 StVollG möglich, wobei bei einer solchen Unterbringung der Sicherungsauftrag bei der Strafvollstreckungsbehörde verbleibt. Ansonsten verfügen viele Justizvollzugsanstalten über einen psychologischen Dienst und über einen konsiliarpsychiatrischen Dienst.

ⅲⅲ Literatur

FOERSTER, K. (1984): Neurose und Sozialrecht. In: *Der Nervenarzt*, 55, S. 335–341.

FOERSTER, K. (1993): Die psychiatrische Beurteilung von Patienten mit neurotischen und somatoformen Störungen im Rahmen der gesetzlichen Rentenversicherung. In: *Psychiatrische Praxis*, 20, S. 15–17.

FREESE, R.; BORN, P.; MÜLLER-ISBERNER, R. (1995): Gravierende Delikte während der Behandlung im psychiatrischen Maßregelvollzug. In: *Der Nervenarzt*, 66, S. 542–549.

JÖCKER, D.; MÜLLER-ISBERNER, R. (1997): Einweisungsdelikte im psychiatrischen Maßregelvollzug. In: *Der Nervenarzt*, 68, S. 390–394.

KONRAD, N. (1997): Psychiatrischer Maßregelvollzug gemäß §63 StGB. Kommentar zum Beitrag von N. Nedopil und R. Müller-Isberner. In: *Der Nervenarzt*, 68, S. 431.

LESSMANN, J.; SCHUMANN, H.; SPÖHRING, W. (1997): Qualitätssteigerung in der Behandlung Suchtkranker. Freiburg.

LEWRENZ, M.; FRIEDEL, B. (1992): Krankheit und Kraftverkehr. (Schriftenreihe des Bundesministeriums für Verkehr). Bonn.

MARNEROS, A. (1997): Sexualmörder. Eine erklärende Erzählung. Bonn.

NEDOPIL, N. (1996): Forensische Psychiatrie. Klinik, Begutachtung und Behandlung zwischen Psychiatrie und Recht. Stuttgart u. a.

NEDOPIL, N.; MÜLLER-ISBERNER, R. (1995): Psychiatrischer Maßregelvollzug gemäß §63 StGB. In: *Der Nervenarzt*, 66, S. 793–801.

RASCH, W. (1964/1994): Tötung des Intimpartners. Bonn.

SASS, H. (1983): Affektdelikte. In: *Der Nervenarzt*, 54, S. 557–572.

SCHULTE, R. M. (1994): Die Begutachtung der Haft-, Verhandlungs- und Vernehmungsfähigkeit. In: VENZLAFF, U.; FOERSTER, K. (Hg.): Psychiatrische Begutachtung. Stuttgart u. a.

STEINER, T. (1998): Schizophrene Gewalttätigkeit: Epidemiologische, forensische und klinische Aspekte. In: *Fortschr. Neurol. Psychiatr.*, 66, S. 391–401.

WOLFSLAST, G. (1995): Juristische Aspekte der Diagnose und Therapie psychischer Störungen. In: FAUST, V. (Hg.): Psychiatrie. Ein Lehrbuch für Klinik, Praxis und Beratung. Stuttgart u. a.

ZEIT, T.; WIESTER, W. (1995): Die psychiatrische Anamnese, der psychische Befund und ihre Relevanz für Beweisfragen im psychiatrischen Gutachten vor dem Sozialgericht. In: *Der Nervenarzt*, 66, S. 197–206.

ⅢⅢ Zusammenfassung

Gegenstand der forensischen Psychiatrie ist der Überschneidungsbereich von Recht und Psychiatrie bei Begutachtungen (S. 607 ff.), im Rahmen von Unterbringungen und Betreuungen sowie im Umgang mit psychisch kranken Straftätern.

Die Notwendigkeit psychiatrischer Begutachtungen ergeben sich aus dem Straf- und dem Zivilrecht. Zivilrechtlich sind in der Regel Anspruchsberechtigungen zu prüfen. Strafrechtlich geht es meist um die Frage der Schuldfähigkeit oder der eingeschränkten Schuldfähigkeit. Ebenso ist gelegentlich die Fahrtauglichkeit durch ein psychiatrisches Gutachten zu klären (S. 609).

Die Begutachtung umfasst eine psychiatrische Untersuchung und Befunderhebung sowie die Beantwortung der aus der rechtlichen Problemstellung resultierenden Fragestellung.

Bei schweren Straftaten und einer Wiederholungsgefahr kann bei bestehender Schuldunfähigkeit oder eingeschränkter Schuldfähigkeit die Unterbringung im Maßregelvollzug richterlich angeordnet werden (S. 612 ff.).

Der Maßregelvollzug hat dabei die Aufgabe, Therapie und Sicherheit in ein angemessenes Verhältnis zueinander zu bringen (S. 614 ff.). Neben der Behandlung wird auch die Reduktion des Risikos weiterer Straftaten angestrebt. Bei der Organisation des Maßregelvollzugs stehen den spezialisierten Einrichtungen auch Abteilungen gegenüber, die an psychiatrische Versorgungskliniken angegliedert sind.

Gerontopsychiatrie

׀׀׀׀ Vorbemerkung

Eine der bedeutsamsten Errungenschaften moderner Zivilisation ist die Erhöhung der Lebenserwartung der Menschen. In großen Teilen Europas führten eine außergewöhnlich lange Friedensperiode, eine bessere Gesundheitsversorgung, das Ausbleiben größerer Naturkatastrophen und die Verbesserung der Ernährung zu sozialen Bedingungen, die sich durch einen höheren Anteil älterer Menschen auszeichnen. Diese Veränderungen haben entsprechende gesellschaftliche Umbrüche zur Folge. Ein Aspekt der neuen Situation ist die Zunahme von alterskorrelierten Problemen. So sind dementielle Erkrankungen die einzige Gruppe seelischer Störungen, deren Häufigkeit real gestiegen ist. Die Zunahme pflegebedürftiger alter Menschen bringt Gesellschaften und insbesondere das medizinische Versorgungssystem an materielle Leistungsgrenzen.

Mehr noch als die Gesellschaft sind die älteren Mitbürger selbst vor neuartige Aufgaben gestellt. Die Lebensspanne nach Abschluss der Kindererziehung und Beendigung des Berufslebens beträgt rund 15 bis 20 Jahre, in denen die älteren Menschen vor den Aufgaben einer Neudefinition ihrer Lebensziele und -inhalte und einer Veränderung ihrer sozialen Aktivitäten stehen. Parallel zur Erhöhung des Anteils alter Menschen an der gesamten Bevölkerung lassen sich Veränderungen insbesondere in den familiären Strukturen beobachten. Traditionelle Familiengliederungen und Mehrgenerationen-Haushalte sind seltener, zusammengesetzte Familien häufiger geworden. Wurden früher Trennungen etwa durch Kriege und Katastrophen herbeigeführt, so trennen heute Scheidungen und der Beginn anderer Beziehungen Menschen voneinander.

Die Versorgung älterer psychisch Kranker wird in diesem Kontext mehr und mehr zu einer spezifischen Aufgabe, die der Oberbegriff »Gerontopsychiatrie« zusammenfasst. Eines der Hauptmotive zum Aufbau einer speziellen gerontopsychiatrischen Behandlung war der große Anteil der dementen Patienten, da diese im Rahmen einer allgemeinen psychiatrischen Versorgung nicht optimal betreut werden können. Mittlerweile haben sich jedoch die gerontopsychiatrischen Perspektiven auf die gesamte Gruppe der über 60-Jährigen erweitert.

Die gerontopsychiatrische Versorgung steht in einem Spannungsbogen zur gesamtgesellschaftlichen Entwicklung, ein Beispiel ist die Auswirkung der Pflegeversicherung. Die Unterscheidung zwischen Behandlung und Pflege sowie die Definition von Rehabilitation sind weitere Beispiele für den gesellschaftlichen Diskurs. Dabei ist die Notwendigkeit eines gerontopsychiatrischen Schwerpunktes innerhalb der psychiatrischen Betreuung mittlerweile unumstritten.

Auch wenn ältere Menschen heute eine bedeutsame gesellschaftliche Gruppe darstellen, impliziert das nicht, dass sich die Strukturverschiebungen in der Gesellschaft kulturell niederschlagen. Man kann eher davon sprechen, dass eine Art *Jugendkultur* unser Leben prägt, weil Gesundheit, Jugend und Leistungsfähigkeit ein hohes gesellschaftliches Ansehen haben. Alter wird demgegenüber mit Krankheit, Verlust und Sterben in Verbindung gebracht und somit negativ konnotiert.

Angesichts möglicher Krankheiten und eventuell langen Leidens sowie der Fähigkeit der Medizin zu ausgedehnten lebensverlängernden Maßnahmen, entwickelte sich eine gesellschaftliche Bewegung, bei der die autonome Entscheidung über die eigene Existenz und deren Beendigung im Sinne des sogenannten *humanen Sterbens* zum Thema wurde. Dies tangiert selbstverständlich in vielfältiger Weise auch die Gerontopsychiatrie und benennt offene ethische Fragen.

ⅢⅢ Besonderheiten im Alter

Die Notwendigkeit einer gerontopsychiatrischen Versorgung ergibt sich einerseits aus der Häufung dementieller Erkrankungen im Alter und andererseits aus den spezifischen Anforderungen an die Diagnostik und Therapie älterer seelisch kranker Patienten. Die Besonderheiten des alten Menschen lassen sich dabei auf einer sozialen, geistig-seelischen und körperlichen Ebene beschreiben.

Ⅲ Soziale und lebenszyklische Situation

Ältere Menschen sind mit einer Vielzahl sozialer Aufgaben beschäftigt, die bewältigt werden müssen und einen Rollenwechsel bedingen. Zumeist ist in diesem Lebensabschnitt die Verselbstständigung der Kinder abgeschlossen. Das Berufsleben endet mit der Berentung; diese markiert in der Regel den Beginn des Lebensabschnittes »Alter«. Die Wahrscheinlichkeit, eine schwere Erkrankung zu bekommen und auf die Hilfe anderer Menschen angewiesen zu sein, steigt mit zunehmendem Alter rapide. Fragen, inwieweit und wie lange eine selbstständige Lebensführung möglich sein wird, drängen sich auf. Der Rollenwechsel spiegelt sich auch in anderen Konstellationen wider: Der soziale Resonanzraum wird mit den Jahren durch den Tod von Freunden und Familienangehörigen kleiner, möglicherweise nimmt die Abhängigkeit von der Familie, insbesondere den Kindern zu. In der Familie muss zwischen den Generationen konkret um die Frage gerungen werden, wie das Alter gestaltet werden soll. Fragen, was bei Pflegebedürftigkeit geschieht und welche Form der sozialen Unterstützung dann geleistet wird, sind zu beantworten.

Aber nicht nur diese auf Fürsorge bezogenen Probleme müssen im Alter gelöst werden. Wichtig erscheint auch, welche persönlichen »Projekte« gemeinsam mit dem Partner in Angriff genommen, welche Interessen und Motive in den Vordergrund gerückt werden und wie hoch der Aktivitätsgrad und der persönliche Aktionsradius sein sollen.

Die Neudefinition der Beziehung zu den Kindern ist eine Aufgabenstellung zwischen den Generationen. Für die Kinder bedeutet dies eventuell Enttäuschung, weil bestimmte Wünsche an die Eltern abgeschrieben werden müssen, aber auch die Übernahme einer verantwortungsvolleren Rolle. Die Älteren müssen sich fragen, welche Hilfestellung sie von ihren Kindern erwarten und erwarten können (»Ich will meinen Kindern nicht zur Last fallen.«).

Merkmal für den Erfolg der Lösung der Aufgabenstellungen ist der Grad der Selbstständigkeit und Zufriedenheit. Die Selbstständigkeit steht in einer komplementären Beziehung zum Ausmaß der geforderten, geleisteten und notwendigen Hilfe. Der Spannungsbogen bewegt sich von relativer Selbstständigkeit bis hin zur Pflegebedürftigkeit. Das Ausmaß der notwendigen Hilfe ist nicht allein vom Gesundheitszustand und der Leistungsfähigkeit abhängig, sondern wird vom Lebensstil eines Menschen entscheidend geprägt. Geschlechterrollen haben hier einen Einfluss, obwohl dieser sich bei Hochbetagten wieder relativiert. Erwartungen, Bildung und Berufsausbildung beeinflussen die Fähigkeiten des Individuums auf seine Ressourcen zurückzugreifen.

Der Hilfebedarf ergibt sich aus der Differenz zwischen der erhaltenen sozialen Kompetenz und den Ansprüchen einer Person sowie der Fähigkeit, persönliche Ressourcen zu nutzen. Entgegen allgemeinen Befürchtungen ist der Abschnitt der tatsächlichen Pflegebedürftigkeit meist recht kurz, erfordert aber den Einsatz erheblicher Ressourcen. Die Wahrscheinlichkeit, von fremder Hilfe abhängig zu werden, erhöht sich beim Vorliegen einer seelischen Erkrankung deutlich.

Eine Aussage über die Selbstständigkeit eines Menschen machen die *Aktivitäten des täglichen Lebens* (ATL) (OLBRICH 1995). Nimmt man diese zum Maßstab, zeigen 17,6 Prozent der über 65-Jährigen Einschränkungen in der Selbstständigkeit, 1,4 Prozent der gesamten Bevölkerung sind pflegebedürftig, davon zeigt etwa die Hälfte einen täglichen Hilfebedarf. Die Pflegebedürftigkeit steigt nach dem 8. Lebensjahrzehnt deutlich an. Die Notwendigkeit einer Heimunterbringung ist vor allem vom Ausmaß der seelisch-geistigen Beeinträchtigung abhängig (PÖHLMANN/HAFER 1995; KRUSE/SCHMITT 1995).

Entgegen dem allgemeinen Eindruck werden die Hilfen auch heute noch in erster Linie von Familienangehörigen erbracht. Frauen sind unter den helfenden Familienangehörigen nach wie vor überproportional repräsentiert, primär Töchter oder Schwiegertöchter (HALSIG 1995). Innerfamiliäre Hilfe erfolgt in der Regel durch eine Hauptpflegeperson, Unterstützung in Form eines familiären Hilfeteams ist selten.

In der überwiegenden Zahl (81 Prozent) leben Bedürftiger und Hauptpflegeperson in einem Haushalt. Im Durchschnitt wird die Pflege über einen Zeitraum von fünf Jahren geleistet, zu 9 bis 15 Prozent aber immerhin über 20 Jahre. Bei der Motivation zur Pflegeübernahme kommt neben altruistischen und den Selbstwert hebenden Beweggründen Erwartungen an die eigene Rolle große Bedeutung zu. Auch wenn die Leistung freiwillig erfolgt, ist der normative Druck auf die Angehörigen in vielen Fällen hoch.

Pflege wird in der Regel täglich geleistet und führt zu einer erheblichen zeitlichen Belastung der sie durchführenden Person. Zu den körperlichen Beanspruchungen addieren sich berufliche, familiäre, außerfamiliäre und emotionale. Viele Pflegepersonen geben ihre Berufstätigkeit auf, müssen Einschränkungen in der Freizeitgestaltung akzeptieren und leiden unter dem seelisch-geistig-körperlichen Verfall des Angehörigen. Im Kontrast zu den durch die Pflege erzeugten Belastungen steht die geringe gesellschaftliche Anerkennung dieses Engagements. Mit der Einführung der Pflegeversicherung haben sich wenigstens die materielle Absicherung und Wertschätzung der Angehörigen verbessert.

ꡕꡕꡕ   Körperliche Veränderungen

Mehr noch als die sozialen sind körperliche Veränderungsprozesse im Alter von Relevanz. Abhängig vom Trainingszustand des Menschen nimmt die körperliche Leistungsfähigkeit durch Reduktion der Muskelmasse progredient ab. Änderungen im Herz-Kreislauf-System, hormonelle Umstellungen und nachlassende Nierenfunktion sind für das Alter charakteristisch. Zahlreiche Verschleißerkrankungen wie Arthrosen, Arteriosklerose etc. sind an das Senium gebunden. Viele alte Menschen leiden unter multiplen Beschwerden oder zeigen ein multimorbides Krankheitsbild. Veränderungen der Sexualität, meist im Sinne eines Nachlassens des sexuellen Interesses, gehören zu relevanten Folgen des Alterns. Nicht wenige ältere Patienten müssen die Folgen schwerwiegender Erkrankungen (etwa Krebs) zu ertragen lernen.

Die altersgebundenen somatischen Veränderungen beeinflussen auf vielfältige Art die Optionen psychiatrischer und psychotherapeutischer Behandlung. Bezüglich der Verabreichung von Psychopharmaka haben körperliche Altersveränderungen in der Regel eine höhere Empfindlichkeit und Nebenwirkungsrate zur Folge. Die Dosierung der Medikamente und die Beachtung von Kontraindikationen sind hier in besonderer Weise zu berücksichtigen. Körperliche Erkrankungen haben zudem einen Einfluss auf die Lebenserwartung und die Lebenszufriedenheit des betroffenen Individuums, darüber hinaus können sie die Pflege zusätzlich erschweren. Im Kontakt mit älteren Patienten lassen sich lebensbedrohliche Erkrankungen als Anlässe für die Entstehung seelischer Störungen ausmachen. Hierbei werden die seelischen Auswirkungen oft erst nach Überwindung des aktuellen Risikos deutlich. Körperliche Krankheiten können aber auch seelische Erkrankungen verursachen (etwa im Rahmen eines paraneoplastischen Syndroms).

ꡕꡕꡕ   Psychologische Veränderungen

Auch das Gehirn des Menschen ist Alterungsprozessen unterworfen. Zu den Alterationen des Gehirns gehören der Verlust von Neuronen, die Verminderung des Dendritenbaumes und der damit verbundenen synaptischen Vernetzungen, Veränderungen der Kortexdurchblutung und eine verminderte Stoffwechselaktivität von Neurotransmittersystemen, insbesondere im Bereich der Stammganglien. Ein geringerer Glukose-Metabolismus weist auf eine Modifikation im Energiehaushalt hin. Die biologischen Folgen des Alters haben Einfluss auf die kognitiven und motorischen Funktionen sowie das Gedächtnis.

Zu den psychologischen Aspekten des Alters gehören:
▸ Wandlungen im subjektiven Erleben und im Bewältigungsverhalten sowie
▸ Änderungen der kognitiven Funktionen.

Das subjektive Erleben wird sicherlich von der Alterung des Gehirns, stärker jedoch von sozialen Faktoren und der Persönlichkeit des alternden Menschen geprägt. Zufriedenheit, die damit verbundene Stimmung, Selbstbild und die internalen Kontrollüberzeugungen als Bestandteil des subjektiven Erlebens sind von den Kontextbedingungen und den darin enthaltenen Chancen abhängig (SCHUMACHER u.a. 1995; KRAMPE u.a. 1995). Diese Chancen und die Persönlichkeit beeinflussen die Motivation neue Inhalte zu erschließen, die Bereitschaft für soziale Aktivitäten aufzubringen und bestimmen den Grad der Selbstständigkeit. Besonders vom Bewältigungsstil hängt es ab, in welcher Weise die spezifischen Aufgabenstellungen des Alters gemeistert werden. Die Lebenserfahrung legt bei Älteren einen akkumulativen Bewältigungsstil nahe. Der Rückgriff auf Bewährtes trägt wesentlich zu einem Gefühl der Sicherheit und Stabilität bei.

Im Alter sind aber auch gänzlich neuartige Probleme zu lösen, die eventuell einen assimilativen Bewältigungsstil (SCHMID-FURSTOSS 1990) erforderlich machen, damit also einen Neuerwerb von Fähigkeiten. Auch alternde Menschen müssen sinnschöpfende Perspektiven für das eigene Leben suchen. Persönlichkeitseigenschaften, beispielsweise eine Tendenz die Lösung anstehender Aufgaben anderen zu überlassen, können im Alter die Initiative lähmen und zur Unselbstständigkeit führen. Werden dann noch geringe Erwartungen an die Selbstständigkeit des Betroffenen aus der Umgebung gestellt, fehlen also Anregungen aus dem sozialen Kontext, besteht die Gefahr einer zunehmenden Passivität. Körperliche Einschränkungen können diese Passivität verstärken und werden wiederum selbst davon beeinflusst.

Die Altersveränderungen des Gehirns affizieren die kognitive Leistungsfähigkeit, insbesondere deren Geschwindigkeit. Bereits im Rentenalter kann eine überraschend hohe Verlangsamung beobachtet werden. Die maximale kognitive Schnelligkeit eines 70-Jährigen beträgt ca. 40 Prozent der eines 20-jährigen Menschen. Dabei muss allerdings die verlangsamte Motorik berücksichtigt werden, die im Alter durch eine Reduktion der dopaminergen Funktionen verursacht ist. Ein Teil der Veränderungen der kognitiven Leistungsfähigkeit wird durch die Modifikation der Gedächtnisfunktionen verursacht. Trotz dieser Veränderungen sind im hohen Alter gravierende Fehler der Informationsverarbeitung *nicht* die Norm.

Beim jungen Erwachsenen lassen sich logisch-analytisches Denken, psychomotorische Schnelligkeit und die Fähigkeit zu visuell-räumlichen Operationen voneinander differenzieren. Im Alter kommt es zu einer zunehmenden Interkorrelation dieser Variablen. Möglicherweise hat hier die Abnahme der Geschwindigkeit kognitiver Leistungen die Rolle eines Generalfaktors. Eine ähnliche, verschiedene Leistungen tangierende Beeinträchtigung im Alter ist die der »sensorischen Restriktion«. Die nachlassende Seh- und Hörkraft in Verbindung mit dem Verlust motorischer Beweglichkeit behindert die Informationsaufnahme und -verarbeitung.

Die Bereitschaft zu kognitiven Leistungen hängt entscheidend von der Motivation des jeweiligen Menschen ab. Eine gute Motivation ermöglicht eine erhebliche Plastizität der kognitiven Leistungen gesunder alter Menschen, auch wenn der Trainingseffekt niedriger ist als bei jüngeren Personen. Diese Plastizität kann konstruktiv genutzt werden. Kontinuierliche Anforderungen erfahren alte Menschen vorwiegend durch lange bekannte Aufgaben des täglichen Lebens und Hobbys. Da die Anforderungen meist bekannt sind, ergeben sich eventuell aus Alltags- und Freizeitgestaltung nur wenig Trainingsmöglichkeiten für die kognitiven Funktionen.

Die Geschwindigkeit des kognitiven Alterns ist interindividuell recht unterschiedlich. Generell ändern sich die kognitiven Funktionen innerhalb eines Jahres nur wenig. Damit ist das kognitive Altern ein eher langsamer Prozess, dessen Beschleunigung ein wichtiges Kriterium für das Vorliegen einer dementiellen Entwicklung darstellt. Inwieweit normales kognitives Altern und Demenz ein Kontinuum darstellen oder voneinan-

Gerontopsychiatrie

der abgegrenzt werden müssen, ist noch nicht endgültig geklärt (HELMCHEN/REI-SCHIES 1998).

Der Einfluss des Alterns auf die Gedächtnisfunktion ist ein weiteres wesentliches Element der psychologischen Aspekte und Besonderheiten alter Menschen. In Bezug auf das Gedächtnis muss zunächst zwischen einem Kurz- und Langzeitgedächtnis unterschieden werden. Zudem sind die Gedächtnisinhalte nur zu einem Teil sprachgebunden (deklaratives und nondeklaratives Gedächtnis). Das nondeklarative Gedächtnis kodiert Fertigkeiten, Dispositionen und Leistungsbereitschaft. Beim sprachgebundenen Gedächtnis werden ein episodisches (Ereignisse) und ein semantisches (Fakten-)Gedächtnis unterschieden.

Die Einschränkungen im Alter betreffen in erster Linie das Kurzzeitgedächtnis, sodass es beim gesunden alten Menschen zur einer Akzentverschiebung zu Gunsten des Langzeitgedächtnisses kommt. Die Einschränkungen im Gedächtnis reduzieren die Lernfähigkeit des alten Menschen (MARKOWITSCH 1994). Diese können gemildert werden, wenn das Zeitbudget verlängert oder Informationen wiederholt dargeboten werden.

ⅲ Psychische Krankheiten im Alter

Keine der seelischen Erkrankungen ist im engeren Sinne an das Alter gebunden, lediglich deren Auftretenswahrscheinlichkeit variiert. Einige, vor allem Demenzen, sind häufiger, andere dagegen seltener (Depression) oder haben einen weniger ausgeprägten Schweregrad (Schizophrenie). Bei einem Viertel der älteren Menschen werden seelische Erkrankungen diagnostiziert. Diese hohe Quote ist auf die Häufigkeit von Demenzen im Alter zurückzuführen. Der Anteil der Demenzkranken bei den über 65-Jährigen beträgt in verschiedenen Feldstudien zwischen 6 und 12 Prozent (COOPER/SOSNA 1983); er steigt mit dem Alter rapide an und erreicht bei den über 90-Jährigen mehr als 40 Prozent (REISCHIES u. a. 1998). Entsprechend erhöht sich die Zahl der Menschen, die in Alten- oder Pflegeheimen wohnen nach dem 75. Lebensjahr.

Ältere seelisch Kranke haben die Erkrankung entweder im Alter erworben oder sind mit ihr alt geworden. Die wenig beachtete Gruppe der *alt gewordenen seelisch Kranken* zeigt im Zusammenhang mit der Betreuung einige spezifische Merkmale. Ein Teil der Betroffenen lebt seit Jahren in psychiatrischen Fachkliniken. Die neu geschaffenen komplementären Angebote schließen gerade die alt gewordenen seelisch Kranken aus, dabei verfügen diese oftmals über ein nur lückenhaftes soziales Netz. So steht der Mangel an geeigneten Betreuungseinrichtungen einem höheren Betreuungsbedarf der Betroffenen entgegen. Die fehlende soziale Unterstützung bedingt zudem einen höheren Bedarf an tagesstrukturierenden Maßnahmen.

Weil die Bewältigung der seelischen Erkrankung durch die langjährige Erfahrung in der Regel zu stabilen Verhaltensmustern geführt hat, sind alt gewordene seelisch Kranke nicht mehr von ausgeprägten Krisen bedroht. Auch in der Behandlung verschieben sich die Akzente und Zielsetzungen, Fragen der Lebensqualität und der sozialen Integration werden bedeutsamer, die Akutbehandlung hingegen spielt eine untergeordnete Rolle.

Die vielen Erfahrungen, die ein Patient mit seiner Erkrankung und deren Behandlung gemacht hat, können unterschiedliche Konsequenzen haben. Die Verhaltensmuster, die in der Zeit der Erkrankung entwickelt worden sind, erhöhen einerseits die Sicherheit im Umgang mit ihr, können aber andererseits die Offenheit gegenüber neuen Behandlungsansätzen reduzieren.

Die positive Veränderungserwartung kann bei längeren Behandlungsdauern bei Patient und Therapeut abnehmen.

Es ist offen, ob die hier skizzierten Besonderheiten bei altgewordenen seelisch Kranken die Einrichtung von speziellen Behandlungs- und Betreuungsformen erforderlich machen oder ob die vorhandenen Einrichtungen sich auch für dieser Klientel öffnen sollten (beispielsweise Unterbringung seelisch Kranker in Alterswohneinrichtungen).

Besonderheiten psychiatrischer Krankheitsbilder im Alter

Im Hinblick auf das Erscheinungsbild seelischer Erkrankungen, deren Bewältigung und therapeutische Beeinflussung, Art und Rolle der sozialen Unterstützung findet sich eine Reihe charakteristischer Merkmale bei älteren Menschen.

Altersdepression

Mit zunehmendem Alter nimmt die Prävalenz von Depressionsdiagnosen ab, aber die Prävalenz von depressiven Symptomen zu (ERNST 1997). Diese Tatsache erklärt C. Ernst damit, dass im Alter leichtere und nicht scharf definierte Depressionsformen, die häufig mit körperlichen Erkrankungen verbunden sind, auftreten, die sie subsyndromale Depression nennt. Eine Reihe von Untersuchungen belegt, dass diese Form der Depression im Alter durchaus Krankheitswert hat und behandlungsbedürftig ist.

Die Krankheitsepisteme sind bei älteren depressiven Patienten häufiger durch körperliche (auch auf Endogenität bezogene) Konzepte geprägt. Depressionen im Alter korrespondieren oft mit körperlichen Einschränkungen und den häufigeren dementiellen Erkrankungen. Hieraus können differentialdiagnostische Schwierigkeiten (Pseudodemenz) erwachsen. Eine Neigung, die körperlichen Symptome der Depression zu betonen, oder die subsyndromale Form kann die Diagnose erschweren. Auch die Unterscheidung zwischen Demenz und Depression kann schwierig sein, weil am Anfang einer dementiellen Entwicklung durchaus eine Depression stehen kann oder die kognitiven Defizite eine Demenz vortäuschen können; ebenso kann eine echte Komorbidität vorliegen.

Parallel bestehende körperliche Erkrankungen können zudem die Therapie der Depression erschweren. Beispielsweise kann das Vorliegen einer Herz-Kreislauf-Erkrankung die Behandlung mit Antidepressiva tangieren. Insbesondere wird die thematische Ausgestaltung der Depression durch das Alter des Patienten beeinflusst. So steht die Frage der Lebensperspektive und auch die Auseinandersetzung mit dem nahenden Tod in einer dialektischen Spannung zum therapeutischen Bemühen der Aktivierung von Ressourcen. Die Haltung des Therapeuten gegenüber einem depressiven Patienten ist nicht unabhängig von dessen Alter. Der Widerstand gegenüber der depressiven Hilflosigkeit, das Vermitteln von Hoffnung und die Erarbeitung einer Zukunftsperspektive erfordern beim älteren depressiven Patienten Standfestigkeit und Erfahrung seitens des Behandlers.

Die Schwierigkeiten im Umgang mit älteren depressiven Patienten begründen mögli-

Gerontopsychiatrie

cherweise, dass psychotherapeutische Interventionen unterbleiben und pharmakologische Behandlungen favorisiert werden. Tatsächlich müssen psychotherapeutische Verfahren an das Alter des Patienten angepasst werden. Ist diese Voraussetzung jedoch erfüllt, so ergibt sich auch für die Depression im Alter, dass allein eine Kombination aus Pharmako- und Psychotherapie den Patienten umfassend berücksichtigt.

Demenz

Im Kapitel »Organisch bedingte psychische Störungen« werden diagnostische und therapeutische Fragen zu verschiedenen Formen dementieller Erkrankungen diskutiert.

Schizophrenie im Alter

Der weitaus größte Teil der Menschen mit schizophrenen Psychosen erkrankt im jungen Erwachsenenalter und wird mit der Erkrankung alt. Das Symptomspektrum verschiebt sich im Alter zu den sogenannten Negativsymptomen. Vielfach finden sich ausschließlich seelische Behinderungen als Folgen der Erkrankung. Patienten mit schizophrenen Psychosen bilden die größte Gruppe der Langzeithospitalisierten in psychiatrischen Fachkliniken. Ihre Zahl nimmt durch die Entwicklungen in der komplementären Versorgung kontinuierlich zu. Bezüglich der Lebensqualität profitieren auch ältere Langzeitpatienten von Enthospitalisierungsmaßnahmen.

Kommt es nach dem 40. Lebensjahr zu einer Erkrankung, wird in Anlehnung an M. Bleuler von einer Spätschizophrenie (RIECHLER-RÖSSLER 1997) gesprochen. Dieser Begriff findet sich auch im DSM (»late onset schizophrenia«). Unter den (insgesamt seltenen) Spätschizophrenen überwiegen Frauen. Diese Häufung spricht für eine Beeinflussung durch körperliche Entstehungsfaktoren (etwa der Abhängigkeit von der physiologischen Östrogenproduktion). Spät Erkrankte haben offensichtlich eine geringere genetische Belastung. Die Befunde zum Verlauf der Erkrankung ergeben keine konstanten Hinweise auf Besonderheiten der Spätschizophrenie. Die Bewältigung der Erkrankung wird aber durch ein ausgebildetes soziales Netz und stabilere Persönlichkeitseigenschaften erleichtert. Dabei begünstigt jedoch die geringe Flexibilität im Hinblick auf Veränderungen im Lebensentwurf möglicherweise die Ausbildung von Verhaltensweisen im Sinne des sozialen Rückzugs.

Erlebnisreaktive Störungen im Alter

Auch im Alter gehören die erlebnisreaktiven Erkrankungen zu den häufigsten Störungen; Feldstudien sprechen von 7 bis 13 Prozent der über 65-Jährigen (RADEBOLD 1992). Zur Häufigkeit psychosomatischer Erkrankungen und funktioneller Syndrome liegen kaum Untersuchungsergebnisse vor. Es ist davon auszugehen, dass diese im Alter selten erstmals auftreten, meist handelt es sich um chronische Verläufe. Bei den Somatisierungsstörungen wird zudem im Alter der Überschneidungsbereich mit körperlichen Erkrankungen breiter sein als bei jüngeren Patienten. Ungeklärt ist, inwieweit das Alter einen positiven Effekt auf die Symptomatik und den Verlauf erlebnisreaktiver Störungen haben kann. Es gibt Hinweise, dass – abgesehen von den hypochondrischen Ängsten – sich die Symptome zurückbilden. Sicher ist, dass bei zunehmender Demenz erlebnisreaktive Störungen und funktionelle Syndrome nicht mehr erfassbar sind, quasi im Rahmen der Entwicklung »untergehen«.

Außer zur Behandlung von Depressionen sind spezifische therapeutische Verfahren für ältere Patienten nicht entwickelt worden. Immerhin werden verstärkt Versuche unternommen zum Beispiel psychoanalytische Ansätze auch den Älteren zugänglich zu machen. Hierbei ergeben sich aus der spezifischen Konstellation (älterer Patient versus jüngerer Therapeut) Modifikationen bezüglich der Übertragungs- und Gegenübertragungsdynamik. Zu bedenken ist, dass auf Grund kultureller Prägungen ältere Patienten oftmals keinen Zugang zu psychotherapeutischen Hilfen finden und suchen.

ii   Sucht im Alter

Stoffgebundene Abhängigkeitserkrankungen kommen auch im Alter vor, wobei Neuerkrankungen sicherlich die Ausnahme darstellen. Da die im jungen Erwachsenenalter beginnenden Abhängigkeitserkrankungen zu einer reduzierten Lebenserwartung führen, sind sie im Alter seltener. Wenn der Betroffene sich im Rahmen seiner Erkrankung zur Abstinenz entschieden hat, bleiben die Folgen auf Grund erworbener Schäden durch das Suchtmittel geringer. Vielfach unterscheidet sich dann die Lebenserwartung und -qualität des Betroffenen wenig von Gesunden.

Da bei der Abhängigkeit von Alkohol die körperlichen Konsequenzen der Erkrankung unter anderem von der konsumierten Menge abhängig sind, finden sich bei älteren Abhängigkeitskranken häufiger Konsumgewohnheiten, bei denen Kontrollverlust und Trinkexzesse seltener sind und die Suchtkarriere von Abstinenzphasen unterbrochen wurde. Auf Grund des langjährigen Verlaufes sind körperliche und neurologische Folgeerkrankungen bei älteren Alkoholabhängigen die Regel. Insbesondere hirnorganische Einschränkungen und Defizite müssen erwartet werden. Die kognitiven Defizite und körperlichen Begleiterkrankungen müssen bei der Behandlung Berücksichtigung finden.

Auch wenn bei älteren Suchtkranken die Motivation zur Abstinenz unter Umständen nur schwer herzustellen ist, kann auch im Alter die Erkrankung nur durch Abstinenz wirksam gestoppt werden. Unter dieser Bedingung können sich die Symptome, insbesondere die kognitiven Defizite, erheblich verbessern. Zudem können die kognitiven Defizite durch entsprechende Trainingsverfahren erfolgreich beeinflusst werden. Für die Gruppe der abstinenzunfähigen Suchtkranken ist oftmals die Unterbringung in mehr oder weniger spezialisierten Wohneinrichtungen notwendig, um ein Minimum an Lebenserwartung und -qualität zu sichern.

Ein besonderes Problem stellt die Medikamentenabhängigkeit im Alter dar. Diese ist in der Regel vom Tranquilizer-Typ, realisiert sich in Form einer *low dose dependence* und entwickelt sich über viele Jahre. Noch weniger als alkoholabhängigen Patienten ist den Medikamentenabhängigen der Krankheitscharakter der Störung zugänglich. Hier finden sich oft feste Allianzen zwischen abhängigen Patienten und behandelnden Ärzten. Die Medikamentenabhängigkeit wird daher meist erst thematisiert, wenn körperliche Beschwerden auch im Rahmen von Rebound-Phänomenen zunehmen oder sie im Rahmen der Behandlung anderer seelischer Symptome aufgedeckt wird.

Die Entgiftung von Tranquilizern kann kompliziert und risikoreich sein. Daher ist hier ein Abwägen von Nutzen und Risiko unabdingbar. Eine Entgiftung ist in diesem Sinne nur dann angeraten, wenn infolge der Medikamentenabhängigkeit erhebliche Probleme

Gerontopsychiatrie

entstanden sind, die Behandlung zu keinem vitalen Risiko führt und der Patient für eine solche Strategie motiviert ist (Bereitschaft zur Abstinenz für die Zeit nach der Entgiftung).

Besonderheiten bei der Behandlung älterer Patienten

Die sozialen, körperlichen und psychischen Besonderheiten älterer Patientinnen und Patienten beeinflussen in vielfältiger Weise die Struktur der Behandlung. Erfahrungen und Reifungsprozesse können die Zusammenarbeit erleichtern, fehlende Perspektiven und Wahlmöglichkeiten die Behandlungsoptionen reduzieren. Insbesondere die medizinische Versorgung alter Menschen erfordert darüber hinaus Kenntnisse und Erfahrungen im Umgang mit somatischen Erkrankungen.

Therapeutische Haltung

Beim therapeutischen Umgang mit älteren Patienten kann der Behandler weniger auf Vergleiche mit eigenen Erfahrungen zurückgreifen, bezüglich der Rollenzuschreibungen innerhalb der Therapie (bedeutsam für die Übertragung) wird er sich als Sohn oder Tochter wiederfinden. Daher fließt die Haltung gegenüber den eigenen Eltern in die Behandlung und Beurteilung ein. Die Bewertungen seelischer Phänomene und die Krankheitsepisteme sind zudem an kulturelle Einflüsse gebunden und können sich zwischen den Generationen stark unterscheiden. Die Krankheitsepisteme bestimmen aber erheblich die Erwartungen, die mit der Behandlung verknüpft werden. All diese Merkmale beeinflussen und erschweren mitunter den therapeutischen Dialog. Der Therapeut, der sich älteren Patienten zuwendet, sollte sich zunächst mit seiner eigenen Haltung gegenüber dem Alter auseinander setzen und für sich die Frage beantworten, wie er angesichts nachlassender Kräfte und gesundheitlicher Bedrohungen das Alter als aktiven und wertvollen Lebensabschnitt betrachten kann.

Therapie ist immer auch eine gemeinsame Entwicklung (Ko-Evolution). Die Bereitschaft des Therapeuten, von älteren Patienten zu lernen, einen Standpunkt im Hinblick auf die eigene Lebensperspektive zu bilden, kann den Dialog bereichern.

Spezifische Fragestellungen

Insbesondere die Themen der seelischen Erkrankungen, aber auch die Probleme und Konflikte, die als Lebensereignisse zu deren Ausbruch führen, werden durch das Alter des Patienten maßgeblich beeinflusst. Im Folgenden sollen daher einige Gesprächsinhalte benannt werden, die im therapeutischen Dialog mit älteren Patienten Bedeutung gewinnen können.

Die Familie

Auch bei älteren Patienten stellt die Familie einen wichtigen thematischen Schwerpunkt dar. Die Mehrgenerationenperspektive ist zum einen durch den Tod der Eltern bestimmt, der abgesehen von der Trauer an die eigene Sterblichkeit erinnert. Er bedeutet unter anderem, dass offene Fragen im Verhältnis zu ihnen nicht mehr gemeinsam beantwortet werden können, wird aber auch als Entlastung erlebt. In letztgenannten Fällen können ambivalente Gefühle gegenüber den Eltern zur Bürde werden. Der Tod der Eltern wird auf der anderen Seite vom Erwachsenwerden der eigenen Kinder kontrapunktiert. Die Entlastung von der Erziehungsverantwortung schafft dabei Freiräume, die genutzt und ausgeformt werden müssen. In diesem Rahmen ändern sich die Machtverhältnisse zwischen den Generationen. Die damit verbundenen Konflikte werden beispielsweise in Bauernfamilien besonders deutlich.

Enkelkinder spielen im Erleben älterer Patienten oft eine bedeutsame Rolle. Deren Betreuung kann eine Quelle der Freude bedeuten, aber auch zu Überforderungen führen. Auseinandersetzungen über den Erziehungsstil zwischen Eltern und Großeltern helfen in vielen Fällen, die Konflikte zwischen dem älteren Patienten und seinen Kindern zu verdeutlichen und zu thematisieren.

Für viele ältere Patienten erlangt in diesem Zusammenhang die Familie im emotionalen Erleben wieder größere Bedeutung. Der Wunsch nach Bindung kann dabei in Kontrast zu den Autonomiewünschen der Kinder geraten.

Eine besondere Aufgabenstellung im familiären Kontext stellt die Partnerschaft des älteren Menschen dar. Durch den Zuwachs an gemeinsamer Zeit muss das Zusammenleben in vielen Aspekten neu bestimmt, Fragen nach den gemeinsamen Werten und Inhalten der Beziehung neu gestellt werden. Auch wenn im Alter Trennungen nicht ausgeschlossen sind, ist die Abhängigkeit älterer Partner voneinander höher, weil die Möglichkeit einen neuen Partner zu finden abnimmt. Trennungswünsche stehen dann in einem Spannungsverhältniss zu Ängsten vor dem Alleinsein.

Die wachsende Bedeutung der Familie im Wertesystem kann zur Tendenz führen, die eigene familiäre Situation zu idealisieren und zu harmonisieren. Dies induziert möglicherweise eine Haltung des Therapeuten, die latenten Spannungen und Konflikte des Patienten mit seiner Familie kompensatorisch zu betonen und Harmonisierungstendenzen als Verleugnungsmechanismen zu betrachten. Werden die Auffassungen und Einschätzungen von Therapeut und Patient zu gegensätzlich, kann ein konstruktiver Dialog unmöglich werden.

II   Erinnerung

Die Erinnerung und Bilanzierung von Erlebtem ist ein Element der Identitätssicherung des älteren Menschen. Sie ist damit Bestandteil des Selbst. Die Störung des Gedächtnisses im Rahmen dementieller Prozesse ist daher eine große Gefahr für das Selbstgefühl des betroffenen Menschen. Die Erinnerung kann die Gegenwart bereichern, aber im Sinne der vergangenen Lebenschance auch einengen. Die Tendenz, Erlebtes in der Erinnerung eher positiv zu bewerten, kann die Gegenwart in einem besonders negativen Licht erscheinen lassen. So ist es gelegentlich erstaunlich, wie sehr etwa den Erlebnissen während des Nationalsozialismus in der Erinnerung jegliche Bedrohlichkeit genommen wird. Reminiszenz kann in der Form der Erzählung das augenblickliche Erleben bereichern, aber auch von der Bewältigung aktueller Probleme ablenken. Alles in allem hängen die Auswirkungen auf die Gegenwart vom Umgang mit der Erinnerung ab. Auch in der Therapie kann sie in dieser gegensätzlichen Weise wirken; sie kann beispielsweise beim dementen Patienten verloren geglaubte Ressourcen aktivieren, aber auch im Sinne der Klage (»Früher war alles besser!«) die Entwicklungsmöglichkeiten blockieren.

Erben und Traditionen

Das Verhältnis der Generationen untereinander wird auch durch die Form beeinflusst, in der die materiellen Werte weitergegeben und Traditionen gepflegt werden. Gerade das Erben spielt im Diskurs über den Wert einzelner Familienmitglieder und die Konkurrenz innerhalb der Familie ein große Rolle.

Zunächst kann das Alter in diesem Zusammenhang Armut bedeuten, weil die für die Nachfolgegeneration geschaffenen Werte durch Zahlungen für die Pflege aufgebracht werden. Nicht wenige ältere Menschen werden dadurch abhängig von der Sozialhilfe. Andere wiederum zeigen Schwierigkeiten, ihren Nachlass zu ordnen, weil sie nicht mit ihrem möglichen Tod konfrontiert werden möchten. Einige missbrauchen das Erbe dazu, die Kinder unter Druck zu setzen. Aber auch auf Seiten der Kinder bestimmt das Erben Verhaltensweisen und Einstellungen. Viele gehen wegen materieller Erwartungen gegenüber den Eltern Verpflichtungen ein, die sie emotional überfordern. Verwerfungen in der innerfamiliären Bilanz (Schuldkonten) sind die Folge (BOSZORMENYI-NAGY/SPARK 1981).

Das Verhältnis der Generationen untereinander ist auch durch Verhandlungen geprägt, welche Traditionen gepflegt und weitergeführt werden sollen. Der Diskurs darüber entscheidet unter anderem über die Kontinuität der Familie und die soziale Situation der einzelnen Mitglieder. Oft muss neu ausgehandelt werden, wo sich der jeweilige Familienmittelpunkt befinden soll, wobei die Durchführung von Familientreffen dafür ein Indikator sein kann. Ältere Patienten schöpfen aus der Diskussion Kraft und Zuversicht oder aber sie erleben hier besonders schmerzliche Verluste und emotional Belastungen.

Krankheit, Tod und Sterben

Die Nähe von Krankheit und Sterben bei älteren Patienten kann den therapeutischen Kontakt bestimmen und erfordert einen speziellen Umgang mit der Hoffnung als energetisierendem Element jeglicher therapeutischen Handlung. Die Hoffnung wird dabei weniger durch die Zukunftsperspektive genährt als vielmehr durch die Erwartung der Beschwerdelinderung, der Zufriedenheit und der Verbesserung der Lebensqualität. Therapeutische Hilfe kann aber auch Unterstützung im Umgang mit dem Ende des Lebens bedeuten und damit ein spirituelles Element haben. In diesem Zusammenhang ist oftmals von Versöhnung mit dem Schicksal die Rede. Einen zentralen Begriff bildet hier die »Würde«. Von den in der Regel jüngeren Helfern wird an dieser Stelle emotional viel verlangt, weil sie die Auseinandersetzung mit diesen Themen im eigenen Leben nicht oder noch nicht in dieser Intensität führen mussten. Eine Gefahr können dabei Tendenzen zur Verleugnung und emotionalen Distanzierung sein.

Die Heimunterbringung

Während der psychiatrischen Behandlung älterer Patienten stellt sich sehr häufig die Frage, ob ein Leben in der eigenen Wohnung oder eine Heimunterbringung angestrebt werden soll. Die Diskussion über diese Veränderung ist damit ein permanentes Thema der Therapie. Dabei handelt es sich um einen klassischen Ambivalenzkonflikt. Viele ältere Menschen leben in Wohnungen, die viel zu groß und mit deren Pflege und Instandhaltung sie überfordert sind. Durch körperliche Einschränkungen können zudem die sozialen Kontakte nicht ausreichend gepflegt werden. Dazu sind die Wohnungen mit allerlei Erinnerungen und Erinnerungsstücken ausgestattet. Einige ältere Menschen leben in diesem Sinne in einer Art Museum und versuchen an einer sie überfordernden Identität festzuhalten. Korrespondierend wird die Heimunterbringung als letzte Station angesehen, sodass Begriffe wie »Abschiebung« oder »Endstation« gebraucht werden. Tatsächlich bedeutet sie einen erheblichen Verlust an Eigenständigkeit und Selbstbestimmung. Nicht alle Alten- und Pflegeheime sind von einer Atmosphäre der Achtung und Würde geprägt.

In der Diskussion ist die Haltung der Angehörigen ein weiteres Element. Die Möglichkeiten reichen von der Zuweisung des älteren Menschen in die Psychiatrie, um eine Heimeinweisung zu bewirken, bis hin zu Schuldgefühlen der Angehörigen, die Mutter oder den Vater in keinem Fall in ein Heim abschieben zu wollen. All diese Faktoren können die Frage der Heimunterbringung erheblich emotionalisieren. Zudem ist die Suche und Vergabe von Heimplätzen von materiellen Interessen der Einrichtungen (Belegung) beeinflusst. So kann es sein, dass Heimunterbringungen recht schnell und ohne ausreichende Beratung mit den Betroffenen quasi abgewickelt werden. Die Frage enthält somit auch eine ethische Dimension.

IIIII Psychotherapie

In Schätzungen wird davon ausgegangen, dass ca. 7 Prozent der über 65-Jährigen psycho- oder soziotherapeutischer Unterstützung bedürfen (RADEBOLD 1992). Dem gegenüber steht eine ungenügende Versorgungsrealität, denn im Vergleich zum Bedarf sind ältere Menschen in der Behandlung deutlich unterrepräsentiert. Zudem wird in teilstationären (WÄCHTLER / BLOCK 1994) und stationären (KIPP 1994) Einrichtungen der Gerontopsychiatrie Psychotherapie nur selten eingesetzt.

Seelische Erkrankungen älterer Patienten unterscheiden sich nicht grundsätzlich von denen jüngerer Betroffener. Lebenszyklisch gebundene Krisenanlässe können jedoch zu alterstypischen Themen der Krankheit führen. Alte Menschen müssen sich mit an den Lebensabschnitt gebundenen Bedrohungen, Verlusten und Kränkungen auseinander setzen. Dies hat auf die Ausgestaltung und Durchführung der Psychotherapie bedeutsame Auswirkungen. Zudem hat die Begrenzung der Lebenserwartung einen Einfluss auf die Zielsetzung und die Art psychotherapeutischer Bemühungen. Bei alten Menschen besteht die seelische Erkrankung zudem oft schon längere Zeit und zeigt entsprechende Chronifizierungsmuster. In der Behandlung müssen Einschränkungen der physischen Funktionen und Sinnesleistungen, aber auch der kognitiven Fähigkeiten Berücksichtigung finden. Im Extremfall können Hilfe- und Pflegebedürftigkeit vorliegen. Ältere Menschen sind mit vielen kritischen Ereignissen konfrontiert. Probleme müssen im Alter kurz nacheinander oder gleichzeitig bewältigt werden.

All diese Besonderheiten müssen bei einer Psychotherapie berücksichtigt werden. Hinzu treten Schwierigkeiten der Therapeuten im Umgang mit älteren Menschen (Tabelle 98).

Tabelle 98   Schwierigkeiten in der Psychotherapie Älterer

Auf Seiten der Patienten

▸ Manche Ältere zeigen regelrechten Widerstand gegen Beratung und Psychotherapie, häufig finden sich medizinische Krankheitskonzepte für psychische Störungen.

▸ Angesichts der jahrzehntelangen Lebensspanne kann die Auseinandersetzung mit problematischen Aspekten des Selbst, die Konfrontation mit nicht verwirklichten Lebensplänen besonders schmerzhaft sein.

▸ In keinem Lebensabschnitt ist das Selbstbild so negativ wie im Alter.

▸ Wichtige Themen sind die Erarbeitung von Perspektiven und verbleibender Lebensqualität.

▸ Alte Menschen sind oft mit Erziehungsstilen aufgewachsen, bei denen die Abwehr gegenüber dem Eingestehen und Ansprechen von Konflikten vorherrschte; die Thematisierung von Schwäche kann zu Scham- und Schuldgefühlen führen.

▸ Da Abschied und Trennung für alte Menschen oft traumatisch sind, muss dem Abschluss der Therapie besondere Aufmerksamkeit geschenkt werden.

Auf Seiten der Therapeuten

▸ Die gängigen medizinischen Konzepte legen eher ein defizitorientiertes Verständnis vom Alter nahe.

▸ Die Behandlungsmöglichkeiten für Ältere sind bisher noch nicht ausreichend erforscht.

▸ Selbst bei Interesse der Ärzte und Therapeuten fehlt oft eine abgeschlossene Behandlungsqualifikation.

▸ Der Therapeut muss sich auf spezifische Gegenübertragungsmuster einstellen: sich aus der Rolle des Sohnes/Enkels mit dem Tabu elterlicher Sexualität, der politischen Biografie, bedrohlich erscheinenden Abhängigkeitswünschen, mit Ängstlichkeit und Tod auseinandersetzen.

Die Indikation für eine klassische Psychotherapie wird bei älteren Patienten nach den gleichen Kriterien wie bei jüngeren gestellt. Die Verfahren können jedoch in ihrer Zielsetzung den Bedürfnissen und realistischen Möglichkeiten älterer Menschen angepasst werden. Tabelle 99 (MARSCHNER / HEUFT 1994) zeigt übergreifende Ziele der Therapie älterer Menschen.

Tabelle 99   Übergreifende Ziele in der Psychotherapie Älterer (MARSCHNER / HEUFT 1994)

▸ Förderung von Selbstständigkeit und Eigenverantwortung

▸ Verbesserung sozialer Fähigkeiten

▸ Bearbeitung von Verlusten

▸ Auseinandersetzung mit Sterben und Tod

▸ Förderung des Gegenwartsbezuges sowie Bilanzierung

▸ Erarbeitung praktischer Problemlösungen

Die verschiedenen Psychotherapieschulen haben mittlerweile Beiträge zur Behandlung Älterer ausgearbeitet.

||| Psychoanalytische Psychotherapie

Das spezifische Konzept der psychoanalytischen Psychotherapie sieht ältere Menschen als Erwachsene mit einer ausgereiften sexuellen und psychosozialen Identität, die sich auf langjährige integrierte Erfahrungen stützt. Sie müssen sich mit dem Weiterbestehen wiederholter oder erneut auftretender, ungelöster, unbewusster Konflikte auseinander setzen und sich gleichzeitig mit altersspezifischen Fragen beschäftigen. Ob die Belastungen als Traumatisierungen erlebt werden, hängt von der Art ihres Auftretens, ihrer innerpsychischen Bedeutung und vom Zustand der Ich-Funktionen ab.

Das gleichzeitige Auftreten verschiedener Belastungsfaktoren wirkt meist traumatisierend. Wenn zusätzlich auf Grund eingeschränkter Funktionen das Ich nicht mehr in der Lage ist, intrapsychische Konflikte oder anstehende psychosoziale Aufgaben zu bewältigen, ist eine psychische Dekompensation die Folge. Wird so auch dem gleichen theoretischen Ansatz gefolgt wie bei der Therapie Jüngerer, werden für die psychoanalytische Technik Modifikationen vorgeschlagen (RADEBOLD 1994). Eine direktere und aktivere Kommunikation wird dabei ebenso hervorgehoben wie eine Schwerpunktsetzung auf die Bearbeitung von vorbewussten und bewussten Konflikten. Ein stützendes Vorgehen bis hin zur Informationsvermittlung ist im Rahmen einer psychoanalytischen Psychotherapie gerechtfertigt.

||| Verhaltenstherapie und kognitive Verhaltenstherapie

Bei diesen Verfahren werden die Schwierigkeiten älterer Menschen als Folgen des Verlustes sozialer Kompetenzen verstanden. Dadurch werden vorher vorhandene Defizite prononciert. Die Verhaltenstherapie geht weniger von einem entwicklungspsychologischen Ansatz aus, vielmehr erfolgt eine Orientierung an den jeweils aktuellen Problemen. Den individuellen Besonderheiten wird durch spezifische Modifikationen Rechnung getragen (HAUTZINGER 1997) (Tabelle 100).

In der kognitiven Verhaltenstherapie spielt die Aktivierung angenehmer Tätigkeiten und neuer sozialer Verhaltensweisen sowie sozialer Kompetenzen eine große Rolle.

||| Familientherapeutische Techniken

Familientherapeutische Techniken erlangen auch beim alten Menschen zunehmend Bedeutung. Insbesondere Paargespräche sind hilfreich, wenn in der Partnerschaft unterschiedliche Erwartungen an die Beziehung und die gemeinsame Zukunft bestehen. Durch Beendigung des Arbeitslebens ändert sich die Rollenaufteilung der Partner. Das Verhältnis zu den erwachsenen Kindern muss neu definiert werden. Eventuell sind eine größere Abhängigkeit von den Kindern und der Verlust des Partners zu bewältigen.

|| Gruppentherapie

Vielen Autoren betonen die positive Wirkung psychotherapeutischer Gruppenarbeit bei älteren Patienten (RADEBOLD 1992; RAHN u.a. 1995). Diese verlangt jedoch in Berücksichtigung der Situation alter Menschen:

▸ große Aktivität und Wärme des Leiters,

▶ starke Strukturierung des Ablaufs,

▶ Arbeit im Hier und Jetzt,

▶ Rückgriff auf früher erfolgreiche Strategien (Erinnerung).

Eine besondere Form der Gruppentherapie ist die sogenannte Erinnerungstherapie (»Life Review Therapy«), bei der die Gruppenteilnehmer zur Äußerung und Reflexion von Erinnerungen angeregt werden, die bei der Bewältigung der gegenwärtigen Krise helfen können (FUCHS 1992).

Tabelle 100   **Verhaltenstherapie und Kognitive Verhaltenstherapie (HAUTZINGER 1997)**

Allgemeine Krankheitstheorie

▷ problemorientierter, kein entwicklungspsychologischer Ansatz

▷ Veränderung eigener Lernprozesse und/oder

▷ Veränderung der Umgebung

Altersspezifische Modifikationen

▷ Zerlegung komplexer Ziele in Teilziele

▷ kleinschrittiges Vorgehen mit vielen Wiederholungen

▷ neue Information multimodal

▷ Nutzen von Gedächtnisstützen

▷ Beachten der langsameren Informationsverarbeitung

Vorgehen

▷ 10-20 Sitzungen einmal wöchentlich, Bearbeitung von Hausaufgaben

▷ Einbezug der sozialen Umwelt, der institutionellen Rahmenbedingungen

Indikation

▷ bei Depressionen, Angsterkrankungen, Schmerzzuständen, sozialen Schwierigkeiten aller Art

▷ bei schwerstgestörten geriatrischen Patienten mit Harninkontinenz, Demenz, zur Aktivierung, Förderung der Selbstständigkeit, Körperpflege

ⅼⅼⅼⅼ   Medikamentöse Behandlung

Die körperlichen Veränderungen im Alter und die oft vorhandene Multimorbidität müssen bei der pharmakologischen Behandlung berücksichtigt werden. Da alte Menschen häufig an mehreren Krankheiten gleichzeitig leiden, steigt der Medikamentenverbrauch mit dem Lebensalter deutlich an. Dabei werden unterschiedliche Pharmaka parallel verabreicht, was die Gefahr von Interaktionen birgt.

Altersbedingte Funktionseinbußen zählen zu den Indikationen einer Vielzahl von Medikamenten. Zu der Gruppe der sogenannten Geriatrika gehören Stimulantien, durchblutungsfördernde Mittel, Arteriosklerose-Arzneien, Nootropika und Roborantien (Spurenelemente und Vitamine). Der Nutzen all dieser Pharmaka wird sehr kontrovers beurteilt, ein Wirksamkeitsnachweis fehlt in der Regel oder die Anwendung ist nur in besonderen Fällen indiziert (Gabe von Vitaminen bei Mangelernährung).

Die Aufnahme, Verteilung und Verstoffwechselung von Medikamenten verändert sich im Alter. Einschränkungen der aktiven Transportvorgänge im Magen-Darm-Trakt und die Konkurrenz verschiedener Medikamente miteinander beeinträchtigen die Resorption. Eine Reduktion der Muskelmasse bei oft gleichzeitiger Abnahme der Plasmaalbuminkonzentration und Zunahme der Fettgewebsmenge führt zu einer anderen Verteilung der Pharmaka je nach ihrem Löslichkeitsverhalten. Die deutlichsten Veränderungen ergeben sich jedoch bezüglich der Ausscheidung und des Metabolismus von Medikamenten. Im Allgemeinen verlangsamt sich die Elimination, insbesondere die renale Ausscheidung (sichtbar an der Abnahme der Kreatininclearence). Durch diese Alterationen der Verteilung und Elimination ist die Gefahr von Vergiftungen durch Medikamente im Alter grundsätzlich höher.

Die beschriebenen Veränderungen variieren jedoch stark zwischen den einzelnen Menschen. Zusätzlich müssen Interaktionen zwischen den Pharmaka bei der Dosierung und Indikation einzelner Medikamente berücksichtigt werden.

Unerwünschte Arzneimittelwirkungen (Nebenwirkungen) sind im Alter häufiger. Hier spielt die Multimorbidität, insbesondere Störungen im Herz-Kreislauf-System, eine große Rolle. Trotzdem ist Alter prinzipiell kein Grund, eine notwendige medikamentöse Therapie zu unterlassen, alternative Verfahren sollten aber immer berücksichtigt werden (etwa bei der Behandlung von Schlafstörungen). Arzneimittel müssen gezielt eingesetzt und die Therapie muss einer regelmäßigen Überprüfung unterzogen werden (ZECH / PLATT 1994).

Insbesondere bei dementen älteren Menschen hat die Erkrankung Auswirkungen auf die Compliance. Viele ältere Menschen sind durch ein kompliziertes Behandlungsreglement überfordert. Die Medikamentenverordnung, aber auch die Aufklärung des Patienten über deren Wirkungen und Nebenwirkungen erfordert beim alten Menschen besonders große Sorgfalt (PLATT 1985). In dem einen oder anderen Fall kann es sinnvoll sein, die Angehörigen des Patienten an der Planung der medikamentösen Behandlung zu beteiligen.

IIIII   Die Situation der gerontopsychiatrischen Versorgung

Die gerontopsychiatrische Behandlung hat sich als spezialisiertes Versorgungssegment etabliert. In Fachkrankenhäusern finden sich in der Regel gerontopsychiatrische Abteilungen. Psychiatrische Fachabteilungen an Allgemeinkrankenhäusern verfügen oft über gerontopsychiatrische Stationen. In den letzten Jahren entstanden an vielen Orten zusätzlich gerontopsychiatrische Tageskliniken, in denen meist nicht demente ältere seelisch Kranke behandelt werden. Dies ist ein weiteres Zeichen dafür, dass die gerontopsychiatrischen Angebote sich nicht allein auf die Demenzkranken beschränken, sondern sich zunehmend allen Patienten widmen, die älter als 60 Jahre sind.

Auch die Bemühung um eine Verbesserung des psychotherapeutischen Angebotes wirkt in diese Richtung. Inwieweit auch das komplementäre Angebot auf die Belange gerontopsychiatrischer Patienten abgestimmt werden muss, wird diskutiert. Hiervon ist insbesondere die Versorgung demenzkranker pflegebedürftiger Menschen betroffen. Durch die Einführung der Pflegeversicherung hat sich hier eine große Dynamik entwickelt, obwohl gerade diese Gruppe von den Leistungen der Pflegeversicherung wenig profitiert. Allein durch die Verschiebungen der Pflege von stationäre auf ambulante Einrichtungen werden frei werdende Heimplätze vermehrt mit Demenzkranken belegt. Dies führt dazu, dass sich Heime (Alten- und Pflegeheime) zunehmend in der Versorgung psychisch kranker Menschen engagieren.

Eine weitere Versorgungslücke schließen Tagespflegeeinrichtungen und Einrichtungen der sogenannten Kurzzeitpflege (kurzfristige zeitlich begrenzte Aufnahmen in eine stationäre Einrichtung). Die Einführung der Pflegeversicherung hat auch zu einem sprunghaften Anstieg des Angebotes an ambulanter Pflege geführt. Die ambulante gerontopsychiatrische ärztliche Versorgung ist dagegen noch unzureichend und lückenhaft. Aber gerade die Beratung und Behandlung gerontopsychiatrischer Patienten und deren Angehöriger werden zukünftig an Bedeutung gewinnen. Den Betroffenen muss geholfen werden, den individuell günstigsten Weg zur Lösung der anstehenden Probleme zu finden.

ⅠⅠⅠⅠ Sterbehilfe und andere ethische Fragen

Die Euthanasie in der Zeit des Nationalsozialismus bedingt, dass die Diskussion über die Sterbehilfe in Deutschland im Gegensatz zu anderen Ländern verzögert geführt wird. Im Hinblick auf seelische Erkrankungen ist diese Debatte aus zwei Aspekten bedenklich: Seelische Erkrankungen können die Stimmung und das Denken eines Menschen so verändern, dass er seine Situation als ausweglos deutet und daher an die Beendigung seines Lebens denkt. Bei depressiven Syndromen gehört die Suizidalität in diesem Sinne zur Symptomatik der Erkrankung. Die Betonung der Wahlfreiheit des betroffenen Menschen kann daher dazu führen, dass die Einschränkungen seiner Urteilsfähigkeit übersehen werden.

Der zweite Aspekt betrifft nicht einwilligungsfähige Patienten (etwa solche mit schweren dementiellen Erkrankungen). Auch wenn diese vor ihrer Erkrankung – zum Beispiel im Rahmen eines Patiententestamentes – um Sterbehilfe nachgesucht haben, ist nicht zu entscheiden, ob in der gegenwärtigen Situation der Sterbewunsch weiter besteht. Die hier skizzierten Fragestellungen begründen, warum gerade in der Psychiatrie Tätige sich gegen Sterbehilfe bei seelisch kranken Menschen ausgesprochen haben.

Kontrovers wird auch die Frage diskutiert, welche medizinischen Maßnahmen bei nicht einwilligungsfähigen Patienten durchgeführt werden dürfen. Dies betrifft unter anderem die Erprobungen von neuen Medikamenten. Durch das Betreuungsrecht sind dem Patienten mit den Betreuern Interessenvertreter zur Seite gestellt worden. Es ist jedoch die Frage, ob dies zur Sicherung der Patienteninteressen ausreicht und sie vor ungerechtfertigten medizinischen Eingriffen hinreichend schützt.

BOSZORMENYI-NAGY, I.; SPARK, M. S. (1981): Unsichtbare Bindungen.
Stuttgart.

BRANDENBURG, H.; ZIMPRICH, D. (1995): Lebenssituation im Alter und die
Nutzung der sozialen Dienste – ein empirischer Beitrag aus der Studie »Möglichkeiten
und Grenzen der selbstständigen Lebensführung im Alter«. In: *Zeitschrift für
Gerontopsychologie und -psychiatrie*, 8, S. 237–246.

COOPER, B.; SOSNA, U. (1983): Psychische Erkrankungen in der Altenbevölkerung.
In: *Der Nervenarzt*, 54, S. 239–249.

ERNST, C. (1997): Epidemiologie depressiver Störungen im Alter. In: RADEBOLD, H. u. a.
(Hg.): Depressionen im Alter. Darmstadt.

FUCHS, T. (1992): Erinnerungstherapie im Alter. In: *Psychoth. Psychosom. med. Psychol.*, 42,
S. 308–314.

HALSIG, N. (1995): Hauptpflegeperson in der Familie: Eine Analyse über die situativen
Bedingungen, Belastungen und Hilfsmöglichkeiten. In: *Zeitschrift für Gerontopsychologie
und -psychiatrie*, 8, S. 247–262.

HAUTZINGER, M. (1997): Psychotherapie im Alter. In: FÖRSTL, H. (Hg.): Lehrbuch der
Gerontopsychiatrie. Stuttgart.

HELMCHEN, H.; REISCHIES, F. M. (1998): Normales und pathologisches kognitives
Altern. In: *Der Nervenarzt*, 69, S. 369–378.

KIPP, J. (1994): Alterspsychotherapie in der Nervenklinik. In: RADEBOLD, H.;
HIRSCH, R. (Hg.): Altern und Psychotherapie. Bern u. a.

KRAMPEN, G.; FÄHSE, D.; GROSS, S. (1995): Biografische Rekonstruktion und
Wohlbefinden im höheren Lebensalter. In: *Zeitschrift für Gerontopsychologie und
-psychiatrie*, 8, S. 229–240.

KRUSE, A.; SCHMITT, E. (1995): Formen der Selbstständigkeit in verschiedenen
Altersgruppen: Empirische Analyse und Deskription der Aktivitätsprofile.
In: *Zeitschrift für Gerontopsychologie und -psychiatrie*, 8, S. 227–236.

Kuratorium Deutsche Altenhilfe (1996): Rund um's Alter. Alles Wissenswertes von A bis Z.
München.

MARKOWITSCH, H. (1994): Gedächtnisveränderungen bei normalen und pathologischen
Alternsvorgängen. In: KUHN, W. u. a. (Hg.): Altern, Gehirn und Persönlichkeit.
Bern u. a.

MARSCHNER, C.; HEUFT, G. (1994): Indikationskriterien und Therapieziele.
In: RADEBOLD, H.; HIRSCH, R.: Altern und Psychotherapie. Bern u. a.

OLBRICH, E. (1995): Möglichkeiten und Grenzen selbstständiger Lebensführung im Alter
– Einführung und Überblick. In: *Zeitschrift für Gerontopsychologie und -psychiatrie*, 8,
S. 183–198.

OLBRICH, E.; DIEGRITZ, U. (1995): Das Zusammenwirken von Person- und
Umweltfaktoren im Alltag: Eine kritische Diskussion von Aktivitäten des täglichen
Lebens und instrumentellen Aktivitäten des täglichen Lebens. In: *Zeitschrift für
Gerontopsychologie und -psychiatrie*, 8, S. 199–212.

PLATT, D. (1985): Medikation im Alter. In: *Deutsches Ärzteblatt*, 82, S. 3546–3548.

PÖHLMANN, K.; HOFER, J. (1995): Umwelt- und somatische Faktoren: Auswirkungen

Gerontopsychiatrie

auf Hilfe- und Pflegebedarf bei älteren Menshen und die Struktur der instrumentellen Unterstützung. In: *Zeitschrift für Gerontopsychologie und -psychiatrie*, 8, S. 213–226.

RADEBOLD, H. (1992): Psychodynamik und Psychotherapie Älterer. Heidelberg u. a.

RADEBOLD, H.(1994): Behandlungskonzepte der Psychoanalyse. In: RADEBOLD, H.; HIRSCH, R. (Hg.): Altern und Psychotherapie. Bern u. a.

RAHN, E.; DIA, M.; DÜCHTING, A. (1995): Möglichkeiten in der Behandlung depressiver alter Menschen am Beispiel einer systemisch orientierten Gruppentherapie. In: *Psycho*, 21, S. 444–450.

REISCHIES, F. M.; GEISELMANN, B.; u. a. (1998): Demenz bei Hochbetagten. In: *Der Nervenarzt*, 68, S. 719–729.

RIECHLER-RÖSSLER, A. (1997): 50 Jahre nach Manfred Bleuler. Was wissen wir heute über die Spätschizophrenie? In: *Der Nervenarzt*, 68, S. 159–170.

SCHMID-FURSTOSS, U. (1990): Subjektive Theorien von Unselbstständigkeit und Selbstständigkeit bei Seniorinnen aus Lebensumwelten mit unterschiedlichen Autonomieanforderungen. Münster.

SCHUMACHER, J.; GUNZELMANN, T.; BRÄHLER, E. (1995): Lebenszufriedenheit im Alter – Differentielle Aspekte und Einflussfaktoren. In: *Zeitschrift für Gerontopsychologie und -psychiatrie*, 8, S. 1–17.

WÄCHTLER, C.; BLOCK, U. (1994): Alterspsychotherapie in der Tagesklinik. In: RADEBOLD, H.; HIRSCH, R. (Hg.): Altern und Psychotherapie. Bern u. a.

ZECH, J.; PLATT, D. (1994): Prinzipien der Pharmakotherapie im Alter. In: KUHN, W.; BÜTTNER, T.; u. a. (Hg.): Altern, Gehirn und Persönlichkeit. Bern u. a.

Durch die höhere Lebenserwartung ist der Anteil älterer Menschen mit psychischen Erkrankungen tendenziell gestiegen.

Psychische Erkrankungen sind zunächst einmal im Alter nicht häufiger als in jüngeren Jahren, einige Erkrankungen zeigen sogar im Alter eine Tendenz zur Besserung. Allein das Risiko dementieller Erkrankungen steigt mit dem Alter rapide an (S. 622).

Im Alter müssen zahlreiche soziale Rollenänderungen, körperliche Wandlungen und auch psychische Veränderungen bewältigt werden (S. 624). Zu den psychischen Veränderungen gehört unter anderem das sogenannte kognitive Altern, bei dem es insbesondere zu einer Verlangsamung der Lernleistung kommt (S. 626).

Ältere Menschen müssen sich zudem mit spezifischen, lebenszyklisch gebundenen Fragestellungen auseinander setzen, etwa dem Verlust von Angehörigen, der Veränderung der Wohnsituation, Veränderungen innerhalb der familiären Position usw. Eine Reihe von psychischen Erkrankungen wird in ihren Ausdrucksformen und thematischen Bindungen durch das Alter beeinflusst. Außerdem wird die Krankheitsbewältigung und die Hoffnung auf Gesundung durch das Alter mitbestimmt. Nicht nur die dementiellen Erkrankungen, auch andere Besonderheiten von psychischen Erkrankungen im Alter haben die Entwicklungen einer speziellen Versorgungsstruktur, der Gerontopsychiatrie, gefördert (S. 627 f.). In der Gerontopsychiatrie werden grundsätzlich alle psychisch Kranken jenseits des 60. Lebensjahres betreut.

Beim therapeutischen Zugang zum älteren Patienten spielen Generationsfragen eine größere Rolle (S. 630). Auch hat das Alter Auswirkungen auf die Therapieerwartungen des Betroffenen. Die Behandlung älterer Menschen erfordert daher bei allen therapeutischen Interventionen eine spezifische Anpassung. Bei den psychotherapeutischen Verfahren ist vor allem die wachsende Bedeutung der Erinnerung und der erinnernden Erzählung hervorzuheben (S. 631 f.). Psychopharmakologische Behandlungen müssen ebenfalls vor allem bei der Dosierung abgestimmt werden (S. 636). Die oft vorhandene Multimorbidität ist zu berücksichtigen.

Gerontopsychiatrie

REGISTER

Register

Autorin und Autoren

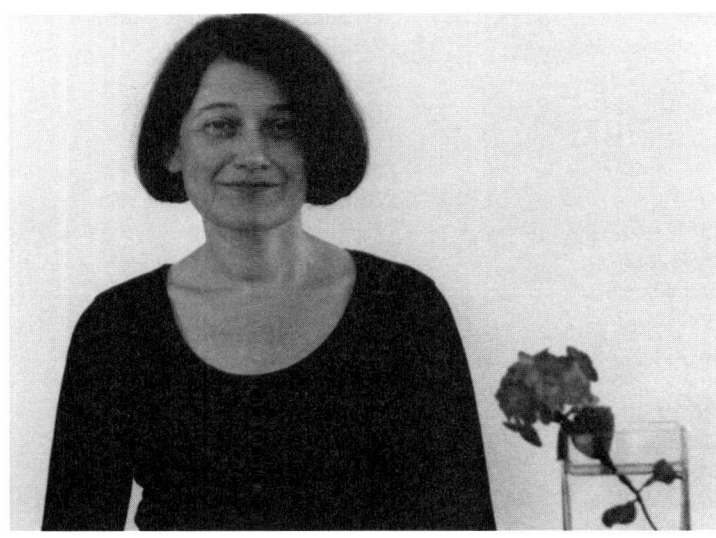

Angela Mahnkopf, Jahrgang 1951, ist Klinische Psycholgin und seit vielen Jahren
in der Nervenklinik *Stiftung Tannenhof* in Remscheid tätig. Inhaltliche Schwerpunkte:
Depressionsbehandlung, Arbeit mit Angehörigen sowie Psychoedukation.

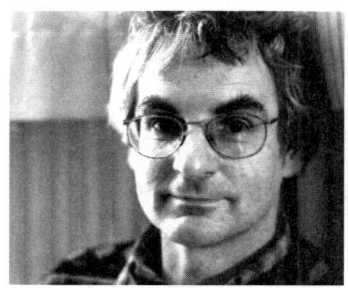

Ewald Rahn, Jahrgang 1952, Arzt für Nervenheilkunde und Psychotherapeutische Medizin, außerdem Psychotherapeut, ist tätig als leitender Arzt der Psychiatrie in Warstein und stellvertretender Leiter der Klinik. Inhaltliche Schwerpunkte: Schizophreniebehandlung, Persönlichkeitsstörungen, Klinikorganisation und Arbeitsrehabilitation.

Jürgen Junglas, Jahrgang 1950, Dr. med. und Dipl.-Psychologe, ist leitender Arzt der Kinder- und Jugendpsychiatrie an den Rheinischen Kliniken in Bonn.

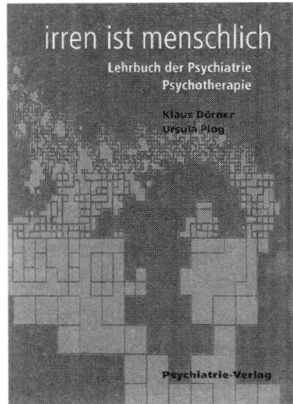

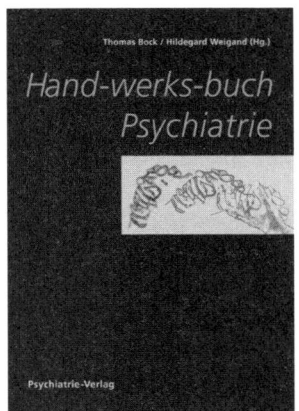

Klaus Dörner / Ursula Plog
Irren ist menschlich

Thomas Bock / Hildegard Weigand (Hg.)
Hand-werks-buch Psychiatrie

Das erfolgreichste Lehrbuch der
Psychiatrie / Psychotherapie
– jetzt vollständig überarbeitet
und in neuer Ausstattung.

»Die jetzige Neuauflage präzisiert den
damals eingeschlagenen Weg, ohne ihn
grundsätzlich zu ändern. Das macht ihre
Stärke aus. ›Irren ist menschlich‹ ist deswegen
immer noch ein herausragendes Psychiatrie-
Lern- und Lehrbuch, das die Erfahrungen
der Leser erweitert, differenzieren hilft,
die Subjekte in dem Behandlungsprozeß
hervorhebt und dabei die gesellschaftlichen
und strukturellen Rahmenbedingungen
menschlichen Lebens und psychischen
Leidens gleichwertig mitberücksichtigt.«
Alexa Köhler-Offierski,
Dr. med. Mabuse, 7/8 1996

»Das Buch ist nach wie vor einzigartig
in seinem Bereich.«
Lebenshilfe Nachrichten, 7/96

ISBN 3-88414-183-X
640 S., br., 49,80 DM (46 sFr / 64 öS)

ISBN 3-88414-184-8
Ln. mit Schutzumschlag
69,80 DM (63 sFr / 510 öS)

Neuausgabe Frühjahr 1996

Als das Hand-werks-buch 1991 erstmalig erschien, hatten
Herausgeber(in) Hildegard Weigand und Thomas Bock
die Ziele hochgesteckt. Das Buch sollte
▸ ein Lehrbuch der Psychiatrie für alle Berufsgruppen,
▸ ein Nachschlagewerk für sozialrechtliche Grundlagen,
▸ eine kritische Bestandsaufnahme der Psychiatriereform,
▸ eine Anleitung zum Tätigwerden,
▸ ein Handwerkszeug für Politik und Verwaltung und
▸ ein Beitrag zur Verständigung von Psychose-Erfahrenen,
  Laien und Psychiatrie-Tätigen sein.

Die positive Bilanz nach sieben Jahren: Mehrere Nach-
auflagen zeigen den Erfolg dieses unvergleichlichen Lehrbuchs,
das mittlerweile zum Standardwerk in der Aus- und
Weiterbildung gehört.
Diese in allen Beiträgen überarbeitete und aktualisierte
Neuausgabe wurde ergänzt durch einige Aspekte, die in den
vergangenen Jahren an Bedeutung gewonnen haben.
Das sind
▸ Subjektorientierung
▸ Sensibilisierung für geschlechtsspezifische Hilfeleistungen
▸ Personenzentrierung und multiprofessionelle Teamarbeit
▸ Qualitätssicherung und Empowerment
▸ Dialogforen und partnerschaftlicher Umgang
▸ Entwicklung einer gemeinsamen Sprache
▸ Bildung neuer Netzwerke

Insgesamt werden noch stärker als bisher die Praxisnähe
und Anwendbarkeit in den Mittelpunkt gerückt.

ISBN 3-88414-120-1
688 S., 49,80 DM (46 sFr / 364 öS)
Neuausgabe Herbst 98

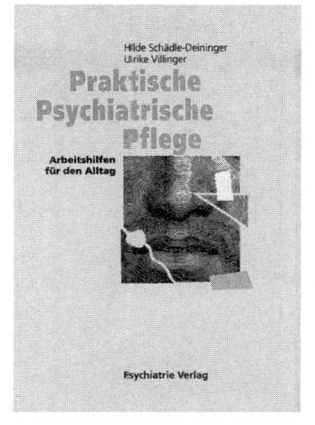

H. Schädle-Deininger / U. Villinger
Praktische Psychiatrische Pflege
Arbeitshilfen für den Alltag

Praktische psychiatrische Pflege ist ohne theoretische Grundlagen undenkbar. Dieser Erkenntnis folgend zeigt das Buch an vielen kleinen Beispielen und großen Lernfällen, wie Pflegewissen und Pflegetheorien in der Praxis angewandt werden. Die Autorinnen beschreiben psychiatrische Pflege als eigenständiges Handlungsfeld, zu dem medizinische, psychologische, soziologische und pädagogische Erkenntnisse herangezogen werden, soweit sie dem pflegerischen Alltag dienlich sind. Daher spielen psychiatrische Diagnosen nur eine untergeordnete Rolle, im Vordergrund stehen pflegerische Hilfen, die Patienten wieder in ein selbstbestimmtes Leben führen können.

Dieses Buch ist gedacht für alle, die in den verschiedenen Bereichen der psychiatrischen Versorgung arbeiten. Es eignet sich als Begleiter für die Einarbeitungszeit ebenso wie für die fortgeschrittene Aus- sowie die berufliche Weiterbildung, es bietet aber auch Pflegekräften anderer Einrichtungen (Krankenhäuser, Heime, ambulante Dienste) wertvolle Anregungen für die eigene Praxis.

Aus dem Inhalt:
- ▸ Psychiatrische Pflege im Versorgungssystem
- ▸ Konzepte, Modelle, Theorien
- ▸ Grundlagen psychiatrischer Pflege:
  Selbstwahrnehmung / Kommunikation / Beziehung /
  Die Gruppe / Milieu / Rahmenbedingungen
- ▸ Der psychiatrische Patient:
  Was der Patient braucht / seine Anforderungen an
  uns / Diagnoseabhängige Anforderungen
- ▸ Ergänzende Themen: Krisen / Suizidalität / Gewalt
- ▸ Fallbeispiele – Lernfälle
- ▸ Pflegekonzepte / Pflegediagnosen / Pflegestandards
- ▸ Materialien und Bildungskonzepte

Stimmen zur Praktischen Psychiatrischen Pflege

»Den beiden Autorinnen und Koautoren ist hier ein großer Wurf gelungen. *Praktische Psychiatrische Pflege* ist die Fibel für die Gemeindepsychiatrie.«
Ilse Eichenbrenner, *Soziale Psychiatrie*

»Zwischen allem, was bisher in deutscher Sprache zum Thema Psychiatrische Pflege in Buchform veröffentlicht wurde und der *Praktischen Psychiatrischen Pflege* liegen Welten. Die Physiker würden es Quantensprung nennen, die Politiker historisch. Ich bin begeistert. (…) Dieses Buch kann für die Pflege das werden, was Dörner / Plogs *Irren ist menschlich* für die Sozialpsychiatrie geworden ist.«
Stephan Wolff, *Psychiatrische Pflege heute*

»Ein Buch wie dieses habe ich lange vermißt. Es vermittelt kompakt und gut verständlich wichtiges Wissen für die Arbeit in multiprofessionellen Teams. Einzelne Kapitel wie z.B. über die Gruppenarbeit, die Kommunikation sowie die lebenspraktischen Fallbeispiele habe ich reibungslos in den Unterricht einbinden können.«
Peter Weber, *Lehrer an einer Ergotherapieschule*

»Besonders freut es mich, daß dieses Buch von Pflegekräften geschrieben wurde und nicht, wie so oft, von berufsfremden Fachleuten. Ein derart theoretisch und praktisch fundiertes Buch war längst überfällig und kann von mir nur empfohlen werden.«
Tilmann Leptihn, *Krankenpfleger*

ISBN 3-88414-182-1
488 S., geb., mit zahlreichen Abb.,
69,80 DM (63 sFr / 510 öS)